LEHRBUCH DER
ALLGEMEINEN PHARMAKOGNOSIE

VON

ERNST STEINEGGER

DR. PHARM., PROFESSOR FÜR
PHARMAKOGNOSIE
AN DER UNIVERSITÄT BERN

RUDOLF HÄNSEL

DR. RER. NAT., PROFESSOR FÜR PHARMAKOGNOSIE
DIREKTOR DES INSTITUTS FÜR PHARMAKOGNOSIE
DER FREIEN UNIVERSITÄT BERLIN

MIT 5 ABBILDUNGEN

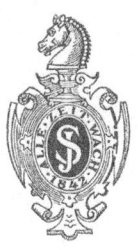

SPRINGER-VERLAG
BERLIN HEIDELBERG GMBH 1963

ISBN 978-3-662-27021-9   ISBN 978-3-662-28499-5 (eBook)
DOI 10.1007/978-3-662-28499-5

Ursprünglich erschienen bei Springer-Verlag OHG / Berlin · Göttingen · Heidelberg 1963
Softcover reprint of the hardcover 1st edition 1963

Library of Congress Catalog Card Number 63-20234

Vorwort

Die Erkenntnisse und methodischen Fortschritte von Naturwissenschaften und Medizin haben sich in den letzten Jahren in einem Ausmaße erweitert und verbessert, wie es vor kurzem nicht für möglich gehalten worden wäre. Es ist deshalb nicht erstaunlich, wenn unter den veränderten Voraussetzungen gerade in den biologischen Wissenschaften an vielen Universitäten die Ausbildung grundlegend umgebaut und modernisiert worden ist, indem sie von der bloßen Beschreibung und Klassifikation zum Versuch vorgestoßen ist, das Grundsätzliche, das Gemeinsame, Verbindende, die großen Linien herauszuarbeiten und als Ausbildungsziel nicht mehr in erster Linie das enzyklopädische Wissen, die Gedächtnisleistung, sondern das selbständige biologische Denken sieht. Dieses Ziel gilt bis zu einem gewissen Grade auch für die Pharmakognosie. Der Apotheker benötigt zwar zu seiner Berufsausbildung einen Grundstock soliden Wissens. Über die Vermittlung reinen Fachwissens hinaus, wie sie Zweck einer Fachschule ist, soll es aber vornehmliche Aufgabe der akademischen Bildung an der Universität sein, den zukünftigen Akademiker zu wissenschaftlicher Urteilskraft, selbständigem Orientierungsvermögen und zum Blick für das Wesentliche zu erziehen, ihm also Fähigkeiten zu vermitteln, die der praktische Apotheker ebensosehr benötigt wie Fachwissen und deren Besitz ihn vom bloßen Arzneimittelverkäufer grundlegend unterscheidet.

Diese anspruchsvolle Art der Nachwuchsbildung benötigt aber einen zusätzlichen Zeitaufwand, der im Rahmen des bisherigen Unterrichts nicht mehr zur Verfügung steht. Obwohl das gesprochene Wort zugegebenermaßen einen nachhaltigeren Eindruck auszuüben vermag als das gedruckte, läßt sich ein Teil des stofflichen Wissens ebenso gut durch ein geeignetes Lehrbuch vermitteln wie durch eine Vorlesung. Der Sinn eines Lehrbuches erschöpft sich aber nicht in der Vermittlung von Detailwissen; hierfür gibt es ausführliche Kompendien, Handbücher und Monographien. Vielmehr soll es dem Studenten den Weg zum Erkennen des Wesentlichen, zu verbindendem Denken weisen. Es soll aus der Vielfalt der Erkenntnisse das Grundlegende, Wesentliche herausarbeiten, ohne dabei einer billigen Vereinfachung und Verflachung zu verfallen.

Umgekehrt wünscht der Student von einem Lehrbuch, daß es ihm auch später in der Praxis noch Auskunft zu geben vermag. Da es gerade über die Drogeninhaltsstoffe keine Handbücher gibt, die alle Wünsche zu befriedigen in der Lage sind, haben wir bei einigen wichtigen Drogen mit komplizierter Wirkstoffzusammensetzung die Wirkstoffe eingehender behandelt. In den übrigen Fällen wurde auf einschlägige Literatur verwiesen, und zwar wenn möglich auf zusammenfassende Darstellungen, die dem Apotheker des deutschen Sprachgebietes in seinen Fachzeitschriften leicht zugänglich sind.

Die Pharmakognosie läßt sich in einen praktischen, speziellen und einen theoretischen, allgemeinen Teil aufteilen. In der allgemeinen Pharmakognosie wiederum spielen die Drogenwirkstoffe eine große Rolle. Der Schwerpunkt unseres

Buches liegt deshalb auf der Beschreibung der chemischen Zusammensetzung
biogener Arzneistoffe, hauptsächlich der pflanzlichen Arzneidrogen. Deren besondere Berücksichtigung erleichtert es, Zusammenhänge zwischen der Pharmakognosie und der pharmazeutischen Chemie darzulegen. Ohne Kenntnis der Inhaltsstoffe lassen sich weder chemische Unverträglichkeiten von Arzneimischun-
gen voraussagen oder Arbeitsregeln für die Verarbeitung verstehen, noch bestimmte Prinzipien der Arzneimittelsynthese erfassen. Ein weiterer wesentlicher
Grund für die starke Berücksichtigung der chemischen Zusammensetzung der
pflanzlichen Arzneidrogen besteht darin: die Inhaltsstoffe sind die Grundlage,
um dem Apotheker eine Urteilsbildung über den Wert vieler Arzneipräparate zu
ermöglichen.

Die Bewertung der übrigen Teilgebiete in ihrer Bedeutung im Rahmen der
allgemeinen Pharmakognosie und ihrer Behandlung in der Vorlesung ist eine
Ermessensfrage, die je nach wissenschaftlichem Interesse und persönlichem Arbeitsgebiet von den einzelnen Fachvertretern verschieden beantwortet wird.
Auch hier ist eine erschöpfende Darstellung Sache von Handbüchern. Wenn wir
vielleicht dem einen oder anderen wichtigen Problem nicht die gebührende ausführliche Darstellung zuteil werden ließen, so ist zu bedenken, daß gerade die
Entlastung durch ein Lehrbuch willkommene Gelegenheit zur Besprechung solcher Spezialprobleme im Rahmen der akademischen Lehr- und Lernfreiheit
schafft.

Jede Darstellung eines Wissensgebietes erhält nicht allein durch die unver-
meidliche Auswahl der Fakten ihren Charakter, sie erhält ihn auch durch die Art
und Weise, wie die Einzelfakten in eine bestimmte Anordnung gebracht werden.
Die Pharmakognosie leitet einen wesentlichen Teil ihres Tatsachenmaterials aus
den Grunddisziplinen der Chemie und Botanik her, soweit deren Ergebnisse zu
einer Kenntnis der Arzneistoffe beitragen. Daher hat die Pharmakognosie auch
kein zwingendes, ihr allein eigentümliches Einteilungssystem entwickelt. Eine
ganze Reihe verschiedener Ordnungsschemata sind bisher benutzt oder vorgeschlagen worden: alphabetische Anordnung, Einteilung nach rein chemischen
Gesichtspunkten, d.h. nach funktionellen Gruppen oder Molekülgrundgerüst der
Wirkstoffe, phytochemisches, botanisches oder therapeutisches Einteilungsprinzip.

Als Haupteinteilungsprinzip haben wir das phytochemische gewählt und die
Drogen nach hervorstechenden Eigentümlichkeiten ihrer Hauptwirkstoffe in
Gruppen wie Ätherisch-Öl-Drogen, Glykosid-, Alkaloid-, Gerbstoff-, Lipoid-Dro-
gen eingeteilt. Innerhalb der einzelnen Gruppen wurde nicht streng nach ein und
demselben Prinzip gegliedert, sondern wir wählten das unseres Erachtens zur
Darstellung einer bestimmten Drogengruppe didaktisch geeignetste aus und verwendeten es im übrigen nicht starr. So wurden ähnliche Verbindungen gemeinsam besprochen, auch wenn sie dem Einteilungsprinzip nach nicht streng zusam-
mengehören.

Da die Pharmakognosievorlesungen meist ohnehin durch Projektionen er-
gänzt werden, haben wir auf Abbildungen verzichtet, um Umfang und Preis des
Buches in erträglichen Grenzen zu halten. Auf die Bedürfnisse des Apothekers
wurde Rücksicht genommen durch Aufnahme des Kapitels „Drogen, deren spezifische Wirkstoffe nicht oder nur ungenügend bekannt sind", durch tabel-
larische Darstellung des Vorkommens bestimmter Pflanzenwirkstoffe und durch

besonders eingehende Behandlung der Wirkstoffe einiger wichtiger Drogen. Die Supplemente der Ph. Helv. V, sowie die Drogen der Ph. Helv. VI sind berücksichtigt. An Hand des Buches wird sich auch der Arzt über die von ihm verwendeten biogenen Arzneimittel orientieren können, da vor allem pflanzliche Drogen und deren Bestandteile, sofern es sich nicht um sehr stark wirkende Stoffe wie etwa Atropin oder Digitalisglykoside handelt, in vielen Pharmakologiebüchern stiefmütterlich behandelt oder ganz übergangen werden. Wir hoffen, es wird darüber hinaus jeder, der an Pflanzen und ihren Inhaltsstoffen interessiert ist und jeder, der mit Problemen der Arzneimittelforschung in Berührung kommt, daraus Nutzen ziehen.

Den Kollegen und Mitarbeitern, die uns bei der Klärung von Fragen unterstützten oder bei der Fertigstellung der Manuskripte halfen, sprechen wir unseren herzlichen Dank aus; besonders Frau Dr. L. LANGHAMMER, die darüber hinaus beim Lesen der Korrekturen und bei der Abfassung des Registers half.

Bern und Berlin, im Juli 1963

E. STEINEGGER und R. HÄNSEL

Inhaltsverzeichnis

Einleitung

Die Aufgabe des Apothekers bestand ursprünglich in der Beschaffung der Arzneimittelrohstoffe, in ihrer Prüfung und in der Herstellung der gebrauchsfertigen Arznei. Dem Arzt seinerseits oblag die Verschreibung der Arznei und ihre Anwendung am Krankenbett. Soweit pflanzliche Arzneidrogen in Form einfacher Galenika verwendet werden, trifft diese Aufgabenteilung auch heute noch zu: Der Apotheker beschafft die Rohstoffe, er prüft sie und verarbeitet sie zu Arzneien wie Pulvern, Infusen oder Tinkturen. Jahrhunderte hindurch wurden die Arzneistoffe unmittelbar der Natur entnommen, die gesamte Arzneimittellehre bestand daher zum wesentlichen Teil aus Pharmakognosie (früher Materia medica genannt); ebensowenig war die einfache Zweiteilung der sich mit der Arzneimittellehre befassenden wissenschaftlichen Berufe in Arzt und Apotheker in Frage gestellt. Das änderte sich aber grundlegend seit dem Aufkommen der modernen Naturwissenschaft. Die vorantreibenden Ideen der modernen Arzneimittelforschung kommen von der Chemie, der Biochemie, der Biologie und der Medizin her: Die industrielle Technik setzt deren Ideen in die Tat um. Das Arzneimittel wird immer mehr und mehr zum technischen Erzeugnis, das in der Produktion vervielfacht und auf dem Markte verteilt wird. Das Arzneimittelwesen in seiner Gesamtheit ist daher heute außerordentlich vielschichtig; und an der Entwicklung eines neuen Arzneimittels und an seiner Herstellung sind verschiedenartige Berufe beteiligt.

Die enge Verquickung von wissenschaftlicher Forschung, Technik und Wirtschaft führt in Einzelfällen auch zu Auswüchsen. Nicht alle aus der unübersehbaren Fülle der auf den Markt gelangenden Arzneimittel erfüllen ihren Zweck, der Gesundheit des Menschen zu dienen, in gleicher Weise; Pioniererfindungen wie etwa Salvarsan und Penicillin, Entwicklungserfindungen, Nachahmungen, bloße Mischpräparate und Magika, alle erheben sie gleichermaßen den Anspruch Arzneimittel zu sein. Nicht die Ergebnisse wissenschaftlicher und technischer Forschung allein, sondern auch Wirtschaftsdenken trägt mit zu der übergroßen Fülle und zu dem ständigen Wechsel der in die Apotheke gelangenden Präparate bei. Der Apotheker gilt mit Recht als Arzneimittelfachmann; den an der Universität gelehrten Ausbildungsfächern fällt damit die Aufgabe zu, seinen Blick für wissenschaftliche Wertung der Arzneimittel zu schärfen.

Auch die Pharmakognosie hat in diesem Rahmen Aufgaben ganz bestimmter Art: einmal praktisch-analytische, dann theoretisch-allgemeine. Da der Apotheker Identität, Reinheit und Güte von Arzneimitteln zu garantieren hat, so muß die Pharmakognosie ihm die erforderlichen Kenntnisse und Fähigkeiten vermitteln. Früher einmal waren diese Aufgaben so wesentlich, daß MARTIUS (1825) die Pharmakognosie geradezu folgendermaßen definierte: „Wir begreifen darunter die Lehre, die aus den drei Reichen der Natur bezogenen Heilstoffe in betreff ihrer Abstammung und Güte zu untersuchen, sie auf Reinheit zu prüfen, sowie Verwechslungen oder Verfälschungen zu ermitteln."

Das Problem der Verwechslungen und Verfälschungen ist mindestens so alt wie der Drogenhandel. GALENUS (131—201 n. Chr.) berichtete von eigenen Erfahrungen, wie und in welchem Maße im Altertum wertvolle Arzneien verfälscht wurden. Es entstanden pharmakognostische Werke, in denen die Drogen beschrieben wurden und in denen gelegentlich bereits einfache Prüfmethoden, meist auf Sinneswahrnehmungen basierend, angegeben wurden. Die Kräuterbücher des Altertums und des Mittelalters erfüllten aber den Zweck: Feststellung der Identität, Ausschließen von unwirksamen oder gefährlichen Verwechslungen, nur sehr unvollkommen. Erst die modernen Naturwissenschaften, besonders die Botanik, die Chemie und die Physik lieferten wirksame Methoden, um diese praktische Aufgabe der Identitäts- und Qualitätsprüfung in fast vollkommener Weise zu lösen. Waren es zunächst fast ausschließlich mikroskopische Methoden, so kamen bald die quantitativen Methoden der Gehaltsbestimmung und die mikrochemischen Methoden, neuerdings die Adsorptions-, Papier- und Dünnschichtchromatographie als leistungsfähige Hilfsmittel hinzu. Beherrschte früher das Mikroskop die pharmakognostische Untersuchung, so wird es heute dann durch die genannten Methoden ersetzt, wenn sie besser und schneller arbeiten.

Die Ziele der allgemeinen Pharmakognosie sind weiter gespannt: sie will deskriptiv ein umfassendes Verständnis der biogenen Arzneimittel gewinnen und dem Apotheker vermitteln, indem sie das für diesen Zweck brauchbare Wissen sammelt, zusammenstellt und ordnet. Als experimentelle Wissenschaft trägt sie durch eigene Untersuchungen zum Fortschritt der Gesamt-Arzneimittellehre bei.

Schon FRIEDRICH AUGUST FLÜCKIGER (1828—1894), damals Dozent in Bern, definierte daher die Pharmakognosie „als eine gleichzeitige Anwendung verschiedener wissenschaftlicher Disziplinen zum Zwecke einer allseitigen Kenntnis der Arzneistoffe". Besonders eng sind naturgemäß die Beziehungen zu den biologischen Disziplinen der Phytochemie, der systematischen Botanik (Taxonomie), zur Pflanzenmorphologie, zur Pflanzenphysiologie und Genetik. Die Pharmakognosie verfolgt ferner aufmerksam die Fortschritte der Pharmakologie, um sie zur Lösung eigener Probleme nutzbringend anzuwenden.

Einmal ist der pharmakologische Test bei der Isolierung unbekannter Pflanzenwirkstoffe unentbehrlich, ebenso bei der Standardisierung zahlreicher Drogen; dann vermag nur die pharmakologische Prüfung nachzuweisen, ob eine bisher unbekannte Pflanze oder Droge, oder ein daraus isolierter neuer Stoff biologisch aktiv ist. Die Resultate pharmakologischer Untersuchungen können sogar den Weg weisen zur Züchtung geeigneter Arzneipflanzen, zur richtigen Steuerung der äußeren Faktoren bei der Arzneipflanzenkultur, zur Wahl der optimalen Erntezeit, der besten Methoden zur Trocknung und Drogenverarbeitung sowie zur Aufstellung von analytischen Normen und Methoden.

Gelegentlich wird man auch andere Wissenschaften wie die Zoologie, die Geographie und die Geschichte zu Rate ziehen. Die unentbehrlichste aller genannten Grundwissenschaften ist aber die Chemie.

I. Die Objekte der Pharmakognosie
1. Allgemeines über die Herkunft von Arzneimitteln

Die heute verwendeten Arzneimittel stammen 1. aus der Natur, oder sie sind 2. synthetischer Herkunft. Die Arzneimittel natürlicher Herkunft wiederum werden gewonnen a) aus dem Tierreich, b) aus dem Mineralreich, c) aus höheren Pflanzen oder d) aus pflanzlichen Mikroorganismen durch Fermentation.

Zu den arzneilich verwendeten Produkten tierischer Herkunft gehören neben getrockneten Drüsen und Organextrakten vor allem bestimmte Hormone, Fermente und Antitoxine.

Die nächste wichtige Quelle therapeutisch wertvoller Stoffe sind die höheren Pflanzen. Außer Mineralien waren es in der Mehrzahl Kräuter, die der älteren Medizin als Arzneimittel zur Verfügung standen. Heute ist ihre Verwendung im Rückgang begriffen; aber immer noch unersetzlich sind Pflanzenstoffe wie Morphin, Hyoscyamin, Ergobasin und Ergotamin, Strophanthin, Digitoxin u. a. m. Die moderne Wissenschaft hat nur ganz wenige neue Arzneipflanzen entdeckt, sie zehrt hier weitgehend von dem Vorrat an Erfahrungen, welche die Natur- und Kulturvölker der Erde im Verlaufe von Jahrhunderten bei der Anwendung von Kräutern gesammelt haben. Ob mit fortschreitender Verbesserung der Methoden der Arzneimittelforschung grundsätzlich neue Therapeutika unter den höheren Pflanzen gefunden werden, ist eine noch offene Frage. Eine besondere Gruppe von arzneilich verwendeten Rohstoffen bilden diejenigen Pflanzenprodukte, die als Ausgangsmaterial für die partialsynthetische Umwandlung zu Arzneimitteln gebraucht werden; zu nennen sind hier die pflanzlichen Steroidsapogenine (siehe S. 232).

Ihrer Bedeutung nach an der Spitze der Arzneimittel pflanzlicher Herkunft stehen heute fraglos die Stoffwechselprodukte verschiedener Mikroorganismen: die Antibiotika. Nimmt man den wirtschaftlichen Wert als Maßstab, dann entfällt fast die Hälfte der produzierten Pharmazeutika auf diese Gruppe (zit. nach W. E. WRIGHT). Durch Fermentation aus Mikroorganismen gewonnen werden ferner bestimmte Vitamine (z. B. Vitamin B_{12}) und einige Fermente.

Die synthetischen Arzneimittel sind teils identisch mit Naturprodukten (z. B. Papaverin, Ephedrin), teils wurden sie in enger Anlehnung an Naturstoffe entwickelt (Cocain: Lokalanästhetika, Saligenin: Salicylsäurederivate, Morphin: Zentralanalgetika, Curare: Muskelrelaxantia). Eine umfangreiche Klasse bilden dann die rein synthetischen Arzneimittel, d. s. diejenigen Verbindungen, die ohne Anlehnung an Naturmodelle — oft durch Zufallsbeobachtung — entdeckt wurden.

2. Die pflanzlichen Arzneimittel

Die der Pharmakognosie vorgegebenen Objekte sind die arzneilich verwendbaren Stoffe natürlicher Herkunft. Das vorliegende Lehrbuch beschränkt sich allerdings weitgehend auf die pharmakognostische Darstellung der pflanzlichen Arzneistoffe und berücksichtigt die aus dem Tierreich stammenden therapeutischen Substanzen nur insoweit, wie sie in enger Beziehung zu Pflanzenstoffen stehen (z. B. die Nebennieren-Rindenhormone bei den pflanzlichen Steroidsapogeninen).

Die pflanzlichen Arzneistoffe sind Stoffwechselprodukte der Pflanze, die entweder innerhalb der Pflanze gespeichert werden oder die nach außen ausgeschieden werden — wie z. B. einige Gummen und Harze nach Verletzung, oder wie bestimmte Antibiotika in die Fermentationsflüssigkeit. Ebenso wenig, wie jede organische Verbindung ein Arzneistoff ist, sind etwa sämtliche Stoffwechselprodukte der Pflanze als Arzneimittel nutzbar. Die therapeutisch wertvolle Substanz kommt daher stets im Verbande zusammen mit einer unbekannten großen Zahl anderer Stoffwechselprodukte vor, wobei Reserve- und Gerüstsubstanzen die Hauptmasse bilden. Bei den morphologisch differenzierten Pflanzen wechselt die chemische Zusammensetzung von Organ zu Organ; in der Regel ist daher auch das therapeutisch genutzte Prinzip jeweils nur in einem bestimmten Organ (Wurzel, Rhizom, Blatt, Blüte, Frucht) angereichert.

Zu pflanzlichen Therapeutika verarbeitet werden:

1. Frischpflanzen oder frische Pflanzenorgane,
2. Drogen (getrocknete Pflanzenteile),
3. isolierte Reinsubstanzen.

Frischpflanzen

Die unmittelbare Verarbeitung der frischen Pflanze zu Arzneipräparaten ist wissenschaftlich begründet, wenn die Wirkstoffe während der Trocknung der Pflanze oder während der Lagerung der Droge ganz oder teilweise zerstört werden. Daß mit der Abtrennung eines Pflanzenteiles von der lebenden Pflanze Veränderungen der stofflichen Zusammensetzung in Gang kommen, läßt sich in einigen Fällen bereits mit den Sinnesorganen feststellen: so entsteht der typische Cumaringeruch frischen Heues erst mit dem Trocknen aus einer geruchlosen Vorstufe (s. *Anthoxanthum odoratum*, S. 159); ähnlich fehlt der frischen Baldrianwurzel der charakteristische Geruch nach Isovaleriansäure; das frische Tormentill-Rhizom ist farblos, verfärbt sich aber bald und wird im Querschnitt rot. Die chemische Analyse hat zahlreiche weitere Beispiele der Veränderlichkeit pflanzlicher Inhaltsstoffe aufdecken helfen: Die genuinen Tetraglykoside der *Digitalis purpurea* werden zu zuckerärmeren Heterosiden hydrolysiert; beim Lagern der Vitamin-C-führenden Drogen nimmt der Gehalt an Ascorbinsäure kontinuierlich ab; oder die toxischen, hautreizenden Ranunculazeen verlieren durch Glykosidspaltung und Dimerisierung bzw. Polymerisierung des Ranunculins ihre Wirkung. Weitere Beipsiele für ähnliche Umsetzungen von Pflanzeninhaltsstoffen während der Trocknung und Lagerung der Pflanzen finden sich bei den speziellen Kapiteln.

Drogen

Viele therapeutisch wertvolle Prinzipien der Pflanzen sind jedoch stabil und verändern sich beim Trocknen der frisch geernteten Pflanze nicht oder in unbedeutendem Maße. In diesen Fällen lassen sich die geernteten Pflanzenorgane durch Wasserentzug konservieren; die Verarbeitung der Frischpflanze zur Droge ist die gebräuchlichste und zugleich wirtschaftlichste Methode, die Wirkstoffe führenden Pflanzenteile haltbar zu machen, bis sie zu den eigentlichen Arzneipräparaten (Galenika, Industriepräparaten) weiter verarbeitet werden können. Die Konservierung durch Wasserentzug beruht darauf, daß Fäulnis und Pilzinfektionen verhindert werden, die nur bei einem bestimmten Feuchtigkeitsgehalt des organischen Substrates angehen; auch chemische und biochemische (fermentativ bedingte) Reaktionen werden mit abnehmendem Wassergehalt erschwert bis verhindert.

Fast alle im pflanzlichen Organismus sich abspielenden Lebensvorgänge, die aufbauenden sowohl als auch die abbauenden, sind auf enzymatische Prozesse zurückzuführen. In dem Augenblick, da eine Pflanze geerntet wird, beginnt das Absterben. Mit dem Eingriff wird das regulatorisch wirkende Prinzip beseitigt. Zwar stellen die hochaktiven Katalysatoren des Lebens ihre Tätigkeit nicht sofort ein, doch ist ihr Wirken nicht mehr koordiniert. Auf derartigen Fermentreaktionen beruhen zahlreiche postmortale Veränderungen von Pflanzeninhaltsstoffen, die oftmals durch Trocknen allein nicht verhindert werden können und besondere Maßnahmen (Stabilisierung, Aufbewahren über Calciumchlorid u. a.) erforderlich machen. In anderen Fällen sind Fermentreaktionen gerade erwünscht (Fermentationsverfahren z. B. beim Tabak).

Unter pflanzlichen Drogen versteht man also getrocknete Pflanzen oder Pflanzenorgane. Es ist aber üblich, auch unorganisierte Pflanzenprodukte: pflanzliche Sekrete und nach einfachen Verfahren gewonnene Stoffgemische (Gummen, Harze, Kautschuk usw.), in die Bezeichnung Droge mit einzubeziehen. In zweierlei Hinsicht ist der Begriff Droge aber ungenau: einmal werden auch technische — nicht medizinisch verwendete — Rohstoffe des Pflanzenreiches als Drogen bezeichnet, und andererseits bürgert sich unter dem Einfluß des Angelsächsischen (vorerst nur im nicht wissenschaftlichen Schrifttum) das Wort Droge als Synonym für Arzneimittel immer mehr ein. Wo Mißverständnisse möglich sind, wird man von pflanzlichen Arzneidrogen sprechen müssen.

Reinstoffe

Frischpflanzen und pflanzliche Arzneidrogen können als komplizierte Gemische chemischer Substanzen bezeichnet werden. Die Einzelbestandteile tragen in unterschiedlichem Maße zu der Gesamtwirkung bei; daher unterscheidet man Hauptwirkstoffe, Neben-Wirkstoffe und indifferente Begleitstoffe (Ballaststoffe).

Diejenigen Inhaltsstoffe einer Frischpflanze oder Droge, an welche die therapeutischen Eigenschaften ganz oder zum überwiegenden Teile gebunden sind, bezeichnet man als Hauptwirkstoffe. Nur in den wenigsten Fällen ist aber eine Drogen-Gesamtwirkung durch das Vorkommen eines einzelnen Hauptwirkstoffes erklärbar; meist ist der therapeutische Gesamteffekt das Ergebnis des Zusammenwirkens mehrerer bis vieler Inhaltsbestandteile, die sich gegenseitig beeinflussen, abschwächen oder verstärken können. Unter Neben-Wirkstoffen (Nebenstoffen) versteht man diese, den Hauptwirkstoff begleitende Inhaltsstoffe, welche dessen Wirkung ergänzen, hemmen oder modifizieren. Die Pflanzenorgane (bzw. die daraus hergestellten Gesamt-Auszüge) stellen gewissermaßen Arzneimittel-Kombinationen dar, die — denn die Mischung ist von der Natur vorgegeben, nicht nach wissenschaftlichen, pharmakodynamischen Gesichtspunkten zusammengestellt — dem isolierten Hauptwirkstoff gegenüber Vorzüge oder Nachteile aufweisen können. Die indifferenten Begleitstoffe (Ballaststoffe) bilden die Hauptmasse der Pflanzensubstanz. Es handelt sich hauptsächlich um die Gerüst- und Reserve-Stoffe der Pflanze wie Cellulose, Lignin, Stärke, Zucker, Eiweiße, Fette und Wachse.

Die Isolierung der Wirkstoffe ist aus verschiedenen Gründen notwendig:

α) In der Pflanze liegen die Wirkstoffe in ungleichen Mengen und Mischungsverhältnissen vor; die Isolierung der Reinstoffe setzt den Pharmakologen in die Lage, die von den Gesamtdrogen-Auszügen her bekannten Wirkungen an Reinstoffen in reproduzierbaren Experimenten zu untersuchen.

β) Der Wirkstoff wird in der Pflanze von so großen Mengen an indifferenten Ballaststoffen begleitet, daß in Form von Gesamtauszügen die erforderliche hohe Dosis nicht appliziert werden kann. Das gilt für die Antibiotika und viele Vitamine.

γ) Der Wirkstoff wird durch die Darmwand nur unvollständig aufgenommen, ein unkontrollierbarer Anteil wird noch vor der Resorption zerstört; der Reinstoff bietet die Möglichkeit zur Entwicklung parenteral anwendbarer Arzneimittel (z. B. Strophanthin, Lobelin), die genau dosierbar sind.

δ) Das genaue Studium der Reinstoffe führt oftmals zur Auffindung neuer Wirkungen, welche eine Erweiterung der klinischen Verwendung bedeuten (Lobelin als Kreislaufanaleptikum, Reserpin als Psychosedativum).

ε) Die Isolierung des Wirkstoffes ist die Voraussetzung für seine Konstitutionsaufklärung, seine Synthese und arzneimittelsynthetische Abwandlung, um zu billigeren (z. B. Cortison) oder zu dem Naturstoff in seinen therapeutischen Eigenschaften überlegenen Arzneimitteln zu gelangen (z. B. die Lokalanästhetika).

ζ) Die chemischen und die physikalischen Eigenschaften müssen bekannt und an den Reinstoffen untersucht sein, um Verfahren für die Ernteaufbereitung der Arzneipflanzen, für die Drogenverarbeitung, die Standardisierung (chemische Wertbestimmung) der pflanzlichen Arzneimittel entwickeln zu können.

Die Konzentrationen, in denen Wirkstoffe in Drogen vorkommen, kann innerhalb weiter Grenzen schwanken, durchschnittlich zwischen 0,1 und 2,0%.

Hauptwirkstoff	enthalten in	Konzentration %
Morphin	Opium	1×10^1
Santonin	Flores Cinae	2×10^0
Hyoscyamin	Fol. Belladonnae	5×10^{-1}
Reserpin	Rad. Rauwolfiae	5×10^{-2}
Penicillin	Fermentationsbrühe	1×10^{-2}
Vitamin B_{12}	,,	1×10^{-4}
Zum Vergleich:		
Mg^{++}	Meerwasser	1×10^{-1}
Gold	,,	1×10^{-11}

Die Methoden, die angewendet werden, um zu den reinen, kristallisierbaren Wirkstoffen zu gelangen, sind die in der Chemie zur Auftrennung von Stoffgemischen üblichen Fraktionierungsverfahren, wie Extraktion, Sublimation, Chromatographie und Verteilungsverfahren. Da die chemischen und physikalischen Eigenschaften der gesuchten Wirkstoffe zunächst unbekannt sind, besteht eines der wichtigsten Probleme darin, einen biologischen Test zu finden, der den Chemiker bei der Aufarbeitung der Droge führt, der ihm als Leitfaden dienen kann. Allerdings gelingt es dem Pharmakologen nicht immer, dem Chemiker einen Test an die Hand zu geben, der ein wirkliches Äquivalent wäre für den Effekt, welcher der Heilwirkung am Menschen entspricht. In hohem Maße ist die Erforschung der pflanzlichen Wirkstoffe nicht allein von den Fortschritten der chemischen Methodik, sondern auch von den Fortschritten auf pharmakologisch-methodischem Gebiete abhängig. Nicht zufällig gelang es daher zu allererst diejenigen Pflanzenstoffe zu isolieren, die sich bereits den groben Sinnen durch auffallende Eigenschaften zu erkennen geben, wie die Geschmackstoffe (Bitterstoffe, Acria u. a.), die Geruchstoffe und die Farbstoffe. Die von SCHEELE in reiner Form gewonnene Weinsäure (1769) und die Citronensäure (1784) — die ersten rein dargestellten Pflanzenstoffe überhaupt — sind Beispiel dafür. Ein bequemer Leitfaden bei der Fraktionierung von Pflanzenauszügen ist weiterhin das Merkmal der Toxizität, da sich Toxizitätsprüfungen relativ leicht im Tierversuch durchführen lassen. Nicht selten ist das dann isolierte toxische Prinzip gleichzeitig auch das Wirkstoffprinzip der Droge. Aber nicht immer braucht der Weg der chemischen Analyse über den biologischen Test zu führen; auch die Verallgemeinerung zufälliger Einzelbeobachtungen kann zu sinnvollen Arbeitshypothesen über die zweckmäßige Wahl der Fraktionierungsmethode führen. Eine seit SERTÜRNER bekannte — und überdies die erfolgreichste derartiger Arbeitshypothesen — ist die, daß die Drogenwirkung an die basischen Inhaltsstoffe von Pflanzen geknüpft sein kann; Hunderte von Drogenwirkstoffen (Alkaloiden) konnten auf diese Weise isoliert werden, ohne daß es des Einsetzens tierexperimenteller Methoden während der phytochemischen Aufarbeitung bedurft hätte. Ähnliche antizipierende Arbeitshypothesen sind die Prüfung auf Anthrachinone bei Drogen, denen laxierende Wirkung nachgesagt wird, oder auf Cardenolide, deren Herzwirksamkeit bekannt ist.

Wenn die Wirkstoffe einer bedeutenden Anzahl von arzneilich verwendeten Pflanzen und Drogen noch immer unbekannt sind, so hat das verschiedenste Gründe: α) Es fehlt der geeignete Leitfaden zur Isolierung der Stoffe; biologische Prüfmethoden sind beschränkt durch die Tatsache, daß der Tierversuch nur grob nachweisbare Veränderungen und Reaktionen registriert. β) Die Pflanze enthält keine Wirkstoffe; die ihr nachgerühmten Effekte sind suggestiver Art und ihre Verwendung ist daher wissenschaftlich unbegründet. γ) Die chemische Natur der Wirkstoffe (z. B. ihre Empfindlichkeit gegenüber Licht, Sauerstoff, chemischen Agenzien einschl. Lösungsmitteln, oder ihr hochmolekularer Charakter) erschwert ihre Reindarstellung. Zu ihrer Isolierung bedarf es einer weiteren Verfeinerung der chemischen Methodik.

Literatur

EICHLER, O.: Ist die Therapie mit Heilpflanzen auch heute noch vertretbar? In: W. SCHWABE, Aus unserer Arbeit, Karlsruhe 1956. — MEYER, E.: Taschenbuch der pflanzlichen Therapie. Saulgau (Württ.) 1952. — SCHMID, W.: Pharmakologische Probleme der Arzneipflanzenforschung. Planta medica 7, 336 (1959). — WRIGHT, W. E.: Pharmaceuticals in: L. CLARK u. G. HAWLEY, The Encyclopedia of Chemistry, New York 1957 sowie die auf S. 89 angeführten Werke.

II. Grundwissenschaften der Pharmakognosie

1. Systematische Botanik

Die systematische Botanik oder Taxonomie[1] ist ein Teilgebiet der Botanik, und zwar das älteste und das grundlegendste. Pflanzen zu erkennen, sie mit — dem jeweiligen Wissensstande entsprechenden — Namen zu belegen, Ordnungselemente zu haben, um sich in der Formenfülle der Pflanzenwelt zurechtzufinden, das alles sind die Voraussetzungen für jede weitere wissenschaftliche Beschäftigung mit Pflanzen. G. H. M. LAWRENCE (1955) nennt daher die systematische Botanik diejenige Wissenschaft, welche sich mit der Identifizierung, der Nomenklatur und der Klassifizierung der Pflanzen befaßt.

Eine Pflanze identifizieren heißt: erkennen, daß sie in allen wesentlichen Merkmalen gleich ist einer bereits der Wissenschaft bekannten Pflanze. Neben diesem Bestimmen von Pflanzen bedeutet identifizieren ferner, den Nachweis zu führen, daß eine bestimmte Pflanze in wesentlichen Merkmalen von den bekannten Formentypen abweicht, daß es sich um eine der Wissenschaft unbekannte Pflanze handelt. Als methodisches Mittel stehen zur Verfügung: durch mündlichen Unterricht erworbene Formenkenntnis, Bücher und Sammlungen. Während dem Botaniker zum Bestimmen von Pflanzen in der Regel die ganze Pflanze einschließlich Blüte oder Frucht zur Verfügung steht, hat es der Pharma-

---

[1] „Taxonomie" ist ein anderer Name für „Systematik", der besonders in der angloamerikanischen Literatur gebräuchlich ist.

kognost bei der pharmakognostischen Identitätsprüfung gewöhnlich mit getrockneten Pflanzenteilen zu tun. Entsprechend beruht die Identitätsprüfung von Drogen in weit höherem Maße auf der Fähigkeit, Merkmale zu erkennen, durch die sich Pflanzenorgane des einen Taxons von denen des anderen unterscheiden.

Die Nomenklatur befaßt sich mit der Bestimmung des wissenschaftlichen Namens einer Pflanze unter Zugrundelegung des „International Code of Botanical Nomenclature, Utrecht 1952", d. h. gemäß den international vereinbarten Nomenklatur-Regeln. In dem Begriff Nomenklatur steckt demnach der Begriff der Regel. Gemeint sind dabei aber nicht wesentlich sprachliche Regeln der Benennung — an gewisse grammatikalische Regeln sind auch die volkstümlichen Pflanzennamen der verschiedenen Sprachen gebunden; gemeint sind in erster Linie Vorschriften, welche die Anordnungsfolge festlegen und die Kategorien, in welche Pflanzen zu klassifizieren sind. Wissenschaftliche Nomenklatur setzt Kenntnis der naturwissenschaftlichen Klassifizierung der Pflanzen voraus, insbesondere den Gattungs- und den Artbegriff (s. S. 9). Die heute gültige sog. „binäre Nomenklatur" fordert, daß sich der wissenschaftliche Name einer Pflanze aus dem Gattungsnamen und aus dem Artnamen zusammensetzt. In seinem Werke „Species Plantarum" aus dem Jahre 1753 hat LINNÉ erstmalig die binäre Nomenklatur konsequent und einheitlich angewandt. Anfänge finden sich aber schon früher bei K. BAUHIN (1550—1624). Viele Gattungen wurden ferner aufgestellt, umgrenzt und benannt von TOURNEFORT (1656—1708).

Der Gattungsname, immer ein Hauptwort im Singular, wird groß geschrieben. Abgeleitet werden die Bezeichnungen für die Gattungen aus der griechischen oder aus der lateinischen Sprache; gegebenenfalls werden sie latinisiert. Der Artname wird grundsätzlich klein geschrieben, auch dann, wenn er sich von Eigennamen ableitet wie z. B. *Rhamnus purshiana* oder *Manihot glaziovii*.

Bei der Benennung der Pflanzen gilt aus Prioritätsprinzip, d. h. derjenige Name hat Gültigkeit, welcher der betreffenden systematischen Einheit zuerst gegeben wurde. Berücksichtigt wird hierbei die Zeitspanne von LINNÉ bis zur Gegenwart.

Die Beziehungen zwischen der in der pharmazeutischen Literatur üblichen Art der Drogenbezeichnung und der botanischen Nomenklatur sind nicht einheitlich. Da Drogen Organe oder Produkte von Pflanzen darstellen, läge es nahe, die Art der Droge anzugeben (z. B. Folia, Resina, Oleum), und die Pflanze, von der die Droge gewonnen wird, nach der botanisch-wissenschaftlichen Nomenklatur zu benennen (z. B. Folia Atropae belladonnae oder Blätter von Atropa belladonna oder Atropa belladonna: Blätter). In den traditionellen pharmazeutischen Bezeichnungen erscheint aber bald der Gattungsname (Folia Digitalis von *Digitalis purpurea*), bald der Artname (Folia Belladonnae von *Atropa belladonna*), in anderen Fällen eine historische Bezeichnung ohne Beziehung zur modernen botanischen Nomenklatur (z. B. Radix Liquiritiae von *Glycyrrhiza glabra*). Im allgemeinen läßt sich sagen, daß die Pharmazie die historischen, teilweise aus der Antike übernommenen Pflanzennamen in Form der Drogenbezeichnungen erhalten hat; andererseits hat LINNÉ Pflanzennamen des antiken Schrifttums, besonders des Dioskurides, in seine binäre Nomenklatur übernommen, so daß sich die vielen übereinstimmenden Benennungen erklären. Die pharmazeutisch-botanischen Nomenklaturfragen werden national durch die Arzneibücher geregelt.

Klassifizieren nennt man das Zusammenstellen und Ordnen von Pflanzen in Gruppen nach bestimmten Gesichtspunkten und in Übereinstimmung mit einem Nomenklatursystem (G. H. M. LAWRENCE). Man geht von dem offensichtlichen Tatbestand in der Natur aus, daß einige Pflanzen einander ähnlicher sind als andere. Klassifizieren beginnt dort, wo nach Ähnlichkeiten und Verschiedenheiten geordnet wird. Individuen, die einander „sehr ähnlich" sind, werden zu niederen Einheiten zusammengefaßt; der Zusammenschluß der niederen Einheiten zu nächst höheren hängt wiederum von der „Ähnlichkeit" dieser Gruppen ab, usw. Es ist klar, daß der Begriff der „Ähnlichkeit" näher bestimmt sein will, sollen systematische Einheiten definiert werden. Ein Rückblick in die Geschichte der Botanik zeigt, daß der Begriff der „Ähnlichkeit" sehr stark wechselte, in Abhängigkeit von der gesamten Wissenschaftsentwicklung. Die modernen Klassifizierungs-Systeme wollen die natürliche Verwandtschaft der Gewächse und deren phylogenetische Entwicklung zur Darstellung bringen.

Systematische Einheiten (Taxa[1]). Man ist übereingekommen, das Pflanzenreich in nur wenige systematische Einheiten aufzugliedern. Diese sind:

	Als Beispiel:
Abteilung (divisio)	Spermatophyta
Klasse (classis)	Dicotyledoneae
Ordnung oder Reihe (ordo)	Rosales
Familie (familia)	Rosaceae
Gattung (genus)	Rosa
Art (species)	Rosa canina

An Zwischeneinheiten gibt es dann noch die Unterabteilung (subdivisio), Unterklasse (subclassis), Reihengruppe (cohors), Unterordnung (subordo); bei der Familie: Unterfamilie (subfamilia), tribus und subtribus; bei der Gattung: Untergattung (subgenus), Sektion (sectio), Untersektion (subsectio) und Serie (series); bei der Art: Unterart (subspecies), Varietät (varietas), subvarietas, forma und subforma.

Die taxonomische Grundeinheit ist die Art. WETTSTEIN definiert diese Einheit als „die Gesamtheit der Individuen, welche in allen, dem Beobachter wesentlich erscheinenden Merkmalen untereinander und mit ihren Nachkommen übereinstimmen". Jedes Taxon[1] unterhalb des Artbegriffes bezeichnet man als „infraspezifisch"; hierher rechnen subspecies, varietas, subvarietas, forma u. a.

Arten die einander ähnlich sind, faßt man zu einer Gattung zusammen. Oftmals sind Arten derselben Gattung miteinander kreuzbar (z. B. Mentha piperita ist ein Bastard aus Mentha aquatica × Mentha viridis).

Stammpflanzen von Drogen und deren taxonomische Umgrenzung. Drogen werden eines ganz bestimmten Inhaltsstoffes wegen verwendet. Der therapeutisch wertvolle Pflanzenstoff kann sich a) in sämtlichen Individuen der Art, b) in mehreren Arten der Gattung, c) in einer bestimmten Unterart oder Rasse finden. Dementsprechend deckt sich der Begriff Stammpflanze nicht in sämtlichen Fällen mit einem ganz bestimmten Taxon, etwa der Art.

An einigen Beispielen wird im folgenden gezeigt, wie unterschiedlich der Begriff „Stammpflanze" in den Arzneibüchern gefaßt werden kann.

---

[1] Taxon = eine systematische Einheit schlechthin, d. h. ohne Bewertung oder Abgrenzung im Sinne einer Rangordnung.

Semen Strophanthi: Das DAB 6 läßt als Stammpflanze nur *Strophanthus gratus* gelten. Das Taxon der Stammpflanze deckt sich mit dem botanischen Taxon „Art". Es gibt innerhalb der Gattung Strophanthus zahlreiche weitere Arten (z. B. *Strophanthus kombé, Str. hispidus*), welche gleichermaßen therapeutisch wertvolle Herzglykoside enthalten. Für die Vorschrift des Arzneibuches war maßgeblich, daß sich Str. gratus leicht auf Identität und Reinheit prüfen läßt.

Folia Sennae: als Stammpflanzen der Droge werden zwei Arten derselben Gattung festgelegt, nämlich *Cassia angustifolia* und *Cassia acutifolia*.

Lignum Quassiae: diese Droge wird sogar von Vertretern verschiedener Gattungen geliefert, von *Picrasma excelsa* und *Quassia amara*.

Oleum Chenopodii: bei dieser Droge ist der Begriff der Stammpflanze insofern besonders eng gefaßt, als nur eine bestimmte Varietät zugelassen ist: *Chenopodium ambrosioides* var. *anthelminticum*.

2. Morphologie

Jede Pflanze hat eine eigene sie kennzeichnende Gestalt; ebenso zeigen ihre Organe eine charakteristische Form und Anordnung. Die Pflanzenmorphologie beschreibt die Form der Pflanze und ihren Aufbau aus Teilen, und sie legt die Verhältnisse und Beziehungen dar der Teile zueinander und zum Ganzen. Sie studiert die ontogenetische Entwicklungsgeschichte eines Pflanzenorganismus und beschreibt dessen Lebenszyklus. Die Morphologie ist demnach eine beschreibende Wissenschaft. Keine Wissenschaft aber ist eine bloße Sammlung von Tatsachenmaterial, und sei es noch so umfangreich; und so beschränkt sich auch die Morphologie nicht auf eine Beschreibung der unübersehbaren und verwirrenden Mannigfaltigkeit der pflanzlichen Erscheinungsformen. Ihr wissenschaftliches Kernstück ist die Idee, die Formenmannigfaltigkeit als Abwandlung eines einheitlichen Bauplanes anzusehen. Bei den Samenpflanzen besteht der Bauplan in der Ausbildung von drei Grundorganen: von Wurzel, Sproß und Blatt.

Diese Aufgabe der Morphologie, die unterschiedlichen Erscheinungsformen von Pflanzenteilen auf drei Grundformen zurückzuführen, diese Aufgabe ist nicht immer durch Analyse und durch Vergleichen der Formelemente allein zu lösen. Oft werden morphologische Gemeinsamkeiten (Homologien) erst nach sorgfältigen Untersuchungen des Entwicklungsganges erkannt. Eine weitere Methode kommt zu den vergleichend-morphologischen Untersuchungen der rezenten Flora und zur entwicklungsgeschichtlichen Methode hinzu: das Vergleichen der lebenden mit den fossilen Pflanzenformen.

Als analog bezeichnet man Pflanzenteile, die zwar ähnlichen Bau aufweisen, auch die gleiche Funktion erfüllen, aber aus verschiedenen Grundformen hervorgegangen sind. Worauf es in der vergleichenden Morphologie wesentlich ankommt, ist das Aufsuchen homologer Teile. Homolog sind Pflanzenteile, die ihre Entstehung nach gleichwertig sind, d. h. die aus der gleichen Grundform hervorgegangen sind. Homologe Organe (z. B. Staubblatt und Laubblatt) können ihrem äußeren Erscheinungsbild nach sehr unähnlich erscheinen.

Die Morphologie kennt noch weitere Fragestellungen. Welche Teile der Pflanze haben welche Funktionen zu erfüllen und wie ist der Bau dieser Pflanzenorgane ihren physiologischen Aufgaben angepaßt? (Organographie). Oder: wie sind die Pflanzen in ihrem Bau den jeweiligen Umweltsbedingungen angepaßt ? (morphologische Ökologie). Die Morphologie kann nach den Ursachen forschen, welche für die Ausbildung von Form und Struktur bestimmend sind (Morphogenese, Entwicklungsmechanik), sie kann sich ferner auf die frühe embryonale Entwicklung der Pflanzen konzentrieren (Embryogenie).

Unabhängig von der Fragestellung kann die Morphologie unterteilt werden in eine äußere und in eine innere Morphologie. Die äußere Morphologie oder Morphologie im engeren Sinne beschränkt sich auf die äußerlich sichtbare Form und Struktur; die innere Morphologie oder Anatomie befaßt sich mit dem nur mikroskopisch sichtbaren Feinbau der Pflanze.

Eine ganze Reihe angewandter Gebiete der Botanik (Forstwissenschaft, Landwirtschaftswissenschaft, Lebensmittelkunde, Gartenbau), die sich mit der Kultur, Züchtung, der technischen und wirtschaftlichen Verwertung von Nutzpflanzen befassen, bauen auf Ergebnissen der Morphologie auf, bedienen sich insbesondere ihrer wissenschaftlichen Terminologie. Ein Spezialgebiet der Anatomie ist die mikroskopische Untersuchung der pflanzlichen Arzneidrogen und der pflanzlichen Nahrungs- und Genußmittel: Aufbau, Fehlen oder Vorhandensein bestimmter nur mikroskopisch sichtbarer Strukturelemente lassen Rückschlüsse zu auf die Identität und Reinheit der Drogen, der Nahrungs- oder Genußmittel.

Für die Pharmakognosie von historischer Bedeutung sind die Arbeiten von M. J. SCHLEIDEN (1804—1881), speziell seine sortenkundlichen Untersuchungen der Radix Sarsaparillae (1847). Sarsaparilla-Sorten verschiedener Herkunft und von verschiedenem therapeutischen Werte ließen sich an der Ausgestaltung der Endodermzellen eindeutig differenzieren, eine Aufgabe, die ohne Mikroskop nicht klar zu lösen war. A. TSCHIRCH (1856—1939) führte die anatomisch-mikroskopische Drogenuntersuchung in den pharmazeutischen Unterricht ein.

Die Morphologie der pflanzlichen Arzneidrogen und ihre mikroskopisch-anatomischen Untersuchungsmethoden werden im Rahmen des vorliegenden Lehrbuches nicht behandelt. Im folgenden wird lediglich eine allgemeine, kurze Charakteristik der Pflanzenteile gegeben, die als Arzneidrogen in Frage kommen.

Radix. Die pharmazeutische Bezeichnung „Radix" deckt sich nicht mit dem morphologischen Begriff „Wurzel". Es gibt eine ganze Zahl von Radix-Drogen, die in Wirklichkeit Gemische darstellen von Rhizomteilen und von Wurzeln. Dabei kann es sich um Rhizome handeln, die zusammen mit den Nebenwurzeln gesammelt werden, oder um Rhizome, die nach unten allmählich in die Wurzel übergehen. Pharmakopöen, die auf eine Übereinstimmung der pharmazeutischen mit den morphologischen Bezeichnungen Wert legen, bevorzugen für die genannten Pflanzenteile den Terminus „Radix et Rhizoma". Die eigentlichen Radix-Drogen bestehen aus den Haupt- oder Pfahlwurzeln, wie sie krautige Pflanzen aus der Reihe der Dikotyledonen ausbilden; bei den Monokotyledonen geht die Hauptwurzel meist zugrunde und es bilden sich sproßbürtige Wurzeln, die ebenfalls pharmazeutisch als Radices bezeichnet werden. Ferner können verdickte, zu einem Speicherorgan ausgebildete Wurzeln mit Sproßteilen — nach der morphologischen Terminologie also Rüben — als Radices bezeichnet werden (z. B. Radix Gentianae von *Gentiana lutea*).

Dem morphologisch-anatomischen Aufbau nach lassen sich Wurzeln von monokotylen Pflanzen leicht unterscheiden von denen der Dikotyledonen. Bei den Dikotyledonen wiederum weicht der Aufbau einer jungen Wurzel stark vom

Aufbau einer älteren Wurzel ab. Die anatomisch-mikroskopische Untersuchung zeigt somit drei Grundtypen von Wurzeln, auf die sich alle Radix-Drogen zurückführen lassen, mögen sie in anderen Merkmalen noch so verschieden sein:

a) Die Monokotylenwurzel: Sie zeigt ein radiales Leitbündel im Zentralzylinder und ist vielstrahlig (= polyarch). Die Endodermis ist charakteristisch ausgebildet; in der Regel sind deren Zellen U-förmig verdickt (Beispiel: Radix Sarsaparillae).

b) Die junge Dikotylenwurzel: Sie erinnert in ihrem anatomischen Aufbau sehr an die Monokotylenwurzel mit dem wesentlichen Unterschied, daß sie wenigstrahlig (oligarch, z. B. triarch, tetrarch, pentarch) ist, d. h. nur drei bis fünf Xylemstränge aufweist (Beispiel: Radix Valerianae).

c) Die ältere Dikotylenwurzel: Durch das sekundäre Dickenwachstum, d. h. durch stete Neubildung von Holzgewebe und Siebgewebe geht die „speichenartige" alternierende Anordnung von Holz- und Siebteil verloren; das teilungsfähige Gewebe (= Kambium), das anfänglich buchtig-wellig den Speichen folgt, wird ringförmig; sekundäres Holz und sekundärer Bast finden sich bald in kollateraler Anordnung. Das bedeutet: es differenziert sich mit zunehmendem Dickenwachstum eine Wurzel heraus, deren Querschnittsbild nur schwer von dem eines sekundär verdickten Sprosses zu unterscheiden ist. (Am geringsten ist die anatomische Differenzierung zwischen sekundär verdicktem Sproß und der Wurzel bei den langlebigen Holzpflanzen, bei denen das Dickenwachstum hohe Beträge erreicht: man vergleiche beispielsweise je Stamm- und Wurzelteile einer Tanne, einer Eiche und einer Birke.)

Rhizoma. Rhizome (Wurzelstöcke) sind unterirdisch wachsende, verdickte Sproßachsen ausdauernder Kräuter mit meist ausgeprägter Dorsiventralität: auf der unteren Seite sind sie bewurzelt, die andere Seite entwickelt alljährlich neue und nach der Fruchtreife wieder absterbende Sprosse und Blätter. Die Blatt- und Sproßnarben sind es auch, welche bei der pharmakognostischen Analyse schon makroskopisch auf das Vorliegen eines Rhizomes hinweisen. Die mikroskopischen Querschnittsbilder der Rhizome gleichen denen der Sprosse; die Leitungselemente zeigen sonach niemals radiale, immer kollaterale bzw. konzentrische Anordnung. Je nachdem, ob die Stammpflanze eine Monokotyle, eine Dikotyle oder eine Farnpflanze ist, lassen sich die folgenden Typen unterscheiden:

a) Monokotylenrhizom: Die Leitbündel liegen unregelmäßig über den Querschnitt verteilt. Der Zentralzylinder ist von einer Endodermis umgeben. Im Gegensatz zur Wurzel finden sich auch außerhalb der Endodermis noch verstreute Leitbündel. Betrachtet man ein einzelnes Leitbündel: es ist entweder geschlossen kollateral (z. B. Rhizoma Zingiberis) oder konzentrisch, und zwar leptozentrisch (d. h. Siebteil im Zentrum und Holzteil außen, z. B. wie bei Rhizoma Calami); das einzelne Leitbündel kann ferner von einer Sklerenchymscheide umgeben sein (Beispiel: Rhizoma Galangae).

b) Das junge Dikotylenrhizom: Es ist anatomisch charakteristisch durch offene kollaterale Leitbündel; die Leitbündel sind nicht wie wahllos über dem Querschnitt verteilt, sie sind kreisförmig angeordnet, d. h. sie bilden räumlich gesehen einen zylindrischen Mantel (Beispiel: Rhizoma Hydrastis).

c) Das ältere Dikotylenrhizom: Es weist im mikroskopischen Querschnittsbild große Ähnlichkeit zu der Wurzel älterer krautiger Dikotylen auf. Daß es sich

aber um einen Sproßteil handelt, zeigt sich an der Ausbildung eines zentralen
Markes: Das Zentrum des Rhizoms besteht aus einem lockeren parenchymatischen Gewebe, das in einigen Fällen auch degenerieren kann, wodurch ein zen-
traler Hohlraum entsteht. Abweichend davon fehlt der älteren Wurzel ein Mark,
in ihrem Zentrum liegt dafür das Primärholz (Beispiel für ein älteres Dikotylenrhizom: Rhizoma Tormentillae).

d) Farnrhizome. Von den Farnen im engeren Sinne hat nur der Verwandtschaftskreis um Dryopteris pharmazeutische Bedeutung. Sie zeichnen sich durch
konzentrische Leitbündel mit Innenxylem (= hadrozentrische Leitbündel) aus;
die Leitbündel selbst sind jeweils von einer Endodermis umgeben.

Tubera. Wurzelteile, Hypokotyl oder Sproßteile können in den Dienst der
Stoffspeicherung gestellt werden; sie entwickeln reichliches Speichergewebe und
schwellen demzufolge stark an. Die Morphologie versteht unter einer Knolle
einen verdickten Pflanzenteil, der nur einem Organ homolog ist, sei es der
Wurzel (Tubera Salep), dem Hypokotyl (beim Radieschen) oder der Sproß-
achse (bei der Kartoffel). An der Bildung der Rüben sind mehr als ein Organ
(z. B. Hypokotyl und Primärwurzel wie bei der Zuckerrübe) beteiligt. Der pharmazeutische Terminus Tubera meint bald die Knolle (Salep), bald kleine Rüben
(Tubera Aconiti).

Lignum. Der zarte Sproß krautiger Pflanzen oder der mächtige Sproß aus-
dauernder Holzpflanzen, sie stimmen in ihrem grundsätzlichen anatomischen
Aufbau überein, und zwar durch die Differenzierung in einen zentralen Mark-
körper, in einen Holzkörper und in eine Rinde. Trotz dieser Übereinstimmung im
grundsätzlichen sind die Unterschiede augenscheinlich sehr groß; die älteren
Stämme der Bäume sind gekennzeichnet durch das Zurücktreten des zentralen
Markkörpers (nur wenige mm dick) gegenüber der Ausbildung eines mächtigen
Holzkörpers, der so ziemlich den ganzen Querschnitt einnimmt. Auch die Rinde
ist im Vergleich zum Holz von geringer Dicke. Die pharmazeutische Bezeichnung
Ligna meint ausschließlich diesen mächtigen Holzkörper der perennierenden
Holzgewächse (Bäume und Sträucher). Das Holz zahlreicher Bäume ist als Nutz-
holz von großer wirtschaftlicher Bedeutung; hingegen ist die medizinischphar-
mazeutische Bedeutung der Ligna-Drogen gering.

Cortex. Cortex als pharmazeutische Bezeichnung deckt sich nicht mit dem
morphologischen Begriff Rinde. Rinde nennt man in der Morphologie z. B. auch
die zarten Gewebe zwischen Epidermis und Endodermis junger Würzelchen,
oder im jungen Dikotylensproß das Gewebe zwischen Epidermis und Zentralzylinder. Die Rindendrogen oder Cortices stammen ausschließlich von ausdauernden Holzpflanzen mit sekundärem Dickenwachstum. Die Bezeichnung
meint den Teil des Sprosses oder der Wurzel dieser Holzpflanzen, der außerhalb
des Kambiumringes liegt. Darüber hinaus legen die Arzneibücher für jeden Einzelfall fest, ob unter der betreffenden Cortex der gesamte außerhalb des Kambiums gelegene Teil von Sproß oder Wurzel zu verstehen ist, oder ob Borken-
teile oder Teile der Außenrinde zu entfernen sind. Schließlich gehört zur pharmazeutischen Definition der jeweiligen Rindendroge, ob Stammrinde oder Wurzelrinde gemeint sind.

Wir unterscheiden zwischen primärer und sekundärer Rinde. Die primäre Rinde ist der
Teil der Rinde, der schon vor Einsetzen eines sekundären Dickenwachstums vorhanden war.
Die sekundäre Rinde ist der Teil der Rinde, der erst durch die Tätigkeit des Kambiums im

Laufe des sekundären Dickenwachstums neu gebildet wurde. (Oftmals bilden „Weichbast" [= Siebröhren, Geleitzellen und Bastparenchymzellen] und „Hartbast" [Bastfaserbündel] einander abwechselnde tangentiale Bänder, die — von den Markstrahlen unterbrochen — die Rindenstrahlen aufbauen.) Die sekundäre Rinde hört auf, wo die primären Markstrahlen endigen. Diese sind aber nicht bei allen Pflanzen gleichmäßig deutlich ausgebildet, so daß die Grenze zwischen primärer und sekundärer Rinde — speziell bei getrockneten Pflanzenteilen, also Drogen — oftmals schwer zu erkennen ist. Es gibt eine zweite Möglichkeit: Die Unterscheidung zwischen Außenrinde und Innenrinde. Diese Unterscheidung ist für die Praxis der Drogenuntersuchung von ungleich größerer Bedeutung, da die Grenze zwischen Außen- und Innenrinde an vielen Untersuchungsobjekten gut erkennbar ist. Die Innenrinde umfaßt die sekundäre Rinde und primäre Siebteile, also den Teil des Zentralzylinders, der außerhalb vom Kambium liegt; die äußerste Schicht des Zentralzylinders ist oft — wie bei der Wurzel — als Perizykel ausgebildet. Die Außenrinde umfaßt alle Teile außerhalb des Perizykels, entspricht also der Rinde der Monokotylenwurzel — bzw. der jungen Dikotylenwurzel —, deren innerste Zellschicht die Endodermis ist. Beim Dicotylensproß finden wir an Stelle der Endodermis oft eine Stärkescheide. Der Perizykel bildet nun bei vielen Pflanzen einen mechanischen Hohlzylinder, den Perizykelbast. Dieser Bastfaserring wird im Laufe des sekundären Dickenwachstums gesprengt, zwischen die Bastfasergruppen lagern sich die Parenchymzellen, später oft Steinzellen, so daß es zur Ausbildung des sog. „gemischten mechanischen Ringes" kommt, der eine schon makroskopisch sichtbare Grenze zwischen Außen- und Innenrinde darstellt. Beispiel: Cortex Quercus, Cortex Cinnamomi ceylanici, hier bildet der mechanische Ring den Abschluß nach außen, die Außenrinde wurde abgeschält.

Kork entsteht durch die Tätigkeit eines Korkkambiums (Phellogens). Bildet sich dieses nur aus der Zellschicht, die unter der Epidermis liegt, resultiert eine einfache Korkschicht. Bilden sich dagegen auch noch weitere, sekundäre Korkcambien aus Zellschichten weiter innen, so kommt es zur Borkebildung.

Die Borke umfaßt alle Rindenteile, die, durch sekundäre Korkschichten von der Nahrungszufuhr abgesperrt, absterben und sukzessive abgestoßen werden. Die Art der Borkebildung ist für viele Bäume charakteristisch. In manchen Fällen kann einer Borkebildung die gesamte primäre Rinde zum Opfer fallen, insbesondere bei Wurzeln.

Folia. Unter Foliadrogen versteht man Laubblätter. An einem Laubblatt kann man Unter- und Oberblatt unterscheiden. Das Unterblatt ist der Blattgrund mit — evtl. — Nebenblättern (Stipeln) oder einer Blattscheide; das Oberblatt besteht aus dem Blattstiel (Petiolus), der auch fehlen kann, und der Blattspreite (Lamina). Diese kann ungeteilt (Folia Belladonnae) oder geteilt sein (fingerartig geteilt z. B. bei Helleborus, fiederartig bei Folia Juglandis). Bei gefiederten Blättern heißt die Spreitenachse in Fortsetzung des Blattstiels Blattspindel (= Rhachis). Nebenblattbildungen sind oft Familiencharakteristika, so die Nebenblätter der Rosazeen, die Ochrea (eine Stipularröhre) bei den Polygonazeen usw. Für manche Familien ist eine Blattscheide typisch (Umbelliferen, Gramineen). Diagnostisch wichtig ist die Konfiguration des Blattes, die Ausbildung des Blattrandes, der Verlauf der Leitbündel, d. h. die Nervatur. Von größtem diagnostischem Wert — insbesondere bei der Analyse von Pflanzenpulvern — ist die mannigfaltige Ausgestaltung der Epidermis in den verschiedenartigsten Haarbildungen (z. B. Rosazeenhaare, Labiatendrüsenschuppen usw.). Wichtig ist ferner der Bau der Spaltöffnungen, die Anordnung von Palisaden- und Schwammparenchym, d. h. die Ausgestaltung des Mesophylls zwischen oberer und unterer Epidermis (Folia Uvae ursi ist ein Beispiel für ein dorsiventrales (= bifaziales) Blatt, Folia Sennae für ein isolaterales (= äquifaziales) Blatt), sowie bei manchen Blättern Sekreträume (z. B. *Rutaceae*), das Vorkommen von Schleimzellen (z. B. Malvaceae) und von verschiedenartigen Kristallbildungen (Beispiel: Solananzeenblätter).

Vom morphologischen Standpunkt aus gehören die Zwiebeldrogen (z. B. Bulbus Scillae) ganz in die Nähe der Blattdrogen. Zwiebeln stellen schuppenförmig ausgebildete Niederblätter dar oder sie sind aus fleischigen Blattbasen von Niederblättern aufgebaut.

Flores. Unter den Flores oder Blütendrogen versteht man getrocknete Einzelblüten oder Blütenstände. Morphologisch ist die Blüte derjenige Sproßabschnitt, dessen Blätter für geschlechtliche Fortpflanzung umgestaltet ist. Eine vollständige Blüte besteht aus vier Blattkreisen: dem Kelchblattkreis (Calyx), dem Kronblattkreis (Korolle), dem Staubblattkreis (Andrözeum) und dem Fruchtblattkreis (Gynäzeum). Es gibt aber auch Blüten, denen ein oder mehrere Kreise fehlen.

Der Kelch besteht aus den Kelchblättern, die frei sein können oder am Grunde miteinander verwachsen. Meist sind die Kelchblätter grün und blattartig, manchmal sind die blumenblattartig umgestaltet und auffallend gefärbt. Im Gegensatz zu den Kelchblättern sind die Blumenblätter chlorophyllfrei und meist lebhaft gefärbt. Von Blüten, bei denen diese Differenzierung in einen grünen Kelchblattkreis und in einen Kronblattkreis deutlich ist, sagt man: sie haben ein Perianth. Es gibt dann den weiteren Fall, daß beide Kreise zwar vorhanden sind, sich aber nicht voneinander unterscheiden lassen; eine derartige Blütenhülle nennt man Perigon (z. B. verbreitet bei Monokotyledonen). Schließlich kann das Perianth auch vollkommen unterdrückt bzw. stark reduziert sein (achlamydeische Blüten).

Das Andrözeum besteht aus den männlichen Geschlechtsblättern (Staubblätter oder Stamina), von denen nur ein einziges vorhanden sein kann (wie bei vielen Orchideen), oder auch mehrere bis viele (Rosa). Ein typisches Staubblatt besteht aus einem stielartigen Gebilde (Staubfaden, Filament), das die Anthere trägt; die Anthere, der fertile Teil des Staubblattes, wird aus vier Pollensäcken gebildet, die paarweise miteinander vereinigt sind (Theken) und im Inneren Pollenkörner (Blütenstaub) in großer Anzahl erzeugen.

Form der Antheren und Art der Befestigung der Antheren am Filament, Öffnungsweise der reifen Pollensäcke sind für ganze Taxa (meist Pflanzenfamilien) eigentümlich und daher für die Taxonomie wertvoll. Die nämlichen Merkmale bilden bei der pharmakognostischen Drogenanalyse wertvolle Hilfsmittel zur Reinheits- und Identitätsprüfung. Handelt es sich um zerkleinerte Blütenfragmente (Pulver), so sind diagnostisch wichtige, anatomische Merkmale: Bau des Endotheciums und die mannigfaltige Ausgestaltung der Pollenkörner, besonders deren Exine.

Das Gynäzeum besteht aus ein oder mehreren weiblichen Geschlechtsblättern (den Fruchtblättern oder Karpellen), die aber nicht wie Laubblätter flach ausgebreitet, sondern so verwachsen sind, daß sie ein Gehäuse (Fruchtknoten) bilden, welches die Samenanlagen umschließt. Morphologie und Taxonomie legen großes Gewicht auf die nähere Ausgestaltung des Gynäzeums: ob ein Karpell, ob mehrere Karpelle vorhanden sind, ob im zuletzt genannten Falle jedes Karpell für sich bleibt (apokarpes Gynäzeum) oder ob sie miteinander zu einem einheitlichen Gehäuse verwachsen (synkarpes Gynäzeum), wie die Plazentationsverhältnisse sind u. a. m.

Blüten, die Gynäzeum und Andrözeum besitzen, heißen zweigeschlechtlich (zwittrig); fehlt einer der beiden Kreise bzw. ist er stark reduziert, dann handelt es sich um eine eingeschlechtliche Blüte, die dann entweder männlich oder weiblich ist. Monözisch heißt eine Pflanze, die gleichzeitig männliche und weibliche Blüten trägt, diözisch, wenn die beiden Geschlechter auf verschiedene Individuen verteilt sind. Polygam wird eine Pflanze genannt, die neben männlichen und weiblichen auch noch Zwitterblüten hervorbringt.

Einzelblüten können zu Blütenständen zusammentreten. Der Verzweigung nach sind die Blütenstände razemös (Dolden der Umbelliferen, Köpfchenblüten der Compositae, Rispen bei Flores Sambuci) oder zymös (z. B. Trugdolden von Herba Centaurii).

Fructus. Auch bei den Fruchtdrogen deckt sich die historisch-pharmazeutische Namensgebung nicht immer mit den morphologischen Termini.

Ein bekanntes Beispiel dieser Nichtkongruenz sind die „Semen Cynosbati". Die Sammelfrüchte dieser Rosen (die Hagebutten), bezeichnet der Apotheker als Fructus (bzw. Pseudofructus), die innen befindlichen Kerne als Semina. Die Morphologie zeigt: Das fleischige Gebilde der Hagebutte ist eine umgewandelte Blütenachse, die sich becherförmig eingebogen hat; die im Innern verborgenen Kerne (Semen Cynosbati) sind keine Samen, sondern die aus einem apokarpen Gynäzeum hervorgegangenen Früchte.

Der Begriff „Frucht" ist nicht eindeutig in einem einzigen Satze einzufangen. Nach F. KNOLL (1939) versteht man darunter die Blüte im Zustande der Samenreife. Frucht und Samenbildung sind aber nicht zwangsläufig miteinander verknüpft: es gibt Früchte, deren Samenbildung durch Züchtung unterdrückt wurde (Banane, Ananas, kernlose Orangen u. a.). Von den früher erwähnten Blütenteilen (s. S. 15) beteiligt sich am Aufbau der Frucht in jedem Fall der Fruchtknoten (Einzelfrüchte), in anderen Fällen noch andere Blütenteile wie die Blütenachse (besonders bei den Sammelfrüchten), Perianth, Infloreszenzachse oder Brakteen (bei den Fruchtständen). W. RAUH (1950) unterteilt entsprechend die Früchte in 1. Einzelfrüchte, 2. Sammelfrüchte, 3. Fruchtstände und 4. Samenlose Früchte.

Die pharmazeutisch verwendeten „Fructus-Drogen" gehören in ihrer Mehrzahl in die Gruppe der Einzelfrüchte, die daher im folgenden noch kurz charakterisiert werden.

Einzelfrüchte gehen aus dem Fruchtknoten einer einzelnen Blüte hervor, deren Fruchtknoten aus einem Fruchtblatt oder aus mehreren — zu einem einheitlichen Gehäuse verwachsenen — Fruchtblättern besteht. Die Fruchtknotenwand bezeichnet man bei der fertigen Frucht als Perikarp (Fruchtwand) und gliedert es in Exokarp, Mesokarp und Endokarp. Einzelfrüchte können Öffnungs- oder Schließfrüchte sein.

Bei Öffnungsfrüchten springt das Perikarp bei der Fruchtreife auf, die Verbreitungseinheit ist der Same; Vertreter dieser Fruchtform sind der Balg (Beispiele: Strophanthus, Aconitum), die Hülse (Beispiel: „Folliculi" Sennae), die Kapsel (Beispiele: Fructus Papaveris, Cardamomi, Vanillae). Die Schote ist eine Sonderform der Kapsel. Bei den Schließfrüchten ist die Verbreitungseinheit nicht der Same, sondern die Frucht. Je nach Ausbildung des Perikarps unterscheiden wir Beere, Nuß und Steinfrucht. Bei der mehr- bis vielsamigen Beere ist das Perikarp fleischigsaftig, manchmal trocken (Beispiele: Fructus Myrtilli, Colocynthidis, Capsici, Amomi), bei der einsamigen Nuß verwandelt sich das Perikarp in ein Sklerenchym und stirbt bei der Reife ab (z. B. „Semen"

Cynosbati). Sonderformen sind die Karyopse (Perikarp hautartig) der Gräser und die Achäne der Kompositen (Beispiel: Fructus Cardui Mariae), bzw. die Doppelachäne der Umbelliferen (z. B. Fructus Anisi). Das Perikarp der in der Regel nur einsamigen Steinfrüchte zeichnet sich durch eine sklerenchymatische Innenzone (Steinkern) und einen beerenartigen Außenteil aus (Beispiele: Fructus Lauri, Fr. Olivarum).

Semen. Samen entwickeln sich aus der befruchteten Samenanlage. Im fertigen Samen unterscheidet man den Embryo, das Nährgewebe und die Samenschale. Ein Same läßt sich auch auffassen als eine junge Pflanze (Embryo) im Ruhezustande, die von einer Samenschale geschützt und mit Reservestoffen versorgt ist. Samen werden von allen Samenpflanzen gebildet. Die pharmazeutisch verwendeten „Semina" stammen von Öffnungsfrüchten wie Kapseln (Semen Lini, Semen Ricini), Hülsen (Semen Calabar) und Schoten (Semen Sinapis), oder sie werden Beeren (Semen Strychni) und Steinfrüchten (Semen Coffeae) entnommen. Auch Teile von Samen können unter der pharmazeutischen Bezeichnung „Semen" laufen: z. B. gelangen die Semen Colae ohne Samenschale in den Handel.

Für die Taxonomie liefern Lokalisation und Form des Embryo, dann die Art des Nährgewebes wertvolle Merkmale zur Umgrenzung von Gattungen oder Familien. Das Nährgewebe kann aus dem Nucellus hervorgehen, man spricht dann von einem Perisperm; entsteht es aus dem sekundären Embryosackkern, dann wird es als Endosperm bezeichnet. In zahlreichen Fällen werden die Nährstoffe aber gar nicht in einem besonderen Nährgewebe deponiert: den Samen mit Nährgewebe stehen die Samen ohne besonderes Nährgewebe gegenüber. In dem letzten Falle ist der Keimling selbst der Reservestoffspeicher, genauer dessen Kotyledonen oder dessen Hypokotyl. Perisperm finden wir beispielsweise bei den *Piperaceae* (Fr. Piperis) und bei den *Zingiberaceae* (Fr. Cardamomi), Endosperm bei den Gramineen und den Umbelliferen. Embryonen mit Speicherkotyledonen treten auf bei den Leguminosen, dann bei bestimmten Taxa der *Rosaceae* (den Kern- und Steinobstgewächsen), u. a. m.

Für die pharmakognostische Analyse sind am wichtigsten die mehr auffallenden Strukturelemente des Samens: bei der makroskopischen Untersuchung die Ausgestaltung von Samenschale, von Hilum und Raphe und, falls vorhanden, Auswüchse der Samenschale wie Arillus und Caruncula. Hilum oder Nabel ist eine kleine Narbe, welche die Abbruchstelle des Samens kennzeichnet, oder anders: die Ansatzstelle des Funiculus an der Samenschale. Einige Samen (und zwar die aus anatropen Samenanlagen sich entwickelnden) haben eine Naht (= Raphe), entstanden durch Verwachsen des Funiculus mit dem Integument. Einen Arillus oder Samenmantel weist die Muskatnuß auf, die Frucht von *Myristica fragrans* (der getrocknete Arillus liefert die Muskatblüte oder Macis s. S. 434). Die Caruncula stellt ein warzenähnliches Anhängsel dar; die Bildung einer Caruncula ist eine Besonderheit der Familie der *Euphorbiaceae* (z. B. Semen Ricini).

Zur mikroskopischen Identitäts- und Reinheitsprüfung von Samendrogen ist die anatomische Kenntnis aller Bauelemente nützlich; besonders wertvoll sind aber wiederum die auffallenden Struktur-Elemente der Samenschale mit ihren mannigfaltigen Zellformen.

Herba. Herba-Drogen bestehen aus den oberirdischen Teilen von Pflanzen mit nicht verholzendem Stengel, seltener aus den krautigen Triebspitzen von Halbsträuchern. Gesammelt werden Kräuter in der Regel zur Blütezeit.

Kräuter können ein- oder zweijährig sein; diese kurzlebigen Kräuter vermehren sich durch Samen, wobei nach der Samenreife die Pflanze als Ganzes abstirbt. Stauden nennt man die ausdauernden (= perennierenden) Kräuter. Bei ihnen sterben nur die über den Boden erhebenden Laub- und Infloreszenzsprosse ab. Halbsträucher (z. B. Salbei, Thymian, Lavendel) erscheinen als eine Art Übergangsform von den holzigen Sträuchern zu den Stauden. Die Triebspitzen der Halbsträucher sind krautig und sterben alljährlich ab; die überdauernden verholzten basalen Teile legen die Erneuerungsknospen an, während sie bei den Stauden im typischen Falle (Geophyten) von unterirdischen Organen (Rhizome, Knollen, Zwiebel, Wurzel) aus angelegt werden.

Literatur

BAVINK, B.: Ergebnisse und Probleme der Naturwissenschaften, Zürich 1954. — BIEBL, R., u. H. GERM: Praktikum der Pflanzenanatomie, Wien 1950. — DESSAUER, F.: Naturwissenschaftliches Erkennen, Frankfurt 1958. — DES PEDANOIS DIOSKURIDES aus Anazarbos Arzneimittellehre in fünf Büchern. Übersetzt und mit Erklärungen versehen von J. BERENDES. — The Greek Herbal of Dioskurides illustrated by a byzantine a. d. 512, englished by J. GOODYER a. d. 1655, edited and first printed a. d. 1933 by R. T. GUNTHER, New York 1959. — FISCHER, R.: Praktikum der Pharmakognosie, Wien 1952. — FITTING, H., W. SCHUMACHER, R. HARDER u. F. FIRBAS: Lehrbuch der Botanik für Hochschulen, Stuttgart 1951. — FLÜCK, H.: Sinn und Inhalt der modernen Pharmakognosie, DAZ 100, 1199 (1960). — GILG, E., u. W. BRANDT: Lehrbuch der Pharmakognosie, Berlin 1922. — GUTTENBERG, H. v.: Lehrbuch der Allgemeinen Botanik, Berlin 1951. — HILDEGARD VON BINGEN: Naturkunde. Nach den Quellen übersetzt und erläutert von PETER RIEHTE, Salzburg 1959. — HUMMEL, K.: Herkunft und Geschichte der pflanzlichen Drogen, Stuttgart 1957. — JESSEN, K.: Alberti Magni de vegetabilibus libri VII, Berolin, 1867. — KARSTEN, G., u. U. WEBER: Lehrbuch der Pharmakognosie für Hochschulen, Stuttgart 1956. — LAWRENCE, G. H. M.: Taxonomy of Vascular Plants, New York 1955. — MALINOWSKI, B.: Magnic, Science and Religion and ohter Essays. Bacon Press, Boston 1948. — MELCHIOR, H., u. E. WERDERMANN: A. Engler's Syllabus der Pflanzenfamilien, Berlin 1954. — MEYER, A.: Beiträge zur Kenntnis pharmazeutisch wichtiger Gewächse. Archiv Pharm. 60, 18, 272 (1881) u. 60, 19, 171, 241 (1881). — MÖBIUS, M.: Geschichte der Botanik, Jena 1937. — MEYER, A.: Die Grundlagen und Methoden für die mikroskopische Untersuchung von Pflanzenpulvern, Jena 1901. — MEYER, A.: Wissenschaftliche Drogenkunde, Berlin 1891. — MOELLER, J., u. C. GRIEBEL: Mikroskopie der Nahrungs- und Genußmittel aus dem Pflanzenreiche, Berlin 1928. — MOLISCH, H.: Mikrochemie der Pflanze, Jena 1923. — POOL, R. J.: Flowers und Flowering Plants, New York and London 1941. — RAUH, W.: Morphologie der Nutzpflanzen, Heidelberg 1950. — REINER, J.: Grundriß der Geschichte der Philosophie, 1905. — SPRENGEL, K.: Geschichte der Botanik, Altenburg u. Leipzig 1817. — THEOPHRASTUS: Enquiry into Plants, with an english translation by A. Hort, London 1958. — THOMS, H.: Handbuch der praktischen und wissenschaftlichen Pharmazie, Berlin/Wien 1929, Bd. V, Botanik und Drogenkunde E. GILG und W. BRANDT. — TROLL, W.: Vergleichende Morphologie der höheren Pflanzen, Berlin 1937. — TROLL, W.: Allgemeine Botanik, Stuttgart 1959. — TSCHIRCH, A.: Handbuch der Pharmakognosie, Leipzig 1909. — TSCHIRCH, A.: Angewandte Pflanzenanatomie, Wien und Leipzig 1889. — TUNMANN, O.: Pflanzenmikrochemie, Berlin 1913. — WASICKY, R.: Leitfaden für die Pharmakognostischen Untersuchungen im Unterricht und in der Praxis, Leipzig und Wien 1936. — WALTER, H.: Grundlagen des Pflanzensystems, Stuttgart 1952. — WENT, F. A. F. C.: Lehrbuch der Allgemeinen Botanik, Jena 1933. — WETTSTEIN, R.: Handbuch der Systematischen Botanik, Leipzig und Wien 1935. — WIMMER, J.: Deutsches Pflanzenleben nach Albertus Magnus, Halle 1908. — ZANDER, R.: Handwörterbuch der Pflanzennamen, Stuttgart 1955.

3. Genetik
(Methoden der Arzneipflanzenzüchtung)

Die Feststellung, daß Pflanzen und Tiere die Eigenschaften ihrer Eltern mehr oder weniger ausgeprägt aufweisen ist eine altbekannte Erfahrungstatsache. Sie wurde in der Tier- und Pflanzenzüchtung schon jahrhundertelang praktisch ausgewertet, indem sich die Eigenschaften eines Lebewesens durch die bewußte Elternwahl in bestimmte Bahnen lenken ließen. Zur Wissenschaft wurde die Vererbungslehre aber erst durch die Entdeckung der Gesetzmäßigkeiten und der stofflichen Grundlage der Vererbung. An ihrem Anfang steht die wissenschaftliche Großtat GREGOR MENDELS mit der Entdeckung der Vererbungsgesetze. Aber erst nach ihrer Wiederentdeckung durch DE VRIES, CORRENS und TSCHERMAK im Jahre 1900 wurde sie der Ausgangspunkt einer neuen naturwissenschaftlichen Disziplin, eines wichtigen Teilgebietes der allgemeinen Biologie.

Die Erkenntnisse der Genetik finden ihre praktische Anwendung in der Tier- und Pflanzenzüchtung; sie stellen deshalb auch die Grundlagen der Arzneipflanzenzüchtung dar. Durch das Arbeitsmaterial, die Arzneipflanze, erhält diese Züchtung jedoch ihre ganz besonderen, pharmakognostischen Aspekte.

Bei den Versuchen zur Anlegung von Cinchonakulturen auf Java wurde beispielsweise diesen Gegebenheiten von HASSKARL keine Rechnung getragen. Erst einer seiner Nachfolger, der Apotheker und Botaniker MOEBIUS veranlaßte die Analysen verschiedener Cinchonaarten. Dabei erwies sich die mit größtem Arbeitsaufwand gezogene *Cinchona pahudiana* als praktisch wertlos (nach G. SCHENCK).

Das Ziel jeder Arzneipflanzenzüchtung ist die Schaffung von Sorten mit möglichst guter Drogenausbeute und mit hohem Wirkstoffgehalt. Voraussetzung einer rationellen Züchtung ist also die Kenntnis der Wirkstoffe. Zudem sollte eine Wertbestimmungsmethode zur Verfügung stehen, die schnell arbeitet und mit geringen Drogenmengen auskommt, die also in kurzer Zeit die Testung eines großen Pflanzenmaterials erlaubt. Ist der Wirkstoff chemisch nicht faßbar, so tritt an die Stelle der chemischen die biologische Methode mit ihrer meist wesentlich größeren Fehlerbreite.

Auslesezüchtung

Jede Pflanze besitzt eine im allgemeinen konstante Anzahl von Chromosomen. In den Chromosomen sind die Gene reihenförmig angeordnet. Auch bei gleicher Chromosomenzahl bestehen durch die verschiedenen Genkombinationen Variationsmöglichkeiten, die einer Art die Fähigkeit zur Bildung von morphologischen und biologischen Varianten geben. Diese große genetische Plastizität der Wildpflanzen schafft die Voraussetzung einer besonders erfolgversprechenden Auslese. Da noch sehr viele Arzneipflanzen praktisch im Zustand der Wildform sind, ergeben sich gerade auf diesem Gebiete noch große Möglichkeiten.

Was die Selektion in bezug auf den Wirkstoffgehalt zu leisten vermag zeigt das Beispiel von *Claviceps purpurea* eindrücklich. Während die meisten Wildrassen Mutterkorn mit einem Alkaloidgehalt von weniger als 0,1% ergeben, stehen heute Zuchtrassen zur Verfügung, die Secale cornutum mit 0,8% Gehalt produzieren.

Die Selektion kann darüber hinaus noch einen Schritt weiter gehen und versuchen, Rassen mit einer bestimmten Wirkstoffzusammensetzung zu schaffen.

Der Verwendung einer Droge durch den Arzt am meisten hinderlich ist eine inkonstante Wirkung. Gleichbleibende Wirkung wird aber nicht nur durch identischen Totalgehalt erzielt; sie setzt ebenso eine konstante Zusammensetzung des Wirkstoffgemisches voraus. Dies wird besonders deutlich bei Drogen mit einem sehr vielfältigen Gemisch verschiedenster Wirkstoffe. Das Entscheidende dabei ist die Tatsache, daß sich die einzelnen Stoffe oft ganz beträchtlich in ihrer Wirkungsart, in ihrer Wirkungsstärke und Dauer oder auch in ihren Resorptionsverhältnissen unterscheiden. So ist die Wirkung von Mutterkorn auf den Uterus oder seine sympathikolytische Wirkung je nach dem Gehalt an Ergobasin bzw. an Alkaloiden der Ergotamin- und Ergotoxingruppe ganz verschieden. Digitalis-Droge mit einem hohen Digitoxin-Anteil hat eine besonders nachhaltige Wirkung und wird auch bei oraler Applikation gut ausgenutzt; ein hoher Gehalt an Gitoxin dagegen hat schlechte Resorption vom Magen-Darm-Traktus aus und eine wenig nachhaltige Wirkung zur Folge.

Seit geraumer Zeit ist bekannt, daß die Zusammensetzung von Drogen verschiedener Herkunft großen Schwankungen unterworfen sein kann. So enthalten *Digitalis purpurea*-Blätter aus den Vogesen und aus dem Schwarzwald viel Digitoxin- und wenig Gitoxinfraktion. Andere Herkünfte zeigen genau gegenteiliges Verhalten.

Die Entdeckung des Ergotamins im Jahre 1918 ist einer ähnlichen Erscheinung bei *Claviceps purpurea* zu verdanken.

Infolge der Kriegsverhältnisse war STOLL genötigt, Mutterkorn zentraleuropäischer Herkunft zu verarbeiten, das als Hauptalkaloid Ergotamin enthielt, während damals im Mutterkorn des internationalen Handels aus Spanien und Rußland an Stelle von Ergotamin die Alkaloide der Ergotoxingruppe vorhanden waren.

Für die wechselnde Zusammensetzung hat man früher vor allem klimatische Unterschiede verantwortlich gemacht. Heute weiß man, daß das Klima zwar auch einen Einfluß hat, daß das Entscheidende aber die genetischen Verhältnisse sind. Bei den Pflanzen

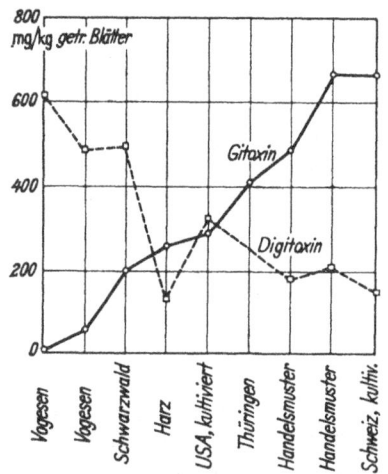

Abb. 20/1. Unterschiede in der Wirkstoffzusammensetzung bei Digitalis purpurea (nach STOLL)

mit konstanten Unterschieden in der Zusammensetzung der Wirkstoffe handelt es sich also um sog. chemische Rassen, d. h. um genetisch fixierte, erbliche Unterschiede. Bei dieser Sachlage muß es möglich sein, durch weitschichtige Untersuchungen Pflanzen mit verschiedenster Zusammensetzung zu finden und damit dem Handel Drogen mit konstantem Gehalt und konstantem Mengenverhältnis der einzelnen Komponenten zur Verfügung zu stellen. Deutsche (MOTHES, ROCHELMEYER) und österreichische (HECHT) Arbeiten haben dies für *Claviceps purpurea*, holländische Arbeiten (VAN OS) für *Digitalis* bewiesen.

Mit der Schaffung solcher Rassen ist der praktischen Pharmakognosie ein großer Dienst erwiesen. Bei konstanter Zusammensetzung genügt es, daß der praktische Apotheker den Gesamtgehalt bestimmt, um gleiche Wirkungsstärke und gleiche Wirkungsart zu garantieren, somit dem Arzt jene Sicherheit geben zu können, die er bei Arzneimitteln mit Recht verlangt.

Gelangt eine Reinsubstanz A zur Anwendung, so läßt sich dieser Wirkstoff auf Grund einer einfachen Einwaage dosieren bzw. standardisieren, sofern man den Umrechnungsfaktor f zwischen Gewicht bzw. Konzentration von A und pharmakologischer bzw. therapeutischer Wirkung E kennt.

$$E = f \cdot [A]. \tag{1}$$

Die therapeutische Gesamtwirkung einer Droge bzw. einer Drogenzubereitung hingegen ist eine Summe von Einzelwirkungen, da, wie erwähnt mehr als nur ein Stoff: die Wirkstoffe $A_1, A_2, \ldots, A_n$, an der Gesamtwirkung beteiligt sind.

$$E = f_1 [A_1] + f_2 [A_2] + \cdots f_n [A_n].$$

Um eine Droge zu standardisieren, d. h. deren zu erwartende therapeutische Gesamtwirkung zu bestimmen, müssen die für jeden Wirkstoff charakteristischen Faktoren $f_1, f_2, \ldots, f_n$ bekannt sein, was wiederum voraussetzt, daß alle an der Drogenwirkung beteiligten Stoffe bekannt sind und ihre Wirkung geprüft und gemessen wurde. Schließt man weiterhin sog. synergistische und potenzierende Effekte aus, dann läuft die Bestimmung der Drogengesamtwirkung auf die Lösung von n Gleichungen mit n Unbekannten hinaus, d. h. es müssen die jeweiligen Konzentrationen der Stoffe $A_1, A_2, \ldots, A_n$ bekannt sein, was auf Grund einer chemischen, einer physikalischen oder einer biologischen Methode erfolgen kann. Die heute üblichen Wertbestimmungsmethoden liefern in der Regel nur die Summenkonzentrationen $\Sigma [A]$ der Wirkstoffe. Parallelität zwischen den so ermittelten experimentellen Wirkungsgrößen und der therapeutischen Wirkung ist nur dann zu erwarten, wenn $f_1 = f_2 = \cdots f_n$, oder wenn das Verhältnis der Konzentrationen $[A_1]$ zu $[A_2] \cdots$ zu $[A_n]$ konstant ist. Für genetisch gleichbleibendes Material trifft die zuletzt genannte Bedingung zu.

Den Möglichkeiten der Selektion sind nach unten und nach oben Grenzen gesetzt. So ist es bisher nie gelungen, absolut alkaloidfreie *Nicotiana* oder *Datura* zu züchten. Möglicherweise haben diese Stoffe wichtige Funktionen zu erfüllen, die einen gewissen Minimalgehalt zur Lebensfähigkeit dieser Pflanzen voraussetzen. Umgekehrt läßt sich der Gehalt nicht über ein gewisses Maximum hinaus steigern, soll die Pflanze nicht an Lebenstüchtigkeit einbüßen. Auch die lebensnotwendigen Vitamine erzeugen ja bei Mensch und Tier in zu großer Menge zugeführt die Erscheinungen der Hypervitaminose.

Die Selektion hat für die Pflanze selber einen negativen Aspekt. Durch strenge Auslese auf gleichbleibende, für den Menschen erwünschte Eigenschaften und starre genetische Zusammensetzung verliert sie ihre Plastizität. Gerade diese oft erstaunlich große genetische Plastizität ist es jedoch, die der Wildpflanze in der freien Natur erlaubt, den Angriffen durch Klima, Parasiten, Krankheiten dadurch zu begegnen, daß sie die verschiedensten Genkombinationen realisiert, von denen einige den ungünstigen Bedingungen der jeweiligen Standorte innerhalb bestimmter Grenzen gewachsen sind. Die hochgezüchtete Nutzpflanze ist demgegenüber auf Betreuung durch den Menschen angewiesen.

Die Auslese braucht sich nicht nur auf eine Art zu beschränken. Sie kann sich weiter auf ein Genus oder eine ganze Familie erstrecken. Unsere Kenntnisse der Pflanzeninhaltsstoffe sind heute noch dermaßen lückenhaft, daß es durchaus möglich ist, neue Arten zu finden, deren Wirkstoffgehalt bedeutend höher ist als der der offizinellen Spezies. In einer breitangelegten Untersuchung des Genus *Lobelia* konnten auf diese Weise Arten entdeckt werden, die nicht nur in der Drogenausbeute, sondern auch im Lobelingehalt die offizinelle *Lobelia inflata* um ein Vielfaches übertreffen.

Kreuzungszüchtung

Die Leistungsfähigkeit der Auslesezüchtung hat ihre Grenzen im Erbschatz des Ausgangsmaterials. Einen Schritt weiter führt die Hybridisierung durch Kombination von wertvollen Eigenschaften verschiedener Pflanzen in einer einzigen Sorte. Die erste systematische Anwendung auf pharmazeutischem Gebiet haben Selektion und Kreuzung wohl bei den Cinchonakulturen auf Java gefunden. Die minderwertige Produktion der Natur von wenigprozentigen Rinden konnte damit auf einen vielfach höheren Gehalt gebracht werden.

Das Verhalten der Merkmale bei der Vererbung wird durch die von MENDEL entdeckten Grundgesetze beherrscht.

a) **Uniformitätsgesetz.** Die erste Filial-Generation (F_1) ist uniform und die männlichen und weiblichen Geschlechtszellen sind für die Vererbung gleichwertig. Das Resultat einer Kreuzung ist demnach gleichartig, ob der eine oder der andere Partner die Eizelle bzw. das Pollenkorn liefert. Die Ausprägung eines Merkmals in der F_1-Generation ist entweder gleich stark wie beim entsprechenden Elter, man spricht dann von einem dominanten Merkmal; oder es findet sich abgeschwächt wieder, die Hybride ist dann intermediär.

b) **Alternanzgesetz.** In der Spaltungs-Generation (F_2) treten die Merkmale der Eltern-Generation (P) in einem bestimmten Zahlenverhältnis (Alternanz) wieder auf. Bei dominantem Erbgang zeigt sich das dominante Merkmal in 75%, das rezessive in 25% der Nachkommen. Bei intermediärem Erbgang treten die Eigenschaften der Eltern in je 25% rein auf; 50% der Nachkommen sind intermediär. Die Verhältnisse lassen sich folgendermaßen darstellen:

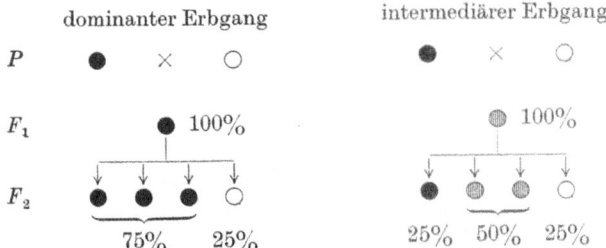

c) **Individualitätsgesetz.** Die einzelnen Erbanlagen verhalten sich wie Individuen. Bei Kreuzung vererbt sich jedes Merkmalspaar unabhängig von den anderen. Dies gilt nach unseren heutigen Kenntnissen allerdings nur dann, wenn die Gene nicht in gleichen Chromosomen lokalisiert sind.

Die MENDELschen Gesetze haben ihre Erklärung und Bestätigung durch die Chromosomentheorie erhalten. Darnach enthalten Pflanzen und Tiere in ihren Körperzellen zwei Sätze von Chromosomen mit den entsprechenden Genen, und zwar je einen vom väterlichen und mütterlichen Organismus. Vereinigen sich die allelen Gene eines Merkmalspaares, etwa das Gen einer rotblühenden (RR) mit dem Gen einer weißblühenden (rr) Mirabilis, so entsteht im vorliegenden Fall ein hellrosa (Rr) Bastard. Bildet diese Hybride Geschlechtszellen mit halber Chromosomenzahl, werden die Gene R und r wieder getrennt und wahllos den weiblichen und männlichen Geschlechtszellen zugeteilt. Bei der wahllosen gegenseitigen Befruchtung dieser Geschlechtszellen ergeben sich die MENDELschen Zahlenverhältnisse.

Körperzellen der Parentalgeneration P	RR	rr
Geschlechtszellen der Parentalgeneration P	R	r
Körperzellen der F_1	Rr	
Geschlechtszellen der F_1	50% R und 50% r	

Die Zusammensetzung von F_2 läßt sich nach folgendem Schema ableiten:

$$R \diagdown R$$
$$r \diagup r$$

Körperzellen von F_2 RR   Rr Rr   rr
                          25%   50%   25%

Damit bestätigt die Chromosomentheorie die MENDELschen Regeln.

Die in ihrer Bildung den MENDELschen Regeln gehorchenden Blütenfarbstoffe der Erbsen stellen nun genau so chemische Individuen dar wie die Wirkstoffe des Pflanzen- und Tierreiches: auch deren Bildung unterliegt den Vererbungsgesetzen. Die Verhältnisse liegen jedoch dann komplizierter, wenn an der Biosynthese einer Substanz mehrere Gene beteiligt sind.

Die MENDELschen Gesetze gelten streng nur für intraspezifische Kreuzungen. Bei Hybriden verschiedener Artzugehörigkeit entsprechen sich die Gene der beiden Chromosomensätze nur teilweise; in diesem Falle besteht die Möglichkeit abnormaler Vererbungsverhältnisse. Im folgenden sollen einige Beispiele näher erläutert werden.

Im Prinzip gibt es drei Möglichkeiten der Vererbung der Elternmerkmale bei Kreuzung; die erste ist die Vereinigung der Eigenschaften beider Kreuzungspartner in der Hybride. Werden *Lobelia syphilitica* und *Lobelia cardinalis* gekreuzt, so enthält die Hybride die Alkaloide beider Ausgangsarten. Da sich die Alkaloide relativ einfach nachweisen lassen, ergibt sich damit gleichzeitig die Möglichkeit, mittels chemischer Methoden die genetische Zusammensetzung zu kontrollieren. Diesem Nachweis kommt eine gewisse Bedeutung zu, weil sich beide Arten auch in der Natur spontan kreuzen.

Die zweite Möglichkeit ist die Vererbung des Merkmals lediglich des einen Elters. Wenn Birnbaumblätter Arbutin und Quittenblätter Amygdonitrilglykosid enthalten, führt die Hybride aus beiden Pflanzen — unter dem Namen *Pyronia Veitchii* bekannt — in ihren Blättern lediglich Arbutin (HÉRISSEY und DILLEMANN, 1951). *Mentha crispa* enthält im ätherischen Öl zur Hauptsache Carvon. Die Ketonfraktion von *Mentha piperita* besteht dagegen hauptsächlich aus Menthon. Bei Kreuzung beider Arten erhält man ausschließlich Carvon führende Pflanzen. Ob die Carvonführung ein dominantes Merkmal ist, den Entscheid darüber bringt erst die Untersuchung der F_2-Generation, wie sie im Falle der Menthakreuzung tatsächlich durchgeführt worden ist. In der zweiten Filialgeneration treten wieder Menthonpflanzen auf, und zwar je eine auf drei Carvonpflanzen, d. h. im Verhältnis von 1:3, wie es für die Mendelspaltung bei dominanten und rezessiven Merkmalen zutrifft. Ein einziges Gen entscheidet offenbar darüber, welcher der beiden Stoffe gebildet wird. Damit soll nicht gesagt sein, daß die über zahlreiche Zwischenstufen verlaufende Gesamtsynthese der beiden Stoffe jeweils von einem einzigen Gen gesteuert wird, vielmehr nimmt man an, daß sowohl *Mentha crispa* wie *Mentha piperita* die gleiche labile Vorstufe bilden, und daß dann lediglich die Art der Zyklisierung, also der letzte Syntheseschritt durch ein einziges Gen gesteuert wird (MURRAY und REITSEMA, 1954). Das Menthon wird dann in M. piperita weiter zu Menthol reduziert. Die gleiche Art der Vererbung findet sich bei *Cryptostegia grandiflora* mit kautschukhaltigem Milchsaft und *Cryptostegia madagascariensis*, deren Latex sehr wenig Kautschuk enthält, dafür reich an Lupeol (Triterpen-

alkohol) ist. Die Hybride enthält nur Kautschuk. Die Kautschukbildung ist demnach über die Triterpenbildung dominant. In der F_2-Generation tritt nach dem MENDELschen Alternanzgesetz Aufspaltung ein (WILDMAN et al., 1946).

Man darf daraus den Schluß ziehen, daß beide Spezies eine gemeinsame Vorstufe ausbilden, die durch einen genetisch gesteuerten Mechanismus einmal zu einem linearen Polyterpen, zum anderen zu einem relativ niedermolekularen zyklischen Triterpen führt.

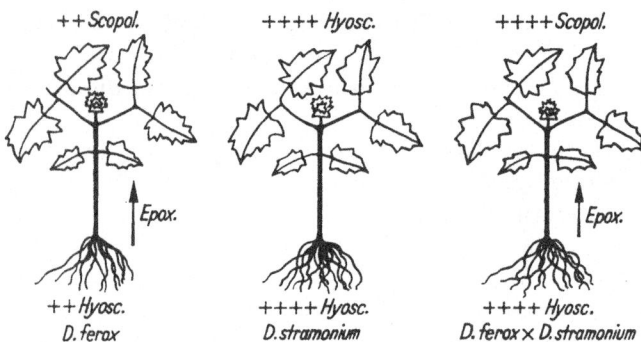

Die dritte, selten realisierte Möglichkeit des Verhaltens der Hybriden ist das Auftreten neuer Stoffe, die sich in keinem der Eltern vorfinden. In einer Hybride aus kampferhaltigem *Ocimum canum* und eugenolhaltigem *Ocimum gratissimum* fand sich in der 2. und 3. Generation das bei den Eltern fehlende Citral (nach DILLEMANN, 1947).

Die Vererbungsverhältnisse liegen oft sehr viel komplizierter, als es auf den ersten Blick erscheint. Kreuzt man *Datura stramonium*, deren Blätter Hyoscyamin führen, mit *Datura ferox*, die Scopolamin im Blatt enthält, so entsteht eine Hybride mit scopolaminhaltigen Blättern. Es scheint demnach ein typischer Fall der Vererbung nur des einen Merkmals zu sein. Tatsächlich liegen die Verhältnisse aber anders. *Datura stramonium* und *D. ferox* synthetisieren in ihren

Abb. 24/2. Alkaloidbildung in der Artkreuzung Datura ferox × Datura stramonium (nach ROMEIKE)

unterirdischen Organen Hyoscyamin, wobei die erste Art ein größeres Alkaloidbildungsvermögen besitzt. *Datura ferox* ihrerseits zeichnet sich durch die Fähigkeit aus, das von der Wurzel in den Sproß aufsteigende Hyoscyamin fermentativ in Scopolamin umzuwandeln. Bei Kreuzung beider Arten übernimmt die Hybride das hohe Hyoscyaminbildungsvermögen der Wurzel von D. stramonium und von D. ferox das Ferment, welches das im Stengel aufsteigende Hyoscyamin in Scopolamin überführt. Sie übernimmt demnach die Eigenschaften beider Eltern. Das Resultat ist eine Pflanze mit hohem Scopolamingehalt im Blatt (ROMEIKE, 1961).

Damit eine Kreuzung erfolgreich ausgeführt werden kann, müssen verschiedene Bedingungen erfüllt sein. Einmal sollen die chromosomalen Verhältnisse, d. s. Zahl und Bau der Chromosomen, eine Vereinigung erlauben. Daneben scheint aber auch der Chemismus vor allem der polymeren Reservestoffe eine wichtige Rolle zu spielen. Schließlich können pollenkeimungsverhindernde Stoffe auf der Narbe, wachstumshemmende Stoffe im Griffel, unterschiedliche osmotische Verhältnisse und Länge des Griffels oder eine abnormale Entwicklung des Keimlings der Grund von Kreuzungsschwierigkeiten sein. Aber nicht nur Kreuzungen zwischen Pflanzen verschiedener Arten und Gattungen können sich als undurchführbar erweisen. Man kennt auch eine große Reihe von sogenannten selbstunverträglichen Pflanzen, darunter *Papaver somniferum, Sarothamnus scoparius, Verbascum phlomoides*, z. T. auch *Digitalis purpurea*, bei denen der Pollen der gleichen Pflanze unfähig zur Befruchtung ist.

Die chromosomalen Verhältnisse sind die Ursache der meist geringen Fruchtbarkeit der Hybriden. Normale, befruchtungsfähige Geschlechtszellen besitzen nur den halben Satz der vegetativen Zellen. In der Reduktionsteilung legen sich die entsprechenden Chromosomen der diploiden Zellen zu ,,Zwillingen", Gemini, zusammen. Enthält nun eine Pflanze, wie dies bei den Hybriden stets der Fall ist, von einer Vater- und Mutterpflanze unterschiedliche Chromosomensätze, so ist eine Geminibildung nur teilweise möglich. Damit ist aber die Reduktionsteilung bzw. die Bildung normaler Geschlechtszellen gestört. Eine Normalisierung ist durch Verdoppelung des Chromosomensatzes zu erreichen (s. Polyploidie).

Heterosis-Züchtung. Eine spezielle Art der Kreuzungszüchtung ist die Heterosis-Züchtung. Sie macht von der Erscheinung Gebrauch, daß bei Verschiedenheit der im Befruchtungsakt sich vereinigenden Gameten häufig ein Anreiz zu erhöhter Stoffwechseltätigkeit für die Hybride gegeben ist, wobei die Hybride in gewissen Eigenschaften, vor allem in der vegetativen Entwicklung gegenüber den Eltern leistungsfähiger wird. Die Pflanzen sind wüchsiger, gesünder, widerstandsfähiger als die Elternformen (Positive Heterosis). Gleicherweise kann durch Kreuzung aber auch eine Leistungsverminderung eintreten, z. B. in bezug auf die Fertilität (Negative Heterosis). Die Erscheinung der positiven Heterosis bildet den Gegensatz zur Leistungsverminderung vieler Pflanzen bei steter Inzucht. Sie wird in der züchterischen Praxis in der Weise ausgenutzt, daß sogenannte Heterosis-Sorten in den Handel gebracht werden. Sie stellen F_1-Saatgut dar, das durch Kreuzung geeigneter Ausgangsformen erhalten worden ist. Da es sich um Hybriden handelt, spalten sie in der F_2-Generation wieder auf. Nur die F_1-Generation zeigt deshalb die wertvollen Eigenschaften.

Genommutation. Polyploidiezüchtung

Unter Genom versteht man die Gesamtheit der in den Chromosomen lokalisierten Erbmasse. Genommutationen sind Veränderungen des Chromosomensatzes ohne Strukturveränderung der einzelnen Chromosomen oder Gene. Der bekannteste Fall von Genommutation ist die Polyploidie, d. h. eine Vervielfachung des in diploiden Zellen vorhandenen Chromosomensatzes.

Normale vegetative Zellen der Gymnospermen und Angiospermen besitzen zwei Chromosomensätze, im Gegensatz zu Pollen und Eizelle, die infolge der Reduktionsteilung nur je einen einzigen Satz führen. Durch Verschmelzen der Kerne von Pollen und Eizelle erhält die neuentstehende vegetative Zelle wieder ihre zwei Chromosomensätze. Je nach der Anzahl vorhandener Sätze spricht man von einer haploiden, di-, tri-, tetra-, oktoploiden (1n, 2n, 3n, 4n, 8n-) Zelle oder Pflanze. Die normale Chromosomenzahl ist für eine bestimmte Pflanze konstant. Jede Abweichung davon wird als Heteroploidie bezeichnet. Ein Spezialfall der Heteroploidie ist die Polyploidie. Man bezeichnet eine Vermehrung der Chromosomenzahl über das Normale hinaus, wobei ein Mehrfaches der haploiden Grundzahl entsteht. Da jede normale vegetative Zelle bereits diploid ist, fällt Diploidie noch nicht unter den Begriff der Polyploidie.

Die Polyploidiezüchtung verdankt ihren Aufschwung der Entdeckung des Colchicins als eines einfachen Mittels zur Erzeugung von Pflanzen mit verdoppeltem Chromosomensatz. Das Colchicin eignet sich unter einer Reihe ähnlich

wirkender Stoffe wegen seiner hohen Aktivität und praktisch völligen Ungiftig-
keit für die pflanzliche Zelle besonders gut. Seine hervorstechendste Wirkung ist
die Fähigkeit, während der Kern- und Zellteilung die Spindelbildung zu unterdrücken. (Näheres siehe Lehrbücher der Botanik.) Die Spindel ist aber für das
Zustandekommen einer normalen Zellteilung unerläßlich. Unterbleibt sie, dann
teilen sich zwar die Chromosomen, nicht aber die Zelle: Es entsteht eine Zelle
mit verdoppeltem Chromosomensatz. Verdoppelung der Chromosomenzahl hat
eine Verdoppelung des Zellvolumens zur Folge, was zur Vergrößerung der einzelnen Organe führt. Es werden aber weniger solcher Organe gebildet — weniger
Blätter, Blüten, Seitentriebe — die vergrößerten Zellen sind in geringerer Zahl
vorhanden.

Für Polyploide ist besonders die Blattform charakteristisch. Die Blätter sind meist
größer, wobei vor allem die Breite stärker zunimmt. Die Spreiten sind löffelartig gewölbt,
meist dunkler gefärbt und dicker. Auch die Blüten und Samen sind meist recht deutlich
vergrößert.

Bei der Beurteilung des praktischen Wertes der künstlichen Polyploiden muß
scharf zwischen dem prozentualen Wirkstoffgehalt und der Wirkstoff- und Drogenproduktion pro Pflanze unterschieden werden. In sehr vielen Fällen wird der
Prozentgehalt der Droge erhöht. Vor allem gilt dies für Alkaloidpflanzen. Leider
vermindert sich gleichzeitig fast immer die Drogenproduktion. Ist die Drogenausbeute nur wenig vermindert, der %-Gehalt aber stark erhöht, so resultiert
eine Tetraploide, bei der auch die Wirkstoffausbeute pro Pflanze gegenüber
der Ausgangsrasse erhöht ist, die demnach praktischen Wert besitzt. Die Reaktion auf Chromosomenverdoppelung ist von Pflanze zu Pflanze verschieden.
Offenbar sprechen nur ganz bestimmte Genkombinationen auf Polyploidie günstig an. Als Ausgangsmaterial dieser Züchtungsart sollen deshalb nicht etwa
reine Linien, sondern ein möglichst uneinheitliches Pflanzenmaterial mit verschiedensten Genkombinationen verwendet werden. Am aussichtsreichsten für
die Polyploidiezüchtung haben sich ganz allgemein jene Pflanzen erwiesen, die
eine niedrige Chromosomenzahl besitzen, und die fremdbestäubbar sind; ferner
— wegen der geringen Fruchtbarkeit der Polyploiden — meist nur diejenigen
Pflanzen, bei denen es auf die Verwertung vegetativer Teile ankommt.

Die künstlichen Polyploiden zeigen im Gegensatz zu den Pflanzen mit natürlicherweise
verdoppeltem Chromosomensatz meist eine Reihe nachteiliger Eigenschaften, wie besonders
stark verringerte Fruchtbarkeit und Anfälligkeit gegen Krankheiten und Parasiten. Diese
Eigenschaften erweisen sich aber unter bestimmten Umständen als nützlich. So eignet sich
tetraploider Roggen viel besser zur künstlichen Infizierung mit *Claviceps purpurea*. Bei verminderter Fruchtbarkeit entwickeln sich die weniger zahlreichen Früchte besser und werden
größer, was z. B. bei Äpfeln und Birnen erwünscht sein kann. Sogar die vollständige Samen-
sterilität, wie sie sich etwa bei Triploiden zeigt, kann Auslesewert besitzen (Banane, samenlose Agrumenfrüchte). Sind diese Eigenschaften aber unerwünscht, müssen sie zuerst durch
mühsame züchterische Arbeit beseitigt werden. Die Polyploidiezüchtung liefert deshalb vielfach nur das Ausgangsmaterial zu weiterer Züchtung. Einer ihrer großen Vorteile besteht
darin, die Möglichkeit der Kombinationszüchtung wesentlich zu erweitern.

Auch die Natur bedient sich der Polyploidie zur Schaffung neuer Arten und
Varietäten. *Galeopsis pubescens* und *G. speciosa* weisen beide 16 Chromosomen
auf. Bei Kreuzung dieser Arten erhält man eine unfruchtbare Hybride. Durch
künstliche Verdoppelung des Chromosomensatzes auf 32 entsteht eine fruchtbare Pflanze, die in allen Teilen identisch ist mit der natürlichen Art *Galeopsis
tetrahit*. Damit wurde der Weg der natürlichen Entstehung dieser Galeopsis-Art,

nämlich durch Polyploidie in Verbindung mit Artkreuzung aufgezeigt (MÜNT-ZING, 1936). In der Gattung *Rumex* gibt es beispielsweise Arten mit 20, 40, 60, 80, 160 und sogar mit 200 Chromosomen. Ähnliche Beispiele gibt es in der Natur eine ganze Reihe. Sogar innerhalb einer einzigen Art ist die Chromosomenzahl nicht immer konstant; vor allem trifft dies auf polymorphe Spezies zu. Es seien nur zwei Beispiele angeführt. Von *Urginea maritima* sind neben diploiden auch triploide, tetraploide und sogar hexaploide Biotypen bekannt (BATTAGLIA, 1957). *Acorus calamus* L. sensu lato umfaßt die diploiden Populationen Nordamerikas, Osteuropas und Asiens, die Triploiden Europas und die Tetraploiden Ostasiens. In diesem Falle ist bekannt, daß die Triploiden etwa 50% mehr ätherisches Öl und die Tetraploiden das Dreifache des Gehaltes von Diploiden aufweisen (WULFF, 1946, 1950). Auch in bezug auf die Zusammensetzung des ätherischen Öls konnten Unterschiede festgestellt werden (WULFF und STAHL, 1960).

Neben Pflanzen mit Chromosomenzahlen, die das genaue Mehrfache einer Grundzahl darstellen, existieren in der Natur auch Individuen, bei denen nur ein einzelnes Chromosom in einer das Normale übersteigenden Zahl vorhanden ist. Diese „überzähligen" Chromosomen können ebenfalls den Wirkstoffgehalt und die Wirkstoffzusammensetzung beeinflussen. Die theoretische und praktische Pharmakognosie wird den chromosomalen Verhältnissen in vermehrtem Maße Rechnung zu tragen haben.

Genmutation

Durch ionisierende Strahlung sowie durch Chemikalien, hauptsächlich Senfgas und seine N-Isologen, ist es möglich, einzelne Gene zu verändern. Diese Züchtungsmethode ist bei höheren Pflanzen materiell im allgemeinen noch anspruchsvoller als die bisher erwähnten Verfahren. Infolge der meist bescheidenen Mutationsrate und der überwiegenden Zahl von Mutationen mit verschlechterten Eigenschaften ist in jedem Falle von einem sehr umfangreichen Pflanzenmaterial auszugehen. Es ist bezeichnend, daß man die Genmutation auf pharmakognostischem Gebiet erstmalig in großem Ausmaß in der Antibiotikaproduktion heranzog. Mikroorganismen reagieren rascher und stärker auf mutationsauslösende Einflüsse als höhere Pflanzen. Die Generationen folgen sich sehr viel schneller und die Kulturen nehmen einen bedeutend kleineren Raum ein. Vor allem aber stehen gewaltige Produktionswerte auf dem Spiel.

Als typisches Beispiel für Röntgenmutationen bei höheren Pflanzen läßt sich *Datura stramonium* anführen. Man erzielte u. a. extrem alkaloidarme Mutanten neben alkaloidreichen Pflanzen (Mutationsrate 1,5% bezogen auf die nach Samenbestrahlung überlebenden 20% Versuchspflanzen). Nicht gelang es dagegen während der ganzen Vegetationsperiode vollständig alkaloidfrei bleibende Pflanzen zu erzielen. Beobachtet wurden ferner quantitative Verschiebungen von Haupt- und Nebenalkaloiden, gelegentlich selbst das Auftreten neuer Alkaloide.

Die durch Genmutation erzielten neuen Eigenschaften stellen meist Verlustmutationen rezessiven Charakters dar. Da es ferner unwahrscheinlich ist, daß genau das gleiche Gen beider Chromosomensätze gleichzeitig betroffen wird, machen sich die Veränderungen erst in der zweiten Generation bemerkbar, und zwar zeigen sie sich bei 25% der F_2-Generation. Denn meistens handelt es sich nur um die Mutation eines einzigen Gens.

Kreuzungen von Mutanten mit der Ausgangsrasse zeigen gelegentlich in der F_1-Generation positive Heterosis. Es besteht daher die Möglichkeit, daß sich Mutanten für die Heterosis-Züchtung eignen.

Literatur

DARLINGTON, C. D.: Chromosomenbotanik, Stuttgart 1957. — DILLEMANN, G.: Transmission héréditaire des principes biochimiques chez les hybrides végétaux. Ann. pharm. franç. **5**, 439—451, 491—515 (1947). — L'hybridation interspécifique naturelle. Bull. Soc. bot. Fr. **101**, 36—87 (1954). — EIGSTI, O. J., u. P. DUSTIN, jr.: Colchicine in Agriculture, Medicine, Biology and Chemistry. Ames, Iowa, USA 1955. — FRIMMEL, F.: Die Praxis der Pflanzenzüchtung, Berlin 1951. — KAPPERT, H.: Die vererbungswissenschaftlichen Grundlagen der Züchtung, Berlin, Hamburg 1953. — MENDEL, G.: Versuche über Pflanzenhybriden. Verhandl. d. Naturf. Vereins in Brünn **4**, 3—47 (1865). — STEINEGGER, E.: Grundlagen und Ergebnisse der Heteroploidie-Züchtung bei Arzneipflanzen. Scientia pharm. **21**, 168—186 (1953). — Résultats acquis chez les plantes médicinales, par création de mutants. Bull. Soc. bot. Fr. **108** (1961).

4. Pflanzenphysiologie

(Probleme der Arzneipflanzenkultur, Drogenernte, Trocknung
und Aufbewahrung)

Physiologie ist die Lehre von den normalen Lebensvorgängen im gesunden und kranken Organismus. Sie beschäftigt sich mit dem chemischen und physikalischen Aufbau und den Funktionen der einzelnen Organe sowie mit den chemischen und physikalischen Vorgängen, die mit ihrer Tätigkeit verbunden sind. Die Pflanzenphysiologie wird demnach neben dem Bau und der Funktion der Pflanzenzelle und der Organe im wesentlichen die Stoffaufnahme, die Assimilation, die Stoffwanderung und -speicherung, das Wachstum, die Dissimilation und Stoffausscheidung zu besprechen haben. Ein Sondergebiet der Stoffwechselphysiologie ist das Studium der Bildung und des Umsatzes der sogenannten sekundären Pflanzenstoffe (s. S. 57). In den folgenden Abschnitten wird weniger auf die Stoffwechselphysiologie selbst eingegangen, auch nicht auf die der sekundären Pflanzenstoffe, vielmehr liegt der Schwerpunkt auf der Beeinflussung und bewußten Lenkung bestimmter Stoffwechselvorgänge (Wirkstoffbildung) durch die Umweltsfaktoren. Vor allem kommen hier folglich die Fragen der Arzneipflanzenkultur, der Drogenernte und Trocknung zur Sprache. Im Anschluß daran sollen einige Gesichtspunkte der Drogenaufbewahrung kurz gestreift werden.

Arzneipflanzenkultur

Die künstliche Aufzucht von Arzneipflanzen in größerem Ausmaße zum Zwecke der Drogengewinnung ist ein Problem der letzten hundert Jahre. Durch gesteigerten Verbrauch und durch Raubbau geschwächt, genügten einerseits die natürlichen Quellen den Anforderungen nicht mehr, anderseits wollte man von den Ursprungsländern durch eigene Kulturen unabhängig werden. Leider blieben lange Zeit die wissenschaftlichen Grundlagen einer rationellen Arzneipflanzenkultur ungenügend erforscht. Noch weit in das 20. Jahrhundert hinein galten kultivierte Arzneipflanzen den wild gewachsenen gegenüber als unterlegen. Aus diesem Grunde verlangte etwa die Ph. Helv. IV aus dem Jahre 1907 bei Folium und Radix Belladonnae und bei Folium Digitalis ausdrücklich eine von wildwachsenden Pflanzen geerntete Droge. Unsere heutigen Kenntnisse erlauben qualitativ hochwertige Pflanzen zu kultivieren, wenn auch bei weitem noch nicht alle Faktoren in ihrem Einfluß auf die Wirkstoffbildung hinreichend bekannt sind.

Gegenüber dem Sammeln wildwachsender Arzneipflanzen hat die Arzneipflanzenkultur den Vorteil, daß sie von genetisch hochwertigen Rassen ausgehen und einheitliches Drogenmaterial mit hohem Gehalt und gleichbleibender Wirkstoffzusammensetzung liefern kann. Die Pflanzen können unter optimalen Bedingungen gezogen werden; die Gefahr von Verwechslungen ist wesentlich geringer. Trotzdem verdienen auch die Wildpflanzen unser volles Interesse, stellen sie doch eine wertvolle Reserve dar.

Die Arzneipflanzenkultur setzt ein gewisses Maß an landwirtschaftlichen Grundkenntnissen voraus: Vertrautheit mit Fragen der Sortenwahl, der Aussaat, Vermehrung und Auspflanzung, der Anlage und Pflege von Kulturen, der Bodenbearbeitung und Düngung, des Fruchtwechsels, der Zwischenkulturen und der Ernte. Darüber hinaus sind die speziellen Bedürfnisse der in Kultur zu nehmenden Arzneipflanzen eingehend zu studieren. Für diese technischen und betriebswirtschaftlichen Fragen des Arzneipflanzenanbaus sei auf das ausführliche Handbuch von HEEGER oder die kurze Anleitung von SCHRATZ verwiesen. Die physiologischen Probleme der Arzneipflanzenkultur kommen in den folgenden Kapiteln zu Sprache.

a) Klima

Das Klima als Gesamtheit der atmosphärischen Bedingungen setzt sich aus einer Reihe von Elementen zusammen, deren jedes einen Einfluß auf die Wirkstoffbildung von Arzneipflanzen ausübt. Die wichtigsten Klimaelemente sind Licht, Temperatur, Niederschläge und Luftbewegung. Die Gestaltung des Klimas, das Zusammenspiel der einzelnen Elemente, wird bestimmt durch Klimafaktoren wie geographische Breite, Höhenlage, maritime und kontinentale Lage. Das unterschiedliche Zusammenwirken von Klimaelementen und -faktoren führt zur Ausbildung der verschiedenen Klimatypen (Tropisches Regenklima, Boreales Klima), die in ihrer Verbreitung über die Erdoberfläche die Klimazonen oder Klimaregionen ergeben.

In freier Natur sind die einzelnen Klimaelemente nicht streng getrennt zu untersuchen, da sie sich gegenseitig beeinflussen: Wind z. B. erhöht die Verdunstung und senkt damit die Temperatur. Reproduzierbare Verhältnisse sind einzig unter künstlichen Bedingungen zu schaffen. Hierzu dient das sog. Phytotron, eine Kammer, die Temperatur, Licht, Luft- und Bodenfeuchtigkeit, Luftbewegung u. a. in bestimmten Grenzen konstant zu halten erlaubt. Bei der Untersuchung der Klimaelemente und -faktoren sind die übrigen Bedingungen wie Boden und genetische Faktoren möglichst konstant zu halten, und es ist den tages- und jahreszeitlichen Schwankungen Rechnung zu tragen. Ein weiterer wichtiger Punkt ist die Bezugsgröße. Bei physiologischen Untersuchungen genügt es im allgemeinen nicht, die Resultate auf das Trockengewicht zu berechnen, das selber im Zusammenhang mit Assimilation, Stofftransport und Dissimilation bedeutenden Schwankungen unterworfen ist. Je nach Untersuchung und Objekt sind z. B. Rohfasergehalt, Calciumgehalt oder Organoberfläche als Bezugsgrößen geeigneter. Der individuellen Reaktion ist durch ein genügend großes Untersuchungsmaterial und dessen statistische Auswertung Rechnung zu tragen, und die Resultate dürfen nur mit den nötigen Vorbehalten auf verwandte Pflanzen und Wirkstoffe übertragen werden. Arbeiten, die diesen Verhältnissen nicht genügend Rechnung tragen, verlieren daher an Aussagewert oder sind sogar vollständig wertlos. Leider trifft dies auf eine ganze Reihe von

Untersuchungen über den Einfluß von Umweltsfaktoren zu, woraus sich die vielen widersprechenden Ergebnisse erklären.

α) Licht. Das Spektrum des die Erdoberfläche erreichenden Sonnenlichtes setzt sich aus dem UV-Bereich bis etwa 290 mμ (vgl. S. 162), aus dem sichtbaren Licht von 400—800 mμ und aus dem Infrarot, der Wärmestrahlung zusammen. Die Intensität der UV-Strahlung ist stark von der Höhenlage abhängig. Mit der Sonnenstrahlung erhält die Erde nicht nur Licht, sondern auch Wärme; sie ist die Voraussetzung des Lebens auf der Erde. Durch die Assimilation ist die autotrophe Pflanze in der Lage, die Energie des Sonnenlichtes in Form chemischer Verbindungen zu speichern und damit auch für Mensch und Tier als Nahrung zugänglich zu machen.

Bereits bei der Keimung läßt sich der Einfluß des Lichtes feststellen. Es gibt Pflanzen, deren Samen nur unter Lichteinfluß keimen (Lichtkeimer) und andere Pflanzen, deren Samen sich nur unter Lichtausschluß (Dunkelkeimer) oder unter abgeschwächtem Licht entwickeln. Zu den Lichtkeimern gehören etwa *Datura, Nicotiana, Lobelia, Digitalis, Drosera* und *Pinguicula*. Dunkelkeimer stellen u. a. die Samen von *Cucurbita* sowie die Getreidearten dar. Auch im späteren Wachstum wird der Lichteinfluß durch die Pflanzenkrümmungen (Phototropismus) je nach Lichteinfall sichtbar. Für die Arzneipflanzenvermehrung und -züchtung von Bedeutung ist die Erscheinung der Kurz- und Langtagpflanzen. Die Kurztagpflanzen beginnen erst dann Blüten zu treiben, wenn die tägliche Beleuchtungsdauer 12 Stunden nicht überschreitet. Es handelt sich um jene Pflanzen, die als Spätblüher bekannt sind, beispielsweise *Hamamelis virginiana, Euphorbia pulcherrima, Artemisia kurramensis* und die meisten Chrysanthemen. Langtagpflanzen kommen dagegen erst bei mehr als 15 Stunden dauernder Lichteinwirkung zum Blühen: *Mentha piperita, Papaver somniferum*, aber auch die Getreidearten gehören hierher sowie Spinat und Kopfsalat, die deshalb nur im Frühling als Blattgemüse gezogen werden können. Länger werdende Tage lassen sie „ausschießen". Durch künstliche Belichtung oder Lichtentzug kann somit die Blütenbildung nach Wunsch erzwungen oder verhindert werden.

Nicht das ganze Spektrum des sichtbaren Lichtes wird von der Pflanze gleich gut verwertet: so arbeitet die Photosynthese des Blattes im Bereich des roten Lichtes (etwa zwischen 600 und 700 mμ) mit der größten Energieausbeute. Es hängt dies mit der hohen Absorption des Chlorophylls in jenem Wellenbereich zusammen. UV-Licht anderseits kann das Wachstum hemmen; seine abtötende Wirkung auf Mikroorganismen wird praktisch zur Sterilhaltung von Räumen verwertet.

Daß Kohlenhydratdrogen in ihrem Gehalt von der Assimilation und damit vom Licht direkt abhängig sind, bedarf keiner weiteren Erläuterung. Bei den Heterosiden wird zwar die Zuckerkomponente ebenfalls unmittelbar mit den primären Assimilationsvorgängen im Zusammenhang stehen; da sich die Heteroside aber im Aglykonanteil sehr erheblich voneinander unterscheiden, so wird nicht für alle Heteroside ein gleichsinniger Einfluß des Lichtes auf Bildung und Speicherung zu erwarten sein.

Vor allem sind hier die tageszeitlichen Schwankungen verfolgt worden. Höherer Gehalt der Blätter im Verlauf der Mittags- oder Abendstunden als am frühen Morgen wurde für das Salicin der *Salix*-Arten, das Äsculin der Roßkastanie, das Saponin von *Saponaria officinalis* und vielen anderen Saponinpflanzen und für das Arbutin im Birnbaumblatt gefunden. Dagegen wurde für den Hydrojuglonglykosidgehalt der Nußbaumblätter keine Tagesperiodizität gefunden; bei Fol. Laurocerasi widersprechen sich die Befunde. Das am häufigsten untersuchte Objekt ist das Digitalisblatt. Es ist bezeichnend, daß gerade an diesem Material, dessen Wertbestimmung mit methodischen Schwierigkeiten verbunden ist, die widersprechendsten Resultate erhalten worden sind. Doch darf angenommen werden, daß — sofern tageszeitliche Schwankungen überhaupt vorhanden sind (Arbeiten von FUCHS, SOOS

und KOBERT, von NEUWALD und neuerdings von ROWSON sprechen dagegen) — auch hier
der Nachmittag die günstigste Einsammlungszeit ist.

Die Alkaloide gehören chemisch zu den verschiedensten Stoffklassen; sie
stehen bekanntlich biogenetisch in naher Beziehung zu Aminosäuren. Neuere
Arbeiten haben nun gezeigt, daß auch die Aminosäuren und damit die Alkaloide
mit dem Kohlenhydratstoffwechsel biogenetisch in Verbindung stehen. So ist es
verständlich, wenn auch bei einigen Alkaloiden der Gehalt bis zu einem gewissen
Grade proportional mit der Lichtzufuhr ansteigt: Belladonnablätter von Pflanzen sonniger Standorte weisen einen beinahe doppelt so hohen %-Gehalt auf als
Blätter von Schatten-Pflanzen.

Bei Belladonna und anderen tropanalkaloidhaltigen Solanazeen werden die Alkaloide
in den meristematischen Geweben vor allem des Wurzelsystems gebildet. Es scheint daher
auf den ersten Blick merkwürdig, daß das Licht auch hier einen Einfluß haben soll. Da
Aminosäuren und Alkaloide mit dem Kohlenhydratstoffwechsel eng verbunden sind, wird
der Befund jedoch verständlich. Das Blatt schafft unter dem Einfluß des Lichtes die für
die Alkaloidsynthese in der Wurzel günstigen Voraussetzungen. Gegenüber den Glykosiden
ist aber insofern eine Verschiebung festzustellen, als bei Solanazeenblättern der Gehalt
im allgemeinen in den Morgenstunden, in der Daturawurzel, also in der Hauptbildungs-
stätte, jedoch am Abend am höchsten ist.

Auch die Bildung von ätherischem Öl ist stark von der Belichtung abhängig. Zunächst einmal übt das Licht einen direkten Einfluß durch sein Ein-
greifen in den Gesamtstoffwechsel aus: erwartungsgemäß wird daher im allgemeinen bei steigender Belichtung ein höherer Gehalt an ätherischem Öl
gefunden. Tatsächlich liegen aber die Verhältnisse viel komplizierter, da es
daneben einen direkten Einfluß des Lichtes beispielsweise über die Photo-
periodizität (Kurz- und Langtagpflanzen) gibt.

Bei der als Langtagpflanze bekannten *Mentha piperita* konnte ein derartiges typisches
photoperiodisches Verhalten in bezug auf die Bildung von Drüsenschuppen und ätherischem
Öl beobachtet werden. Erst wenn man die Tageslänge über 14 Stunden hinaus verlängerte,
setzte eine kräftige Drüsenschuppenbildung und Ölproduktion ein.

β) Temperatur. Temperaturerhöhung beschleunigt chemische Prozesse. Bei
fermentativen Vorgängen gibt es jedoch ein Optimum, dessen Überschreitung
die Reaktionen verlangsamt oder ganz zum Stillstand bringt. Die natürlichen
Standorte von Pflanzen zeigen ihre spezifischen Temperaturbereiche, an die die
Pflanzen adaptiert sind. Diese Bereiche können jedoch sehr unterschiedlich
liegen, denken wir etwa an die Flora der Tropen oder der Arktis. Je nach den
Gegebenheiten der natürlichen Standorte wird die Pflanze demnach auf die
gleiche Temperatur ganz verschieden reagieren, so daß die Ergebnisse nicht
verallgemeinert werden dürfen. Ferner ist der Faktor Temperatur in der freien
Natur kaum völlig getrennt von anderen Klimaelementen zu untersuchen, da
sie voneinander abhängig sind. So sind sehr heiße Gebiete meist auch stark
besonnt und oft niederschlagsarm.

Es ist bekannt, daß bei der Bildung des ätherischen Öls die Wärme eine entscheidende Rolle spielt. Warmes, sonniges Wetter steigert die Zahl der Öldrüsen
und den Ölgehalt. Das Temperaturoptimum dürfte aber von Pflanze zu Pflanze
verschieden sein, je nach den Umweltsbedingungen ihrer natürlichen Standorte.
So ist mit einem Maximum an ätherischem Öl bei abnormal hoher Temperatur
und Insolation und damit verbundener Trockenheit nur bei Xerophyten zu
rechnen. Hohe Temperaturen erhöhen schließlich die Verluste an ätherischem
Öl durch Verdunstung.

In mehrjährigen Freilandversuchen an Aconit, Belladonna, Colchicum und Digitalis-Arten zeigte sich Parallelität zwischen Wirkstoffgehalt und mittlerer Jahrestemperatur. Daß geringe Temperaturunterschiede von beispielsweise $\pm 3°$ Wachstum und Wirkstoffbildung stark beeinflussen können, läßt sich in exakten Phytotronversuchen beweisen. So entwickelt sich gelbblühende *Atropa belladonna*, die jeweils konstant bei 20°, bei 23° und bei 26° kultiviert wird, am raschesten bei 23° und weist hier überdies einen maximalen Alkaloidgehalt auf (G. ELZENGA, L. SMEETS und J. W. DE BRUYN, 1956).

Auch tiefe Temperaturen können für die Fortpflanzung einer Art von Bedeutung sein. Die Samen der sog. Frostkeimer werden erst durch starken Temperaturwechsel aus ihrem Ruhezustand erweckt. Zu den Frostkeimern gehören viele Alpenpflanzen.

γ) Niederschläge. Glykoside und Alkaloide sind in der Pflanze meist in wasserlöslicher Form enthalten. Durch Eintauchen von Blättern in Wasser läßt sich zeigen, daß diese Wirkstoffe aus dem unverletzten Gewebe herausgelöst werden können. Dem Arzneipflanzenbauer ist es eine bekannte Tatsache, daß nach Regen und Tau der Alkaloidgehalt von Solanaceenblättern ganz wesentlich vermindert ist, und er trägt diesen Verhältnissen Rechnung. Naß geerntete Blätter benötigen zudem längere Trocknungszeiten und schimmeln leichter. Umgekehrt benötigt die Pflanze eine bestimmte Menge Wasser. Das Wasserbedürfnis ist je nach den Umweltsbedingungen des natürlichen Standorts von Pflanze zu Pflanze verschieden. Aus diesem Grunde reagieren nicht alle Arzneipflanzen gleichermaßen günstig auf Wasserzufuhr. Unter gleichen Bedingungen ist im allgemeinen bei jenen Arten durch Wasserzufuhr mit einem verbesserten Wachstum und einem erhöhten Wirkstoffgehalt zu rechnen, deren natürliche Standorte niederschlagsreicher sind, die also gegen Wasserverluste durch Verdunstung weniger gut geschützt sind oder keine speziellen Wasserspeicherungseinrichtungen besitzen. Nicht nur die Gesamtmenge der jährlichen Niederschläge eines Gebietes, sondern auch deren zeitliche Verteilung ist von Bedeutung. Gewöhnlich ist der Wasserbedarf während der ersten Entwicklung besonders groß.

Im Winter bietet der Schnee einen wirksamen Schutz gegen zu starke Auskühlung des Bodens. Deshalb sind die Kulturen auch bei strenger Kälte in schneereichen Wintern weniger stark gefährdet.

δ) Wind. Durch starke Luftbewegung wird die Verdunstung des Wassers vergrößert und der Wasserbedarf erhöht; mit einem Verlust an ätherischem Öl ist zu rechnen. Eingehende Untersuchungen über den Einfluß des Windes auf den Wirkstoffgehalt der Arzneipflanzen fehlen bisher.

ε) Geographische Breite und Höhenlage. Unter den Klimafaktoren, wie sie durch das Wechselspiel der Klimaelemente Licht, Temperatur, Niederschlag und Wind bestimmt werden, sind geographische Breite und Höhenlage in ihrem Einfluß auf den Wirkstoffgehalt von Arzneipflanzen von allgemeiner pharmazeutischer Bedeutung. Bei Versuchen über den Einfluß dieser beiden Faktoren ist zu beachten, daß die Klimaunterschiede nicht durch die genannten Elemente allein bestimmt werden, sondern daß (bei gleicher geographischer Breite und Höhe ü. d. M.) Windverhältnisse, Niederschläge, Luft- und Bodenfeuchtigkeit, Temperaturunterschiede im Jahresverlauf nach örtlichen Gegebenheiten, wie maritime oder kontinentale Lage, kalte oder warme Meeresströmungen, ganz verschieden sein können. Zur Untersuchung des Faktors „geographi-

sche Breite" dürften sich deshalb besonders kontinentale Landmassen, wie etwa
der asiatische Raum eignen. Der Höheneinfluß wird sich am besten in Gebieten
mit großen fließenden Höhenunterschieden auf engem, klimatisch möglichst
einheitlichem Raum prüfen lassen.

Die Versuche können an wildwachsenden oder künstlich gezogenen Pflanzen
ausgeführt werden. Arbeiten mit Wildpflanzen bleiben auf jene Arten beschränkt, die in der Natur große geographische Breiten- und Höhenunterschiede
überwinden. Nun können Wildpflanzen größere Areale nur dank einer besonders
ausgeprägten genetischen Plastizität (vgl. S. 21) erobern, also dank ihrer
Befähigung, Genkombinationen zu verwirklichen, die in bestimmten Grenzen
extreme Klimabedingungen zu überwinden erlauben. Gerade bei diesen Spezies
ist aber mit dem Auftreten verschiedener Unterarten oder mindestens verschiedener Varietäten zu rechnen, die sich möglicherweise nicht nur morphologisch,
sondern auch, evtl. sogar ausschließlich, chemisch unterscheiden. In einem
solchen Fall werden dann bei Versuchen an wildwachsenden Pflanzen die den
einzelnen Höhenlagen angepaßten Typen analysiert.

Formenkreise, welche durch natürliche Auslese an spezielle Standortsbedingungen angepaßt sind, bezeichnet man als Oekotypen. Bei Oekotypen verschiedener Höhenlagen sind
tatsächlich chemische Unterschiede festgestellt worden. So unterscheiden sich alpine und
subalpine Populationen von *Solidago virgaurea* gegenüber Flachland- und Hügellandpopu-
lationen durch höheren Flavonoidgehalt, höhere Atmungsintensität und geringeren Gehalt
an phenolischen Phenylpropansäuren (BJÖRKMAN und HOLMGREN, 1958).

Es läßt sich denken, daß z. B. an niedrig gelegene Standorte adaptierte
Pflanzen anders auf Höhenklima reagieren als ihre Verwandten der alpinen
Stufen und umgekehrt, was zu widersprechenden Resultaten führen wird. Im
Zusammenhang etwa mit der Frage nach der Wirksamkeit von Drogen wildwachsender Alpenpflanzen ist es zwar durchaus sinnvoll, auch die Pflanzen der
natürlichen Standorte und damit verschiedene Oekotypen gegeneinander zu
vergleichen. Unter diesem Gesichtspunkt gewinnt die Frage der höheren Wirksamkeit der Alpenflora sogar ganz neue Aspekte. Denn als eigentliche Alpenpflanzen sind doch wohl nur jene Pflanzen anzusprechen, die natürlicherweise
in Höhenlagen zu finden sind. Will man aber den genetischen Faktor ausschalten,
dann wird man genetisch einheitliches Material für die ganze Versuchsreihe
künstlich ziehen und an Ort und Stelle anpflanzen.

Ein weiterer Unsicherheitsfaktor sind die edaphischen (ἔδαφος = Erdboden)
Verhältnisse. Es wird kaum Gebiete mit großen Unterschieden der geographischen Breite und der Höhenlage geben, die völlig identische chemische und
physikalische Bodenstruktur aufweisen. Der Einfluß der Bodenzusammen-
setzung, d. h. der mineralischen Ernährung, ist aber sehr ausgeprägt und seine
Vernachlässigung muß zu fehlerhaften Resultaten führen. Er läßt sich durch
Verwendung gleicher Erde für alle Versuche ausschalten.

Arbeiten über den Einfluß der Klimafaktoren auf den Wirkstoffgehalt gibt
es — vor allem in bezug auf die Höhenlage — eine große Reihe. Besonders eingehend haben sich IVANOW, HECHT und FLÜCK mit ihren Mitarbeitern damit
befaßt. Leider haben eine Reihe von Arbeiten den genetischen und edaphischen
Faktoren nicht die nötige Aufmerksamkeit geschenkt, so daß ihre Resultate
nichts Sicheres zur Lösung des Problems beisteuern, vielmehr zu widersprechenden Ergebnissen führten.

Die Klimaänderungen, wie sie von Süd nach Nord und vom Tiefland in das Gebirge festzustellen sind, weisen eine Reihe gleichsinniger Verschiebungen auf. Von Nord nach Süd nimmt die Durchschnittstemperatur zu, die Winter werden kürzer und milder, die jahreszeitlichen Schwankungen verschwinden nach und nach fast ganz und die Vegetationsperiode verlängert sich. Vom Gebirge ins Flachland steigt die Durchschnittstemperatur (für 100 m Höhendifferenz um etwa 0,5°), die Winter werden milder und die Vegetationsperioden länger. Nicht gleichsinnig verhalten sich hingegen Strahlungsintensität, vor allem des UV-Bereichs, und Belichtungsverhältnisse. Jedenfalls überwiegen bei den beiden erwähnten Klimafaktoren (geographische Breite, Höhenlage) die gemeinsamen Elemente, und der aufmerksame Naturbeobachter stellt unschwer fest, daß die Flora nach Norden hin einem ähnlichen Wechsel wie bei steigender Höhenlage unterworfen ist. Offenbar sind hier verkürzte Vegetationsperiode und sinkende Temperatur die entscheidenden Elemente. Auch in bezug auf die Veränderungen des Wirkstoffgehaltes sind Parallelen festzustellen. Von Süd nach Nord nimmt die Jodzahl, d. h. der Linolensäuregehalt des Leinöls zu. Auch andere Pflanzen mit trocknenden Ölen zeigen gleiches Verhalten, nicht aber Pflanzen mit nicht-trocknenden Ölen.

Nördliche Breite und Sättigungsgrad des Leinöls

Tiflis	41° 40′	nördl. Breite	Jodzahl 154—160
Moskau	55° 50′	nördl. Breite	Jodzahl 176—184
Archangelsk	65°	nördl. Breite	Jodzahl 195—200

Als entscheidendes Element erwies sich die nach Norden sinkende Temperatur, wie sie auch vom Tiefland in die Höhenlage festzustellen ist.

Bei *Papaver somniferum* wurde von Süd nach Nord eine Zunahme des Morphingehaltes im Opium festgestellt. Analog zeigte Opium höherer Lagen (türkisches Bergopium) gegenüber Tiefland-Opium höhere Gehalte.

Besonders viele Arbeiten befaßten sich mit dem Einfluß der Höhenlage. Stark ist im Volke die Ansicht verwurzelt, daß die Alpenpflanzen wirksamer und wertvoller als die im Tiefland gewachsenen seien. Zwar lassen tatsächlich viele Arzneipflanzen, Wildpflanzen sowohl als auch genetisch einheitliches Versuchsmaterial, qualitative und quantitative Unterschiede im Wirkstoffgehalt erkennen, die abhängig von der Höhenlage sind, nicht jedoch in dem einfachen Sinne einer bloßen Wirkstoffzunahme mit steigender Höhe. Zahlreiche mühsame und zeitraubende Versuche hat man durchgeführt, um den komplexen Einfluß des Höhenklimas herauszuschälen. Soweit sich überhaupt eine Regelmäßigkeit hat erkennen lassen, so diese: unter den Bedingungen des Höhenwechsels verhalten sich die Pflanzen von Art zu Art verschieden und lassen deutlich ihr Angepaßtsein an ganz bestimmte Höhenlagen erkennen. Die optimale Höhenlage in bezug auf die Wirkstoffbildung liegt im allgemeinen bei typisch alpinen Pflanzen höher als bei Pflanzen des Tieflands.

Nicht alle Organismen reagieren gleicherweise empfindlich auf Klimaeinflüsse. Bei genetisch einheitlichem Material von *Claviceps purpurea* bleibt der Alkaloidgehalt bis in den hohen Norden hinein unverändert. Nur der Anteil der wasserlöslichen Alkaloide zeigt geringe Schwankungen. Man hat früher den Einfluß des Klimas stark überschätzt und ihn für Gehaltsschwankungen verantwortlich gemacht, die heute als größtenteils genetisch bedingt erkannt worden sind. Das Entscheidende ist die Erbmasse, der Klimaeinfluß ist sekundär.

Literatur

FLÜCK, H.: The influence of climate on the active principles in medicinal plants. J. Pharm. Pharmacol. 7, 361—383 (1955). — HEEGER, E. F.: Handbuch des Arznei- und Gewürzpflanzenbaues, Berlin 1956. — HEGNAUER, R.: Over invloeden van de groeiplaats op de eigenschappen van geneeskrachtige planten. Pharm. Wbl. 89, 505—520 (1954); Rassenbildung in der Natur und ihre Bedeutung für die Pharmakognosie. Pharm. Ztg. 104, 382—385 (1959). — MOTHES, K.: Physiology of alkaloids. J. Pharm. Pharmacol. 11, 193—210 (1959). — SCHRATZ, E.: Der Einfluß der Umwelt auf den Gehalt der Pflanzen an ätherischem Öl. Pharm. Wbl. 92, 781—792 (1957); Arzneipflanzenanbau, Hannover 1949.

b) Boden

Unter Boden im vorliegenden Sinne ist nicht schlechtweg der feste Teil der Erdoberfläche, sondern nur jener Teil der Erdrinde zu verstehen, der Pflanzen trägt. Hier ist prinzipiell zu unterscheiden zwischen Naturböden, so wie sie in der Natur ohne Zutun des Menschen vorhanden sind, und zwischen künstlich bearbeiteten Böden, Kulturböden, und künstlich hergestellten Gemischen. An Naturböden weist z. B. die Schweiz folgende wichtigsten Arten auf: Bündnerschiefer, Flysch, Gneis, Humus (Torferde), Jura, Kreide, Sand, Ton und Verrucano. Bei den Naturböden kann man weiter unterscheiden zwischen Rohböden und solchen Böden, die bereits durch Pflanzen oder Klimaeinfluß verändert worden sind.

α) **Physikalische und chemische Eigenschaften der Böden.** Jeder Rohboden, wie er z. B. in Steinbrüchen zutage tritt, besitzt seine eigene physikalische Struktur und chemische Zusammensetzung, die jedoch Veränderungen durch Klimaeinflüsse und Pflanzenwuchs unterliegen. Es tritt Zersetzung und Zerkleinerung auf; neue Elemente, wie Humus von abgestorbenen Pflanzen, treten hinzu. Wird der Boden in Kultur genommen, greift der Mensch in die Struktur ein durch physikalische und chemische Bodenbearbeitung. Dadurch erzielt er zwar wesentliche Verbesserungen, aber auch dann noch ist das Verhalten des Kulturbodens weitgehend durch die Zusammensetzung des ursprünglichen Naturbodens bestimmt. Die wichtigsten Bestandteile eines Kulturbodens sind Humus, Sand und Ton.

Der Humus verleiht den Böden ihre dunkle Farbe. Humusreiche Böden erwärmen sich deshalb rascher als andere Böden. Humus besteht aus organischem Material und hat zusammen mit dem Ton die Fähigkeit, Nährionen im Boden festzuhalten. Er bindet große Mengen Wasser und gibt sie nur langsam wieder ab. Er bleibt also lange feucht. Diesen vorteilhaften Eigenschaften des Humus steht die Gefahr einer Bodenversauerung gegenüber.

Der Sand bestimmt die poröse Struktur der Böden und fördert ihre Luftführung. Da auch die unterirdischen Organe einer Pflanze für ihr Wachstum auf Sauerstoffzufuhr angewiesen sind, ist eine Belüftung des Bodens ebenso wichtig wie eine genügende Nährionenzufuhr. Sandige Böden sind infolge ihrer porösen Struktur relativ wenig hackbedürftig. Sie vermögen in ihren Poren viel Wasser aufzunehmen. Das Wasser sickert und verdunstet daraus wieder rasch.

Im Gegensatz zum „leichten" Sandboden werden Tonböden als „schwer" bezeichnet. Ton verringert die Porosität des Bodens, verschlechtert die Durchlüftung und Wasserkapazität und verkrustet beim Austrocknen. Dagegen wird das Wasser sehr viel fester zurückgehalten als bei Sandböden.

Es ist die Kunst des Gärtners, durch Mischung dieser drei Bestandteile das in jedem Einzelfall günstigste Wachstumsmilieu zu schaffen. Der Landwirt, der die gegebenen Verhältnisse seiner großen Anbauflächen nur in beschränktem Ausmaße zu beeinflussen imstande ist, wird je nach den Bodenverhältnissen die entsprechenden Kulturpflanzen auswählen.

Jeder Pflanzenwuchs ist weitgehend von der Bodenstruktur abhängig, denn sie bestimmt die Luft- und Wasserführung des Bodens. Man versteht unter Bodenstruktur die räumliche Anordnung der Bodenteilchen, d. i. der festen Bodenbestandteile.

Tonböden mit ihrer geringen Porosität und schlechten Durchlüftung und andere humusarme Böden lassen sich heute künstlich verbessern. Vor allem mit den neuen organischen Bodenstruktur-Verbesserungsmitteln können innerhalb kurzer Zeit Böden mit dauerhafter Krümelstruktur erzielt werden. Eigenschaften und Wirkungsweise einiger derartiger Mittel werden im folgenden genannt.

1. Calcium-Salze. Kalk kann auf Grund seines Flockungsvermögens den physikalischen Zustand tonhaltiger Böden etwas verbessern. Leider bildet er aber bei Böden mit geringem Gehalt an organischer Substanz keine beständigen Bodenkrümel.

2. Eisen(III)-ammoniumalaun („Flotal"). Dieses Salz bildet Fe(III)-hydroxyd-Gele, die die Tonteilchen umhüllen und gegenseitig verkitten. Die Wirkung macht sich meistens nach drei bis fünf Monaten bemerkbar.

3. Organische Bodenverbesserer. Eine viel bessere und stärkere Verkittung der Bodenteilchen gelingt mit langkettigen organischen Stoffen, z. B. Polysacchariden vom Uronid-Typus. Zudem tritt die Wirkung im Gegensatz zu jener mit Fe(III)-Salzen sofort ein, sofern genügende Bodenfeuchtigkeit vorhanden ist. Solche Bodenverbesserer sind z. B. das CMC 120 H und 70 H (Carboxymethyl-cellulosen verschiedener Zusammensetzung), das NaPAN (Na-Polyacrylat) und das VAMA 6 (Krilium), das eine Mischung aus Calciumhydroxyd und den Copolymeren aus Vinylacetat und dem partiellen Methylester der Maleinsäure darstellt. Diese Substanzen sind vor allem bei schweren Tonböden wichtig, die neben einem geringen Gehalt an organischer Substanz auf Grund mangelnder Durchlüftung außerdem vermindertes Bakterienleben aufweisen. Hier können nur durch Zufuhr solcher synthetischer Substanzen, die abbauresistent und verkittend wirken, schnell günstige Bodenstrukturen erhalten werden (Näheres s. bei FIEDLER und BERGMANN, 1955).

Für das Pflanzenwachstum mindestens ebenso wichtig wie die Struktur ist die chemische Zusammensetzung der Böden. Das Regenwasser bringt aus der Atmosphäre nur sehr wenig gelöste Bestandteile mit; die von der Pflanze benötigten Stoffe müssen also, mit Ausnahme des Kohlenstoffs, aus der Erde stammen. Neben der Kohlensäure sind im Regenwasser die Schwefelverbindungen erwähnenswert. Sie stammen in erster Linie aus der Verbrennung von Kohle, Öl und Holz. Pro Jahr und Hektare werden auf diese Weise dem Boden 15 kg Schwefel zugeführt (GISIGER und ZUBER, 1962). Mit Hilfe analytischer Methoden läßt sich die Zusammensetzung eines Bodens genau bestimmen. Damit wissen wir aber noch sehr wenig darüber, wie weit die einzelnen Elemente in einer für die Pflanze verwertbaren Form vorliegen. Tatsächlich sind die Nährionen in einer besonderen Weise im Boden gebunden. Läßt man eine stark verdünnte Lösung von Ammoniumchlorid durch eine Schicht von Ackererde sickern, so wird das Ammoniumion quantitativ zurückgehalten und an seiner Stelle finden wir Calciumchlorid im Filtrat. Ammonium ist also gegen Calcium ausgetauscht worden. Man bezeichnet diese Erscheinung als Kationen- oder Basenaustausch. Dabei werden die schwächer haftenden Ionen durch stärker haftende verdrängt. Zu den stärker haftenden gehört neben Ammonium auch Kalium und zu den schwächer haftenden neben Calcium auch Natrium. Ammonium und Kalium sind aber für die Pflanzenernährung außerordentlich wichtig; durch Kationenaustausch werden sie im Boden festgehalten und können deshalb nicht mit dem Sickerwasser ausgeschwemmt werden. Die Adsorptionskraft des Bodens ist also für die Pflanzenernährung eine wesentliche Voraussetzung. Verantwortlich für diese Eigenschaft sind vor allem Ton und Humus. Die

Bodenreserven an Nährionen werden von der Pflanze ebenfalls durch Ionen-
austausch mobilisiert. Noch stärker als K^+ und NH_4^+ wird nämlich H^+ gebunden.
Die von den Wurzeln ausgeschiedenen Säuren lösen somit die Nährionen von
den Bodenpartikeln ab. Gleichzeitig reichern sich im Boden die H-Ionen an.
Dies ist der Grund der Bodenversäuerung bei intensiver Kultur. Der mit H-
Ionen blockierte Ton kann nun keine Nährsalze mehr festhalten; der Boden
wird wenig fruchtbar und verschlickt. Diesem Übelstand begegnet man durch
Kalkung der Böden. Die Zufuhr eines großen Überschusses an Calciumionen
verdrängt nämlich die H-Ionen. Dabei wird der frühere aufnahmefähige Zustand
wieder hergestellt und der Boden erhält gleichzeitig seine Krümelstruktur
zurück.

All diese Vorgänge und Maßnahmen sind mit Veränderungen in der Wasserstoff-
onenkonzentration des Bodens verbunden. Im allgemeinen ertragen die Pflanzen
pH-Änderungen im Bereiche von 1 bis 1,5 Einheiten. Doch liegen die optimalen Bedingungen nicht bei allen Pflanzen im gleichen pH-Bereich, wie folgende Beispiele (z. T. nach
HIMMELBAUR et al.) zeigen.

	Wachstumsbereich	Optimum
Hyoscyamus niger	pH 4,6—8,3	pH 6,4—7,9
Matricaria chamomilla	6,4—8,1	7,3—8,1
Majorana hortensis	4,6—8,1	5,6—6,4
Mentha piperita „Mitcham-Minze"		5
Mentha piperita „Pfälzer-Minze"		7
Chrysanthemum cinerariifolium	5,9—8,1	alkal. Böden

Das pH des Bodens läßt sich künstlich verschieben, z. B. durch Kalkung. Aber auch bei
der Wahl der Dünger hat man hierzu begrenzte Möglichkeiten. Die Versäuerung des Bodens
nach intensiver Kultur ist mit ein Grund, weshalb viele Pflanzen für einen Standortwechsel
dankbar sind.

Für die Pflanze sind alle jene Stoffe des Bodens verfügbar, die sich durch
schwache Säuren mobilisieren lassen. Soll der Gehalt eines Bodens an verwertbaren Nährionen bestimmt werden, so brauchen wir nur den natürlichen Vorgang nachzuahmen, indem Bodenauszüge mit verdünnten Säuren, z. B. Zitronen-
säure, hergestellt und im Auszug die Ionen bestimmt werden. Dabei erhält
man ein ganz anderes Bild als es uns die Totalanalyse vermittelt.

Die verschiedenen Ansprüche an die physikalische Struktur und an die
chemische Zusammensetzung der Böden offenbaren sich in den natürlichen
Standorten der Pflanzen. So verlangt der Kalmus sehr feuchte Standorte
(Sümpfe, Teiche), *Digitalis purpurea* flieht kalkhaltigen Boden, Enzian und
Belladonna lieben umgekehrt kalkhaltigen Untergrund. Die Kalkempfindlich-
keit der *Drosera* geht sogar so weit, daß sie in der Kultur ein Begießen mit
kalkhaltigem Brunnenwasser nicht verträgt. Bei wechselndem Standort einer
Arzneipflanze ist deshalb mit Gehaltsunterschieden zu rechnen. Untersuchungen
mit Kulturen auf den wichtigsten schweizerischen Rohböden ergaben maximale
Unterschiede im ätherischen Ölgehalt bei *Mentha* von 32%, bei *Valeriana* von
33%, bei *Pimpinella* von 28% und im Schleimgehalt der *Althaea*-Wurzel von
62%. Darüber hinaus zeigen sich die Unterschiede in der Entwicklung, der
Drogenausbeute und in der Wirkstoffzusammensetzung (FLÜCK und WÜST,
1940).

Beinahe ebenso wichtig wie die physikalische Struktur und chemische Zusammensetzung des Bodens für das Gedeihen der Pflanzen ist seine **Mikroorganismenwelt**. Neben Algen und Protozoen beleben den Boden vor allem Bakterien und Pilze. Die größte praktische Bedeutung für das Pflanzenleben haben die Bodenbakterien (Acetobacter, Knöllchenbakterien, Mykorrhiza vieler Waldbäume, Ericaceen, Orchideen usw.). Die Knöllchenbakterien der Leguminosen vermögen den Luftstickstoff direkt zu verwerten. Man rechnet, daß auf diese Art und Weise in der ganzen Schweiz pro Jahr etwa 60000 Tonnen Luftstickstoff in pflanzliches Eiweiß übergeführt werden (nach Gisiger). Dies erklärt, weshalb eine Ungeziefer- und Unkrautbekämpfung mittels Hitzesterilisation des Bodens, die gleichzeitig auch die übrigen Bodenlebewesen vernichtet, für längerdauernde Kulturen oft eine nachträgliche Zufuhr der nützlichen Mikroorganismen erfordert.

β) **Düngung. Spurenelemente (Mikronährstoffe).** Im Jahre 1860 erschienen die grundlegenden Arbeiten der beiden Pflanzenphysiologen Sachs und Knop, die Klarheit über die von den Pflanzen benötigten Stoffe brachten. An Hand von Wasserkulturen konnte Sachs beweisen, daß die höheren Pflanzen zu ihrer normalen Entwicklung außer dem Kohlenstoff des Luftkohlendioxids die neun Elemente O, H, N, S, P, K, Mg, Ca und Fe unbedingt benötigen. Wasserstoff stammt aus dem Wasser, Sauerstoff aus dem Wasser und aus der Luft. K, Mg, Ca, Fe, P, N und S entnimmt die Pflanze dem Erdreich. In unseren Böden sind Ca, Mg, Fe und S im allgemeinen in ausreichender Menge vorhanden, so daß vor allem dem Gehalt des Bodens an verwertbarem K, P und N Beachtung geschenkt werden muß. Es handelt sich demnach bei den künstlich zugeführten Stoffen (Dünger) meist um Verbindungen dieser drei Elemente.

Somit stellen sich für den Arzneipflanzenbau primär zwei Fragen: das Angebot des Bodens an verwertbarem K, P und N, und dann der tatsächliche Bedarf der Pflanze an diesen Elementen. Die verwertbaren Ionen des Bodens ermittelt man mit chemischen Methoden (Ausziehen von Bodenproben mit schwachen Säuren); das tatsächliche Bedürfnis der zu kultivierenden Pflanzen stellt man auf biologischem Wege durch Anbauversuche fest.

Eine Parzelle wird so unterteilt, daß sie neben Kontrollflächen Felder ergibt, denen K, N und P in Form geeigneter Verbindungen einzeln oder in Mischung zugesetzt werden. Durch diesen Versuch läßt sich nicht nur der zusätzliche Nährionenbedarf ermitteln, sondern gleichzeitig auch feststellen, ob sich der Boden und das Klima für die Kultur der betreffenden Pflanze eignen.

Versuchsanordnung zur Ermittlung des zusätzlichen Nährionenbedarfs

Kontrolle	N	Kontrolle	KN	Kontrolle	KP	Kontrolle
K	Kontrolle	P	Kontrolle	NP	Kontrolle	KNP

Die Frage des Einflusses der Nährionen auf den Wirkstoffgehalt von Arzneipflanzen ist noch weit davon entfernt, vollständig abgeklärt zu sein. In einigen wenigen Fällen sind immerhin die Richtlinien erkennbar. So wird durch N-Düngung im allgemeinen der %-Alkaloidgehalt und der Ertrag der Pflanzen eher erhöht, während die Wirkung von K und P weniger einheitlich ist. Wenn auch die Alkaloide N-haltige Verbindungen sind, so macht der Stickstoff nur einen sehr bescheidenen Teil des Moleküls aus. Der weitaus größte Molekülanteil wird z. B. über den Kohlenhydratstoffwechsel gebildet. Die N-Zufuhr dürfte also eher der gesamten Entwicklung der Pflanze zugute kommen und damit indirekt einen Einfluß auf die Alkaloidproduktion, die ja mit regen Stoff-

wechselvorgängen verbunden ist, ausüben. Im gleichen Sinne ist wohl auch
der günstige Einfluß der N-Düngung auf den Wirkstoffgehalt und die Drogenausbeute von *Digitalis* und *Mentha* zu verstehen. Auch Pflanzen, die ätherisches
Öl führen, steigern die Ölbildung unter Ernährungsbedingungen, die ihr Gesamt-
wachstum am meisten fördern (SCHRATZ, 1957). Im einzelnen sind die Resultate
bei Glykosid- und ätherischen Öldrogen aber dermaßen widersprechend, daß
einheitliche Linien nicht ersichtlich sind. Dies liegt wohl zum großen Teil daran,
daß die Wirkung einer bestimmten Nährionenzufuhr bei der gleichen Pflanze
sehr stark von den physikalischen und chemischen Eigenschaften des Versuchs-
geländes und von seinem Klima, von der Kulturanlage (Pflanzenabstand!),
sowie von der Art und Weise der Nährionenzufuhr (Art des Düngers, einmalige
Gabe oder in mehrere kleine Dosen aufgeteilt) abhängt. Ferner wurde dem
Erntezeitpunkt meistens nicht die nötige Beachtung geschenkt. Es ist möglich,
daß Düngerzufuhr sich nicht über die ganze Vegetationsperiode gleichmäßig
fördernd auswirkt, so daß Gehaltsbestimmungen je nach Erntezeit zu ganz verschiedenen Ergebnissen führen können. Um sichere Resultate zu erhalten,
müssen deshalb mehrere Gehaltsbestimmungen zu verschiedenen Zeitpunkten
des Vegetationszyklus ausgeführt werden. Fast ganz unberücksichtigt geblieben
sind bisher die genetischen Verhältnisse. In Anbetracht ihres entscheidenden
Einflusses auf das Wirkstoffbildungsvermögen ist mit unterschiedlichen Reaktionen auf gleiche Nährionenzufuhr mit Bestimmtheit zu rechnen.

Die verfeinerte Analysentechnik und die Herstellung immer reinerer Chemikalien hat zur Erkenntnis geführt, daß neben den zehn Elementen von SACHS
in sehr kleiner Menge noch weitere Elemente für ein gutes Gedeihen der Pflanze
nötig sind. Man nennt sie die Spurenelemente oder Mikronährstoffe. Als
solche gelten Bor, Mangan, Kupfer, Zink und Molybdän. Neben diesen Spurenstoffen gibt es noch Elemente, die zwar nicht unentbehrlich sind, aber auf das
Pflanzenwachstum fördernd wirken. Sie spielen vor allem bei der Wasserkultur
eine wichtige Rolle (s. dort). Über den Einfluß der Spurenelemente auf Wachstum und Wirkstoffgehalt von Arzneipflanzen ist nur in vereinzelten Fällen
Sicheres bekannt. So weiß man aus Versuchen mit Nährlösungen, daß *Mentha*
sehr bedürftig für Spurenelemente ist. Als besonders wichtig vermutet man Bor,
Kobalt, Aluminium, Zink und Kupfer. Wahrscheinlich ist diese Bedürftigkeit
für Spurenelemente mit ein Grund für die Erscheinung, daß das Wachstum von
Mentha bei mehrjähriger Kultur auf dem gleichen Boden rasch zurückgeht; der
Boden erschöpft sich offenbar rasch an den Spurenelementen.

Die Resorption der Spurenelemente ist nicht nur eine Frage ihres Vorkommens. Vielmehr können hier auch andere Faktoren mitspielen. Ein instruk-
tives Beispiel ist *Digitalis purpurea*. Ihr Mangangehalt hängt nicht direkt vom
absoluten Gehalt des Bodens ab. Als weitere Komponente kommt die Boden-
reaktion hinzu. Bei einem pH unter 7 wird nämlich viel Mangan aufgenommen,
da es dann als assimilierbares Bicarbonat vorhanden ist, während bei einem pH
über 7 nur sehr wenig Mangan aufgenommen wird; es liegt dann in nicht
resorbierbarer Form, etwa als MnO_2 vor (DUQUÉNOIS und SCHAERER, 1950).

In diesem Zusammenhang gewinnt die Beobachtung an Interesse, daß *Digitalis purpurea*
zu den kalkfliehenden Pflanzen gehört. Die Bezeichnung „kalkfliehend" ist vielfach irreführend. Denn oft ertragen diese Pflanzen den Kalk recht gut. Was sie aber fliehen, ist vielmehr die neutrale oder eher basische Reaktion der Kalkböden (Kalkalpen, Jura). Sie ziehen

dagegen die schwach saure Reaktion der Böden im Gebiete des kristallinen Urgesteins vor. Es gibt Pflanzen, die so stark pH-abhängig sind, daß sie direkt als Bodenzeiger dienen können. So gehören *Rhododendron ferrugineum* und *Achillea moschata* zu den „kiesellieben-den", *Rhododendron hirsutum* und *Achillea atrata* zu den „kalkliebenden" Pflanzen.

Auch bei den Spurenelementen gilt das gleiche wie für die Nährionen. Es gibt nicht einen einzelnen Stoff, der ausschließlich etwa die Alkaloidbildung fördert. Das Zusammenwirken aller Stoffe bei der Ernährung einer Pflanze garantiert deren gutes Gedeihen und damit auch deren Wirkstoffbildung. Daß oft allein schon durch die Zufuhr eines einzigen Stoffes Wachstum und Wirk-stoffbildung erhöht werden können, beruht auf dem Gesetz des Minimums, nach dem jener Faktor das Wachstum beschränkt, der in ungenügender Menge vorhanden ist, auch wenn alle anderen Faktoren in optimaler Menge vorhanden sind.

γ) **Erdlose Arzneipflanzenkultur.** Bereits vor mehr als hundert Jahren haben SACHS und KNOP bewiesen, daß Pflanzen bei geeignetem Nährstoffgehalt in Wasserkultur gezogen werden können.

Es sind verschiedene Nährlösungen ausgearbeitet worden, eine der bekanntesten ist jene nach KNOP. Die neuen Ergebnisse über Spurenelemente gaben Anlaß zur Schaffung von Ergänzungslösungen, so z. B. der A—Z-Lösung nach HOAGLAND.

Nährlösung nach KNOP	*A—Z-Lösung nach* HOAGLAND	
1 g Ca(NO$_3$)$_2$	11 g H$_3$BO$_3$	1 g TiO$_2$
0,25 g MgSO$_4$	7 g MnCl$_2$	0,5 g H$_2$MoO$_4$
0,25 g KH$_2$PO$_4$	1 g CuSO$_4$	0,5 g LiCl
0,125 g KCl	1 g ZnSO$_4$	0,5 g SnCl$_2$
Spur FeCl$_3$	1 g Al$_2$(SO$_4$)$_3$	0,5 g KI
Wasser zu 1 Liter	1 g NiSO$_4$	0,5 g KBr
Nährlösung	1 g Co(NO$_3$)$_2$	
	Wasser zu 18 Liter Lösung	

Von der A—Z-Lösung werden 1 ml pro Liter Nährlösung verwendet.

Im großen Rahmen sind Versuche zur erdlosen Kultur erst kurz vor dem zweiten Weltkrieg aufgenommen wurden, und seither hat man die Methoden ständig verbessert. Diese erweiterten Kenntnisse machen es möglich, die Pflan-zen unabhängig von Erde als dem Lieferanten der Nährstoffe und Spuren-elemente zu ziehen. Die Erde hat aber noch eine weitere Funktion zu erfüllen. Sie dient als Verankerungsbett und stellt dank ihrer lockeren Struktur die Sauerstoffversorgung der Wurzeln sicher. Werden diese Verhältnisse berück-sichtigt, so lassen sich viele Arzneipflanzen auf synthetischem Milieu erfolgreich kultivieren (MIRIMANOFF, YOUNGKEN JR., COROVIĆ u. a.).

Als Behälter für die Nährlösung dient im Großbetrieb ein Betonbassin. Darauf wird ein passender 10—12 cm hoher Holzrahmen gesetzt, der unten mit einem Drahtnetz von 1,5 bis 2 cm Maschenweite bespannt ist und dessen Füllung als Verankerungsbett dient, von dem aus die Pflanzen ihre Saugwurzeln durch das Drahtnetz in die Nährlösung senden. Als Füllmaterial dienen Holzwolle oder Stroh in dünner Lage und darauf kommt feines Material, wie halbverwestes Laub, Moos, Hobelspäne, Torf u. a. Das Verankerungsbett soll eine gewisse Wasserbindungsfähigkeit besitzen. Je nach Pflanzenart wird direkt in die Füll-schicht ausgesät oder gesteckt, oder man kann zuerst in Erde keimen lassen und dann die Setzlinge in das Verankerungsbett bringen. Als Nährlösung dient eine der bekannten For-meln mit Spurenelementzusatz. Im Großbetrieb ist die Zusammensetzung der Nährlösung ständig zu kontrollieren. Bei guter Überwachung lassen sich die Chemikalien so dosieren, daß sie bis gegen Ende der Kultur beinahe vollständig aufgebraucht sind. Das verdunstete Wasser ist ständig zu ergänzen.

Eine Variante der erdlosen Kultur ist die Sandkultur. Ein mindestens 20 cm tiefer Behälter wird unten mit grobkörnigem, oben mit feinerem Sand gefüllt. Der Sand nimmt die Nährlösung auf und dient gleichzeitig als Verankerungsbett. Eine weitere Art ist die Mooskultur. Hier tritt Moos an die Stelle des Sandes. Damit lassen sich Wände mit Zierpflanzenwuchs verkleiden. Bekannt sind ferner die Topfkulturen für Zimmerpflanzen. Eine Füllung genügt für die Versorgung der Pflanzen während eines ganzen Monats.

Der Vorteil der Wasserkultur besteht darin, daß die Nährstoffe in optimalem Verhältnis zugeführt werden können und Temperatur und pH genau einstellbar sind. Durch die optimale Nährstoffzufuhr ist es möglich, auf gleicher Fläche mehr Pflanzen zu ziehen. Begrenzender Faktor wird dabei das Licht. Schließlich erlaubt die Wasserkultur (meist in Form der Quarzsandmethode ausgeführt), den Einfluß von Nährstoffen und Spurenelementen auf die Entwicklung und Wirkstoffbildung unter Ausschaltung des Faktors Erde zu untersuchen. Ein Nachteil der Wasserkultur besteht in den relativ hohen, wenn auch einmaligen Kosten der Anlage. Arzneipflanzen scheinen bisher nirgends in größerer Menge mit Hilfe der Wasserkultur produziert zu werden. Dagegen bahnt sich eine ganz neue Art von erdloser „Arzneipflanzenkultur" an, die Zellkultur. Das Problem ist erstmalig im Jahre 1902 von HABERLANDT klar gestellt worden.

Die ersten Erfolge wurden zwischen 1907 und 1913 mit tierischem Material erzielt (HARRISON, BURROWS, CARREL). Im Jahre 1939 erschienen beinahe gleichzeitig Berichte von GAUTHERET (Paris), NOBÉCOURT (Grenoble) und WHITE (Princeton) über erfolgreiche längerdauernde Kulturen pflanzlichen Gewebes in vitro.

Die Methode der Gewebekultur hat wesentlich zum Studium der pflanzlichen Synthesefähigkeiten beigetragen. Ein größeres technisches Interesse hat sie aber nicht erlangt. Wichtiger ist dagegen die Zellkultur geworden, wie sie für Mikroorganismen etwa in der Brauerei und bei der Antibiotikagewinnung ein durchaus geläufiger Vorgang ist. In den letzten Jahren hat man die Bedingungen studiert, unter denen es möglich ist, auch die Zellen der Gewebe höherer Pflanzen in Form von Zellsuspensionen in flüssigem Nährmedium in Tankkultur sich vermehren zu lassen (NICKELL). Damit soll der Weg aufgezeigt werden zu einer neuen Art von „Arzneipflanzenkultur" in Form der Zellsuspension. Synthetisch nicht oder nur sehr schwer zugängliche Stoffe würden von Zellen aus Gewebe der entsprechenden höheren Pflanzen fabrikmäßig in Tankkulturen produziert und daraus durch Extraktion gewonnen.

Literatur

(zu Boden)

Deutsche Landwirtschaftl. Versuchsanstalten: Handbuch der Landwirtschaftlichen Versuchs- und Untersuchungsmethodik. Bd. 1, Hamburg 1949. — FIEDLER, H. J., u. W. BERGMANN: Die Wirkung verschiedener Bodenstruktur-Verbesserungsmittel. Angew. Chem. **67**, 699—704 (1955). — FLÜCK, H.: The influence of the soil on the content of active principles in medicinal plants. J. Pharm. Pharmacol. **6**, 153—163 (1954); The influence of climate on the active principles in medicinal plants. J. Pharm. Pharmacol. **7**, 361—383 (1955). — FREY-WYSSLING, A.: Ernährung und Stoffwechsel der Pflanzen, Zürich 1945. — HEEGER, E. F.: Handbuch des Arznei- und Gewürzpflanzenbaues, Berlin 1956. — HEGNAUER, R.: Over invloeden van de groeiplaats op de eigenschappen van geneeskrachtige planten. Pharm. Wbl. **89**, 505—520 (1954); Rassenbildung in der Natur und ihre Bedeutung für die Pharmakognosie. Pharm. Ztg. **104**, 382—385 (1959). — KLAAP, E.: Lehrbuch des Acker- und Pflanzenbaues. Berlin, Hamburg, 3. Aufl. 1958. — LUNDEGÅRDH, H.: Klima und Boden., Jena, 5. Aufl. 1957. — MOTHES, K.: Physiology of alkaloids. J. Pharm. Pharmacol. 11, 193—210 (1959). — NICKELL, L. G., u. W. TULECKE: Submerged Growth of Cells of Higher Plants. J. Biochem. Microbiol. Tech. and Engin. 2, 287—297 (1960); Methods, Problems and Results of growing Plant Cells under submerged Conditions. Transact. New York Acad. Sci. Ser. II, 22, 196—206 (1960). — RINGWALD, F., u. A. DÖRING: Moderne Methoden der gärtnerischen Pflanzenerzeugung, Zürich 1948. — RUHLAND, W.: Handbuch der Pflanzenphysiologie. Berlin, Göttingen, Heidelberg. 1955 u. f. — SCHARRER, K.: Biochemie der Spurenelemente. Berlin, Hamburg, 3. Aufl. 1955. — SCHEFFER-SCHACHTSCHABEL: Lehrbuch der Agrikulturchemie und Bodenkunde. I. Teil Bodenkunde, 5. Aufl. 1960; SCHEFFER-WELTE: II. Teil Pflanzenernährung, 3. Aufl. 1955; SCHEFFER-ULRICH: III. Teil Humus und Humusdüngung. Bd. 1. Morphologie, Biologie, Chemie und Dynamik des Humus, 2. Aufl. Stuttgart 1960. — SCHRATZ, E.: Der Einfluß der Umwelt auf den Gehalt der Pflanzen an ätherischem Öl. Pharm. Wbl. 92, 781—792 (1957); Arzneipflanzenanbau. Hannover 1949. — ULRICH, B.: Boden und Pflanze, Stuttgart 1961. — WHITE, P. R.: The cultivation of animal und plant cells, New York 1954. — WINOGRADOW, A. P.: Spurenelemente in der Landwirtschaft, Berlin 1958.

c) Belebte Umwelt

Alles wirkt auf alles   (F. BOAS)

In der freien Natur ist die Pflanze hineingestellt in das vielgestaltige Geschehen der belebten Umwelt. Sie ist ausgesetzt den Einflüssen der übrigen Pflanzen, die in ihren niederen Erscheinungsformen sich in Symbiose oder Antibiose, als Krankheitserreger oder Nährstofflieferanten bemerkbar machen, in ihren höheren Formen zu ihr in Konkurrenz um Nahrung, Licht und Raum treten, durch ihre Stoffwechselprodukte sogar auf die folgenden Generationen einen Einfluß auszuüben imstande sind.

Ebenso vielfältig sind die Einflüsse der Tierwelt, die etwa für die Fortpflanzung unentbehrlich sein kann, umgekehrt in Form der Schadinsekten enormen Schaden zu stiften vermag. Im Laufe der Entwicklungsgeschichte hat sich in der freien Natur ein biologisches Gleichgewicht herausgebildet, das durch Kulturmaßnahmen des Menschen und durch einseitige, radikale Eingriffe in das biologische Geschehen empfindlich gestört werden kann. Durch bittere Erfahrungen belehrt, ist man heute wieder zur Ganzheitsbetrachtung zurückgekehrt, und man versucht, durch weniger einschneidende, möglichst selektive Methoden, zum gleichen Ziele zu gelangen.

Es kann sich hier nicht darum handeln, die vielen Probleme der gegenseitigen Beeinflussung innerhalb der belebten Welt auch nur zu erwähnen. Vielmehr sollen im folgenden lediglich einige Gesichtspunkte kurz gestreift werden, die für die Arzneipflanzenkultur von Bedeutung sind.

α) Gegenseitige Beeinflussung der Pflanzen. Bereits in ihrer ersten Entwicklungsstufe, der Samenkeimung, ist die junge Pflanze dem Einfluß der Umwelt ausgesetzt. Es ist eine bekannte Tatsache, die schon von ALBERTUS MAGNUS (1193—1280) beschrieben wird, daß das Fleisch saftiger Früchte die in ihm ruhenden reifen Samen am Auskeimen hindert. Diese keimungshemmenden Stoffe hat KÖCKEMANN 1934 als Blastokoline (von βλαστάνειν keimen und κωλύειν hemmen) bezeichnet. Er konnte zeigen, daß solche Stoffe in Preßsäften von Äpfeln, Birnen, Quitten, frischen Feigen und Tomaten enthalten sind, und er erkannte deren saure Natur. Es handelt sich u. a. um Kaffee- und Ferulasäure. Die Parasorbinsäure der Vogelbeeren unterdrückt noch in einer Verdünnung von 1:1000, Kumarin gar in einer solchen von 1:10000 die Keimung der Kressesamen. Unter den Alkaloiden, Glykosiden und ihren Spaltprodukten,

Gerbstoffen, ätherischen Ölen, Terpenen und Harzen gibt es eine Reihe von Stoffen, die keimungshemmend wirken. Als Blastokoline sollten jedoch nur jene Naturstoffe bezeichnet werden, die reversible Wirkung haben, eine Wirkung also, die dem tatsächlichen Zweck der Verhinderung einer vorzeitigen Samenkeimung dient.

HO—⟨Ring⟩—CH=CH—COOH   CH₃O, HO—⟨Ring⟩—CH=CH—COOH

Kaffeesäure   Ferulasäure

CH₃—⟨Ring⟩—CO   ⟨Ring⟩—CO

Parasorbinsäure   Cumarin

Formeln einiger Blastokoline

Ein ähnliches Problem stellt sich beim Pollenkorn, das in der Anthere nicht keimt. Bei *Cyclamen persicum* verhindern vermutlich Antherenkarotinoide ein vorzeitiges Auskeimen in den Staubgefäßen. Auf der Narbe wird die Wirkung durch eine unbekannte Substanz aus der Samenanlage aufgehoben und in eine Förderung umgewandelt (SCHWARZENBACH, 1953).

Durch Wurzelausscheidungen oder Stoffe, die aus den oberirdischen Organen durch Tau und Regen ausgeschwemmt, oder dank ihrer Flüchtigkeit an die Umgebung abgegeben werden, ergeben sich weitere gegenseitige Beeinflussungsmöglichkeiten. So hemmen Blattinhaltsstoffe von *Artemisia* das Wachstum von Fenchel. Der Mais beschleunigt die Keimung des Weizenkorns, während es der Roggen verhindert. Die Heidelbeere gesellt sich nicht mit der Eiche, doch gerne mit der Kiefer. Auch der Wirkstoffgehalt läßt sich durch **Mischkulturen** beeinflussen. Vergesellschaftung mit *Mentha* führt bei *Datura* zu einem um ein Drittel verminderten Alkaloidgehalt. *Belladonna* gibt in Mischkultur mit *Galega officinalis* und *Artemisia vulgaris* etwa ein Drittel mehr Alkaloide, während mit Senf eine Abnahme festgestellt werden kann oder überhaupt keine Alkaloide gebildet werden. Nur in wenigen Fällen sind jedoch die dafür verantwortlichen Stoffe bekannt. So handelt es sich beim wachstumshemmenden Stoff der Komposite *Encelia farinosa* um 3-Acetyl-6-methoxy-benzaldehyd, und das von reifenden Äpfeln ausgeschiedene Äthylen ist für die bei Keimlingen auftretenden Wuchsanomalien verantwortlich. Die von den Pflanzen ausgeschiedenen Stoffe sind oft recht beständig und behalten im Boden ihre Wirksamkeit noch einige Zeit bei; so werden aus den Stoppeln der Getreidefelder Hemmstoffe ausgeschwemmt, die das Wachstum von Getreide des nächsten Jahres beeinflussen.

Mit der gegenseitigen Beeinflussung, sei es durch Stoffausscheidung oder durch Stoffentzug, hängt auch die wirtschaftlich bedeutende Frage der **Fruchtfolge** und der **Standweite** in Arzneipflanzenkulturen zusammen. Durch Bestimmung der optimalen Verhältnisse kann oft eine wesentliche Erhöhung der Drogenproduktion pro Bodenfläche erreicht werden.

Schließlich gehört hierher auch die **Unkrautbekämpfung**. „Unkraut" ist kein biologischer, eher ein technischer Begriff: Man versteht darunter jeden unerwünschten Pflanzenwuchs. Fremder Pflanzenwuchs ist durch Beanspruchung von Nährstoffen, wegen Erschwerung der Ernte und Verunreinigung der Drogen sowie bei höherwüchsigen Pflanzen wegen Lichtentzug unerwünscht. Im Extremfall kann er eine ganze Kultur ersticken oder eine Ernte wertlos machen. Die durch Unkraut verursachten jährlichen Verluste sind 1952 allein für die USA auf 3 Milliarden Dollar geschätzt worden. Unkrautvertilgung auf unbepflanztem Areal läßt sich leicht mit aggressiven Mitteln wie Natriumchlorat erreichen. Eine chemische Vernichtung unerwünschten Pflanzenwuchses innerhalb von Kulturen ist sehr viel schwieriger und erfordert selektive Mittel. Die neue Ära der gezielten Unkrautbekämpfung wurde durch die Entdeckung der hormonartig wirkenden 2,4-Dichlorphenoxyessigsäure, kurz 2,4-D genannt, eröffnet (HAMNER und TUKEY, 1944). Die seitherige Entwicklung und ihre Bedeutung geht am besten aus der Tatsache hervor, daß die Jahresproduktion dieser Stoffgruppe allein in den USA auf 50000 Tonnen angestiegen ist. Die heute gebräuchlichen selektiven Herbizide gehören verschiedenen chemischen Gruppen an. Dementsprechend ist auch ihre Wirkungsweise verschieden. Sie werden zwar vom Blatt oder von der Wurzel aufgenommen und gelangen durch das Leitsystem an die lebende Zelle, wo sie ihre Giftwirkung ausüben, die im allgemeinen das lebende Protoplasma betrifft. Eine allgemeingültige Theorie ihrer Wirkungsweise gibt es aber nicht, und viele Herbizide des Handels haben im Gegensatz zu den erstentdeckten Stoffen nur mehr eine geringe oder überhaupt keine auxinähnliche Wirkung mehr. Ihre Anwendung erfordert entsprechende Sachkenntnis, um so mehr, als es sich um hochaktive Verbindungen handelt. 2,4-D z. B. wirkt bei *Pisum* noch in einer $1 \cdot 10^{-10}$ molaren Lösung wachstumshemmend.

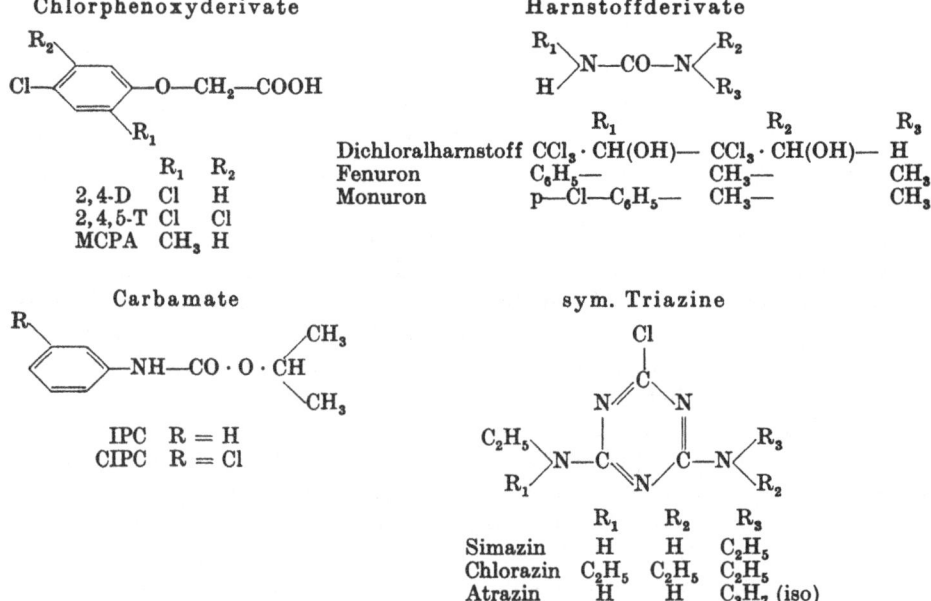

Einige chemische Gruppen von Herbiziden

Die spezifische Wirkungsweise, der Wirkungsmechanismus der Chlorphenoxygruppe ist trotz intensiver Forschung noch immer unbekannt. Sie läßt sich gegen viele breitblättrige Unkräuter in Getreidefeldern und Grasflächen verwenden. Die Carbamate sind Mitosegifte und ähneln darin dem Colchicin. Sie sind besonders wirksam gegen Gräser. Harnstoffderivate und Triazine greifen störend in die Photosynthese ein. Daneben gibt es noch viele weitere Stoffe mit herbizider Wirkung, wie Chloracetamide, chlorierte aliphatische Säuren, z. B. die Trichloressigsäure (TCA), Chlorbenzoesäuren wie die 2, 3, 6-Trichlorbenzoesäure (TBA), Thiol- und Dithiocarbamate, Aminotriazole, Maleinsäurehydrazid und viele andere. Da es sich bei den Herbiziden nicht um völlig harmlose Stoffe handelt, verlangt ihre Verwendung im Arzneipflanzenanbau Vorsicht.

Die **Bekämpfung pflanzlicher Krankheitserreger** stellt ein weiteres wirtschaftliches Problem dar, schätzte man doch die dadurch in den USA verursachten jährlichen Verluste auf etwa 2 Milliarden Dollar (1952). Diese Erreger lassen sich in drei Gruppen aufteilen, in Pilze, Bakterien und Viren. Der Kampf gegen Pilzinfektionen wird in der Landwirtschaft meist vorbeugend geführt, einmal durch Verwendung widerstandsfähiger Sorten. Dem Züchter ist bekannt, daß es bei verschiedenen Kulturpflanzen Sortenunterschiede hinsichtlich ihrer Resistenz gegen pathogene Mikroorganismen gibt. Diese Resistenz ist erblich fixiert. Über den genetisch bedingten Wirkungsmechanismus aber besitzt man erst seit kurzem einige Anhaltspunkte. Vor allem die Arbeiten von VIRTANEN haben in einer Reihe von Nutzpflanzen antimikrobielle Wirkstoffe nachgewiesen, die möglicherweise die Schutzstoffe gegen die Krankheitserreger darstellen.

So enthalten junge Roggenpflanzen das gegen den Erreger der Schneefäule, *Fusarium nivale*, wirksame Benzoxazolinon. Aus Winterweizen und Mais wurde das antifungale 6-Methoxy-benzoxazolinon isoliert. Der Rotklee enthält 7-Hydroxy-4'-methoxy-isoflavon und Trifolirhizin. Beide Stoffe sind wirksam gegen den die Kleefäule verursachenden Pilz *Sclerotinia trifoliorum*. In *Agropyron repens* ist das antifungale Agropyren enthalten und das stark bakteriostatisch wirkende 2,6-Dimethoxy-benzo-chinon findet sich in *Adonis vernalis* und *Rauwolfia vomitoria*.

7-Hydroxy-4'-methoxyisoflavon

Trifolirhizin

Benzoxazolinon-(3) R = H
6-Methoxy-benzoxazolinon R = OCH₃

2, 6-Dimethoxy-benzochinon

Antifungale Pflanzeninhaltsstoffe

Nicht zu vergessen sind hier die antibakteriellen stark wirksamen Senföle, die in der Pflanze zwar als inaktive Glykoside vorliegen und erst bei Verletzung der Gewebe durch Fermentwirkung in die wirksame Form der freien Senföle übergehen (s. S. 139).

Weitere vorbeugende Maßnahmen chemischer Art zielen auf die Vernichtung der den Samen anhaftenden Sporen (Saatbeize), der Überwinterungsformen im Boden und auf mehrjährigen Pflanzen. Als Saatbeizmittel dienen häufig Hg-organische Verbindungen. Zur Oberflächenbehandlung haben sich Schwefel- und Kupferpräparate ausgezeichnet bewährt. Neue wirksame organisch-synthetische Stoffe sind vor allem aus der Gruppe der Dithiocarbamate, Phthalimide sowie der Chlor- und Nitrobenzole in den Handel gebracht worden. In Anbetracht der

Erfolge mit Antibiotika auf medizinischem Gebiet war es naheliegend eine Pflanzenkrankheitsbekämpfung ebenfalls von innen heraus mit Mitteln zu versuchen,
die von der Pflanze resorbiert werden und sich durch das Leitsystem (daher werden solche Stoffe auch als „systemisch" bezeichnet) im Gewebe so verbreiten,
daß sie ihre Wirksamkeit an der ganzen Pflanze entfalten. Diesen Weg hat man
vor allem dort beschritten, wo bisher kaum Erfolge zu verzeichnen waren, bei
der Bekämpfung bakterieller Pflanzenkrankheiten.

Leider gehören die meisten bakteriellen Schädlinge den gegen viele Antibiotika ziemlich
resistenten Gattungen *Pseudomonas* und *Xanthomonas* an. Daneben sind auch *Coryne-
bacterium*- und *Erwinia*-Arten pflanzenpathogen. Praktisch verwendet werden heute
Streptomycin-Präparate, z. T. mit Oxytetracyclinzusatz (bei *Agrobacterium*- und *Pseudomonas*-Infektionen). Unter den vielen gegen Pilzinfektionen getesteten Antibiotika scheinen
Griseofulvin (systemisch, gegen *Botrytis, Alternaria, Erysiphe*), sowie Cycloheximid (Actidion) (nicht systemisch und ziemlich phytotoxisch, gegen *Sclerotinia, Cladosporium, Alternaria, Fomes*) zu bewähren.

Bei Arzneipflanzen ist vor allem die Wertverminderung von Mentha- und
Malvaceenblattdrogen durch Pucciniebefall bekannt. Daneben sind Pilzkrank-
heiten bei einer Reihe weiterer Arzneipflanzen festgestellt worden, so bei *Gly-
zyrrhiza glabra, Lobelia inflata, Petroselinum sativum* und *Ricinus communis*.
Durch Auswahl geeigneter Klimagebiete, Kultur- und Erntemaßnahmen, läßt
sich ein Pilzbefall oft ohne Chemikalien fernhalten. So sind Gebiete mit lange
stilliegenden, feuchten Dunstschichten besonders gefährdet. *Mentha* zeigt deshalb in feuchten Lagen fast stets Rostbefall. Auch unzweckmäßige Düngung
leistet der Pucciniaentwicklung Vorschub. Ferner sind bei *Mentha* Sortenunterschiede in bezug auf Rostanfälligkeit festgestellt worden. Da junge, kräftige
Triebe weniger leicht befallen werden als ältere, läßt sich durch geeignete zeitliche Verteilung des Schnittes ebenfalls eine Infektionsausdehnung hintanhalten.
Der Kampf gegen Pilze und Bakterien ist bei Arzneipflanzen dadurch erschwert,
daß diese Produkte nicht in das Drogengut gelangen dürfen.

Die pflanzlichen Virusinfektionen machen sich durch besondere Erscheinungsformen bemerkbar, wie mosaik- oder ringartige Blattzeichnungen und
Nekrosen, durch Blattrollung und Kräuselung. Sehr auffällig sind Farbänderun-
gen der Blütenblätter. Eine Virusinfektion läßt sich am besten durch Über-
impfen auf Pflanzen mit bekannter Reaktion bestimmen. Virusinfektionen oder
virusverdächtige Veränderungen sind auf Arzneipflanzen in letzter Zeit häufiger
festgestellt worden, so etwa bei *Angelica archangelica, Datura, Digitalis purpurea*
und *D. lanata*, bei *Echinacea, Inula, Lobelia, Origanum, Plantago, Rheum* und
Valeriana (MÜHLE, 1956). Die Virusinfektion ist meist mit einer Vitalitätsein-
buße verbunden und führt zu verminderter Drogenausbeute und Qualität, sowie
verringertem Wirkstoffgehalt. Der Kampf gegen den Virusbefall wird meist
durch Schaffung resistenter Sorten geführt, durch Entfernung der Infektions-
quellen, evtl. durch Bekämpfung der Überträgerinsekten. Die Chemotherapie
der pflanzlichen Virusinfektionen steckt erst in ihren Anfängen.

Die chemische Pflanzenkrankheitsbekämpfung ist heute ein vielschichtiges
Gebiet geworden, das spezielle phytopathologische Kenntnisse verlangt, dem
Apotheker dank seiner pharmakognostischen, chemischen und toxikologischen
Kentnnisse aber im Grunde recht nahe liegt. In Deutschland, Österreich und in
der Schweiz erscheinen alljährlich Pflanzenschutzmittelverzeichnisse, die alle
nötigen Angaben enthalten.

Die biologische Untersuchung von Stoffwechselprodukten niederer Organismen hat zu weiteren bemerkenswerten Beobachtungen geführt. Man stellte fest, daß Aureomycin das Wachstum von Kücken und Ferkeln beschleunigt. Eine analoge Wirkung von Penicillin, Streptomycin, Thiolutin und Terramycin wurde dann auch an pflanzlichen Gewebekulturen nachgewiesen (NICKELL, 1949). In Versuchen an *Datura stramonium*-Topfpflanzen konnte durch Penicillin das Frisch- und Trockenblattgewicht, sowie der Gesamtalkaloidgehalt der Blätter um das Fünf- bis Siebenfache gesteigert werden (STEINEGGER und GESSLER, 1954). In Freilandkultur sind die Erfolge allerdings wesentlich bescheidener und einer praktischen Verwendung stehen die großen Penicillinverluste im Boden entgegen. Eine weitere Gruppe wachstumsbeschleunigender Stoffe aus Mikroorganismen sind die Gibberelline. Im Jahre 1828 wurde eine merkwürdige Reiskrankheit beschrieben. Man nannte sie ,,Bakane'' (= alberner Sämling). Sie führt zu einem gewaltig gesteigerten Wachstum junger Reiskeimlinge (daher der Name ,,alberner Sämling'') und dann zum Absterben der Pflänzchen. Krankheitserreger ist der Pilz *Gibberella fujikuroi*, nach dem die Wirkstoffe benannt wurden. Obwohl die Gibberelline bereits 1938 von japanischen Wissenschaftlern isoliert und in ihrer Wirkung richtig gedeutet worden sind, ist man sich im Westen erst seit etwa 1954 der praktischen Möglichkeiten bewußt geworden, die diese interessante Körperklasse zu bieten verspricht. Der am besten bekannte Stoff der Gibberellingruppe ist die Gibberellinsäure. Damit lassen sich je nach Anwendungsform und Zeitpunkt die verschiedensten Wirkungen erzielen: die Samen keimen schneller, die Pflanzen wachsen rascher, entwickeln einen zwei- bis dreifach größeren Wuchs, blühen und fruchten früher und geben verbesserten Fruchtansatz; Blütenbehandlung führt zu parthenokarpem Fruchtansatz. Damit erweist sich die Anwendung der Gibberellinsäure in der Nutz- und Zierpflanzenzucht als vielversprechend. Die Wirkung auf Arzneipflanzen ist bereits mehrfach untersucht worden (SCIUCHETTI et al., 1959 u. f.). Es scheint, daß bei richtiger Dosierung im allgemeinen mit einer größeren Drogenausbeute, aber kaum mit einem vermehrten %-Wirkstoffgehalt der Droge zu rechnen ist. Gibberelline sind neuerdings auch aus höheren Pflanzen (*Phaseolus*) isoliert worden.

Gibberellinsäure

Als letzter Stoff verdient noch das Kinetin erwähnt zu werden. Es läßt sich aus Hefe, aus autoklavierter Desoxyribonucleinsäure, aus Heringssperma usw. gewinnen. Chemisch stellt es 6-Furfurylaminopurin dar. Das Kinetin fördert die Zellteilung noch in einer Verdünnung von $1\,\mu g/l$. Den Namen hat es nach seiner die Cytokinese fördernden Wirkung erhalten. Die Wirkung ist nicht streng strukturspezifisch, einige verwandte Purinderivate zeigen sie ebenfalls. Man faßt diese Stoffe infolge ihrer kinetinanalogen Struktur und Wirkung zur Gruppe der Kinine zusammen. Am meisten untersucht ist allerdings das Kinetin selber. Über seinen Einfluß auf die Wirkstoffbildung von Arzneipflanzen ist bisher noch nichts bekannt geworden.

Kinetin

β) Tierwelt. Die Assimilationstätigkeit der Pflanzen ist Voraussetzung des Tierlebens. Umgekehrt ist die Pflanzenwelt in sehr viel geringerem Ausmaße vom Tier abhängig. Zwar liefert das Tier mit seiner Atmung den Pflanzen einen Teil des unentbehrlichen Kohlendioxids, und Insekten sind zur Fortpflanzung der ,,Insektenblütler'' unentbehrlich. Diese Bestäubungstätigkeit der Insekten ist auch wirtschaftlich bedeutsam. So sind 80% der Obsternte den Bienen zu verdanken. Vögel und Wild tragen zur Verbreitung von Samen und Früchten bei. Der Regenwurm erleichtert mit seinen Gängen die Bodendurchlüftung, und viele Vögel und Käferarten leisten Erstaunliches bei der Vertilgung von Schadinsekten.

Die Bestäubungsverhältnisse sind oft so eigenartig entwickelt, daß die Vermehrung der entsprechenden Pflanzen an das Vorhandensein bestimmter Insekten oder Vögel gebunden ist. Dies zeigte sich bei den ersten Kulturversuchen von *Vanilla planifolia* auf Réunion.

Trotz gutem Gedeihen setzten die Pflanzen keine Früchte an. In ihrer zentralamerikanischen Heimat werden die Blüten nämlich durch Kolibris und bestimmte Insekten befruchtet. Man war daher auf künstliche, manuelle Befruchtung angewiesen. Mittels Phytohormonen, z. B. durch einfaches Besprühen mit Indolylessigsäure, läßt sich zwar auch ein Fruchtansatz erzwingen, doch sind die Früchte samenlos. Samenlose Früchte können anderseits in der Nutzpflanzenkultur oft erwünscht sein. Auch andere nützliche Effekte lassen sich mit Phytohormonen erzielen: Stecklingsbewurzelung, Anregung oder Hemmung des Frühtreibens ruhender Knospen und der Blütenentwicklung, Förderung der Keimung und der Gesamtentwicklung, Verhinderung des Fruchtfalls vor dem Ausreifen, Schnellreifen von Obst usw. (Näheres siehe einschlägige Literatur.)

Daneben können Tiere den Nutzpflanzenkulturen und Vorräten beträchtlichen Schaden zufügen. Die jährlichen Verluste durch Insekten in den USA sind 1952 auf etwa 2 Milliarden, jene durch Nagetiere auf eine halbe Milliarde Dollar geschätzt worden. Im Vergleich dazu nehmen sich die durch Vögel verursachten Schäden mit immerhin 5 Millionen Dollar recht bescheiden aus. Die stetige Zunahme der Weltbevölkerung und der Zwang zur Rationalisierung landwirtschaftlicher Betriebe läßt daher die Schädlingsbekämpfung zu einem wirtschaftlichen Problem erster Ordnung werden. Im Vordergrund stehen hier die **Insektizide.** Das Pflanzenreich liefert eine ganze Reihe von Stoffen mit insektizider Wirkung. Vor allem sind hier die Pyrethrine zu erwähnen. Sie finden sich in verschiedenen *Chrysanthemum*-Arten, wie *C. roseum* und *C. marshallii*, der kaukasischen, fälschlicherweise auch als „persisch" bezeichneten Insektenblüte, besonders aber in *Chrysanthemum cinerariifolium*, der dalmatinischen Insektenblüte.

Chrysanthemum cinerariifolium ist eine etwa 50—100 cm hohe, ausdauernde Komposite mit gelben Röhren- und weißen Zungenblüten. Ihre Heimat ist die jugoslawische Adriaküste. Dort ist auch ihre ungeziefervertilgende Wirkung durch Zufall entdeckt und bald kommerziell ausgenutzt worden. Heute sind Kulturen über die ganze Welt verstreut (Japan, Kenya, Kongo, Tanganyika, Brasilien, Indien u. a.). Auch die Wirkung der kaukasischen Blüten muß im Volke schon jahrhundertelang bekannt gewesen sein. Im Gegensatz zur dalmatinischen Blüte sind die Zungenblüten der kaukasischen Pflanzen rötlich gefärbt.

Unter den Wirkstoffen der Insektenblüte sind Pyrethrin I und II sowie Cinerin I und II die wichtigsten. Sie finden sich in der Droge zu 0,4 bis 2%. Vor allem die Pyrethrine, etwas weniger die Cinerine, sind in Gegenwart von Luft, Licht und Feuchtigkeit recht wenig beständig.

	R₁	R₂
Pyrethrin I	$-CH_3$	$-CH_2-CH=CH-CH=CH_2$
Pyrethrin II	$-COOCH_3$	$-CH_2-CH=CH-CH=CH_2$
Cinerin I	$-CH_3$	$-CH_2-CH=CH-CH_3$
Cinerin II	$-COOCH_3$	$-CH_2-CH=CH-CH_3$
Allethrin	$-CH_3$	$-CH_2-CH=CH_2$
Furethrin	$-CH_3$	$-CH_2-C=CH-CH=CH$

Pyrethrum-Insektizide

Nachdem sich neben der Droge auch Extrakte als ausgezeichnete Kontaktinsektizide erwiesen hatten, setzte in den zwanziger Jahren mit der Herstellung von Petroleumextrakten für Spritzbrühen gegen Schadinsekten eine sprunghafte Verbrauchszunahme ein. Für den Warmblüter sind die Pyrethrine wenig giftig und sie reichern sich, im Gegensatz zu den chlorierten Kohlenwasserstoffen, im Fettgewebe nicht an, was ihre Verwendung im Haushalt zur Bekämpfung von

Fliegen und Mücken, als Spritzmittel beim Vieh, sowie zum Schutz von Nahrungsmitteln, z. B. von Getreidevorräten gegen Insektenfraß erlaubt.

Pyrethrumextrakte wirken bei Verwendung mit Sesamöl besonders gut. Tatsächlich sind im Sesamöl zwei Lignane, Sesamin und Sesamolin (s. dort) enthalten, die, selber unwirksam, die insektiziden Eigenschaften der Pyrethrine zu erhöhen vermögen. Diese und einige weitere Synergisten werden praktisch zur Streckung der Pyrethrumpräparate verwendet. Schließlich sind auch pyrethrinähnliche synthetische Stoffe wie Allethrin und Furethrin in den Handel gebracht worden.

Ein weiteres pflanzliches Insektizid ist das Rotenon (Formel S. 180). Das bekannteste Rotenonvorkommen ist die Tubawurzel von *Derris elliptica*, einer tropischen Papilionacee aus Borneo, die von den Eingeborenen seit Jahrhunderten zum Fischfang verwendet wird, als Insektizid aber erst seit etwa hundert Jahren bekannt geworden ist.

Unter der Bezeichnung Timbo oder Barbasco (von *Verbascum*, das zum gleichen Zweck verwendet wurde), versteht man eine ganze Anzahl von Pflanzen, die zum Vergiften von Fischen benutzt werden, darunter befinden sich eine Reihe von Pflanzen, die rotenonhaltig sind, wie die Leguminosen *Tephrosia toxicaria*, *Piscidia erythrina* und verschiedene *Lonchocarpus*-Arten. Andere Barbasco-Pflanzen verdanken ihre Fischtoxizität einem hohen Saponingehalt.

Rotenon kommt nach Aufnahme durch den Verdauungstrakt, die Tracheen und das Integument zur Wirkung. Für den Warmblüter ist es etwas weniger harmlos als die Pyrethrine.

Unter den Alkaloiden gehören nicotinhaltige Zubereitungen zu den am längsten verwendeten. Erste Berichte gehen bis auf das Jahr 1763 zurück (nach SPERONI). Ihr Hauptanwendungsgebiet ist die Blattlausbekämpfung. Auch dem Nornicotin und dem Anabasin kommen insektizide Eigenschaften zu (s. Nicotiana-Alkaloide). Cevadin und Veratridin der Samen von *Schoenocaulon officinale*, ehemals in Form des Acetum Sabadillae als Läusemittel sehr gebräuchlich, spielen heute als Insektizide eine bescheidene Rolle. Merkwürdigerweise haben sich auch Präparate aus Lignum Quassiae (Quassin), in Deutschland schon um 1800 zur Herstellung von Fliegenvertilgungsmitteln verwendet, als Mittel gegen die Pflaumensägewespe noch halten können.

Die Natur kennt noch weitere Stoffgruppen mit insektizider Wirkung. Davon seien lediglich die Säureamide erwähnt. So stellt das Pellitorin aus den Wurzeln von *Anacyclus pyrethrum* (Rad. Pyrethri romani) das N-Isobutyl-2,6-decadienamid dar. Auf Fliegen wirkt Pellitorin ungefähr gleich stark paralysierend wie die Pyrethrine, die tödliche Wirkung hingegen ist etwa um ein Drittel geringer.

$$CH_3-CH_2-CH_2-CH=CH-CH_2-CH_2-CH=CH-CO-NH-CH_2-CH\begin{array}{c}CH_3\\CH_3\end{array}$$

Pellitorin

Ausgehend von der Vorstellung, daß für Warmblüter hochtoxische Stoffe auch für Insekten schädlich sein müssen, hat man schon seit Jahrhunderten Arsenik und Arseniate verwendet. In riesigen Mengen sind diese Gifte in die Kulturböden gelangt, wo sie sich angereichert haben. Um diese Stoffe zu ersetzen, hat man nach organisch-synthetischen Insektiziden gesucht und Ende des 19. Jahrhunderts das Dinitro-o-kresol (DNOC) als Kontakt- und Fraßgift sowie als Ovizid eingeführt. Leider handelt es sich dabei um einen stark gelb färbenden und auch für den Warmblüter toxischen Stoff.

Eine ganz neue Richtung nahm die Forschung, nachdem eine Parallelität zwischen chemotherapeutischer Wirkung von Sulfonamiden und insektizider Wirkung der entsprechenden chlorierten Verbindungen (Cl an Stelle von $-NH_2$)

Einige chlorierte Kohlenwasserstoffe mit insektizider Wirkung

festgestellt worden war. Sie führte schließlich durch P. MÜLLER im Herbst 1939 zur Entdeckung des Dichlor-diphenyl-trichloräthans, DDT, als eines äußerst wirkungsvollen Insektizids. Es handelt sich um ein Kontaktgift, von dem bereits 10^{-5} μg pro cm^2 Oberfläche zur Vernichtung von Fliegen genügen. Die gelegent-

	R_1	R_2
Parathion	$-C_2H_5$	$-O-\!\!\!\!\bigcirc\!\!\!\!-NO_2$
Methylparathion	$-CH_3$	$-O-\!\!\!\!\bigcirc\!\!\!\!-NO_2$
Diazinon	$-C_2H_5$	$-O-$ (Pyrimidin) $-CH(CH_3)_2$
Malathion	$-CH_3$	$-S-CH-COOC_2H_5$, $CH_2-COOC_2H_5$

Systemische Insektizide

Systox	$-C_2H_5$	$-O-CH_2-CH_2-S-C_2H_5$
Metasystox	$-CH_3$	$-O-CH_2-CH_2-S-C_2H_5$
Thiometon	$-CH_3$	$-S-CH_2-CH_2-S-C_2H_5$
Formothion	$-CH_3$	$-S-CH_2-CO-N{<}^{CH_3}_{CHO}$

Organische Thiophosphorsäureester

lich beobachtete DDT-Resistenz von Fliegen beruht auf ihrer erworbenen Fähigkeit, aus dem DDT-Molekül HCl abzuspalten, wobei eine ungifrige Verbindung entsteht. Bei sachgemäßer Anwendung darf DDT als praktisch ungiftig bezeichnet werden. Es ist aber insofern nicht ganz ungefährlich, als es im Fettgewebe gespeichert wird. Nicht gespeichert wird dagegen das Methoxychlor, weshalb dieser Stoff seine wichtigste Anwendung bei der Bekämpfung der Ektoparasiten bei Milch- und Schlachtvieh findet. Zu den chlorierten Kohlenwasserstoffen gehört das ebenfalls stark insektizide γ-Hexachlorcyclohexan, kurz HCH genannt.

Die Arbeiten von SCHRADER mit organischen Phosphorsäureestern führten zur Entdeckung des E 605, Parathion, einem Insektizid mit breitestem Wirkungsspektrum, das in sich die Eigenschaften eines Kontakt-, Fraß- und Atemgiftes vereinigt, leider aber auch für den Warmblüter äußerst giftig ist. Es ist gelungen, wesentlich weniger toxische Vertreter dieser Stoffgruppe zu schaffen. Beim Studium dieser Ester zeigte es sich, daß eine Reihe solcher Stoffe von der Pflanze durch Blatt und Wurzel aufgenommen werden und sich über das Leitungssystem in der ganzen Pflanze verbreiten. Dadurch erhält die Pflanze von innen heraus einen Schutz gegen stechende und saugende Insekten wie Blattläuse und Spinnmilben. Man nennt diese Stoffe Systeminsektizide. Hierher gehören z. B. Systox, Metasystox, Thiometon und Formothion. Schließlich haben sich auch eine Reihe von Carbaminsäureestern als praktisch verwertbare Insektizide erwiesen.

Aus der folgenden Tabelle gehen die großen Unterschiede bezüglich der Toxizität verschiedener Insektizide an der Ratte hervor.

Akute Warmblütertoxizität einiger Insektizide
(z. T. nach SPECTOR und nach SPERONI)

LD 50 in mg/kg Ratte, oral			
Arsenik	140 (Hund 30—70)	Parathion	3—15
Pyrethrine	820—1870	Methylparathion	14—40
Rotenon	132	Diazinon	240
Nicotin	50—60	Malathion	1400—5000
Dinitro-o-kresol	30	Systox	6—12
DDT	250—800	Metasystox	30—100
Methoxychlor	6000	Thiometon	120—200
γ-HCH	125—200	Formothion	350

In den letzten Jahren hat man nach anderen als chemischen Möglichkeiten der Schadinsektenbekämpfung gesucht, etwa durch Einführung oder künstliche Vermehrung der natürlichen Feinde, z. B. der Marienkäfer bei Blattläusebefall, durch Insektenviren und Bakterien, durch massenweises Aussetzen sterilisierter Männchen, wodurch die Weibchen unbefruchtete Eier legen. Wieweit sich schließlich Insektenhormone und Sexuallockstoffe als brauchbar erweisen, wird die Zukunft zeigen.

Neben den Insekten sind auch verschiedene Nager Kulturschädlinge. Man versucht ihnen etwa mit Zinkphosphidködern, Thalliumpräparaten, Strychnin-Giftködern, Präparaten aus roten Meerzwiebeln (s. Scillirosid) und blutgerinnungshemmenden Cumarinderivaten beizukommen. Bemerkenswert ist die Beobachtung, daß das Antibiotikum Cycloheximid selbst in starker Verdünnung eine vergällende Wirkung für Nager hat.

Literatur
(zu Belebte Umwelt)

BOAS, F.: Dynamische Botanik, München 1949. — CRAFTS, A. S.: The Chemistry and Mode of Action of Herbicides, New York, London 1961. — COEUR, M. A.: Insecticides et antifongiques. Lyon pharm. **12**, 187—222 (1961). — EDSON, E. F.: Applied toxicology of pesticides. Pharm. J. **185**, 361—367 (1960). — HAYNES, M., u. G. GJERSTAD: Gibberellic acid. The miracle Plant Booster. Amer. J. Pharm. **132**, 98—107 (1960). — MARKHAM, R.: Viruskrankheiten der Pflanzen und ihre Bestimmung. Endeavour **16**, 99—106 (1957). — MÜHLE, E.: Beobachtungen und Untersuchungen zum Auftreten von Viruskrankheiten an Arzneipflanzen. Planta med. **4**, 203—208 (1956). — PARTHIER, B.: Kinetinwirkungen an pflanzlichen Objekten. Pharmazie **15**, 696—703 (1960). — SCIUCHETTI, L. A.: Influence of Gibberellic Acid on Medicinal Plants. J. Pharm. Sci. **50**, 981—998 (1961). — SPECTOR, W. S.: Handbook of Toxicology, Philadelphia, London 1956. — SPERONI, G.: I fitofarmaci. Parte I. Gli insetticidi; Parte II. I fungicidi e gli erbicidi. La chimica e l'industria **38**, 944—964 (1956); **39**, 184—205 (1957). — VIRTANEN, A. I.: Antimikrobiell wirksame Substanzen in Kulturpflanzen. Angew. Chem. **70**, 544—552 (1958).

Pflanzenschutzmittel-Verzeichnisse

Deutschland: Pflanzenschutzmittel-Verzeichnis der Biolog. Bundesanstalt für Land- und Forstwirtschaft in Braunschweig.

Österreich: Amtliches Pflanzenschutzmittel-Verzeichnis und Pflanzenschutzgeräte-Verzeichnis der Bundesanstalt für Pflanzenschutz, Wien.

Schweiz: Pflanzenschutzmittel-Verzeichnis. Herausgegeben von den Eidg. Versuchsanstalten Wädenswil, Zürich-Oerlikon, Lausanne und Liebefeld-Bern. Alphabetische Liste der Schädlingsbekämpfungsmittel und anderer giftiger Handelspräparate. Toxikologie der in der Liste aufgeführten Wirkstoffe.

Drogenernte, Konservierung und Aufbewahrung

Bei den mit der Drogenernte im Zusammenhang stehenden Problemen steht an erster Stelle die Frage nach der Erntezeit[1]. Sie ist eng verknüpft mit den Erscheinungen der Wirkstoffveränderungen im Verlaufe der Vegetationsperiode. Tatsächlich zeigen Arzneipflanzen während ihrer Entwicklung oft ganz beträchtliche Schwankungen im Wirkstoffgehalt und in der Wirkstoffzusammensetzung (vgl. z. B. Colchicum, S. 303). Die Kenntnis dieser Veränderungen setzt den Arzneipflanzenanbauer in die Lage, durch einen richtig gewählten Erntezeitpunkt den Wirkstoffgehalt der Droge in günstigem Sinne zu beeinflussen. Es ist nicht immer am vorteilhaftesten, im Moment des größten prozentualen Wirkstoffgehaltes zu ernten. Aus wirtschaftlichen Überlegungen kommt es vielmehr auf die Gesamtausbeute pro Pflanze und Bodenfläche an.

Am Beispiel von *Lobelia inflata* läßt sich dieser Sachverhalt gut erklären. Diese Pflanze hat in bezug auf ihren %-Alkaloidgehalt zwei Maxima. Das erste und höchste Maximum liegt bei Blütebeginn. Eine Ernte in diesem Zeitpunkt ergäbe also eine Droge von höchstem Gehalt. Die Ph. Helv. schreibt aber trotzdem als Erntezeit das Ende der Blüte vor. In diesem Punkt entwickelt die Pflanze ein zweites Maximum, das allerdings etwas niedriger als das erste liegt. Dafür liefert die Pflanze jetzt wesentlich mehr Droge, da sie sich während der mehrmonatigen Blütezeit auch vegetativ stark entwickelt. Unter diesen Umständen nimmt man den etwas kleineren Alkaloidgehalt gerne in Kauf.

Da die Drogen von den verschiedensten Vertretern des Pflanzenreiches stammen, die unterschiedlichsten Pflanzenteile darstellen und sich in bezug auf die chemische Zugehörigkeit der Wirkstoffe stark unterscheiden, ist die optimale Erntezeit von Droge zu Droge starken Schwankungen unterworfen. Allgemeine Regeln gibt es daher nicht. Wohl lassen sich je nach Pflanzenteil gemeinsame Gesichtspunkte feststellen. So werden unterirdische Organe entweder vor dem

---

[1] Für die technischen Fragen der Drogenernte muß auf die einschlägige Literatur (z. B. HEEGER, Handbuch des Arznei- und Gewürzpflanzenbaues) verwiesen werden.

Austreiben, also bevor die Nährstoffe aus den Behältern abzuwandern beginnen, geerntet, oder nach Abschluß der Vegetationsperiode, wenn die Speicher wieder gefüllt sind.

Davon gibt es aber zahlreiche Ausnahmen. So wird Radix Levistici am vorteilhaftesten schon vor Anfang September geerntet, weil im Herbst alle älteren Wurzel- und Rhizomteile abgestoßen werden und teigig zerfallen, so daß nur relativ wenige und meist dünne, ein-jährige Wurzeln an einem kurzen Rhizomschopf übrigbleiben und die Ernte daher sehr gering ausfällt. Im allgemeinen sollte man davon absehen, ein bestimmtes Kalenderdatum anzuführen. Die Einsammlungszeit kann nämlich bei der gleichen Droge je nach den klima-tischen Verhältnissen eines Jahres, sowie nach der geographischen Lage ziemlich stark variieren. Besser ist es, das entsprechende Entwicklungsstadium, etwa beginnende Blüte, Fruchtreife, zu definieren.

Die R i n d e n werden gewöhnlich in dem Moment gesammelt, wenn die erste Entwicklung der oberirdischen Teile einer Pflanze zum Stillstand gekommen ist, d. h. kurz vor der Blüte. Die Rinden sollen nicht von zu alten Bäumen oder Sträuchern geerntet werden. Denn hier sind die äußeren Partien stark verkorkt und daher meist minderwertig.

Die B l ü t e n werden meist zur Zeit ihrer vollen Entfaltung geerntet. Doch gibt es auch hier Ausnahmen. So sollen die Kompositenblüten eher vor der Voll-blüte gesammelt werden, da die Blütenkörbchen sich auch nach der Ernte noch kurze Zeit weiter entwickeln. Werden sie daher bei Vollblüte gesammelt, so be-steht die Gefahr, daß sie überreif werden und auseinanderfallen, ihr Aussehen also stark beeinträchtigt wird. Flos Caryophylli wird im Knospenstadium ge-erntet.

Auch F r ü c h t e und S a m e n sollen im allgemeinen zur Zeit ihrer Vollreife eingebracht werden. Doch stellen z. B. Fructus Cubebae die in unreifem Zustand geernteten Früchte dar. Bei Strophanthus öffnet sich zur Fruchtreife die Kapsel und die Samen werden durch den Wind fortgetragen.

Die Ernte der B l ä t t e r findet meist kurz vor oder während der Blüte statt. Es ist eine alte Erfahrung der Arzneipflanzenanbauer, daß die vegetativen Teile den höchsten Gehalt an verschiedensten Wirkstoffen meist kurz vor oder wäh-rend des Blühens erreichen. Nachher sinkt der Gehalt im allgemeinen ab. Mit der Blüte ist eine Umstimmung der Stoffwechselvorgänge verbunden, die sich etwa in einem Absinken des Wirkstoffgehaltes äußern kann (K. MOTHES und L. ENGEL-BRECHT, 1952).

Demnach müßte sich durch stete Blütenentfernung ein Abfall des Wirkstoffgehaltes vermeiden lassen. Man hat diesen Versuch mehrfach durchgeführt und beispielsweise bei Datura innoxia festgestellt, daß die Pflanzen bei fortlaufender Entfernung der Blüten-knospen tatsächlich ihre vegetative Entwicklung fortsetzen. Dabei wird das Trocken-gewicht der ganzen Pflanze, sowie der Summe der Blätter gegenüber den Kontrollen um etwa 50% erhöht; die Drogenausbeute pro Pflanze wird also wesentlich vergrößert. Da die Alkaloidbildung mit intensiven Stoffwechselvorgängen verbunden ist, überrascht es nicht, daß bei Fortsetzung der vegetativen Entwicklung auch der Alkaloidgehalt der Droge ganz wesentlich erhöht wird. Damit ist gleichzeitig bewiesen, daß bei Datura innoxia mit der Blüte eine Verlangsamung der vegetativen Entwicklung und damit eine Verminderung der Alkaloidproduktion verbunden ist.

Der Einfluß der Blüte ist aber nicht immer gleichsinnig und kann bei mehrjährigen Pflanzen wie Belladonna sogar je nach Alter verschieden sein (G. ELZENGA und J. W. DE BRUYN, 1957). Vor allem bei den Blatt- und Kraut-drogen stellt sich neben den jahreszeitlichen Schwankungen die Frage der Gehaltsunterschiede im Verlaufe eines einzigen Tages. Solche Verschiebungen sind tatsächlich in beträchtlichem Umfang von 30% und mehr bei Alkaloid-, Glykosid-, Kohlenhydrat- und ätherischen Öldrogen mehrfach festgestellt worden. Sie sind durch die mit dem Wechsel von Tag und Nacht automatisch verbundenen periodischen Licht- und Temperaturschwankungen verknüpft. Der Einfluß von Licht, Temperatur sowie von Regen und Tau wurde bereits bei den Klimafaktoren behandelt (s. dort). Viele diesbezügliche Fragen harren gerade bei Arzneipflanzen noch der Klärung.

In den geernteten Pflanzenteilen gehen die Lebensvorgänge noch eine kürzere oder längere Zeit weiter. Früchte und Samen können sogar viele Jahre lebensfähig bleiben. Aus diesem Grunde ist zu erwarten, daß auch Wirkstoffgehalt und Wirkstoffzusammensetzung nachträgliche Veränderungen erleiden.

Diese Veränderungen können sich als vorteilhaft erweisen und daher erwünscht sein. So ist aus gewelktem oder getrocknetem Kraut hergestelltes Pfefferminzöl esterreicher als bei Gewinnung aus Frischpflanzen. Ferner ist bekannt, daß Koriander unmittelbar nach der Ernte einen kratzenden, unangenehmen Geruch, einige Wochen später aber einen angenehmen Geruch zeigt. Auf alle diese Verhältnisse wird vielerorts auch praktisch Rücksicht genommen, indem z..B. bei *Mentha* und *Levisticum* zur Ölgewinnung angewelkte Droge verwendet und dabei qualitativ besseres Öl erhalten wird. Schließlich können auch Verschiebungen in andere Organe stattfinden. So weisen Blätter von *Belladonna* und *Datura* einen höheren Alkaloidgehalt auf, wenn ganze Pflanzen und nicht nur die Blätter allein getrocknet werden. Dabei nimmt allerdings der Alkaloidgehalt der Wurzeln ab. Die Alkaloide sind also während des Trocknens aus der Wurzel in das Blatt abgewandert (BREWER und HINER, 1949). Ferner ist bekannt, daß gewisse Umbelliferenwurzeln und Früchte, z. B. der Kümmel, nach der Ernte noch reicher an ätherischem Öl werden.

Sofern das Erntegut nicht sofort verwertet wird, muß es in haltbare Form gebracht werden. Die Konservierung besteht im Wasserentzug, wobei die Zellen absterben. Der Übergang vom Leben zum Tod, von der Ordnung zum ungeordneten Reaktionsablauf, vollzieht sich nicht schlagartig. Die sich dabei abspielenden Vorgänge sind erst zu einem kleinen Teil bekannt. Durch den Verlust der Semipermeabilität können Stoffe aufeinander einwirken, die sonst getrennt gelagert sind. Vor allem sind es die Fermente, die dabei eine ganz ungeordnete Tätigkeit entfalten (vgl. hierzu S. 139).

Vorgänge dieser Art können sich günstig auswirken: Oxydation der Anthraglykoside der Faulbaumrinden, Bildung der Duftstoffe von *Melilotus, Asperula, Vanilla* u. a. Meistens aber führen sie durch Glykosidspaltung zu einem Wirkungsverlust. Auch andere unerwünschte Fermentwirkungen sind bekannt. So werden durch Phenoloxydasen Gerbstoffe in Gerbstoffrote oder Phlobaphene übergeführt. Die Abnahme des Morphingehaltes im Rohopium, die Verfärbung der Wollblumen, möglicherweise auch die Abnahme des Bitterwertes von Herba Absinthii und Radix Gentianae sind fermentativ bedingt.

Unerwünschte Fermentreaktionen müssen möglichst rasch zum Stillstand gebracht werden. Hierzu können im Prinzip zwei Wege eingeschlagen werden: a) Wasserentzug und b) Abtötung der Fermente. Der Wasserentzug kann bei niedriger Temperatur erfolgen. Die Frischdroge wird tiefgekühlt und das Wasser im Vakuum heraussublimiert, ohne daß eine Auftauung stattfindet. Die Temperatur wird erst nach vollständigem Wasserentzug wieder erhöht. Man nennt diesen Vorgang Gefriertrocknung. Er stellt die schonendste Art des Wasserentzuges dar. Diese ziemlich kostspielige Trocknungsmethode ist bei hochempfindlichen Stoffen wie Blutplasma und Penicillin angezeigt. Bei pflanzlichen Drogen hat sie gegenüber anderen Trocknungsmethoden bisher keinen nennenswerten Vorteil gezeigt, so daß für praktische Bedürfnisse darauf verzichtet wird. Dagegen dürfte sie wertvolle Dienste bei wissenschaftlichen Fragestellungen leisten, etwa bei der Frage nach den nativen Inhaltsstoffen oder nach der Form, in der die Wirkstoffe in der lebenden Pflanze enthalten sind.

Meist wird der Weg der erhöhten Temperatur zur Beschleunigung des Wasserentzuges eingeschlagen, was auf einfachste Weise durch Trocknung an der Sonne erreicht wird. Während man noch vor wenigen Jahrzehnten der Schattentrocknung unbedingt den Vorzug gab, gilt heute die Ansicht, daß infolge der schnelleren Trocknung eine solche an der Sonne befürwortet werden kann, sofern es sich nicht um flüchtige, äußerlich gelagerte Wirkstoffe handelt, wie bei den Labiatenblättern oder um sehr temperaturempfindliche Stoffe, wie um Lobeliaalkaloide, und sofern die Droge nicht länger als für die Trocknung unbedingt nötig an der Sonne belassen wird, weil sonst die Drogenfarbe leidet. Häufig wird erhöhte Temperatur aber auch durch künstliche Wärmezufuhr erzielt. Da die meisten Fermente ihr Temperaturoptimum zwischen 25 und 45° haben, wird durch Temperatursteigerung nicht nur der Wasserentzug, sondern auch die fermentative Tätigkeit beschleunigt. Erst bei weiterer Erwärmung tritt die Fermentaktivität in den Hintergrund und der rasche Wasserentzug kann sich besonders vorteilhaft auswirken. Wird die Temperatur aber über etwa 60—70° hinaus gesteigert, dann machen sich bald chemische Zersetzungen wie Hydrolyse und Oxydation bemerkbar und der Wirkstoffgehalt sinkt ab. Aus diesem Grunde gibt es bei der Drogentrocknung ein Temperaturoptimum. Für Drogen mit nicht flüchtigen und einigermaßen beständigen Wirkstoffen, wie die Solanazeendrogen, liegt es bei ungefähr 50—60°.

Schnelle Trocknung bei erhöhter Temperatur läßt sich mit Infrarotstrahlung erreichen. Auch hier geschieht der Wasserentzug durch Wärmezufuhr. Sie ist proportional der Entfernung des Trockengutes von der Strahlungsquelle. Bei verkürztem Abstand, also mit der Erhöhung der Temperatur, sinkt die Zeit, die zur Trocknung benötigt wird. Umgekehrt steigt aber der Grad der Zersetzung temperaturempfindlicher Substanzen oder der Verdampfungsverlust an flüchtigen Stoffen. Für die Infrarottrocknung gilt prinzipiell das gleiche wie für Trocknung bei erhöhter Temperatur. Vor allem wirkt sich hier die Empfindlichkeit des Chlorophylls ungünstig aus, da es sich rasch grünbraun bis braun verfärbt, wobei die Blattdrogen unansehnlich werden.

Der zweite Weg der Konservierung ist die Abtötung der Fermente, die sog. Stabilisierung. Durch Hitzeeinwirkung wird der hochmolekulare Eiweißbestandteil der Fermente, das Apoferment, denaturiert. Da die Fermente in feuchtem Zustand bedeutend temperaturempfindlicher sind als im wasserfreien, ist es falsch, das Erntegut zuerst zu trocknen und erst nachher zum Zwecke der Fermentabtötung höher zu erhitzen. Vielmehr soll es frisch der Temperatureinwirkung ausgesetzt werden. Dies geschieht etwa durch Einbringen für 3—6 Minuten in gespannten Wasserdampf, Eintauchen in siedendes Wasser oder siedenden Alkohol oder Behandeln in 100° heißer Luft im Trockenschrank (etwa 5 Minuten lang). Dagegen dürfte ein Trocknen der Droge bei 50—60° in den seltensten Fällen zu einer völligen Fermentinaktivierung führen. Selbst bei 70° getrocknete Blätter von *Digitalis purpurea* enthalten noch voll wirksame Digipurpidase (L. Fuchs und H. Jachs, 1960). Wohl aber senkt es den Wassergehalt soweit, daß die Fermente ihre Tätigkeit nicht mehr entfalten können. Hierfür muß ihr Eiweißanteil nämlich in gequollenem Zustand vorliegen. In wasserfreier Droge (Wassergehalt $< 5\%$) ist deshalb jede Enzymtätigkeit unmöglich. Lufttrockene

Drogen enthalten jedoch zwischen 10 und 20% Wasser. Eine wasserfreie Droge wird, an der Luft aufbewahrt, also bis zu diesem Betrage wieder Wasser aufnehmen, und damit lebt die Fermenttätigkeit wieder auf. Um eine nachträgliche Zersetzung der Wirkstoffe zu verhindern, muß daher die bei erhöhter Temperatur getrocknete Droge, sofern sie noch aktive Fermente enthält, vor erneuter Wasseraufnahme geschützt werden. Besonders empfindliche Drogen, wie jene mit herzaktiven Glykosiden, werden daher über Kalk, Silicagel oder einem anderen gleichwertigen Trocknungsmittel aufbewahrt.

Auch andere, nicht fermentative Veränderungen, wie Verharzung sauerstoffempfindlicher Ölbestandteile durch den Sauerstoff der Luft oder Verdunsten vor allem der leichtflüchtigen Anteile von ätherischen Ölen, lassen sich durch sachgemäße Lagerung stark verlangsamen: Aufbewahrung möglichst in unzerkleinertem Zustand bei niedriger Temperatur in gut verschlossenen Behältern vor Licht, Luft und Feuchtigkeit geschützt. Übrigens nimmt die Fermentaktivität durch Alterung des Proteinanteils der Fermente beim Lagern nach und nach ab.

Dem Packmaterial kommt für die Haltbarkeit eine nicht unbedeutende Rolle zu. Bei Folium Menthae sind z. B. bei Aufbewahrung in Polyäthylenbeuteln wegen der Lipophilie des Materials beträchtliche Ölverluste festgestellt worden.

Der Gefahr einer Einschleppung von Insekten begegnen die Drogenhäuser durch Begasung. Als eines der wirksamsten Mittel hat sich Methylbromid erwiesen. Die hohe Toxizität dieses Stoffes setzt aber entsprechende Einrichtungen voraus und verbietet seine Anwendung im Apothekenlabor. Das bisher empfohlene Chloroform ist nicht sehr aktiv und der Schwefelkohlenstoff ist giftig und explosiv. Besser geeignet ist Tetrachlorkohlenstoff. Nach der Behandlung ist das Drogengut gründlich zu lüften. Trockene, kühle Aufbewahrung in licht- und luftdichten Behältern schützt weitgehend vor erneutem Insektenbefall.

Literatur

ESDORN, I.: Untersuchungen über den ätherischen Ölgehalt welkender Pflanzen. Pharmazie **5**, 481—488 (1950). — FLÜCK, H., u. W. HOFMANN: Der Einfluß von verschiedenem Packmaterial auf den Ätherisch-Öl-Gehalt von Folium Menthae. Pharm. Acta Helv. **33**, 687-695 (1958). — GERHARD, H.: Fermentprobleme in der Arzneipflanzenverarbeitung und -Therapie. Planta med. **3**, 171—177 (1955). — GIRARDET, A. et coll.: Le séchage de drogues végétables par les rayons infra-rouges. Festschrift P. Casparis, Zürich 1949, S. 90—104. — JANECKE, H., u. W. HENNIG: Über das Vorkommen von Enzymen in getrockneten Drogen. Planta med. **7**, 41—55 (1959). — MOTHES, K.: Einige Bemerkungen über den gegenwärtigen Stand der botanischen Alkaloidforschung. Scientia pharm. **21**, 335—341 (1953). — NEUMANN, K.: Grundriß der Gefriertrocknung. Göttingen, Frankfurt, Berlin, 2. Aufl. 1955. — SCHULTZ, O.-E.: Stabilisierung von Drogen. Planta med. **1**, 35 (1953).

5. Phytochemie

Allgemeines über Pflanzeninhaltsbestandteile und deren Einteilung

Wörtlich bedeutet Phytochemie (vom gr. φύτον = Pflanze) „Pflanzenchemie". Von der Bezeichnung her könnte man ableiten, die Phytochemie würde alle chemischen Aspekte der Pflanzenwelt und des Pflanzenlebens umfassen. Im allgemeinen bleiben aber mehrere Aspekte ausgeklammert: so gehört die Chemie der pflanzlichen Ernährung und des pflanzlichen Primärstoffwechsels zum Gebiet der Pflanzenphysiologie und der Pflanzen-Biochemie. In der Regel versteht man demnach unter Phytochemie das Studium der zahllosen von Pflanzen gebildeten Stoffe, ausgenommen derjenigen Produkte, die mit der Fixierung der Kohlensäure und der Bildung organischer Substanz unmittelbar zusammenhängen (L. P. MILLER, 1957).

Pflanzliche Organismen bestehen zu einem erheblichen Anteil aus Wasser: Blätter, Blütenteile, saftige Früchte führen gewöhnlich über 90% Wasser; nicht viel weniger findet sich in unterirdischen, an mechanischem Gewebe armen Speicherorganen, um bei Rinden und Hölzern auf etwa 50% zu sinken; am wasserärmsten sind Samen, die in der Regel unter 10% H_2O enthalten. Den Hauptanteil des Pflanzen-Trockengewichtes machen die pflanzlichen Assimilate (Zukker, Stärke, Eiweiß) aus. Nach der Verbrennung von Pflanzenteilen bleibt Asche als unverbrennbarer Anteil zurück: Mineralsalze sind integrierende Bestandteile aller pflanzlichen Organismen. So bedeutungsvoll alle diese Pflanzenbestandteile (einschl. der Fermente, Hormone, Wuchsstoffe usw.) sind, um zu einem Verständnis der pflanzlichen Lebensvorgänge zu gelangen, so ist doch der Phytochemiker bevorzugt an einer anderen Gruppe von Pflanzenstoffen interessiert, die man seit CZAPEK als „sekundäre Pflanzenstoffe" bezeichnet. „Die Pflanzen schaffen vermöge von Fähigkeiten und Eigenheiten, die wir noch nicht ganz durchschauen, eine üppige Fülle verschiedenartiger chemischer Verbindungen zum Teil in so großen Mengen, daß sie noch bis in unsere technisch hochentwickelte Zeit als wohlfeile Rohstoffe für bedeutende Industrien genutzt werden, wie Kautschuk, Harze, ätherische Öle, Gerbstoffe, Farbstoffe, Kork, Alkaloide usw. (K. PAECH, 1950)." Wenn man diese Stoffe, die von ebenso großer praktischer Bedeutung wie — wegen der Vielfalt ihrer Strukturen und ihrem chemischen Bau — von wissenschaftlichem Interesse sind, mit der Bezeichnung „sekundäre Pflanzenstoffe" belegte, so will man damit das folgende andeuten: sie verdanken — zumindest stellt sich das uns nach dem heutigen Stande des Wissens so dar — ihre Bildung sekundären Prozessen, Stoffwechselvorgängen also, die für die Erhaltung des Lebens selbst nicht unerläßlich sind. Das chemische Studium aller dieser Stoffe: der Alkaloide, Glykoside, ätherischen Öle, Harze, Farbstoffe gehört in das Gebiet der Phytochemie.

Phytochemie wird in sehr verschiedener Absicht getrieben. Einmal vom Chemiker, den die Naturstoffe ihres Aufbaues wegen fesseln, dann vom Biologen, der Zweck und Nutzen dieser Stoffe im pflanzlichen Leben aufzuklären sucht, sowie ihre kausale Entstehung (Biosynthese) in der Pflanze. Wesentliche Antriebe zur phytochemischen Forschung gehen aber von der praktischen Verwertbarkeit ihrer Ergebnisse aus: in der Lebensmitteltechnologie, in der Parfümerie und Kosmetik, in der Gerberei, in der holzverarbeitenden Industrie usw.

Die Pflanze ist eine außerordentlich leistungsfähige Erzeugungsstätte chemischer Produkte. Um das zu veranschaulichen, gibt K. PAECH (1956) zwei Beispiele. Die in den Kaffeeplantagen Brasiliens kultivierten Kaffeepflanzen produzieren in einem einzigen Jahre Coffein in einer Menge, die auf 10000 Tonnen geschätzt wird, das entspräche 1000 Lastzügen beladen mit diesem weißen kristallinen Produkt. Und die jährliche Produktion an reinem Nicotin durch die Tabakpflanze wird auf 60000 bis 70000 Tonnen geschätzt.

Zu den Wissenschaften, die auf eine praktische Anwendbarkeit phytochemischer Forschung zielen, gehören auch die mit der Arzneimittelforschung sich befassenden Wissenschaften: die Pharmakologie, die Pharmakognosie, die pharmazeutische Chemie und die galenische Pharmazie.

Von den mehr als 250 000 Arten von Samenpflanzen ist bisher nur ein Bruchteil, etwa 5%, auf bestimmte Inhaltsstoffe hin chemisch untersucht worden; die Zahl der untersuchten Mikroorganismen ist noch bedeutend kleiner. Trotzdem konnte bereits eine Vielzahl von Inhaltsstoffen entdeckt werden; mindestens 4000 davon sind ihrer chemischen Konstitution nach genau bekannt. Man wird versuchen müssen, dieses umfangreiche Tatsachenmaterial der Phytochemie nach bestimmten Gesichtspunkten zu ordnen.

Wie erwähnt, stand vielfach der Nutzen der Pflanzenbestandteile für das menschliche Leben stark im Vordergrund phytochemischer Untersuchungen: auffallende Eigenschaften wie Farbe, Geruch, Geschmack, pharmakologische und toxikologische Wirkungen usw. waren der Anreiz und der Leitfaden zu ihrer Reindarstellung. Bald bildeten sich auch gewisse phytochemische Methoden, Arbeitsregeln, heraus, die zur Reindarstellung anzuwenden sind; dabei führt die Anwendung einer ganz bestimmten Methode auf verschiedene Pflanzen wenn nicht zu den gleichen, dann oft zu verwandten Pflanzenstoffen. Praktisch-technische und methodisch-chemische Gesichtspunkte sind es daher auch, die zu einer ersten Einteilung und zu einem ersten Ordnen der Pflanzenstoffe herangezogen werden. Einige Beispiele:

Ätherische Öle. Sie sind die riechenden Prinzipien von Pflanzen, und sie lassen sich gewinnen durch Ausnutzen ihrer Unlöslichkeit in Wasser und ihrer Flüchtigkeit mit Wasserdampf.

Alkaloide. SERTÜRNER (1805) hatte gefunden, daß die pharmakologische Wirkung des Opiums an einen basischen Inhaltsstoff geknüpft ist. Dieser Einzelbefund wurde verallgemeinert: sollte nicht auch in gleicher Weise die Wirkung anderer Drogen mit dem Vorkommen basischer Bestandteile zusammenhängen? Die Basizität als methodischer Leitfaden zur Abtrennung der Alkaloide von den übrigen extrahierbaren Pflanzenstoffen führte in der Folge zur Reindarstellung mehrerer hundert Alkaloide.

Gerade das Zusammentreffen zweier Merkmale: des methodisch verwertbaren der Basizität und des toxologischen, daß den N-haltigen Pflanzenbasen auffallende Wirkungen eigen sind, führte zu der raschen Entwicklung der Alkaloidchemie. Vierzig Jahre nach der Pionierleistung SERTÜRNERS sind nahe an die fünfzig weitere Wirkstoffe wichtiger Arzneidrogen isoliert worden (s. hierzu die Aufstellung von H. HAAS, 1956):

1817	Emetin (PELLETIER-MAGENDIE),	1829	Nicotin (POSSELT-REIMANN),
1817	Strychnin (PELLETIER-CAVENTOU),	1831	Narcotin (ROBIQUET),
1819	Delphinin (BRANDES),	1831	Berberin (BUCHNER-HERBERGER),
1819	Colchicin (PELLETIER-CAVENTOU),	1832	Narcein (PELLETIER),
1819	Brucin (PELLETIER-CAVENTOU),	1833	Aconitin (GEIGER-HESSE),
1819	Piperin (OERSTEDT),	1833	Hyoscyamin (GEIGER-HESSE),
1819	Coffein (RUNGE),	1833	Codein (ROBIQUET),
1820	Cinchonin (PELLETIER-CAVENTOU),	1833	Atropin (GEIGER-HESSE, MEIN),
1821	Solanin (DESFOSSES),	1833	Chinidin (HENDRY-DELONDRE),
1824	Chelidonin (PROBST),	1833	Thebain (PELLETIER),
1826	Coniin (GIESECKE),	1841	Harmalin (GOEBEL),
1826	Corydalin (WACKENRODER),	1847	Harmin (FRITSCHE),
1827	Chinin (PELLETIER-CAVENTOU),	1848	Papaverin (MERCK).

Bitterstoffe. Der bittere Geschmack als Leitfaden war eine bequeme Methode, Pflanzenextrakte so lange zu fraktionieren, bis der gesamte Bitterwert des Rohdrogen-Auszuges in einem kristallisierbaren Stoffe vereinigt war. In nicht wenigen Fällen zeichnete sich der so gefundene Bitterstoff gleichzeitig durch andere auffallende pharmakologische Wirkungen aus. Das bekannteste Beispiel dieser Art stellen die herzwirksamen Glykoside (die Digitaloide) dar: um die Herzgifte zu isolieren ging man dem Bitterstoff nach, verzichtete also auf die pharmakologische Austestung der Herzwirkung.

Farbstoffe. Die Zahl der Pflanzenfarbstoffe schätzt man auf etwa zweitausend. 130 von ihnen waren zu irgendeinem Zeitpunkt wichtige Handelsprodukte; die Zahl der heute (z. B. als Lebensmittelfarbstoffe) tatsächlich verwendeten ist wesentlich kleiner: Bixin, Safran, Quercetin sind hier zu nennen. Die pflanzlichen Pigmente haben den unterschiedlichsten chemischen Bau und die unterschiedlichsten physikalischen Eigenschaften (Löslichkeit, Farbe, Fluoreszenz usw.). Welche Methoden aber auch immer zu ihrer Isolierung eingesetzt werden müssen: die Farbtiefe ist wegweisend bei der Wahl oder Ausarbeitung der Darstellungsmethoden.

Tannine (Gerbstoffe). Der Begriff Gerbstoffe ist der Praxis entlehnt. Gerbstoffe zeichnen sich durch die Eigenschaft aus, adstringierend zu wirken, Eiweiß aus Lösungen auszufällen und unlösliche Verbindungen mit Eiweiß enthaltenden Geweben einzugehen. Daher wandeln Gerbstoffe tierische Häute in Leder um (Grundlage der Gerbereitechnik). Gerbstoffe sind von großer technischer Bedeutung; allein die USA verarbeiten jährlich 120000 Tonnen gerbstoffhaltiges, pflanzliches Material. Die technisch wichtigen Gerbstoffextrakte werden gewonnen aus der Fichte, der Kastanie, der Eiche und von den amerikanischen Quebracho-Arten.

Glykoside. Die Erfahrung hat folgendes gezeigt: Pflanzenextrakte enthalten in der Regel mäßig bis gut wasserlösliche Verbindungen von alkoholischem oder phenolischem Charakter; die alkoholischen bzw. phenolischen Hydroxygruppen sind jedoch nicht frei, vielmehr acetalartig an ein oder mehrere Zucker (Glucose, Galaktose, Rhamnose usw.) gebunden. Von den chemischen Eigenschaften einer neu isolierten Verbindung — ob sie nun bei systematischer Fraktionierung anfällt oder durch Zufall — ist zunächst oft nicht mehr bekannt, als daß sie bei der Hydrolyse in einen Zuckeranteil und in einen zweiten, nicht zuckerhaltigen Anteil zerfällt. Damit aber ist die Verbindung in die Gruppe der sog. „Glykoside" eingeordnet. Die Glykoside stellen eine sehr heterogene Stoffklasse dar, denn in bezug auf die chemische Konstitution herrscht eine große Vielgestaltigkeit (s. S. 141). Glykoside können in Arzneipflanzen Träger der Wirkung sein (z. B. die herzwirksamen Glykoside, die Saponine u. a.).

Harze. Der Terminus „Harze" wird nicht ganz einheitlich gebraucht. Manchmal verwendet man ihn, um damit ein Gemisch nicht identifizierter, nicht kristallisierender Verbindungen zu belegen, das als schmierige Masse zurückbleibt, wenn das Extraktionsmittel verdunstet ist („schmieriger, harzartiger Rückstand"). Die eigentlichen Harze sind pflanzliche Exkrete, vom chemischen Standpunkt aus Gemische aus amorphen oder schwer kristallisierbaren Säuren, Estern und Alkoholen. Weitere Charakteristika sind die Unlöslichkeit von Harzen in Wasser, ihre gute Löslichkeit in organischen Lösungsmitteln und das Erweichen (Schmelzen) bei relativ niedrigen Temperaturen (Näheres s. S. 410).

Lipoide. Fette, fette Öle und Wachse. Werden Pflanzenteile mit lipophilen Lösungsmitteln extrahiert, so enthalten diese Fraktionen die pflanzlichen Lipoide (wie Phytosterine, Phosphatide, Carotinoide, Xanthophylle u. a.), besonders Fette, fette Öle und Wachse. Fette und fette Öle sind unlöslich in Wasser,

Tabelle 60/1.

Einige charakteristische Pflanzenstoffe nach funktionellen Gruppen geordnet.

Ph = Phenylrest C_6H_5

Kohlenwasserstoff	α-Pinen $C_{10}H_{16}$		Weit verbreitet: bisher in etwa 400 Pflanzen gefunden
Alkohol	Isoamylalkohol $C_5H_{12}O$		Bestandteil zahlreicher ätherischer Öle
Phenol	Carvacrol $C_{10}H_{14}O$		Bestandteil zahlreicher ätherischer Öle, besonders aus Labiaten (z. B. Oleum Thymi)
Aldehyd	Benzaldehyd C_7H_6O		frei und gebunden in zahlreichen Pflanzen verstreut über das Pflanzenreich
Keton	Phloretin $C_{15}H_{14}O_5$		Toxisches Prinzip der Wurzelrinde des Apfelbaumes
Carbonsäure	Salicylsäure $C_7H_6O_3$		In ätherischen Ölen zahlreicher Pflanzen
Lacton	Proto-Anemonin $C_5H_4O_2$		Örtlich stark reizendes Prinzip mehrerer Ranunculazeen
Chinon	Droseron $C_{11}H_8O_4$		Pigment der Drosera-Arten
Anthrachinon	Aloe-Emodin $C_{15}H_{10}O_5$		Wirkstoff einiger Abführdrogen (Aloe, Sennesblätter, Rhamnusarten)
α-Pyron	Cumarin $C_9H_6O_2$		im Waldmeister, in Tonkabohnen und zahlreichen weiteren Pflanzen
γ-Pyron	Chelidonsäure $C_7H_4O_6$		in Chelidonium-Arten; fast ubiquitär verbreitet (in etwa 700 Pflanzen nachgewiesen)

teilweise löslich in Alkohol, leicht löslich in Äther, Chloroform, Benzol, Schwefel-kohlenstoff, Terpentinöl u. a. Sie lassen sich zu aliphatischen Fettsäuren und Glycerin verseifen. Die Wachse weisen ähnliche Lösungseigenschaften auf, ab-weichend sind sie aber Ester von Fettsäuren mit Alkoholen außer Glycerin, meist mit höheren Alkoholen.

Die angeführten Beispiele — es handelt sich um keine vollständige Über-sicht — zeigen, wie Pflanzenstoffe zu Gruppen zusammengefaßt werden können unter maßgeblicher Berücksichtigung methodisch-phytochemischer und prak-tisch-technischer Gesichtspunkte. Eine derartige Einteilung nach hervorstechen-den Stoffeigentümlichkeiten hat den Vorteil, daß auch die Pflanzenstoffe unter-gebracht werden, deren Konstitution noch nicht genau bekannt ist — und das trifft immer noch für eine ganze Anzahl zu. Beschränkt man sich aber darauf, die chemisch genau bekannten Pflanzenstoffe zu ordnen, so wird sich deren Ein-teilung natürlich eng an die in der organischen Chemie übliche Einteilung orga-nischer Stoffe anlehnen. Die Tabelle auf S. 60 zeigt einige typische Pflanzen-stoffe geordnet nach funktionellen Gruppen.

Das eigentliche Ziel jedoch besteht nicht in bloßem Sammeln von Tatsachen-material und in dessen Ordnen nach beliebigen Gesichtspunkten. Das Ordnen soll so beschaffen sein, daß allgemeinere, hinter den Einzeltatsachen verborgene — in der Phytochemie: biologische — Gesetzmäßigkeiten zum Ausdruck kom-men. Der nächste Abschnitt zeigt an Hand einiger Beispiele das Ordnen nach biogenetischen Gesichtspunkten.

Die Strukturtypen der Pflanzenstoffe — Biogenetische Betrachtungsweise

Die Einzelfakten, die vorliegen, sind die Naturstoffe mit ihrem unterschied-lichen chemischen Aufbau. Bereits eine flüchtige Betrachtung dieser von der Natur gebildeten chemischen Individuen und ihr Gegenüberstellen den über-haupt möglichen — der Synthese des organischen Chemikers zugänglichen — chemischen Verbindungen zeigt, daß in der Natur nicht alle denkbaren Struk-turen verwirklicht sind: offenbar gelten gewisse Ausnahmeregeln, die auf die Eigengesetzlichkeit der Natur hinweisen. Nicht bloß darin aber zeigt sich die Eigengesetzlichkeit, daß einige Stoffe in der Pflanze nicht gebildet werden, die im Laboratorium leicht darstellbar sind, auch darin, daß ihrerseits die Pflanze offenbar spielend leicht Synthesen vollbringt, die dem Experimentator bisher nicht oder außerordentlich mühselig gelingen. Die Frage, die man sich vorlegt, lautet: Kann aus der chemischen Struktur der Naturstoffe irgend etwas über deren Bildungsweise in der Pflanze abgeleitet werden? Die Methode, die an-gewendet wird, ist eine theoretisch-spekulative; sie besteht zunächst in Über-legungen, ob und in welcher Weise verschiedene Naturstoffe strukturelle Über-einstimmung zeigen. Strukturelle Übereinstimmung legt gleiche biogenetische Aufbauprinzipien der kompliziert gebauten Moleküle aus einem oder aus wenigen einfachen Grundbausteinen nahe. Vergleichbar ist dieses Verfahren mit Metho-den der Pflanzenmorphologie, mit denen sie die mannigfach gestalteten, äußeren und inneren Formelemente der pflanzlichen Gewächse auf ganz wenig Form-elemente zurückführt. Sobald es gelungen ist, gemeinsame strukturelle Züge in einer größeren Zahl von Naturstoffen zu entdecken, stellt sich als nächste Auf-gabe, den Grundbaustein und die komplexen Pflanzenstoffe durch zellmögliche

Reaktionsschritte, evtl. über hypothetische Zwischenglieder, in einer Reihe so zu ordnen, daß damit eine vernünftige Hypothese über den Biogeneseweg der Pflanze zum Ausdruck kommt. Die Verifizierung der Hypothese allerdings ist Aufgabe der experimentellen Biochemie und der pflanzlichen Stoffwechsel-physiologie, die sich auf Versuche mit lebenden Organismen stützen.

Organische Chemie, Biochemie, Pflanzenphysiologie berühren sich auf dem Gebiete der Phytochemie sehr eng. Es ist verständlich, daß es schwer ist, die einzelnen Gebiete streng gegeneinander abzugrenzen.

Im folgenden wird die biogenetische Betrachtungsweise an einigen Beispielen erläutert.

a) Die Fettsäuren

Mit den Methoden der organischen Chemie ist es möglich, aliphatische Car-bonsäuren der allgemeinen Formel $C_nH_m \cdot COOH$, und Derivate davon, in bei-nahe beliebiger Variation zu synthetisieren: dabei kann die Zahl der C-Atome im Molekül geradezahlig oder ungeradezahlig sein, es kann die Kettenlänge variieren, die Säuren können verzweigt oder geradekettig sein:

$$C-C-C-C-C-COOH \qquad\qquad C-C-C-C-C-COOH$$
$$| \atop C \atop | \atop C$$

Betrachten wir dagegen die Fettsäuren, die in der Natur als Ester des Glycerins in den Fetten und Ölen auftreten, so zeigen sich die folgenden Eigentümlich-keiten:

Es kommen praktisch ausschließlich geradkettige Fettsäuren der Kettenlänge C_4 bis C_{24} (von der n-Buttersäure bis zur Carnaubasäure) vor.

Die Fettsäuren mit mittlerer Kettenlänge herrschen mengenmäßig vor, ebenso nach der Häufigkeit ihres Vorkommens; es handelt sich hauptsächlich um die nebenstehenden Säuren. Innerhalb dieser Gruppe mit Fettsäuren mittlerer Kettenlänge läßt die Statistik einen weiteren Schwerpunkt erkennen: die besondere Bevorzugung der Säuren mit 18 Kohlenstoffatomen. Die Bevorzugung tritt einmal in Erscheinung durch die absolute Menge, in denen sie als Fettbestandteile auftreten, dann durch die Häufigkeit des Auftretens überhaupt (ihre weite Verbreitung im Pflanzenreich) und schließlich durch die besonders große Zahl der in der Natur verwirklichten Varianten. Von den etwa sechzig als Bestandteile von Glyceriden auftretenden

Ölsäure	$C_{17}H_{31} \cdot COOH$
Stearinsäure	$C_{17}H_{35} \cdot COOH$
Palmitinsäure	$C_{15}H_{31} \cdot COOH$
Myristinsäure	$C_{13}H_{27} \cdot COOH$
Laurinsäure	$C_{11}H_{23} \cdot COOH$

Fettsäuren gehören über zwanzig allein zu diesem Typus der C_{18}-Säuren. Die Reihe beginnt mit der Ölsäure, und sie führt über die ebenfalls häufige Linol- und Linolensäure zu selte-neren Vertretern wie der Petroselin-, der Punicin-, der Isan-Säure u. a.

Es wird geschätzt, daß etwa 80% von allen in pflanzlichen Samenfetten auftretenden Fettsäuren allein auf die Öl- und die Linolsäure entfallen (T. P. HILDITSCH, 1956).

Faßt man diese Ergebnisse zusammen: die Geradkettigkeit, die Gerad-zahligkeit und die Bevorzugung der C_{18}-Säuren, so bietet sich als Erklärungs-möglichkeit die Hypothese an, die Fettsäurebiogenese in unmittelbaren Zu-sammenhang mit dem Kohlenhydratstoffwechsel zu bringen. Das biologisch wichtigste Kohlenhydrat, die Glucose (eine Hexose), enthält eine gerade Anzahl von C-Atomen, und überdies liefern drei Glucosemoleküle gerade die auf-fallenden 18 Kohlenstoffatome. Tatsächlich hat E. FISCHER die Theorie vorgebracht, daß Fettsäuren vom Typus der Stearinsäure durch Kondensation von drei einfachen Hexose-Einheiten entstehen könnten. In vereinfachtem Schema:

$$3 C_6H_{12}O_6 \; ---\|-\to \; C_{18}H_{36}O_{18} \; \overset{-160}{---\|-\to} \; C_{18}H_{36}O_2$$

Die experimentelle biochemische Forschung hat nunmehr den wahren Zusammenhang zwischen Kohlenhydratstoffwechsel und Fettsäureaufbau aufgedeckt. Danach ist die Hexose keine unmittelbare Vorstufe der Fettsäuren; Vorstufe ist vielmehr eines der Zwischenprodukte des biologischen Abbaues der Hexose: die reaktionsfähigen C_2-Bausteine, genauer Acetylgruppen, die vom Coenzym A aufgenommen werden $CH_3 \cdot CO-$ [A]. Schematisch stark vereinfacht:

$$C_6H_{12}O_6 \to 3 CH_3 \cdot CO- \; \rightleftharpoons \; \text{Fettsäuren}$$

Die Acetylgruppe ist ein wichtiges Zwischenprodukt des Betriebsstoffwechsels und des Baustoffwechsels der Pflanzenzelle. Der Abbau der Kohlenhydrate führt über zahlreiche Zwischenstufen zu diesen C_2-Bruchstücken (Näheres siehe in Lehrbüchern der Biochemie und Physiologie). Das Bruchstück kann einerseits der völligen Oxydation bis zu CO_2 anheimfallen, es kann aber andererseits auch der Baustein für wichtige Synthesen von Zellbestandteilen werden. Die Bildung der Fettsäuren erfolgt durch eine fortgesetzte Kondensation von Acetylresten, die vom Coenzym A übertragen werden, nach dem folgenden Schema:

Biogenese der höheren Fettsäuren
(nach der Zusammenfassung von K. PAECH, 1956)

1   $CH_3 \cdot CO-$ [A] $+ CH_3 \cdot CO-$ [A] $\longrightarrow CH_3 \cdot CO \cdot CH_2 \cdot CO-$ [A] $+$ [A]

1a $CH_3 \cdot CO \cdot CH_2 \cdot CO-$ [A] $\xrightarrow{+H_2} CH_3 \cdot CHOH \cdot CH_2 \cdot CO-$ [A]

1b $CH_3 \cdot CHOH \cdot CH_2 \cdot CO-$ [A] $\xrightarrow{-H_2O} CH_3 \cdot CH{=}CH \cdot CO-$ [A]

1c $CH_3 \cdot CH{=}CH \cdot CO-$ [A] $\xrightarrow{+H_2} CH_3 \cdot CH_2 \cdot CH_2 \cdot CO-$ [A]

2   $CH_3 \cdot CH_2 \cdot CH_2 \cdot CO-$ [A] $+ CH_3 \cdot CO-$ [A] $\longrightarrow CH_3 \cdot CH_2 \cdot CH_2 \cdot CO \cdot CH_2 \cdot CO{-}$[A] $+$ [A]

usw.

Die hier schematisch wiedergegebenen Ergebnisse der experimentellen Forschung machen verständlich, warum die Zahl der Kohlenstoffatome in den Fettsäuren normalerweise geradzahlig ist; denn sie sind entstanden durch Kondensation aus C_2-Bausteinen. Nicht geklärt wird damit die Bevorzugung einer bestimmten Kettenlänge und die Bevorzugung der Hintereinanderschaltung der C_2-Bausteine (die Geradkettigkeit der Fettsäuren). (Über Kondensation zu gegabelten Ketten s. unter Terpene.)

b) Terpene und verwandte Verbindungen

Betrachten wir drei offenbar chemisch grundverschiedene Pflanzenstoffe: den Kautschuk, das Thymol und das Santonin. Kautschuk — wenn er aus der Kautschukmilch ausgeschieden wird, eine käsige Masse darstellend — ist ein zu den aliphatischen Kohlenwasserstoffen gehörendes hochpolymeres Produkt. Thymol gehört in die Reihe der aromatischen Verbindungen; es ist ein wasserdampfflüchtiges Phenol und Bestandteil einiger ätherischer Öle. Santonin schließlich, eine farb- und geruchlose kristalline Substanz, ist ein von

Kautschuk $(C_5H_8)n$

Thymol $C_{10}H_{14}O$

Santonin $C_{15}H_{18}O_3$

einem partiell hydrierten Naphthalin sich ableitendes Keton. Markieren wir uns jedoch, wie es die Formelbilder zeigen, ein geeignetes Kohlenstoffatom, und dann weiter jedes fünfte, so schält sich aus diesen heterogenen Stoffen ein ihnen gemeinsames Aufbauprinzip heraus; sie lassen sich in lauter eigenartig gegabelte C_5-Elemente zerlegen, in Isoprenbausteine:

$$H_2C=C-CH=CH_2$$
$$\overset{|}{C}H_3$$

Isopren

Kohlenstoffskelett des Isoprens
(vereinfachte Schreibweise)

Diese Gesetzmäßigkeit des Aufbaues ist als Isoprenregel (O. WALLACH 1887 und L. RUZICKA 1938, s. auch S. 400) bekannt und zahlreichen Klassen von Naturstoffen eigen: neben den Terpenen auch den Phytosterinen, den herzwirksamen Glykosiden und den Alkaloiden der Solanum-, Veratrum-, Aconitin- und Delphinium-Gruppe. Viele hundert Pflanzenstoffe befolgen die Isoprenregel: die zahlreichen Terpenbestandteile der ätherischen Öle, die Saponine, die Carotinoide, die Harzsäuren und Triterpene. Zunächst einmal ist die Isoprenregel ein nützlicher Leitfaden, um die Vielzahl von Stoffen — etwa der Zahl ihrer Bausteine nach, unterteilt nach Cyclisierungsgrad und Oxydationsstufe — zu ordnen. Dem Chemiker dient sie als Arbeitshypothese bei der Strukturaufklärung noch unbekannter Terpenkörper; die Prüfung auf viele möglichen Stellungen

$$\overset{C}{\underset{|}{C}}+C+C-C \rightarrow \overset{C}{\underset{|}{C}}-C-C-C \rightarrow C-\overset{C}{\underset{|}{C}}-C-C+C$$

$3CH_3 \cdot CO-$ [A]   labiler C_6-Körper C_5-Körper

$$2\,CH_3 \cdot COOH \rightarrow CH_3 \cdot CO \cdot CH_2 \cdot COOH \xrightarrow{CH_3 \cdot COOH} CH_3 \cdot \overset{|}{C}OH \cdot CH_2 \cdot COOH$$

Acetessigsäure   β-Hydroxy-β-methylglutarsäure

$\downarrow$ Reduktion

$$CH_3 \cdot COH \cdot CH_2 \cdot CH_2 \cdot OPO_3H_2 \xleftarrow{\text{phosphoryliert}} CH_3 \cdot \overset{|}{C}OH \cdot CH_2 \cdot CH_2 \cdot OH$$

5-Phospho-mevalonsäure   Mevalonsäure

$+$Phosphat $\left| \begin{array}{l} -H_2O \\ -CO_2 \end{array} \right.$

$$CH_2=\overset{CH_3}{\underset{|}{C}} \cdot CH_2 \cdot CH_2-O-P_2O_6H_3 \longrightarrow \text{Terpene und Terpenoide}$$

Isopentenyl-pyro-phosphat
(Aktives Isopren)

Biosynthese des Isoprenbausteines
(nach einer Zusammenfassung von W. SANDERMANN, 1958; vereinfacht,
Bindung an Enzym fortgelassen)

von Methyl- und Isopropylgruppen in komplizierten Molekülen kann sich auf wenige wahrscheinliche beschränken. Man kann sie als mnemotechnisches Hilfsmittel benutzen, um sich Formelbilder und strukturelle Verwandtschaften der Terpene einzuprägen. Vor allem aber war sie Ausgangspunkt und Antrieb für intensive biologische Forschungsarbeit; daß sich eine derartige Fülle von Naturstoffen gesetzmäßig aus Isoprenbausteinen aufbaut, kann kaum Zufall sein — es muß eine derartige Schlüsselsubstanz auch in der Natur existieren. Die Frage, für eine Vielzahl von sekundären Stoffen den Anschluß an den Primärstoffwechsel zu finden, ist zunächst zurückgeführt auf eine Grundfrage, nämlich nach der Herkunft des C_5-Elementes.

Über die Natur und die Biogenese dieser „Schlüsselsubstanz" wurden im Laufe der Zeit viele Hypothesen aufgestellt. Erst die neuen Ergebnisse der Biochemie haben zu begründeten Vorstellungen darüber geführt, daß C_5-Körper nicht nur formal Bausteine der Terpene sind, sondern tatsächlich als Stoffwechselprodukt der Pflanzenzelle existieren. Einfaches, monomeres Isopren wurde allerdings nicht aufgefunden, jedoch mit ihm nahe verwandte Stoffwechselzwischenprodukte, besonders die Mevalonsäure. Die Bildung des C_5-Bausteines bzw. seiner biologischen Varianten erfolgt nach Art einer abgewandelten Fettsäuresynthese aus Acetylresten. Während aber die Fettsäurebildung durch lineare Verknüpfung, durch Hintereinanderschaltung der Acetylreste vor sich geht, verläuft der Aufbau der isoprenoiden Bausteine über eine seitliche Verknüpfung dreier Acetylreste nach dem vorstehenden Schema.

Nach Untersuchungen der letzten Jahre ist der wahre Baustein der Terpene das Isopentenylpyrophosphat. Durch Kondensation zweier solcher Bausteine wird der C_{10}-Körper Geranyl-pyrophosphat gebildet, eine Grundsubstanz der Monoterpenreihe. Über eine weitere Ankondensation eines Isopentenyl-pyrophosphates erreicht man das Farnesyl-pyrophosphat; wiederum kann man sich vorstellen, daß aus diesem C_{15}-Körper (auf allerdings noch nicht geklärtem Wege) die übrigen Sesquiterpene entstehen. Kondensiert sich abermals ein Isopentenyl-pyrophosphat, so wird mit dem Geranyl-geraniol-pyrophosphat die Diterpenreihe erreicht usw.

Schematisch:

$$C_5 + C_5 \rightarrow C_{10} \; (\text{Geranyl-}P_2O_6H_3) \; \underset{\searrow}{\overset{\nearrow}{\leftrightarrows}}$$

$$C_{10} + C_5 \rightarrow C_{15} \; (\text{Farnesyl-}P_2O_6H_3) \; \underset{\searrow}{\overset{\nearrow}{\leftrightarrows}}$$

$$C_{15} + C_5 \rightarrow C_{20} \; (\text{Geranyl-geraniol-}P_2O_6H_3) \; \underset{\searrow}{\overset{\nearrow}{\leftrightarrows}}$$

usw.

(Jede Reihe ist jeweils durch eine ganze Serie nahe verwandter Stoffe vertreten, unterschieden durch Oxydationsstufe, Oxydationsgrad, Zahl, Art und Stellung funktioneller Gruppen usw.)

c) Weitere Pflanzenstoffe mit Beziehung zum Acetatstoffwechsel

Eine ganze Anzahl phenolischer Naturstoffe lassen sich als Abkömmlinge des Phloroglucins und des Resorcins auffassen, d. h. der aromatische Teil des Moleküls trägt symmetrisch bzw. meta-ständig angeordnete Hydroxy-Gruppen.

Phloroglucin   Resorcin

In freier Form kommt Phloroglucin in Pflanzen seltener vor, z. B. in *Lychnisarten* und *Sequoia gigantea*; häufiger sind Derivate wie Phloracetophenon, Phloracetophenon-trimethyl-äther, Backeol, Xanthoxylin und andere weniger einfach gebaute Abkömmlinge, zu denen die Inhaltsstoffe des Farnrhizoms, der Kosoblüten, von Kamala sowie die Hopfenstoffe gehören, vor allem aber die Gerbstoffe und die Flavonoide.

Zu den Abkömmlingen des Resorcins zählen Verbindungen wie Orcin, Cardol, Bilobol und die Orsellinsäure, der Grundbaustein vieler Flechtenstoffe.

Das alternierende Auftreten von Sauerstoffunktionen in dieser Gruppe von Naturstoffen — besonders deutlich bei den Phloroglucinderivaten — hat schon sehr früh (J. N. COLLIE, 1907) zu der Hypothese geführt, sie könnten sich aus einem offenkettigen Polyketon gebildet haben, etwa nach dem folgenden Schema:

Phloracetophenon

Orsellinsäure

Die Kondensation der nämlichen Vorstufe, der C_8-Kette, könnte natürlich auch in der folgenden Weise vor sich gegangen sein (s. nebenstehendes Schema).

Diese formalen Biogenese-Schemata gewannen an Wahrscheinlichkeit, als am Beispiel der Fettsäure-Biosynthese nachgewiesen worden war, daß ketonische Kohlenstoffketten — entstanden durch Verknüpfung mehrerer Acetatmoleküle — Zwischenprodukte des Zellstoffwechsels sein können. Die Biogenese der aromatischen Phenole des Phloroglucin- und Resorcin-Typus ist damit als ein Seitenweg der Fettsäure-Biosynthese aufgefaßt.

Daß Acetat tatsächlich selektiv in den Phloroglucinring von Naturstoffen eingebaut wird, konnte H. GRISEBACH (1959) am Beispiel des Cyanidins zeigen. Acetat, das beispielsweise am C-1 mit ^{14}C radioaktiv markiert worden war, wurde wachsenden Rotkohlkeimlingen als Kohlenstoffquelle angeboten. Der Phloroglucinanteil des durch die lebende Pflanze in das Cyanidin eingebauten Moleküls war radioaktiv, und zwar befanden sich 98% der Gesamtaktivität in denjenigen drei C-Atomen, welche die Hydroxygruppen tragen — in völliger Übereinstimmung mit der oben dargelegten Hypothese über die Aromatisierung des Acetates.

3 Acetat
(markiert* 1-^{14}C)

Phloroglucin
(an den mit * angegebenen Stellen aktiv)

Die Acetat-Hypothese zur Erklärung der Aromatisierungsreaktion in der pflanzlichen Zelle erklärt Bau und Hydroxylierungs-Muster einiger weiterer Naturstoffgruppen in bestechender Weise; allerdings stehen experimentelle Beweise in den meisten Fällen noch aus.

α) **Stilbene** des allgemeinen Aufbauprinzipes $C_6H_5 \cdot CH{=}CH \cdot C_6H_5$ enthalten zumindest in einem der beiden Benzolkerne meta-ständige Hydroxyle. Für die Biogenese des Oxyresveratrols postuliert H. ERDTMAN (1959) den folgenden Weg:

7 Acetat

Polyketomethylen   Oxyresveratrol

β) **Anthrachinone.** Viele Anthrachinone (s. S. 187) zeigen die folgenden Eigentümlichkeiten des Aufbaues: Zwei der Hydroxygruppen stehen in den Stellungen C-1 und C-8; eine eingliedrige Kohlenstoffseitenkette (Methyl, Oxymethyl, Carboxyl, aldehydisch) am Kohlenstoffatom C-3, vielfach eine weitere Sauerstofffunktion am C-6. Die Hypothese eines Bildungsweges dieser Stoffe aus Acetat über Polyketomethylene erklärt schön die Aromatisierung zum Anthracenderivat und die Anordnung der Sauerstofffunktionen im Molekül. Das aus einer Heptaketopalmitinsäure durch Kondensation

Palmitinsäure ← Reduktion   Kette aus 8 Acetatresten   ← 8 × Acetat
(Heptaketopalmitinsäure)

↓ Kondensation

Endocrocin   ← Oxydation

↓ —CO$_2$

Emodin   ← Oxydation

Emodin-Anthron

Vorstellungen zur Biogenese einiger Anthrachinonderivate
(nach einem Vorschlag von R. ROBINSON, 1955)

gebildete Anthron liefert nach Oxydation Endocrocin (ein rotes Pigment der japanischen Flechte *Nephromopsis endocrocia*), das als Carbonylderivat des in höheren Pflanzen öfters vorkommenden Emodins aufgefaßt werden kann.

Es gibt allerdings auch eine ganze Reihe natürlicher Anthrachinone, die ein Substitutionsmuster aufweisen, das ihre Biosynthese auf dem beschriebenen Wege — durch Kondensations aus Polyketonen — nicht ohne weiteres verstehen läßt; es sind diejenigen Abkömmlinge, die in den Stellungen C-1 und C-2, d. h. ortho-ständig hydroxyliert sind, und deren Ring A vielfach gleichzeitig unsubstituiert ist. Der bekannteste Vertreter dieser Gruppe von natürlichen Anthrachinonen ist das Alizarin (2,3-Dihydroxy-Anthrachinon). Für das Alizarin und verwandte Verbindungen hat früher einmal GILSON (1902) die Bildung aus aromatischen Carbonsäuren vorgeschlagen:

Benzoesäure + Protocatechusäure   Alizarin

Während die Biosynthese der Anthrachinone aus Acetat wahrscheinlich ist — zumindest für bestimmte Pilze und deren Anthrachinonstoffwechsel liegen experimentelle Untersuchungen vor — konnten für eine Bildung aus einfachen Oxycarbonsäuren bisher keine experimentellen Anhaltspunkte erbracht werden.

d) Weitere einfache Phenole und Benzolderivate

Mit der „Acetathypothese" lassen sich Biosynthese und Molekülaufbau nur eines Teiles der aromatischen Pflanzenstoffe erklären. „Es ist" nach R. ROBINSON (1955) auch „unwahrscheinlich, daß die Natur nur einen einzigen Weg beschreitet, um den Benzolring zu synthetisieren." Daß mehr als ein Biogeneseweg für Aromaten und für aromatische Phenole durch die Pflanze verwirklicht wird, dafür sprechen wiederum zunächst vergleichende Betrachtungen. Betrachten wir beispielsweise die homologe Reihe, die von der Benzoesäure über die p-Hydroxybenzoesäure und Protocatechusäure zur Gallussäure führt, so fällt die andersartige Orientierung der Hydroxylfunktionen auf: sie sind n i c h t metaständig orientiert; falls überhaupt Hydroxylgruppen im Molekül enthalten sind, dann stehen sie ortho-ständig zueinander, eine davon ist überdies para-ständig zur Carboxylgruppe angeordnet.

Benzoesäure   p-Hydroxybenzoesäure   Protocatechusäure   Gallussäure

Aus vergleichenden Betrachtungen der genannten, im Pflanzenreich ubiquitären Säuren mit anderen Pflanzensäuren und Pflanzeninhaltsstoffen gelangte man zu der Vorstellung, ihre Bildung müsse unmittelbar mit dem Glukose-Stoffwechsel zusammenhängen: denn anscheinend kommen die Bindeglieder in der Pflanze vor, die zwischen den Aromaten auf der einen Seite und der Glucose auf der anderen Seite stehen, nämlich die hydroaromatischen Säuren vom Typus der Shikimisäure und Chinasäure und die der Glucose besonders nahe stehenden Cyclite (z. B. meso-Inosit).

Pflanzenstoffe unterschiedlichen Aromatisierungsgrades
(angeordnet in einer hypothetischen biogenetischen Reihe)

Wenn auch vergleichende Untersuchungen den Biogeneseweg der Aromaten über die China- oder Shikimisäure durchaus plausibel erscheinen ließen, so konnte aber aus statistisch-biochemischen Ergebnissen allein der eigentliche Aromatisierungsschritt — dessen Mechanismus — nicht hergeleitet werden.

I
2-Keto-3-desoxy-7-phospho-
D-glucoheptonsäure

II
5-Dehydro-Chinasäure

Die derzeitigen Vorstellungen über die Bildung der Aromaten sind das Ergebnis dynamisch-biochemischer Untersuchungen, hauptsächlich an Mikroorganismen. Darnach ist nicht ein Zucker mit sechs Kohlenstoffatomen, wie etwa die D-Glukose, unmittelbarer Vorläufer der Aromaten, sondern ein Zucker mit sieben Kohlenstoffatomen; die sehr reaktionsfähige 2-Keto-3-desoxy-glukoheptonsäure I (in phosphoryliertem Zustande). Aus I bildet sich unter Ringschluß eine hydroaromatische C_6—C_1-Säure, die 5-Dehydrochinasäure II.

Untersuchungen des Aromatenstoffwechsels bei *Escherichia coli* und *Neurospora*- Mutanten mittels der Mutationsblock-Methode, der Isotopentechnik und enzymchemischer Studien führten schließlich noch zu gesicherten Vorstellungen über α) die Herkunft des C_7-Zuckers I und β) über den Mechanismus, der von II zu den eigentlichen aromatischen Säuren führt.

Zu α). Als Zwischenprodukt der Photosynthese der Zucker bildet sich aus Kohlensäure, Wasser und Lichtenergie sehr früh („CALVIN-Cyclus") ein C_7-Zucker, die Sedoheptulose, die in zwei Bausteine zerfällt: in eine C_4-Verbindung (Erythrose-4-phosphat) und in ein C_3-Bruchstück (Dihydroxyacetonphosphat). Das zuletzt genannte Dihydroxyacetonphosphat dismutiert in Phosphoglycerinsäure und in Phosphoenol-brenztraubensäure. Durch Verknüpfung dieser beiden Zwischenprodukte des Kohlenhydratstoffwechsels, der phosphorylierten Brenztraubensäure mit der phosphorylierten Erythrose bildet sich die reaktionsfähige Glucoheptonsäure I.

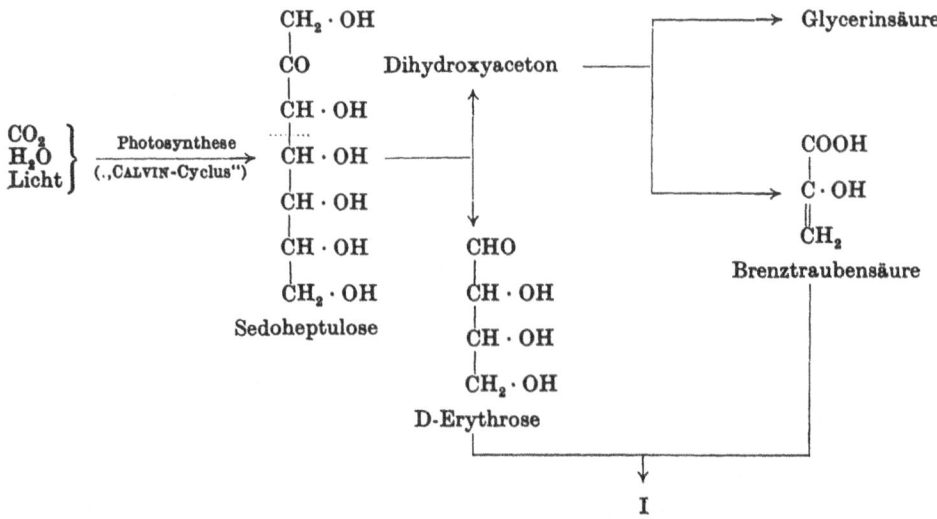

I

2-Keto-3-desoxy-D-glucoheptonsäure

Zur Biogenese der Schlüsselsubstanz I

(Nach einer Darstellung bei E. KRATZL, 1958 und T. HIGUCHI, 1959. Vereinfacht: Bindung an Phosphat weggelassen)

Zu β): Wie erwähnt ist die erste nachweisbare hydroaromatische Verbindung des Überganges „Kohlenhydrat—aromatisches System" die 5-Dehydrochinasäure (II). Der Übergang von II unter Wasseraustritt zur 5-Dehydroshikimisäure ist bei Mikroorganismen bewiesen; katalysiert wird diese Reaktion durch ein spezifisches Ferment, die 5-Dehydrochinase. Auch die Reduktion der 5-Dehydroshikimisäure zur Shikimisäure wird bei Mikroorganismen enzymatisch gesteuert. Ob die geschilderten Reaktionen bei höheren Pflanzen analog ablaufen, dafür liegen vorerst keine Beweise vor. Vorerst hypothetisch sind ebenfalls die Reaktionsstufen, die von den hydroaromatischen Säuren zu den im Pflanzenreich so weit

verbreiteten aromatischen Säuren vom Typus der p-Hydroxy-benzoesäure und der Protocatechusäure führen.

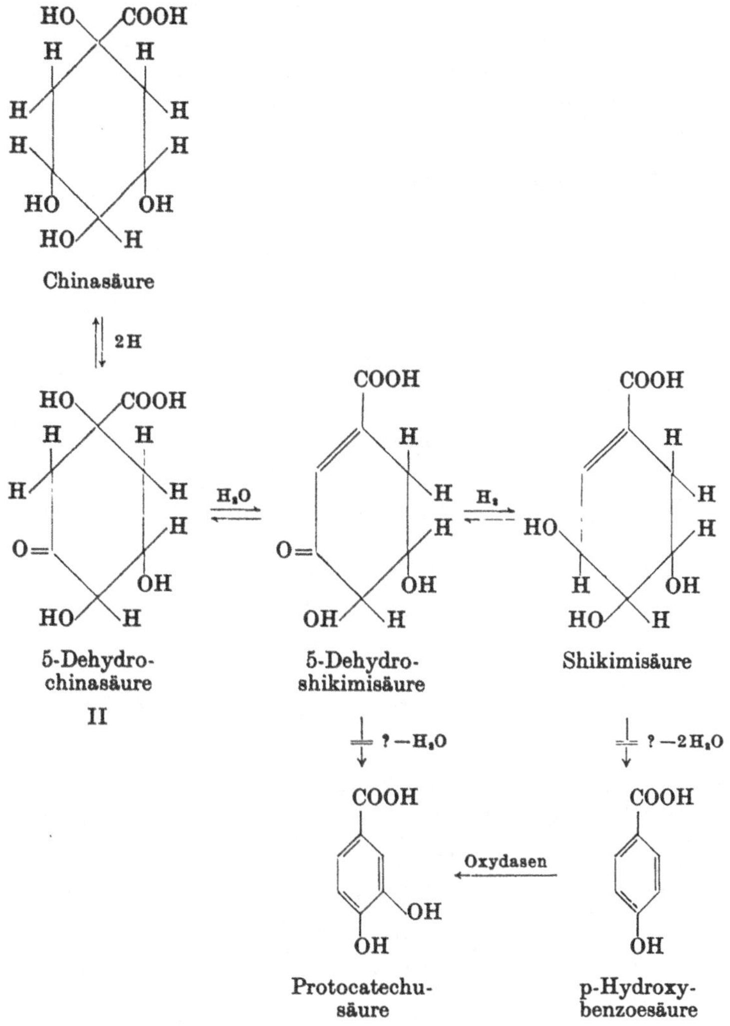

HO COOH
H H
H H
H H
HO OH
HO H

Chinasäure

$\updownarrow$ 2 H

HO COOH
H H
H H
H
O=
OH
HO H

5-Dehydro-
chinasäure
II

$\xleftarrow{H_2O}$

COOH
H
H
H
O=
OH
OH H

5-Dehydro-
shikimisäure

$\xleftarrow{H_2}$

COOH
H
H
HO
H OH
HO H

Shikimisäure

$\downarrow$? $-H_2O$

COOH

OH
OH

Protocatechu-
säure

$\downarrow$? $-2H_2O$

COOH

OH

p-Hydroxy-
benzoesäure

$\xleftarrow{\text{Oxydasen}}$

Schema der Biosynthese zyklischer C_7-Säuren

e) Die Phenylpropankörper

Eine große Gruppe von Naturstoffen ist dadurch charakterisiert, daß sie
Benzolderivate darstellen, deren Benzolring eine dreigliederige Seitenkette
trägt; man bezeichnet sie als Phenylpropankörper (C_6—C_3-Körper). Die Reihe
beginnt mit einfachen substituierten Allyl- oder Propenylbenzolen, wie wir sie
als Bestandteile zahlreicher ätherischer Öle antreffen (Eugenol, Iso-Eugenol,
Anethol, Myristicin u. a.). Die C_3-Seitenkette kann endständig oxydiert sein
wie in der Reihe Zimtalkohol, Zimtaldehyd und Zimtsäure; sie kann ferner eine
α-ständige Aminogruppe tragen: wir gelangen zu den aromatischen Aminosäuren

Phenylalanin, Tyrosin und Dihydroxy-Phenylalanin. Die verbreitetste Anordnung der Hydroxygruppen (frei oder verestert) ist die 3,4-Dihydroxy-Orientierung, wie sie für die Kaffeesäure, die Ferulasäure, den Coniferylalkohol und das Eugenol charakteristisch ist. Vielfach ist der Phenylring aber auch unsubstituiert (z. B. in der Zimtsäure), oder er trägt eine einzelne, und zwar paraständige Hydroxygruppe (p-Cumarsäure, Tyrosin).

Zu den komplizierter gebauten Abkömmlingen der Phenylpropankörper gehören die Cumarine, die Lignane, die Lignine und die Flavonoide.

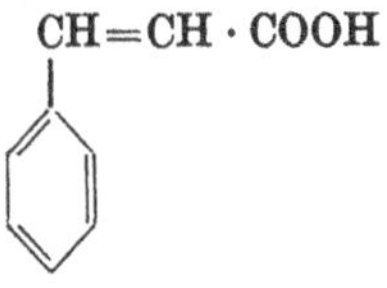

CH=CH · COOH

Zimtsäure

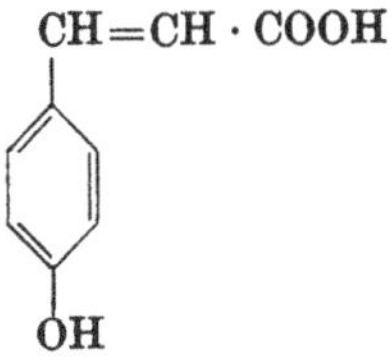

CH=CH · COOH

p-Cumarsäure

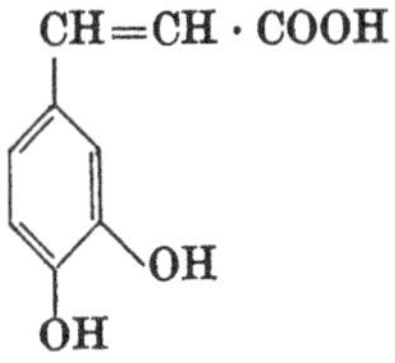

CH=CH · COOH

Kaffeesäure

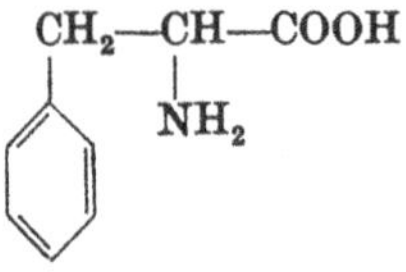

CH₂—CH—COOH
NH₂

Phenylalanin

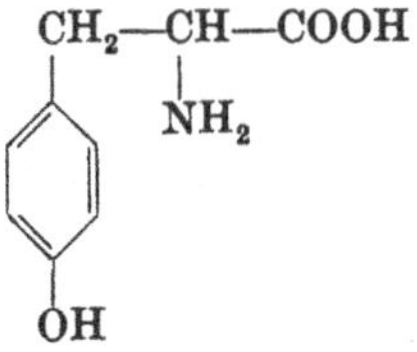

CH₂—CH—COOH
NH₂

Tyrosin

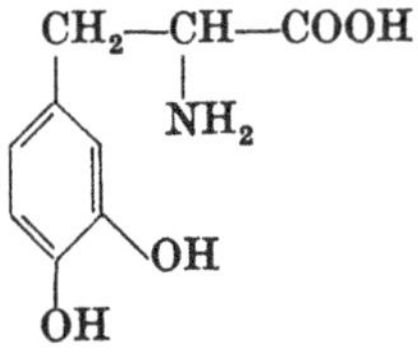

CH₂—CH—COOH
NH₂

Dihydroxy-Phenylalanin

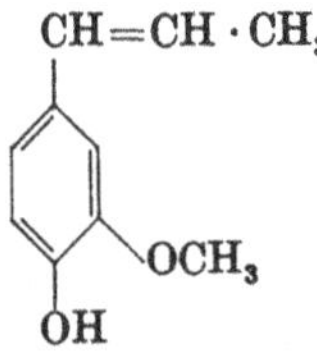

CH=CH · CH₃

Iso-Eugenol

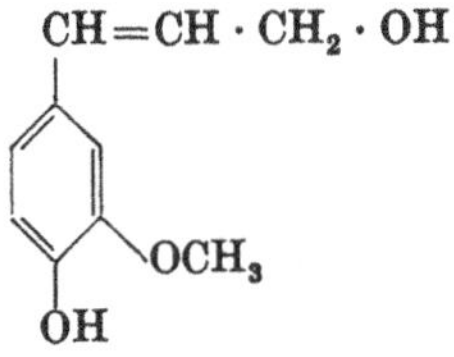

CH=CH · CH₂ · OH

Coniferylalkohol

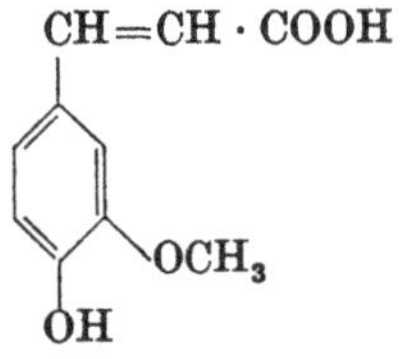

CH=CH · COOH

Ferulasäure

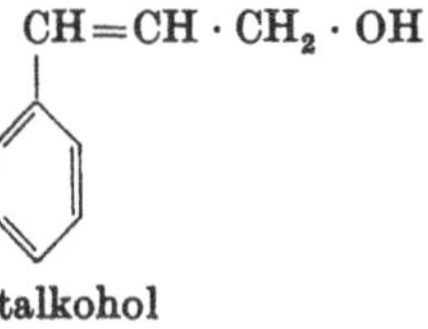

CH=CH · CH₂ · OH

Zimtalkohol

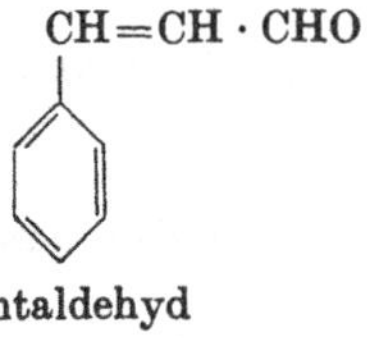

CH=CH · CHO

Zimtaldehyd

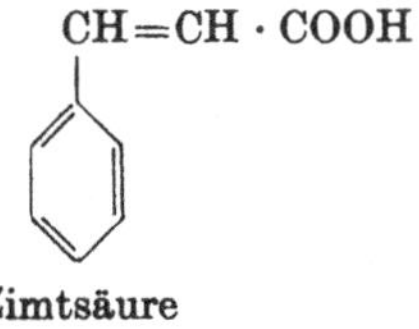

CH=CH · COOH

Zimtsäure

Einige einfache Phenylpropan-Abkömmlinge

Wegen ihrer weiten Verbreitung im Pflanzenreich kam man schon sehr früh auf den Gedanken, es könne zwischen ihrer Bildung und dem Aufbau der Kohlenhydrate in der Pflanze ein enger Zusammenhang bestehen. Zunächst (EMDE, 1932) gingen die Spekulationen in der Richtung, die C_6—C_3-Körper könnten aus drei Hexósemolekülen entstanden sein, die sich in zwei C_9-Einheiten aufgespalten haben. Formal: $3 \times C_6 \to C_{18} \to 2 \times C_9$. Später (ROBINSON, 1955) hielt man eine Bildung aus einer Hexose und einer Triose für wahrscheinlicher. Formal: $C_6 + C_3 \to C_9$. Auch in der Frage der Biosynthese der Phenylpropane waren es wieder Ergebnisse der dynamischen Biochemie, die zu begründeten Vorstellungen führten.

Danach ist die Shikimisäure, deren Anschluß über die 5-Dehydro-Shikimisäure an den Primärstoffwechsel bekannt ist, der wichtigste Vorläufer der gesamten Reihe. Die Shikimisäure enthält sieben Kohlenstoffatome im Molekül; die Verknüpfung dieses C_7-Körpers mit einem anderen Zwischenprodukt des Kohlenhydratstoffwechsels, der Brenztraubensäure (phosphoryliert) führt zu einem instabilen Intermediärprodukt mit zehn Kohlenstoffatomen: zu dem der Prephensäure, die unter Decarboxylierung in Phenylbrenztraubensäure übergeht. Formal:

$$C_7 + C_3 \to C_{10} \to C_9 + C_1$$

Für Mikroorganismen ist dieser Bildungsweg von Phenylpropanen, der im folgenden formelmäßig wiedergegeben ist, weitgehend gesichert.

Mit diesen Untersuchungen an Mikroorganismen waren Modellvorstellungen gewonnen worden für die Biogenese der Phenylpropane in höheren Pflanzen. Durch die Anwendung der Isotopentechnik sind nunmehr auch für einige höhere Pflanzen analoge Biogeneseschritte nachgewiesen worden, ohne daß allerdings die Gesamtbiogenese in allen Einzelheiten geklärt werden konnte. Offen ist besonders die Frage der Endausgestaltung der Phenylpropane: In welchem Stadium der Biosynthese werden Hydroxylgruppen eingeführt? Wann findet Methylierung statt? Ebensowenig sind Einzelheiten über die Dehydratisierung, die Reduktion und Oxydation der C_3-Seitenkette bekannt, also über die Reaktionen, die zu der Vielzahl an Varianten von Phenylpropankörpern beitragen, wie sie im Pflanzenreich gefunden werden. Das folgende Biogeneseschema zeigt die wahrscheinlichsten Möglichkeiten.

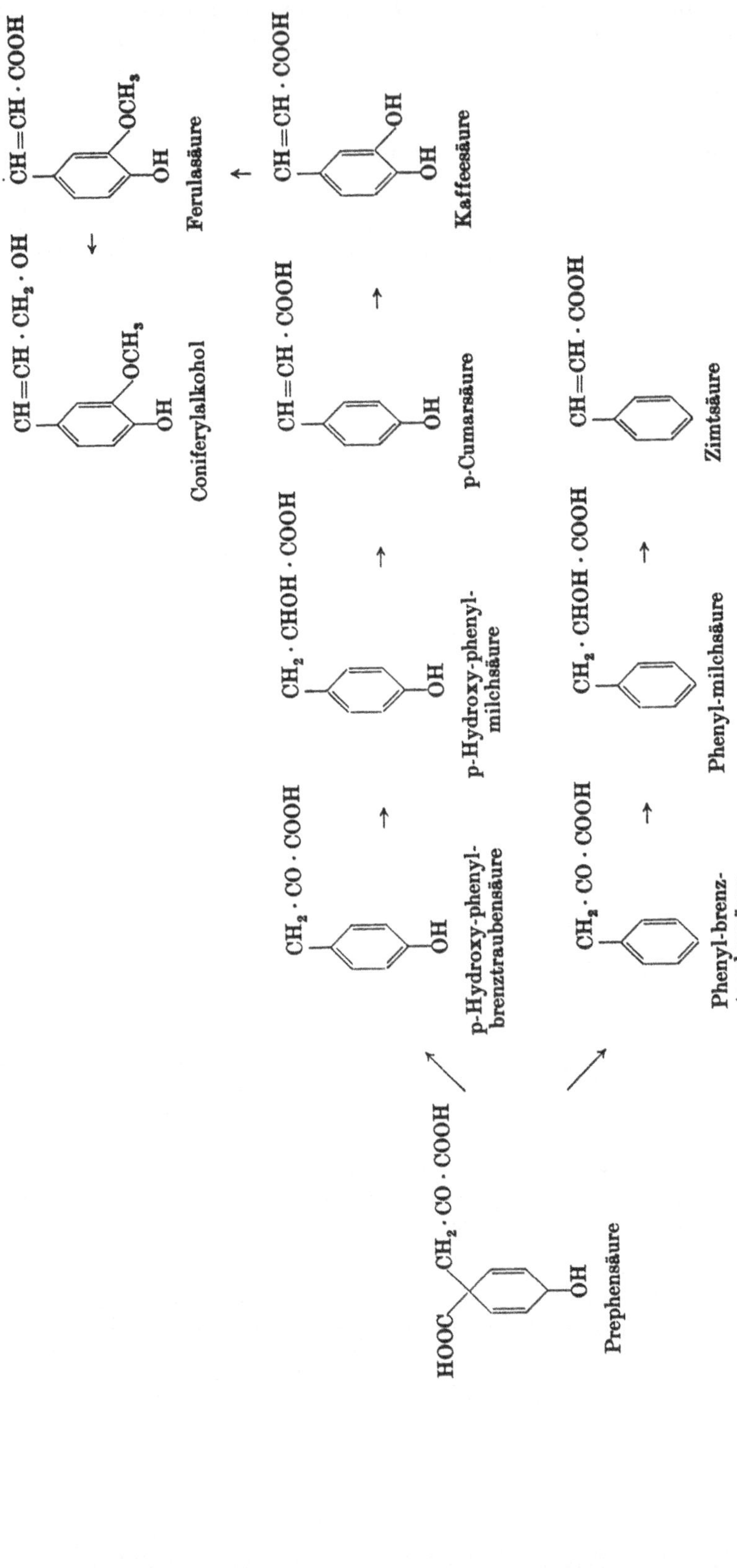

$CH=CH \cdot COOH$

Ferulasäure

$CH=CH \cdot COOH$

Kaffeesäure

$CH=CH \cdot CH_2 \cdot OH$

Coniferylalkohol

$CH=CH \cdot COOH$

p-Cumarsäure

$CH=CH \cdot COOH$

Zimtsäure

$CH_2 \cdot CHOH \cdot COOH$

p-Hydroxy-phenyl-milchsäure

$CH_2 \cdot CHOH \cdot COOH$

Phenyl-milchsäure

$CH_2 \cdot CO \cdot COOH$

p-Hydroxy-phenyl-brenztraubensäure

$CH_2 \cdot CO \cdot COOH$

Phenyl-brenztraubensäure

$HOOC \quad CH_2 \cdot CO \cdot COOH$

Prephensäure

Biogenese-Schema einiger Phenylpropane (nach einer Zusammenfassung bei K. Kratzl, 1959)

f) Flavonoide

Die Flavonoide stellen eine Gruppe von Pflanzenstoffen dar, deren Grundgerüst aus 15 Kohlenstoffatomen besteht, die sich auf zwei Benzolringe und eine dreigliedrige Kette verteilen:

Die überwiegende Zahl trägt eine Hydroxygruppe an der markierten Stelle, die zu einer ätherartigen Brücke mit dem Kohlenstoffatom C-2 befähigt ist, zur Ausbildung eines Pyran- oder Pyronringes also.

Auf den Grundtypus der C_{15}-Körper lassen sich die verschiedenen Typen von Flavonoiden zurückführen: die eigentlichen Flavone, die Flavonole, die Flavanone, die Anthocyanidine, die Leuko-Anthocyanidine, die Catechine, die Aurone und die Isoflavone (s. auch S. 168, 182).

Insgesamt sind mehr als 300 Stoffe des beschriebenen Bauprinzips bekannt. Von seltenen Ausnahmen abgesehen (Primulaflavone) tragen die flavonoiden Naturstoffe an den beiden Ringen A und B phenolische Hydroxygruppen, die frei oder methyliert oder glykosidisch an Zucker gebunden vorliegen können.

Ring A   Ring B
(substituiert wie Phloroglucin)   (Orientierung der Hydroxygruppen
                                    wie bei den Phenylpropankörpern)

Bei näherer Betrachtung zeigt sich, daß eine ganz bestimmte Orientierung der Hydroxygruppen bevorzugt auftritt. In dem Ring A sind bevorzugte Substitutionsstellen die Kohlenstoffatome C-5, C-7 und C-9; im Ringe B sind es die Kohlenstoffatome C-3′ und C-4′. Was demnach sofort ins Auge fällt ist folgendes: Der Ring A zeigt das meta-ständige Substitionsmuster des Phloroglucins, der Ring B bevorzugt das ortho-ständige der Phenylpropankörper. Als naheliegend bietet sich demnach die Hypothese an, daß sich die Flavonoide aus zwei unabhängig voneinander entstandenen Bruchstücken gebildet haben: aus einem Phenylpropankörper und aus einem Anteil, welcher dem Phloroglucin nahesteht.

Tatsächlich ist es der experimentellen Biochemie gelungen, an mehreren Beispielen nachzuweisen, daß die beiden Benzolringe des Flavonoid-Systems auf verschiedenem Wege in der Pflanze entstehen: der Phloroglucinring A aus Glucose über den Acetatstoffwechsel, der Phenylpropankörper (Ring B mit C_3-Kette) aus Glucose über Shikimisäure und Phenylbrenztraubensäure.

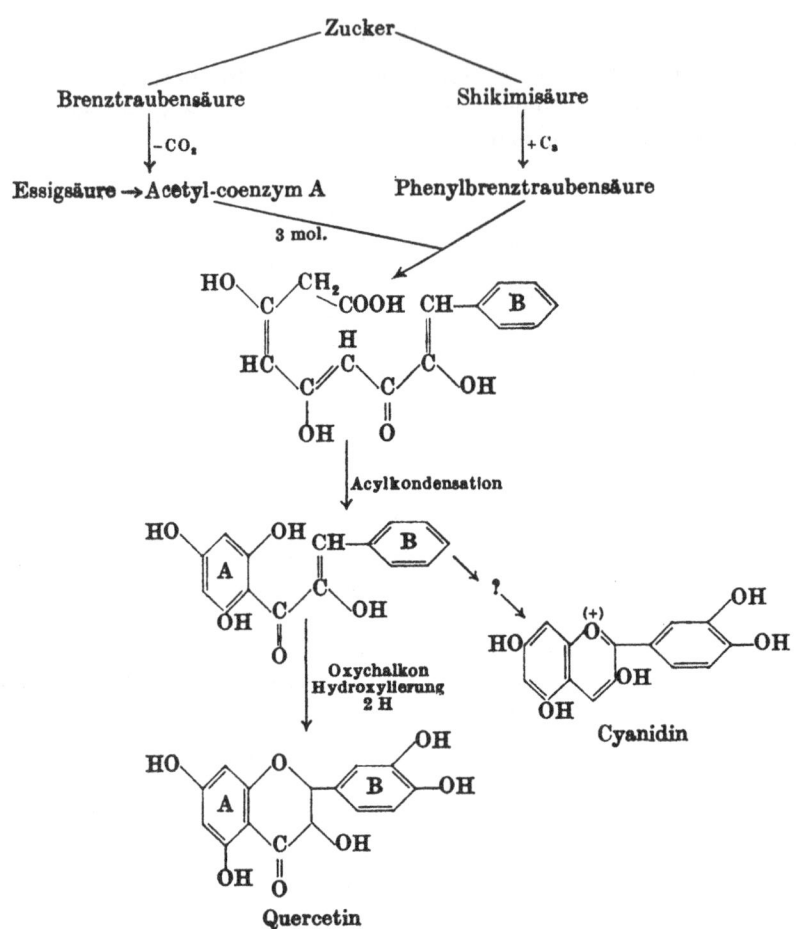

Biogenese-Schema typischer Flavonoide nach H. GRISEBACH, 1958

g) Alkaloide

Der erste Schritt wird wieder darin bestehen, gemeinsame strukturelle Züge in verschiedenen Molekülen dieser Naturstoffgruppe herauszuschälen. Wir beginnen mit einem einfachen Beispiel. In den Folia Cocae (von *Erythroxylum coca*) kommen neben anderen Alkaloiden das Hygrin (I) und das Cuscohygrin (II) gemeinsam vor. Da die eine Verbindung (II) den Pyrrolidinring zweimal, die andere (I) bloß einmal im Molekül enthält, so liegt es nahe, in beiden Inhaltsstoffen Varianten der hypothetischen Vorstufen (III) und (IV; = Acetonäquivalent) zu sehen; das Amin (III) seinerseits zeigt eindeutig strukturelle Verwandtschaft zu der Aminosäure Ornithin (V).

Alkaloide mit dem Bauprinzip des Hygrins (I) sind nicht auf die CocaPflanze beschränkt, wir stoßen auf den gleichen Bauplan bei den weit verbreiteten Tropanalkaloiden. Der hypothetische Reaktionsweg, wie er soeben für

$$\begin{array}{ccc}
C\!\!-\!\!\!-\!\!\!-\!\!C\!\!-\!\!\!-\!\!\!-\!\!C \\
|\qquad\quad N \qquad C\!\!-\!\!O\!\!- \\
C\!\!-\!\!\!-\!\!\!-\!\!C\!\!-\!\!\!-\!\!\!-\!\!C
\end{array}$$

**Kohlenstoffskelett der
Tropan—Alkaloide**

das Hygrin und Cuscohygrin formuliert wurde, stellt eine *Kondensationsreaktion* dar, an der drei Komponenten beteiligt sind: 1. ein basisches Stickstoffatom, 2. eine Aldehydgruppe und 3. ein kationoides Kohlenstoffatom. Allgemein läßt sich demnach diese Kondensationsreaktion folgendermaßen formulieren:

$$-\overset{|}{\underset{|}{C}}{}^{\oplus} + CHO + H\overset{|}{N} \rightarrow -\overset{|}{\underset{|}{C}}-\overset{|}{\underset{|}{C}}H-\overset{|}{\underset{|}{N}}-$$

$$(3)\qquad (2)\qquad (1)$$

$$VI$$

Die Tatsache, daß so ziemlich alle Alkaloide gleich dem Hygrin ein tertiäres Stickstoffatom über eine CH-Brücke an ein kationoides Kohlenstoffatom gebunden haben, diese Tatsache führte R. B. WOODWARD zu der Hypothese, die im Reaktionsschema VI formulierte Kondensation stelle eine fundamentale biogenetische Reaktion für Alkaloide dar. Ferner wies WOODWARD darauf hin, daß die beiden Komponenten 1 und 2 ausnahmslos entweder von natürlich vorkommenden Aminosäuren herrühren oder ihnen strukturell sehr nahe stehen. Das kationoide Kohlenstoffatom hingegen (Komponente 3) trete in den verschiedensten Formen auf: z. B. als ein durch eine α-ständige Carbonylgruppe aktiviertes Kohlenstoffatom (VII), als ein aromatisches Kohlenstoffatom in p-Stellung zu einer Hydroxy- oder Methoxy-Gruppe (VIII) oder als ein α-ständiges Kohlenstoffatom des Indolkerns (IX).

$$CH_3 \cdot CO \cdot \overset{\oplus}{\underset{\bullet}{C}}H_2 \qquad\qquad \begin{array}{l} RO\!\!- \\ RO\!\!- \end{array} \qquad\qquad$$

$$VII \qquad\qquad\qquad VIII \qquad\qquad\qquad IX$$

Die Art und Weise, in der die Fundamentalreaktion VI zum Aufbau komplizierter Alkaloide führen kann, wird im folgenden an zwei häufigen Alkaloidtypen näher gezeigt.

Betrachten wir zunächst die Gruppe der Benzylisochinolinalkaloide (XII), zu denen Alkaloide wie das Papaverin und das Laudanosin gehören; sie lassen sich gemäß Reaktionsschema VI aus einem hydroxylierten Phenyläthylamin und einem substituierten Phenylacetaldehyd aufgebaut denken (XI → XII). Die hypothetischen Vorstufen stehen der Aminosäure Phenylalanin (X) nahe, von der sie sich durch einfache Decarboxylierung bzw. durch oxadtive Desaminierung und Decarboxylierung abgeleitet denken lassen.

Über das Zwischenglied Phenylalanin stehen die Benzylisochinolin-Alkaloide indirekt in biogenetischem Zusammenhange mit den Phenylpropankörpern bzw. mit der Prephensäure (s. S. 73). Man nimmt neuerdings sogar an, daß Prephensäure auch direkt — also

nicht über eine Aminosäure als Zwischenstufe — an der Synthese beteiligt ist. Damit aber wären die Benzylisochinolinalkaloide direkt an den Kohlenhydratstoffwechsel angeschlossen. Ähnliche Überlegungen gelten sinngemäß für eine Reihe weiterer Alkaloidtypen.

Eine große Zahl von Alkaloiden leitet sich vom Tryptamin (XIII) ab, das wiederum eng mit der Aminosäure Tryptophan verwandt ist. Einer der einfachsten Vertreter der Alkaloide vom Indoltypus ist das Harmin (XIV), das sich gemäß Reaktion VI aus Tryptamin (XIII) und einem Acetaldehyd-Äquivalent herleiten läßt (XIII → XIV).

Sekundärreaktionen. Jeder Grundtypus von Alkaloiden kommt zunächst einmal in zahlreichen Varianten vor, die sich durch den Grad der Hydrierung, der Hydroxylierung, der N- bzw. O-Methylierung unterscheiden können. In vielen anderen Fällen jedoch ist die Abwandlung eines Grundtypus nicht allein durch den Oxydationsgrad und die Gruppenübertragung gegeben: Zu berücksichtigen ist eine weitere Reaktion, die bei der Biogenese zahlreicher Alkaloide eine große Rolle spielt, die Aufspaltung von Sauerstoff tragenden carbozykli-

schen Ringen (XV → XVII). Das hypothetische, intermediär sich bildende
aldehydische Reaktionsprodukt (XVI) kann in der verschiedensten Art und
Weise weiter reagieren, beispielsweise kann es sich auch mit basischem Stickstoff derselben oder einer anderen Molekel gemäß Reaktion VI umsetzen.

Instruktiv in Hinsicht auf diese Spaltung eines carbozyklischen O-substituierten
Ringes ist das gemeinsame Auftreten von Alkaloiden mit carbozyklischem und
mit heterozyklischem Ring E in *Rauwolfia serpentina*.

Gemeinsames Auftreten von Alkaloiden mit carbozyklischem Ring E
und mit heterozyklischem Ring E im Rauwolfia serpentina

Die beiden folgenden Schemata zur Biogenese von Benzylisochinolinalka-
loiden und von Indolalkaloiden sollen zeigen, daß sich tatsächlich eine große
Zahl verschiedenartigster Alkaloide in biogenetisch-strukturelle Beziehungen
zueinander bringen, also ordnen läßt, und zwar allein unter Zugrundelegung
der besprochenen biosynthetischen Mechanismen: der Kondensationsreaktion VI
und des Spaltungsmechanismus (XV → XVII).

Die wichtigsten vom Phenylalanin sich ableitenden Alkaloidtypen

Reserpin u. Verwandte

Strychnin u. Verwandte

Schema der Biosynthese von Indolalkaloiden
(Nach E. WENKERT und N. V. BRINGI, 1959)

Yohimbin Sempervirin

Prephensäurehydrat

δ-Yohimbin und Tetrahydro-alstonin

Ajmalin u. Cinchona-alkaloide

Die Verteilung von Pflanzenstoffen über das Pflanzensystem

Die uns umgebende Welt der pflanzlichen Organismen ist charakterisiert durch eine große Formenfülle. Um so mehr überrascht es, daß alle — zumindest die chlorophyllführenden Pflanzen — in ihren grundlegenden Stoffwechselreaktionen übereinstimmen. Alle grünen Pflanzen zeichnen sich durch die gemeinsame Fähigkeit aus, aus Kohlensäure, Wasser und einigen Mineralien organische Materie aufzubauen. Sieht man von diesem Fundamentalprozeß der Photosynthese ab, dann treten allerdings von Art zu Art wechselnde Eigentümlichkeiten des Stoffwechselgeschehens hervor. Die Unterschiede können qualitativer Art sein; die eine Spezies enthält ein bestimmtes Stoffwechselendprodukt in großen Mengen, die andere dagegen nur in sehr geringen Konzentrationen. In der Regel sind die Unterschiede qualitativer Art; die eine Art bildet Stoffe, welche in anderen Arten nicht gefunden werden. Der Häufigkeit des Vorkommens nach kann ein bestimmter Pflanzenstoff auftreten (nach H. MOLISCH, 1933):

a) in einer einzigen Art,

b) in mehreren Arten derselben Gattung,

c) in einer einzigen Gattung,

d) in mehreren Gattungen einer Familie,

e) in einer ganzen Familie,

f) in zwei bis vielen verwandten Familien,

g) in zwei bis vielen nicht verwandten Familien,

h) in großen Abteilungen des Pflanzenreiches.

Nur in den allerwenigsten Fällen (z. B. bei den artspezifischen Eiweißkörpern) wird man aber mit hinreichender Sicherheit angeben können, ob ein bestimmter Pflanzenstoff taxonspezifisch (a bis f des Schemas) ist. Meistens muß man sich mit ungefähren Angaben über dessen Verbreitung begnügen: der Pflanzenstoff kann im Pflanzenreich 1. weit verbreitet sein, er kann 2. sporadisch auftreten und er kann 3. in seinem Vorkommen beschränkt sein.

Unsere Kenntnisse über die chemische Zusammensetzung der Einzelpflanzen sind ebenso lückenhaft wie die über die Verbreitung von Einzelstoffen im Pflanzenreich. Nur etwa 5% der bekannten Pflanzenarten sind bisher auf Inhaltsbestandteile hin untersucht worden, und planmäßig die gesamte Flora nach ihrer stofflichen Zusammensetzung hin zu durchforschen, wurde bisher nicht unternommen. Alle Angaben über die Verbreitung von Naturstoffen im Pflanzenreich sind demnach statistische Durchschnittswerte. Zu berücksichtigen ist ferner, daß Inhaltsbestandteile geringer Konzentration (Spurenstoffe) meist der Beobachtung entgehen. Der Beweis, daß ein bestimmter Stoff in einer Pflanze völlig fehlt und — wenigstens intermediär oder in einem bestimmten Stadium der Ontogenese — nicht gebildet werden kann, ist schwer zu führen.

a) Die systematische Verbreitung einiger Einzelstoffe

Zu den Pflanzeninhaltsbestandteilen, mit deren Vorkommen überall gerechnet werden kann (Ubiquitisten), gehört das Calciumoxalat. Allgemein wird angenommen, daß dieses im Zellsaft schwer lösliche Salz die Ausscheidungsform für das überschüssig aufgenommene, schädliche Calcium-Ion ist. Es wird als Monohydrat und als Trihydrat ausgeschieden. Die Tatsache des Vorkommens von Calciumoxalat ist demnach keineswegs für eine bestimmte Klasse von Pflanzen charakteristisch; dagegen ist es die Morphologie der Ausscheidungsformen. Calciumoxalat gehört zu denjenigen chemischen Verbindungen, die als

diskrete Teilchen innerhalb der Zellen und des Gewebes bei bloßer mikroskopischer Betrachtung sichtbar sind. Form der Kristalle und teilweise auch
der Ablagerungsort sind für ganze Taxa kennzeichnend. Schön ausgebildete,
lange prismatische Kristalle oder mächtige Oxalatspieße, die in langgestreckte
Zellschläuche eingebettet sind, finden wir bevorzugt bei den Iridaceae. Sind die
Kristalle dünn und nadelförmig, und liegen zahlreiche Einzelkristalle parallel
nebeneinander zu einem Bündel geordnet, dann spricht man von Raphiden;
eingebettet sind die Raphiden in eine Schleimvakuole. Gehäuftes Vorkommen
von Raphiden findet sich bei mehreren Familien der Monocotyledonen (in
Liliaceae, Araceae, Palmae); aber auch bei 26 Familien aus der Klasse der
Dicotyledoneae, speziell bei Familien aus der Ordnung der *Centrospermae* (mit
den *Caryophyllaceae, Chenopodiaceae, Phytolaccaceae* u. a.) sind Raphiden anzutreffen. Weit verbreitet im Pflanzenreich ist die Eigentümlichkeit, daß die
Leitbündel von Zellen umgeben sind, welche annähernd isodiametrische Einzelkristalle enthalten; in Längsschnitten erscheinen die Zellen in vertikalen Reihen
angeordnet („Kristallzellreihen"). Eine weitere Form der Calciumoxalat-Aus-
scheidung ist die in Form von Drusen, wie sie bei vielen *Polygonaceae* (z. B. in
Rhizoma Rhei) nachzuweisen sind. Zellen, in die Massen winziger, undeutlich
strukturierter Calciumoxalatkristalle eingebettet sind, werden als Kristallsandzellen bezeichnet. Typisch sind Kristallsandzellen für die Vertreter der *Solanaceae*; sie werden aber auch gefunden in den folgenden weiteren Familien:
*Amarantaceae, Araliaceae, Buxaceae, Caprifoliaceae, Chenopodiaceae, Cornaceae,
Crassulaceae, Icacinaceae, Loganiaceae, Nolanaceae, Olacaceae, Orchidaceae, Phi-
lydraceae, Rubiaceae, Rutaceae, Sapindaceae, Sapotaceae, Saxifragaceae* und
Thymelaeaceae (nach MᴄNᴀɪʀ, 1932). Durch das Fehlen von Calciumoxalat-
kristallen sind die *Cruciferae* ausgezeichnet.

Beispiele für Pflanzenstoffe, die sich in ihrer Verbreitung auf ein bestimmtes
Taxon beschränken, sind nicht sehr zahlreich. Als Musterbeispiele für diese Art
der systematischen Verbreitung können das Gentiopikrin und das Rotenon
gelten. Gentiopikrin (s. S. 529) ist der charakteristische Bitterstoff der *Gentianoideae*, einer Unterfamilie der *Gentianaceae*. In der zweiten Unterfamilie der
Enziangewächse, in der der *Menyanthoideae*, ist das Gentiopikrin durch einen
anderen (biogenetisch verwandten) Bitterstoff Loganin (= Meliatin) ersetzt. In
Pflanzen, die außerhalb der Familie der *Gentianaceae* stehen, wurde Gentio-
prikrin bisher nicht gefunden, so daß wir einen taxonspezifischen Inhaltsstoff
vorliegen haben.

Die Gentiopikrin-Führung ist ein qualitatives Merkmal, durch das sich die beiden
Unterfamilien unterscheiden. Die Differenzierung kann in anderen Fällen auch durch bloße
quantitative Unterschiede
gegeben sein, wie die Betrachtung des Gentianingehaltes einiger Gentianaceae zeigt. Man entnimmt der Tabelle, daß die zu
den *Menyanthoideae* zählende
Art *Menthyanthes trifoliata* dadurch aus dem Rahmen fällt,
daß ihr Gentianingehalt um
Zehnerpotenzen kleiner ist.

Das Rotenon (samt ver-
wandten Verbindungen) ist

Gentianingehalt verschiedener Gentianaceae
(E. Sᴛᴇɪɴᴇɢɢᴇʀ, 1953)

Pflanze	%-Gehalt	
Swertia perennis	0,01	
Blackstonia perfoliata	0,1	
Gentiana lutea	0,6	
Gentiana purpurea	0,7	
Gentiana asclepiadea	0,4	
Centaureum umbellatum	0,5	
Menyanthes trifoliata	0,001	

charakteristisch für einige Arten der *Papilionatceae*, hauptsächlich für Arten aus den Gattungen *Derris, Lonchocarpus, Milletia, Mundula, Ormocarpum, Piscidia* und *Tephrosia*.

Solange allerdings nicht die gesamte Flora auf derartige „taxonspezifische" Stoffe wie das erwähnte Gentiopikrin und das Rotenon untersucht wurde, läßt es sich nicht ausschließen, daß sie auch an anderen Stellen des Pflanzenreiches auftreten. So konnte beispielsweise das Salicin lange Zeit als charakteristischer Inhaltsstoff von Salicaceae (*Salix*- und *Populus*-Arten) gelten, bis im Jahre 1945 Salicin auch als Bestandteil der Rinde von *Viburnum*-Arten (*Caprifoliaceae*) entdeckt wurde. Salicaceae und Caprifoliaceae sind morphologisch nicht verwandt. Ähnliches gilt für das Arbutin, dessen Verbreitungsschwerpunkt die Familie der Ericaceae ist. Ein zweiter

Rotenon

Verbreitung von Aucubin im Pflanzenreich
(nach einer Zusammenstellung bei E. WINDE, 1959)

Familie	gefunden in den Gattungen	nicht nachweisbar in den Gattungen
Garryaceae	Garrya	
Eusommiaceae	Eucommia	
Cornaceae	Aucuba	
	Cornus	
Loganiaceae	Buddleia	Strychnos
	Nicodemia	Fagraea
Verbenaceae	Vitex	Callicarpa
		Caryopteris *)
		Citharoxylon *)
		Clerodendron *)
		Duranta *)
		Lantana *)
		Lippia *)
		Petraea
		Premna *)
		Verbena
Scrophulariaceae	Bartschia	Alonsoa *)
	Celsia	Antirrhinum
	Collinsia	Calceolaria
	Euphrasia	Digitalis
	Freylinia	Gratiola
	Lathraea	Hebenstreitia *)
	Melampyrum	Limosella
	Pedicularis	Linaria *)
	Pentstemon	Maurandia *)
	Rhinantus	Mimulus
	Scrophularia	Nemesia
	Veronica	
	Verbascum	Anm.: Die durch *) gekennzeich-
Lentibulariaceae	Utricularia	neten Gattungen enthalten an-
Globulariaceae	Globularia	dere, vermutlich mit Aucubin
Plantaginaceae	Plantago	verwandte Stoffe.

Schwerpunkt des Arbutin-Vorkommens liegt an einer ganz entfernten Stelle im Pflanzensystem, und zwar bei den *Rosales* (z. B. bei *Bergenia*-Arten unter den Saxifragaceae oder bei *Pyrus communis* unter den Rosazeen). Auch das Aucubin zeigt analoge Verbreitungstendenz, wie sich aus vorstehender Tabelle ergibt.

Dieser Fall, daß bestimmte Pflanzenstoffe an zwei oder an mehreren auseinander liegenden Stellen des Systems vorkommen, scheint generell häufiger zu sein, als das einmalige Auftreten eines Stoffes in einer einzigen Verwandtschaftssippe. Vielleicht gibt es so etwas wie eine „Konvergenz biochemischer Merkmale"[1].

Schließlich gibt es daneben auch noch Einzelstoffe, die scheinbar wahllos verstreut über das Pflanzenreich vorkommen. Charakteristische Beispiele für diese sporadische Art der Verbreitung sind das Coffein und das Cumarin. Coffein führen jeweils einige wenige Arten aus den Familien der *Rubiaceae*, *Sterculiaceae*, *Theaceae* und *Aquifoliaceae*. Cumarin wurde in nahezu hundert Blütenpflanzen nachgewiesen, die an sehr verschiedenen Stellen des Pflanzensystems stehen.

Zum Vorkommen des Cumarins bemerkt schon H. MOLISCH (1933): „Sein Auftreten ist sprunghaft, es erscheint bald da, bald dort, aber in manchen Familien kommt es häufiger vor, z. B. bei den Gramineen und den Kompositen."

Das sprunghafte Vorkommen der Einzelstoffe Coffein und Cumarin erscheint dann nicht mehr so auffallend, wenn die Verbindungen als Angehörige einer ganzen Stoffklasse angesehen werden: das Coffein als Vertreter der Purine und das Cumarin als Vertreter der ebenfalls weit verbreiteten Derivate der Cumarinreihe. Über die Verbreitung von ganzen Stoffklassen über das Pflanzenreich handelt der nächste Abschnitt.

b) Stoffklassen mit weiter Verbreitung im Pflanzenreich

Zu den Pflanzenstoffen mit weiter Verbreitung, die in großen Abteilungen des Pflanzenreiches angetroffen werden, gehören in erster Linie die Reserve- und Gerüstsubstanzen der Pflanze (Eiweiße, Kohlenhydrate, Fette, Lignin) und andere essentielle Pflanzenbausteine wie die Fermente, Wuchsstoffe und Vitamine.

Die Bezeichnungen „Kohlenhydrate, Fette, Eiweiß, Lignin usw." sind Sammelbezeichnungen. Wird jeweils die gesamte Stoffklasse ins Auge gefaßt, so sind sie ihrer Verbreitung nach Ubiquitisten. Die feinere Ausgestaltung der Einzelverbindungen, das Mengenverhältnis der Einzelverbindungen, oder die Konzentration, in der sie gespeichert werden, sind jedoch durchaus Stoffwechseleigentümlichkeiten, die von Taxon zu Taxon variieren. Dafür seien einige Beispiele angeführt.

α) Eiweißkörper. Eiweiß ist regelmäßiger Bestandteil lebender Zellen. Es handelt sich um hochmolekulare Verbindungen, die durch gesetzmäßigen Aufbau aus mehr einfachen Bausteinen, den Aminosäuren, entstehen. Die Verknüpfung der Aminosäuren durch Peptidbindungen kann u. a. in verschiedener Reihenfolge (Sequenz) und unter Variierung der Molverhältnisse erfolgen; es kann variieren der räumliche Bau (Faltung der Ketten, Makroringe usw.).

---

[1] Die Morphologie versteht unter Konvergenz die durch „natürliche Auslese" bedingte gleichsinnige morphologische Ausgestaltung systematisch weit auseinanderstehender Arten (v. DENFFER, 1958).

Allein durch Aufbau aus zehn Aminosäuren wird die Existenz einer so großen Anzahl unterschiedlicher Proteine denkbar, daß jede Pflanze aus anderen Eiweißkörpern bestehend gedacht werden kann; die Zahl der tatsächlich bekannten Aminosäuren beträgt mehr als das Doppelte. Unter der einschränkenden Annahme, daß jede Aminosäure nur einmal im Molekül vertreten ist, erlauben 20 verschiedene Aminosäuren über 24 Trillionen verschiedene Kombinationsmöglichkeiten. Daß Pflanzen artspezifische Eiweißkörper enthalten, dafür sprechen die Ergebnisse der Serumdiagnostik, einer biologischen Methode, die auf dem Nachweis der Bildung spezifischer Antikörper im Blut von Versuchstieren beruht. Mit chemisch-analytischen Methoden den Feinbau der Eiweißkörper zu studieren stellt demgegenüber eine grobe Methode dar, und taxonspezifische Unterschiede in der Zusammensetzung enthüllen sich erst dann, wenn relativ grobe Unterschiede vorliegen. So enthalten die Gramineen ein Eiweiß, an dessen Aufbau auffallend hohe Anteile an Glutaminsäure und Prolin beteiligt sind; diese sog. Prolamine sind für die Arten der Gramineen charakteristisch und wurden außerhalb der Familie bisher nicht gefunden (B. BLAGOWESTSCHENSKI, 1955).

β) Fette sind im Pflanzenreich ebenfalls ubiquitär verbreitet. Analysiert man sie jedoch näher, dann variiert die Fettsäurekomponente von Art zu Art oft erheblich, selbst bei Arten derselben Familie.

Die Zusammensetzung der Samenfette einiger Juglandaceae
(nach T. P. HILDITSCH, 1947)

Pflanzenart	Palmitin + Stearinsäure	Fettsäuren %		
		Ölsäure	Linolsäure	Linolensäure
Carya illinoenis	4	80	16	0
Carya cordiformis	12	88	0	0
Juglans regia	6	18	73	3
Juglans mandshurica	3,5	19	76	2
Juglans sieboldiana	6,6	20	67	6

Nach den umfassenden Untersuchungen von T. P. HILDITSCH kann als Regel gelten, daß die Fettsäuren in den Fetten der niederen Pflanzen von komplizierterem Aufbau sind, indem sie beträchtliche Mengen von langkettigen Polyäthenoidsäuren enthalten. Bei den höheren Pflanzen überwiegen Öl-, Linol- und Palmitinsäure, die aber in unterschiedlichem Mengenverhältnis vorzuliegen pflegen. Daneben gibt es bei bestimmten Taxa höherer Pflanzen charakteristische Fettsäuren: die zyklischen Fettsäuren bei *Flacourtiaceae* (Chaulmograöl), die Petroselinsäure bei den *Umbelliferae*, die Erucasäure bei den *Cruciferae*.

γ) Als Reservekohlenhydrate der vegetativen Organe finden wir hauptsächlich Glucose, Fructose, Saccharose und Stärke. Die genannten Kohlenhydrate sind in großen Abteilungen des Pflanzenreiches, von den Grünalgen bis zu den Kompositen, zu finden; in zahlreichen Sippen ist aber eine Abweichung von diesem Grundmuster des Kohlenhydratstoffwechsels zu beobachten. Einzelne Grünalgen und Moose, *Violaceae*, *Malpighiaceae* und *Compositae* akkumulieren an Stelle der Stärke Inulin (R. HEGNAUER, 1958). Viele *Caryophyllaceae* und *Tubiflorae* speichern bevorzugt Galactosane. Geht man auf andere Zuckerderivate über, zu den Zuckeralkoholen wie Mannit, Sorbit und Inosit, so finden auch sie sich in weitester Verbreitung; einzelne Taxa neigen dazu, sie in höheren Konzentrationen zu speichern als andere.

δ) Auch die Fähigkeit zur Synthese von Ligninen gehört zu den allgemeinsten Synthesefähigkeiten der Pflanze. Die Zusammensetzung der Lignine veränderte sich anscheinend im Verlaufe der Evolution im Sinne eines verstärkten Einbaues von Methoxygruppen ins Ligningrundgerüst: Bryophyten-Lignin ist methoxylfrei; Angiospermen-Lignin ist hingegen methoxylreich, und die Lignine der Gymnospermen nehmen hinsichtlich des Methoxylgehaltes eine intermediäre Stellung ein.

Zu den Stoffgruppen mit weiter Verbreitung im Pflanzenreich gehören schließlich auch viele sekundäre Pflanzenstoffe wie Gerbstoffe, Flavonoide, ätherische Öle und Alkaloide.

ε) Flavonoide können als Ubiquitisten gelten; ihr gelegentliches Fehlen in einigen Taxa dürfte — im Sinne der systematischen Botanik — ein abgeleitetes Merkmal sein. Der Verbreitung nach vorherrschend sind die Flavonoide mit symmetrischer Trihydroxy-Substitution im Ring A und gleichzeitiger ortho-Orientierung der Hydroxygruppen im Ring B. Andere Varianten sind weniger häufig und beschränken sich manchmal auf einen Verwandtschaftskreis.

Der im Pflanzenreich am häufigsten vorkommende Flavonoid-Typus (Vertreter: Quercetin, Taxifolin, Luteolin, Cyanidin, Leukocyanidin, Eriodictyol).

Einige Flavonoide mit eingeschränkter Verbreitung im Pflanzenreich
(verändert nach einer Zusammenstellung von H. REZNIK, 1955)

Biochemisches Merkmal	Taxon	Stoffe
Ordnungsmerkmal	Centrospermae	stickstoffhaltige Anthocyane
Familienmerkmal	Ranunculaceae	Ranunculetin und Flavescetin (d. s.) Quercetin- und Kämpferol-Varianten mit hydroxylierten Seitenketten)
Gattungsmerkmal	Prunus	Phloretin, Sakuranetin
Artmerkmal	Prunus avium	3, 4, 2′, 6′-Tetrahydroxy-4′-methoxy-chalkon
Rassenmerkmal	Primula sinensis (orangerote Petalen)	Pelargonidin-3-monosid

ζ) Alkaloide werden in Vertretern aus mehr als fünfzig verschiedenen Pflanzenfamilien gefunden. Die Bezeichnung „Alkaloide" sagt zunächst aus, daß es sich um Pflanzenstoffe handelt, die Stickstoff im Molekül — meist in zyklischer Bindung — enthalten. Die Fähigkeit zur Speicherung N-haltiger Heterozyklen ist demnach eine weit verbreitete Fähigkeit der Pflanze. Es handelt sich bei den Alkaloiden aber um keine einheitliche Gruppe von Verbindungen; dem Aufbau ihres Grundgerüstes nach kann man sie mannigfach weiter unterteilen. Schon sehr früh war aufgefallen, daß botanisch verwandte Pflanzen einander in ihrer Alkaloidführung mehr ähneln, als taxonomisch entfernt stehende Arten. Ferner kommen einige Alkaloide systemlos verstreut über das Pflanzenreich vor; andere wiederum treten nur selten, und nur in einem engen Verwandtschaftskreis, auf. Greift man sich beispielsweise die Alkaloide heraus, die durch das Indolgerüst charakterisiert sind, und ordnet man sie nach steigender Anzahl ihrer heterozyklischen Ringe im Molekül, dann ergibt sich eine sinkende Tendenz in der Häufigkeit des Vorkommens.

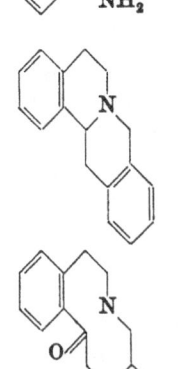

Tryptophan (ubiquitär)

Harmalin-Typus (sporadisch in einzelnen Arten aus sechs Familien, die phylogenetisch nicht verwandt sind)

Yohimbin-Typus (Vorkommen in zwei Familien, die phylogenetisch zusammenhängen: *Rubiaceae* und *Apocynaceae*)

Strychnin (Vorkommen beschränkt auf einige Arten der Gattung *Strychnos*)

Phenyläthylamin-Typus. Sporadisch über das gesamte Pflanzenreich verbreitet vorkommend.

Protoberberin-Typus. Gefunden in sechs, vermutlich phylogenetisch verwandten Familien (*Berberidaceae, Ranunculaceae, Papaveraceae, Rutaceae, Anonaceae, Menispermaceae*).

Protopin-Typus. Charakteristisch für die Familie der *Papaveraceae*.

Morphin. Artspezifisch für *Papaver somniferum* (bzw. *Papaver setigerum*).

Die Aminosäure Tryptophan enthält zwei Ringe im Molekül; als Bestandteil von Eiweißkörpern ist mit ubiquitärer Verbreitung zu rechnen. Die Alkaloide vom Typus des Harmalins enthalten ein heterozyklisches Dreiringsystem: Gefunden werden sie sporadisch verstreut in sechs Familien, die botanisch nicht miteinander verwandt sind. Das pentazyklische Yohimbin ist charakteristischer Inhaltsstoff von Arten aus zwei Familien, den *Apocynaceae* und den *Rubiaceae*, die phylogenetisch verwandt sind. Strychnin mit seinen sieben kondensierten Ringen im Molekül ist ein einmalig vorkommendes Stoffwechselprodukt einiger Arten der Gattung *Strychnos*.

Diese Erscheinung der Korrelation fallender Verbreitungstendenz und biologischer Komplexizität des Pflanzenstoffes läßt sich in zahlreichen weiteren Fällen beobachten, so daß man von einer Regel, der sog. „Häufigkeitsregel", spricht.

Die Zahl der Ringe im Molekül, oder etwa das Molekulargewicht allein, sind allerdings kein biologischer Maßstab für den komplizierten Aufbau eines Pflanzenstoffes, was sich beispielsweise schon bei einer Gegenüberstellung des Berberins, Protopins und Morphins ergibt. Das Maß ist die Zahl der Reaktionsschritte von der Muttersubstanz des Primärstoffwechsels bis zur Endausgestaltung und Speicherung. K. PAECH (1950) hat daher die Häufigkeitsregel in der folgenden Weise präzisiert: „Alle sekundären Stoffe entstehen durch schrittweise Verwandlung aus Kohlenhydraten oder deren primären Abbauprodukten, manchmal wohl auch angeschlossen an den Auf- oder Abbau bestimmter Aminosäuren. Jeder Teilprozeß einer solchen Umwandlung bedarf meistens der Mitwirkung eines Fermentes oder anderer spezieller Bedingungen. Je mehr Schritte in bestimmter Reihenfolge getan werden müssen, um einen sekundären Stoff hervorzubringen, um so weniger wahrscheinlich wird es, daß sich diese Kette in mehreren phylogenetisch getrennt entstandenen Arten in genau der gleichen Weise entwickelt hat. Eine Verbindung, deren Ahnenreihe vielgliedrig ist, wird sich also durch einmaliges Vorkommen auszeichnen. Auf der anderen Seite werden Stoffe, die sich nur durch einen oder wenige Schritte vom Ausgangsmaterial entfernt haben, mit großer Wahrscheinlichkeit in systematisch nicht näher verwandten Einheiten des Pflanzenreiches auftauchen."

Literatur

BIRCH, A. J.: Biosynthetic Relations of Phenolic and Enolic compounds. In: Fortschritte der Chemie organischer Naturstoffe, XIV, p. 186, Wien 1957. — BLAGOWESTSCHENSKI, A. W.: Die biochemischen Grundlagen des Evolutionsprozesses der Pflanzen, Berlin 1955. — BOGORAD, L.: The Biogenesis of Flavonoids. Annual Review of Plant Physiology 9, 417—448 (1958). — EGGER, K.: Flavonol-Aglycone in Ranunculaceen. Z. Naturf. 14b, 401—402 (1959). — FRIEDRICH, H.: Die Biosynthese aromatischer Pflanzenstoffe. Pharmaz. 13, 349—357 (1958). — GIBBS, D.: Comparative Chemistry and Phylogeny of Flowering Plants. Transactions of the Royal Society of Canada 48, 1—47 (1954). — GRISEBACH, H.: Zur Biogenese der Isoflavone. Z. Naturf. 14b, 802—809 (1959). — GRISEBACH, H.: Die Biosynthese der Anthocyane. Symposium Nr. II, IV. Internat. Kongreß für Biochemie, Wien, 1.—6. Sept. 1958. — HEGNAUER, R.: Chemotaxonomische Betrachtungen. Pharmac. Acta Helv. 33, 287—305 (1958). — HILDITSCH, T. P.: The Chemical Constitution of Natural Fats, London 1947. — HÖRHAMMER, L., u. R. HÄNSEL: Pflanzenchemie in ihrer Beziehung zur Pharmakognosie. Arch. Pharmaz. 288, 153—162 (1955). — KRATZL, K.: Ein Bericht über Symposion II. Transactions of the Plenarysession. Proceedings of the Forth Internat. Congress of Biochemistry. London/New York/Paris/Los Angeles 1959. — MERZ, K. W.: Naturstoffe als Modell für neue Arzneimittel. Arch. Pharmaz./Mitt. dtsch. pharmaz. Ges. 288/25, 105—106 (1955). — MORITZ, O., u. D. FROHNE: Form und Grundlagen quantitativer Aussagen der serologischen Verwandtschaftsforschung. Flora 146, 425 bis 444 (1958). — PAECH, K.: Biochemie und Physiologie der sekundären Pflanzenstoffe, Berlin/Göttingen/Heidelberg 1950. — PAECH, K.: Die Biogenese der Pflanzenstoffe. Landwirtschaftl. Forsch. IX, 83—91 (1956). — REZNIK, H.: Die Pigmente der Centrospermen als Systematisches Element. II. Untersuchungen über das ionophoretische Verhalten. Planta 49, 406—434 (1957). — REZNIK, H.: Die Pigmente der Centrospermen als Systematisches Element. Z. Botanik 43, 499—530 (1955). — ROBINSON, R.: The Structural Relations of Natural Products. Oxford, At The Clarendon Press, 1955. — RUZICKA, L.: The Isoprene Rule and the Biogenesis of Terpenic Compounds. Experientia 9, 357—396 (1953). — TODD, A.: Persectives in Organic chemistry, New York, London 1956. — WINDE, E.: Untersuchungen über die Verbreitung der Pseudoindikane. Agnosid, ein neues Pseudoindikan aus Vitex Agnus Castus L. Diss. Freie Universität Berlin, 1959. — WOODWARD, R. B.: Neuere Entwicklungen in der Chemie der Naturstoffe. Angew. Chem. 68, 13—20 (1956).

III. Pflanzensäuren als Hauptwirkstoffe

1. Allgemeines

In Pflanzen finden sich Säuren in der mannigfaltigsten Ausgestaltung vor: als Carboxylderivate sowohl von aliphatischen, aromatischen und hydroaromatischen wie auch von heterozyklischen Stoffen. Die aliphatische Reihe beginnt mit der Ameisensäure, die in Fichtennadeln oder in den Brennhaaren von Urtica-Arten vorkommt; zu ihr gehören auch die Propionsäure, ein Bestandteil verschiedener ätherischer Öle, und die Isovaleriansäure, ein Inhaltsstoff von Valeriana-, Viburnum- und Sambucus-Arten. Benzoe-, Zimt- und Anissäure sind Beispiele für einfache aromatische Carbonsäuren; Oleanol- und Ursolsäure (s. S. 234) für hydroaromatische Säuren. Chelidon- und Mekonsäure lassen sich als Vertreter der heterozyklischen Carbonsäuren anführen.

Pflanzensäuren im engen und ursprünglichen Sinne sind jedoch diejenigen aliphatischen Säuren, die durch wichtige physiologische Funktionen und durch ihre ubiquitäre Verbreitung auffallen: in erster Linie gehören hierher die Äpfelsäure, die Citronensäure, die Bernsteinsäure, die Weinsäure, die Essig- und die Oxalsäure.

Essigsäure ist ein wichtiges Intermediärprodukt des Zellstoffwechsels. Frei, in Form von Salzen, häufiger aber als Ester wird sie in bestimmten Organen abgelagert; nicht selten sind Essigsäureester Bestandteile von ätherischen Ölen. Oxalsäure kommt nur selten frei vor, wie beispielsweise in Boletus-Arten; um so verbreiteter sind die Kalium- und die Calciumsalze. Bernsteinsäure, die in vielen Pflanzen gefunden wurde, besitzt ebenso wenig therapeutisches Interesse wie die zuerst erwähnte Essig- und Oxalsäure.

Äpfelsäure, Weinsäure und Citronensäure bilden die Gruppe der sog. Fruchtsäuren, da sie in größeren Mengen in den als Obst verwendeten Fruchtsorten vorkommen und neben den Zuckern und den Aromastoffen wesentlich

$$
\begin{array}{ccc}
 & & \text{COOH} \\
 & & | \\
 & & \text{CH}_2 \\
 & \text{COOH} & | \\
 & | & \text{CH}_2 \\
 & \text{COOH} & | \\
\text{CH}_3\text{—COOH} & & \text{COOH} \\
\text{Essigsäure} & \text{Oxalsäure} & \text{Bernsteinsäure}
\end{array}
$$

$$
\begin{array}{ccc}
 & & \text{COOH} \\
 & & | \\
\text{COOH} & \text{COOH} & \text{CH}_2 \\
| & | & | \\
\text{CH}_2 & \text{HC—OH} & \text{HO—C—COOH} \\
| & | & | \\
\text{HO—CH} & \text{HO—CH} & \text{CH}_2 \\
| & | & | \\
\text{COOH} & \text{COOH} & \text{COOH} \\
\text{D-(—)-Äpfelsäure} & \text{L-(+)-Weinsäure} & \text{Citronensäure}
\end{array}
$$

zu deren Wohlgeschmack beitragen. Die linksdrehende Äpfelsäure ist die vorherrschende Säure des Kern- und Steinobstes aus der Familie der *Rosaceae* (wie Apfel, Birne, Quitte, Aprikose, Kirsche, Pfirsich, Pflaume und Zwetschge). Vergesellschaftet mit Citronensäure findet sie sich ferner in Himbeeren, Erdbeeren und Heidelbeeren, zusammen mit Weinsäure in den Weintrauben. (+)-Weinsäure kommt im Pflanzenreich frei oder an Kalium oder Calcium gebunden vor. Fast nur auf Weinsäure entfällt die Säurefraktion der Tamarinden, während die Weintrauben mehr Äpfelsäure ($\sim 60\%$) als Weinsäure ($\sim 40\%$) enthalten. Die natürliche Weinsäure wird auch als sog. Rechtsweinsäure bezeichnet, weil sie die Ebene des polarisierten Lichtes nach rechts dreht, sie gehört aber konfigurativ der L-Reihe an.

Citronensäure ist eines der wichtigsten Zwischenprodukte im Kohlenhydratstoffwechsel lebender Zellen. Abgelagert und gespeichert, dem Stoffwechsel somit vorübergehend entzogen, kommt sie in vielen Pflanzen vor, vor allem in vielen Früchten, wie beispielsweise in den Zitronen. Zitronen — mit einer durchschnittlichen Konzentration von 8% — sind überhaupt die ergiebigste Ausgangsquelle für Citronensäure; eine einzelne Zitrone liefert bis zu 4 g Säure. Die Citronensäure gehört zu denjenigen organischen Pflanzenstoffen, deren Reindarstellung zuerst gelang: CARL WILHELM SCHEELE gewann sie erstmalig im Jahre 1784 in kristalliner Form. SCHEELE sättigte kochenden Zitronensaft mit Kreide und erhielt dabei einen Bodensatz, den er mit Wasser und Schwefelsäure weiter behandelte. Dieses Verfahren der Citronensäuredarstellung über das in der Hitze schwer lösliche Calciumsalz (mit Zitronensaft als Ausgangsmaterial) blieb die technische Methode zur Säuredarstellung bis zum Jahre 1923. In diesem Jahre wurde erstmals das Fermentationsverfahren zur technischen Gewinnung aufgenommen, ein Verfahren, das heute etwa zwei Drittel des Weltbedarfes an Citronensäure liefert.

Daß bestimmte Schimmelpilze größere Mengen von Citronensäure nicht nur intermediär als flüchtiges Zwischenprodukt bilden, sondern daß sie sie auch in höheren Konzentrationen speichern, geht auf ältere Beobachtungen (C. WEHMER, 1893) zurück. Besonders Schimmelpilze aus den beiden Gattungen *Aspergillus* und *Penicillium* zeichnen sich durch diese Fähigkeit aus. Allerdings hängt die tatsächliche Ausbeute sehr stark von den näheren Züchtungsbedingungen ab. Die technisch tatsächlich verwendeten Mikroorganismen sind bestimmte Stämme von *Aspergillus niger*. Die besten Ausbeuten erhält man mit Melasse als Nährsubstrat für den Pilz, die nicht bloß die für die Synthese erforderlichen Kohlenhydrate, sondern auch Nährstoffe einschl. der Mineralstoffe enthält. Ursprünglich züchtete man den Pilz in Oberflächenkultur; erst in den letzten Jahren wurden in Anlehnung an die Antibiotikadarstellung auch Tieftankverfahren entwickelt. Wenn die Citronensäurebildung ihr Maximum erreicht hat, wird das Pilzmyzel abgepreßt und die Säure in Form des in der Hitze schwer löslichen Calciumsalzes ausgefällt. Die Hauptmenge der jährlich produzierten Citronensäure wird technisch verwendet; die pharmazeutische Verwendung tritt demgegenüber zurück.

Unter der Bezeichnung Potio Riverii war früher in den Apotheken ein durstlöschendes Mittel vorrätig, das bei fieberhaften Erkrankungen verordnet wurde und aus Acidum citricum und Natrium carbonicum bestand. Das Mittel ist heute obsolet und man verwendet viel zweckmäßiger frische Fruchtsäfte, die durch einen zusätzlichen Gehalt an Ascorbinsäure ausgezeichnet sind.

2. Obst und Obstsäfte

Die typischen Fruchtsäuren wirken diuretisch und laxierend. Die reinen Säuren oder Arzneimittel wie Weinstein (Tartarus deputarus = Kaliumbitartrat) nimmt man heute aber nur mehr selten, vielmehr zieht man es vor, Fruchtsäuren als Bestandteile von Obst und Obstsäften kurmäßig zu verwenden. Obstkuren wie beispielsweise die „Meraner Traubenkur" werden durchgeführt bei chronischer Obstipation, bei chronischen Hauterkrankungen, bei Fettsucht und einer Reihe weiterer Leiden als sog. „Blutreinigung".

Obst enthält zwischen 80 und 90% Wasser; kalorisch wertvolle Nährstoffe wie Fette (0,1—0,3%), Eiweiße (0,3—1,8%) und ausnutzbare Kohlenhydrate (3—18%) sind nur in relativ untergeordneten Mengen vorhanden. Charakteri-

stisch ist, wie schon erwähnt, der Gehalt an Fruchtsäuren, Aromastoffen, Vitaminen und Fermenten. Einen hohen Säuregehalt weisen die Citrusfrüchte,
besonders die Citronen mit einem Säuregehalt von etwa 8% auf. Mit Prozentgehalten von annähernd 2% sind ferner säurereich die Johannisbeeren, die
Preiselbeeren, die Stachel- und die Erdbeeren und schließlich die Sauerkirschen.
Besonders arm an Säuren dagegen sind Bananen (etwa 0,4%) und Birnen (etwa
0,3%). Eigentümlicherweise gehören die milde schmeckenden Himbeeren mit
dem relativ hohen Säuregehalt von durchschnittlich 1,6% zu den säurereichen
Obstsorten. Offensichtlich hängt die Geschmacksempfindung für sauer nicht
vom tatsächlichen Gehalt an freier Säure allein ab. Wichtig ist dafür auch, wieviel Zucker und wieviel Schleimstoffe die Früchte enthalten. Im Falle der Himbeere sind es wohl in erster Linie die Schleimstoffe, welche ihr weitgehend den
sauren Geschmack nehmen, da es bekannt ist, daß Schleimstoffe allgemein die
Geschmacksempfindung für sauer stärker abschwächen als die für süß: Himbeeren schmecken trotz ihres höheren Säure- und tieferen Zuckerspiegels süßer
als beispielsweise Apfelsinen (s. hierzu die Tabelle).

Zusammensetzung einiger frischer Obstfrüchte
(nach einer Zusammenfassung bei BEYTHIEN, 1947, stark gekürzt)

	Wasser	Invertzucker	Saccharose	Säure
Johannisbeeren	83,80	5,04	0,24	2,35
Preiselbeeren	83,60	8,20	0,53	1,98
Himbeeren	83,95	4,51	0,22	1,64
Apfelsinen	84,26	5,88	2,54	1,35
Weinbeeren	79,12	14,96	—	0,77

Die Aromastoffe des Obstes sind ihrer chemischen Zusammensetzung nach
unvollständig bekannt. Häufig wiederkehrende Bestandteile sind Ester, namentlich die Methyl-, Äthyl-, Amyl- und Isoamylester organischer Pflanzensäuren.
Wie kompliziert zusammengesetzt ein natürliches Fruchtaroma sein kann, zeigt
sich gerade auch im Falle des natürlichen Himbeeraromas. Isoliert wurden aus
der flüchtigen Fraktion insgesamt 40 definierte chemische Substanzen, von denen
20 ihrer chemischen Konstitution nach aufgeklärt werden konnten, darunter
Essigsäure, n-Capronsäure, Benzoesäure, Diacetyl, Äthylalkohol, Äthylacetat,
Isoamylalkohol, Benzaldehyd, Phenyläthylalkohol, Benzylalkohol, Isobutylalko-
hol, Hexen-(3)-ol-(1), Bernsteinsäure, Citraconsäure, o-Phthalsäure, Salicylsäure, p-Hydroxybenzoesäure, Brenzschleimsäure, Brenzcatechin und n-Hexyl-
alkohol. Trotz dieser eingehenden Analysen sind für den Aufbau des natürlichen
Himbeeraromas maßgeblichen Substanzen immer noch unbekannt. Die Ähnlichkeit künstlicher Fruchtessenzen mit dem Naturaroma beruht auf Zufälligkeit.

Obst enthält ferner Vitamine, besonders die Ascorbinsäure (= Vitamin C)
und die Bioflavonoide (früher auch als Vitamin P bezeichnet). Dagegen fehlen
die Vitamine D, B und E, wenn man von gelegentlichem Spurenvorkommen absieht. Dem Gehalt an Ascorbinsäure steht an der Spitze aller Früchte die Acerola-Kirsche, die eine Konzentration aufweist, welche die der sehr reichen Citrusfrüchte um mehr als das hundertfache übertrifft. Es handelt sich hier um die
Früchte der im tropischen Amerika heimischen *Malpighia punicifolia* L. Reich

an Ascorbinsäure sind ferner die schwarzen Johannisbeeren, die Citrusfrüchte, die Erdbeeren und die Hagebutten. Bekanntlich gehört Ascorbinsäure zu den ziemlich unbeständigen Substanzen, die sich in Anwesenheit von Wasser und von Luftsauerstoff oxydativ zersetzen, eine Reaktion, die besonders durch Schwermetallspuren katalytisch beschleunigt wird. In Früchten und teilweise auch in Obstsäften ist Ascorbinsäure wider Erwarten relativ stabil, was mit der Art der jeweiligen Begleitstoffe zusammenhängen dürfte. Einesteils fängt vermutlich die Citronensäure katalytisch wirkende Metallionen ab, dann aber dürften wohl phenolische Körper wie die Bioflavonoide (s. S. 166) als eine Art Antioxydantien fungieren.

Obstsäfte erhält man durch Auspressen frischer Früchte, in der Regel nach vorheriger Vergärung. Entsprechend ist der Zuckergehalt der Säfte — verglichen mit dem der Ausgangsfrüchte — herabgesetzt (ein Teil des Zuckers ist zu Alkohol vergoren). Die Gärung erfolgt entweder freiwillig (Himbeerpreßsaft nach dem DAB 6) oder gelenkt unter Zusatz von Hefe in verschlossenen Gefäßen (Ph. Helv. V). In der Regel werden die Obstsäfte weiter verarbeitet, beispielsweise zu Sirupen wie im Falle des Sirupus Rubi idaei. Die Herstellung erfolgt durch Kochen des Preßsaftes mit einer bestimmten, empirisch festgelegten Menge Zuckers unter Ersatz des Verdunstungswassers.

Der viel verwendete unvergorene Traubensaft stammt von den Früchten des Weinstocks *Vitis vinifera* L. (Familie: *Vitaceae*), einer Liane, die in Deutschland und in vielen wärmeren Ländern kultiviert wird. Die Blätter des Weins sind gelappt, der Blütenstand ist eine Rispe, die Fruchtform einer Beere. Der Weinstock gehört zu den ältesten Kulturpflanzen, weshalb man ihn heute in einer entsprechend großen Zahl von Kultursorten und Varietäten kennt. Die Weinbeeren (s. auch die Tabelle) enthalten Säuren sowohl in freier Form (als Äpfel- und Weinsäure) als auch gebunden, hauptsächlich als saures weinsaures Kalium (= Kalium bitartaricum oder Weinstein). Neben Zuckern sind ferner enthalten Gerbstoffe, Flavonoide und einige Vitamine (Ascorbinsäure, angeblich auch die Vitamine A, B$_1$ und B$_2$). Die Samen selbst enthalten fettes Öl, das technisch verwertet werden kann. Das in den Früchten enthaltene Kaliumbitartrat setzt sich bei der Weinbereitung in den Gärbottichen als Rohweinstein (Cremor tartaricus) ab, der gereinigt als Tartarus depuratus als salinisches (auf osmotischem Wege wirksames) Abführmittel verwendet wird.

3. Einige häufig verwendete Drogen

Rubus idaeus

Die Gattung *Rubus* steht innerhalb der artenreichen Familie der *Rosaceae* der Gattung *Rosa* am nächsten. Einer der Hauptunterschiede betrifft den Bau der Frucht: die Früchte der Rubus-Arten sind saftige, einsamige Steinfrüchtchen, die zu einer schwarzen, roten oder gelben Sammelfrucht verbunden sind. Bei der Himbeere, *Rubus ideaus* L. löst sich zur Reifezeit die Sammelfrucht leicht von dem kegelförmigen Fruchtträger ab. Die frischen Himbeeren, Fr. Rubi idaei recens Ph. Helv. V, enthalten etwa 1—2% Fruchtsäuren, davon fast ausschließlich (97%) Citronensäure neben wenig Äpfelsäure. Nachgewiesen wurden ferner Ascorbinsäure, Zucker, Schleime und Pektine.

Sambucus nigra

Der schwarze Holunder, eine Caprifoliazee, ist ein etwa 7 m hoch werdender Baum oder Strauch mit unpaarig gefiederten Blättern und einem großen trugdoldigen Blütenstande mit zahlreichen kleinen weiß-gelblichen Blüten. Die tiefvioletten Früchte, die „Holunderbeeren" stellen dreisamige Steinfrüchte dar. Als Fr. Sambuci rec. Ph. Helv. V sind sie offizinell. Sie zeigen die für Beerenobst charakteristische Zusammensetzung: Invertzucker (6—8%), organische Säuren (1—1,5%) und Ascorbinsäure neben reichlich Anthocyanfarbstoff.

Hibiscus

Hibiscus sabdariffa L. ist eine der etwa 150 bekannten Hibiscus-Arten, d. s. Bäume und Sträucher aus der Familie der *Malvaceae*, die in allen tropischen Teilen der Erde weit verbreitet sind und häufig als Zierpflanzen angebaut werden. Die Hibiscus-Arten gehören zu jener Gruppe der Malvaceae, deren Früchte echte Kapseln darstellen, die sonach bei der Reife nicht in Teilfrüchtchen zerfallen. Hibiscus sabdariffa wächst im Sudan, wird aber in Ägypten, in Ceylon, auf Java und in Mexico und einigen weiteren tropischen Ländern kultiviert.

Hydroxycitronensäure   Hibiscussäure

Unter verschiedenartigen Bezeichnungen, als Hibiscusblüten, als Malvenblüten, als Karkade oder Roselle, gelangen die getrockneten, dunkelroten, dickfleischigen Kelchblätter in den Handel. Ein Infus der Droge ist schön weinrot gefärbt und von angenehm säuerlichem Geschmack. Der saure Geschmack beruht auf dem Gehalt der Droge an verschiedenen Fruchtsäuren wie Apfel-, Wein- und Citronensäure. Daneben konnte aber als charakteristischer Inhaltsstoff eine bislang unbekannte Säure isoliert werden: die Hibiscussäure, bei der es sich chemisch um ein Lacton einer Hydroxycitronensäure handelt. Flavonole können entgegen einigen Literaturangaben in der Handelsware nicht nachgewiesen werden. Aufgüsse der Droge gelten als erfrischendes Getränk und als ein mildes Laxativum.

Tamarindus

Tamarindus indica L. ist die einzige Art der Gattung, und zwar handelt es sich um einen stattlichen, gelegentlich bis 25 m hoch werdenden Baum aus der Familie der *Leguminosae* (*Caesalpiniaceae*), der heute in allen tropischen Teilen der Erde als Zierpflanze (Alleebaum) sowohl als auch der sauren Früchte wegen kultiviert wird. Wie bei allen Caesalpiniaceae, so springen auch die Hülsenfrüchte der Tamarinde bei der Reife nicht auf. Kenntlich sind sie an ihren eigenartigen Einschnürungen. In ein musartiges Mesokarp eingebettet befindet sich eine wechselnde Zahl von Samen. Die Präparate Pulpa Tamarindorum bzw. Tamarindi cruda und depurata DAB 6 und Ph. Helv. V bestehen zur Hauptsache aus diesem Fruchtmus, dem allerdings im Rohprodukt (Pulpa Tamar. cruda) Teile des faserigen Endokarps und Samen beigemischt sein können. Das Mus wird nicht den frisch geernteten Früchten entnommen, vielmehr läßt man sie vor dem Schälen längere Zeit an der Sonne fermentieren, wodurch sich Aroma und Säuregehalt im Vergleich zum frischen Fruchtfleisch erhöhen. Die Früchte werden schließlich geschält, geknetet und verpackt. Tamarindenfruchtmark besteht aus Invertzucker, aus Pektinen und Säuren, hauptsächlich Weinsäure, Kaliumbitartrat und wenig Äpfelsäure. Man verwendet das Präparat als mildes Laxans.

Literatur

BASTEDO, W. A.: The Organic acids in: Materia medica, Pharmacology and Therapeutics, S. 101—106, Philadelphia und London 1940. — BEYTHIEN, A.: Einführung in die Lebensmittelchemie, Dresden und Leipzig 1947. — GESSNER, O.: Organische Säuren als Hauptwirkstoffe enthaltende Pflanzen in: Die Gift- und Arzneipflanzen von Mitteleuropa, S. 612—620, Heidelberg 1953. — LEUPIN, K.: Pharmac. Acta Helv. 10, 138—142 (1935) — SCHARF, A.: The pharmacological characteristics of Hibiscus sabdariffa L. Planta medica 10, 48—52 (1962).

IV. Kohlenhydratdrogen

1. Allgemeines

Die ersten näher untersuchten Zucker entsprachen der Bruttoformel $C_m(H_2O)_n$, enthielten demnach neben Kohlenstoff die Elemente H und O im gleichen stöchiometrischen Verhältnis wie das Wasser; C. SCHMIDT (1844) nannte daher diese Naturstoffe Kohlenhydrate. Die Bezeichnung ist insofern nicht ganz zutreffend, als sie einerseits auch auf einige Vertreter anderer Stoffklassen, wie etwa die Essigsäure $C_2H_4O_2$, anwendbar ist; andererseits rechnet man zu den Kohlenhydraten auch Stoffe, deren H—O-Verhältnis nicht genau 2 : 1 ist oder die neben C, H und O noch andere Elemente enthalten.

Heute versteht man unter Kohlenhydraten Verbindungen, die ihrer chemischen Struktur nach Zucker[1] darstellen oder deren Molekül sich ausschließlich oder überwiegend aus einfachen Zuckern oder damit verwandten Verbindungen, wie etwa Saccharidsäuren, aufbaut.

In der Physiologie zählt man die Kohlenhydrate zu den „primären Pflanzenstoffen", womit man andeuten will, daß es sich um Produkte des allen Pflanzen gemeinsamen allgemeinen Stoffwechsels handelt mit wichtigen — wenn auch verschiedenartigen — Funktionen, z. B. als Energiespender, als Reservestoffe und Gerüstsubstanzen. Ihr Aufbau ist die Voraussetzung für die Bildung aller anderen biogenen Naturstoffe: sie sind die biologischen Vorstufen der Proteine und Fette; auf Zwischenstufen des Kohlenhydratumsatzes läßt sich die große Zahl der „sekundären Pflanzenstoffe" zurückführen.

Die Bildung von Glukose in der grünen autotrophen Pflanze ist der grundlegende Prozeß, der die Erhaltung des gesamten Lebens auf der Erdoberfläche ermöglicht. Physikalisch betrachtet handelt es sich um eine Bindung freier Sonnenenergie, die in der gebundenen Form der Nahrungsstoffe damit auch für die heterotrophen Pflanzen und für die tierischen Organismen verfügbar wird. Dieser Vorgang der Photosynthese wird durch die folgende Bruttogleichung dargestellt:

$$6 CO_2 + 6 H_2O + 675 Cal \rightarrow C_6H_{12}O_6 + 6 O_2$$

Die Aufklärung des Reaktionsverlaufs in seinen Einzelheiten zeigt einen komplizierten Mechanismus (s. Lehrbücher der Pflanzenphysiologie und Biologie).

---

[1] Die Zucker ihrerseits zeichnen sich durch eine Reihe gemeinsamer chemischer und physikalischer Eigenschaften aus, die sie von den übrigen Stoffen abzugrenzen erlauben. Näheres siehe Chemie-Lehrbücher.

Die Bildung von Glucose mit Chlorophyll als Katalysator verläuft in allen chlorophyllhaltigen Pflanzen identisch. Aber nur in seltenen Fällen bleibt Glucose angehäuft liegen, sie wandelt sich rasch um in andere, kompliziert gebaute Kohlenhydrate, vor allem in Stärke und Cellulose. Hier nun setzen offenbar für die jeweilige Pflanzenfamilie oder Spezies charakteristische Differenzierungen ein, so daß im Endergebnis keine Art der anderen in der Zusammensetzung ihrer Kohlenhydrate völlig gleicht. Kompositen speichern anstelle von Stärke Inulin, Gramineen eine Reihe weiterer Fructosane, bei anderen Pflanzen fällt der Rohrzucker als Reservestoff ins Gewicht. Ein erheblicher Anteil des Zuckers wird festgelegt nicht nur als Cellulose, sondern auch in artspezifischer Weise in Form von Gummen, Schleimen und den sehr mannigfaltigen Heterosiden (s. S. 138). Quantitative Unterschiede sind ebenfalls beträchtlich. Somit erscheint es verständlich, daß nicht alle Pflanzen in gleicher Weise als Rohstoffe für die technische Kohlenhydratgewinnung und als Kohlenhydratdrogen geeignet sind.

Ihrem Aufbau nach teilt man die Kohlenhydrate ein in Monosaccharide, Oligosaccharide und Polysaccharide. Monosaccharide lassen sich durch Hydrolyse nicht in einfachere Zucker spalten. Oligosaccharide zerfallen dabei in zwei bis sechs Moleküle einer oder verschiedener Monosen. Polysaccharide sind hochmolekular; sie werden hydrolytisch in eine wesentlich größere Anzahl von Monose-Bausteinen gespalten. Selbstverständlich ist die Einteilung in Oligo- und Polysaccharide rein willkürlich. In der Natur finden sich daneben alle möglichen Zwischenstufen verwirklicht.

Kohlenhydrate lassen sich mit der Reaktion nach MOLISCH nachweisen. Einen nicht zu dünnen Schnitt des Pflanzenteiles legt man in einen Tropfen einer 15—20proz. weingeistigen Lösung von α-Naphthol. Dann gibt man so viele Tropfen konz. Schwefelsäure zu, daß der Schnitt davon völlig bedeckt ist. Eine augenblickliche Violettfärbung des Schnittes deutet auf Anwesenheit von Glukose, Fructose, Saccharose oder Inulin. In wenigen Fällen lassen sich Kohlenhydrate direkt im Präparat kristallin erhalten (Inulin).

2. Mono- und Oligosaccharide

Chemische Übersicht und Verbreitung im Pflanzenreich

Nach der Zahl der im Molekül vorhandenen Sauerstoffatome unterteilt man die Monosaccharide in Hexosen (z. B. $C_6H_{12}O_6$), in Pentosen (z. B. $C_6H_{12}O_5$ oder $C_5H_{10}O_5$), Tetrosen usw.

```
      O        CH₂OH
  C <          |
      H        C=O
  |            |
(CHOH)₄      (CHOH)₃
  |            |
 CH₂OH        CH₂OH
   I            II
```

Das den Hexosen zugrunde liegende Kohlenstoffgerüst ist eine sechsgliedrige Kohlenstoffkette mit fünf alkoholischen Hydroxylen und einer Aldehydgruppe (bei den Aldosen I) oder einer Ketogruppe (bei den Ketosen II).

In der Natur liegen Aldosen und Ketosen nicht in dieser offenkettigen Form vor, sondern in Ringformen, die als Halbacetale aufgefaßt werden können. Sie sind entweder fünfgliedrige Furanosen (III) oder sechsgliedrige Pyranosen (IV). Im allgemeinen ist bei den freien Monosacchariden die pyranoide Form bevorzugt. In Lösung stellt sich ein Gleichgewicht mit der furanoiden Form ein, die aber meist nur in kleiner, je nach Zucker wechselnder Menge vorhanden ist. Beide Formeln enthalten fünf optisch aktive C-Atome, was 32 Stereoisomere ermöglicht. Die Diastereomeren, die sich ausschließlich an jenem C-Atom unterscheiden, das erst bei der Halbacetalbildung asymmetrisch wurde (C-1 bei Aldosen, C-2 bei Ketosen) bezeichnet man als α-Form (V) und β-Form (VI) des betreffenden Zuckers. In wässeriger Lösung ist keine der beiden Formen für sich beständig. Sie liegen im Gleichgewicht miteinander vor (s. hierzu in Lehrbüchern der Chemie die „Mutarotation"). Über das Halbacetalhydroxyl kommt die (α- oder β-) glykosidische Bindung mit andern Zuckern in den Oligo- oder Polysacchariden oder mit Nichtzuckern in den Glykosiden zustande. Unterscheiden sich Aldosen nur durch ihre Konfiguration am C-2, so bezeichnet man sie als Epimere. Finden sich

$$
\begin{array}{cccc}
\text{1 CHOH} & \text{CHOH} & \text{H—C—OH} & \text{HO—C—H} \\
\text{(CHOH)}_2 \;\; \text{O} & \text{(CHOH)}_3 \;\; \text{O} & \text{(CHOH)}_3 \;\; \text{O} & \text{(CHOH)}_3 \;\; \text{O} \\
\text{4 CH——} & \text{5 CH——} & \text{CH——} & \text{CH——} \\
\text{5 CH}_2\text{OH} & \text{6 CH}_2\text{OH} & \text{CH}_2\text{OH} & \text{CH}_2\text{OH} \\
\text{6 CH}_2\text{OH} & & & \\
\text{III} & \text{IV} & \text{V} & \text{VI}
\end{array}
$$

Konfigurationsunterschiede jeweils an einem andern Kohlenstoffatom, so gebraucht man den Ausdruck Diastereomere. Das Präfix D oder L bedeutet, daß sich der betreffende Zucker vom D- oder L-Glycerinaldehyd ableitet, bezieht sich also auf die absolute Konfiguration. Es besagt aber nichts über die tatsächliche optische Drehung einer Verbindung. Der Drehsinn eines Stoffes wird mit (+) oder (—) bezeichnet. Das gleichsinnig verwendete Präfix d oder l ist nicht mehr gebräuchlich.

In den höheren Pflanzen kommen hauptsächlich vier Hexosen vor, nämlich die drei Aldosen D-Glucose, D-Mannose und D-Galaktose und die Ketose D-Fructose, wenn man von einigen nur vereinzelt vorkommenden Ketohexosen absieht. Auffallenderweise sind die genannten natürlichen Hexosen die einzigen, die durch Hefe vergoren werden.

Von den Pentosen sind L-Arabinose und D-Xylose in Polysacchariden, D-Ribose als Bestandteil der Ribonucleinsäure weit verbreitet. Heptosederivate scheinen bei vielen biogenetischen Vorgängen in der Pflanze eine entscheidende Rolle zu spielen.

Unter den Disacchariden ist vor allem Saccharose, weniger Maltose im Pflanzenreich weit verbreitet. Die Cellobiose findet sich zwar als solche in der Natur nicht frei, spielt aber als Baustein der Cellulose eine ganz bedeutende Rolle. Wichtig ist ferner die Laktose; im Pflanzenreich ist sie aber nur äußerst selten anzutreffen.

Trisaccharide finden sich weit weniger reichlich, so Raffinose in Zuckerrüben, Gentianose in Radix Gentianae, Manninotriose in Manna und Melezitose im Honig. Tetrasaccharide und noch höhere Oligosaccharide sind pharmazeutisch bedeutungslos.

Wichtige Vertreter der Mono- und Oligosaccharide

a) D-Glucose

(Dextrose, Traubenzucker, Stärkezucker)

D-Glucose kommt frei in süßen Früchten vor, besonders in Weintrauben und im Honig, dort zusammen mit D-Fructose. Verbreiteter ist sie in Oligosacchariden wie Rohrzucker und Milchzucker. Auch als Grundbaustein der Stärke, der Cellulose und als Zuckerkomponente zahlreicher Heteroside (Glukoside) ist sie häufig anzutreffen. Sie findet sich in der Natur fast ausschließlich als Pyranose. In fester Form liegt sie je nach Gewinnungsverfahren als α- oder β-Glukose vor. Derivate sind in der Natur von der α-Form (Maltose, Stärke) und von der β-Form (Cellobiose, Cellulose und fast alle Glucoside) in gleicher Weise verwirklicht.

Gewinnung. Technisch in großem Maßstabe durch Hydrolyse mit verdünnten Säuren (besonders Salzsäure) aus Stärke, überwiegend Kartoffel- und Maisstärke. Nach der Hydrolyse wird mit Soda, Kreide oder Kalkstein neutralisiert. Nach Filtration durch Filterpressen wird mit Kohle entfärbt, die Lösung eingeengt und der Kristallisation überlassen. Je nach Reinheit und Wassergehalt unterscheidet man Stärkesirup, Stärkezucker und kristallisierten Stärkezucker. Die Arzneibücher verlangen die reinste Form, und zwar wasserfrei pro injectione oder mit 1 Mol Kristallwasser für orale Zwecke. Sie lassen auf Wasser- und Aschegehalt prüfen.

Verwendung. Glucose zeichnet sich durch eine besonders leichte Resorbierbarkeit in den obersten Darmabschnitten aus. Sie ermöglicht daher eine rasche Zufuhr großer Kalorienmengen; aus diesem Grunde gibt man sie auch bei

D-Glucose,
offenkettige Form
in vereinfachter
Schreibweise

α-D-Glucose

α-D-Glucose

Maltose

β-D-Glucose
nach E. FISCHER (Halb-
acetal-, Pyranoseform)

β-D-Glucose.
Vereinfachte Schreibweise in
Anlehnung an die Ringformel
nach HAWORTH (die ausge-
zogenen Striche sollen die
räumliche Lage der OH-Gruppen andeuten)

Cellobiose

großen körperlichen Leistungen. Sie findet Anwendung bei Mastkuren, da rasch resorbierter Traubenzucker ein Hungergefühl auslöst: Der Blutzuckergehalt reguliert die Insulinabgabe der Bauchspeicheldrüse, es entsteht eine Hypoglykämie, die mit Hungergefühl einhergeht. Traubenzucker spielt eine Rolle bei parenteraler Ernährung (z. B. als Dauertropfinfusion). Rektal gibt man ihn in 5proz. Lösung als Nährklistier oder Tropfenklistier. Bei der Insulintherapie wird er oral oder i. v. verabreicht. In 5—20proz. Lösung injiziert man ihn allein oder in Kombination mit anderen Medikamenten bei Angina pectoris oder Herzmuskelinsuffizienz. Eine 5proz. Lösung ist einer physiologischen Salzlösung isotonisch. 33—50proz. Lösungen werden i. v. in der Osmo-Therapie verwendet (sie

erhöhen den osmotischen Druck im Blut, können den Einstrom von Gewebe-
flüssigkeit erzwingen, z. B. bei Oedemen). Traubenzucker ist auch ein altes
Wundmittel, da er in Substanz, Salbenform oder hochkonzentrierter Lösung
wasserentziehend und damit antiseptisch wirkt.

b) D-Mannose

Die D-Mannose ist epimer mit der D-Glucose, beide Zucker unterscheiden
sich demnach nur durch die Konfiguration am Kohlenstoffatom 2 (vgl. S. 97).
In der Natur kommt D-Mannose in freier Form höchst selten vor; sie findet
sich dagegen weitverbreitet als Baustein von Hemicellulosen und Schleimen
(s. Mannane und Leguminosenschleime).

c) D-Galaktose

Die D-Galaktose ist 4-diastereomer mit der D-Glucose (vgl. S. 97). Auch
dieser Zucker kommt praktisch nur in gebundener Form in der Natur vor: in
den Hemicellulosen der Zellwände von Holz, Samen, Früchten, Wurzeln; als
Bestandteil der Gummen und Schleime bildenden Polysaccharide; in zahlreichen
Heterosiden (Galaktosiden). In gebundener Form ist die D-Galaktose in vielen
Pflanzenfamilien über das ganze Pflanzensystem verbreitet, besonders häufig
wurde sie in den Zellwänden des Endosperms von Leguminosen gefunden (s.
Leguminosenschleime).

Gewonnen wird — für technische Zwecke — D-Galaktose aber nicht aus Rohstoffen pflanzlicher Herkunft, sondern aus dem Milchzucker, und zwar durch
einfache Hydrolyse mittels 2proz. Schwefelsäure.

D-Galaktose dient in der klinischen Diagnostik für einen Leberfunktionstest:
Die intakte Leber vermag Galaktose in Glucose bzw. in Glykogen zu verwandeln; bei nicht funktionstüchtiger Leber erscheint die nicht verwertbare Galaktose im Harn.

d) D-Fructose

D-Fructose ist die einzige in höheren Pflanzen vorkommende Ketohexose[1].
Von der D-Glucose unterscheidet sie sich nur durch die Carbonylfunktion
(D-Glucose: aldehydisches Carbonyl am C-1; D-Fructose: ketonisches Carbonyl am C-2). In der Natur ist sie sehr weit verbreitet; Fruchtzucker heißt
sie wegen ihrer Anreicherung in vielen Früchten; vielfach wird sie auch Lävulose genannt, da sie die Ebene des polarisierten Lichtes nach links dreht (die
meisten Industriepräparate mit Fructose als Hauptwirkstoff leiten ihren Namen
von dieser Bezeichnung her). Natürlicherweise kommt die D-Fructose frei in
der Pyranoseform vor (in Fruchtsäften, im Nektar der Blüten, im Honig),
gebunden in der Furanoseform (als D-Fructofuranose im Rohrzucker, im
Inulin u. a. Polyfructosanen).

---

[1] Bestimmte Bakterien (z. B. das zu den Essigbakterien gehörende *Bacterium xylinum*)
vermögen aus D-Sorbit als Substrat eine andere Ketohexose, die L-Sorbose, zu bilden.
L-Sorbose ist als Zwischenprodukt der Ascorbinsäuresynthese von praktischem Interesse
(s. auch Ascorbinsäure).

7*

In wäßriger Lösung setzt sich D-Fructofuranose ins Gleichgewicht mit der Pyranoseform, wobei letztere weitgehend überwiegt (das Gleichgewicht ist außer von der Temperatur u. a. auch vom pH-Wert abhängig).

D-Fructose
(offenkettige
Schreibweise)

α- und β-D-Fructopyranose
(Genuin im Nektar der Blüten, im Honig und in
Fruchtsäften)

α- und β-D-Fructofuranose
(gebunden im Rohrzucker, im Inulin u. a. Polyfructosanen)

Gewinnung. Im technischen Maßstab ist Fructose am billigsten zugänglich durch Hydrolyse des Inulins (s. auch Inulin). Zur Abtrennung von Begleitstoffen wird sie aus der Hydrolyseflüssigkeit als $Ca(OH)_2$-Verbindung ausgefällt und daraus mittels CO_2, Oxal- oder Schwefelsäure wieder in Freiheit gesetzt.

Verwendung. Das Indikationsgebiet der D-Fructose (= Lävulose) deckt sich z. T. mit dem der D-Glucose (z. B. Unterstützung der Herztherapie, Osmotherapie). Vielfach ist Lävulose aber dem Traubenzucker überlegen und verdrängt ihn in zunehmendem Maße. So ist bei parenteraler Ernährung für den Kranken die kürzere Infusionszeit der D-Fruktose angenehm. Sie bildet rascher Glykogen. Dadurch wird auch die Entgiftungsfunktion der Leber gesteigert, was die Anwendung der Lävulose bei Intoxikationen erklärt. Weitere Indikationen für Lävulose sind u. a. Leberparenchymschäden, Hyperemesis, Dermatosen. Da der Körper für die Verwertung der D-Fructose (und der Galaktose) im Stoffwechwel — anders als bei Glucose — kein Insulin benötigt, ist Fructo*furanose* (nicht Fructo*pyranose*!) ein gesuchter Bestandteil von Diabetiker-Diätkost.

D-Fructose besitzt einen höheren Süßungswert als D-Glucose. Die schlechte Kristallisationsfähigkeit der Fructose verhindert in Mischungen auch die Kristallisation anderer Zucker, was in der Konfiserie, Eiscremefabrikation usw. ausgenutzt wird.

e) Pentosen

Nur zwei Pentosen, die außer fünf O-Atomen gleichzeitig fünf Kohlenstoffatome im Molekül enthalten, sind bei höheren Pflanzen weit verbreitet; es handelt sich um die D-Xylose und die L-Arabinose[1]. D-Xylose läßt sich formal auffassen als eine D-Glucose, deren endständige $CH_2 \cdot OH$-Gruppe (Kohlenstoffatom C-6) fehlt. Analoge Beziehungen besitzt die L-Arabinose zur D-Galaktose

---

[1] Eine weitere Pentose der Bruttoformel $C_5H_{10}O_5$, die D-Ribose, ist Bestandteil der Nucleotide.

(s. unten). Diese beiden Pentosen stehen zu den genannten Hexosen auch biogenetisch in Beziehung. So ist bekannt, daß D-Glucose über D-Galaktose und D-Galakturonsäure bzw. D-Glucuronsäure in D-Xylose und L-Arabinose übergeführt werden kann (nach REICHSTEIN, 1962).

D-Xylose kommt höchst selten frei vor, in der Regel in den Xylanen, d. s. — neben den Mannanen — Hemicellulosen im engeren Sinne, die besonders in den Zellwänden des Holzes, seltener von Stengeln, Samen und Früchten eingelagert sind. D-Xylose ist außerdem Spaltprodukt gummenartiger Stoffe und Pektinsubstanzen und einiger Heteroside. Das Vorkommen beschränkt sich nicht auf bestimmte Familien, sie wurde in über 50 verschiedenen Pflanzenfamilien innerhalb des Pflanzenreiches nachgewiesen.

Auch die L-Arabinose ist nur als Hydrolysierungsprodukt von Zellwandsubstanzen, von Pektinen, Gummen, Pflanzenschleimen, Glykosiden und Saponinen bekannt. Auch L-Arabinose ist über das ganze Pflanzenreich verbreitet; sie wurde jedoch besonders häufig bei Leguminosen und Rosazeen gefunden: so in Quittenschleim, im Apfelpektin, in Rosazeengummen (Kirschgummi, Pflaumengummi).

L-Rhamnose stellt einen Vertreter der sog. *Desoxyzucker* dar. Es sind dies Zucker, die sich durch den Ersatz einer oder mehrerer Hydroxyle durch Wasserstoff auszeichnen. Vor allem 2-Desoxyzucker spielen bei den herzaktiven Glykosiden eine Rolle. Rhamnose ist ein 6-Desoxyzucker (bzw. eine Methylpentose) vorstehender Formel.

Sie findet sich in der Natur gelegentlich frei vor — so im Giftsumach —, sonst als Bestandteil von Heterosiden in zahlreichen Pflanzenfamilien. Sie dient

Die stereochemischen Beziehungen einiger natürlich vorkommender Hexosen und Pentosen zur D-Glucose als Hilfsmittel in der Bakteriologie zur Identifizierung von Bakterien, da nur ganz bestimmte Mikroorganismen Rhamnose zu vergären vermögen.

Außer den Desoxyzuckern gibt es noch andere, von der Grundform der Monosaccharide sich ableitende Zucker, etwa solche mit methylierter OH-Gruppe (z. B. Cymarose), mit verzweigter Kette (Apiose) oder mit Aminogruppen an Stelle von Hydroxylen (Glucosamin). Sie sind aber in freier Form pharmazeutisch bedeutungslos.

f) Saccharose, Rohrzucker

Von den Oligosacchariden sind für die folgenden Betrachtungen nur drei Disaccharide von Bedeutung, nämlich Maltose und Cellobiose, die bereits auf S. 98 besprochen wurden, sowie Saccharose. Die Verknüpfung der Monosaccharide miteinander kommt durch Kondensation des Halbacetalhydroxyls der einen Komponente mit dem Hydroxyl der andern zustande. Je nachdem an dieser Bindung beide Halbacetalhydroxyle oder nur eines beteiligt ist, unterscheidet man zwei Typen, den Trehalose- und den Maltosetyp. Saccharose ist ein Vertreter des ersteren.

Trehalosetyp   Maltosetyp   α-D-Glucose   β-D-Fructose
                                                      Saccharose

Rohrzucker ist im Pflanzenreich sehr weit verbreitet; nur wenige Pflanzen enthalten ihn als Reservestoff in so hohen Konzentrationen, daß sie als Rohstoffe für die technische Gewinnung von Saccharose in Frage kommen. Es handelt sich um folgende Pflanzen: *Saccharum officinarum* (*Gramineae*), *Sorghum saccharatum* (*Gramineae*), *Beta vulgaris* (*Chenopodiaceae*) und *Acer saccharinum* (Maple sugar Nordamerikas, *Aceraceae*).

Zum Süßen der Speisen stand den alten Völkern ausschließlich der Honig zur Verfügung. Später lernte man einen „Honig" kennen, der „von einer Art Rohr ausgeschwitzt wird". So sagt DIOSKORIDES (1. Jahrh. nach Chr.), eine Honigsorte fände sich in dem Rohr einer Pflanze, welche in Indien und im glücklichen Arabien vorkäme und Saccharon genannt werde. Während der Zeit der Kreuzzüge wurde Europa mit dem Gebrauche des Zuckers näher bekannt, das Sieden (Extrahieren) des Zuckers aus der Pflanze wurde im 15. Jahrhundert erfunden. Noch im 17. Jahrhundert war aber in Europa der Zucker so teuer, daß er nur für Wohlhabende zu erreichen war. Erst durch die Entdeckung des Rübenzuckers während der Napoleonischen Kontinentalsperre wurde der Zucker zu einem unserer wichtigsten Nahrungsmittel.

Bei der Hydrolyse zerfällt Rohrzucker in je 1 Mol D-Glucose und D-Fructose; das Gemisch beider wird als Invertzucker bezeichnet. Während Rohrzucker gut kristallisiert, neigt die nach der Inversion gebildete Fructose nicht zur Kristallisation und verhindert auch weitgehend ein Auskristallisieren der Glucose. Im Verdauungstrakt wird der Rohrzucker durch die körpereigenen Fermente in seine beiden Komponenten gespalten, um resorbiert zu werden. Direkt in die Blutbahn gebracht, wird er unverwertet durch die Nieren wieder ausgeschieden.

In der Pharmazie dient der Rohrzucker zur Herstellung von Sirupen; hier fungiert er nicht nur als Geschmackskorrigens, sondern auch als Stabilisator und (in hinreichender Konzentration) als osmotisch wirksames, für den Menschen völlig unschädliches Konservierungsmittel.

Honig

Honig ist die süße Substanz, welche die Honigbiene, *Apis mellifica*, als Nahrungsvorrat in ihrem Wachsbau, den Waben, speichert.

Er besteht zu 70—80% aus einem Gemisch von D-Glucose und D-Fructose (häufig mit einem Überschuß an D-Fructose, die dann aus dem genuinen Vorkommen im Pflanzensaft stammt); außerdem enthält er Wasser, 1—10% Saccharose, wechselnde Mengen anderer Kohlenhydrate, wenig Eiweiß und gummiähnliche Stoffe, organische Säuren, Farbstoffe, Acetylcholin, flüchtige Stoffe (ätherische Öle) mit antibakterieller Wirkung, Mineralsalze; daneben Pflanzenteilchen, vor allem Pollenkörner. Da die Pollen für jede Spezies charakteristisch sind, kann durch die mikroskopische Pollenanalyse die Herkunft des Honigs oft sehr genau erkannt werden.

Die Bienen sammeln Nektar oder andere Säfte von lebenden Pflanzenteilen, verarbeiten sie in ihrem Honigmagen (Saccharose des Nektars wird enzymatisch gespalten) und bereichern sie mit körpereigenen Stoffen. Die unterschiedliche pflanzliche Herkunft kommt in den Namen „Blüten-Honig" und „Blatt"- oder „Honigtau-Honig" zum Ausdruck. Honigtau sind zuckerhaltige Ausscheidungen, vor allem Abscheidungen von Blattläusen, auf Blättern von Linde, Ahorn u. a., insbesondere Koniferen (daher auch der Name „Tannen-Honig"). Da die Bienen je nach Jahreszeit und Gegend ganz verschiedene Pflanzen besuchen, schwanken Aussehen und Qualität des Honigs sehr. Blütenhonig ist frisch dickflüssig und fast durchscheinend und kann weiß, gelb oder braun sein. Honigtau-Honig ist mittelbraun bis dunkelgrün und schmeckt gewürzhaft, etwas harzig. Von beiden Honigarten gibt es Sorten, die leicht auskristallisieren oder nur schwer erstarren. So wird z. B. der Löwenzahnhonig manchmal schon in den Wabenzellen fest. Labiaten- und Akazienhonig kristallisiert erst nach längerer Zeit. Weißtannenhonig bleibt jahrelang flüssig, Lärchenhonig kristallisiert dank seinem hohen Melezitosegehalt schon in den Waben.

Farbe und Festigkeit des Honigs sind auf seine Güte ohne Einfluß; sie hängt nur von dem Aroma, der Reinheit und dem Geschmack ab. In Süddeutschland und der Schweiz besuchen die Bienen im Frühjahr meist Obstbäume, Löwenzahn, auch *Anthriscus* und Raps; im Sommer Klee, *Heracleum* und Waldbäume. In Norddeutschland spielt Raps und *Calluna vulgaris* (Heidehonig!) die Hauptrolle; auch *Centaurea cyanus* wird angeflogen. Akazienhonig kommt in erster Linie aus Ungarn und Jugoslawien; in Osteuropa dient auch Buchweizen, in Südeuropa Rosmarin, Thymian und Lavendel als Bienentracht. Lindenhonig ist ebenfalls sehr geschätzt. Berghonig liefern Rhododendron-Arten. Mit dem Nektar und den Pollen nimmt die Biene u. U. auch darin enthaltene Giftstoffe auf. Bei einseitiger Pollentracht liegt hier eine Gefahr, es kann zu einem Massensterben der Bienen kommen. Bekannt sind solche Fälle bei bestimmten *Ranunculus*-, *Aesculus*- und *Tilia*-Arten. Doch werden dadurch wesentlich geringere Schäden verursacht als durch Pflanzenschutzmittel. Weiter können Stoffe in den

Honig gelangen, die zwar für die Biene wenig wirksam, für den Menschen aber schädlich sind, so z. B. bei Honig von *Rhododendron ponticum* L. (Andromedotoxin).

*Schleuder*honig wird in Zentrifugen aus den Waben ausgeschleudert, *Leck*honig läßt man unter schwachem Erwärmen ausfließen.

Im sog. Klärkessel werden kleine Verunreinigungen, wie etwa Wachspartikel entfernt, vor allem aber wird die Luft beseitigt, die beim Schleudern in den Honig gerät und die sich als Schaumschicht an der Oberfläche abscheidet. Zur besseren Konservierung verlangen die Arzneibücher einen gereinigten Honig „Mel depuratum", der von Pollen, Wachs, Schmutz, Eiweißstoffen usw. befreit ist. Mel depuratum ist in Wasser gelöster, erwärmter, geklärter, filtrierter und bis zur Dichte von 1,33—1,34 eingedampfter Bienenhonig. Hierbei ist Eindampfen im Vakuum zu fordern, denn Honig darf nicht über 40 °C erhitzt werden, da seine Wirkstoffe wärmeempfindlich sind. Lichtempfindlich sind sie ebenfalls. Besondere Sorgfalt muß auf die Reinigung von Honig verwandt werden, der zur parenteralen Applikation bestimmt ist.

Honig dient als Nahrungsmittel und als Heilmittel für Herz und Nerven, sowie bei Erkältungskrankheiten. Er wird rasch und fast vollständig resorbiert. Die alten Ägypter benutzten den Honig als Wundheilmittel, eine Therapie, die sich in Form der Honigsalben und der Dextrosebehandlung von Wunden bis heute erhalten hat. Die Wirkung beruht wohl z. T. auf den osmotischen Verhältnissen, die einen Flüssigkeitsstrom hervorrufen, der Bakterien wegspült, die Durchblutung anregt und so die örtlichen Abwehrkräfte steigert. Man wendet den Honig heute, ähnlich wie Dextrose und Lävulose, auch parenteral an. Dabei kommen auch andere Stoffe, wie z. B. Acetylcholin zur Wirkung.

Carica

Ficus carica L. ist ein meist monözischer Baum des Mittelmeerraumes. Es existieren davon Typen mit eßbaren und solche mit ungenießbaren Feigen. Die ersteren werden unter der Gruppenbezeichnung *Ficus carica* L. α-*sativa* zusammengefaßt. Die Feige ist ein Fruchtstand, gebildet aus einer krugförmig ausgehöhlten, mitsamt den Perianthblättern fleischig gewordenen Blütenstandsachse, in welche die Einzelfrüchte eingesenkt sind. Die reifen Feigen werden an der Sonne getrocknet und stammen besonders aus Spanien, Italien, Griechenland und der Türkei. Sie enthalten etwa 50% Invertzucker, der für die Drogenwirkung hauptsächlich verantwortlich ist. Daneben kommt dem Schleim, dem Pektin und den organischen Säuren (Äpfel-, Wein- und Citronensäure) eine gewisse Bedeutung zu (s. S. 90. Ferner sind Fermente vorhanden. Carica wird als mildes Laxans, etwa in Form des Feigensirups zusammen mit Manna und Fructus Sennae verwendet.

3. Oxydations- und Reduktionsprodukte von Hexosen

Aldon-, Uron- und Zuckersäuren

Bei der Atmung wird bekanntlich die Glucose gespalten, zunächst in C_3-Einheiten und schließlich über zahlreiche Zwischenstufen völlig zu CO_2 und H_2O verbrannt. Pflanzliche Organismen sind ferner in der Lage, Glucose und andere

Hexosen zu oxydieren, ohne sie in kleinere Bruchstücke zu zerlegen. Ein häufiger Pflanzenstoff ist die Glucuronsäure, die als eine D-Glucopyranose aufgefaßt werden kann, deren alkoholisches OH am C-6 zur Carboxylgruppe oxydiert ist. Bestimmte Essigbakterien oxydieren die D-Glucose am C-1, greifen also die aldehydische Sauerstoff-Funktion an und bilden dabei die offenkettige Gluconsäure.

D-Gluconsäure bildet sich durch Einwirkung gewisser Essigbakterien (*Bacterium xylinum*) oder auch von *Aspergillus niger* auf Glucose. Diese biologische Oxydation wird auch großtechnisch angewandt, da sie gegenüber der elektrolytischen Oxydation den Vorzug besitzt, nicht auf reine Glucose angewiesen zu sein; es können auch Rohrzucker, Melasse, sogar Stärke verarbeitet werden; außerdem sind die entstehenden Produkte leichter zu reinigen. Als echte Säure bildet sie Salze: von pharmazeutischer Bedeutung ist das Ca-Salz, eine zur Calciumtherapie geeignete Verbindung.

Laktobionsäure entsteht bei entsprechender Oxydation des Milchzuckers. Sie dient als Ca-Salz ebenfalls der Calciumtherapie und ist als Doppelsalz mit Gluconsäure (Calcium gluconolactobionat) in Calcium-Sandoz-Ampullen, Brausetabletten und Sirup enthalten.

D-Glucuronsäure ist Bestandteil von Gummen und Schleimen. Sie wird durch Hydrolyse aus Gummi arabicum erhalten. Die analog gebaute D-Galakturonsäure ist am Aufbau der Pektine und Gummen beteiligt, die D-Mannuronsäure ist Bestandteil der Zellwände verschiedener Tange.

Zuckersäuren entstehen bei energischer Oxydation von Aldosen, so die eigentliche Zuckersäure aus Glucose und die Schleimsäure aus Galaktose. Ihr Vorkommen im Pflanzenreich ist sehr beschränkt. Zuckersäure ist als Calcium saccharicum (Ph. Helv.) offizinell.

Zuckeralkohole. Hexite

In der Natur existieren zahlreiche mehrwertige Alkohole, sog. Zuckeralkohole, die man als Reduktionsprodukte von Hexosen auffassen kann: Zucker scheinen auch in der Natur die unmittelbaren Vorläufer der Zuckeralkohole zu sein, jedenfalls kennt man zahlreiche Mikroorganismen, die Hexosen als Substrat in Hexite verwandeln. Die im Pflanzenreich verbreitetsten Hexite sind:

Sorbit, Mannit und Dulcit. D-Sorbit korrespondiert in der sterischen Anordnung der Hydroxylgruppen mit der D-Glucose, Mannit mit der D-Mannose und Dulcit mit der D-Galaktose. Reduktion der D-Fructose kann zur Bildung von D-Sorbit und D-Mannit führen.

$$
\begin{array}{ccc}
\text{CHO} & & \text{CH}_2\text{OH} \\
\text{H}-\text{C}-\text{OH} & & \text{H}-\text{C}-\text{OH} \\
\text{HO}-\text{C}-\text{H} & \xrightarrow{\text{Reduktion}} & \text{HO}-\text{C}-\text{H} \\
\text{H}-\text{C}-\text{OH} & & \text{H}-\text{C}-\text{OH} \\
\text{H}-\text{C}-\text{OH} & & \text{H}-\text{C}-\text{OH} \\
\text{CH}_2\cdot\text{OH} & & \text{CH}_2\cdot\text{OH}
\end{array}
$$

D-Glucose (offenkettige Schreibweise) — D-Sorbit

D-Sorbit ist vor allem in der Familie der Rosazeen weit verbreitet, in höheren Konzentrationen in den Früchten dieser Familie (Äpfeln, Birnen, Pflaumen, Aprikosen, Kirschen und Vogelbeeren (= *Sorbus aucuparia*)). Außerhalb der Familie der Rosazeen wurde er bisher nur selten gefunden.

Der Bedarf der Industrie an Sorbit ist groß. Er wird nicht aus natürlichen Vorkommen gedeckt, da er sehr leicht durch katalytische Reduktion aus Glukose zugänglich ist. Sorbit ist ein Zuckerersatz für Diabetiker. Von pharmazeutischer Bedeutung ist er weiterhin als Zwischensubstanz bei der Vitamin-C-Gewinnung und zur Darstellung von „Sorbitanfettsäure-Estern" (Tweens).

D-Glucose → D-Sorbit
D-Fructose ⟨
D-Mannose → D-Mannit
D-Galaktose → Dulcit

Dulcit wird im Pflanzenreich nur selten angetroffen. D-Mannit hingegen ist weit verbreitet; besonders oft vertreten ist er bei Oleaceae und Scrophulariaceae. So enthalten Veronicaarten regelmäßig Mannit als Inhaltsstoff; er findet sich angereichert als Ausscheidung auf der Rinde von Ölbäumen und anderen Oleaceae, besonders bei der Manna-Esche (*Fraxinus ornus*), die die Manna der Arzneibücher liefert. Mannit ist weiterhin häufiges Stoffwechselprodukt von Bakterien, Pilzen und Algen; bei Pilzen liegt er regelmäßig in höheren Konzentrationen vor als Glucose und kann den Zucker sogar ganz ersetzen; bakterielle Zersetzung der Fructose des Silofutters führt zur Anreicherung von Mannit während der Silage.

Cyclite

Stellt man sich — rein formal betrachtet — vor, daß zwischen den Kohlenstoffatomen 1 und 6 der Hexite eine Bindung auftritt, so haben wir zyklische Hexite, die sog. Cyclite vor uns, deren bekanntester Vertreter der meso-Inosit ist.

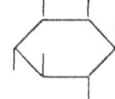

meso-Inosit

Theoretisch sind 8 cis-trans-isomere Formen denkbar, die nicht sämtliche in der Natur vorkommen. Von allgemeiner Verbreitung in Pflanzen ist der eben erwähnte meso-Inosit: in der Regel entfallen auf 1 g pflanzliches Trockengewicht 1—10 mg Inosit. In höheren Pflanzen findet er sich aber nicht nur in freier Form, sondern auch gebunden an Phosphorsäure als Phytinsäure (= Hexaphosphorsäureester des meso-Inosits), bzw. als deren Ca—Mg-Salz, Phytin. Da man Phytin und Phytinsäure vor allem in Samen und Keimlingen gefunden hat, vermutet man, daß es sich hier um eine besondere Speicherform des lebenswichtigen Phosphates handelt. Mobilisiert wird die Phosphorsäure aus dem Phytin durch das Enzym Phytase. Reich an Phytin sind vor allem unsere Cerealien wie Hafer, Weizen und Roggen.

In tierischen Geweben ist meso-Inosit ebenfalls weit verbreitet. Für manche Tiere ist die Verbindung ein Faktor von Vitaminnatur; führt z. B. bei Mäusen und Ratten inositfreie Diät zu Gewichtsverlust und Haarausfall. Man vermutet, daß meso-Inosit und sein Phosphorsäureester am Fettstoffwechsel beteiligt sind. Sie werden empfohlen bei Leberparenchymschäden, zur Ausschwemmung von Oedemen; ferner bei Arteriosklerose, sowie auch als „Tonikum". Der Mensch nimmt mit der Nahrung täglich etwa 1 g Inosit auf. Über den tatsächlichen Bedarf ist aber nichts Sicheres bekannt.

Präparate: Inovit (Zyma), Phytin (Ciba), Inositol (Maizenawerke).

Manna

Manna nennt man den süß schmeckenden Pflanzensaft, der bei Verwundung von Stamm und Zweigen verschiedener Fraxinusarten, wie *Fraxinus ornus* L., *Fraxinus excelsior* L. und *Fraxinus oxycarpa* Willd., ausfließt und an der Luft eintrocknet[1]. Im Handel ist nur die auf Sizilien hauptsächlich von Fraxinus ornus, der Manna-Esche, gewonnene Manna.

Der Name Manna leitet sich vom hebräischen „man" her (Geschenk des Himmels), fraxinus vom griechischen φράξω, einfrieden, da die Bäume als Hecken verwendet wurden; ornus nannten die Römer die wilde Bergesche. Die Stammpflanze stellt einen kleinen Baum dar, der im Mittelmeergebiet, vor allem auf Sizilien, vorkommt; der Baum ist nahe mit unserem heimischen Fraxinus excelsior verwandt. Zur Mannagewinnung wird der Baum auf Sizilien kultiviert, besonders in der Nähe von Palermo in kleinen Wäldchen, den sog. Frassinetti. Vom 8. Lebensjahre an werden — über einen Zeitraum von etwa 2—3 Monaten sich erstreckend — jeden Tag Einschnitte in die Rinde gesetzt, die aber nicht bis zum Cambium gehen sollen. Aus den Wunden fließt ein Saft, der zu Anfang eine bräunliche Flüssigkeit mit bitterem Geschmack darstellt. Er erstarrt rasch, wird weiß, kristallinisch und verliert den bitteren Geschmack. Um schöne Manna zu gewinnen, ist ein anhaltend trockenes Wetter notwendig. Je nach Qualität und Aussehen unterscheidet der Handel verschiedene Sorten, die Arzneibücher fordern die Manna canellata, die als die beste Sorte gilt.

---

[1] In der Bibel werden drei Sorten von Manna erwähnt. a) (BARUCH 1 : 10): Käufliche Gummiausscheidungen (hervorgerufen durch Insektenstich oder Verletzung) bestimmter Wüstenbäume, besonders *Tamarix mannifera, Alhagi maurorum* Medic., *Fraxinus ornus.* b) (Exodus 16 : 13—21): Arten der Gattung *Nostoc*, kleine Algen, die nachts bei genügender Taufeuchte mit unglaublicher Schnelligkeit wachsen. c) Manna, das „vom Himmel fiel", offenbar Mannaflechte, *Lecanora affinis* Eversm., *Lecanora esculenta* (Pall.) Eversm., *Lecanora fruticulosa* Eversm. Diese Flechten bewachsen weite Partien der unfruchtbaren Gebirge und Ebenen in Westasien und Nordafrika, bei langdauernder Trockenheit rollen sie sich ein, lösen sich los und werden vom Wind auf Grund ihrer Leichtigkeit oft weite Strecken durch die Luft getragen, bis sie schließlich „vom Himmel fallen". Weiteres Manna liefern *Larix europaea* (Manna laricina), *Eucalyptus mannifera* (australisches Manna) und der Alhagistrauch (persisches Manna) usw. Dulcit-Manna von Madagaskar liefert Dulcit (s. da). Im Volke versteht man unter Manna fälschlicherweise auch die anthrachinonhaltigen, abführend wirkenden Früchte von *Cassia fistula.*

Manna besteht zu 40—55% aus D-Mannit, sehr gute Manna soll bis zu 90%
enthalten; weiterhin sind enthalten mehrere Zucker, Mineralbestandteile und in
Spuren das intensiv in Lösung fluoreszierende Fraxin (s. auch Fraxin).

4. Polysaccharide

Stärke

Bereits Griechen und Römern war dieses als Amylum bezeichnete Produkt bekannt.
Die Einwohner der Insel Chios an der kleinasiatischen Küste sollen sie als erste aus Weizen
hergestellt haben. Die antike Bezeichnung amylon (M. P. Cato, De re rustica, um 250 v.
Chr.) kennzeichnet gut ein Produkt, das wie Mehl aussieht, aber nicht durch Mahlen hergestellt wird (α = ohne und $\mu\acute{\nu}\lambda\eta$ = Mühlstein).

Stärke ist im Pflanzenreich außerordentlich weit verbreitet. Die Vorstufe der
Stärke in der Pflanze ist die Glucose, die aber schon am Orte ihrer Entstehung,
in den Chloroplasten, in Stärke verwandelt wird. Allerdings wird nur ein Teil des
gebildeten Zuckers zu Stärke verarbeitet, und bei vielen Monocotyledonen bleibt
es überhaupt bei der Zuckerbildung (Zuckerblätter). Die „Assimilations-" oder
„autochthone" Stärke wird, um zu den Orten des Bedarfs oder der Lagerung
wandern zu können, wieder zur Monose abgebaut („transitorische" Stärke!) und
dann zu den Depots in Samen, Sproßteilen oder Wurzeln transportiert, um dort
durch Amyloplasten erneut in Stärke (Reservestärke) umgewandelt und in Form
von Körnern abgelagert zu werden.

Die Größe der Stärkekörner ist für die einzelnen Taxa charakteristisch und schwankt
zwischen 0,002 und 0,17 mm. Sie ermöglicht — zusammen mit der oft typischen Form —
die Identifizierung der einzelnen Stärkesorten und auch vieler stärkehaltiger Drogen. Die
Pflanze baut als Reservekohlenhydrat aber nicht immer Stärke auf. So enthält z. B. Radix
Gentianae an Stelle der Stärke verschiedene Oligosaccharide, die Kompositen Inulin; auch
Radix Saponariae, Senegae u. a. sind stärkefrei.

Die Stärke kann in den verschiedensten Organen gelagert werden: bei der
Kartoffel in der Sproßknolle, bei der Sagopalme im Stamm, beim Manihot in der
vergrößerten Wurzel, bei Maranta im Rhizom, bei Leguminosen im Samen und
bei den Cerealien (Gramineen) in Samen bzw. Früchten. Bei den Stärkesorten
des Handels handelt es sich stets um Reservestärke.

Gewinnung. Das Prinzip der Stärkeherstellung beruht auf folgenden Ar-
beitsgängen, die in ihren Einzelheiten aber den Ausgangsmaterialien angepaßt
werden: mechanische Zerkleinerung der gereinigten Pflanzenteile durch Mahlen,
Zerstoßen in Mörsern, Zerreiben in Reibmaschinen usw., Ausschlämmen der
Stärkekörner mit Wasser, Abschleudern und Trocknen bis auf einen Wassergehalt von 10—12 (—20)%. Verschiedene Ausgangsmaterialien erfordern Spezial-
verfahren. So werden bei Maranta die Knollen zuerst geschält, da die Rinden-
schicht einen Bitterstoff enthält. Die Reiskörner müssen nach grober Zerkleinerung zuerst mit Lauge oder durch saure Gärung aufgeschlossen werden. Bei Weizen wird zur Zerstörung des Klebers eine schwache Gärung eingeschaltet.

Wichtige Stärkesorten. Trotz der großen Verbreitung der Stärke im
Pflanzenreich werden nur relativ wenige Pflanzen zur Stärkegewinnung in großem Maßstabe herangezogen: Weizen, Mais, Reis, Kartoffel, *Maranta arundinacea* (*Marantaceae*), *Manihot utilissima* (*Euphorbiaceae*, liefert die Tapioca) und
Metroxylon-Arten (*Palmae*, liefern Sago). Pharmazeutische Verwendung finden
in erster Linie: Amylum Oryzae, von *Oryza sativa*. Die Pflanze entstammt

vermutlich dem tropischen Asien und wird heute in zahlreichen Kulturrassen in allen wärmeren Gebieten der Erde kultiviert. Amylum Maydis, von *Zea mays*, einer vermutlich aus dem tropischen Amerika stammenden Pflanze, die heute ebenfalls in vielen Kulturrassen über die ganze Erde verbreitet vorkommt. Amylum Solani, von *Solanum tuberosum*. Auch diese aus Südamerika stammende Pflanze hat weltweite Verbreitung gefunden.

Aufbau der Stärke. Die Stärkemehle enthalten neben den Stärkekörnern immer noch Spuren von Zellwandtrümmern und Eiweiß. Auch werden adsorptiv organische und anorganische Stoffe in geringer Menge zurückgehalten. Die eigentliche Stärke besteht, wie schon 1858 C. NÄGELI fand, aus zweierlei Fraktionen: einem in Wasser löslichen Bestandteil, der Amylose, und einem in Wasser nicht löslichen, in heißem Wasser verkleisternden Anteil, dem Amylopektin. Das Mengenverhältnis von Amylose zu Amylopektin schwankt je nach Stärkesorte; im allgemeinen ist der Amyloseanteil niedriger — er variiert zwischen 0 und etwa 35% — kann aber ausnahmsweise bis zu 70% ausmachen. Amylose und Amylopektin sind im Stärkekorn nicht gleichmäßig verteilt.

Bausteine sowohl der Amylose als auch des Amylopektins sind D-Glucose-Einheiten, die durch α-glykosidische 1, 4-Bindungen miteinander verknüpft sind (Maltose-Typ). Durch Säurehydrolyse werden beide Stärkefraktionen nahezu quantitativ in D-Glucose gespalten:

$$\text{Amylose} \xrightarrow{\text{H}^+} \text{D-Glucose (quantitativ)}$$

$$\text{Amylopektin} \xrightarrow{\text{H}^+} \text{D-Glucose (quantitativ[1]))}$$

Die spezifisch wirkende enzymatische Hydrolyse mittels β-Amylase erfaßt beim Abbau nur jede zweite Glykosidbindung und führt daher zu dem Disaccharid Maltose; sie verläuft auffallenderweise bei den beiden Stärkefraktionen unterschiedlich:

$$\text{Amylose} \xrightarrow{\beta\text{-Amylase}} \text{Maltose } (\sim 100\%)$$

$$\text{Amylopektin} \xrightarrow{\beta\text{-Amylase}} \text{Maltose } (50\text{---}60\%) + \text{Amylodextrin}$$

Dieses unterschiedliche Verhalten bei enzymatischer Hydrolyse, im Gegensatz zur nicht selektiven Säurehydrolyse, erklärt sich durch den unterschiedlichen räumlichen Bau der beiden Fraktionen: Amylose stellt ein unverzweigtes Kettenmolekül dar, und der enzymatische Abbau kann nach und nach die ganze Kette des Moleküls erfassen; das Amylopektin ist ein hochpolymeres Kugelmolekül mit zahlreichen verzweigten Seitenketten: Diese Seitenketten können durch β-Amylase zwar abgebaut werden, an den Verbindungsstellen der Ketten, die aus α-1,6-Bindungen bestehen, kann das Enzym hingegen nicht angreifen. Der vollständige Abbau zur Maltose ist somit blockiert. Damit stellt sich das Amylodextrin als das Kernskelett des Amylopektins dar, das seiner Seitenketten beraubt ist.

Amylopektin enthält zusätzlich im Molekül noch geringe Mengen Phosphorsäure in esterförmiger Bindung, von deren Vorkommen und Menge technische Eigenschaften der Stärke, z. B. die Klebefähigkeit, sehr stark abhängen.

---

[1] Bis auf geringe Mengen Phosphat.

Die bekannte Nachweisreaktion auf Stärke, ihre Blaufärbung mittels Jod-Jodkalilösung oder Jodwasser, beruht auf dem Gehalt der Stärke an Amylose; nur die Amylose färbt sich rein blau, Amylopektin hingegen violett oder braun. Trotz des mengenmäßigen Zurücktretens des Amyloseanteils in der Stärke über-

Amylose (vollständige Hydrolyse)

Amylopektin (Hydrolyse nur bis zu den Verzweigungsstellen)

[Nach HASSID: J. Amer. Chem. Soc. **63**, 1632 (1941), entnommen BONNER: Plant Biochemistry (Academic Press 1950).]

wiegt farbmäßig die Amylosereaktion. Jod reagiert mit Amylose im stöchiometrischen Mengenverhältnis, und zwar entfällt auf je 6 Glucosebausteine ein Molekül Jod. Es handelt sich bei dieser blaugefärbten Jodstärke um einen Einschlußkomplex: Die Amylosekette ist in sich spiralig gedreht, den inneren Hohlraum der Spirale besetzen die J_2-Moleküle und offenbar entfallen auf eine Spiralwindung 6 Glucosemoleküle und ein J_2.

Betrachten wir ein Stärkekorn unter dem Mikroskop, zeigt es sich mehr oder weniger deutlich aufgebaut aus zentrisch oder exzentrisch um einen Wachstumskern gelagerten Schichten. Diese Schichtung ist durch Zonen mit größerem oder kleinerem Wassergehalt und dementsprechend verschiedener Lichtbrechung bedingt. Sie bildet sich auch bei konstanter Belichtung, Temperatur und Feuchtigkeit und ist nicht durch den Tages- und Nachtrhythmus hervorgerufen. Die einzelnen „Schalen", aus denen das Stärkekorn besteht, sind aus radial angeordneten, kristallinischen Mizellen aufgebaut. Dies äußert sich im polarisierten Licht. Alle Stärken zeigen darin das typische schwarze Kreuz, wobei die Kristalle aber infolge ihrer Kleinheit nicht einzeln sichtbar sind. In kaltem Wasser quellen die Körner unter Wasseraufnahme, ohne sich zu lösen. Bei Salz- oder Zuckerzugabe zum Medium schrumpfen sie wieder zusammen. Für dieses Verhalten ist das Amylopektin verantwortlich, dessen Moleküle zu untereinander mit Seitenketten verbundenen kristallinen Bündeln vereinigt sind. Löst man diese Verbindungsketten, z. B. durch schonende Säurebehandlung, wird das Stärkekorn spröde und wasserlöslich (s. Amylum solubile).

Eigenschaften und Verwendung. Die Stärkemehle des Handels quellen durch warmes Wasser von 50—80 °C auf und bilden einen „Kleister"; in Lösung geht Stärke erst bei längerem Kochen (lösliche Stärke), leichter unter dem Einfluß von Quellungsmitteln wie Laugen, Zinkchlorid oder Chloralhydrat (weshalb diese Stoffe auch als Aufhellungsmittel in der Mikroskopie benutzt werden). Bei der Hydrolyse der Stärke bis zur Maltose bzw. Glucose werden mehrere Zwischenstufen durchlaufen, die als Dextrine bezeichnet werden. Sie sind chemisch nicht genau definiert und man kennzeichnet sie durch ihr Verhalten gegenüber der Jodreaktion; mit sinkendem Molekulargewicht fällt sie folgendermaßen aus (s. Tabelle).

Jodreaktion	
Stärke	blau
Amylodextrine	blau
Erythrodextrine	rot oder braun
Achroodextrine	negativ
Maltose	negativ
Glucose	negativ

Die Verdextrinierung der Stärke erfolgt durch partiellen Abbau mittels Säuren oder Fermenten oder aber durch Rösten. Es entstehen wechselnde Produkte; die Dextrine des Handels bestehen hauptsächlich aus Achroodextrin mit wechselnden Mengen Erythrodextrin, sowie aus Maltose und Glucose.

Außer diesen technischen Dextrinen — gewonnen durch Abbau der Stärke — gibt es auch noch natürliche Dextrine; bei zahlreichen Pflanzenarten und bei mehreren Rassen sonst stärkeführender Pflanzen schreitet die Synthese von Stärke aus Glucose nicht bis zu diesem hochpolymeren Produkt fort, sondern endet mit der Bildung von Dextrinen oder Amylodextrin. Da sich Dextrinkörner im Gegensatz zu echten Stärkekörnern nur rot färben, bezeichnet man sie auch als „Rote Stärke". Rote Stärke ist charakteristisch für das Endosperm einiger Gramineen (Oryza sativa glutinosa, Sorghum vulgare glutinosum), für Macis, für den Samen von Sinapis u. a.

Stärke dient großtechnisch zur Herstellung von Traubenzucker, von Dextrinen, von Klebemitteln, Verdickungsmitteln und zu Appreturzwecken. In der Pharmazie sind Stärken Hilfsmittel der Rezeptur (Tablettensprengmittel, Pillenkonspergens usw.). Die indifferente Natur der Stärke, ihre Unlöslichkeit in Wasser bei ausgesprochen wasseranziehenden Eigenschaften (Hygroskopizität) machen sie weiterhin als reizlose Pudergrundlage geeignet; durch Fernhalten mechanischer und chemischer Reize (Scheuern von Wäschestücken usw.) wirkt Stärke entzündungsmildernd und durch Erhöhung der Abdunstung zugleich kühlend auf die entzündeten Stellen. Besonders kleinkörnige Stärke wie Reisstärke ist als Pudergrundlage sehr geschätzt. Stärken werden im Magen-Darmkanal leicht und ohne Schlacken abgebaut; daher sind sie Bestandteile von Diätetika bzw. Nutrientia für Kranke und Kinder. Gleichzeitig kann bei Verdauungsstörungen des Säuglings die Wirkung als Mucilaginosum zur Geltung kommen (Hafer-, Gersten- und Reisschleime). Die „aufgeschlossenen" Nährmittel auf Kohlenhydratbasis sind partiell abgebaute Stärke (s. auch unter Malz): sie bestehen aus hochmolekularen Abbauprodukten wie Amylosen und Dextrinen neben wechselnden Mengen Maltose. Die „Nährzucker" enthalten neben Dextrinen hauptsächlich Maltose.

Präparate

Amylum Solani: Kartoffelstärke.

Amylum Oryzae: Stärkemehl des Samenendosperms von *Oryza sativa*.
Amylum Tritici: Stärkemehl des Samenendosperms von *Triticum vulgare*.

Amylum Maydis: Stärkemehl des Samenendosperms von *Zea mays*.

Amylum Marantae: Stärkemehl des Rhizoms von *Maranta arundinacea*. Marantastärke.
    Westindisches oder St. Vincent Arrowroot. Es ist durch neutrale Reaktion ausge-
    zeichnet und deswegen oft bevorzugt.

Amylum solubile: Durch längeres Kochen mit Wasser oder rascher durch schonende Säure-
    behandlung werden im Amylopektin zuerst die Verbindungsketten gelöst. Dadurch
    wird die Stärke wasserlöslich. Sie soll aber nicht weiter abgebaut sein und mit Jod
    Blaufärbung geben. Ebenfalls wird auf das Vorhandensein reduzierender Stoffe
    geprüft.

Dextrinum: Dextrin.

Ultra-Amylopektin: Na-Amylopektinglykolat, ist in Wasser zu einer hochviskösen Flüssig-
    keit klar löslich und eignet sich für äußerliche und innerliche Anwendung als Ver-
    dickungs- und Gleitmittel, zu Pasten und abwaschbaren Salben, als Tabletten-
    sprengmittel usw.

Amylum non mucilaginosum (ANM): Mit Tetramethylol-Acetylendiharnstoff verätherte
    Stärke. Eignet sich besonders zur Herstellung von Pudern und Wundstreumitteln
    sowie als Tablettengrundlage.

Glykogen

Glykogen ist das Reservekohlenhydrat der Tiere. Es wird in der Leber gespeichert.
Man bezeichnet es daher auch als tierische Stärke oder Leberstärke. Im Pflanzenreich
findet sich vor allem bei niederen Organismen, so in Pilzen, ein Stoff, der mit dem tierischen Produkt identisch oder mindestens sehr nahe verwandt ist (das „pflanzliche Glykogen").

Glykogen ist in Wasser gut löslich und färbt sich mit Jod rot bis rotbraun. Chemisch
ist es nach dem Prinzip des Amylopektins aus α-D-Glucoseresten aufgebaut und unterscheidet sich von diesem nur durch sein höheres Molekulargewicht, das je nach Herkunft
2 bis über 10 Millionen beträgt, sowie durch die Häufigkeit der Verzweigungen. Es enthält
ebenfalls Phosphorsäurereste.

Cellulose

Cellulose ist der Hauptbestandteil der Zellwände der meisten Pflanzen (eine
Ausnahme bildet die Mehrzahl der Pilze; s. Chitin); im Tierreich treffen wir
sie höchst selten (nur bei den *Tunicatae*) an. Sie ist in den jüngsten, zarten
Meristemzellen genau so gut vorhanden wie in den stark verdickten Zellwänden
von Faserelementen. Fast immer sind am Aufbau der Zellwandungen neben der
Cellulose auch noch andere Polysaccharide wie Hemicellulosen (Mannane, Galak-
tane und Pentosane), sowie Lignin, evtl. auch Kieselsäure, beteiligt. Aus nahezu
reiner Cellulose bestehen jedoch die von alters her als verspinnbare Fasern
bekannten Pflanzenelemente, so die Bastfasern des Leins, des Chinagrases
(*Boehmeria*-Arten) oder die Samenhaare von Gossypiumarten, die Baumwolle.

In quantitativer Hinsicht steht die Cellulose von allen Pflanzenstoffen an erster Stelle.
Die in Form von Cellulose festgelegte Kohlendioxidmenge wird auf etwa 1100 Billionen kg
geschätzt, das ist etwa die Hälfte des in der Atmosphäre vorhandenen CO_2. Der Kohlen-
dioxidgehalt der Luft beträgt ziemlich konstant 0,03%. Wäre die Erde nur von grünen
Pflanzen bevölkert, so müßte das CO_2 der Luft bald vollständig aufgebraucht sein. Der
konstante Gehalt ist nur deshalb möglich, weil die Kohlenhydrate durch die heterotrophen
Lebewesen laufend wieder in CO_2 und H_2O abgebaut werden, wodurch den Autotrophen
ihrerseits wieder das für sie unentbehrliche Kohlendioxid zur Verfügung gestellt wird.

Den Abbau der Cellulose besorgen in erster Linie Mikroorganismen, Bakterien und
Pilze; ein kleiner Teil findet durch Verdauung (Evertebraten) und durch Verbrennen seine
Auflösung. Die Verdauung der Cellulose durch Wiederkäuer geht ebenfalls auf Mikro-

organismen zurück, die in deren besonders entwickeltem Verdauungssystem symbiotisch leben. Alle diese Organismen verfügen über zwei Enzymsysteme, die sie zum Abbau der Cellulose befähigen: Cellulasen hydrolysieren die Cellulose bis herab zum Disaccharid Cellobiose, die dann durch die Cellobiase bis zur D-Glucose gespalten wird.

Von den höheren Pflanzen kann die Cellulose, einmal gebildet, im allgemeinen nicht wieder abgebaut und — wie etwa die Stärke — erneut in den Stoffwechsel einbezogen werden. Ausnahmen sollen bestehen, sind aber noch wenig erforscht. Cellulose stellt für die höheren Pflanzen also kein Reservekohlenhydrat dar, sie fungiert als Gerüstsubstanz.

Aufbau der Cellulose. Ein einzelnes Cellulosemolekül besteht aus mehreren tausend Glucoseeinheiten, die β-glykosidisch in 1, 4-Bindung miteinander verknüpft sind. Das Molekulargewicht eines einzelnen nativen Cellulosemoleküls beträgt demnach bis zu 1 000 000. Bei Verarbeitung der Cellulose sinkt das Molekulargewicht rasch auf wesentlich kleinere Werte ab. Es sind nicht alle Cellulosemoleküle einer Faser gleich lang. Auch ist das Molekül offenbar nicht auf der ganzen Länge absolut einheitlich gebaut, sondern soll in Abständen von einigen hundert Einheiten sog. Lockerstellen aufweisen, die sich leichter aufspalten lassen. Möglicherweise sind ganz vereinzelt auch andere Zucker eingebaut. Das Cellulosemolekül besitzt an dem einen Ende eine Hydroxylgruppe, am andern Ende sollte eine reduzierende Halbacetalgruppe vorhanden sein. Ein eindeutiger Beweis der reduzierenden Endgruppe ist aber nicht erbracht worden. Wahrscheinlich schließt die Kette auf andere Weise ab, möglicherweise durch eine saure Endgruppe. Diese liegt dann meist als Salz (mit Ca, Na, K) vor und bildet so die ,,Asche" der Cellulose.

Bei der Isolierung der Cellulosefasern oder etwa der Entfettung der Baumwolle findet eine Kettenverkürzung durch Hydrolyse statt. Dabei entstehen aus ursprünglich verschlossenen freie Aldehydgruppen bzw. Halbacetalhydroxyle, durch welche die Cellulose z. B. gegenüber Kupfer(2)-sulfat reduzierende Eigenschaften erhält, die als sog. Kupferzahl ausgedrückt werden. Durch Oxydationsmittel wie NaOCl oder durch Luftsauerstoff besonders in alkalischem Milieu werden einige primäre OH-Gruppen zu Carboxylgruppen oxydiert. Dadurch erhält die Cellulose Ionenaustauschereigenschaften. Solche absichtlich weitgehend oxydierte Cellulose kann als Ionenaustauscher verwendet werden.

In der Zellwand sind die Cellulosemoleküle parallel gelagert und nach einem bestimmten Plan in Gitterstruktur zusammengehalten. In jeder Richtung dieses Gitters bewirken andere Kräfte den Zusammenhalt. In Richtung der b-Achse, d. h. entlang der Kettenachse, sind die Glucosereste durch Hauptvalenzen verbunden. In der quer zu b liegenden a-Achse wirken zwischenmolekulare Kräfte in Form von Wasserstoffbrücken zwischen zwei O-Atomen. Der Abstand zwischen zwei Glucosemolekülen beträgt hier etwa 2,5 Å. Die Bildung von Wasserstoffbrücken wird durch die parallele Lagerung der Moleküle ermöglicht. Die Brücken sind u. a. für die Wasserunlöslichkeit der Cellulosefaser verantwortlich. In der dritten Richtung, in der c-Achse, werden die Abstände von etwa 3,1 Å durch VAN DER WAALSsche Kräfte überbrückt. Die Gitterstruktur ist nicht durchgehend eingehalten. Vielmehr gibt es geometrisch geordnete Bereiche — als Kristallite oder Micellen bezeichnet — in ungeordneten Bereichen. Die Micelle hat einen mittleren Durchmesser von etwa 60 Å und eine Länge von etwa 750 Å. Innerhalb der Micellen sind die Wasserstoffbrücken besonders wirksam. Zwischen den Micellen ist der Intermicellarraum. Die nächste übergeordnete Einheit, die aus den Micellen gebildet wird, ist die Mikro- oder

Elementarfibrille. Sie ist 200—300 Å dick, so daß sie mit dem Elektronen-
mikroskop bereits sichtbar gemacht werden kann. Die Mikrofibrillen stellen
bevorzugt Micellarstränge dar, die durch vereinzelte Ketten oder auch H-
Brücken leicht miteinander verbunden sind. Zwischen ihnen ist der Kapillarraum von etwa 50—300 Å Weite. Die Mikrofibrillen bauen die **Makrofibrillen**,
kurz Fibrillen genannt, von etwa 0,4 μ auf. Diese dürften etwa den bei mechanischer Beanspruchung der Zellwand sich ablösenden Fäserchen entsprechen.
Sie bilden ihrerseits die **Fibrillenbänder** variabler Dicke, die zu **Schichten**
von 13 μ mittlerer Dicke vereinigt sind. Die nächste Einheit ist die einzelne
Faserzelle, also z. B. das Baumwollhaar mit etwa 300 μ Dicke.

In der Pflanzenzellwand sind in die Hohlräume, besonders zwischen den
Mikrofibrillen, noch andere Polysaccharide (Pentosane u. a.), vor allem auch
Wasser eingelagert. Bei der Verholzung wird hier das Lignin und bei der Ver-
kieselung SiO_2 eingebaut (sog. Inkrusten).

Die etwa 50—300 Å weiten, die ganze Zellwand als Netzwerk durchziehenden
Kapillarräume zwischen den Mikrofibrillen gestatten den Durchtritt von Molekülen bis zu dieser Größe und ermöglichen im Prinzip einen Austausch von Auf-
und Abbaustoffen der einzelnen Zelle durch die Zellwand hindurch. Gleichzeitig gestatten sie die Extraktion von Inhaltsstoffen aus Drogenpulvern, in
denen noch ein Teil der Zellen intakt ist.

Im Gegensatz zur Stärke wird Cellulose durch Jod nicht angefärbt. Behandelt man sie
jedoch zuvor mit starken Quellmitteln wie $ZnCl_2$ oder 70proz. Schwefelsäure, so läßt sie
sich nunmehr mit Jod-Jodkalilösung blau anfärben. Jodschwefelsäure oder Chlorzink-Jod-
lösung dienen daher als Reagentien zum histochemischen Nachweis von Cellulose.

a) Gossypium, Watte

Unter Gossypium depuratum verstehen die Arzneibücher die von anhaftenden Verunreinigungen befreiten, entfetteten und gebleichten Haare der Samenschale mehrerer Gossypium-Arten. Gossypium war schon in der Antike gebräuchlich als Name für die Baumwollpflanze; er soll sich vom arabischen „gos"
(= seidenähnlich) herleiten.

Die Gattung *Gossypium* gehört in die Familie der Malvaceae. Ihre Arten sind teils
Sträucher, teils ein- oder mehrjährige Pflanzen; in den Baumwollkulturen werden die
Pflanzen nur einjährig gehalten, wodurch die Gefahr des Befalls mit Pflanzenschädlingen
(Insekten) und Pflanzenkrankheiten wesentlich vermindert ist.

Baumwolle wird seit urdenklichen Zeiten kultiviert, und es existieren daher
auch zahlreiche Zuchtrassen, die sich auf vier Stammarten zurückführen lassen:
Gossypium arboreum, *G. herbaceum* (G.-Arten der Alten Welt), *G. hirsutum* und
G. barbadense (G.-Arten der Neuen Welt). Die Baumwolle wird ausschließlich
von in Kultur genommenen Pflanzen gewonnen; die Kultur erfordert tropisches
oder subtropisches Klima: Hauptanbaugebiete sind die Südstaaten der USA,
Brasilien, Ägypten, Indien und Südrußland.

Aus den ziemlich großen, gelb, rosa oder rot gefärbten Blüten entwickelt sich die
Frucht. Die Kapsel ist drei- bis fünffächerig, springt bei der Reife in drei bis fünf Klappen
auf und enthält viele Samen, in eine dichte, meist weiße und nach dem Aufspringen der
Kapsel elastisch hervorquellende Wolle eingehüllt. Botanisch betrachtet besteht die Baumwolle aus Haaren, die aus Epidermiszellen der Samen hervorgegangen sind; da sie als
Flugapparat zur Verbreitung der Samen dienen, bezeichnet man sie auch als **Schwebe-
haare**.

Bei der Baumwollernte werden die Haare samt Samen abgelesen oder maschinell eingesammelt. Dann entfernt man die Samen. In Ballen gepreßt kommt die Baumwolle auf
den Weltmarkt. In den Wattefabriken wird der Preßballen aufgelockert, von Staub und
restlichen Schalenteilen befreit. Dann wird Fett und Wachs, welche die Saugfähigkeit
unbehandelter Baumwolle nahezu völlig aufheben, durch Kochen mit sodahaltiger Seifen-
lauge unter Druck entfernt. Anschließend bleicht man und wäscht gut aus. Nach Trocknen
und Auflockern wird die Watte verpackt.

Gossypium depuratum besteht zu etwa 88% aus Cellulose. Ferner enthält
sie wenig Eiweiß, 0,1—0,3% Mineralstoffe und 5—9% Wasser. Den Hauptteil
des Baumwollhaarquerschnittes nimmt die Sekundärwand ein. Diese ist
außen mit einer dünnen Primärwand, innen mit einer ebensolchen Tertiärwand begrenzt. Die Primärwand ist die zuerst gebildete Zellwand, während
Sekundär- und Tertiärwand nachträglich durch Anlagerung entstanden sind.
Bei einzelligen Haaren wie der Baumwolle kommt der Primärwand als äußerstem
Abschluß besondere Bedeutung zu. Sie ist denn auch besonders widerstandsfähig. Bei Gossypium besteht sie nur zu etwa 50% aus Cellulose, enthält weiter
je 12% Protein und Pektine, sowie 7% Wachs, das für die Hydrophobie der
nicht entfetteten Baumwolle verantwortlich ist. Bei der Herstellung hydro-
philer Baumwolle im Großbetrieb wird es allerdings nicht vollständig entfernt,
so daß die Ph. Helv. auf den maximal zulässigen Gehalt von 0,25% Äther-
löslichem prüfen läßt.

Für die pharmazeutische Verwendung der Baumwolle ist vor allem das Wasserbinde-
vermögen entscheidend. Dieses ist im eigenartigen molekularen und übermolekularen Aufbau der Cellulose begründet. An die hydrophilen OH-Gruppen wird das Wasser neben-
valenzartig als sog. Hydratationswasser in bestimmter Ordnung gebunden. Dies ist
vor allem im ungeordneten Bereich außerhalb der Micelle möglich, wo die geringe Wirksamkeit der Wasserstoffbrückenbindung ein Eindringen des Wassers unter Beseitigung der
schwachen Bindungen leichter erlaubt. Es wird z. B. aus einer Wasserdampfatmosphäre
zuerst wohl in monomolekularer, später polymolekularer Schicht angelagert. Mit steigender
Wasseraufnahme nimmt die Bindungsfestigkeit und in gleichem Grade auch die Ordnung
ab. Es tritt Quellung unter Auflockerung, möglicherweise auch teilweiser Lösung der
amorphen Cellulosebezirke ein. Das so aufgenommene Wasser wird als Quellungswasser
bezeichnet. Weitere Mengen Wassers werden im intermicellaren und kapillaren Raum
durch Kapillarkräfte festgehalten. Alldies zusammen bewirkt die große Wasseraufnahme-
fähigkeit gereinigter Baumwolle.

b) Zellstoff, Zellstoffwatte, (Viscosekunstfaser, Fibranne)

Als Ausgangsmaterial der Zellstoff-Fabrikation dienen langfaserige Fichten- und Kie-
fernhölzer, sowie die kurzfaserigen Laubhölzer wie Buchen, Birken und Pappeln. Das
gesunde geschälte und gewaschene Holz wird durch besondere Hackmaschinen zerkleinert.
Um die Cellulosefasern freizulegen, müssen Lignin und andere Begleitstoffe wie Harz,
Fett u. a. entfernt werden. Hierzu wird das zerkleinerte Holz meistens mit Calciumbisulfit-
lösung, die einen Überschuß an schwefliger Säure enthält, unter Druck gekocht und dann
die Fasermasse in Chlor gebleicht. Cellulose bleibt unverändert, Lignin setzt sich um zu
wasserlöslichen Sulfosäure-Verbindungen. Nach mehreren Waschprozessen wird der Faser-
grundstoff über geheizten Trommeln getrocknet und liefert dann den Zellstoff.

Bei der Verarbeitung zur sog. Zellstoffwatte wird der Zellstoff erneut mit viel
Wasser zu einem Faserbrei aufgeschwemmt, in besonderen Maschinen zur guten Verfilzung
der Fasern weiter verarbeitet und in ganz dünner Schicht über geheizten Trommeln getrocknet. Er kann dann nach dem Trocknen in Form einer dünnen, zusammenhängenden
Faserschicht mit charakteristischer Kreppung, der sog. Zellstoffwatte, von den Trommeln
gelöst werden. Die Bezeichnung Zellstoffwatte für das papierartige Produkt ist nicht sehr
glücklich gewählt und gibt oft zu Mißverständnissen Anlaß. Je nach dem Verwendungs-
zweck werden verschiedene Lagen übereinander gelegt und der so gewonnene Verband-

zellstoff in die gebräuchlichen Formate geschnitten und verpackt. Dank ihrer Saugkraft findet die Zellstoffwatte große Verwendung in der Körperpflege, für Gesichts- und Taschentücher, in hygienischen Binden, ferner zu Polsterungszwecken und in der Kranken- und Kinderpflege als Unterlage zur Absorption von Urin und Stuhl.

Neben dem rohen Zellstoff zur Zellstoffwatte-Fabrikation gibt es noch einen weiteren Cellulosefasergrundstoff, der ebenfalls als Zellstoff bezeichnet wird, aber im Gegensatz zum obengenannten Produkt zur Herstellung der Viscose-Kunstfaser geeignet ist. Zu dessen Herstellung wird erlesenes Holz von möglichst gleichmäßigem Aufbau verwendet, das vor allem aus Finnland, Schweden, Norwegen und Kanada stammt. Der in Plattenform gelieferte Zellstoff wird zuerst in Tauchpressen mit Natronlauge getränkt und dann auf ein bestimmtes Gewicht abgepreßt. Dabei bildet sich Alkalicellulose und gleichzeitig wird der Rest von etwa 5% Hemicellulose, die laugenlöslich ist, entfernt. Die alkalisierten Zellstoffplatten werden zerfasert und im Reifekeller während mehrerer Stunden gelagert. Bei dieser Vorreife findet eine gewollte Verkürzung der Cellulosemoleküle statt. Mit Schwefelkohlenstoff bildet sich nun das Xanthogenat; und zwar soll auf zwei Glucosereste ein Sulfthiocarbonatrest entfallen. Das Reaktionsprodukt wird in 4proz. Natronlauge mit Rühr- und Knetwerken zur Viscose aufgelöst. In einem weiteren Reifeprozeß (Nachreife, Viscosereife) beginnen sich die Xanthogenatreste langsam abzuspalten. Die im Vakuum entlüftete und filtrierte Viscoselösung leitet man jetzt durch feine Düsen in ein Säurespinnbad, wo die Xanthogenatreste vollständig abgespalten werden und sich die Cellulose in Faserform zurückbildet. Durch Zerschneiden des Fadens auf eine bestimmte Stapellänge erhält man die sog. Fibranne. Sie ist hygroskopischer als Baumwolle. Ihre Saug- und Quellfähigkeit ist größer, das Wasserrückhaltevermögen geringer als bei Baumwolle. Beim Benetzen fällt sie leichter zusammen. Fibranne eignet sich bis zu einem Anteil von 50% als Zusatz zu Baumwollwatte.

Chitin

Als Gerüstsubstanz der Pflanzen hat die Cellulose ihr Gegenstück im Tierreich in Form des Chitins. Es findet sich bei den Insekten sowie in den Panzern der Krebse. Im Pflanzenreich ist es ebenfalls vertreten, und zwar bei einem Teil der Pilze.

Chitin hat viel Gemeinsames mit der Cellulose, so einmal seine Widerstandsfähigkeit, vor allem aber den chemischen Aufbau. An Stelle der Glucose dient hier allerdings als Baustein das N-Acetyl-D-glucosamin, das mit β-glucosidischer 1,4-Bindung zu Ketten verknüpft ist. Der übermolekulare Bau ist ebenfalls sehr ähnlich jenem der Cellulose.

Dextrane

Unter Dextranen versteht man überwiegend aus D-Glucose aufgebaute Polysaccharide, die von verschiedenen Bakterien gebildet werden, bevorzugt auf rohrzuckerhaltigen Nährlösungen, aber auch auf gärenden Vegetabilien und auf Milchprodukten. Je nach Bakterienart und Stamm sind die gebildeten Dextrane etwas unterschiedlich; am besten untersucht ist das von *Leuconostoc mesenterioides* aus Rohrzucker erzeugte Produkt.

Leuconostoc mesenterioides ist ein gefürchteter Schädling in den Zuckerfabriken; bisweilen bilden sich in den rohrzuckerhaltigen Flüssigkeiten fadenziehende, visköse, gelatinierende Massen, die die Filter verstopfen und zu Verlusten führen. Man nennt den Vorgang deshalb auch Schleimgärung. Das Bakterium kann als Schädling auch auf anderen zuckerhaltigen Lösungen auftreten (z. B. im Wein, in Infusen).

Dem chemischen Aufbau nach haben die Dextrane eine gewisse Ähnlichkeit mit den früher erwähnten Dextrinen, insofern sie ebenfalls aus α-D-Glucose aufgebaut sind. Doch unterscheiden sich beide in Größe und räumlichem Bau des Moleküls, durch ihre verschiedene Bildungsweise und damit auch in der Art ihrer Begleitstoffe. Die Bildung von Dextran aus Rohrzucker erfolgt so, daß die D-Glucose zunächst mit Phosphorsäure auf enzymatischem Wege verestert wird, wobei D-Fructose frei wird. Die energiereichen Bausteine der Glu-

cose-1-phosphate kondensieren sich leicht weiter, so daß schließlich lange und
verästelte Fäden eines Polyglucosans entstehen mit einem Molekulargewicht
von vielen Millionen. Der lange und verästelte Faden dieses hochmolekularen

1. Rohrzucker + H_3PO_4 (enzym.) → Glucose-1-phosphat + D-Fructose

2. Polymerisation der energiereichen Glucose-1-phosphatmoleküle

Dextrans, dessen Glucosebausteine überwiegend α-glucosidisch in 1, 6-Stellung
miteinander verknüpft sind, kann leicht partiell zu kleineren Bruchstücken mit
niederem Molekulargewicht hydrolysiert werden. Es gelang dabei, Produkte zu
erhalten, mit deren Hilfe sich Lösungen herstellen lassen, deren kolloidosmo-
tischer Druck jenem des Blutes entspricht. Das Mol.-Gewicht dieser Dextrane
sollte um 75 000 liegen. Gereinigte und sterilisierte Lösungen solcher Produkte
sind als „Blutflüssigkeits-Ersatzmittel" im Handel. Dextrane als Plasmaersatz-
mittel wurden erstmals von schwedischen Ärzten empfohlen.

Das erste Blutflüssigkeitsersatzmittel war die physiologische Kochsalzlösung mit demselben osmotischen Druck wie die Blutflüssigkeit. Eine Verbesserung stellte die Ringer-
lösung dar, die neben NaCl noch weitere für die Zelle wichtige Mineralstoffe enthält. Leider
ist ihre Wirkung nur von kurzer Dauer, weil das Wasser sehr rasch wieder durch die Gefäß-
wand herausdiffundiert. Man hat daher das „gefäßdichtende" Rutin (s. S. 175) derartigen
Lösungen zugesetzt, anscheinend ohne Erfolg. Weiter versuchte man das Wasser durch
einen Zusatz von hydrophilen Kolloiden zu binden. Die idealen Blutflüssigkeitsersatzmittel
wären wohl Serum- und Plasmakonserven, deren verfügbare Menge aber in erster Linie
von der Zahl der Blutspender abhängt. Auf der Suche nach körperfremden Kolloiden
wandte man sich synthetischen Produkten etwa auf der Basis von Polyvinylpyrrolidon
oder Naturstoffen wie den Dextranen zu. Zu den ersten Kolloiden auf Polysaccharidbasis
gehörte Gummi arabicum, das während des ersten Weltkrieges Verwendung als Plasma-
Ersatzmittel gefunden hatte, aber zu starken Ablagerungen in verschiedenen Organen und
zu Zwischenfällen führte.

Mannane

Unter Mannanen versteht man Polysaccharide, die sich zum überwiegenden Teil oder
ausschließlich aus Mannoseresten aufbauen. Sie sind in der Natur sehr verbreitet als Baustein von Hemicellulosen (Mannane und Xylane sind Hemicellulosen im engeren Sinne, die
eng verknüpft mit dem Cellulosegerüst der Zellwände vorkommen), so z. B. in Nadel-
hölzern und in harten Samenschalen. Besonders werden sie in den verdickten Zellwänden
des Endosperms vieler Samen als Reservestoff gespeichert (s. z. B. Arecanuß, Dattelpalme,
Kaffeebohne, Johannisbrot, Roßkastanie und viele andere). Von technischer Bedeutung
ist das chemisch gut bekannte Steinnuß-Mannan. Die Steinnüsse von *Phytelephas macrocarpa* (*Palmae*) liefern das sog. vegetabilische Elfenbein, das zur Herstellung von Knöpfen
und für Drechslerarbeiten herangezogen wird. Auch der Schleim von Tubera Salep
besteht aus Mannanen. Man verwendet ihn in der Kinderpraxis innerlich als Mucilaginosum.

Fructosane und Fructosandrogen

(Topinambur, Cichorium intybus, Rhizoma Graminis)

Fructosane sind ganz oder überwiegend aus Fructose aufgebaute Polysaccharide; sie finden sich weit verbreitet als Reservekohlenhydrate in Kompositen und Gramineen. Wichtigstes Fructosan ist das **Inulin**. Durch besonderen
Reichtum an Inulin zeichnen sich Wurzeln und Rhizome von Kompositen aus,
so bei *Inula*-Arten (Name!), Knollen der Dahlien und *Helianthus*-Arten, Wurzeln
von *Taraxacum*, *Lappa*, *Pyrethrum* und *Cichorium*. Außerhalb der Familie der
Kompositen findet sich Inulin bei den nahe verwandten Campanulaceen; doch
kann man es auch bei Vertretern, die taxonomisch nicht mit den Kompositen

verwandt sind, antreffen. Wie physiologische Untersuchungen zeigten, erfüllt
Inulin bei den Pflanzen, die diesen Stoff führen, die Funktionen, welche wir
von der Stärke her kennen. Im Gegensatz zur Stärke ist Inulin in heißem Wasser
löslich, es fällt in der Kälte wieder aus und läßt sich auf Grund dieser Eigenschaft aus inulinreichem Pflanzenmaterial leicht darstellen: Extraktion mit
heißem Wasser, Ausfällen mit Alkohol oder Ausfrieren.

Als Struktureinheit liegt dem Inulin Fructofuranose zugrunde. Es ist kein
absolut einheitlicher Stoff und kann je nach Ausgangsdroge etwas verschieden
gebaut sein. Aus Dahlienknollen gewonnen, hat er ein Mol.-Gewicht von etwa
3000—5000, besteht also aus ungefähr 20—30 Fructoseeinheiten. In Topinam-
burinulin hat man neben Fructose noch Glucose nachgewiesen. Die Fructo-
furanosebausteine sind durch 1,2-Bindungen miteinander verknüpft.

Da Inulin im Körper in D-Fructose (Fructofuranose!) zerfällt, wird es (s.
Fructose) von Diabetikern besser vertragen als andere Kohlenhydrate; inulinhaltige Pflanzen oder Inulin dienen daher zur Herstellung von Diabetikerbrot,
weiterhin zur Gewinnung von Fructose.

Während sich die Stärke in der pflanzlichen Zelle niemals in formlosem
Zustande oder gelöst befindet, vielmehr immer strukturiert in Form der Stärkekörner, findet sich das Inulin im Zellsaft gelöst. Legt man inulinhaltige Pflanzenteile in verdünnten Weingeist, so zeigt sich das Inulin in den Zellen in Form
kugeliger Sphärokristalle.

Neben Inulin finden sich in Drogen noch andere Fructosane, so das **Sinistrin**
in der Meerzwiebel, **Irisin** in Iris und **Triticin** in der Quecke. Alle diese Fructosane sind mit 1,2-Bindungen aufgebaut; Triticin weist zusätzlich noch 2,6-
Bindungen auf.

a) Cichorium intybus

Überall in ganz Europa, an Wegen, Ackerrändern und auf Grasplätzen
wächst die Gemeine Wegwarte. Die Wildpflanzen besitzen eine möhrenartige
Wurzel; die Kulturformen sind auf kräftig ausgebildete Wurzeln gezüchtet mit
möglichst hohem Inulingehalt. Die Wurzeln werden geröstet und als Kaffee-
Ersatz bzw. Kaffeezusatz verwendet. Der Grund für diese Verwendungsmöglichkeit liegt im hohen Inulingehalt. Inulin geht nämlich beim Rösten zusammen
mit anderen vorhandenen Zuckern z. T. in Karamel über, das für die tiefbraune
Farbe des Produktes verantwortlich ist, anderseits bildet sich Oxymethyl-
furfurol, ein typischer Aromastoff des Zichorienkaffees. Gleichzeitig wird beim
Rösten der Bitterstoff der Wurzeln zerstört. All diese günstigen Eigenschaften
der Zichorienwurzel machen es verständlich, daß sich Zichorienkaffee als erstes
im Großen hergestelltes Kaffee-Ersatzmittel durchsetzen konnte und seit etwa
200 Jahren ein selbständiges Handelsprodukt darstellt.

b) Rhizoma Graminis (Ph. Helv.)

Die Droge besteht aus dem von den Wurzeln möglichst befreiten Wander-
sproß von *Agropyron repens*. Diese Pflanze ist ein Kosmopolit und stellt ein
schwer ausrottbares, ausdauerndes Unkraut dar. Die Droge wird daher auch
von Wildpflanzen gewonnen, etwa auf Äckern, die damit stark überwuchert
sind (beim Umpflügen). Rhizoma Graminis ist ausgezeichnet durch seinen hohen
Gehalt an löslichen Fructosanen (Triticin, 3—18%), neben 3% freier D-Fruc-

tose, Schleim und gummiartigen Stoffen. Ferner sind enthalten 0,01—0,05%
eines ätherischen Öles, das zu 95% aus Agropyren und 5% aus Carvon besteht.
Agropyren ist durch eine breite antibiotische Wirkung ausgezeichnet.

$$\langle\overline{}\rangle\!-\!CH_2\!-\!C\!\equiv\!C\!-\!C\!\equiv\!C\!-\!CH_3$$

Agropyren

Der hohe Gehalt an freier und gebundener D-Fructose läßt die Quecke zur
Herstellung diätetischer Nährmittel geeignet erscheinen. Als Infus wird sie
selten zur Blutreinigung, als mildes Laxans und Mucilaginosum verwendet.

Lichenin, Isolichenin

Lichenin und Isolichenin stellen charakteristische Kohlenhydrate der Flechten dar. Lichenin reduziert FEHLINGsche Lösung nicht, ebensowenig reagiert
es mit Jod. Es ist in heißem Wasser löslich; die Lösung erstarrt beim Erkalten
zu einer Gallerte. Lichenin ist ein lineares Polymeres aus etwa 60 bis 200 β-D-
Glucoseeinheiten, die untereinander sowohl in 1,3- wie auch in 1,4-Bindung
verknüpft sind, und zwar im Verhältnis von 3 zu 7. In seinem Aufbau erinnert
demnach das Lichenin an die Cellulose. Isolichenin, auch Dextrolichenin
genannt, löst sich bereits in kaltem Wasser und gibt mit Jod Blaufärbung. Es
handelt sich um ein lineares Kettenmolekül, aus durchschnittlich 42 bis 44 Glu-
koseeinheiten aufgebaut. Abweichend vom Lichenin sind hier beim Isolichenin
die Glucosemoleküle in α-1,3- und α-1,4-Bindung im Verhältnis von 3 zu 2 miteinander verknüpft. Isolichenin weist demnach einen der Stärkeamylose ähnlichen Aufbau auf.

Die beiden Kohlenhydrate sind Inhaltsbestandteile der offizinellen Droge
Lichen islandicus (s. S. 503).

Pektine

Eine Reihe von Früchten und Fruchtsäften war schon seit altersher dafür
bekannt, daß sie sich besonders gut zur Herstellung von festen Gallerten (Gelees)
eignen. Die dafür verantwortlichen Stoffe hat man nach diesem eigentümlichen
Verhalten als Pektine ($\pi\eta\kappa\tau\delta\varsigma$ = erstarrt) bezeichnet. Man versteht darunter
eine Gruppe von Stoffen, die ganz oder zum größten Teil aus Galakturonsäure
aufgebaut sind, also zu den Polyuroniden gehören. Im übrigen unterscheiden
sie sich aber auch untereinander je nach Herkunft und Lokalisation in der
Pflanze im Verhalten und Aufbau. So finden sich lösliche Pektine im Zellsaft.
Das unlösliche „Protopektin" ist z. B. in der Primärwand der Zellen (s. Gossypium) verankert. Als Ca-Pektinat findet es sich in unlöslicher Form in der
Mittellamelle.

Aufbau der Pektine. Als charakteristischen Baustein enthalten die Pektine D-Galakturonsäureeinheiten, die in α-1,4-glykosidischer Bindung zu Ketten

| Pektinsäure | R = H | Pektin | R = H | oder CH$_3$ |
| Pektat | R = Me$^+$ | Pektinat | R = Me$^+$ | oder CH$_3$ |

angeordnet sind. Liegen alle Carboxylgruppen frei vor, spricht man von Pektin-säure; deren Salze (z. B. Ca-Salz in Mittellamellen) sind die Pektate. In den eigentlichen Pektinen sind die COOH-Gruppen in $\pm$ großem Ausmaß mit Methylalkohol verestert. Die noch freien sauren Gruppen können Salze, die Pektinate, bilden. Im unlöslichen Protopektin, dem nativen Pektin in der Pflanze, sind die Polygalakturonsäureketten noch untereinander über mehr-wertige Metallionen oder Phosphorsäure vernetzt. Als Pektinstoffe bezeichnet man Gemische von Pektinen mit anderen Pflanzenstoffen, so mit Galaktanen in Samen von *Lupinus albus* und Arabanen in der Erdnuß. Eine Abtrennung von diesen Begleitstoffen ist äußerst schwierig. In einigen Pektinen, z. B. in Zuckerrübe oder Tabak, sind die OH-Gruppen an C-2 und C-3 z. T. mit Essig-säure verestert.

Durch Fermente läßt sich Pektin stufenweise abbauen. Die Pektase (Pektindemethoxylase, Pektinesterase) spaltet vom einen Ende des Faden-moleküls an die Estergruppen der Reihe nach ab, wobei die freie Pektinsäure, bzw. deren Salze entstehen. Pektinase (Pektolase, Pektinpolygalakturonase) spaltet die glykosidischen Bindungen unter Kettenverkürzung.

Eigenschaften und Verwendung. Die Eigenschaften der Pektine werden durch ihren molekularen und übermolekularen Aufbau bestimmt. Pektinsäure und deren Salze, wie etwa das Ca-Salz, sind wasserunlöslich. Durch $\pm$ weit gehende Methylierung ergeben sich wasserlösliche Ester, die eigentlichen Pek-tine. Die Wasserlöslichkeit läßt sich dadurch erklären, daß Pektinsäure nach Röntgenuntersuchungen besser kristallisiert als Pektin. Bereits wenige Seiten-ketten stören die parallele Lagerung der Fadenmoleküle und die Bildung von Nebenvalenzen oder Wasserstoffbrücken und machen dadurch die Pektinsäure wasserlöslich. Die Wasserunlöslichkeit des Protopektins ist durch die gegen-seitige Vernetzung der Polygalakturonsäureketten bedingt. Die wichtigste Eigenschaft der Pektine ist ihre Fähigkeit, thermoreversible Gele zu bilden, d. h. dreidimensional locker zu vernetzen. Die Art der Verknüpfung ist noch weitgehend unbekannt.

Die Gelierfähigkeit ist einmal abhängig vom Vorhandensein und der Stellung der freien OH-Gruppen. So ist Zuckerrübenpektin mit z. T. veresterten OH-Gruppen an C-2 und C-3 nicht gelierfähig. Alginsäure (s. S. 124), die im Gegensatz zum Pektin cis-ständige OH-Gruppen an diesen beiden C-Atomen besitzt, hat eine viel geringere Gelierungstendenz. Einen Einfluß hat ferner der Veresterungsgrad der Carboxylgruppen. Mit sinkender Zahl der Estergruppen steigt das Geliervermögen des Pektins; man stellt daher durch Behand-lung mit Säuren, Alkalien oder Enzymen niederveresterte Pektine her. Umgekehrt wie das Geliervermögen verhalten sich die Wasserlöslichkeit und die Viscosität von wässerigen Lösungen. Die Festigkeit der Gele nimmt mit steigender Kettenlänge zu. Vielfach gelieren Pektine erst bei Zusatz anderer Stoffe wie Salze, Säuren, Zucker. Mit niederveresterten Pektinen lassen sich zuckerarme oder sogar zuckerfreie Gele herstellen, vorausgesetzt, daß Ca-Ionen vorhanden sind.

Pektin dient (bei Kindern etwa in Form frischer geriebener Äpfel oder Aplona) zur Behandlung von Störungen des Verdauungstraktes (Diarrhöe und Gastro-enteritis), wo es entgiftend wirkt und zudem einen allzuweit gehenden Wasser-verlust des Körpers verhindert. Ferner verwendet man Pektin bei Reizzuständen und Läsionen (Gastritis, Ulcus). Es soll den Mucus, der normalerweise die Schleimhäute überzieht, ersetzen und seine Neubildung anregen sowie die Aus-scheidung von Pepsinogen vermindern. Zur Wundbehandlung wird eine 2proz.

sterile Lösung verwendet. Pektin verringert die Blutungszeit und beschleunigt die Koagulation des Blutes. Seine hämostyptische Wirkung ist z. B. im Sango-Stop verwertet. Bei oraler und parenteraler Gabe verzögert Pektin die Ausscheidung anderer Stoffe, wie etwa Ascorbinsäure, Penicillin, Insulin usw. Doch ist dabei die Thrombosegefahr nicht zu vergessen. In der Pharmazie wie in der Nahrungsmittelindustrie dient Pektin als Verdickungs- und Emulgiermittel.

Die Anwesenheit von Pektinen kann aber auch störend wirken, so bei der Verarbeitung von pektinreichen Fruchtsäften (z. B. von Himbeeren und Johannisbeeren). Die Pektine müssen daher abgebaut werden (am einfachsten fermentativ). In den Früchten ist meist genügend Pektase vorhanden. Unter ihrem Einfluß entsteht die unlösliche Pektinsäure. Sie erschwert aber das Auspressen des Saftes und macht ein Filtrieren unmöglich. Durch Hefen kann Pektin zwar, wenn auch nur langsam, weiter abgebaut werden. Schneller geht dies durch Zusatz von Pektinasepräparaten, die eine Saftklärung in 1—2 Tagen erlauben. Die so behandelten Säfte haben aber ein von den durch Hefe vergorenen Säften etwas abweichendes Aroma.

Polysacchariddrogen der Meeresalgen

Die Algen sind morphologisch außerordentlich verschieden: Mikroskopisch klein sind die 10 000 Arten umfassenden Diatomeen; eine Größe von mehreren Metern erreichen die im Meer lebenden Braun- und Rotalgen (Tange). Die Braunalge *Macrocystis pyrifera* gehört mit ihren Wedeln von bis zu hundert und mehr Metern Länge sogar zu den größten Pflanzen der Erde. Braun- und Rotalgen sind sehr weit verbreitet; man hat geschätzt, daß durch ihre photosynthetische Aktivität im Jahr ungefähr 10^{11} Tonnen Kohlenstoff gebunden werden, ebensoviel als durch alle Landpflanzen der Erde zusammen! Als Wasserpflanzen benötigen die Algen nicht starre, festigende Elemente. Sie müssen vielmehr leicht beweglich bleiben und verzichten daher auf einen Aufbau der Zellwände, wie er für Landpflanzen charakteristisch ist (Cellulose, Hemicellulosen und Lignin). Viele Algen besitzen zwar als Gerüstsubstanz ihrer Zellwände Cellulose, wenn auch in relativ bescheidenem Ausmaß. Demgegenüber treten aber Schleimstoffe in und zwischen den Zellwänden quantitativ sehr stark in den Vordergrund.

Die Polysaccharide der Algen enthalten wie jene der höheren Pflanzen D-Glucose, D-Mannose und D-Galaktose, daneben aber ganz spezifische Bausteine wie etwa L-Galaktose, ihr 3,6-Anhydrid, D-Mannuron- und L-Guluronsäure. Im übrigen wechselt die Zusammensetzung der Algen nicht nur je nach Spezies und Entwicklungsstadium, sondern ist auch abhängig von Jahreszeit, Standort und Tiefe unter Wasser und Zusammensetzung des Meerwassers. So kennt man für Braunalgen nebenstehende Zahlen ferner enthalten sie Begleitstoffe wie Proteine, Aminosäuren, Sterine, Farbstoffe usw.

Alginsäure	15—40%
Laminarin	10—35%
Mannit	5—35%
Fucoidin	5—40%
Cellulose	1—10%
Jod etwa	0,5%

Als Nahrungsmittel sind die Algen bisher nur zum kleinsten Teil genützt, stellen aber ein riesiges Reservoir an verwertbaren Kohlenhydraten dar, das bei steigender Bevölkerungszahl der Erde immer größere Bedeutung erlangen wird. An pharmazeutisch wichtigen Produkten liefern die Rotalgen Agar und Carrageen, die Braunalgen Stipites Laminariae, Fucoidin und Alginsäure. Die Schleimstoffe bilden wichtige Hilfsmittel auch in der Lebensmittelindustrie und in der Technik.

a) Agar

Als Agar bezeichnet man die Gallerte, die man durch Auskochen verschiedener Rotalgen erhält; in den Handel gelangt Agar möglichst befreit von Wasser und Salzen. Das erreicht man durch Ausfrieren und Trocknen. Agarliefernde Algen sind Vertreter der *Rhodophyta*, und zwar der Klasse der *Florideae*. Sie gehören vor allem zur Gattung *Gelidium* (*Gelidiaceae*); aber auch *Acanthopeltis* und *Pterocladia* der gleichen Familie, *Eucheuma* (*Solieriaceae*), *Ceramium* (*Ceramiaceae*), *Phyllophora* (*Phyllophoraceae*) und *Gracilaria* (*Gracilariaceae*) nebst einigen anderen Gattungen dienen zur Agargewinnung.

Gelidium amansii, als wichtigster Agarlieferant, ist eine zarte, fiedrig verzweigte, bis 25 cm lange Pflanze, die — an Felsen fest verwachsen — in Tiefen bis zu 30 m gedeiht.

Agar ist Bestandteil der Zellwände (Mittellamelle), er löst sich in heißem Wasser, jedoch nicht in kaltem; daher erstarrt eine heiße Lösung beim Abkühlen zu einem steifen Gel (selbst wenn das Polysaccharid in Konzentrationen unter 1% enthalten ist). Dieses Agargel läßt sich durch Ausfrieren und Wiederauftauen trocknen, um beim Auflösen in Wasser erneut wieder das ursprüngliche Gel zu liefern. Darauf beruht die Methode seiner Gewinnung.

Die Algen werden besonders in den Monaten April bis September mit der Hand oder mittels Spezialrechen losgerissen. Man breitet sie am Ufer aus, wo sie, von Zeit zu Zeit mit Wasser befeuchtet, allmählich ausbleichen. Das getrocknete Rohprodukt gelangt nunmehr in die eigentlichen Produktionsgebiete im Innern des Landes; hier werden die Algen zunächst mit Süßwasser gewaschen und von anhaftenden Verunreinigungen befreit. Dann breitet man sie auf Bambusmatten aus und bleicht unter ständigem Feuchthalten mit Süßwasser nochmals aus. Nach dem Trocknen werden die Rohalgen gebündelt und bis zur Aufarbeitung gespeichert. Zur eigentlichen Agargewinnung, die nur während der Wintermonate Dezember bis März möglich ist, kocht man die Algen in Bottichen mit Wasser aus; dies dauert mehrere Stunden. Um Eiweißstoffe auszufällen, kocht man schließlich noch einmal kurz unter Zusatz von Essig- oder Schwefelsäure. Man filtriert durch Leinentücher und gießt die Lösung in Holztröge von etwa 60 cm Länge, 30 cm Breite und 10 cm Tiefe, wo sie zu einer Gallerte erstarrt. Diese Gallerte wird der Länge nach in etwa 10 cm breite Stücke zerschnitten. Die einzelnen Barren gibt man in passende Holzbehälter, die an einem Ende mit einem Sieb verschlossen sind und preßt von der anderen Seite her die Gallerte durch das Sieb, so daß — je nach Form der einzelnen Sieböffnungen — Bänder oder Fäden entstehen. Diese Bündel legt man, so wie sie entstehen, über Nacht auf Matten ins Freie, wo sie gefrieren. Das Wasser trennt sich in Form von Eiskristallen vom wasserarmen Gel und tropft beim Auftauen am nächsten Tag mit den darin gelösten Salzen ab. Nach mehrmaligem Gefrieren und Auftauen bleibt der eigentliche Agar in Form einer lockeren Masse zurück. Dieses Verfahren benötigt ganz bestimmte klimatische Bedingungen mit abruptem Wechsel von kalt und warm, wie sie in einigen Gegenden Japans und Koreas während der Wintermonate vorkommen. Während man in Japan auch heute noch größtenteils nach diesem Verfahren arbeitet, ist das Verfahren der Agarbereitung in Amerika und Europa weitgehend mechanisiert: entfärbt und gereinigt wird der Auszug durch Kohle und durch Filtrieren in Filterpressen, die Gallerte wird künstlich zum Einfrieren gebracht. Die heute auf dem Weltmarkt befindlichen Agar-Sorten sind recht unterschiedlich; das hängt einesteils mit der unterschiedlichen Herstellung zusammen, andererseits werden verschiedenartige Stammpflanzen zur Gewinnung herangezogen, so neuerdings auch *Chondrus*- und *Gigartina*-Arten, die Stammpflanzen des Carrageen.

Agar des Handels ist keine einheitliche Verbindung. Neben Wasser, Asche, N-haltigen Stoffen, Spuren von Fett und Rohfasern macht die Kohlenhydratfraktion den überwiegenden Anteil von über 90% des getrockneten Produktes aus. Im Gegensatz zu früheren Ansichten ist auch diese Fraktion nicht einheitlich und ändert sich zudem je nach dem zur Agargewinnung verwendeten Ausgangsprodukt. Sie enthält mindestens zwei Bestandteile: Agaropektin und

Agarose. Agaropektin besteht aus 1,3-glykosidisch zu Ketten verbundenen D-Galaktoseresten, mit Schwefelsäure- und möglicherweise mit Uronsäureresten, die dem Agaropektin saure Eigenschaften verleihen. Es liegt denn auch in der Natur als Salz vor. Agarose ist aus Agarobioseeinheiten aufgebaut. Agarobiose ist ein Disaccharid aus D-Galaktose und 3,6-Anhydro-L-galaktose. In Agarose ist zu etwa 1% Brenztraubensäure enthalten, vermutlich in Form eines Acetals an D-Galaktose gebunden.

Verwendung. Agar quillt im Darm auf, macht den Darminhalt voluminös und schlüpfrig, gilt daher als ein mildes Laxans. In der Galenik dient Agar zur Herstellung von Suppositorien, Vaginalkugeln und Emulsionen; in der Bakteriologie spielen Agar-Nährböden eine große Rolle.

b) Carrageen

Carrageen, das Irländische Moos, stellt den getrockneten Thallus von *Chondrus crispus* oder *Gigartina mamillosa* dar. Es handelt sich bei diesen Stammpflanzen um 10—15 cm große, reich verzweigte Rotalgen. Sie finden sich an den Atlantikküsten von Europa und Nordamerika in der Zone unmittelbar unter dem Ebbespiegel. Zur Zeit der Ebbe werden die Pflanzen abgeschnitten oder man sammelt die an den Strand geworfenen Pflanzen. Dann werden sie von Verunreinigungen befreit, z. T. auch mit Süßwasser gewaschen und an der Sonne unter zeitweiligem Befeuchten gebleicht. Außer Kohlenhydraten enthält die Droge noch etwa 7% N-haltige Substanz und kleine Mengen von Jod und Brom.

Die Kohlenhydratfraktion des Carrageen hat insofern gewisse Ähnlichkeit mit jener des Agar, als sie ebenfalls aus mehreren (mindestens 5) Polysacchariden aufgebaut ist (Hauptkomponenten: $\varkappa$- und λ-Carrageenin). λ-Carrageenin ist fast vollständig aus D-Galaktose-schwefelsäureestern aufgebaut. $\varkappa$-Carrageenin zeigt sehr ähnlichen Bau wie Agarose. Es besteht ebenfalls aus zu Ketten vereinigter Galaktose und 3,6-Anhydro-galaktose, bei Carrageen aber in beiden Fällen der D-Reihe angehörend und z. T. mit Schwefelsäure verestert (nach O'NEILL):

$$\left[\begin{array}{l} \text{GSS}\\ \text{1}\\ \text{|}\\ \text{6}\\ \text{GS1—4A1—3GS1—4A1—3GS1—4A1—3GS1—4A1—3GS1—4A—} \end{array}\right]_n$$

A = 3,6-Anhydro-D-galaktose

GS = D-Galaktose-4-sulfat:
　　R″ = HSO$_3$ R′ und R‴ = H

GSS = D-Galaktose-3,4-(oder 3,6-) disulfat:
　　R′ und R″ (oder R′ und R‴) = HSO$_3$

Die freien sauren Gruppen sind an Calcium gebunden.

c) Alginsäure, Laminarin, Fucoidin. Stip. Laminariae

Die wichtigsten Polysaccharide der Braunalgen sind Alginsäure, Laminarin und Fucoidin, worunter vor allem die erste Substanz auch technische Bedeutung erlangt hat.

Alginsäure. Die charakteristischste Schleimsubstanz der Interzellularen bei Braunalgen ist die Alginsäure. Sie kann aus den verschiedensten Braunalgen gewonnen werden, wie *Laminaria*- und *Fucus*-Arten. Wegen ihrer riesigen Ausmaße wird in Amerika *Macrocystis pyrifera* als Ausgangsmaterial verwendet. Aus dem zerkleinerten Material entfernt man mit verdünnter Säure Laminarin und Fucoidin (s. unten), gleichzeitig aber auch andere wasserlösliche Stoffe wie Salze und Mannit. Dann wird mit heißer Sodalösung die Alginsäure als Natriumsalz extrahiert und von unlöslichen Bestandteilen befreit. Durch Zusatz von Schwefelsäure kann die freie — in Wasser unlösliche — Alginsäure als solche oder mit $CaCl_2$ als ebenfalls unlösliches Ca-Alginat erhalten werden.

Alginsäure ist aus D-Mannuronsäure in 1,4-β-glykosidischer Bindung aufgebaut, ist also sehr nahe mit Pektin verwandt. In kleiner Menge konnte ferner L-Guluronsäure nachgewiesen werden. Das Mol.-Gewicht erreicht Werte von 190 000. Ein Abbau findet aber bereits schon bei $\pm$ schonender Isolierung, sowie beim längeren Erwärmen von Alginaten über 50°, oder in stark alkalischem Milieu statt.

Freie Alginsäure quillt in Wasser stark auf, ohne sich zu lösen. Na-, K-, Mg-, NH_4-Salze sind dagegen wasserlöslich. Die Lösungen sind hochviscös, ohne aber — bei nicht zu hoher Konzentration — ein Gel zu bilden. Durch Zusatz geeigneter Mengen zwei- oder mehrwertiger Metallionen entstehen durch Bildung unlöslicher Alginate Gele. Die Viscosität der Lösungen ist abhängig vom Molekulargewicht.

Alginsäure

Verwendung. Lösungen von Alginaten, z. B. von Natriumalginat, bilden nach dem Eintrocknen einen zusammenhängenden, abwaschbaren Film. Sie eignen sich als blutstillendes Mittel, da sich das Alginat mit dem Blutcalcium zu unlöslichem Ca-Alginat verbindet und dadurch eine die Wunde verschließende Haut bildet. Gewisse Salze, wie das Ca-Salz, lassen sich zu Fäden oder Garn bzw. gaze- oder watteähnlichen Produkten verarbeiten. Diese haben den Vorteil, daß sie vom Körper resorbiert werden. Man stellt sie durch Einpressen einer Alginatlösung in dünnem Strahl durch Düsen in eine $CaCl_2$-Lösung dar. Na-Alginat läßt sich als Laxans verwenden. Alginsäure und Alginat dienen als Verdickungsmittel und Stabilisatoren für Salben, Gelees und Cremes, als Tablettensprengmittel, in viel größerem Ausmaß aber zum gleichen Zwecke in der Lebensmittelindustrie für Eiscremes, Mayonnaise, Marmeladen usw. sowie in der Technik.

Stip. Laminariae (DAB, Ph. Helv.). Laminariastifte werden aus der stengelartigen Blattbasis von *Laminaria cloustonii* (Syn. *L. hyperborea*), einer in der Brandungszone der arktischen und subarktischen Meere, z. B. an den Küsten von Schottland, Irland, Norwegen wachsenden Braunalge gedrechselt. Sie ist mit einem wurzelartigen Haftorgan auf den Felsen angewachsen. Darauf

erhebt sich ein 1—5 m langer, bis 4 cm dicker „Stengel", der oben ein fingerartig geteiltes, bis 1 m langes und bis 60 cm breites „Blatt" trägt, das jährlich
erneuert wird. Die Pflanze wird bei Ebbe mit der Hand oder mit Rechen
gesammelt oder mit Schleppnetzen, die am Grunde mit Messern versehen sind,
eingebracht. Zur Herstellung der Quellstifte werden die Stengel auf Drehbänken
von der Außenschicht (der Schleimhöhlenschicht) befreit.

Verwendung. Laminariastifte quellen infolge der in der Mittellamelle
lokalisierten Polysaccharide (Alginsäure, Laminarin, Fucoidin)[1] in Wasser auf
das 1,5- bis 2,5fache ihres Durchmessers. Sie werden daher als Quellstifte verwendet, etwa zur Erweiterung des Gebärmutterhalses, zum Offenhalten von
Wunden, in Form der Hohlstifte als Drains.

Pflanzengummen

Es gibt Bäume, die nach Verletzung die Erscheinung des sog. Gummiflusses
zeigen: Membran und Zellinhalt oft ansehnlicher Zellkomplexe werden verflüssigt, treten aus der Wunde aus, verfestigen sich an der Luft und verschließen
dabei die Öffnung. Das erhaltene Produkt wird als Gummi und der Vorgang
selber als Gummosis bezeichnet. Die Verflüssigung der Zellkomplexe wird nicht
nur durch Verletzung ausgelöst, sondern kann auch ohne pathologische Ursache
in Gang kommen, durch Verletzung aber intensiviert werden. Gummiartige
Abscheidungen oder die Fähigkeit zur Gummenbildung lassen sich in sehr vielen
Pflanzenfamilien und in den verschiedensten Pflanzenorganen finden. Allerdings
ist die Gummenbildung in den meisten Fällen nicht weiter auffallend; technisch
verwertbar ist sie nur bei einigen Familien, vor allem den Leguminosen und
Rosaceen, aber auch bei Anacardiaceen, Combretaceen, Meliaceen und Ruta-
ceen. Über die Ursachen der Gummenbildung ist noch relativ wenig bekannt.

Gummi besteht zumeist aus Kohlenhydraten, so Gummi arabicum und Tragant. Hie und da sind auch Terpene enthalten. Ein Gummi, der aus Kohlenhydraten und aus Terpenharzen besteht, ist die Myrrhe (s. S. 468).

a) Gummi arabicum

Ein typischer Vertreter der Pflanzengummen ist Gummi arabicum (DAB,
Ph. Helv.). Es stellt die aus den Stämmen und Zweigen bestimmter Acacia-

---

[1] Laminarin. Laminarin ist unter den Braunalgen vor allem reichlich in der Gattung
Laminaria anzutreffen. Zwei Formen dieses Stoffes sind bekannt, die sich in ihrer Löslichkeit
in kaltem Wasser unterscheiden: Das lösliche Laminarin aus *L. digitata* und das aus der
Lösung ausfallende Laminarin von *L. cloustonii*. Beide Formen bestehen aus zu Ketten
angeordneten D-Glucoseeinheiten, die miteinander 1,3- (z. T. auch 1,6-)β-glucosidisch verknüpft sind. Möglicherweise sind 1,6-glucosidisch gebundene Seitenketten in geringer Zahl
vorhanden. Ein Teil der Moleküle besitzt als Kettenende einen Mannitrest. Die beiden
Laminarinformen unterscheiden sich wohl durch den Anteil an 1,6-Bindungen, bzw. Seiten-
ketten und durch den Mannitgehalt. Auch sie sind nicht einheitlich gebaut, sondern stellen
Gemische sehr ähnlicher Stoffe dar. Technisch wird Laminarin durch Extraktion von
L. cloustonii mit 1proz. Salzsäure gewonnen und stellt ein feines weißes Pulver dar. —
Fucoidin. Wegen seines Vorkommens in *Fucus*-Arten hat Fucoidin seinen Namen erhalten.
Es findet sich aber auch in anderen Algen, wie etwa *Laminaria*, *Macrocystis* u. a. Fucoidin
besteht aus L-Fucose-Einheiten, die untereinander hauptsächlich mit 1,2-α-glykosidischer
Bindung verknüpft sind. Es ist durch einen besonders hohen Gehalt an Schwefelsäure-
estergruppen ausgezeichnet, findet sich doch durchschnittlich pro Fucoseeinheit ein Sulfat-
rest.

Arten infolge von Verwundung ausgetretene und am Stamm erhärtete Masse
dar.

Die zur Familie der *Leguminosae-Mimosoideae* gehörende Gattung *Acacia* umfaßt Bäume
und größere oder kleinere Sträucher mit oder ohne Dornen, seltener auch Lianen. Die
Laubblätter sind entweder doppelt gefiedert oder auf den verbreiterten Blattstiel reduziert.
Acacia senegal als Hauptlieferant des arabischen Gummi findet sich im Steppengürtel vom
Sudan bis gegen Westafrika. Die Stammpflanze ist ein bis 8 m hoher dorniger Baum oder
Strauch mit gefiederten Blättern.

Zur Gummigewinnung dienen wildwachsende oder kultivierte (Kordofan)
Exemplare von *Acacia senegal*. Daneben liefern auch noch einige andere afrikanische Arten wie *A. seyal* und *A. arabica* Gummi arabicum. Im Februar und
März werden in die etwa sechsjährigen Bäumchen mit einer kleinen Axt quer-
verlaufende Einschnitte in Stamm und Zweige gemacht und die Axt dabei so
gedreht, daß die Rinde gelöst wird. Oberhalb und unterhalb des Einschnittes
zieht man die Rinde so weit ab, daß das Cambium auf einer Fläche bis zu
7×90 cm freigelegt und zur Bildung neuer Rinde angeregt wird. Gleichzeitig
beginnt der als Vergummung (Gummosis) bezeichnete Prozeß, der aber nur
während der Trockenzeit an Bäumen auf sehr trockenem Standort in Gang
kommt. Gummi scheidet sich nach außen ab und wird nach 20 bis 30 Tagen in
Form kugeliger Gebilde abgelesen, von Verunreinigungen befreit, sortiert und
getrocknet; früher wurde noch an der Sonne gebleicht. Hauptproduktionsgebiet
ist der Sudan; die beste Sorte stammt aus Kulturen in Kordofan.

Aber auch in Senegal werden z. T. sehr gute Sorten produziert. In Arabien wird dagegen
nur sehr wenig Acacia-Gummi bereitet; es wird nicht exportiert. Die Drogenbezeichnung
„Arabisches Gummi" mag vielleicht von der häufigen Verwendung durch die arabischen
Ärzte oder von der Ausfuhr über arabische Häfen herrühren. Das Wort Gummi stammt
von der ägyptischen Bezeichnung „kamie", die über das griechische κόμμι und lateinische
cummi ins Deutsche übernommen worden ist. Tatsächlich war das Produkt nach ägyptischen Inschriften und Abbildungen schon zur Zeit der Pharaonen bekannt.

Inhaltsstoffe und Verwendung. Gummi arabicum besteht zur Haupt-
sache aus Arabinsäure, einem verzweigten Polysaccharid, das aus D-Galaktose,
L-Arabinose, L-Rhamnose und D-Glucuronsäure aufgebaut ist. In der Droge
liegt Arabinsäure als Salz (Arabin genannt) vor, und zwar hauptsächlich als
Ca-, in geringerer Menge als K- und Mg-Salz. Zu etwa 1% soll ferner ein in
Wasser quellbares, aber nicht lösliches polymeres Kohlenhydrat vorhanden sein.
Neben Geweberesten, wenig N-haltiger Substanz, evtl. Spuren von Gerbstoff
sind Fermente, wie Oxydasen und Peroxydasen, zu erwähnen. Wegen ihrer
Unverträglichkeit gegenüber leicht oxydierbaren Arzneistoffen findet sich in
den Arzneibüchern ein Präparat mit inaktivierten Fermenten. Arabisches
Gummi wird als reizmilderndes Mittel bei Entzündungen der Schleimhäute (als
Zusatz zu Einläufen), ferner als Rezepturhilfsmittel verwendet. In der Technik
dient es als Klebe-, Binde- und Verdickungsmittel, zur Herstellung von Tusche,
Aquarellfarben u. a.

Die älteste Anwendung der Gummen ist wohl die als Nahrungsmittel. Sie schmecken
nicht unangenehm und etwas süß, nur selten sind sie leicht adstringierend und bitter. Auch
heute noch wird Acacia-Gummi z. B. in Indien auf den Basars gehandelt als „Laddu"
und in verschiedenen anderen Süßigkeiten. Auch vom europäischen Import geht etwa die
Hälfte in die Süßwarenindustrie. Gummi arabicum ist als Nahrungsmittel durchaus verträglich, sofern es nicht im Übermaß genossen wird.

b) *Tragacantha*

Als Tragacantha (DAB, Ph. Helv.) bezeichnet man den aus den Stamm-
organen verschiedener kleinasiatischer, syrischer und persischer *Astragalus*-
Arten ausgetretenen, erhärteten Schleim. Die — zu den *Leguminosae-Papilionatae* gehörenden — Astragalus-Arten sind dornige, niederbuschartige Pflanzen,
die sich dadurch auszeichnen, daß ihr Mark verschleimt, d. h. sehr stark verdickte Zellmembranen (Schleimzellen) ausbildet. Der Vorgang setzt sich in die
Markstrahlen fort. Er braucht, im Gegensatz zur Gummibildung bei *Acacia*,
nicht erst durch Verwundung ausgelöst zu werden. Durch Wasseraufnahme
quellen diese Schleimzellen an und üben einen starken Druck auf das umliegende
Gewebe aus, so daß bei der geringsten Verletzung des Stämmchens die ver-
schleimte Masse nach außen fließt. Je nach Art der Öffnung tritt der Schleim
in verschiedenen Formen, etwa als Wurm- oder Bandtragant, aus. Gleichzeitig
werden Stärkekörner mitgerissen. Sie machen etwa 1—3% der Droge aus. Zur
Drogengewinnung werden im unteren Teil des Stämmchens Einschnitte gemacht, die dann zur Bildung von Bandtragant führen (von den Arzneibüchern
ist nur diese Form zugelassen). Nach einigen Tagen wird der erhärtete Schleim
geerntet. Die für die Tragantgewinnung wichtigsten Arten sind *Astragalus
gummifer*, *A. verus* und *A. microcephalus*.

Beim Polysaccharidgemisch des Tragant unterscheidet man einen als Basso-
rin bezeichneten, wasserunlöslichen Anteil. Er macht 60—70% der Droge aus
und quillt in Wasser bis zum Vierzigfachen unter Gelbildung auf. Der wasserlösliche Teil wird als Tragacanthin bezeichnet. Hydrolyse der Polysaccharide
liefert L-Arabinose, L-Fucose, D-Xylose, D-Galaktose und D-Galakturonsäure,
die vermutlich die saure Reaktion des Tragant bedingt. Tragant wird als
Schleimdroge, Gleit- und Abführmittel, zur Herstellung von Cremes, als Zusatz
zu fettfreien Salben, Emulsionen, als Wasserbindemittel, als Haftmittel für
Gebisse, sowie in großer Menge in der Nahrungsmittelindustrie, Textilindustrie
usw. verwendet.

Indischer Tragant (Sterculia- oder Karaya-Gummi). Neben arzneibuchkon-
formem, hochwertigem Tragant gibt es im Handel billigere, qualitativ schlechtere Sorten,
daneben aber auch Ersatzmittel besonders für technische Zwecke; so den indischen Tragant
von verschiedenen Sterculia-Arten, besonders *Sterculia urens*, aus der Familie der Sterculiaceae. Zu dessen Gewinnung werden in Vorderindien während der trockenen Jahreszeit
von Oktober bis Januar und April bis Juni die äußeren Teile des Stammes durch einen
flachen, handgroßen Schnitt entfernt. Es tritt ein dickflüssiger Schleim aus, der am Stamm
zu Klumpen, Tränen oder wurmförmigen Stücken eintrocknet und eingesammelt wird.
Indischer Tragant riecht schwach nach Essigsäure. Er ist im Emulgiervermögen dem
Tragant deutlich unterlegen; auch geht ihm jedes Klebevermögen ab (deshalb als Haft-
pulver für Zahnprothesen nicht verwendbar). Seine Quellfähigkeit im alkalischen Darm-
saft wird im Laxans Normacol verwertet. In der Nahrungsmittelindustrie dient er als
Verdickungs- und Füllmittel. Im Gegensatz zu Tragacantha quillt indischer Tragant in
50—60proz. Spiritus auf, was seinen Nachweis erlaubt.

Kutira-Gummi. Als weiteres Ersatzmittel hat Kutira-Gummi von *Cochlospermum
gossypium* (*Bixaceae*) Eingang gefunden. Die Stammpflanze ist ein Strauch oder kleiner
Baum in trockenen Teilen des nördlichen Vorderindiens am Fuße der westlichen Himalaya-
berge. Kutira-Gummi wird in Indien vielfach gebraucht und von dort in zunehmendem
Maße wegen seines niedrigen Preises auf unsere Märkte gebracht. Es läßt sich ähnlich wie
Sterculia-Gummi verwenden, und sein Nachweis gelingt leicht wegen seines Gehaltes an
Calciumoxalatdrusen.

Pflanzenschleime und Schleimdrogen

a) Allgemeines

Die Pflanzenschleime werden im Gegensatz zu den Gummen von der Pflanze im normalen Wachstumsverlauf ohne äußeren Reiz gebildet; sie sind keine Exsudate und spielen für die Pflanze eine wichtige Rolle als Reservekohlenhydrate, Wasserreserve sowie als Schutzkolloid. Die Pflanzenschleime sind hydrophile Kolloide, z. T. in Wasser löslich unter Bildung visköser Lösungen oder Gele, z. T. quellen sie nur auf und nehmen dabei beträchtliche Mengen von Wasser in sich auf. Sie unterscheiden sich von den Hemicellulosen durch ihre Fähigkeit, mit Wasser schleimige Lösungen zu bilden und durch ihren Widerstand gegen saure Hydrolyse. Im Gegensatz zu den Gummen sind sie nicht klebend. Eine Unterscheidung auf Grund chemischer und physikalischer Eigenschaften ist jedoch kaum möglich. Nach elektronenmikroskopischen Beobachtungen sind in den bisher untersuchten Schleimen offenbar Cellulosemikrofibrillen von Primärwanddimension vorhanden.

Zu den Schleimdrogen gehören auch jene der Meeresalgen. Sie wurden aber getrennt (S. 121) besprochen, weil sie sich durch ihre Wirkstoffe und deren Entstehungsort unterscheiden. Unter Schleimdrogen im weiteren Sinne versteht man ferner all jene Drogen, deren Wirkung auf der Fähigkeit beruht, mit Wasser zu quellen, Gallerten, Kleister, Breie oder mehr oder weniger visköse Flüssigkeiten zu bilden. In diesem Sinne gehören hierher auch Stärken und Mehle, Pektindrogen, Gummen usw.

Neben den hier zu besprechenden Drogen, deren Wirkung vorwiegend oder ausschließlich auf dem Schleimgehalt beruht, gibt es Drogen, die neben dem Schleim noch andere Wirkstoffe enthalten, wie Flos Verbasci, oder bei denen der Schleim bloßer Begleitstoff ist, d. h. zu der therapeutischen Wirkung nicht beiträgt.

Verwendung der Schleimdrogen. Die Schleimdrogen haben fast ausschließlich eine örtliche Wirkung. Sie hüllen Haut und Schleimhäute ein, wirken daher reizmildernd bei katarrhalisch entzündeten Schleimhäuten und sind bei sog. „Reizhusten" angebracht. Sie schwächen den Einfluß entzündungserregender oder örtlich reizender Stoffe ab. Man setzt sie daher Medikamenten (vor allem bei Suppositorien) zu, die Arzneimittel mit lokalreizenden Eigenschaften enthalten und verwendet sie zur Behandlung von Vergiftungen mit stark reizenden Substanzen oder Pflanzen (z. B. Hahnenfuß). Sie setzen die Geschmacksempfindung besonders für sauer herab und eignen sich dementsprechend als Geschmackskorrigens für saure Arzneien. Einige Drogen dieser Gruppe werden bevorzugt zu Bädern, Umschlägen und Kataplasmen verwendet.

Die Wirkung auf den Darm ist vielfältig. Sie zeigen auch hier reizmildernden Effekt, saugen Sekrete auf und neutralisieren (im Falle wenig oder nicht resorbierbarer Schleime) die pathologischen Zersetzungsprodukte im Darm, führen so zu einer Dämpfung der Peristaltik; sie wirken demnach antidiarrhoisch und entgiftend. Anderseits aber können sie durch Quellung und gleichmäßig gute Füllung der Darmschlingen träge Peristaltik anregen und sich als mildes Laxans erweisen. Im einzelnen Fall richtet sich die Wirkung nach der jeweiligen Ausgangslage des Darms und nach der verwendeten Droge.

In der Kinderpraxis dienen Schleimdrogen zu diätetischer Behandlung des Erbrechens bei Säuglingen durch Erhöhung der Viscosität der Nahrung (s. Ceratonia S. 133).

Schleimdrogen werden kalt extrahiert, nicht in Form von Dekokten verwendet. Die Ph. Helv. gibt unter Infusa eine entsprechende Vorschrift für Schleimdrogen. Bei Samen verwendet man im allgemeinen Ganzdrogen, mit Ausnahme von Foenugraecum, dessen Samen den Schleim im Endospermgewebe enthalten. Eine Zerkleinerung kann sogar unerwünscht sein, dann nämlich, wenn andere Stoffe, so etwa Blausäureglykoside bei Semen Cydoniae, in die Zubereitung gelangen würden.

Schleimdrogen sollen bei Zimmertemperatur getrocknet werden, da bei erhöhter Temperatur die Viscosität des Schleims abnimmt. Diese Regel ist aber nicht immer anwendbar. So ist z. B. bei gewöhnlicher Temperatur getrocknete Radix Althaeae unansehnlich.

Wertbestimmung. Der Wert einer Schleimdroge kann durch die Bestimmung der Viscosität entsprechender Präparate erfaßt werden. Die Ph. Helv. bestimmt bei einigen Drogen den Quellungsfaktor. Darunter versteht man die Anzahl cm³, die 1 g Droge nach dem Quellen in Wasser samt dem anhaftenden Schleim einnimmt.

Hierzu wird die Droge in einem mit Glasstopfen versehenen Meßzylinder, der eine vom Boden an zählende, 25 cm³ umfassende, mindestens in 0,2 cm³ unterteilte und 100 bis 125 mm hohe Graduierung aufweist, mit 25 cm³ Wasser von 15—20° unter Schütteln gut gemischt. Die Mischung wird während einer Stunde anfänglich häufig, gründlich, jedoch nicht zu kräftig umgeschüttelt und dann während vier Stunden bei 15—20° stehen gelassen. Dann liest man das Volumen der Droge samt dem anhaftenden Schleim ab.

Mikroskopischer Nachweis. Schleime lassen sich mikroskopisch oft gut durch ihre Quellung sichtbar machen, sofern diese mit Alkohol geeigneter Konzentration unter Kontrolle gehalten wird. Zur Färbung sind verschiedenste Reagenzien und Farbstoffe, wie Jodjodkali, Jodschwefelsäure, Kongorot, Safranin, Methylenblau, Rutheniumrot und viele andere vorgeschlagen worden. Je nach Zusammensetzung und übermolekularem Bau reagieren die Schleime der einzelnen Drogen aber oft sehr unterschiedlich.

b) Althaea

Die zu den Malvaceae gehörende Gattung *Althaea*, deren Name sich vom griechischen ἄλθομαι, heil werden, ableitet, ist mit etwa 15 Arten in der gemäßigten Zone der alten Welt vertreten. Sie unterscheidet sich von anderen Gattungen durch den aus 6—9 verwachsenen Hochblättern bestehenden Außenkelch. Pharmazeutisches Interesse beansprucht die bis zu 3 m hohe, großblütige *Althaea rosea* (Flos und Fol. Malvae arboreae), vor allem aber *Althaea officinalis*. Sie ist eine mehrjährige, 1—2 m hohe, behaarte Staude, die an einem kurzen, dicken Wurzelstock bis 50 cm lange, 1—3 cm dicke einfache oder verzweigte Wurzeln bildet. Ihre Blätter sind schwach drei- bis fünflappig, beiderseits samtartig-filzig. Die Blüten bestehen aus einem filzigen, grünen Kelch und 5 fast umgekehrt herzförmigen, rötlich-weißen Blumenkronblättern. Die Pflanze findet sich wild besonders auf salzhaltigen Böden (Steppen) Europas und der gemäßigten Breiten West- und Nordasiens (in der Schweiz nur verwildert). Sie liebt in der Kultur tiefgründigen, leichten Boden. Die Droge stammt aus Kulturen in Belgien, Deutschland, Frankreich, Italien, aber auch aus Wildbeständen in Ungarn. Der Anbau geht vorteilhaft von Wurzelschößlingen oder geteilten Wurzelstockköp-

fen aus, die eine Ernte schon im ersten Jahr erlauben, während Kultur aus
Samen erst im zweiten Jahr Erträge liefert.

Radix Althaeae, (DAB, Ph. Helv.). Die Wurzeln werden im Spätherbst
gegraben, da sie zu dieser Zeit am schleimreichsten sind. Dann lagert man
sie bis zum Schälen, das sehr viel Handarbeit erfordert, in Kellern oder Erd-
mieten ein. Beim Schälen wird die Korkschicht und ein Teil der Rinde entfernt. Anschließend muß sofort bei etwas erhöhter Temperatur (bis etwa 40°)
getrocknet werden, da die Droge sonst leicht eine gelbliche Farbe annimmt.
Eine nachträgliche künstliche Aufhellung unansehnlich gewordener Droge (Schönen) ist nicht erlaubt. Der Quellungsfaktor sollte etwa 10 betragen.

Fol. Althaeae (DAB, Ph. Helv.). Die bei gewöhnlicher Temperatur getrockneten Laubblätter von *Althaea officinalis* mit einem Quellungsfaktor von
etwa 7.

Wichtigster Bestandteil von Radix und Fol. Althaeae ist der als Membranschleim in Schleimzellen lokalisierte Schleim, über dessen chemischen Aufbau
nichts Näheres bekannt ist. Die Blätter enthalten zudem Spuren von ätherischem Öl, die Wurzeln etwa 30—38% Stärke, 10% Saccharose, 1% Invertzucker, etwas Fett, Lecithin, Asparagin und Betain. Gerbstoff soll fehlen. Beide
Drogen werden in Form des Kaltmazerats oder Sirups als Hustenmittel, das
Blatt zusätzlich zu erweichenden Bädern und Umschlägen, auch zu Kataplasmen verwendet.

Flos und Folium Malvae arboreae. Die Stockrose trägt weiße oder rosa bis tief-
dunkelrot gefärbte Blüten, die meist „gefüllt" sind. Sie wird häufig als Zierpflanze besonders
in Bauerngärten gezogen. Blüte und Blatt lassen sich ebenfalls als Schleimdroge verwenden.

c) *Malva*

Die Gattung *Malva* (*Malvaceae*) umfaßt etwa 30 Arten, die im gemäßigten
Europa, Asien, Nordafrika und Nordamerika beheimatet sind. Ihre Vertreter
zeichnen sich durch 2 oder 3 freie, am Kelchgrunde eingefügte Außenkelchblätter
aus. Medizinisch werden nur *Malva neglecta* und *Malva silvestris* verwendet. Die
erste ist eine einjährige oder ausdauernde, bis 45 cm hohe Pflanze mit nieder-
liegendem oder schwach aufsteigendem Stengel, sehr lang gestielten Laubblättern und kleinen, 8—13 mm langen Kronblättern, die etwa doppelt so groß wie
der Kelch sind. Die zweijährige bis ausdauernde Malva silvestris mit aufrechtem
Stengel wird bis 120 cm hoch und hat 20—25 mm lange Kronblätter, die etwa
5mal länger als der Kelch sind. Zur Drogengewinnung wird eine Unterart, *Malva
silvestris* L. subsp. *mauritanica* (L.) Thell. mit dekorativen rosavioletten, dunkler
längsgestreiften, z.T. gefüllten Blüten angebaut. Obgleich diese Pflanze keine
besonderen Ansprüche an Boden und Klima stellt, liefert sie auf nährstoffreichen
Böden bessere Erträge. Kulturen finden sich besonders in Belgien, Nordfrankreich, Thüringen und dem Balkan. Malva neglecta wird nicht angebaut.

Flor. und Fol. Malvae (DAB, Ph. Helv.). Die Blätter von *M. silvestris* und
M. neglecta sind, da gleichwertig, beide offizinell. Der Quellungsfaktor sollte
etwa 6 betragen. Blütendroge liefert nur M. silvestris. Die kleineren Blüten von
M. neglecta sind nicht zugelassen. Die Zusammensetzung des in beiden Drogen
enthaltenen Schleims ist nicht genau bekannt. Der Schleim der Blüten liefert
nach Hydrolyse Arabinose, Rhamnose, Galaktose und Galakturonsäure. Im

Blatt finden sich ferner Spuren ätherischen Öls und Gerbstoff, in der Blüte das Anthocyan Malvin (Syringidin-diglucosid).

In *Malva verticillata* und *M. parviflora* hat man Malvalinsäure

$$CH_3-(CH_2)_7-C{=\!=}C-(CH_2)_6-COOH$$
$$\diagdown\quad\diagup$$
$$CH_2$$

gefunden. Sie hat die merkwürdige Eigenschaft, beim Verfüttern an Hühner chemische und physikalische Veränderungen der Eier zu bewirken.

Fol. Malvae wird besonders äußerlich als Emolliens, die Blüte weiter zu Gurgelwässern und Bädern bei Furunkeln und Geschwüren, innerlich als Schleimdroge verwendet.

d) Farfara

Die zu den Kompositen gehörende Gattung *Tussilago*, deren sich von Tussis und agere ableitender Name auf die Verwendung als Hustenmittel hindeutet, ist monotypisch. Ihr einziger Vertreter, *Tussilago farfara*, ist über Europa, West- und Nordasien, Nordafrika verbreitet und in Nordamerika eingeschleppt. Ihre meist vor den Laubblättern erscheinenden gelben Blütenköpfe finden sich unter den ersten Frühlingsblüten. Die Blätter sind in der Jugend beiderseits filzig behaart, später oberseits kahl.

Fol. Farfarae (DAB, Ph. Helv.); Flos Farfarae (Ph. Helv.). Das Blatt, weniger die Blüten, enthalten Schleim, der bei der Hydrolyse Galaktose und Pentosen liefert. Die Drogen werden als Expektorans verwendet.

Das Blütenkörbchen soll vor der Vollblüte gesammelt werden, andernfalls erscheint es weißlich gefärbt, da es sich auch nach dem Pflücken noch während einer gewissen Zeit weiterentwickelt, wobei sich der Pappus sehr stark ausdehnt.

e) Cydonia

Cydonia oblonga Mill. (= *Cydonia vulgaris* Persoon), die einzige Art der Gattung *Cydonia* (*Rosaceae*), ist von Transkaukasien bis zum südöstlichen Arabien einheimisch, heute in Kulturen über die ganze Erde verbreitet. Der Gattungsname bezieht sich wohl auf die alte Stadt Kydon auf Kreta.

Semen Cydoniae (Ph. Helv.). Die Droge stammt vor allem aus Persien und Spanien. Die Samen sind vielfach miteinander verklebt, so wie sie zu 8—16 in den Fächern der Scheinfrüchte zu Reihen angeordnet sind. Die rotbraunen bis braunvioletten, abgeplatteten Quittenkerne erscheinen durch den eingetrockneten Schleim außen wie mit Reif beschlagen. Der Quellungsfaktor sollte etwa 15 betragen.

In der Epidermis von Semen Cydoniae ist bis zu 22% Schleim lokalisiert, der vorwiegend wasserlöslich, zum kleineren Teil nur quellend ist. Er ist aus Arabinose und Xylose mit Uronsäuren (z. T. methyliert) aufgebaut. Da Semen Cydoniae nur unzerkleinert als Schleimdroge verwendet werden soll, kommt dem im Embryo lokalisierten fetten Öl und dem Amygdalin keine Bedeutung zu. In der unreifen, weniger in der reifen Quitte, ist ein sehr gelierfähiges Pektin enthalten. Verwendung als Laxans und Hustenmittel. Der Schleim wird bei aufgesprungener oder entzündeter Haut, bei Rhagaden der Lippen und Brustwarzen, bei Verbrennungen und Decubitus, als Zusatz zu Hautcremes usw. verwendet.

f) Leguminosen-Schleimdrogen: Foenugraecum, Ceratonia, Cyamopsis

Etwa 60% der Leguminosen-Arten, und zwar Vertreter aller drei Unterfamilien (der Mimosoideae, der Caesalpinioideae und der Papilionatae), enthalten
in den reifen Samen ein Schleimendosperm. Der Schleim weist in allen Fällen
einen sehr ähnlichen chemischen Aufbau auf; er ist in Form sekundärer Wand-
verdickungen als sog. Membranschleim abgelagert. Im Gegensatz zu allen anderen bisher untersuchten Pflanzenschleimen geben Leguminosenschleime in allen
Fällen den sogenannten Boraxtest, d. h. eine etwa 0,2—0,5proz. wässerige
Schleimlösung geliert nach Zusatz geringer Boraxmengen. Leguminosenschleime
liefern nach Hydrolyse D-Galaktose und D-Mannose. An einer Kette aus $1, 4$-β-
glykosidisch verknüpften Mannopyranoseresten sitzen Galaktopyranoseseiten-
ketten in $1, 6$-α-glykosidischer Bindung:

$$\underline{\quad\quad}^{1,4}\; [-\beta\text{-Mannose}]_x \;\underline{\quad\quad}^{1,4}\; \begin{bmatrix} \alpha\text{-Galaktose} \\ \Big|^{1,6} \\ -\beta\text{-Mannose}- \end{bmatrix}_y \;\underline{\quad\quad}^{1,4}$$

Unterschiede zwischen den einzelnen Schleimen bestehen offenbar nur in der
Länge der Mannosehauptkette und der Häufigkeit der Galaktoseseitenketten.
Pharmazeutische und technische Bedeutung haben bestimmte Vertreter der
Gattung *Trigonella*, *Cyamopsis* (Unterfamilie: *Papilionatae*) und *Ceratonia* (Un-
terfamilie: *Caesalpinioideae*).

Die über 70 Arten umfassende Gattung *Trigonella* kommt in erster Linie in den Trockengebieten um das östliche Mittelmeer vor. Nur eine einzige Art, *Trigonella monspeliaca*,
findet sich in Österreich und der Schweiz sporadisch. Pharmazeutisch spielt lediglich die
einjährige, 10—50 cm hohe *Trigonella foenum-graecum* (= Griechisches Heu) eine Rolle.
Die Art ist im ganzen Mittelmeergebiet, darüber hinaus aber auch bis zur Ukraine, Indien
und China anzutreffen. Sie zerfällt in die behaarte subsp. *gladiata* und die ± kahle subsp.
culta. Es handelt sich um eine sehr alte Kulturpflanze, in Ägypten sogar um eine der
ältesten. *Trigonella coerulea* wird ebenfalls kultiviert und das Kraut zur Herstellung des
Schabziegers verwendet, so in den Kantonen Glarus und Schwyz.

Die Gattung *Ceratonia*, von der griechischen Bezeichnung der Frucht κεράτιον abgeleitet,
ist eine monotypische Gattung mit *Ceratonia siliqua* als einziger Art. Der etwa 5, ausnahmsweise bis 10 m hohe, breitkronige immergrüne Baum ist besonders in Arabien beheimatet,
hat sich aber in Kultur im ganzen Mittelmeerraum ausgebreitet.

Cyamopsis umfaßt drei Arten, deren wichtigste, *Cyamopsis tetragonoloba*, von Afghanistan bis Indien verbreitet ist und häufig kultiviert wird. Neuerdings finden sich auch
Kulturen in großem Ausmaße in USA zur Gewinnung des Schleims.

Semen Foenugraeci (DAB, Ph. Helv.). Die reifen Samen von *Trigonella
foenum-graecum* sind flach und von meist rautenförmiger Gestalt. Die Droge
stammt besonders von Kulturen in Indien und Marokko. Der Quellungsfaktor
der zerkleinerten Droge muß mindestens 8 betragen. In Semen Foenugraeci sind
20—30% Schleim als Schleimendosperm enthalten. Die Samen müssen also für
den Gebrauch als Schleimdroge zerkleinert werden. Bei Hydrolyse liefert der
Schleim D-Galaktose und D-Mannose im Verhältnis von etwa 5:6. Die Zucker
bauen das Molekül nach dem obigen Schema auf. Im Embryo sind reichlich
Proteine (20—28% der Ganzdroge) und fettes Öl (6—10% d. G.) enthalten.
Ätherisches Öl mit dem typischen Bockshornkleegeruch ist nur in geringen Mengen von etwa 0,015%, Trigonellin zu 0,36%, Nicotinsäureamid zu 3.5 mg % und
Cholin zu 0,05% vorhanden. Vermutlich findet sich auch Saponin.

Semen Foenugraeci wird äußerlich in Form von Kataplasmen bei Furunkeln, Karbunkeln, Ulcera cruris, Drüsenschwellungen usw. verwendet. Innerlich ist die Droge (eßlöffelweise mehrmals täglich eingenommen) ein ausgezeichnetes Roborans. Der unangenehme Geruch läßt sich durch Ol. Citri oder Ol. Menthae verdecken. Die Anwendung bei Katarrhen der oberen Luftwege beschränkt sich auf die Volksheilkunde. Die der Droge zugeschriebenen galaktagogen Eigenschaften sollen durch einen im Unverseifbaren des fetten Öls, in Wasser und Alkohol unlöslichen Laktationsfaktor bedingt sein. Auch im Fett oder fetten Öl von Mais, Erdnuß, Soja u. a. sollen übrigens Stoffe mit gleicher Wirkung vorhanden sein.

Der Droge wird ferner eine Antipellagra-Wirkung zugeschrieben. Der Gehalt an Nicotinsäureamid ist allerdings sehr gering und die Frage, ob Trigonellin als Provitamin wirkt, wird unterschiedlich beantwortet. Einerseits soll der Organismus zur Demethylierung von Trigonellin befähigt sein, andererseits wird aber Trigonellin vom Magen-Darmkanal aus sehr schlecht resorbiert und der Körper scheidet Nicotinsäureamid im allgemeinen als Trigonellin durch die Nieren aus. Auch in den Pflanzen wird ein Überschuß an Nicotinsäure, die wohl lebenswichtig ist, aber nur in bescheidenen Konzentrationen vertragen wird, in Trigonellin verwandelt.

Neuerdings wird über eine blutzuckersenkende Wirkung von oral zugeführten Präparaten berichtet. Das als Träger dieser Wirkung in Betracht kommende Glukokinin konnte bisher nicht isoliert werden.

Fructus Ceratoniae. Die Früchte stellen derbe, 12—20 cm lange und etwa 2—3 cm breite, gerade oder gekrümmte, derbe, dunkelbraune Hülsen mit weichem, später verhärtendem süßem Fruchtfleisch und vielen glänzend-braunen Samen dar. Der deutsche Name Karobe und die französische Bezeichnung Caroube leiten sich vom Arabischen Al-Kharob ab. Im Deutschen spricht man auch von Johannisbrot bzw. Johannisbrotbaum, weil sich Johannes der Täufer von dieser Frucht, die damals als „wilder Honig" bezeichnet wurde, ernährte.

Die Früchte enthalten etwa 13% Invertzucker, 20% Saccharose, neben Xylose, Primverose und Ceratose, 4% Proteine, 1—2% Pektin, 2—3% Schleim, 3% Mineralstoffe und Stärke. Der hohe Zuckergehalt und der angenehme Geschmack lassen die Karobenfrucht als Nahrungsmittel, zur Herstellung von Fruchtsäften und vergorenen Getränken verwenden. Auf der Beobachtung fußend, daß in Spanien unter den hungernden Kindern, die Johannisbrot aßen, viel weniger häufig Verdauungsstörungen auftraten, führte RAMOS 1941 die Früchte als Heilnahrung bei Ruhr, Enteritis und Dyspepsie in die Kinderpraxis ein. Sie zeigen aber auch Erfolge bei Gastritis und Gastroenteritis der Erwachsenen. Man verwendet eine 10proz. Abkochung der gemahlenen Früchte (Arobon Nestlé). Die Wirkung beruht auf dem Gehalt an Pektin und Schleimstoffen sowie Fruchtsäuren.

Semen Ceratoniae. Die glänzendbraunen, abgeplatteten, sehr harten Samen enthalten etwa 40% wasserlöslichen Schleim als Schleimendosperm, 10% N-haltige Stoffe und 4% Pektin. Stärke fehlt.

Der Schleim läßt sich aus den zerkleinerten Samen mit heißem Wasser extrahieren und dann mit Alkohol ausfällen. Technisch wird aber anders verfahren. Nach chemischer Vorbehandlung, etwa mit kochender 4proz. Sodalösung und anschließendem Auswaschen lassen sich die Samenschalen leicht entfernen. Dann läßt man zwischen Walzen passieren, wonach das fast unzerkleinerte, sehr harte Endosperm von den pulverisierten übrigen Bestandteilen, wie Cotyledonen, getrennt wird. Dadurch erhält man das Endosperm praktisch frei von anderen Samenbestandteilen. Es besteht zu etwa 90% aus dem Polysaccharid

Carubin und liefert beim Mahlen das sog. Johannisbrotkernmehl. Dieses läßt sich als solches, oder noch weiter durch Wasserextraktion und Eindampfen gereinigt, medizinisch (Nestargel, Nestlé) oder technisch verwerten. Carubin ist ein Galaktomannan vom Mol.-Gew. etwa 310000 und liefert bei Hydrolyse etwa 16—20% D-Galaktose und 80—84% D-Mannose.

Johannisbrotkernmehl oder entsprechende Präparate dienen in der Kinderpraxis zur Verdickung der Nahrung und dadurch zur diätetischen Behandlung des habituellen Erbrechens bei Säuglingen, das oft seinen Grund in der Dünnflüssigkeit der Nahrung hat. Carubin wird vom Organismus abgebaut. Der Schleim kann in der Pharmazie und Technik ganz allgemein als Verdickungsmittel verwendet werden. Das Carubin dient in der Textilindustrie in großem Ausmaß zur Herstellung von Appreturen, zum Schlichten von Textilien, ferner zur Herstellung von Zeugdruckfarben, zum Verleimen von Papier usw.

Guarbohne. Cyamopsis tetragonoloba ist eine alte indische Kulturpflanze. Sie liefert die Guarbohne und wird heute in USA zur Schleimgewinnung angebaut. Das Endosperm enthält bis zu 88% das Galaktomannan Guaran. Dieses kann aus den Guarbohnen ähnlich wie Carubin aus Ceratoniasamen gewonnen werden. Es ist in kaltem Wasser meistens vollständig löslich und liefert bei Hydrolyse 36% D-Galaktose und 64% D-Mannose. Das Bauprinzip entspricht jenem der übrigen Leguminosenschleime, nur weist es hier mehr Galaktoseseitenketten auf als beim Carubin, was aus dem höheren Gehalt an Galaktose hervorgeht.

Infolge des sehr ähnlichen chemischen Aufbaus und Verhaltens des Guarans, läßt sich die Guarbohne, bzw. das Kernmehl oder Guaran ähnlich wie die entsprechenden Ceratonia-Präparate verwenden, was besonders in USA in größerem Ausmaß geschieht.

g) Linum

Linum usitatissimum (Linaceae) ist eine der ältesten Kulturpflanzen überhaupt. Über Ursprung und Heimat scheint noch keine völlige Klarheit zu herrschen. Man unterscheidet verschiedene Varietäten und Formen, so den Spring- oder Klanglein mit bei der Reife aufspringender Kapsel und den hauptsächlich angebauten Schließ- oder Dreschlein. Vom letzteren gibt es einen in unseren Gebieten wenig kultivierten Winterlein und einen bevorzugten Sommerlein, den man je nach dem Samengewicht in die offizinelle forma macrospermum mit Tausendkorngewicht von 5,4—15 g und in die nicht pharmakopöekonforme forma microspermum mit Tausendkorngewicht von 3,4—5,3 g unterteilt. Weiter gibt es noch die pharmazeutisch gleichwertigen pigmenthaltigen und pigmentfreien Rassen. Je nach dem Zuchtziel unterscheidet man den zur Fasergewinnung dienenden Faserlein und den zur Samen- bzw. Ölgewinnung verwendeten Öllein. Man hat durch Kreuzung sog. Kreuzungsleine gezogen, die gleichzeitig für beide Zwecke dienen können. Pharmazeutisch verwendet werden nur die Samen bzw. das Samenöl der Pflanze. Unter den etwa 100 Arten der Gattung Linum hat früher noch Linum catharticum, der sog. Purgierlein, als Laxans eine bescheidene Rolle gespielt.

Semen Lini (DAB, Ph. Helv.). Die Droge stammt vor allem aus Marokko und Argentinien. Nach der geforderten Länge wird nur Samen der forma macrospermum zugelassen. Die kleinsamige Form läßt sich schlecht reinigen und enthält oft noch Senfsamen. Diese sind bis zu 1,5% herunter noch am Geruch und Geschmack eines Dekokts zu erkennen. Der Quellungsfaktor soll für Ganzdroge mindestens 4, für das Pulver mindestens 5 betragen.

Der zu 3—6% in der Epidermis der Samenschale lokalisierte Schleim läßt sich mit Kupferacetat in ein wasserunlösliches Cu-Salz (I) und in eine wasserlösliche Fraktion (II) zerlegen. II liefert bei saurer Hydrolyse 12% Galaktose, 12% Arabinose, 27% Xylose, 29% Rhamnose und Spuren von Fucose. I gibt die gleichen Zucker aber zu 8, 9, 25 und 13%. Weiter enthält die Droge etwa 40% fettes, trocknendes Öl, 18% Eiweiß, 1,5% Linamarin (s. S. 243) und β-Hydroxy-β-methylglutarsäure. Aus einem Samenextrakt konnte nach Behandeln mit methanolischem Alkali o-Hydroxyzimtsäuremethylester-β-D-glucosid (Linocinnamarin) erhalten werden. Semen Lini wird als Pulver äußerlich zu Kataplasmen, innerlich in Form der gequollenen Ganzdroge als mildes Laxans verwendet.

h) Plantago; Psyllium

Die über 220 Arten der Plantaginaceae entfallen fast sämtlich auf die Gattung *Plantago* (lat. planta = Fußsohle), die über die ganze Erde verbreitet ist. Die in unseren Gebieten verbreitetsten Arten sind *P. lanceolata, maior* und *media*. Von *P. lanceolata* sind die Blätter in der Schweiz offizinell. Die ausdauernde Pflanze ist fast über ganz Europa, Nord- und Mittelasien verbreitet und durch Verschleppung jetzt fast ubiquitär, besitzt in grundständiger Rosette angeordnet im Gegensatz zu *P. maior* und *media* sehr viel schmalere, lanzettliche bis lineallanzettliche Blätter. Offizinell sind ferner die Samen von *P. psyllium* (griechisch ψύλλα = Floh) und *P. indica* (= *P. arenaria*). Beide Arten sind $\pm$ rauhhaarig, besitzen lanzettliche Blätter, sind einjährig und werden im Mittel 30 cm hoch. Sie finden sich im Mittelmeergebiet auf magerem, steinigem oder sandigem Boden.

Fol. Plantaginis (Ph. Helv.). Die Blattdroge stammt von wildwachsendem *Plantago lanceolata*. Schlecht getrocknete Blätter werden schwarz. Schleim und Gerbstoff sind in geringer Menge vorhanden. Ferner findet sich das Glykosid Aucubin (s. S. 544), das bei Hydrolyse sofort dunkelgefärbte Zersetzungsprodukte gibt und die Dunkelfärbung nicht sehr sorgfältig getrockneter Droge bewirkt. Saponin fehlt. Fol. Plantaginis wird in Form des Tees, von Sirup und Pastillen bei Katarrhen der oberen Luftwege verwendet.

Frische Blätter von *Plantago maior* gebrauchte man früher zur Heilung von Wunden und Geschwüren. Tatsächlich zeigen Salben mit 10% Blattpulver reinigende, entzündungshemmende und epithelisierende Wirkung. Auch frische wässerige Auszüge, besonders von *P. lanceolata*, sollen wundheilende und blutstillende Eigenschaften haben.

Semen Psyllii (Ph. Helv.). Die Droge besteht aus den reifen, getrockneten Samen von *Plantago psyllium* und *P. indica* mit Quellungsfaktor von mindestens 10. Sie stammen sowohl aus Wildbeständen in Spanien, Italien, Nordafrika wie auch aus Kulturen in Südfrankreich. Man bezeichnet sie daher auch als spanisches oder französisches Psyllium.

Die elliptisch-kahnförmigen, dunkelbraunen bis schwarzbraunen Samen zeigen auf der Bauchseite eine Längsfurche mit hellem Fleck. *P. lanceolata*-Samen, die etwa als Verfälschung in Frage kommen, sind demgegenüber gelblichbraun und haben einen dunklen Zentralfleck. Ebenfalls heller gefärbt sind die Samen von *P. sempervirens, montana* und ovata. Die letzteren stellen die im Handel erhältlichen Ispaghulasamen, das sog. blonde oder indische Psyllium dar. Auch die Samenschalen allein sind als stark quellende Droge mit hohem Schleimgehalt im Handel.

Semen Psyllii enthält 4—10% in der Epidermis als Membranschleim lokalisierten, mit kaltem Wasser vollständig extrahierbaren Schleim, dessen chemischer Aufbau vor allem bei *Plantago indica* eingehend untersucht worden ist. Bei partieller Hydrolyse liefert er 12 T. D-Xylose, 3 T. L-Arabinose, 1 T. D-Galaktose und 1 T. 2-O-α-D-Galakturonosyl-L-rhamnose. Der Schleim von *P. ovata* scheint sehr ähnlich gebaut zu sein, ist aber in geringerer Menge vorhanden, und Samen von *P. lanceolata* sind als Schleimdroge minderwertig, wie nebenstehende Mittelwerte (nach NEVA und FISCHER, 1949) zeigen.

1 g Samen von	quellen auf zu
P. psyllium	19,2 ml
P. indica	14,3 ml
P. ovata	10,9 ml
P. lanceolata	4,9 ml

Als mildes Laxans werden 5—15 g in Wasser gequollene Samen morgens und abends eingenommen. Ispaghula wird in Indien gegen Dysenterie und chronische Diarrhöe, sowie gegen alle Formen von Darmreizung verwendet.

Anhang: Einige Polysacchariddrogen tierischen Ursprungs

Kohlenhydrate dienen dem menschlichen und tierischen Organismus nicht nur — wie die Glucose oder das Glykogen — als Reservestoffe oder Betriebssubstanz; nicht selten erfüllen sie auch wichtige physiologische Aufgaben, so als Bestandteile der Hypophysenhormone, als Schleimstoffe aus den Drüsen der Schleimhäute, als blutgerinnungshemmendes Prinzip usw. Vielfach handelt es sich dabei aber nicht um reine Polysaccharide; oft sind die Kohlenhydrate an Eiweiß gebunden. Zu den Kohlenhydrat-Eiweißverbindungen gehören die Blutgruppensubstanzen u. a. mehr. Von ähnlichem Aufbau sind ferner bestimmte Stoffe von Bakterien, die — gelangen sie in den Körper — für die immunologische Spezifität, teilweise auch für die Toxizität der Bakterien verantwortlich sind. Von den hierher gehörenden Verbindungen werden im folgenden zwei physiologisch wichtige Stoffe behandelt, das Heparin und die Hyaluronsäure.

a) Heparin

Heparin hat seinen Namen von dem Vorkommen in der Leber erhalten. Es wurde aber auch in anderen Geweben, u. a. im gesamten Bindegewebe — besonders entlang der Gefäße — gefunden. Heparin verhindert die Blutgerinnung und hat wohl die Aufgabe, im Organismus unerwünschte Blutkoagulationen zu verhindern. Beim Menschen wirkt es schon in Mengen von 0,3 mg/kg. Zur Heparingewinnung wird zerkleinertes Lungen- oder Lebergewebe bei etwa 40° autolysiert, mit Pufferlösung auf pH 9 eingestellt und Eiweiß durch Koagulation bei erhöhter Temperatur gefällt. Dann bringt man auf etwa pH 2, wobei Heparin mit anderen Stoffen ausfällt, entfernt weitere Proteine und reinigt durch fraktioniertes Umfällen, z. B. mit Aceton.

Die so gewonnenen Fraktionen stellen ein leicht wasserlösliches, etwas hygroskopisches Produkt von graubrauner Farbe dar. Heparin ist nicht eine absolut einheitliche Substanz. Zusammensetzung und Wirksamkeit wechseln zudem nach Tierart, aus der es gewonnen wurde. Es handelt sich um einen hochpolymeren Körper von stark saurer Reaktion, der im Organismus fest an Protein gebunden ist. Sein Molekül ist im wesentlichen aufgebaut aus den Bausteinen der Glucuronsäure und des Glucosamins, die z. T. mit Schwefelsäure verestert sind.

Da Heparin keine einheitliche Substanz ist, kann man sie nicht gewichtsmäßig einstellen; daher werden Heparinpräparate nach internationalen Einheiten standardisiert durch Vergleich gegen ein internationales Standardpräparat.

Heparin wird erst in Verbindung mit im Plasma vorkommenden Eiweißkörpern, also als Kohlenhydrat-Eiweiß-Verbindung wirksam. Seine Hauptindikationen sind die Verhinderung unerwünschter Blutkoagulationen, also die Prophylaxe und Therapie von Phlebitis, Thrombose und Embolie. Heparin wirkt schnell gerinnungshemmend, und zwar ohne nennenswerte Nebenwirkungen. Orale Gaben sind wirkungslos, daher muß es parenteral gegeben werden; dabei ist die Wirkung infolge der schnellen Ausscheidung ziemlich flüchtig, weshalb häufige Injektionen erforderlich sind. Weiter vermag Heparin im Plasma den Zerfall großmolekularer Lipoproteine in kleinere Teile zu beschleunigen. Möglicherweise ist dieser Vorgang für die günstige Wirkung bei Arteriosklerose verantwortlich. Auch bei Hypertonie hat man z. T. gute Ergebnisse erzielt.

Präparate

Liquemin (Roche), Vetren (Promonta), Thrombophob (Nordmark-Werke), Heparin-Novo (Novo).

b) Hyaluronsäure

Hyaluronsäure ist einer der wichtigsten Bestandteile der Grundsubstanz des Bindegewebes. Man kann sie aus dem Glaskörper des Auges ($\ddot{v}\alpha\lambda o\varsigma$ = Kristall, Glas), aus Nabelschnur oder der Synovialflüssigkeit isolieren. Ihre Bausteine sind N-Acetyl-D-glucosamin und Glucuronsäure, die nach folgendem Schema miteinander verbunden sind:

Das Mol.-Gewicht liegt um 200 000 bis 400 000. Infolge der geringen Acidität ist die Hyaluronsäure im Organismus weniger fest an Protein gebunden als das Heparin.

Hyaluronsäure verhindert zusammen mit anderen Grundsubstanzen des Bindegewebes das Eindringen bzw. den Durchtritt von Flüssigkeiten oder Fremdkörpern. Beim Säugetierei verhindert sie das Eindringen der Spermien. Durch das Ferment Hyaluronidase wird sie abgebaut. Dabei verliert das Bindegewebe seine Barrierenfunktion und die Permeabilität nimmt sehr stark zu. Gifte und Keime können jetzt leicht eindringen und sich darin ausbreiten. Das Ferment ist z. B. im Schlangengift enthalten und wird auch von gewissen Bakterien gebildet. Sein Vorkommen in der Samenflüssigkeit ermöglicht erst das Eindringen der Spermien durch die Eihülle. Hyaluronidasepräparate können aus Säugetiertestikeln gewonnen werden. Stoffe mit Antihyaluronidasewirkung hemmen oder verhindern die Ausbreitung von Infektionen mit Hyaluronidase erzeugenden Bakterien. Ein Naturprodukt dieser Art stellt das in Echinacea-Arten vorhandene Glykosid Echinacosid dar (s. dort).

Literatur

DEUEL, H., J. SOLMS u. H. NEUKOM: Carubin und Guaran. Chimia 8, 64—70 (1954). — FLÜCK, H., u. R. ÄLLIG: Über die Wertbestimmung pflanzlicher Schleimdrogen. Galenica-Bull. 16, 61—90 (1953). — HIRST, E. L.: Polysaccharides of the Marine Algae. Proc. Chem. Soc. London 1958, 177—187. — HUTCHINSON, J.: Die Kulturgeschichte der Baumwolle. Endeavour 21, 5—15 (1962). — KEMPF, W.: Stärke, Stärkederivate und Stärkeneben-produkte und ihre Bedeutung für die Pharmazie. Dtsch. Apoth. Ztg. 97, 179—184, 210—212 (1957). — LEUTHARDT, F.: Der Stoffwechsel der Fructose. Schweiz. med. Wschr. 90,455 bis 459, 487—491 (1960). — MEYER, K. H.: The Past and Present of Starch Chemistry. Experientia 8, 405—420 (1952). — MICHEEL, F.: Chemie der Zucker und Polysaccharide. 2. Aufl. Leipzig 1956. — MOLDENKE, H. N.: Plants of the Bible. New York 1952. — NÄGELI, C.: Die Stärkekörner. Zürich 1858. — QUEVEDO, T. D.: Laevulose in der Diabetes-Therapie. Arzneim.-Forsch. 8, 402—406 (1958). — TREIBER, E.: Die Chemie der Pflanzen-zellwand. Berlin-Göttingen-Heidelberg 1957.

V. Glykosiddrogen

1. Allgemeines

Unter Glykosiden versteht man eine Gruppe von Stoffen, die aus Zuckern und Nicht-Zuckern aufgebaut sind. Die Zucker liegen in der zyklischen (Ring-)-form vor und sind mit dem Nicht-Zucker, auch Aglykon oder Genin genannt, über das Halbacetalhydroxyl (s. S. 96/97) verbunden.

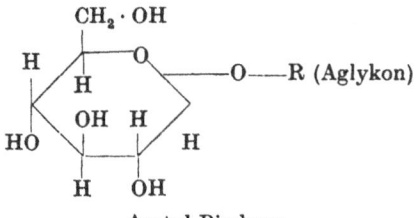

Acetal-Bindung

Als Nicht-Zucker finden sich nicht nur Stoffe mit alkoholischem Hydroxyl. Auch Thioalkohole und Amine können die glykosidische Bindung eingehen. Thio-glykoside stellen die Senfölglykoside dar. Da diese Art von Glykosiden aber erst in Form der freien Senföle zur Wirkung kommt, wird sie im Kapitel „Ätherische Öle" besprochen. Von den N-Glyko-siden sind die Nucleoside besonders wichtig als Bestandteile von Fermenten und Nucleinsäuren. Eine vierte Gruppe von Glykosiden stellen die C-Glykoside dar. Sie sind im Gegensatz zu den übrigen Glykosiden sehr widerstandsfähig gegen Säuren und Enzyme. Durch Oxydationsmittel wie Na_2O_2 oder $FeCl_3$ wird ihr Zuckeranteil zerstört oder mit verkürzter Kette abgespalten.

$$-O \boxed{H \quad H-O} C_6H_{11}O_5 \rightarrow -O-C_6H_{11}O_5 \qquad \text{O-Glykoside}$$

$$-S \boxed{H \quad H-O} C_6H_{11}O_5 \rightarrow -S-C_6H_{11}O_5 \qquad \text{S-Glykoside}$$

$$=N \boxed{H \quad H-O} C_6H_{11}O_5 \rightarrow =N-C_6H_{11}O_5 \qquad \text{N-Glykoside}$$

$$\geqslant C \boxed{H \quad H-O} C_6H_{11}O_5 \rightarrow \geqslant C-C_6H_{11}O_5 \qquad \text{C-Glykoside}$$

Je nach der konfigurativen Anordnung des Halbacetalhydroxyls unterschei-det man zwischen α-Glykosiden und β-Glykosiden. Die natürlich vorkommenden Glykoside (Heteroside) der D-Zucker (z. B. D-Glucose) gehören fast ausnahmslos der β-Reihe an. Ein Teil der L-Zucker (z. B. L-Rhamnose) ist überwiegend α-glykosidisch gebunden.

α-Glykosid   β-Glykosid

Acetale sind, im Gegensatz zu Äthern, empfindlich gegenüber der Einwirkung von Säuren; auch die Glykoside werden bereits durch verdünnte Mineralsäuren zerlegt:

$$\text{Glykosid} \xrightarrow[+\,H_2O]{H^+,\ \text{Ferment}} \text{Aglykon (Genin)} + \text{Zucker}$$

Als Zuckerkomponente begegnet man am häufigsten der Glucose; aber auch Galaktose, Rhamnose, Arabinose und Xylose sind nicht allzu selten. Nach der chemischen Natur des Zuckeranteils unterscheidet man Glucoside, Galaktoside, Rhamnoside, Arabinoside usw. Je nach der Anzahl der Zucker im Glykosidmolekül spricht man von Mono-, Di-, Tri- oder Tetraglykosiden. Die zuckerfreien Spaltstücke, die Aglykone oder Genine, sind ihrer chemischen Konstitution nach sehr heterogen: Die ganze Vielfalt von pflanzlichen Inhaltsstoffen — sofern sie Gruppen tragen, die eine glykosidische Bindung eingehen können — tritt als Geninkomponente in Erscheinung. Der chemische Aufbau dieser Aglykone wird uns das Einteilungsprinzip für die weitere Besprechung der Glykosiddrogen liefern.

Glykoside lassen sich nicht nur durch Säuren hydrolysieren, sondern auch durch bestimmte Fermente, die Glykosidasen. Die Spaltungsgeschwindigkeit hängt in erster Linie von der Konfiguration am Kohlenstoffatom C-1 ab und man unterscheidet zwischen α-Glykosidasen und β-Glykosidasen, je nachdem sie die α- oder die β-glykosidische Bindung aufzuspalten vermögen. Derartige Enzyme kommen überall in den Pflanzen vor; besonders aktive Präparate von β-Glucosidasen gewinnt man aus süßen oder bitteren Mandeln (Emulsin), besonders aktive α-Glucosidasen aus der Hefe. Weiter spielt auch die Konfiguration an den übrigen C-Atomen eine Rolle. So vermag die β-Glucosidase der Mandeln zwar β-D-Glucoside, nicht aber β-L-Glucoside, Galaktoside oder Rhamnoside zu spalten. Ja sogar die Art der Ringbildung (pyranoide oder furanoide Form) ist entscheidend (s. z. B. Fructose). In der Natur finden sich daher viele verschiedene glykosidspaltende Fermente. Z. B. enthalten zahlreiche Rhamnus-Arten ein artspezifisches Enzym (Rhamnodiastase), das aus Primverosiden und Rutinosiden das intakte Disaccharid abzuspalten vermag. Fermentpräparate aus gewissen Kruziferen (Myrosinase) spalten Thioglucoside. Pilze (Aspergillus-Arten u. a.) besitzen Glykosidasen mit hoher Arabinase- und Xylanaseaktivität. Weiterhin hängt die Aktivität von Glykosidasen von der Natur des Aglykons ab.

In der lebenden Pflanze befinden sich Glykosid und spaltendes Ferment wahrscheinlich räumlich getrennt voneinander. So ist das Senfölglykoside spaltende Ferment Myrosinase in speziellen, glykosidfreien Zellen gelagert. Zumindest stehen die Glykoside auf- und die abbauenden Vorgänge in einem für den Stoffwechsel der Pflanze charakteristischen Gleichgewicht. Beim Absterben eines Gewebes wird dieses Gleichgewicht gestört, und durch Verlust der Semipermeabilität kommen Enzym und Glykosid miteinander in Berührung; es erfolgt hydrolytische Spaltung. Diese Prozesse können teils erwünscht sein (z. B. bei den Senfölglykosiden), teils sind sie unerwünscht (z. B. bei den herzwirksamen Glykosiden). Da die Wirkung der Fermente an die Gegenwart von Wasser gebunden ist, führt unsachgemäßes Trocknen und Aufbewahren von Glykosiddrogen vielfach zu einer Wirkungsabnahme.

Verfolgen wir die Verbreitung der Glykoside im Pflanzenreich, so zeigt sich, daß Glykoside ubiquitär verbreitet sind; d. h. mit ihrem Vorkommen kann in jeder Pflanzenspezies gerechnet werden. Im Tierreich kommen hingegen Glykoside selten vor. Engen wir unsere Frage nach der Verbreitung aber ein, indem wir die unterschiedliche Konstitution der Aglykone berücksichtigen und nach dem Vorkommen bestimmter Glykosidtypen fragen, dann zeigen sich oft Beschränkungen im Vorkommen auf ganz bestimmte Pflanzenfamilien: Senföl-glykoside finden wir bevorzugt bei den Kruziferen (aber auch schon in höheren Pilzen sind Senföle nachgewiesen worden!), Blausäureglykoside besonders reich-lich bei den Rosaceae, herzwirksame Glykoside bei den Scrophulariaceae, Lilia-ceae und einigen anderen Familien usw.

Ein und dieselbe Pflanze kann Glykoside mehrerer Aglykontypen nebenein-ander enthalten. Beispielsweise finden sich in *Digitalis purpurea* neben herzwirk-samen Glykosiden auch noch Flavon- und Saponin-Glykoside. Diese Stoffe kön-nen in jedem Einzelorgan der Pflanze (Wurzel, Sproß, Blüte, Frucht) abgelagert und gespeichert werden, doch finden sie sich vielfach in einem der Organe in höheren Konzentrationen angereichert. So enthalten die Blütenknospen von *Sophora japonica* bis 30% Flavonoide. Zwischen den einzelnen Organen bestehen in der Glykosidführung aber nicht nur quantitative Unterschiede, sondern auch qualitative Unterschiede können stark ausgeprägt sein.

Die Frage nach der Bedeutung für die Pflanze zerfällt in zwei Teil-fragen: in die nach der Rolle der Aglykonkomponente im Stoffwechsel der Pflanze und in die nach der Bedeutung der Glykosidierungs-Reaktion. Ob den Aglykonen eine Funktion im Stoffwechselgeschehen der Pflanze zukommt, läßt sich bei der Heterogenität dieser Pflanzenstoffe nicht allgemein beantworten. Zu der Frage nach dem Grunde für die Festlegung der einmal gebildeten Agly-kone durch Glykosidierung wurden einige hypothetische Vorstellungen entwik-kelt; und zwar vermutet man, daß die Verknüpfung der Alkohole und Phenole mit Zuckern das biologische Mittel ist, um die im Lipoidraum (Plasma) der Zelle gebildeten, teilweise oberflächenaktiven oder toxischen Stoffe in die Vakuolen ausscheiden und mit dem Saftstrom verschieben zu können, was sich schema-tisch folgendermaßen ausdrücken läßt:

Aglykon $\xrightarrow{\text{Glykosidierung}}$ Glykosid

(synthetisiert im Plasmaraum der Zelle, meist lipophil)   (wasserlöslich, kann in die Vakuolen aus-geschieden werden)

Demnach kann man die Glykosidierung auch auffassen als eine Art „Entgif-tungsmechanismus" pflanzlicher Organismen, vergleichbar der Festlegung toxi-scher Phenole im tierischen Organismus durch deren Bindung an Glucuronsäure. Für diese Auffassung lassen sich experimentelle Ergebnisse heranziehen: Pflanz-liche Gewebe können auch von außen zugeführte, nicht arteigene toxische Stoffe durch Bindung an Zucker entgiften; z. B. wird Chloralhydrat überführt in β-Tri-chloräthyl-gentiobiosid oder β-Trichloräthyl-D-glucosid; o-Chlorphenol wird umgewandelt in β-(o-Chlorphenyl-)gentiobiosid (MILLER). Diese Ergebnisse sprechen ebenfalls dafür, daß Glykosidierung ein im Pflanzenreich allgemeiner Vorgang ist, der die glykosidierbaren Stoffe erfaßt. Neben der Auffassung der Glykosidierung als Entgiftungsreaktion werden noch weitere Hypothesen vor-geschlagen: Glykoside seien eine besondere Art der Kohlenhydratspeicherung, sie seien bedeutsam zur Regulierung der Osmose; labile, sonst nicht existenz-fähige Aglykone würden durch Glykosidierung stabilisiert.

Glykoside und Glykosiddrogen finden in sehr verschiedenartiger Weise medizinische Anwendung. Bei der Heterogenität der chemischen Konstitution der Aglykone kann eine einheitliche Wirkung der Glykoside nicht erwartet
werden; ist doch für die Wirkung im tierischen oder menschlichen Organismus
der Nichtzucker-Anteil verantwortlich, wenn auch durch dessen Bindung an
Zucker die typische Grundwirkung oft recht erheblich modifiziert wird. Ein Teil
der Glykoside, besonders die Saponine, aber auch herzwirksame Glykoside,
sind in der Glykosidform wesentlich wirksamer als die korrespondierenden
Genine; daneben gibt es Glykoside, die erst nach hydrolytischer Spaltung Wirkung auslösen können, z. B. die Senföl- und die Blausäure-Glykoside. Kenntnisse über Wirkungsunterschiede zwischen Glykosid und korrespondierendem
freiem Aglykon können bedeutsam sein bei der Verarbeitung von Glykosiden
und Glykosiddrogen zu geeigneten Darreichungsformen: Bei peroraler Anwendung von Glykosiden ist mit ihrer partiellen hydrolytischen Spaltung durch die
Magen- und Darmfermente zu rechnen[1]. Bei parenteraler oder rektaler Anwendung können die Glykoside unverändert in den Blutkreislauf gelangen.

Literatur

McIlroy, R. J.: The Plant Glycosides, London 1951. — Pigman, W. W.: Chemistry
of the Carbohydrates, New York 1948.

2. Drogen mit einfachen Phenolglykosiden und mit Lignanen

Unter der Bezeichnung einfache Phenolglykoside sind Glykoside zu verstehen, deren Aglykone sich vom Grundkörper der Reihe, dem Phenol, durch Substituenten einfacherer Art ableiten. Ferner soll in diesem Kapitel auch noch
das Lignin und die Wirkstoffgruppe der Lignane zur Sprache kommen, die sich
vom Coniferylalkohol und anderen Phenylpropanderivaten ableiten.

Über 100 verschiedene Phenole wurden bisher als Bestandteile von Pflanzen isoliert.
Unter ihnen befindet sich auch das Phenol selbst, das in der Weidenrinde, in grünen Teeblättern, in geringer Menge als Bestandteil einiger ätherischer Öle (Sproß der Johannis-
beere, *Ruta montana, Artemisia annua* u. a.) vorkommt. Die Mehrzahl der bisher isolierten
einfachen Phenole wurde nur in freier Form isoliert — besonders häufig als Bestandteil
ätherischer Öle — und es ist nicht bekannt, ob auch diese Phenole genuin in glykosidischer
Bindung in der Pflanze vorliegen. Im folgenden Abschnitte werden in erster Linie glykosidische Phenole behandelt, die als Wirkstoffe von Drogen eine Rolle spielen: Arbutin,
Salicylglykoside, Vanilleglykoside u. a. Anhangsweise werden aber auch einige nicht-
glykosidische Phenole behandelt, soweit sie an anderer Stelle keine Berücksichtigung
finden. Eines dieser Phenole, der Coniferylalkohol, ist Ausgangsstoff der Ligninbildung,
die in diesem Zusammenhang besprochen werden soll. Die Coniferylalkoholmoleküle ver-
binden sich auf verschiedene Weise zum Lignin. Eine dieser Arten führt zu Stoffen, die, in
Anlehnung an das Wort Lignin, als Lignane bezeichnet werden.

Nach der Definition von Haworth (1941) sind Lignane Stoffe, die man sich formal
abgeleitet denken kann durch Verknüpfung zweier C_6—C_3-Körper (Phenylpropanderivate)
über das β-C-Atom der C_3-Seitenkette. Je nach der Art der weiteren Ringbildung entstehen
Stoffe mit verschiedenem Grundskelett:

---

[1] Die Spaltungsgeschwindigkeit (Resistenz gegenüber Verdauungsfermenten) ist allerdings von Fall zu Fall sehr unterschiedlich (s. hierzu z. B. Digitalis und Strophanthus).

Lignane wurden nicht nur in Hölzern aufgefunden, sondern sehr häufig als Bestandteil pflanzlicher Harze entdeckt: man ist geneigt anzunehmen, daß sie hier einem ähnlichen Mechanismus ihre Entstehung verdanken wie das Coniferylbenzoat im Benzoeharz, nämlich als Seitenweg der Ligninbildung. Weil sich die Lignifizierung nicht auf die Zellwände des Holzes allein beschränkt, sondern auch in den Steinzellen von Früchten, Bast, Kork usw. stattfindet, kann es nicht überraschen, Lignane außer im Holz auch in andern Pflanzenorganen anzutreffen: in Blättern, Früchten, Wurzeln usw. Aus der Vielzahl der hierher gehörenden Naturstoffe sind von pharmakognostischem Interesse lediglich die Inhaltsstoffe der Zygophyllazeenharze, die Wirkstoffe der Podophyllum-Arten und das Cubebin.

Uva ursi — Arbutin

Die Blätter von *Arctostaphylos uva-ursi* Spreng. sind erst im Mittelalter als Arzneimittel verwendet worden. Die Droge scheint der Volksmedizin der nordeuropäischen Völker zu entstammen. Die Pflanze ist ein kleiner, immergrüner Zwergstrauch, der in Nord- und Mitteleuropa, in Asien und in Nordamerika verbreitet ist. Die Pflanze hat ein reich verzweigtes Wurzel- und Sproßsystem und bildet daher kleine Polster. Arctostaphylos uva-ursi bevorzugt sandige Böden, steigt in nördlichen Gegenden bis weit in die Täler hinab, während im Süden Gebirgsgegenden mit höheren Lagen bevorzugt werden. Entsprechend der weiten geographischen Verbreitung existieren von der Pflanze mehrere morphologische Rassen, denen chemische Merkmale korreliert sein dürften: insbesondere betreffen sie auch einen unterschiedlichen Gehalt an Arbutin und Methylarbutin. Die Droge stammt ausschließlich aus Wildvorkommen. Es sollen möglichst nur die grüngefärbten Blätter ausgelesen werden. Die Handelsware stammt vor allem aus Spanien, der Schweiz, Tirol und Oberitalien sowie aus dem Balkan.

Botanische Einordnung. *Arctostaphylos uva-ursi* gehört zur Familie der *Ericaceae*. Die Familie umfaßt 99 Gattungen mit etwa 1350 Arten. Die pharmakognostisch wichtigen Gattungen sind *Vaccinium*, *Erica*, *Gaultheria*, *Arctostaphylos* und *Ledum*. Als Zierpflanzen sind die Azaleen, dann *Rhododendron* und *Calmia* bekannt. Die meisten Ericazeen sind immergrüne Halbsträucher (*Erica*, *Arctostaphylos*) oder Sträucher (*Rhododendron*), seltener kleine Bäume (*Arbutus unedo*). Ericazeen sind über die ganze Erde bis in die hohen Norden hin verbreitet, doch gehört die Mehrzahl der Arten dem südlichen Afrika an. Bei vielen Ericazeen fallen die ledrigen, grünen Blätter mit oft zurückgebogenem Rand auf; daneben gibt es mehrere parasitische und saprophytisch lebende Arten, die durch Chlorophyllarmut abstechen. Die Ericazeen sind reich an Gerbstoffen der

Catechinreihe und reich an Flavonen. Weit verbreitet sind weiterhin in der Familie Glykoside mit einem einfachen aromatischen Aglykon, insbesondere Arbutin und Phloridzin. Ein typischer Inhaltsstoff vieler Ericazeen, besonders ausländischer Arten, ist ein weiterer glykosidischer Stoff, das giftige Andromedotoxin.

Andromedotoxin ist das giftige Prinzip vieler Ericazeen: so soll es für die Giftigkeit bestimmter Honigherkünfte („del bali" der Türken) verantwortlich sein, die von andromedotoxinhaltigen Rhododendron-Arten stammen. Dieser Gifthonig findet sich erstmalig in Xenophons Anabasis erwähnt. Häufig beschrieben sind Vergiftungsfälle beim Weidevieh.

Alkaloide, einfache Terpene oder ätherische Öle kommen in der Familie nicht vor. Häufig sind hingegen höhere Terpene, insbesondere Triterpensäuren (z. B. die Ursolsäure).

Das Arbutin. Arbutin wurde 1852 von KAWALIER in Folia uvae ursi entdeckt. Das neue Glykosid erhielt seinen Namen nach der damals gültigen Bezeichnung für die Stammpflanze: *Arbutus uva-ursi* (L.) oder *Arbutus officinalis* (Wimm.). Nach der heutigen, für glykosidische Pflanzeninhaltsstoffe üblichen Nomenklatur sollte es als Arbutosid bezeichnet werden. Arbutin (seidenglänzende, farblose, bitter schmeckende Nadeln) zerfällt bei der Hydrolyse in Hydrochinon und in D-Glucose; die Hydrolyse läßt sich auch mittels Emulsin durchführen, so daß es sich um ein β-D-Glucosid handelt:

$$\overset{\beta}{\text{Glucose}}-\text{O}-\!\!\langle\ \rangle\!\!-\text{OH} \qquad \overset{\beta}{\text{Glucose}}-\text{O}-\!\!\langle\ \rangle\!\!-\text{OCH}_3$$

Arbutin   Methylarbutin

Als Begleitstoff des Arbutins, allerdings in wechselnden Mengenverhältnissen, findet sich das Methylarbutin. Als freies Phenol ist Arbutin — im Gegensatz zum Methylarbutin — leicht oxydabel, wobei unter dem Einfluß oxydierender Pflanzenfermente schwarz gefärbte Oxydationsprodukte entstehen. Rasch in Gang kommt die Oxydation nach Abspaltung des Zuckeranteils durch die Einwirkung pflanzeneigener Fermente (Bildung freien Hydrochinons als Zwischenstufe):

$$\text{Arbutin} \xrightarrow[\text{arteigener Glucosidasen}]{\text{postmortale Einwirkung}} \text{Hydrochinon} \xrightarrow{\text{Oxydation}} \text{Schwarzfärbung}$$

Auf dieser Reaktion beruht die Verfärbung mancher Drogenpartien.

Recht auffällig äußert sich die unterschiedliche Oxydationsempfindlichkeit von Arbutin und Methylarbutin in den Birnenblättern: im allgemeinen verfärben sie sich im Herbst dunkel; Blätter, die viel Methylarbutin und entsprechend wenig Arbutin enthalten, werden vor dem Blattfall goldgelb und erst später, nach einer Reihe von Tagen schwarz; Blätter mit überwiegend Arbutin werden hingegen sofort schwarz. Besonders auffallend ist die Schwarzfärbung von *Bergenia*-Blättern, die wie verbrannt aussehen; mit dem extrem hohen Arbutingehalt von 12—18% ist sie die arbutinreichste Spezies.

Je nach Provenienz der Bärentraubenblätter ist das Verhältnis zwischen Arbutin und Methylarbutin sehr wechselnd. Die in Tirol oder im Berner Oberland gesammelte Droge enthält die beiden Glykoside im Mengenverhältnis von 1:4 bis 1:3 (Methylarbutin:Arbutin). Im Gegensatz besitzt die spanische Droge fast nur Arbutin. Man könnte zunächst an einen Einfluß der geographischen Breite (äußere Faktoren) denken. Untersuchungen von ROSENTHALER haben aber gezeigt, daß auch Drogen aus Finnland, Norwegen, Dänemark und Polen fast nur Arbutin enthalten. Demnach dürfte es sich wohl am ehesten um innere (genetische) Faktoren handeln, die für die unterschiedliche Ausbildung von Methylarbutin maßgeblich sind.

Außer in *Arctostaphylos uva-ursi* ist Arbutin auch noch in fast allen übrigen Ericazeen enthalten, so u. a. in den Preiselbeeren in Mengen zwischen 4—7%. Auch außerhalb der Familie der Ericaczen wurde Arbutin in einer ganzen Reihe von Pflanzen gefunden. Durch sehr hohen Gehalt trat *Bergenia crassifolia (Saxifragaceae)* hervor. Weitere Vorkommen: Brombeerblätter, Birnenblätter, zahlreiche Pirolaceen. Im Birnblatt ist ferner eine Monoacetylverbindung des Arbutins, Pyrosid, enthalten.

Arbutin ist kein völlig harmloser Stoff, der frei von toxischen Nebenwirkungen wäre. Bei entsprechend hoher Dosierung vermag er u. a. Glucosurie und Leberschäden zu verursachen. Dabei besteht weniger die Gefahr a k u t e r Giftwirkungen, als vielmehr chronischer Intoxikation bei lange fortgesetzter Anwendung größerer Mengen arbutinhaltiger Drogen oder Drogenextrakte. In dieser Hinsicht ähnelt Arbutin einigen anderen phenolischen Glykosiden wie dem Phloridzin und — weniger ausgeprägt — dem Salicin.

Bärentraubenblätter gelten als ein Harndesinfiziens, anscheinend aber zu Unrecht. Das als Wirkstoff der Droge geltende Arbutin ist weder in vitro noch in vivo bakteriostatisch wirksam. Sein Aglykon dagegen, das freie Hydrochinon, stellt zwar eine in vitro hochwirksame Substanz dar, weshalb man früher allgemein annahm, daß es derartige Sekundärprodukte des Arbutins seien, die bei gewissen mit bakterieller Zersetzung des Harns einhergehenden Zystitiden in vivo bakteriostatische Wirkung entfalten. Es gelang allerdings niemals, den genauen Spaltungsmechanismus aufzuklären; beispielsweise blieb offen, ob etwa die Spaltung des Arbutins zu freiem Hydrochinon in den Harnwegen durch die Bakterienenzyme erfolgt. Neuere Untersuchungen (WINTER u. Mitarb., 1957; SCHÜTZ, 1962) erbrachten keine Anhaltspunkte dafür, daß die Bärentraubenblätter ein wirksames Harndesinfiziens darstellen: In klinischen Versuchen u. a. ließ sich keine Reduzierung der Keimzahl des Harns erzielen.

W e i t e r e I n h a l t s s t o f f e. Neben dem besprochenen Arbutin (5—10%) enthalten Bärentraubenblätter weiterhin 0,8—1,0% Flavonglykoside mit Hyperosid (Quercetin-3-galaktosid). Der Gehalt an Flavonen dürfte die leichte diuretische Wirkung der Droge erklären. Weniger erwünscht ist der hohe Gerbstoffgehalt von 6—34%. Er soll für die gelegentlich — besonders bei Kindern — nach Aufnahme des Tees eintretende Magenreizung mit Erbrechen verantwortlich sein. JARETZKY empfiehlt deshalb eine Verwendung der Droge in Form eines Kaltwasserauszuges, der bei gleichem Arbutingehalt nur etwa die Hälfte vom Gerbstoffgehalt eines Dekoktes aufweisen soll.

V e r w a n d t e D r o g e n. Folia Vitis idaeae (Preiselbeerblätter) enthalten 2—7% Arbutin, 0,5—0,6% Hyperosid, doch relativ wenig Gerbstoffe (2,5—5%); sie können demnach als vollwertiger Ersatz für Fol. Uvae ursi gelten. Das gleiche gilt für die Birnenblätter, die bei einem Arbutingehalt bis zu 5% (junge Blätter) praktisch gerbstofffrei sind. Nicht substituiert werden darf die Droge durch Fol. Myrtilli: Bei einem Gerbstoffgehalt von 6—12% enthalten sie nur wenig oder kein Arbutin und unerwünscht viel freies Hydrochinon.

Anhang

P h l o r i d z i n. Phloridzin besitzt im Gegensatz zum Arbutin keinerlei therapeutisches, ediglich toxikologisches Interesse. Schon im Jahre 1835 wurde es von L. DE KONINCK aus der Wurzelrinde (daher der Name vom griechischen φλοιός Rinde und ῥίζα Wurzel) verschiedener Rosazeenbäume (Äpfel-, Birnen-, Kirsch-, und Pflaumenbäume) isoliert. Es kommt jedoch auch in anderen Pflanzenorganen vor: Frische Apfelkerne enthalten es in Konzentrationen bis zu 8%. Auch außerhalb der Familie der Rosazeen wurde es gefunden, so in Ericazeen. Nach Hydrolyse wird Phloridzin in die zuckerfreie Komponente und in 1 Mol D-Glucose gespalten. Im tierischen oder menschlichen Organismus führt Phloridzin zu einer erhöhten Zuckerausscheidung in den Harn (Glucosurie), der Blutzucker selbst sinkt ab (Hypoglykämie): durch Phloridzin wird die Rückresorption von Glucose in den Nieren (tubuli) blockiert. In der Leber kommt es zur fettigen Degeneration. Auch Arbutin soll einen ähnlichen, Glucosurie hervorrufenden Effekt aufweisen.

Hydrojuglonglucosid — Juglans regia. Aus dem unreifen Perikarp von *Juglans regia* L., den sog. Nußschalen, ist erstmals eine dem Arbutin als Hydrochinonglucosid chemisch nahestehende Verbindung, das 5-Hydroxy-naphthohydrochinon-4-β-D-glucosid

rein isoliert worden. Das freie Aglykon der Verbindung ist sehr wenig beständig und wird leicht zum entsprechenden Naphthochinon oxydiert. Das Juglon färbt die Haut intensiv braun und ist die Ursache für die Braunfärbung der Hände beim Nußschälen.

Juglans regia ist ein einheimischer monözischer Baum, der eine sehr weite Verbreitung hat und bis nach Nordindien und China vorkommt. Er besitzt unpaarig gefiederte Blätter mit meist drei Fiederpaaren. Der Walnußbaum genoß in der Antike hohes Ansehen. Zur medizinischen Verwendung kamen allerdings nur die Schalen unreifer Nüsse, also das unreife Perikarp. Dieses Perikarp zeichnet sich durch einen hohen Gehalt an Ascorbinsäure aus. Sie ist vielleicht die ascorbinsäurereichste Droge. Ihr Ascorbinsäuregehalt läßt sich nicht mit 2,6-Dichlorphenol-indophenol bestimmen, weil damit auch das in der Droge vorhandene stark reduzierend wirkende Hydrojuglon erfaßt wird.

Juglon und wohl auch das Hydrojuglonglucosid finden sich ebenfalls in Fol. Juglandis, dem im Frühsommer gesammelten und getrockneten Fiederblatt des Walnußbaumes. Die Droge enthält ferner etwas ätherisches Öl, das der Droge — vor allem dem frischen Blatt — einen typischen Geruch verleiht. Weiterhin sind Gerbstoffe vorhanden, die das Blatt als Adstringens verwenden lassen.

Salicylglykoside: Salicin und Monotropitosid (Gaultherin)

a) Salicin

Salicin ist eines der am längsten bekannten Glykoside. Bereits im Jahre 1830 wurde es aus der Weidenrinde isoliert. Das Glykosid findet sich in zahlreichen *Salix*-Arten und wird dort bevorzugt in der Rinde, in geringerer Menge auch in den Blättern abgelagert. Die Droge, Cortex Salicis, enthält es in Mengen von bis zu 7%. Im Organismus wird Salicin gespalten in Saligenin und D-Glucose; das entstehende Saligenin wird seinerseits weiteroxydiert zur Salicylsäure.

Die medizinische Verwendung von Cort. Salicis stellt also im Grunde eine Salicylsäuretherapie dar. Seit Salicylsäure und ihre Derivate synthetisch zugänglich geworden sind, ist die Weidenrinde nach und nach aus den Arzneibüchern verschwunden. In der Homöopathie und in der Volksmedizin wird Cort. Salicis aber noch verwendet. Bemerkenswert ist die ausgeprägte lokalanästhetische Wirkung des Saligenins.

An weiteren Vorkommen des Salicins bzw. des Saligenins im Pflanzenreich sei noch die Virginische Schneeballrinde, Cortex Viburni prunifolii (Ph. Helv. V) von *V. prunifolium* L. (*Caprifoliaceae*) erwähnt. Die Droge enthält ferner ein bei Hydrolyse Baldrian- und Essigsäure lieferndes Harz und wird als Sedativum, Antidysmenorrhoikum und Diuretikum empfohlen.

Ein Benzoylderivat des Salicins ist das Populin. Es findet sich in Rinde, Blatt und Knospe einiger *Populus*-Arten. Neuerdings ist auch sein Salicylderivat Salicylpopulin nachgewiesen worden.

Populin   R = H

Salicylpopulin   R =   —CO—⟨benzene ring with HO⟩

b) Monotropitosid, Gaultherin

In *Gaultheria procumbens*, dem nordamerikanischen Wintergrün aus der Familie der Ericaceae, findet sich zu über 2% ein geruchloses Glykosid, Monotropitosid, das bei Hydrolyse mit Ferment oder Säure zerfällt in das wasserdampfflüchtige Methylsalicylat, eine Flüssigkeit von starkem, eigenartigem Geruch, und je 1 Mol Glucose und Xylose.

Primverose
Monotropitosid

Schon im letzten Jahrhundert ist aus *Gaultheria procumbens* ein Methylsalicylatglykosid isoliert und als Gaultherin bezeichnet worden. Als Zuckerkomponente des Gaultherins wurde aber lediglich Glucose aufgefunden. Ob Gaultheria procumbens neben dem Methylsalicylatprimverosid tatsächlich noch ein Methylsalicylatglukosid enthält, ist bis heute nicht sicher abgeklärt. Neuere Autoren neigen zur Ansicht, daß es sich beim „Gaultherin" ebenfalls um das Monotropitosid handelt und verwenden beide Namen gleichsinnig.

Durch Wasserdampf läßt sich aus den frischen, über Nacht in warmem Wasser geweichten Blättern von Gaultheria procumbens ein ätherisches Öl, das sog. Wintergrünöl, gewinnen. Das durch Hydrolyse aus dem Monotropitosid entstandene Methylsalicylat macht den Hauptteil (bis 99%) des Wintergrünöls aus. Der Name Wintergrünöl ist deshalb auch auf den Salicylsäuremethylester übertragen worden; beide Produkte sind aber nicht völlig identisch und lassen sich geruchlich deutlich unterscheiden.

Monotropitosid ist ebenfalls in *Betula lenta* L. enthalten; durch Wasserdampfdestillation der Zweige nach Weichen in Wasser läßt sich das Birkenrindenöl gewinnen, das ebenfalls zu etwa 98% aus Methylsalicylat besteht. Die geringen Mengen an Begleitstoffen bedingen auch hier einen deutlichen Geruchsunterschied gegenüber Methylsalicylat und Wintergrünöl.

Das Vorkommen des Glykosids in *Monotropa hypopitys* L. hat ihm seinen Namen eingetragen.

Methylsalicylat wird heute viel billiger synthetisch hergestellt. Es hat eine örtlich reizende Wirkung und wird in Form von Salben und Linimenten bei Rheumatismus verwendet.

Auch in einigen anderen Drogen, wie Flos Spiraeae, Radix Senegae und Herba Violae tricoloris ist Methylsalicylat nachgewiesen worden. Die sehr geringen Mengen dürften aber für die Wirkung dieser Drogen kaum von wesentlicher Bedeutung sein. Aus einigen *Viola*-Arten hat man den Ester in Form des Glykosids Violutosid isoliert.

```
      —CO · OCH₃
      —O—Glucose-Arabinose
              ‾‾‾‾‾‾‾‾‾‾‾‾
               Vicianose
          Violutosid
```

Anhang

Primula-Geruchstoffe. Als Stammpflanze von Radix, Rhizoma Primulae, einer ausgesprochenen Saponindroge, kommen zwei verschiedene Arten in Frage: *Primula veris* und *Primula elatior*. Die erste zeichnet sich durch ihren angenehmen Blütenduft aus; die zweite hat meist geruchlose Blüten. Auch die von P. veris stammende Droge hat einen angenehmen, charakteristischen Geruch, der an Anis erinnert. Die Geruchstoffe fehlen allerdings den frisch gegrabenen Wurzelstöcken; sie bilden sich erst während der Trocknung aus offenbar geruchlosen Vorstufen. Zwei dieser glykosidischen Vorstufen sind ihrer Konstitution nach bekannt, das Primulaverosid und das Primverosid. Durch die in Primulazeen weit verbreitete Primverosidase wird die Zuckerkomponente (Primverose) abgespalten, wobei m- bzw. p-Methoxy-salicylsäuremethylester frei werden. Die genannten beiden Aglykone — neben einem dritten, noch nicht näher identifizierten Inhaltsstoff — sind die Träger des typischen Geruches. Primula elatior-Droge ist geruchlos oder riecht

```
        —CO · OCH₃                  CH₃O—   —CO · OCH₃
CH₂O—   —O—Glucose-Xylose                  —O—Glucose-Xylose
            ‾‾‾‾‾‾‾‾‾‾‾                         ‾‾‾‾‾‾‾‾‾‾‾
             Primverose                          Primverose
        Primverosid                        Primulaverosid
```

schwächer als P. veris-Droge und andersartig, an Methylsalicylat erinnernd. Da die genannten Geruchstoffe und ihre glykosidischen Vorstufen an der Wirkung von Radix Primulae nicht beteiligt sind, können Drogen sowohl der duftenden als auch der geruchlosen Spezies verwendet werden.

Vanilla

Vanilla planifolia Andrews ist eine tropische Orchidazee Zentralamerikas, Mexikos und des nördlichen Südamerika. Sie ist eine kletternde Schlingpflanze. Schon in der ersten Hälfte des 19. Jahrhunderts hat man auch Kulturen in andern Weltteilen angelegt, so vor allem auf Réunion (Ile de Bourbon), aber auch auf Madagaskar und Mauritius. Die Kulturen auf Java, Ceylon, Tahiti usw. sind weniger bedeutend. Bei den ersten Kulturversuchen auf Réunion ergab sich folgende Merkwürdigkeit: Man erhielt zwar gut gedeihende Pflanzen, die auch zur Blüte kamen, aber keine Früchte ansetzten. Die Blüte der Vanille ist so gebaut, daß eine Befruchtung in der Natur nur durch Kolibris und ganz bestimmte Insekten möglich ist. Das Fehlen dieser Tiere in den Ländern, in denen man neue Kulturen der Vanille angelegt hatte, erklärte den ausbleibenden Fruchtansatz. Man ist daher auf künstliche Bestäubung angewiesen, die durch Andrücken der Pollensäcke auf die Narben ausgeführt wird.

Man erntet die Frucht in noch unreifem Zustande, wenn sie sich gelb zu färben beginnt, da sie ausgereift als einfächerige Kapsel aufspringen würde. In diesem Zeitpunkte ist die Frucht geruchlos. Die dunkle Farbe und der typische

10*

Geruch entstehen erst durch Fermentationsprozesse, die hauptsächlich auf zwei
verschiedene Arten durchgeführt werden:

Mexikanisches oder Trockenverfahren. Die unreifen, angewelkten Früchte werden tagelang der prallen Sonne ausgesetzt, dann — in Decken gehüllt — in sog. Schwitz-
kästen gebracht, wobei sich die Fermentation unter Temperaturerhöhung vollzieht. Dieser
Prozeß wird mehrmals wiederholt.

Südamerikanisches oder Heißwasserverfahren (Réunion, Madagaskar usw.).
Man taucht die unreifen Früchte einmal oder mehrmals während einiger Sekunden bis zu
3 Minuten, je nach der Temperatur, in Wasser von 65—90°. Dabei wird das Gewebe abgetötet. Die abgetropften Früchte werden zu Haufen geschichtet oder über Nacht in Behälter
verpackt, wobei sie einen Schwitzprozeß durchmachen, und anderntags zwischen Woll-
decken in dünner Lage der Sonne ausgesetzt. Anschließend werden sie noch mehrere Wochen
getrocknet. Je nach der Gegend werden die beiden Verfahren etwas variiert.

Die Aromastoffe, deretwegen die Droge so geschätzt ist, sind innerhalb der
Frucht in den Papillen lokalisiert, mit denen die innere Fruchtwand besetzt ist.

Die Frucht besteht aus drei Fruchtblättern, deren Ränder als Plazenten in den Innen-
raum hineinragen. Sie teilen sich am Ende in je zwei auseinanderbiegende Teile, die als
schmale Leisten an der Innenseite entlanglaufen und mit unzähligen, sehr kleinen, wie
schwarze Punkte aussehenden Samen besetzt sind. Die Epidermiszellen der inneren Fruchtwand sind zu sehr langen Papillen ausgewachsen, und diese enthalten besonders reichlich die
Aromastoffe.

Je nach Herkunft der Droge unterscheidet man verschiedene Handelssorten. Die ausgezeichnete mexikanische Vanille kommt fast ausschließlich auf
den amerikanischen Markt. Im europäischen Handel findet sich als beste Sorte
Bourbon-(Réunion)- oder Madagaskar-Vanille. Andere Sorten sind mengenmäßig
weniger bedeutend oder minderwertig, wie die Tahiti-Vanille oder die Vanillons.
Die erstgenannte Sorte stammt von *Vanilla tahitensis* mit teilweise abweichenden Inhaltsstoffen (Physiologische Rasse?). Die Vanillons sind Früchte verschiedener anderer Vanilla-Arten.

Die Qualität der Droge hängt aber nicht allein von der Stammpflanze ab,
sondern auch von einer fachmännisch geleiteten Fermentation nach genau aus-
gearbeiteten, nicht wissenschaftlich abgeleiteten, sondern empirisch gefundenen Methoden. Chemisch betrachtet besteht der wesentliche Vorgang der
Fermentation darin, aus den geruchlosen Vorstufen die Duftstoffe — wohl
meist durch Glykosidspaltung — in Freiheit zu setzen. Aus frischen Früchten
wurde beispielsweise Vanillin als Monoglucosid Vanillosid isoliert; entsprechend
liegt das Vanillol als Vanillolglucosid Vanillolosid vor. Die beiden Glykoside
sind geruchlos.

| Vanillosid | Vanillin | Vanillylalkohol | Vanillolosid | Piperonal |

Quantitativ als Duftstoff vorherrschend ist bei guter Vanille in Mengen von
1 bis 4% das Vanillin, das sich nach Lagerung an der Oberfläche der Droge in
feinen Nadeln ausscheidet. Neben dem Vanillin enthält die Vanille aber noch

weitere Duftstoffe, die der Droge ihr feines, ausgeglichenes Aroma verleihen, wodurch die natürliche Droge dem synthetischen Vanillin überlegen ist. Unter diesen Begleitstoffen ist vor allem ein chemisch nicht näher bekannter, stark duftender Ester zu erwähnen, der aus frischen Früchten in Form des Glykosids isoliert wurde.

In Tahiti-Vanille hat man außer Vanillin auch Anisalkohol und geringe Mengen des entsprechenden Aldehyds und der Säure festgestellt. Diese Handelssorte — wie übrigens meist auch die Vanillons — hat dank ihres Piperonalgehaltes einen abweichenden, heliotropartigen Geruch.

Fructus Vanillae ist ein Aromatikum. Man sagt ihr auch eine Wirkung als Aphrodisiakum nach.

Weitere Vorkommen von Vanilleglykosiden und Vanillin. Vanilleglykoside und Vanillin sind, wenn auch oft nur in geringer Menge, enthalten in zahlreichen weiteren Pflanzen. Vanillosid ist Bestandteil der Schalen des Haferkorns (*Avena sativa*) und der Wurzel von *Agropyron repens* (Rhizoma Graminis). Es soll das für Pferde stimulierende Prinzip des Hafers sein. Denn geschälter Hafer hätte nicht die gleiche Wirkung und die besonders geschätzten schwarzen Hafersorten der Bretagne seien sehr reich an Vanillosid. Nach dem Vorkommen in Hafer wurde das Glykosid auch „Aveinine" bezeichnet (nach GORIS). In der Homöopathie gilt Avena als wirksam gegen „Nervenschwäche". Erwähnenswert ist schließlich das Vorkommen von Vanillin im ätherischen Öl der Flor. Spiraeae, von Ruta graveolens, in Peru- und Tolubalsam.

Coniferin und Lignin

Coniferin wurde im Jahre 1861 von TH. HARTIG im Kambialsaft von *Larix europaea* entdeckt und daher zunächst Laricin genannt; als man es später in Abies-Arten fand, nannte man dasselbe Glykosid Abietin. Schließlich wurde der Stoff als Bestandteil der Koniferen festgestellt und erhielt die heute übliche Bezeichnung Coniferin (Coniferosid). Coniferin findet sich u. a. in den früher offizinellen Turiones Pini. Das Aglykon des Glykosids, der Coniferylalkohol, ist ein einfaches Phenolderivat. Gleichzeitig gehört er zu einer Gruppe von Stoffen mit einem in der Natur häufig anzutreffenden Bauprinzip eines Benzolringes und einer unverzweigten C_3-Seitenkette. Man spricht daher von Phenylpropan- oder C_6—C_3-Körpern. Der freie Coniferylalkohol ist sehr unbeständig und polymerisiert leicht. Die Verbindung ist von großer biologischer Bedeutung, weil sie die biologische Vorstufe der Ligninbildung, der Verholzung, darstellt.

Der Nachweis verholzter Elemente (Strukturelemente mit Lignineinlagerung) spielt in der analytischen Pharmakognosie eine große Rolle. Ferner sind einige Hölzer (Ligna) Objekte pharmakognostischer Beschreibung. Es scheint daher gerechtfertigt, den Vorgang der Verholzung etwas näher zu besprechen, um so mehr, als dadurch gleichzeitig das Verständnis für die Bildung einiger Harze, wie Benzoe, als pathologischer Seitenweg des Verholzungsvorganges, erleichtert wird.

Woraus besteht Holz? Holz enthält über 40% Cellulose, 24—30% sonstige Polysaccharide, 6% Harz, Asche usw. und schließlich als charakteristischen Bestandteil 22—28% Lignin. Das Lignin wird vornehmlich zwischen die Cellulosefibrillen in den Kapillarraum (s. Cellulose) eingelagert und dort verankert. Es verfestigt die einzelnen Cellulosefasern; nicht zuletzt dadurch tritt uns Holz als so kompakter Stoff in Erscheinung, gegensätzlich etwa zu reiner Cellulose. Durch die Lignineinlagerung wird der Stoffaustausch zwischen den einzelnen Zellen unterbrochen. Die Zellen sterben ab.

Die Bildung des Lignins ist ein recht komplizierter Vorgang. Im Kambialsaft befindet sich reichlich Coniferin, das als solches beständig ist und nicht polymerisiert. In der Nähe der Kambialzone sind β-Glucosidasen lokalisiert, die Coniferin spalten unter Bildung von Coniferylalkohol. Unter dem Einfluß dehydrierender Fermente (Laccasen) wird das H-Atom der phenolischen OH-Gruppe des Coniferylalkohols entfernt; es bilden sich vorübergehend sehr reaktionsfähige Radikale. Ein Teil dieser Radikale stabilisiert sich zunächst unter Bildung von Sekundärprodukten wie Pinoresinol usw. Diese Produkte können durch Dehydrierung weiter polymerisieren, und auch dehydrierter Coniferylalkohol kann an der Reaktion teilnehmen. Die Radikale bilden aber auch unbeständige Sekundärprodukte, wie Chinon-methid, die sich erst durch Anlagerung von Wasser oder anderer OH-Verbindungen stabilisieren (Guajacylglyzerin-β-coniferyläther). An Stelle von Wasser kann z. B. das phenolische Hydroxyl des Coniferylalkohols oder von Polymeren in die Reaktion eintreten, wodurch sich ein neuer Weg des Molekülwachstums eröffnet. Es kann hier aber auch ein anderes Dehydrierungsprodukt des Coniferylalkohols, nämlich der Coniferylaldehyd eingebaut werden, und schließlich besteht die Möglichkeit der Bindung mit Kohlenhydraten, so daß sich hier möglicherweise die Art der Bindung des Lignins an Cellulose offenbart.

Schema der Ligninbildung

Das Ferment Laccase nimmt nicht nur am Aufbau des Lignins wesentlichen Anteil, sondern ist auch zum Ligninabbau befähigt. Im Holz selber kann sich diese abbauende Wirkung kaum mehr auswirken. Denn durch die Verholzung werden die Zellen und Gewebe äußeren Einflüssen weitgehend entzogen. Dagegen äußert sich ihre zerstörende Wirkung in Form von Pilzen, die, selber kein Lignin bildend, Holz abzubauen in der Lage sind dank ihrer Fähigkeit zur Bildung von Laccase und anderen Fermenten. Dies ist einer der Wege, die der Natur zum Abbau der gewaltigen Mengen von Lignin zur Verfügung stehen.

Der Vorgang der Ligninbildung, wie er oben kurz skizziert wurde, trifft nur in groben Umrissen für alle verholzten Pflanzenspezies gleichermaßen zu; noch unbekannte Seitenreaktionen dürften mitbeteiligt sein. Jedenfalls ist die Zusammensetzung des Lignins für eine bestimmte Pflanzenart zwar konstant, wechselt aber von einem Taxon zum andern, und bis zu einem gewissen Grade spiegeln sich in den Einzelheiten des Ligninaufbaus verwandtschaftliche Verhältnisse wider. Neben dem Methoxylgehalt und anderen chemischen Daten zeigen dies auch bereits einfache histochemische Reaktionen an: Die typische mikrochemische Reaktion auf Lignin der Nadelbäume ist die Rotfärbung mit Phloroglucin und Salzsäure, auf Lignin der Laubbäume die Karmesinrotfärbung durch Permanganat und Ammoniak (MÄULE-Reaktion). Am Aufbau von Harthölzern (z. B. Eichenholz) ist insbesondere auch der Sinapinalkohol mitbeteiligt. Auch dieser Alkohol, der sich durch eine zusätzliche Methoxylgruppe am C-5 des Coniferylalkohols von diesem unterscheidet, wird in vitro durch Laccase dehydriert und polymerisiert; er wird aber nur bei gleichzeitiger Anwesenheit von Coniferylalkohol zu Lignin aufgebaut. Dies entspricht der Tatsache, daß in der Natur bisher keine Ligninarten gefunden wurden, die nur aus der Sinapinalkoholkomponente allein bestehen.

Die bekannte Nachweisreaktion auf verholzte Elemente mittels Phloroglucin und Salzsäure ist nicht spezifisch auf Lignin, vielmehr auf Aldehyde; positiv reagiert beispielsweise bereits Vanillin. Nun sind aber im Holz immer auch Aldehyde wie etwa Coniferyl- oder Sinapinaldehyd als Bestandteil des Lignins enthalten. Die „Verholzungsreaktion" beruht also auf der Rotfärbung dieser Aldehyde.

Benzoe — Coniferylbenzoat

Unter Benzoe versteht man das nach Verwundung der Stämme bestimmter *Styrax*-Arten gebildete und erhärtete Harz; Benzoe ist demnach eine Sammelbezeichnung für Drogen verschiedener Herkünfte. DAB und Ph. Helv. lassen zum pharmazeutischen Gebrauch allein die Siambenzoe zu. Diese stammt von *Styrax tonkinense* (Pierre) Craib, einem in Hinterindien beheimateten Baum.

Die Styracaceae sind eine kleine Familie tropischer Bäume, bestehend aus 8 Gattungen und etwa 120 Arten, von denen allein etwa 100 zur Gattung *Styrax* gehören. Die Styrax-Arten, die zur Benzoegewinnung herangezogen werden, enthalten normalerweise keinerlei Sekretzellen oder Sekretgänge, in denen Benzoe gebildet oder abgelagert würde, ja sie bilden normalerweise überhaupt keine Benzoe. Da das Harz erst nach Verletzung der Bäume entsteht, faßt man es als pathologisches Produkt auf.

Drogengewinnung. Benzoe wird in Siam, und zwar in der Provinz Luang Prabang auf den Gebirgen im Osten des Mekongflusses in Höhen von 1200 bis 1500 m gewonnen. An 6—10jährigen Bäumen setzt man Schnittwunden, die bis ins Holz gehen. Auf die Verletzung antwortet das Kambium zunächst mit der Bildung von reichlich neuem Gewebe. Schon bald beginnen sich in diesem Gewebe des Wundkallus in ringförmiger Anordnung Sekretgänge zu bilden, die sich durch Abbau des zwischen den schizogenen Sekretgängen befindlichen Gewebes lysigen erweitern. Die Bildung von Sekretgängen beschränkt sich nicht auf das neu entstandene Gewebe, sondern greift über die Markstrahlen auch auf andere Teile der Rinde über. Aus der Wunde tritt ein gelblichweißer Balsam aus, der wegen des Gehaltes an Benzoesäureester des Zimtalkohols flüssig ist. Das zuerst austretende Produkt wird verworfen. Erst der in der Folge entstehende Balsam gibt die gute Droge. An der Luft färbt er sich bräunlich, wird durch Verdunstung des Zimtalkoholesters allmählich fest und erhärtet in Form von Körnern oder Platten.

Inhaltsstoffe. Siambenzoe enthält 10% freie Benzoesäure, 6% Siaresinol (eine Triterpensäure) und etwas Vanillin; den mit 60—70% weitaus wichtigsten Bestandteil der Droge stellt aber das Coniferylbenzoat dar. Coniferylalkohol wird in Form seines stabilen Glykosids Coniferin im Kambium gebildet.

Coniferylbenzoat

Der nach fermentativer Glykosidspaltung in Freiheit gesetzte, unbeständige Coniferylalkohol wird normalerweise von der Pflanze laufend zu Lignin verarbeitet. Durch die Verwundung der Styraxbäume bildet sich reichlich neues Kambium und damit auch vermehrt Coniferylalkohol, der in den Wundkanal ausgeschieden wird. Dort findet er offenbar nicht mehr die zu Lignin führenden Bedingungen vor und ist der Einwirkung der besonders im Holz reichlich vorhandenen Dehydrogenasen und Peroxydasen entzogen. Als Folge davon ist eine Verarbeitung zu Lignin unmöglich; er wird als Ester der gleichzeitig gebildeten Benzoesäure ausgeschieden.

Verwendung. Innerlich wird Benzoe in Form der Tinktur, von Tabletten usw. als Expektorans verwendet. Die leicht desinfizierende Wirkung der Benzoesäure begründet die Verwendung von Benzoe zu Waschungen, Pinselungen und Mundwässern. Von einem gewissen historischen Interesse ist die in der Pharmazie schon lange ausgenutzte Fähigkeit der Benzoe zur Konservierung von Fetten (Adeps benzoinatus), beruhend auf der oxydationsverhindernden Wirkung des Coniferylbenzoats.

Zygophyllazeenharze

Die Zygophyllazeen sind mit 25 Gattungen und etwa 160 Arten eine kleine Familie; sie setzt sich zusammen aus Kräutern, Sträuchern oder kleinen Bäumen, die in den warmen Zonen beheimatet sind. Zahlreiche Vertreter sind charakteristische Bewohner der Wüste und Salzböden, z. B. *Peganum harmala*, die Steppenraute. Einige Zygophyllazeen führen Alkaloide vom Indoltypus, wie die ebengenannte Pflanze, andere Saponine (*Guajacum*). An physiologischen Merkmalen ist erwähnenswert eine für verschiedene Arten eigentümliche Metamorphose der Zellwände, die zur Bildung und Exkretion harzartiger Ausscheidungen führt. Die Harzprodukte von *Guajacum* und *Larrea* sind Gegenstand der nachfolgenden Darlegungen.

a) Guajacum

Aus dem Kernholz von *Guajacum officinale* L. und *Guajacum sanctum* L. wird ein Harz, Resina Guajaci, gewonnen. Für dessen Darstellung sind mehrere Verfahren bekannt. Da es die Eigenschaft hat, schon bei 90° sich zu verflüssigen, kann es bereits durch einfaches Ausschmelzen oder durch Auskochen mit Salzwasser aus dem Holz gewonnen werden. Eine andere Möglichkeit besteht darin, das Holz mittels Alkohol zu extrahieren, durch Eingießen des alkoholischen Extraktes in Wasser das Harz auszufällen, es zu sammeln und zu trocknen.

Inhaltsstoffe und Verwendung. In Lignum Guajaci ist Resina Guajaci zu etwa 20—25% enthalten. Das Harz seinerseits ist ein recht komplexes

Gemenge zahlreicher Stoffe, die nur zum Teil ihrer Konstitution nach bekannt sind. An Harzsäuren wird als mengenmäßig vorherrschend mit etwa 70% die Guajaconsäure erwähnt. Es handelt sich dabei aber um keine einheitliche Substanz; unter anderem enthält sie einen Bestandteil, der für eine charakteristische Reaktion der Resina Guajaci verantwortlich ist: Eine alkoholische Lösung des Harzes färbt sich bei Anwesenheit von oxydierenden Agentien schön blau. Weiterhin enthält das Harz in Mengen von etwa 10% die zu den Lignanen gehörende Guajaretsäure oder Guajacharzsäure. Das Harz ist ein allgemeines chemisches Reagens auf Oxydasen, Peroxydasen, auf Blut und auf einige andere oxydierend wirkende Stoffe. Die Empfindlichkeit des Reagens läßt mit dem Alter der Resina Guajaci oder der Reagenslösung nach. Auch von der Art der Harzbereitung hängt die Empfindlichkeit ab. Außer als Reagens ist Resina Guajaci noch von Interesse in der Lebensmittelindustrie: Sie dient als Antioxydans zur Verbesserung der Haltbarkeit von Lebensmitteln.

Guajacharzsäure

Ein anderer Harzbestandteil hat mehr geschichtliches Interesse. Im Jahre 1826 wurde im Harz eine nach ihrem Vorkommen als Guajacol bezeichnete Substanz entdeckt. Man fand den nämlichen Stoff als Bestandteil des Kreosots, das sich reichlich bei der trockenen Destillation von Holz bildet. Kreosot ist ein Gemisch von Guajacol (60—90%), von Kreosol und den Kresolen. Seine desinfizierende Wirkung ließ es bald innerlich bei verschiedenen Krankheiten verwenden, und somit hat das einstmals als „inneres Desinfiziens" so berühmte Lignum Guajaci wenigstens in Form eines Inhaltsstoffes sich in dieser Richtung (nebst anderen Wirkungen) in bescheidenem Ausmaß weiterhin als brauchbar erwiesen.

b) Larrea

Eine mit Guajacum verwandte Pflanzenspezies, *Larrea tridentata*, erhielt nach dem Vorkommen kreosotartiger Inhaltstoffe geradezu ihren Namen: Kreosotstrauch. Die Pflanze ist ein immergrüner Strauch, $1/2$ bis 2 m hoch werdend und beheimatet in den heißen und trockenen Gegenden der USA und in Mexiko. Sie ist reich verzweigt und trägt im Frühjahr kleine gelbe Blüten. Die zahlreichen kleinen Blätter und Nebenblätter sind mit reichlichen Harzausscheidungen überzogen, die ihrem Geruch nach an Kreosot erinnern. Das Harz bildet sich durch Umwandlung der Zellwände von Epidermis und Haargebilden. Es enthält ähnliche Inhaltsstoffe wie das Harz des verwandten Guajacum, also Harzsäuren vom Typus der Lignane und dann einfache, phenolische Körper vom Typus des Guajacols. Anders als Guajakharz zeigt Larreaharz mit Oxydantien keine Blaufärbung. Pharmazeutisch finden die beblätterten Zweige der Pflanze, als Herba Palo ondo bezeichnet, Anwendung bei Erkältungskrankheiten ähnlich wie Guajacol, z. B. bei Bronchitis. Auch eine Linderung rheumatischer Beschwerden

nor-Dihydro-guajacharzsäure

wird der Droge nachgesagt, ohne daß sie in Europa Bedeutung erlangen konnte. Das Larrea-Harz, in Mengen von etwa 12% bezogen auf das Blattgewicht in der Droge enthalten, findet in beträchtlichem Umfang Verwendung als Anti-

oxydans zur Haltbarmachung oxydationsempfindlicher Nahrungs- und Arzneimittel, so von Vitamin A- und E-Präparaten, insbesondere zur Verhütung der
Ranzidität von Fetten. Wichtigster Bestandteil des Harzes ist die nor-Dihydro-
guajacharzsäure (nor-Dihydro-guajaretsäure). Gegen Ende der Wachstums-
periode ist sie in der höchsten Konzentration vorhanden. Sie findet sich auch
in verschiedenen andern Larrea-Arten.

Podophyllum

Rhizoma Podophylli, der Wurzelstock von *Podophyllum peltatum*, ist
ein altes Arzneimittel der Indianer, die es als Wurmmittel und Emetikum verwendeten. Es gilt heute als wirksames Abführmittel und Cholagogum. In den
letzten Jahren wurde die Droge intensiv erforscht wegen der antimitotischen
Wirkung einiger ihrer Inhaltsstoffe.

Podophyllum peltatum L., eine niedrige und schattenliebende Pflanze aus der
Familie der Berberidaceae, ist heimisch in den Laubwäldern der östlichen USA
und Kanadas. Die ausdauernde Pflanze besitzt einen bis 1 m langen, horizontal-
kriechenden Wurzelstock, zwei große, schildförmige Blätter mit handförmiger
Lappung und an der Gabelung des kurzen Sprosses eine große, weiße Blüte.
Der Name der Pflanze weist auf die Blattform hin: πούς = Fuß und φύλλον
= Blatt; peltatum = schildförmig. Im Herbst wird der Wurzelstock gegraben,
hierauf gewaschen, in etwa 10 cm lange Stücke zerschnitten und sorgfältig
getrocknet. Die Handelsware stammte früher hauptsächlich aus Wildvorkommen
der Staaten Virginia, North Carolina, Kentucky, Indiana und Tennessee. Heute
gibt es Kulturen. Die Droge selbst ist nicht offizinell, jedoch das aus ihr hergestellte Harz.

Podophyllinum (DAB; Ph. Helv.) wird hergestellt durch Extrahieren der
pulverisierten Droge mit Alkohol, Einengen des alkoholischen Extraktes und
Eingießen in schwach angesäuertes Wasser. Das ausfallende Harz wird mit
Wasser gewaschen, getrocknet und pulverisiert. Es stellt ein amorphes, hell-
braun bis grünlichgelb gefärbtes Pulver dar.

Inhaltsstoffe und Verwendung. Podophyllin ist ein drastisches Abführmittel mit stark verzögerter Wirkung. In kleinen Dosen von 10 bis 50 mg gilt es
als mildes, sicheres Laxans bei chronischer Verstopfung. Größere Dosen sind zu
vermeiden wegen der starken, bis zu Blutungen führenden Darmreizung. Die
Droge hat ferner cholagoge Wirkung. Neuerdings haben Podophyllin und seine
Inhaltsstoffe bedeutendes wissenschaftliches Interesse gefunden im Zusammenhang mit der Erforschung von Verbindungen mit antimitotischer Wirksamkeit.

Die Glykosidverbindungen sind zwar in Rhizoma Podophylli, nicht aber im
Podophyllin enthalten, da sie bei der Darstellung des Harzes als wasserlösliche
Verbindungen verloren gehen. In Podophyllin sind die Hauptlignane etwa 20%
Podophyllotoxin, 10% β-Peltatin und 5% α-Peltatin.

Diese Wirkstoffe, sowie auch deren Glykoside zeichnen sich sämtlich durch eine sterisch
bedingte erhebliche Spannung im Lactonring aus; sie ist der Grund der leichten Epimeri-
sierbarkeit dieser Stoffe am C-3, und zwar schon durch milde Alkalien wie Natriumacetat.
Dabei entstehen die physiologisch praktisch unwirksamen cis-Verbindungen, wie Pikropodophyllin. Diese Umlagerung geht auch mit den freien Säuren vor sich, so daß bei alkalischer Hydrolyse von Podophyllotoxin nicht die (trans-) Podophyllinsäure, sondern die
stabilere (cis-) Pikropodophyllinsäure erhalten wird.

Unter den Podophyllum-Lignanen hat β-Peltatin die stärkste abführende Wirkung. Merkwürdigerweise haben sich aber auch lignanfreie Fraktionen als laxativ erwiesen. An der Maus ist das Gesamtharz ebenso wirksam wie die wirksamsten reinen Lignane (AUTERHOFF). Der Gehalt an diesen Stoffen sagt also wenig aus über die abführende Wirkung einer Podophyllin-Droge.

Alkali (Na-acetat Piperidin, NH$_3$ u. a.)

Pikropodophyllin

	R'	R''		R'	R''
Podophyllotoxin	CH$_3$	OH	α-Peltatin	H	H
Podophyllotoxinglucosid	CH$_3$	—O—C$_6$H$_{11}$O$_5$	α-Peltatinglucosid	H	C$_6$H$_{11}$O$_5$
Desoxy-podophyllotoxin	CH$_3$	H	β-Peltatin	CH$_3$	H
4'-Demethyl-podophyl-lotoxin	H	OH	β-Peltatinglucosid	CH$_3$	C$_6$H$_{11}$O$_5$
4'-Demethyl-podophyl-lotoxin-glucosid	H	—O—C$_6$H$_{11}$O$_5$			

Dehydro-Podophyllotoxin

Podophyllum-Lignane

Die antimitotische Wirkung ist dagegen eindeutig an die Lignanfraktion und hier an die trans-Verbindungen gebunden.

Bei Arbeitern, die viel mit Podophyllin in Berührung kamen, machte man die Beobachtung, daß die Droge nicht nur die Schleimhäute, sondern auch die unverletzte Haut angreift. Das mag der Ausgangspunkt für ihre Anwendung bei weichen Warzen wie Condylomata acuminata (warzenähnlichen Auswüchsen in der Genitalgegend) gewesen sein. Bei näherer Untersuchung ergab sich, daß Podophyllin die Zellteilung in ganz ähnlicher Weise beeinflußt, wie es vom Colchicin her bekannt ist. Die Tatsache, daß auch experimentell erzeugte Krebswucherungen (Gewebekulturen und Mäusetumoren) durch Podophyllin beeinflußbar sind und daß bereits bei Hautkarcinomen Erfolge erzielt werden konnten, führte zu intensivster Erforschung der für diese Wirkung verantwortlichen Inhaltsstoffe. Podophyllin hat gegenüber Colchicin den großen Vorteil, daß es weniger toxisch ist und die normalen Zellen wesentlich weniger beeinflußt als die entarteten Zellen, in seiner Wirkung also selektiver ist.

Indisches Podophyllin. Neben Podophyllum peltatum liefern auch andere Arten der gleichen Gattung Podophyllinharze. Bekannt ist besonders das indische Podophyllin von Podophyllum emodi Wall., einer im Himalayagebiet heimischen Pflanze. Das Rhizom liefert etwa dreimal soviel Harz als jenes von P. peltatum (10—18% gegenüber 3—5%). Es enthält etwa 40% Podophyllotoxin, aber kaum Peltatine. Da unter den Lignanen β-Peltatin die stärkste Abführwirkung zeigt und zudem die Lignane nicht die einzigen, ja nicht einmal die am stärksten wirksamen Harzinhaltsstoffe sind, überrascht es nicht, daß Emodi-Podophyllin trotz seines hohen Podophyllotoxingehaltes weniger stark abführend ist als das offizinelle Peltatum-Podophyllin.

Es ist bemerkenswert, daß typische Podophylluminhaltsstoffe auch außerhalb der Gattung, und zwar in verwandtschaftlich sehr weit entfernten Taxa gefunden werden. So ist Podophyllotoxin in Nadeln verschiedener *Juniperus*-Arten enthalten.

Anhang

Cubebin und Sesamin. Unter den Lignanen sind noch zwei weitere Vorkommen von einem gewissen pharmazeutischen Interesse, nämlich Cubebin und Sesamin.

Cubebin

Sesamin

In der analytischen Pharmakognosie dient neben anatomischen Merkmalen die Reaktion mit 80proz. Schwefelsäure zur Untersuchung von *Piper cubeba* (Fructus Cubebae) und *Piper nigrum* bzw. *album*. Nur die Cubeben färben sich mit diesem Reagens sofort rot an. Diese Reaktion beruht auf dem Vorkommen von Cubebin in der Droge.

Das Sesamin hat seinen Namen nach dem Vorkommen in Sesamöl. Es zeigte sich, daß Pyrethrumextrakte besonders gut insektizid wirken, wenn sie in Sesamöl, das selber nicht insektizid ist, verwendet werden. Für diese synergistische Wirkung ist vor allem das Sesamin neben dem Sesamolin verantwortlich.

Literatur

AUTERHOFF, H., u. O. MAY: Wirkung, Inhaltsstoffe und Analytik handelsüblicher Podophylline. Planta med. 6, 240—252 (1958). — FREUDENBERG, K.: Über die Biosynthese und Konstitution des Lignins. Chem. Ber. 92, LXXXIX—XCVIII (1959). — GORIS, A.: Formation du Parfum de la Vanille. Les essences de racines de différentes primvères. Trav. Lab. Mat. med. 32, (1943—1945). — HARTWELL, J. L., u. A. W. SCHRECKER: The Chemistry of Podophyllum. Fortschritte der Chemie org. Naturstoffe 15, 83—166 (1958). L. Zechmeister edit. (Springer, Wien). — v. WARTBURG, A., ANGLIKER, E., u. J. RENZ: Lignanglucoside aus Podophyllum peltatum L. Helv. chim. Acta 40, 1331—1357 (1957).

3. Cumarine und Cumaringlykoside als Drogeninhaltsstoffe

Die Cumarine sind α-Pyronderivate. Gleichzeitig können sie als Lactone der o-Hydroxyzimtsäure aufgefaßt werden; sie gehören somit zur Reihe der Phenylpropankörper wie etwa die Lignane. Grundkörper der Reihe ist das unsubstituierte Cumarin selbst, das bereits im Jahre 1820 von VOGEL aus der Tonkabohne isoliert wurde, in der es in Mengen zwischen 1—3% enthalten ist. Die Tonkabohne stammt von *Dipteryx odorata* Willd. (*Leguminosae*). Nach der für diesen Baum in Cayenne üblichen Be-

α-Pyron   Cumarin

zeichnung „Coumarouna" hat GUIBOURT die neue Substanz als Cumarin benannt. Als man später eine ganze Anzahl weiterer Pflanzenstoffe mit ähnlichen
Eigenschaften isolierte, ist der Name auf die ganze Gruppe dieser Naturstoffe
übergegangen. Die Cumarin-Abkömmlinge tragen im Molekül verschiedene Substituenten, wobei mindestens am C-7 eine Hydroxy- oder Methoxygruppe sitzt.

Als Bestandteile ätherischer Öle kommen Cumarine frei vor. In der Regel
liegen sie in der lebenden Pflanze in glykosidischer Bindung vor, aus der sie
beim Welkungsprozeß oder während der Drogentrocknung in Freiheit gesetzt
werden. Allgemein bekannt ist dieser Vorgang von der Grastrocknung her.
Frisch gemähtes Gras riecht kaum, während beim Trocknen der typische „Heu-
duft" entsteht.

Bisher wurden Cumarine in über 150 Pflanzenspezies aus 34 Familien aufgefunden. Vermutlich gehören sie zu den im Pflanzenreich sehr weit verbreiteten
Stoffen, und es ist daher mit ihrem Vorkommen in vielen Arzneipflanzen zu
rechnen. Besonders häufig stoßen wir auf diese Stoffe bei Umbelliferen, Leguminosen, Kompositen und Gramineen. Daneben gibt es aber auch Familien, für
die bisher noch kein Cumarinvorkommen bekannt geworden ist, wie etwa die
Liliaceae und Cactaceae. Cumarine können in allen Pflanzenorganen angetroffen
werden, wenn auch in wechselnder Menge und Zusammensetzung, besonders
reichlich in Wurzeln, Früchten oder Samen. Die Konzentrationen, in denen sie
sich anreichern, sind oft beträchtlich, so enthalten die Laubknospen von *Daphne
odorata* etwa 22% Daphnin.

Über die Bedeutung der Cumarine für die Pflanze sind erst in den letzten Jahren
einige Beobachtungen gemacht worden. Cumarine können in sehr geringer Konzentration
das Pflanzenwachstum und die Wurzelbildung fördern, in höheren dagegen hemmen. Sie
hemmen oder verhindern die Samenkeimung. Sehr verdünnte Lösungen können aber gegen-
teilige Wirkung haben. So fördert Scopoletin noch in einer Verdünnung von 1:100 000 000 000
die Keimung drei Jahre alter *Sinapis alba*-Samen, während einjährige Samen der gleichen
Pflanze nicht beeinflußt werden. Die Wirkung wird durch Glykosidierung oder Aufspaltung
des Lactonrings abgeschwächt oder aufgehoben, z. T. sogar in ihrer Richtung verändert.
Die Pflanze kann sich dieser Stoffe demnach als Wachstumsregulatoren bedienen. Cumarine
vermindern bei *Allium cepa*-Wurzeln die Zellteilungshäufigkeit und erzeugen Chromoso-
menbrücken, Chromosomen-Fragmentation und Pseudochiasmata. Sie sind zur Auslösung
von Mutationen befähigt. Die keimungshemmende Wirkung scheint von der mitosehem-
menden unabhängig zu sein (LEUPI, 1955).

Mutagene Wirkung von Cumarinen
(nach MUSAJO)

Substanz	Konzentration, die in Allium cepa-Wurzelspitzen bei 40% der Mitosen Chromosomenmutationen erzeugt	Relative Wirksamkeit Cumarin = 1
Cumarin	$20 \cdot 10^{-4}$ molare Lösung	1
Scopoletin	$5 \cdot 10^{-4}$ „ „	4
Xanthotoxin	$1,6 \cdot 10^{-4}$ „ „	12,4
Xanthotoxol	$1,5 \cdot 10^{-4}$ „ „	13,2
Angelicin	$1,25 \cdot 10^{-4}$ „ „	16
Psoralen	$0,57 \cdot 10^{-4}$ „ „	35,6
Bergapten	$0,5 \cdot 10^{-4}$ „ „	40

Das häufige Vorkommen von Cumarinen in den unterirdischen Organen legt den Gedanken an eine Bildung in der Wurzel nahe. Tatsächlich konnten MOTHES und KALA 1955

nachweisen, daß Wurzelkulturen von *Atropa belladonna* aus Kohlenhydraten Scopoletin und Umbelliferon zu bilden in der Lage sind. Ihre physiologische Wirksamkeit geht aus verschiedenen Beobachtungen hervor. So reagieren cumarinfreie Pfropfreiser auf cumarinhaltiger Unterlage, wie Bohne und Erbse auf Steinklee, mit einem Stillstand der vegetativen Entwicklung. Umgekehrt zeigen durch Züchtung erhaltene cumarinfreie Rassen von Pflanzen, die diese Stoffgruppe normalerweise bilden, wie der Steinklee, eine stark verminderte Lebensfähigkeit. Cumarine können der Pflanze möglicherweise als Schutzstoffe gegen zu starke ultraviolette Bestrahlung dienen.

Bedeutung von Cumarinen und Cumarindrogen. Unter den Stoffen mit einem ungesättigten Lactonring gibt es eine Reihe physiologisch sehr aktiver Körper, wie etwa die herzaktiven Glykoside, Santonin, die Pikrotoxine, Kawa-Kawa-Wirkstoffe u. a. m. Dies gilt auch für viele Cumarine. Bereits das Cumarin selbst ist nicht harmlos. Die D. l. m. beträgt z. B. für Hunde 0,6—0,8 g/kg. Beim Menschen äußern sich erste Vergiftungssymptome z. B. nach reichlichem Genuß cumarinhaltiger Getränke oder bei längerem Aufenthalt in stark duftendem Heu in Kopfweh und Benommenheit.

Cumarin wurde früher ausgiebig als Geruchs- und Geschmackskorrigens in der Genuß- und Lebensmittelindustrie verwendet. Seitdem man tierexperimentell die schwere leberschädigende Wirkung des Cumarins nachgewiesen hatte, ist seine Verwendung als Aromastoff stark zurückgegangen, in einigen Ländern sogar verboten worden. Einige Cumarinderivate, speziell die Furocumarine sind bekannte Fischgifte.

Medizinische Verwendung als Reinstoff finden nur wenige Cumarine. Sie zeigen aber z. T. wertvolle Eigenschaften und sind als Drogenbestandteile in vielen Fällen an deren Wirkung beteiligt. Cumarine wirken dämpfend auf das zentrale Nervensystem, was sich u. a. in Temperatursenkung und in hypnotischen Wirkungen äußert. HOLZER und STEINBÄCKER berichten über Erfolge mit Cumarin bei unspezifischer Meningitis und Meningoenzephalitis. Einigen Derivaten wird eine antispasmodische Wirkung nachgesagt. Umbelliferonderivate sollen coronardilatorisch wirken. Möglicherweise bietet der antispasmodische Effekt zusammen mit einer sedativen Wirkung die Erklärung für die früher übliche Verwendung einiger cumarinhaltiger Drogen wie Melilotus, Galbanum und Asa foetida. Cumarine absorbieren sehr stark ultraviolettes Licht, und Stoffe wie das Äsculetin dienen daher zur Herstellung von Sonnenschutzmitteln. Xanthotoxin wird zum gleichen Zweck innerlich genommen. Besonders einige Vertreter der Furocumarine wirken lichtsensibilisierend, eine Eigenschaft, die zur Behandlung von Vitiligo, einer Pigmentanomalie der Haut, mittels Cumarinen aus *Ammi maius* ausgenutzt wird. Äsculin soll Vitamin P-ähnliche Wirkung haben.

Eigenschaften und Nachweis der Cumarine. Schon in geringen Drogenmengen lassen sich Cumarine sehr einfach durch Vakuumsublimation aus dem mit Petroläther kurz vorextrahierten Pulver nachweisen. Das meist kristalline, evtl. fraktioniert aufgefangene oder fraktioniert resublimierte Produkt gestattet Identitätsprüfungen wie Schmelzpunkt, Jodadsorption, Fluoreszenz, Quecksilberacetamidreaktion usw.

Für die Jodadsorptionsreaktion wird das Sublimat unter dem Mikroskop mit einem Tröpfchen 2n-Jodjodkalilösung versetzt und dieses mit einem feinen Glasstab über das Sublimat gezogen. Längs der Striche bilden sich pleochroitisch schimmernde Nadeln. Die Quecksilberacetamidreaktion ist für Cumarine besonders spezifisch. Man stellt mit dem Sublimat eine etwa 0,1 bis 1proz. Lösung in etwa 10proz. wässeriger KOH durch Erhitzen her, neutralisiert nach Erkalten genau gegen Lackmus und versetzt mit einer 15proz. schwach essigsauren Quecksilberacetamidlösung. Cumarine zeigen sich durch eine voluminöse gelbe Fällung an.

Viele Cumarine zeigen besonders unter der Quarzlampe und nach Alkalizusatz eine starke Fluoreszenz. So fluoresziert das farblose Äsculin noch in einer Verdünnung von $1:3\cdot10^6$ mit schöner, lichtblauer Farbe. Diese Eigenschaft zeigen aber einerseits nicht nur die Cumarine; anderseits ist sie bei den Cumarinen stark von den Substituenten abhängig.

So scheint es, daß alle Äsculetin (6,7-Dihydroxycumarin)-Derivate, bei denen nur das Hydroxyl in Stellung 6 verschlossen ist, wie beim Äsculin und Scopoletin, viel stärker fluoreszieren als das Äsculetin selber. Ist dagegen nur das Hydroxyl in Stellung 7 verschlossen wie beim Cichoriin und Äsculetin-7-methyläther, so geht die Fluoreszenz vollständig verloren. Bei Verschluß beider Hydroxyle ist die Folge uneinheitlich. Der 6,7-Dimethyläther fluoresziert nicht, der Äsculin- sowie Cichoriinmonomethyläther dagegen schwach (MERZ, 1932). Die Fluoreszenz ist auch für die Papierchromatographie sehr wertvoll. Hier läßt sich durch Besprühen mit Reagentien wie basisches Bleiacetat, Aluminium- und Antimontrichlorid eine zusätzliche Differenzierung erreichen.

Bei Behandlung mit Lauge wird der Lactonring aufgespalten unter Bildung wasserlöslicher Cumarinate. Durch Bestrahlung mit UV-Licht entstehen dimere Produkte, so aus dem Cumarin das α-Biscumarin.

Cumarin — Melilotin — Melilotosid

Außer in den Tonkabohnen ist Cumarin in verschiedenen *Melilotus*-Arten, *Asperula odorata*, in *Orchis*- und *Fraxinus*-Arten, *Hordeum vulgare*, *Cinnamomum cassia*, *Phoenix dactylifera*, *Ruta graveolens*, *Lavandula spica* L., *Nicotiana tabacum* und anderen Pflanzen enthalten. Sein Vorkommen in freier Form verrät sich bereits durch den typischen Geruch. Oft tritt dieser aber erst beim Welken auf, während er an den frischen Pflanzen kaum wahrzunehmen ist. Französische Autoren konnten 1920 zeigen, daß es sich bei der gebundenen Form in einigen Fällen um ein Glykosid handeln muß, und fünf Jahre später gelang dann die Isolierung dieses als Melilotosid bezeichneten Glykosids aus *Melilotus*-Arten.

Zwei *Melilotus*-Arten sind die Stammpflanzen von Herba Meliloti (DAB). *Melilotus officinalis* erreicht eine Höhe von 1 m; *Melilotus altissimus* wird bis zu 2 m hoch. M. officinalis ist über fast ganz Europa und Mittelasien verbreitet. Er bildet kleine, gelbe Blüten in lockeren Trauben. Auch M. altissimus ist gelbblühend. Er liebt mehr feuchte Standorte. Die Droge stellt die 15—20 cm langen getrockneten Zweigspitzen dar. Sie enthält gegen 0,9% Cumarin, was sich im intensiven Cumaringeruch äußert. Daneben ist noch 3,4- Dihydrocumarin, Melilotin, und ein Ester der Melilotsäure mit Cumarsäure, das sog. Melilotsaure Cumarin in der Droge enthalten. Der angenehme Geruch der Droge ist wohl der Grund, weshalb Herba Meliloti Bestandteil der Species emollientes (DAB) ist.

Cumarin ist mangels geeigneter Substituenten nicht zur Glykosidierung befähigt. Melilotosid ist denn auch kein Cumaringlykosid, sondern stellt das Cumarsäure-monoglukosid dar: bei Hydrolyse mit Säuren oder Fermenten zerfällt es in Glukose und Cumarsäure. Die Cumarsäure ist im Gegensatz zur Cumarinsäure mit cis-Konfiguration, wie sie dem Cumarin zugrunde liegt, nicht zur Bildung von Cumarin befähigt. Sie geht zwar unter gewissen Bedingungen, wie z. B. Bestrahlung mit UV-Licht in die weniger stabile Cumarinsäure über.

Dies erklärt die Tatsache, daß sich im Hydrolysat des Melilotosids wider Erwarten Cumarin nachweisen läßt.

Nicht nur die freien Säuren, sondern auch deren Glucoside lassen sich ineinander überführen. So lagert sich das Glucosid der Furo-cumarinsäure aus *Coronilla glauca* schon durch kurzes Erhitzen in Wasser in die stabilere trans-Form um (STOLL, PEREIRA, RENZ, 1950). Unter diesen Umständen ist der Gedanke nicht von der Hand zu weisen, daß auch in *Melilotus* primär das Glucosid der Cumarinsäure vorliegt. Neuere Untersuchungen deuten in diese Richtung.

Präparat: Esberiven Melilotus „Ringelheim" (Schaper & Brümmer, Salzgitter-Ringelheim).

Hydroxy- und Methoxycumarine als Drogenbestandteile

Eine größere Bedeutung als dem Cumarin kommt seinen Abkömmlingen, so den im Pflanzenreich weit verbreiteten Hydroxy- und Methoxyderivaten zu. Das Vorliegen von freien OH-Gruppen ermöglicht die Glykosidierung ohne Aufspaltung des Lactonringes, also die Bildung von eigentlichen Cumaringlykosiden. Die hauptsächlichsten Vertreter dieser Gruppe sind in der folgenden Tabelle zusammengestellt.

Umbelliferon R = H
Herniarin R = CH₃
Skimmin R = Glucose

Daphnetin R = H
Daphnin R = Glucose

Äsculetin R' = R'' = H
Äsculin R' = Glucose R'' = H
Cichoriin R' = H R'' = Glucose

Scopoletin R = H
Scopolin R = Glucose

Fraxetin R' = R'' = H
Fraxin R' = H R'' = Glucose
Fraxidin R' = CH₃ R'' = H
Isofraxidin R' = H R'' = CH₃

Fraxinol

Hydroxy- und Methoxycumarine

Vorkommen einiger pharmazeutisch interessanter Hydroxy- und Methoxycumarine

Substanz	Stammpflanze	Familie	Droge, Pflanzenteil
Umbelliferon	Atropa belladonna	Solanaceae	Rad., Fol. Belladonnae
	Datura stramonium	,,	Fol. Stramonii
	Daphne mezereum	Thymelaeaceae	Cort. Mezerei
	Angelica archangelica	Umbelliferae	Rad. Angelicae
	Levisticum officinale	,,	Rad. Levistici
	Pimpinella-Arten	,,	Rad. Pimpinellae
	Ferula-Arten	,,	Asa foetida, Galbanum
	Matricaria chamomilla	Compositae	Flos Chamomillae
Herniarin	Herniaria-Arten	Caryophyllaceae	Herba Herniariae
	Lavandula spica L.	Labiatae	Flos Lavandulae
	Artemisia dracunculus	Compositae	Herba Dracunculi
	Matricaria chamomilla	,,	Flos Chamomillae
Daphnin, Daphnetin	Daphne-Arten	Thymeleaceae	Cort. Mezerei
Äsculin, Äsculetin	Aesculus-Arten	Hippocastanac.	Cort., Fruct. Hippocast.
	Crataegus oxyacantha	Rosaceae	Rinde
	Prunus spinosa	,,	?
	Fraxinus-Arten	Oleaceae	Fol. Fraxini
Cichoriin	Fraxinus ornus	Oleaceae	Blatt, Blüte
Scopolin, Sco-	Avena sativa	Gramineae	Wurzel
poletin	Ipomoea-Arten	Convolvulaceae	Tuber, Resina Jalapae
	Convolvulus-Arten	,,	Rad. Scammoniae
	Atropa belladonna	Solanaceae	Rad., Fol. Belladonnae
	Scopolia-Arten	,,	Wurzel
	Nicotiana tabacum	,,	Blatt
	Mandragora-Arten	,,	Rad. Mandragorae
	Datura stramonium	,,	Fol. Stramonii
Fraxin, Fraxetin, Fraxidin, Iso- fraxidin, Fraxinol	Fraxinus-Arten	Oleaceae	Fol. Fraxini, ± in allen Organen

Verwendung. Einige Vertreter dieser Gruppe werden dank ihrer Absorptionsfähigkeit für UV-Licht zum Schutze gegen intensive Strahlung verwendet. Sie eignen sich um so besser, als in dieser Gruppe keine Stoffe bekannt sind, die nach Bestrahlung auf der Haut Lichterytheme erzeugen. Das sichtbare Spektrum des Sonnenlichtes umfaßt Wellenlängen zwischen 400 und 800 mμ. Über 800 mμ folgt das Infrarotgebiet, unterhalb 400 mμ das Ultraviolett mit seinen drei Bereichen UV-A, B und C. Die UV-Strahlung der Sonne wird durch die Atmosphäre stark absorbiert. Auf die Erde gelangen etwa Strahlen bis hinunter auf 290 mμ. Die Intensität des UV-Lichtes, vor allem der kurzen Wellen, ist stark vom Sonnenstand und der Dicke der Luftschicht (Höhe ü. d. M.) abhängig. Wie Versuche zeigen, sind es gerade die kurzwelligen Strahlen unter 320 mμ, mit einem ersten (in der freien Natur normalerweise bedeutungslosen) Maximum um etwa 250 mμ, einem Minimum bei 280 mμ und einem zweiten, sehr scharfen Maximum bei 297 mμ (für die Praxis besonders wichtig!), die auf der Haut Strahlenerytheme verursachen. Größere Wellenlängen im Gebiet von etwa 300—440 mμ mit einem breiten Maximum bei 340 mμ rufen dagegen normalerweise Pigmentierung hervor.

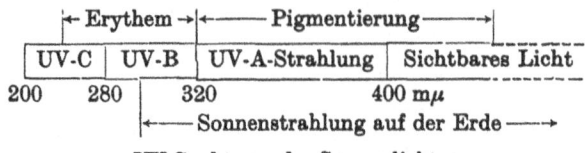

UV-Spektrum des Sonnenlichtes

Für Sonnenschutzpräparate, die einerseits vor Erythemen schützen, aber anderseits eine Bräunung zulassen sollen, eignen sich nur Stoffe mit ganz bestimmten Absorptionseigenschaften. Solche, meist aromatische Verbindungen, sind synthetisch eine ganze Reihe geschaffen worden. Unter den Naturprodukten wird speziell das Äsculin verwendet. Sein Absorptionsgebiet reicht zwar bis gegen 370 mμ, erfaßt also auch noch zum großen Teil die bräunende Strahlung, was jedoch gerade zur Prophylaxe vor Sommersprossenentwicklung erwünscht ist. Übrigens läßt sich in ähnlichem Sinne auch Rutin (und zwar äußerlich und innerlich) verwenden. Äsculin und sein Aglykon setzen, ähnlich wie Citrin und Rutin, die pathologisch erhöhte Kapillarpermeabilität herab.

Umbelliferon, das, wie der Name schon sagt, in der Familie der Umbelliferen weit verbreitet ist, verdient wegen seines Vorkommens in einigen ,,Umbelliferenharzen" besondere Erwähnung.

Asa foetida, eine heute wohl nur noch gelegentlich in der Homöopathie verwendete Droge, besitzt einen äußerst widerlichen Geruch. Nach einigen Autoren beruht ihre sedative Wirkung (reflektorisch) auf eben diesem Geruch und es wird daher von ihnen als ,,hysterisches Sedativum" bezeichnet. Anderseits wird aber auch den Cumarinen, wie bereits dargelegt, eine zentral-sedative Wirkung zugeschrieben. Stammpflanzen des Asants sind mehrere bis 3 m hohe Umbelliferen des östlichen Persiens und des westlichen Afghanistans, in erster Linie *Ferula alliacea*, dann aber auch etwa *Ferula assafoetida*, *F. narthex* und *F. foetida*. Die Rhizome dieser Pflanzen erreichen Schenkeldicke. Im Innern enthalten sie in schizogenen Sekretgängen lokalisiert einen milchigen Saft, der nach Verletzen der Pflanze ausfließt und zu einer bräunlichen Masse erstarrt. Sie enthält Harz, Gummi und ätherisches Öl. Die flüchtigen Stoffe sind Schwefelverbindungen, u. a. Hexenylsulfide, Ursache des höchst unangenehmen Drogengeruchs. Die harzartigen Bestandteile sind an Ferulasäure gebunden. Umbelliferon läßt sich leicht durch seine intensive Fluoreszenz mit Ammoniak nachweisen.

Galbanum stammt ebenfalls von *Ferula*-Arten, besonders *Ferula galbaniflua*. Die Droge wird nur noch sehr selten verwendet als Bestandteil von Pflastern. In der Parfümerie gilt sie als vorzügliches Fixativ.

Ammoniacum ist ein Gummi, das aus Wunden von *Dorema ammoniacum* und andern *Dorema*-Arten austritt und in Körnern erhärtet. Die Stammpflanzen sind in Nordpersien, um den Aralsee und in Belutschistan beheimatet. Auch diese Droge ist obsolet und nur noch ganz selten zur Pflasterbereitung verwendet. Sie enthält kein Umbelliferon.

Neuerdings ist auch eine antibakterielle Wirkung von Cumarinen beobachtet worden. So soll nach DUQUÉNOIS der Umbelliferongehalt von *Hieracium pilosella* für die Antibrucellosewirkung verantwortlich sein. Ferner sei daran erinnert, daß es sich beim Antibiotikum Novobiocin ebenfalls um ein Cumarinderivat handelt.

Fraxin soll stark diuretisch wirken und die Harnsäureausscheidung ebenso stark wie Atophan steigern. Es findet sich in *Fraxinus*-Arten wie *Fraxinus ornus* und *Fraxinus excelsior*, die Fol. Fraxini liefern.

Fol. Fraxini ist als mildes Purgativum bekannt. Die Wirkung ist wohl dem hohen Gehalt an Apfelsäure und deren Calciumsalz (16%), evtl. auch dem Vorkommen von Mannit zu verdanken. Ferner wird die Droge als Diuretikum und Antirheumatikum verwendet. Die Blätter von Fraxinus ornus und F. excelsior weisen im übrigen starke Unterschiede in der Zusammensetzung auf. So enthält nur F. ornus Cichoriin und nennenswerte Mengen von Äsculin, während umgekehrt F. excelsior sich durch einen wesentlich höheren Gehalt an Rutin auszeichnet.

Furocumarine

Furocumarine sind Cumarine mit einem Furanring im Molekül. Einige wichtige Vertreter finden sich in der folgenden Zusammenstellung.

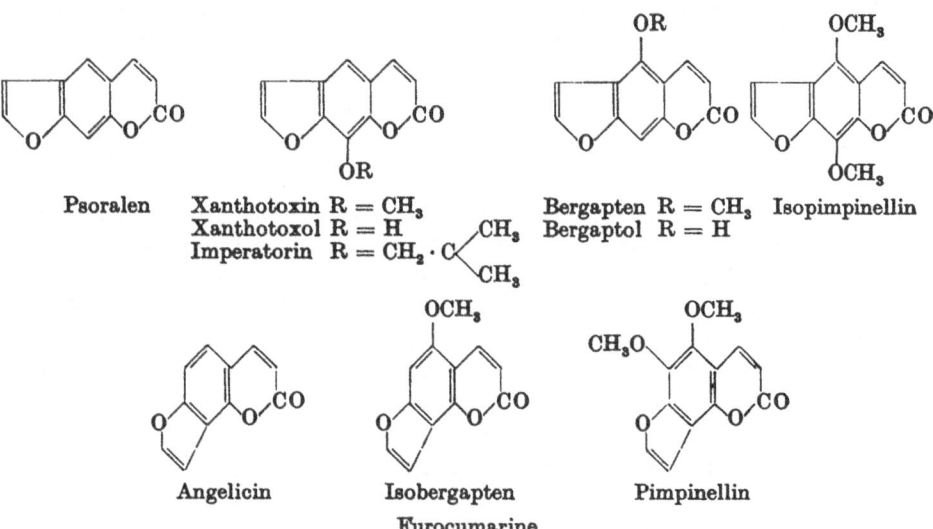

Psoralen   Xanthotoxin R = CH$_3$ Bergapten R = CH$_3$ Isopimpinellin
            Xanthotoxol R = H   Bergaptol R = H
            Imperatorin R = CH$_2$·C⟨CH$_3$/CH$_3$⟩

Angelicin   Isobergapten   Pimpinellin

Furocumarine

Vorkommen einiger pharmazeutisch interessanter Furocumarine

Substanz	Pflanze	Familie	Droge, Pflanzenteil
Psoralen	Coronilla glauca	Leguminosae	Samen
	Psoralea coryfolia	,,	,,
Xanthotoxin	Ruta graveolens u. a.	Rutaceae	Herba Rutae
	Ammi maius	Umbelliferae	Frucht
	Angelica archangelica	,,	,,
	Pastinaca sativa	,,	,,
Xanthotoxol	Angelica archangelica	Umbelliferae	Rad. Angelicae
Imperatorin	Ammi maius	Umbelliferae	Frucht
	Angelica archangelica	,,	,,
	Pastinaca sativa	,,	,,
	Peucedanum ostruthium	,,	Rad. Imperatoriae
Bergapten	Ficus carica	Moraceae	Blatt
	Ruta graveolens	Rutaceae	Herba Rutae
	Citrus bergamia	,,	Oleum Bergamottae
	Citrus medica var. vulg.	,,	Flavedo, Ol. Citri
	Ammi maius	Umbelliferae	Frucht
	Angelica archangelica	,,	,,
	Apium graveolens	,,	Kraut
	Heracleum sphondylium	,,	Frucht, Rhizom

11*

Fortsetzung

Substanz	Pflanze	Familie	Droge, Pflanzenteil
Bergapten	Levisticum officinale	Umbelliferae	Radix, Ol. Levistici
	Pastinaca sativa	,,	Frucht
	Petroselinum sativum	,,	Kraut
	Pimpinella-Arten	,,	Rad. Pimpinellae
Bergaptol	Citrus bergamia	Rutaceae	Ol. Bergamottae
Isobergapten	Heracleum sphondylium	Umbelliferae	Rhizom
	Pimpinella-Arten	,,	Rad. Pimpinellae
Pimpinellin	Pimpinella-Arten	Umbelliferae	Rad. Pimpinellae
	Heracleum sphondylium	,,	Frucht, Rhizom
Isopimpinellin	Heracleum sphondylium	Umbelliferae	Rhizom
	Pimpinella-Arten	,,	Rad. Pimpinellae
Angelicin	Angelica archangelica	Umbelliferae	Rad. Angelicae

1916 beobachtete FREUND bei Verwendung von Bergamottöl enthaltendem Kölnischwasser und anschließender Belichtung nach einer Latenzzeit von etwa 24 Stunden eine Hautpigmentierung. Ähnliche Erscheinungen zeigten sich bei Personen, die sich nach dem Bade oder mit schwitzendem entblößtem Körper an der Sonne ins Gras legten. Es bilden sich u. U. Hautläsionen, deren Ausmaße genaue Reproduktionen der Stengel und Blätter der sie hervorrufenden Pflanzen sind. Neben *Ficus carica* handelt es sich vor allem um *Ruta graveolens*, *Pastinaca sativa*, *Heracleum*-Arten, *Achillea millefolium*, *Sinapis arvensis*, *Ammi maius* usw. Als dafür verantwortliche Wirkstoffe erkannte KUSKE eine Reihe von Furocumarinen, vor allem das Bergapten. Auch von MUSAJO u. Mitarb. wurden eingehende Untersuchungen über Konstitution und Wirkung am Menschen durch Aufbringen von $25\,\mu g/cm^2$ Hautoberfläche in alkoholischer Lösung und Bestrahlung durch Sonnen- oder UV-Licht (Philips-Lampe HPW 365 mμ) während 30 Minuten ausgeführt. Es ergab sich nebenstehende Wirkungsreihe.

Lichtsensibilisierende Wirksamkeit von Furocumarinen

Substanz	Sonne	UV-Licht
Psoralen	++++	++++
Xanthotoxin	+++	+++
Bergapten	+++	+++
Isobergapten	+	+
Angelicin	+	+
Oxypeucedanin	+	+

Andere Furocumarine, wie Xanthotoxol, Imperatorin, Bergaptol, Isopimpinellin, sowie alle untersuchten Hydroxy- und Methoxycumarine waren dagegen in diesen Versuchen unwirksam. Nach KUSKE kommt aber auch dem Imperatorin, dem Bergaptol und dem Xanthotoxol eine gewisse Wirkung zu. Doch zeigen sich offenbar große individuelle Unterschiede.

Ein direkter Zusammenhang zwischen Fluoreszenz und photosensibilisierender Wirkung besteht nicht, da stark fluoreszierende Cumarine wie Äsculin und Umbelliferon wirkungslos sind. Die Fluoreszenz wird durch Licht ganz bestimmte Wellenbereiche erzeugt, beim Bergapten z. B. durch Anregung mit der Absorptionsbande zwischen 280 und 410 mμ (Maximum bei 311 mμ). Das emittierte Licht ist in jedem Falle längerwellig, also energieärmer. Beim Bergapten reicht das Fluoreszenzspektrum bis weit ins Sichtbare bei 500 mμ. Bei fluoreszierenden Stoffen handelt es sich in jedem Falle um solche Verbindungen, die zur Umwandlung eingestrahlter Lichtenergie befähigt sind und die im Falle bestimmter

Furocumarine vielleicht über chemische Vorgänge die Photodermatitis als Reizbeantwortung der Haut hervorrufen (KUSKE). Der primäre auslösende Faktor der eben erwähnten Hautreaktion ist nicht identisch mit dem durch kleinere Wellenlängen erzeugten Lichterythem.

Die lichtsensibilisierende Wirkung kommt aber nicht nur Furocumarinen zu und zeigt sich nicht nur bei äußerlicher Anwendung, wie folgende Tabelle zeigt.

Photosensibilisation
(z. T. nach KUSKE)

peroral	Exogen perkutan	intravenös	Endogen
Eosinismus	Bergamottöl	Haematoporphyrin	Hydroa vaccineformis
Fagopyrismus	Furocumarinpflanzen wie	Acridin	Porphyrien
Hypericismus	Heracleum, Pastinak,	Trypaflavin	chron. polymorphe
Trifoliosis	Ruta, Ficus u. a.	Bengalrot u. a.	Lichtausschläge
Maidismus	Teer u. Teerprodukte		Pellagroide
u. a.	Vaselin, Schmieröle usw.		

Medizinisch wird die lichtsensibilisierende Wirkung verwertet bei der Vitiligo, einer Pigmentanomalie der Haut unter Bildung scharf begrenzter weißer Flecke, und zwar in Form von Präparaten aus Ammi maius oder der entsprechenden Furocumarine.

Ammi maius ist eine einjährige Umbellifere des Mittelmeergebietes, die in Mittel- und Nordeuropa eingeschleppt und hier heimisch geworden ist. Die Früchte enthalten Bergapten, Imperatorin und Xanthotoxin. Extrakte aus Früchten oder Xanthotoxin, sowie Imperatorin werden milligrammweise in Tabletten oral oder in alkoholischer Lösung extern zu Pinselungen verwendet. Anschließend setzt man die depigmentierten Hautpartien einer intensiven UV-Bestrahlung aus. Auch das Psoralen soll sich für diese Zwecke eignen. Das Xanthotoxin wird unter dem Namen „Meloxin" von Upjohn Co Kalamazoo (Mich.) in den Handel gebracht zur Erzielung einer rascheren Bräunung der Haut und zum Schutz vor Sonnenbrand, ferner zur Therapie der Vitiligo.

Cumarine aus Ammi visnaga

Ammi visnaga, auf arabisch Khella genannt, ist eine einjährige, etwa 1 m hohe Umbellifere, die, im Mittelmeergebiet beheimatet, von den Kanaren bis nach Persien vorkommt, sich aber auch in Mittel- und Westeuropa gelegentlich verschleppt findet und in Amerika eingebürgert hat. Die Früchte wurden in Ägypten schon lange medizinisch bei Krampfzuständen verwendet. In Mitteleuropa ist die Droge bereits im Mittelalter bekannt gewesen. FUCHSIUS gibt eine Abbildung der Pflanze und bezeichnet sie als Diuretikum. Später ist sie offenbar völlig in Vergessenheit geraten, und erst nach 1930 ist man durch Arbeiten ägyptischer Forscher auch in Europa und Amerika wieder auf sie aufmerksam geworden. Ihre diuretische Wirkung wurde bestätigt. Ferner erwies sie sich durch ihre erschlaffende Wirkung auf die glatte Muskulatur als geeignet zum Entfernen von kleineren Nieren- und Blasensteinen. Diese Indikation ist in Europa wohl zuerst beachtet und in der Klinik von SAUERBRUCH erprobt worden. SAMAAN hat weiter eine blutdrucksenkende und coronargefäßerweiternde Wirkung festgestellt. Bereits 1879 wurde aus der Droge eine als Khellin bezeichnete Substanz gewonnen, die chemisch ein Chromonderivat darstellt

(s. S. 181). 1931 isolierte man eine amorphe Visnaganfraktion; daraus gelang 20 Jahre später die Gewinnung kristalliner Stoffe mit mehrfach stärkerer Gefäßwirkung als sie dem Khellin zukommt. Es handelt sich dabei um Cumarine folgender Formel:

Samidin $R = OC \cdot CH = C \diagdown$ CH$_3$ / CH$_3$

Dihydrosamidin $R = OC \cdot CH_2 \cdot CH \diagdown$ CH$_3$ / CH$_3$

Visnadin $R = OC \cdot CH \cdot CH_2 \cdot CH_3$ | CH$_3$

Die gefäßerweiternde Wirkung der Droge, die durch die Visnaganfraktion mitbedingt ist, wird aber überwiegend in Form des Khellins ausgenutzt (s. dort).

Anhang

Dicumarol. Beim Verfüttern von unsachgemäß gelagertem, verschimmeltem Heu aus Honigklee, *Melilotus officinalis*, zeigte sich bei Rindern eine als „Sweet clover disease" beschriebene Krankheit. Sie besteht in einer stark verminderten Blutgerinnungstendenz. 1941 gelang die Isolierung des für die Krankheit verantwortlichen Stoffes, der in seiner Konstitution aufgeklärt und als Dicumarol bezeichnet wurde.

Dicumarol

Dicumarol hemmt oder verhindert die Bildung von Prothrombin in der Leber und setzt dadurch die Gerinnungsfähigkeit des Blutes herab. In großen Dosen schädigt es die Leber. Durch hohe Dosen von Vitamin K kann man die Dicumarolwirkung aufheben. Die Substanz wurde kurz nach ihrer Entdeckung in die Therapie eingeführt mit Indikationen, wie sie auch für das Heparin gelten, nämlich Thrombose-Prophylaxe und Therapie; nur ist es im Gegensatz zu Heparin auch oral wirksam. Die Wirkung setzt erst nach 1—2 Tagen ein. Dicumarol wird auch zur Rattenvertilgung verwendet.

Literatur

CASPARIS, P., u. E. MANELLA: Der Nachweis natürlicher Cumarine in Drogen. Pharm. Acta Helv. 18, 347—360, 714—719 (1943); 19, 158—160 (1944). — DEAN, F. M.: Naturally Occurring Coumarins, in Zechmeister, Fortschr. Chem. org. Naturstoffe 9, 225—291 (1952). — HOLZER, W., u. A. STEINBÄCKER: Wiener med. Wschr. 100, 233 (1950). — KUSKE, H.: Perkutane Photosensibilisierung durch pflanzliche Wirkstoffe. Dermatologica 82, 274—335 (1940). — MUSAJO, L.: Interessanti Proprietà delle Furocumarine naturali. Il Farmaco Ed. Sc. 10, 539—558 (1955). — MUSAJO, L., u. G. RODIGHIERO: The Skin-Photosensitizing Furocoumarins. Experientia 18, 153—161 (1962). — REPPEL, L.: Über natürliche Cumarine. Pharmazie 9, 278—299 (1954). — SPÄTH, E.: Die natürlichen Cumarine. Ber. 1987 A, 83—117.

4. Bioflavonoide und Flavonoiddrogen

Allgemeines

Die Bezeichnung Flavonoide (lat. flavus = gelb) für eine Gruppe von Pflanzenfarbstoffen erklärt sich historisch, da die ersten näher untersuchten Vertreter durch ihre gelbe Farbe auffielen, mit der sie gebeiztes Wollgewebe anfärben. Vor allem durch die Arbeiten von SZENT-GYÖRGYI sind diese Stoffe auch in den Kreis medizinischer Betrachtungen einbezogen worden.

Der Grundkörper dieser Verbindungen ist das Chromon (Benzo-γ-pyron). Alle Stoffe, die sich vom 2- oder 3-Phenylchromon ableiten, werden als Flavo-

| Chromon | Flavon | Xanthon | Furochromon |
| Benzo-γ-pyron | 2-Phenyl-chromon | Di-Benzo-γ-pyron | |

noide, oder — in Anbetracht ihrer vielseitigen Wirkung im Pflanzen- und Tierkörper — als Bioflavonoide bezeichnet. Häufig rechnet man dazu auch Catechine, Anthocyanidine und Pro-anthocyanidine, da sie sich vom gleichen Grundkörper, dem Flavan, ableiten. Doch sollen diese Stoffgruppen hier getrennt zur Sprache kommen. Dagegen werden die sehr nahe verwandten Chalkone und Dihydrochalkone miteingeschlossen. Als Flavonderivate im weiteren Sinne lassen sich die Rotenoide auffassen, und schließlich gehören zu den Chromonderivaten pharmazeutisch wichtige Stoffe wie das Khellin. Diese Verbindungen sollen in einem Anhang kurz behandelt werden.

Flavonoide sind im Pflanzenreich sehr weit verbreitet. Sie finden sich nicht nur in Gefäßkryptogamen, Gymnospermen und Angiospermen, sondern sind auch in Grünalgen nachgewiesen worden. Man kennt besonders flavonreiche Familien wie die Leguminosen, Polygonazeen und Rutazeen. Doch wird die eingehende Erforschung des Pflanzenreiches bestimmt noch sehr viele weitere Vorkommen zutage fördern.

Auch im Tierreich hat man ausnahmsweise Flavone festgestellt, so im Flügel der Butterfliege *Melanagria galatea*. Der gleiche Stoff ist ebenfalls in der von diesem Insekt häufig besuchten *Dactylis glomerata* nachgewiesen worden. Es ist daher wohl anzunehmen, daß die Flavone nicht vom Tierorganismus gebildet, sondern vielmehr mit der Nahrung aufgenommen werden.

Flavonoide finden sich reichlich in Blüten, denen sie oft eine gelbe Farbe verleihen; so enthalten die Blütenknospen von *Sophora japonica* bis zu 30% Flavonoide. Sie können aber auch in Blättern, Früchten, Wurzeln und im Holz vorkommen. Innerhalb der Pflanzenzelle sind sie als hydrophile Stoffe im Zellsaft gelöst. Beim Trocknen der Pflanzen geht das Wasser des Zellsaftes verloren, und die Flavone lagern sich in andern Zellbestandteilen wie in Protoplasten oder auch in der Membran ab.

Baptisin

7-Hydroxy-4′-methoxy-isoflavon

Trifolirhizin $R_1 = C_6H_{11}O_5$ $R_2 = H$
Pisatin $R_1 = CH_3$ $R_2 = OH$

Die Rolle der Flavone im Stoffwechselgeschehen der Pflanzen ist noch
weitgehend unbekannt. Vermutlich kommt ihnen eine Bedeutung in Redoxprozessen zu,
worauf das Vorliegen von Flavonen und Flavanonen auch als 3-Hydroxyverbindungen,
sowie bei den Derivaten mit Hydroxyl in 4'- und 3',4'-Stellung die Möglichkeit einer Oxydation zu Chinonen hindeutet. Man hat ihnen ferner eine Bedeutung bei der CO_2-Assimila-
tion und bei der Atmung als Cofermente von Phenoloxydasen zugemessen. Das Baptisin
hat keimungshemmende Wirkung, die jener der Parasorbinsäure gleichkommt. Eine Reihe
von Isoflavonen und Isoflavonderivaten (Pisatin, Trifolirhizin) sind ausgesprochene Pilz-
hemmstoffe: 7-Hydroxy-4'-methoxy-isoflavon und Trifolirhizin z. B. sind für die Resistenz
des Rotklees gegen die durch den Pilz *Sclerotinia trifoliorum* verursachte Kleefäule verantwortlich. Diese Befunde sind für die Nutzpflanzenzüchtung von praktischem Interesse.

Die große Zahl natürlicher Flavonoide wird nach chemischen Gesichtspunkten in Gruppen eingeteilt[1].

Den Flavanonolen, Isoflavanonen und Bisflavonylen kommt bisher noch kein
pharmazeutisches Interesse zu, weshalb sie im folgenden nicht erwähnt werden.

Flavan   Flavon   R = H   Flavanon   R = H
(Grundkörper)   Flavonol R = OH   Flavanonol R = OH

Isoflavon   Isoflavanon
(3-Phenyl-chromon)

Bis-flavonyl
Einteilung der Flavonoide

Verwendung von Flavonoiddrogen. Als Reinstoffe oder Gemische
finden zwar nur wenige Flavone medizinische Verwendung, so vor allem Rutin,
Quercetin und der Flavonkomplex aus Citrusfrüchten. Trotzdem sind bereits
eine auffallend große Reihe medizinisch wertvoller Eigenschaften beschrieben
worden. In einigen Fällen sind Flavone als Hauptwirkstoffe von Arzneipflanzen
zu betrachten und in vielen andern dürften sie an der Drogenwirkung in größerem oder kleinerem Ausmaß beteiligt sein. Die vielseitigen Wirkungen deuten
darauf hin, daß die Flavone im Zellgeschehen wichtige Funktionen auszuüben
in der Lage sind. So scheinen sie an den Oxydationsvorgängen der Zelle teilnehmen zu können und ihr hemmender oder fördernder Einfluß auf einige
Fermente ist bekannt.

Sehr gut untersucht ist die Wirkung bei hämorrhagischer Diathese verschiedenster Genese durch Normalisierung der Kapillarpermeabilität. Sie findet
sich bei Vertretern der Flavon-, Flavonol- und Flavanongruppe. Eine auffallende Erscheinung ist ferner das gehäufte Vorkommen von Flavonoiden in

---

[1] FREUDENBERG u. WEINGES [Tetrahedron 8, 336—349 (1960)] haben eine neue, vereinfachte Systematik und Nomenklatur der Flavonoide im weitesten Sinne eingeführt, die
die meisten natürlichen Vertreter dieser Reihe auf sechs Grundtypen zurückführt. Da nur
eine relativ kleine Zahl von Flavonoiden pharmazeutische Bedeutung besitzt, sollen hier
jedoch die gut eingeführten Trivialnamen beibehalten werden.

für ihre diuretische Wirkung bekannten Drogen, wie Herba Violae tricoloris, Herba Virgaureae, Herba Equiseti, Fol. Betulae u. a. An Reinsubstanzen zeigte sich diese Wirkung besonders bei Luteolinglykosiden, etwas weniger stark bei den Quercetinglykosiden Rutin und Quercitrin. Flavonoide wie Quercetin, Quercitrin, Hyperosid und Luteolin haben ferner eine $\pm$ ausgesprochene stimulierende Wirkung besonders auf das geschädigte Herz.

Verschiedene Flavone wirken spasmolytisch. Ein choleretischer Effekt wurde an Ratten besonders in der Gruppe der Flavanone beobachtet. Wahrscheinlich durch Gefäßerweiterung senken bestimmte Flavonoide den Blutdruck und bei etlichen Derivaten wurde eine elektiv coronarerweiternde Wirkung festgestellt. Laxierend sollen Kämpferol und seine Glykoside sein, ein Befund, der allerdings umstritten ist. Auch Östrogene finden sich in dieser Stoffklasse. Die chemische Verwandtschaft des Isoflavons Genistein mit dem ebenfalls östrogenen Cumarin Cumöstrol ist offensichtlich. Andere Eigenschaften, wie die vermutlich durch das Calciumbindungsvermögen bedingte Antikoagulanswirkung, die Schutz-

Genistein   Cumöstrol

wirkung beim anaphylaktischen Schock, die — wenig ausgesprochene — cytostatische, sowie durch Hyaluronidasehemmung zustande kommende empfängnisverhütende Wirkung dürften bei der Verwendung von Flavondrogen eine untergeordnete Bedeutung haben oder ganz bedeutungslos sein. Möglicherweise spielt die hyaluronidasehemmende Wirkung eine Rolle bei der Verwendung bestimmter Bioflavonoide als Vorbeugungsmittel gegen Infektionskrankheiten. In diesem Zusammenhang ist noch die deutliche antibakterielle Wirkung einiger Flavone zu erwähnen.

Die Flavonoide werden aus dem Darm resorbiert und nach oraler und parenteraler Zufuhr meist rasch wieder ausgeschieden. Bisher sind am Warmblüter bei keinem einzigen natürlichen Flavonoid in normalen Dosen toxische Symptome festgestellt worden; Schädigungen sind daher bei Verwendung von Flavondrogen zumindest nicht durch den Flavongehalt zu erwarten. Dagegen weisen einige Flavone eine ausgesprochene Toxizität für Insekten auf, und auch für Fische sind nicht alle Flavone harmlos. Wenngleich es sich bei dieser Stoffgruppe meist nicht um eine solche mit sehr starker pharmakologischer Wirkung handelt, kommt ihr gerade für die Arzneipflanzentherapie eine nicht unbedeutende Rolle zu, die in Anbetracht der weiten Verbreitung in mehreren Fällen auch der Grund für die modifizierte, u. U. bessere Wirkung einer Droge gegenüber einem — nicht zu den Flavonen gehörenden — Reinstoff sein dürfte.

Nachweis und Bestimmung. Flavone und Flavonole lassen sich in wenig gefärbten Organen durch die Gelbfärbung mit Ammoniak nachweisen. Reduktion mit Magnesium und Salzsäure in alkoholischer Lösung ergibt bei Flavonen orange bis rote, mit Flavanonen karmesin bis magenta und mit Flavonolen rote bis karmesinrote Farbtöne. Sehr empfindlich ist die TAUBÖCK-Reaktion auf Flavonole. Mit wenig Borsäure und Oxalsäure in Aceton zur Trockene verdampft ergeben sie beim Aufnehmen in Äther intensiv fluoreszierende Lösungen. Eisenchlorid, konz. Salpetersäure, Antimonpentachlorid u. a. lassen sich ebenfalls als Farbreagenzien zum Nachweis und zur Unterscheidung bestimmter Gruppen heranziehen. Besonders die gefärbten Zirkon- und Zinkverbindungen eignen sich für photometrische Bestimmungen. Näheres s. Originalliteratur.

Flavone

Der Grundkörper der Flavone, das 2-Phenyl-chromon, findet sich z. B. als mehlartiger Überzug an Blüten, Blättern, Stengeln und Samenkapseln verschiedener *Primula*-Arten und läßt sich bereits durch Abbürsten des Mehlstaubes und Umkristallisieren aus Petroläther rein erhalten. Wichtiger sind jedoch seine Derivate, von denen einige pharmazeutisch interessante Vertreter unten aufgeführt sind.

Apigenin

Vitexin

Luteolin   R = H
Diosmetin R = CH$_3$

Das Vorliegen von OH-Gruppen ermöglicht die Glykosidierung. Von allen oben aufgeführten Vertretern finden sich Glykoside in der Natur.

Vorkommen und Wirkung. Apigenin ist u. a. in Blüten von *Matricaria chamomilla* und *Anthemis nobilis* enthalten, wo es wesentlich an der spasmolytischen Wirkung der Droge beteiligt sein soll. Das 7-Apiosyl-glukosid ist erstmals aus *Apium graveolens* isoliert und darnach als Apiin benannt worden. Es findet sich auch in *Petroselinum sativum*. Im Gegensatz zum ebenfalls in Apium enthaltenen Apiol ist Apiin nicht toxisch. Es erniedrigt die Kapillarpermeabilität und wirkt leicht diuretisch. Neben dem Apiin existieren noch weitere Apigeninglykoside, die aber pharmazeutisch nicht von Interesse sind.

Vitexin (Crataegusflavon I) wurde nach der erstmaligen Isolierung aus *Vitex littoralis* benannt. Pharmazeutisch ist es durch sein Vorkommen in *Crataegus* interessant. Es findet sich hier auch in Form des 4'-Rhamnosids (Crataegusflavon II). Vitexin ist ein C-Glykosid. Auch das Luteolin-8-hexityl-monoxylosid Adonivernith aus *Adonis vernalis* gehört zu diesen Stoffen.

Luteolin hat seinen Namen nach *Reseda lutea*, die unter dem Namen „Wau" (Herba Resedae) als Farbstoffdroge bekannt ist. Als 7-Apiosyl-glucosid ist es neben Apiin in *Petroselinum sativum* enthalten. Luteolin-7-D-glucosid findet sich neben Luteolin (= Digitoflavon) zu 0,3% in Fol. Digitalis und Luteolin-5-D-glucosid (Galuteolin) zu 0,1% in Herba Equiseti. Ein Luteolin-monoglucosid (Paspalosid) ist aus *Paspalum conjugatum* (*Gramineae*) isoliert worden. Diese Pflanze wird in der Volksmedizin der Antillen als Antihämorrhagikum verwendet. Das Paspalosid dürfte mindestens zum Teil an der Wirkung beteiligt sein. Am Luteolin konnte eine positiv inotrope Wirkung nachgewiesen werden, die allerdings niemals an die Aktivität der Digitaloide heranreicht. Es steigert den Herztonus und verstärkt die Kontraktilität des Herzmuskels. Bekannt ist ferner die ausgesprochene diuretische Wirkung der Luteolinglykoside. Das Luteolin-5-D-glukosid dürfte bei Herba Equiseti wesentlich an der Wirkung beteiligt sein, während bei Fol. Digitalis der Luteolinwirkung sicher nur eine untergeordnete Bedeutung zukommt.

Das Diosmetin findet sich in Form seines 7-Rutinosids Diosmin, benannt nach der Isolierung aus Buccoblättern von *Barosma-(Diosma-)*Arten, auch in *Mentha crispa*, *Mentha pulegium* (Penny Royal), *Hyssopus officinalis*, Fructus und Herba Conii usw. Diosmin ist in der Natur sehr weit verbreitet und wurde früher oft als Hesperidin angesehen.

Seine Löslichkeit in den gebräuchlichen Lösungsmitteln, auch in Chloralhydratlösung, wie sie zum Aufhellen in der Mikroskopie verwendet wird, ist äußerst gering. Es liegt denn auch in den Pflanzen nicht in gelöster Form, sondern als Sphärokristalle vor. Dagegen löst es sich in verdünnter KOH und konz. Schwefelsäure mit gelber Farbe. Aus der alkalischen Lösung wird es durch Säurezusatz oder Einleiten von CO_2 in kristalliner Form wieder ausgeschieden.

Flavanone

Aus der großen Reihe natürlich vorkommender Vertreter dieser Gruppe seien nur die vier pharmazeutisch besonders interessierenden Stoffe erwähnt:

Liquiritigenin

Eriodictyol

Homoeriodictyol

Hesperetin

Das C-Atom 2 der Flavanone ist asymmetrisch. Trotzdem sind bis vor kurzem bei der Hydrolyse von Glykosiden nur optisch inaktive Aglykone erhalten worden. 1956 gelang erstmals die Herstellung von (—)-Hesperetin durch vorsichtige Spaltung des Hesperidins. Eine weitere gemeinsame Eigenschaft der Flavanone, die der Konstitutionsaufklärung erhebliche Schwierigkeiten bereitet hat, ist die Fähigkeit, in eine offene Form, die sog. Chalkonform, überzugehen. Die Leichtigkeit, mit der diese Umlagerung vor sich geht, ist von Verbindung zu Verbindung verschieden.

Bei freiem OH am C-5 liegt das Gleichgewicht in wäßriger Lösung ganz auf der Seite des Flavanons. Aus diesem Grund finden sich in der Natur nur Chalkone von Flavanonen mit fehlendem oder glykosidiertem OH am C-5 (z. B. Isoliquiritigenin in Radix Liquiritiae). Schließlich gibt es auch Dihydrochalkone, wie das Phloridzin. Diese Verbindungen sind nicht imstande, in die Flavanonform überzugehen, stehen jedoch damit biogenetisch in Verbindung. So findet sich das dem Phloridzin entsprechende Flavanonaglykon, das Naringenin, ebenfalls in Pirus-Arten.

Liquiritigenin Flavanonform $\rightleftharpoons$ Isoliquiritigenin Chalkonform

Naringenin Phloridzin Dihydrochalkon

Vorkommen und Verwendung. Beim **Liquiritin** handelt es sich nach SHINODA und UEDA (1934) um das Liquiritigenin-4'-glucosid mit Smp. 212°. PARIS und GUILLOT (1955) haben jedoch einen Stoff mit Smp. 132—134° isoliert, der bei Hydrolyse neben Liquiritigenin Glucose und Rhamnose liefert. Das Chalkon Isoliquiritigenin ist ebenfalls in glykosidischer Form vorhanden. Bei der wenig schonenden Gewinnung des Succus Liquiritiae werden die Glykoside z.T. gespalten und es finden sich dann auch die in der Wurzel nicht vorhandenen Aglykone. Isoliquiritigenin zeigte am isolierten Kaninchendarm ($1^0/_{00}$ BaCl$_2$ als Spasmogen) eine halb so starke spasmolytische Wirkung wie Papaverinhydrochlorid. Liquiritigenin erreicht ein Viertel der Papaverinwirkung und Liquiritin ist wesentlich weniger wirksam (PARIS und GUILLOT, 1955; BERGER und HÖLLER, 1957), nach GRASSHOF (1960) sogar unwirksam. Daher ist Succus Liquiritiae spasmolytisch wirksamer, je weniger schonend seine Herstellung ist, je mehr Glykosid also hydrolysiert wird. Diese Wirkung ist im Hinblick auf den guten Effekt bei Magenulcus von Interesse. Tatsächlich konnten BERGER und HÖLLER am experimentell erzeugten Magengeschwür eine signifikante Hemmung der Geschwürsbildung feststellen.

Pharmazeutisch besonders wichtig sind die Glykoside von **Eriodictyol** und **Hesperetin**, das 7-β-Rutinosido-eriodictyol **Eriocitrin**[1] und das 7-β-Rutinosido-hesperetin Hesperidin. Das Eriocitrin hat seinen Namen vom Aglykon, das erstmals neben Homoeriodictyol aus Blättern von *Eriodictyon californicum*, „Yerba santa", isoliert und darnach benannt wurde. Yerba santa ist vor allem bekannt durch ihre Fähigkeit, bitteren Geschmack zu maskieren. Sie wird daher etwa als Geschmackskorrigens für Chinin u. a. verwendet. Eriocitrin findet sich auch zusammen mit Hesperidin, in Früchten verschiedener Citrus-Arten. Aus unreifen Pomeranzen ist ferner das Neohesperidin isoliert worden. Es gibt die gleichen Hydrolyseprodukte wie Hesperidin unterscheidet sich von diesem aber vermutlich durch andere Verknüpfung von Rhamnose und Glucose. Das Disaccharid wird als Neohesperidose bezeichnet.

---

[1] Das früher beschriebene Eriodictin als Eriodictyol-rhamnosid ist in seiner Konstitution nirgends eindeutig bewiesen. Es dürfte sich vermutlich um die — zur Vermeidung von Verwechslungen — als Eriocitrin bezeichnete Substanz handeln. Die Frage ist aber noch nicht vollständig geklärt; so wären evtl. Rassenunterschiede mit teils Eriodictin, teils Eriocitrin möglich.

Die medizinische Bedeutung dieser Stoffe wurde bei Untersuchungen von Szent-Györgyi über den Antiskorbutfaktor offenbar. 1932 gelang diesem Forscher der Nachweis, daß es sich bei der von ihm 1927 aus Nebennierenrinde, später auch aus Orangen, Kohl und Paprika isolierten Substanz um das den Skorbut heilende Vitamin C handelt. In Verfolgung dieser Arbeiten beobachtete er nun Formen des Skorbut, die sich mit reiner Ascorbinsäure nicht heilen ließen. Es handelte sich um solche, die mit Blutungsneigung einhergehen. Ascorbinsäurehaltige Naturprodukte, wie z. B. Präparate aus Orangen, aus Zitronen oder Paprika entfalten in diesen Fällen eine bessere Wirkung. Szent-Györgyi u. Mitarb. vertraten daher die Auffassung, daß die Heilkraft dieser Naturstoffe durch das Zusammenwirken des in ihnen enthaltenen Vitamin C mit einem noch unbekannten, für die Aufrechterhaltung der normalen Gefäßdurchlässigkeit unentbehrlichen Diätfaktor zustande komme. Man nannte ihn Vitamin P (Permeabilitätsfaktor) und Szent-Györgyi bezeichnete ihn einmal geradezu als Aktivator der Vitamin-C-Wirkung. Im Jahre 1936 konnten dann Szent-Györgyi und Rusznyak eine Substanz isolieren, die als steter Begleiter in diesen Naturprodukten vorhanden war. Wegen ihres Vorkommens in Citrus-Früchten wurde sie als Citrin bezeichnet. Beim Citrin handelt es sich nicht um einen einheitlichen Körper, sondern um ein Gemisch aus Hesperidin und Eriodictin mit wenig Quercetin. Das gegenseitige Mengenverhältnis hängt jeweils sehr vom Reifezustand der verwendeten Früchte ab. Mit der Reife nimmt der Gehalt an Eriodictin zu. Eingehende Untersuchungen zeigten später, daß reines Hesperidin und Eriodictin sowie Quercetin relativ wenig wirksam sind. Sehr stark wirksam sind dagegen die Chalkone. Tatsächlich gelang es später, aus aktivem, rohem Orangenhesperidin eine wirksame, wasserlösliche Verbindung zu isolieren, die sich als Hesperidinchalkon erwies. Diese Verbindung ist in der Pflanze vermutlich in Form eines Proteinkomplexes vorhanden. Ein solcher Komplex konnte denn auch aus wässerigem Zitronenschalenextrakt gewonnen werden. Schließlich fand man, daß auch anderen Stoffen die gleiche oder eine ähnliche Wirkung zukommt, und zwar nicht nur gewissen Flavonen und besonders Flavonolen, worunter das Rutin der bekannteste ist, sondern auch reduzierten Verbindungen, so den Proanthocyanidinen und Catechinen oder dem Phloridzin als reduziertem Chalkon, ja sogar Cumarinen, deren antihämorrhagische Wirkung früher erwähnt worden ist (s. S. 158). Für Vitamine ist es typisch, daß ihr Fehlen in der Natur zu den entsprechenden Ausfallserscheinungen, den Avitaminosen, oder bei Zufuhr ungenügender Mengen zu Hypovitaminosen führt. Da solche Erscheinungen beim Citrin am Tier experimentell nicht zu erzeugen sind, verzichtet man jetzt meistens auf die Bezeichnung Vitamin P und spricht eher von Bioflavonoiden.

Die Bioflavonoide entfalten ihre volle Wirkung bei Skorbut nur bei gleichzeitigen, wenn auch sehr kleinen Gaben von Ascorbinsäure. Sie wirken sich also bei leichtem Ascorbinsäuremangel günstig aus. Dies beruht wohl auf einem Oxydationsschutz, wodurch die verfügbare Ascorbinsäure besser ausgenutzt werden kann. Dadurch dürfte auch die bekannte Tatsache erklärt werden, daß reine Ascorbinsäure oft viel weniger leistet, als wenn sie in Form vegetabilischer Produkte wie Zitronen verabreicht wird. Wichtig ist ihre Fähigkeit zur Normalisierung pathologisch erhöhter Kapillarpermeabilität, und zwar nicht nur beim Skorbut, sondern auch bei vielen anderen, mit erhöhter Kapillarpermeabilität einhergehenden pathologischen Zuständen, so bei Hypertonie, Infektionen und

Entzündungen, besonders bei Rheuma und Arthritis, aber auch bei Strahlungs-
schäden und vermutlich bei Erfrierungen. In diesen Fällen wird meist dem Rutin
als einheitlichem und daher gut dosierbarem Stoff der Vorzug gegeben (s. Rutin). Die Antioxydanswirkung von Rutin wird übrigens in der Lebensmittelindustrie ausgenutzt. Über den Mechanismus der Wirkung auf die Kapillarpermeabilität bestehen nur Vermutungen. So hat man sie als Antagonisten gegenüber dem resistenzvermindernden Lecithin aufgefaßt. Auf Grund der Fähigkeit zur Bildung von Proteinkomplexen nehmen einige Forscher an, daß Flavone
und besonders die Flavonole als prosthetische Gruppe eines Atmungsfermentes
zur Wirkung kommen.

Flavonole

Unter den Flavonoiden ist die Gruppe der Flavonole wohl die größte und verbreitetste. Aus der großen Reihe seien nur vier Vertreter, darunter auch einer
mit methylierter OH-Gruppe an C-3 erwähnt.

Galangin

Kämpferol

Quercetin $R_1 = R_2 = H$

Artemetin

Vorkommen und Verwendung. Galangin und Artemetin sind pharmazeutisch nur insofern von Bedeutung, als das erste sich neben Kämpferid
(4'-Methoxy-galangin) in Rhizoma Galangae, das zweite in Herba Absinthii
sich vorfindet.

Kämpferol ist frei in Fol. Sennae, Flos Pruni spinosae und in vielen andern
Pflanzen enthalten. Aber auch Kämpferolglykoside finden sich in der Natur zahlreich, so das Kämpferol-7-diglucosid Equisetrin zu 0,05% in Herba Equiseti, weitere Vertreter in Teeblättern, Blüten von *Aesculus hippocastanum*, *Nerium
oleander* usw. Kämpferol erwies sich als Laxans, beruhend auf einer unmittelbaren Einwirkung auf den Darm. Auch Kämpferolglykosiden und weiteren Flavonoiden soll diese Eigenschaft zukommen. Die schwach laxierende Wirkung
von Flos Pruni spinosae findet darin ihre Erklärung, und das Vorkommen in
Fol. Sennae würde für eine kombinierte Wirkung dieser Droge sprechen. Vermutlich tragen diese Stoffe auch zum diuretischen Effekt von Herba Equiseti
und Flos Pruni spinosae bei.

Weitaus am verbreitetsten ist jedoch das Quercetin, vor allem in Form
seiner Glykoside, von denen die wichtigsten samt ihren pharmazeutisch bedeutsamen Vorkommen nachfolgend zusammengestellt sind.

Das Quercetin hat seinen Namen erhalten nach dem Vorkommen als Spaltprodukt des Quercitrins in Quercitron, der gemahlenen Rinde von *Quercus tinc-*

toria. Es kann durch Hydrolyse seiner Glykoside gewonnen werden. In den USA wird es aber in halbtechnischen Mengen durch Luftoxydation von Dihydroquercetin nach schwachem Alkalisieren hergestellt. Das Ausgangsmaterial liefert durch Extraktion mit heißem Wasser die Douglas-Fichtenrinde. Das Dihydroquercetin hat übrigens ähnliche pharmakologische Eigenschaften wie Rutin und Quercetin: es senkt erhöhte Kapillarpermeabilität. Quercetin soll sich als Antioxydans bewähren. Quercetinglykoside finden sich nach obiger Zusammenstellung in vielen als Diuretika geschätzten Drogen und sind mindestens zum Teil für deren Wirkung verantwortlich. Als Reinsubstanz hat aber nur Rutin Bedeutung erlangt.

Quercetinglykoside

Glykosid	Zucker	Vorkommen
Avicularin, Foenicularin	3-Arabinosid	Polygonum aviculare, Foeniculum vulgare
Quercitrin	3-Rhamnosid	Solidago-Arten, Fol. Theae
Q.-Rhamnosid	?-Rhamnosid	Vaccinium myrtillus
Hyperin	3-Galaktosid	Fol. Betulae, Fol. Uvae ursi, Herba und Flos Hyperici, Fol., Flos u. Fructus Crataegi, Vaccinium vitis-idaea, Vaccinium uliginosum
Isoquercitrin	3-Glucosid	Herba Equiseti, Fol. Uvae ursi, Vaccinium myrtillus, ev. Vaccinium vitis-idaea
Quercimeritrin	7-Glucosid	Andropogon sorghum
Spiraeosid	4'-Glucosid	Flos Spiraeae
Rutin	3-Rhamnoglucosid	Herba Rutae, Herba Violae tricoloris, Flos Sambuci, Fol. Belladonnae, Hyoscyami u. Stramonii, Fol. Fraxini, Sophora japonica, Nicotiana tabacum, Fagopyrum- und Eucalyptus-Arten und in über 60 weiteren Pflanzenarten

Rutin ist erstmals 1842 von WEISS aus *Ruta graveolens* isoliert und nach diesem Vorkommen benannt worden. Als Ausgangsdroge dienten eine Zeitlang Tabakblätter, heute vor allem *Fagopyrum tataricum*. Diese Pflanze läßt sich im gemäßigten Klima leicht kultivieren und wird schon nach etwa zehn Wochen schnittreif.

Wesentlich rutinreicher sind die auch im Handel erhältlichen Blütenknospen von *Sophora japonica* mit einem mittleren Gehalt der getrockneten Droge von 12—18% Rutin. In der Literatur etwa aufgeführte höhere Zahlen von bis über 30% dürften nur ausnahmsweise erreicht werden oder sich auf Rohrutin beziehen. *Sophora japonica*, Schnurbaum, japanischer Pagodenbaum, findet sich in Korea, Teilen von Japan und im nördlichen China. Sein Farbstoff wurde schon seit langem als Färbemittel, z. B. für die gelben Gewänder chinesischer Mandarine, verwendet. In Ostasien ist die Droge seit Jahrhunderten als Mittel gegen Hämorrhagien bekannt. Außer den erwähnten Blütenknospen sind auch Blätter einiger Eucalyptus-Arten sehr rutinreich.

Die Verwendung von Rutin geht auf die später von GRIFFITH praktisch bestätigte Idee von COUCH zurück, daß in Anbetracht der ähnlichen chemischen Konstitution von Rutin und Hesperidin ersteres ebenfalls eine günstige Wirkung gegen zu hohe Kapillarpermeabilität haben könnte. Tatsächlich hat Rutin sich bewährt bei Hämorrhagien verschiedener Genese, so infolge hohen Blutdrucks, der aber selber nicht beeinflußt wird, bei Bestrahlungshämorrhagien, Blutungen

der Retina bei Diabetikern usw. Rutin soll die durch Dicumarol erhöhte Gefäß-
permeabilität vermindern, die bei Penicillin durch Granulationshemmung zustande kommende Störung des Wundverlaufs beheben und eine tonisierende
Wirkung auf das Herz haben. Innerlich und äußerlich läßt sich Rutin als Licht-
schutzmittel verwenden. In der Lebensmittelindustrie ist es neben Quercetin
und Quercitrin als Antioxydans für Butter und Schmalz empfohlen worden.

Einige weitere Quercetin-Derivate haben ihrenNamen von der erstmaligen
Isolierung der Stoffe oder deren Isomeren aus Rhamnusarten erhalten, so
Rhamnetin ($R_1 = H$, $R_2 = CH_3$), Isorhamnetin ($R_1 = CH_3$, $R_2 = H$) und
Rhamnazin ($R_1 = R_2 = CH_3$) (Quercetinformel S. 174).

Isoflavone

Formononetin R = H
Ononin R = Glucose

Genistein R = H
Genistin R = Glucose

Irigenin R = H
Iridin R = Glucose

Die in der Natur recht zahlreich vertretenen Isoflavone haben bei weitem
nicht die pharmazeutische Bedeutung der übrigen Flavongruppen. Ononin findet sich in Radix Ononidis, Iridin in Rhizoma Iridis. Das Iridin färbt sich an der
Luft leicht gelb und dürfte für das Hellgelbwerden der Droge verantwortlich
sein. Wie weit Ononin an der guten diuretischen Wirkung von Radix Ononidis
beteiligt ist, scheint noch ungeklärt. Die östrogene Wirkung des Genisteins sowie
Formononetin als Resistenzfaktor von Rotklee gegen *Sclerotinia trifoliorum*
sind schon früher erwähnt worden (s. S. 168 u. 169).

Bei Verfütterung einer australischen Kleeart, *Trifolium subterraneum* L., traten bei
Schafen in Australien schwere Fortpflanzungsstörungen auf, als deren Ursache sich das
östrogen wirksame Genistein erwies. Das 7-Glucosid Genistin ist 1958 von HÖRHAMMER u. a.
aus dem ebenfalls östrogenen *Lupinus polyphyllus* isoliert worden. Die Wirkung der Stoffe
ist allerdings wenig ausgeprägt. So ist Stilböstrol mehrere hunderttausendmal wirksamer
als Genistein.

WENZEL und ROSENBERG haben den Zusammenhang zwischen Konstitution dieser
Stoffe und ihrer östrogenen Wirkung verfolgt und gefunden, daß alle bisher isolierten östrogenen Isoflavone ein freies Hydroxyl am C-5 besitzen. Es sollen an den entgegengesetzten
Enden des Moleküls OH- oder =O-Gruppen vorhanden sein. Isoflavonstruktur ist nicht
unbedingt notwendig. Auch ein 6,4′-Dihydroxyflavon würde die Bedingungen erfüllen. Nur
sind 6-Hydroxyflavone in der Natur selten. Das wirksame Cumarin Cumöstrol kommt
diesen Voraussetzungen ebenfalls nach.

Flavonoiddrogen

Die Einreihung bestimmter Arzneipflanzen unter die typischen Flavonoiddrogen bietet insofern erhebliche Schwierigkeiten, als Flavone einerseits in Drogen weit verbreitet sind und anderseits meistens keine sehr ausgeprägten phy-

siologischen Wirkungen entfalten. Sie finden sich in herzaktiven Drogen wie *Adonis vernalis, Cheiranthus cheiri, Crataegus-* und *Digitalis-*Arten, aber auch sehr häufig in diuretisch wirksamen Arzneipflanzen wie *Equisetum arvense, Filipendula ulmaria, Fraxinus excelsior, Juniperus communis, Ononis spinosa, Prunus-*Arten, *Sambucus nigra,* oder in Laxantien wie *Cassia angustifolia, Rhamnus frangula.* Fast stets sind sie jedoch durch Stoffe mit gleichsinniger, aber stärkerer Wirkung begleitet. Auffallend ist das gleichzeitige Vorkommen von Flavonen mit Saponinen in den als gute Diuretika bekannten Fol. Betulae, Herba Violae tricoloris, Rad. Ononidis u. a. oder zusammen mit Kieselsäure in Herba Equiseti und Herba Polygoni avicularis. Als ausgesprochene Flavonoiddrogen verbleiben daher hauptsächlich Flor. Sambuci, Pruni spinosae und Spiraeae, sowie Flos, Folium und Fructus Crataegi. Doch sollen an dieser Stelle auch Rad. Ononidis, sowie Herba Violae tricoloris und Polygoni avicularis kurz zur Sprache kommen.

a) Crataegus

In Mitteleuropa sind von den zu der Familie der Rosaceae gehörenden *Crataegus*-Arten *C. oxyacantha* L. em. Jacq. und *C. monogyna* Jacq. einheimisch. Es sind 2—10 m hohe Sträucher oder Bäume mit etwa 1,5 cm großen Blüten, die 5 weiße Kronblätter, 10—20 rote Staubblätter und etwa 1 cm lange ovale, rote Scheinfrüchte mit Steinkernen (Früchtchen) besitzen. Bei *C. oxyacantha* sind die Blätter nur wenig gelappt, die Blüten 2—3grifflig und die Scheinfrüchte enthalten ebenso viele Steinkerne. Die Blätter von *C. monogyna* sind tiefgelappt, die Blüten tragen in der Regel einen einzigen Griffel und die Scheinfrüchte einen Kern. Die beiden Arten bastardieren und sind nicht streng getrennt. So gibt es auf *C. monogyna* oft vereinzelte Blüten mit 2—3 Griffeln und umgekehrt. Dementsprechend dürfte auch der Chemismus nicht stark verschieden sein. Meist wird nur *C. oxyacantha* als Stammpflanze zugelassen. Doch ist dies durch keine experimentellen Ergebnisse begründet, und die Handelsdrogen bestehen sehr oft auch aus Mischungen beider Arten. Sie stammen aus Europa, und zwar besonders aus dem Balkan. Der Name Crataegus soll von κράταιγος, dem griechischen Namen einer Crataegus-Art stammen und wohl mit κραταιγύαλος oder κραταιός, stark, fest, unter Bezugnahme auf das harte Holz der Pflanze abgeleitet sein. Oxyacantha (ὀξύς scharf, spitz; ἄκανθα Dorn) bezieht sich auf die verdornenden Zweige, monogyna auf die eingriffligen Blüten.

Die wichtigsten Inhaltsstoffe dürften Flavonoide sein. Als solche finden sich in Blatt, Blüte und Frucht Hyperosid, Quercetin, Vitexin und Vitexinrhamnosid. Das Hyperosid ist bevorzugt in der Frucht, das Vitexinrhamnosid bevorzugt im Blatt enthalten. Im weiteren Sinne ist hierzu auch das Leukocyanidinbiosid und das (—)-Epicatechin zu rechnen. Das Triterpensäuregemisch, früher als Crataegussäure oder Crataeguslacton bezeichnet, ist zu 0,3—1,4% in der Droge vorhanden. Neben wenig Oleanolsäure enthält das Gemisch 25—30% Crataegolsäure und 60—65% Ursolsäure. An weiteren Stoffen finden sich Äsculin, die Purinderivate Adenosin, Adenin, Guanin und Harnsäure, Kaffee- und Chlorogensäure, Saponin, Acetylcholin und Gerbstoff, in der Fruchtschale ferner ein Anthocyan. Digitaloide Glykoside und Alkaloide fehlen. Man hat früher die Triterpensäuren als Hauptwirkstoffe angesehen. Heute schreibt man die Wirkung wohl mit Recht zur Hauptsache den Flavonoiden, einschl. dem Leukocyanidinbiosid zu.

Crataegus wirkt auf zweifache Weise. Erstens ist es gefäßerweiternd, speziell bei den Coronargefäßen des Herzens. Es soll die Anfallsbereitschaft bei Angina pectoris herabsetzen. Über eine Senkung des peripheren Widerstandes kommt es zu einem Absinken erhöhten Blutdrucks. All dies wirkt sich auch auf das Herz günstig aus. Daneben hat Crataegus aber auch eine direkte, günstige Herzwirkung, die sich besonders am geschädigten Herzen zeigt. Toxische Erscheinungen sind erst bei sehr hoher Dosierung zu erwarten, so daß wir es mit einem harmlosen, leichten Herztonikum zu tun haben, das bei Herzschäden in Begleitung von Hypertonie, Adipositas, beginnender Arteriosklerose und bei postinfektiösen Myokardschäden, z. B. nach Grippe, kurzum bei Frühformen von Herz- und Kreislaufinsuffizienz der höheren Lebensjahre gute Resultate zeigt. Die Wirkung tritt nicht schlagartig auf, sondern setzt langsam ein.

b) Ononis

Unter den etwa 70 verschiedenen mediterranen Arten der zu den Leguminosen gehörenden Gattung Ononis liefert Ononis spinosa L. Radix Ononidis. Die Stammpflanze ist ein Halbstrauch, der bis 60 cm hoch wird und in Europa und Asien auf trockenen Wiesen, an sandigen Stellen wie Wegrändern und Bahndämmen recht häufig anzutreffen ist. Nach HEGI lassen sich fünf Unterarten unterscheiden, worunter subsp. legitima Briq. in unseren Gegenden am verbreitetsten ist. Zwischen den Unterarten gibt es noch Übergangsformen. DAB und Ph. Helv. machen in bezug auf die Stammpflanze keine einschränkenden Bestimmungen, doch ist bei Drogen verschiedener botanischer Herkunft mit wechselnder Zusammensetzung und Wirkung zu rechnen.

Radix Ononidis enthält ätherisches Öl unbekannter Zusammensetzung, dem ein wesentlicher Teil der bekannten diuretischen Wirkung zugeschrieben wird; weiter finden sich Flavone, u. a. 7-Hydroxy-4'-methoxy-isoflavon-7-glucosid-Ononin. Als Ononid wird ein bisher nur amorph erhaltener Körper angeblich von glycyrrhizinähnlicher Struktur bezeichnet.

Die Droge hat eine seit langem bekannte und auch tierexperimentell bestätigte diuretische Wirkung. Diese soll in erster Linie dem ätherischen Öl zukommen. Da aber auch Dekokte trotz des beim Abkochen sich verflüchtigenden ätherischen Öles gut diuretisch wirken, muß angenommen werden, daß in der Droge noch ein nichtflüchtiger Wirkstoff enthalten ist. Mit Rücksicht auf die diuretische Wirkung mancher Flavone ist dabei vielleicht an die Flavonfraktion der Droge zu denken, oder an das glycyrrhizinähnliche Ononid. Beide Stoffe sind aber pharmakologisch noch nicht geprüft worden. Zur Erhaltung des ätherischen Öls sollte Radix Ononidis nicht als Dekokt, sondern als Infus verordnet werden. Die Droge hat — im Gegensatz etwa zu Fructus Juniperi — keine nierenreizende Wirkung.

c) Polygonum aviculare

Die Stammpflanze ist ein fast über die ganze Erde verbreitetes Unkraut. Sie hat kleine, lineallanzettliche bis ovale, ganzrandige, sitzende oder ganz kurz gestielte Blätter, die bis zur Spitze des Stengels gehen. Charakteristisch ist die silberweiße, häutige Ochrea. Je nach Nährstoffgehalt des Bodens ist die Pflanze bald kriechend, bald aufrecht und von wechselnder Größe.

Herba Polygoni avicularis enthält etwa 0,2% lösliche Kieselsäure, gehört demnach zu den Kieselsäuredrogen, denen man die Fähigkeit zuschreibt, bei gewissen Fällen von Lungentuberkulose die Vernarbungsprozesse günstig zu beeinflussen. Ferner zeigt die Droge diuretische Wirkung, woran wohl der Flavongehalt beteiligt ist.

d) Prunus spinosa

Prunus spinosa (Rosaceae) ist ein etwa 1—3 m hoher, dorniger Strauch mit dunkelgrauer Außenrinde und vor den Laubblättern erscheinenden Blüten, der in ganz Europa, darüber hinaus östlich bis nach Persien und südlich nach Nordafrika hinein wild vorkommt. Die Droge stammt besonders aus Italien. Sie enthält neben Kämpferol noch kleine Mengen eines Blausäureglykosids, was bei der Verbreitung dieser Glykosidgruppe in der Rosazeenfamilie nicht überrascht. Flos Pruni spinosae wirkt diuretisch und leicht abführend. Auch expektorierende und diaphoretische Wirkung wird ihr zugeschrieben.

e) Sambucus

Flos Sambuci besteht aus den getrockneten Blüten von Sambucus nigra, einer ursprünglich wohl in Mitteleuropa beheimateten, heute aber sehr viel weiter verbreiteten Kaprifoliazee. Der deutsche Name Holunder leitet sich von Holluntar (Hollun = Genitiv von Holla und tar = Baum) ab. Zur Drogengewinnung werden die ganzen Trugdolden abgeschnitten, getrocknet und dann durch Sieben von den Stielen befreit. Die Droge stammt aus Europa, besonders aus Ungarn und Italien.

Die Droge enthält neben Rutin etwa $1^0/_{00}$ ätherisches Öl, ferner Gerbstoff, wenig Sambunigrin und organische Säuren. Es sollen weiter nicht näher bekannte schweißtreibende und fieberwidrige Glykoside vorhanden sein. Saponin fehlt in der Blüte. Die Droge gilt, als Tee in reichlicher Menge möglichst heiß genossen, als schweißtreibendes Mittel, wobei die Wirkung wohl eher durch die Zufuhr großer Mengen warmer Flüssigkeit als durch spezifische Wirkstoffe hervorgerufen wird. Sie wird für sich oder in Teemischungen bei fieberhaften Erkrankungen, Erkältungen, Katarrh, Rheumatismus usw. verwendet. An der diuretischen Wirkung der Droge ist der Flavonolgehalt beteiligt. Die äußerliche Verwendung zu Mund- und Gurgelwässern sowie zu Bädern ist durch den Gerbstoffgehalt berechtigt.

f) Spiraea

Die Droge Flos Spiraeae stellt die getrockneten, gerebelten Blüten von Filipendula ulmaria (Rosaceae) dar. Zur Gattung Filipendula gehören neun in der nördlichen gemäßigten Zone verbreitete Arten, worunter Filipendula ulmaria (L.) Maxim. (= Spiraea ulmaria L.) und Filipendula hexapetala Gilib. auch in unseren Gegenden wild vorkommen. Der Name Spiraea rührt von den spiralig gedrehten Früchten her. Die Droge enthält neben 10—15% Gerbstoff 1,2% Spiraeosid und $2^0/_{00}$ ätherisches Öl mit Salicylaldehyd und Methylsalicylat neben wenig Vanillin und Heliotropin, die für den typischen Geruch verantwortlich sind. Sie sollte daher nicht bei erhöhter Temperatur getrocknet werden. Salicylaldehyd und Methylsalicylat liegen mindestens z. T. auch als Glykoside vor. Ihre Gesamtmenge in freier und gebundener Form beträgt höchstens $1^0/_{00}$, ist

12*

also viel zu gering, als daß sie für die Wirkung der Droge irgendwelche Bedeutung haben könnte. Flos Spiraeae ist als Diuretikum geschätzt und wird ferner als Diaphoretikum, Adstringens und Styptikum verwendet.

g) Viola

Die weitgefaßte Art *Viola tricolor* L. ist sehr polymorph und umfaßt verschiedene Typen, zwischen denen außerdem infolge Hybridisierung Übergangsformen existieren. In Mitteleuropa sind hauptsächlich *Viola arvensis* Murray und *Viola tricolor* sensu strictiore sowie deren Hybriden verbreitet.

Herba Violae tricoloris enthält Flavone, darunter Rutin, ferner Saponin und in geringer Menge das Methylsalicylatglykosid Violutosid. Nach neueren Beobachtungen zeigt die Droge ausgezeichnete Wirkung bei Katarrhen der Luftwege, die mit Fieber, trockenem Husten und mangelhafter Schleimsekretion einhergehen. Sie wird ferner als Diuretikum und schweißtreibendes Mittel verwendet und dient als Gurgelwasser gegen Entzündungen.

Präparate

Crataegus-Präparate:
Crataegutt (Schwabe)   Esbericard (Schaper u. Brümmer)
Dialysatum Crataegi Golaz (Zyma)   Euryton (Hausmann)
Nebst vielen Kombinationspräparaten.

Flavonoid-Präparate:
Citrin „Hoechst" (Hoechst)   Rutinum (Siegfried)
P-Vitamin-Nordmark (Nordmark-W.)   Birutan (Merck)
Hesperidin (Promonta)   Sklerutin (Adroka)
Nebst Kombinationspräparaten, wie Cepevit (Wynlit), Vasorutin (Weil).

Anhang: Rotenoide, Gentisin, Khellin

Rotenoide. Eine Reihe von Stoffen, die nach dem Hauptstoff Rotenon als Rotenoide bezeichnet werden, lassen sich chemisch als Isoflavonderivate auffassen. Sie stehen mit den Isoflavonen auch biogenetisch im Zusammenhang, was sich aus dem gemeinsamen Vorkommen schließen läßt. *Mundulea sericea* z. B. enthält gleichzeitig das Rotenoid Munduseron, das Isoflavon Mundulon und das Flavonol Sericetin. Die wichtigste Verbindung der Reihe ist das Rotenon.

Rotenon

Es findet sich in den Papilionazeen, und zwar zur Hauptsache in einigen wenigen Gattungen. Ein sehr bekanntes Vorkommen ist die Tuba-Wurzel von *Derris elliptica*, einer tropischen Papilionazee aus Borneo, die in Südostasien sowie auch im tropischen Afrika vielfach angebaut wird. In ihrer Heimat werden die 2—6 mm dicken Wurzeln von den Eingeborenen schon seit Jahrhunderten zum Fischfang verwendet. Als Insektizid ist sie erst seit etwa hundert Jahren bekannt geworden. Der wirksame Bestandteil ist das Rotenon, das auf Insekten außerordentlich giftig wirkt. Man benutzt Extrakte viel als Pflanzenschutzmittel, und zwar gerne in Verbindung mit Pyrethrumextrakten. Rotenon kommt auch in der Gattung *Lonchocarpus* (Cubé-Wurzel aus Südamerika, Amazonasgebiet), in *Tephrosia* aus Äquatorialafrika und einigen weiteren Gattungen vor. In Derris- und Cubé-Wurzel gibt es neben Rotenon noch eine Reihe weiterer Giftstoffe. Rotenon ist aber die am leichtesten zu isolierende Verbindung.

Gentisin. Zu den Di-benzo-γ-pyronen (Xanthonen) gehört das in Radix Gentianae zu etwa 0,05% enthaltene nicht bittere, leicht gelblich gefärbte Gentisin. Es ist an der Drogenwirkung nicht beteiligt.

Khellin. Die Früchte von *Ammi visnaga* enthalten neben Cumarinen (s. S. 165) auch Furochromone, so das Khellin, Visnagin und Khellolglucosid. Die beiden ersten Stoffe sind zusammen zu ungefähr 1—1,7% vorhanden, wovon Visnagin etwa 10% ausmacht. Khellolglucosid ist in einer Menge von 1% aus der Droge isoliert worden.

Visnagin zeigt etwa zwei Drittel der Khellinwirkung, und Khellolglucosid ist praktisch wirkungslos. Khellin wirkt spasmolytisch auf glatte Muskulatur und gefäßerweiternd. Der Effekt tritt langsam ein, hält dann aber längere Zeit an. Khellin hat sich am Patienten als wirksam erwiesen bei Angina pectoris, chronischem Cor pulmonale und teilweise auch bei Bronchialasthma, ferner bei spastischen Zuständen von Magen, Darm, Galle- und Harnwegen, bei Dysmenorrhöe sowie zur symptomatischen Behandlung des Keuchhustens.

Zur quantitativen Bestimmung läßt sich die zitronengelbe Farbe des Oxoniumsalzes verwenden.

Khellin-Präparate

Interkhellin (Interchemie), Khell (Dr. Birnstiel), Khelline (Delalande). Kombinationspräparate: Farctil (Geistlich), Khelline (Upha).

Literatur

Böhm, K.: Die Flavonoide. Arzneim.-Forsch. **9**, 539—544, 647—653, 778—785 (1959); **10**, 54—58, 139—142, 188—192, 468—474, 547—554 (1960). — Flück, H.: Flavonoide und Flavonoiddrogen als Heilmittel. Schweiz. Apoth. Ztg. **96**, 733—738, 753—759, 801—807 (1958). — Formanek, K., H. Höller et al.: Beitrag zur Struktur-Wirkungs-Beziehung auf dem Gebiete der Flavonoide. Pharm. Acta Helv. **33**, 437—446 (1958). — Geissman, T. A.: Anthocyanins, Chalcones, Aurones, Flavones and Related Water-Soluble Plant Pigments. Moderne Methoden der Pflanzenanalyse, Berlin/Göttingen/Heidelberg: Springer 1955, Bd. 3, S. 450—498. — Griffith, J. Q., Ch. F. Krewson u. I. Naghski: Rutin and Related Flavonoids. Mack Publishing Comp., Easton, Pa. 1955. — Hänsel, R.: Papierchromatographie in der Botanik. Zellsaftlösliche Pigmente. Berlin/Göttingen/Heidelberg: Springer 1959, 2. Aufl., S. 228—248. — Höller, H. et al.: Zur Pharmakologie der Flavonoide und verwandter Verbindungen. Sci. pharm. **24**, 247—256 (1956); **25**, 172—176 (1957) u. a. — Hörhammer, L., R. Hänsel et al.: Zur Analytik der Flavone. Arch. Pharm. **285**, 438—444 (1952) und viele weitere Arbeiten. — Jsaac, O.: Chemie und Pharmakologie der Flavone. Pharm. Ztg. 102, 71—75 (1957). — NEU, R.: Über die Analytik der Flavone. 90 Jahre Dr. Willmar Schwabe, Karlsruhe 1956, S. 39—52. — PARIS, R. et al.: Les dérivés flavoniques. Ann. pharm. franç. 8, 65—77, 148—153, 228—236, 322—342 (1950) und viele weitere Arbeiten. — SCHOLTEN, C.: Die heutige Situation der Crataegustherapie. Arzneim.-Forsch. 6, 479—482 (1956). — SHILS, M. E., u. R. S. GOODHARD: The Flavonoids in Biology and Medicine. The National Vitamine Foundation, Inc., New York 1956. — STEINEGGER, E.: Biologische und medizinische Bedeutung der Flavone. Pharm. Acta Helv. 23, 70—81 (1948). — WEZLER, K.: Zur Herzwirkung der Crataegus-Wirkstoffe. Arzneim.-Forsch. 8, 175—181 (1958).

5. Anthocyane, Catechine, Pro-(Leuko-)anthocyanidine

Alle drei in diesem Abschnitt behandelten Stoffgruppen sind untereinander, sowie mit den Flavonen chemisch nahe verwandt und können, direkt oder indirekt, ineinander übergeführt werden. So beruht eine Nachweismethode für viele Flavone auf ihrer Reduktion zu den tiefgefärbten Anthocyanidinen. Sie lassen sich alle formelmäßig auf den gleichen Grundkörper, das Flavan, zurückführen.

Flavan
(Gemeinsamer Grundkörper)

Flavonol (Quercetin)   Pro-anthocyanidin (Leukocyanidin)

Catechin   Anthocyanidin (Cyanidin)

Chemische Verwandtschaft der Flavone, Anthocyane, Proanthocyane und Catechine

Auch biogenetisch stehen diese Stoffe sehr eng miteinander in Verbindung, wie dies aus ihrem gemeinsamen Vorkommen hervorgeht. So enthält die Dahlie das Anthocyanidin Pelargonidin, aber auch das entsprechende Flavon Apigenin, und zwar das erste in roten, das zweite in gelben und beide gleichzeitig in orangegefärbten Blüten. Flavon Kämpferol und Catechin Epiafzelin finden sich gemeinsam im Kernholz einer Afzelia-Art.

Der Übergang von einer in die andere Gruppe erfolgt durch Reduktions- oder Oxydationsvorgänge, so daß sie im Organismus als Redoxsysteme fungieren können und vielleicht auch, ähnlich den Flavonen, dadurch im menschlichen und tierischen Organismus ihre Wirkung ausüben.

Anthocyane

Der Name Anthocyan leitet sich ab von ἄνθος = Blüte und κύανος = blau, bezieht sich demnach auf ihr Vorkommen als Blütenfarbstoffe. Anthocyane finden sich aber auch in Früchten, wie Kirschen, Heidelbeeren, Pflaumen, Holunderbeeren, Trauben, gelegentlich in Blättern, so bei Blutbuche, Bluthaselnuß und Blutahorn, oder in Stengeln, wie bei *Mentha piperita* f. *rubescens*, *Datura stramonium* var. *tatula* und var. *godronii*, sehr viel seltener in Holz und Wurzeln. Sie kommen in sehr verschiedenen Mengen vor, in den Blumenblättern des blauschwarzen Stiefmütterchens z. B. bis über 30% des Trockengewichtes.

In chemischer Hinsicht sind die Anthocyane Glykoside hydroxylhaltiger Benzopyrylium- (oder Flavylium-)salze, deren Grundkörper das 2-Phenyl-benzopyran ist. Dieser Verbindung kommen schwach basische Eigenschaften zu. Die Salze liegen vorwiegend als Oxoniumsalze, und zwar bevorzugt nach Formel A, weniger nach B vor, weshalb im folgenden die Stoffe nach A formuliert werden. Daneben sind auch Carbeniumformen (C und D) nicht auszuschließen.

Strukturformen von Benzopyryliumsalzen

Die Aglykone der bisher aufgefundenen Glykoside sind in folgender Tabelle zusammengestellt.

Pelargonidin

Apigenidin   (R = H)
Luteolinidin (R = OH)

Cyanidin
Päonidin (3'-Methyläther)
Rosinidin (7,3'-Dimethyläther)

Delphinidin
Petunidin (3'-Methyläther)
Malvidin (3',5'-Dimethyläther)
Hirsutidin (7,3',5'-Trimethyläther)

Natürlich vorkommende Anthocyanidine

Die Aglykone finden sich in der Natur stets in Form der Glykoside. Als Zucker kommen besonders Glucose, weniger häufig Galaktose und viel seltener Rhamnose oder Xylose vor. Gelegentlich sind die Glykoside zusätzlich noch acyliert, so etwa mit p-Hydroxy-zimtsäure oder Malonsäure. Liegt nur ein einziger Zucker vor, so sitzt er fast ausschließlich in Stellung 3; bei Diglykosiden sind entweder beide Zucker am Hydroxyl in Stellung 3 oder je einer in Stellung 3 und 5 bzw. 3 und 7 angeheftet. Das Hydroxyl in Stellung 4' ist immer frei.

Anthocyane lösen sich in Säuren mit roter Farbe als Oxoniumsalze. Setzt man Alkali zu, so wechselt die Farbe über violett in blau. Dieser Vorgang wird folgendermaßen formuliert:

Farbstoff-Kation rot, pH < 3   Farbbase violett, pH 7—8

Farbstoff-Anion blau, pH > 11

pH-Abhängigkeit der Anthocyanfarben

Diese Umlagerung ist nur bei freiem Hydroxyl an C-4' möglich, was tatsächlich auch für alle natürlichen Anthocyane zutrifft. Da das gleiche Anthocyan Cyanin sowohl in der blauen Kornblume wie in der roten Rose als Farbstoff enthalten ist, wurde dem pH des Zellsaftes eine entscheidende Rolle bei der Farbgebung mit Anthocyanen zugeschrieben. Nun reagiert aber der Zellsaft der Blütenblätter ob rot oder blau stets sauer. 1958 hat BAYER nachgewiesen, daß die blauen Anthocyanfarbstoffe der Pflanzen Aluminium- und Eisenkomplexe der roten Anthocyane sind.

Me = $^1/_3$ oder $^1/_2$ Al^{3+} bzw. Fe^{3+}

Formulierung der blauen Anthocyane als Al- oder Fe-Salze

Zur Bildung dieser tiefblauen Metallkomplexe sind nur diejenigen Anthocyane befähigt, die zusätzlich zu 4' noch in Stellung 3' eine OH-Gruppe besitzen, wie Cyanin und Delphinin, nicht aber Pelargonin. Die Ausbildung der chinoiden Struktur erklärt die tiefblaue Farbe. Diese Komplexe sind auch in schwach saurem pH-Bereich der Blütenblätter von 3,8—5,5 stabil und finden sich in der Pflanze an ein Saccharid als Trägersubstanz gebunden, das etwa in vierfach größerer Menge vorhanden ist. Man bezeichnet die Verbindung von Komplex und Trägersubstanz mit dem Präfix „Proto". In der roten Rose liegt also das Cyanin, in der blauen Kornblume das Protocyanin vor. Das Protocyanin wird durch Salzsäure gespalten und dabei der freie rote Farbstoff erhalten. Aus diesem Grunde wurde früher in allen Fällen das Anthocyan isoliert, auch dann, wenn es als Metallverbindung in der Pflanze vorlag. Rote Farbe ist entweder durch Anthocyane bedingt, die keine Metallkomplexe bilden können oder durch das Fehlen verfügbarer Al- bzw. Fe-Ionen. Violette Blütenfarbe erzielt die Pflanze durch Mischung von Metallkomplex mit freiem Anthocyan.

Anthocyane finden sich als Farbstoffe in vielen Drogen, wie Flos Rosae, Rhoeados, Malvae, Paeoniae, Fructus Myrtilli, Sambuci, Herba Violae tricoloris und vielen anderen. Obwohl den Anthocyanen zwar eine flavonähnliche Herz- und Gefäßwirkung zugeschrieben wird ist es fraglich, ob sie in Anbetracht der meist geringen vorliegenden Mengen an der Drogenwirkung wesentlich beteiligt sind. Doch kann ihr Vorhandensein in Teemischungen und galenischen Präparaten nicht unwesentlich zum ansprechenden Aussehen einer Arznei beitragen. In Form der Reinstoffe sind Anthocyane bisher nicht verwendet worden.

Catechine

Die Gruppenbezeichnung ist abgeleitet vom ersten aufgefundenen Stoff dieser Gruppe, dem Catechin, das erstmals 1832 aus Gambir-Katechu isoliert worden ist. Es enthält zwei Asymmetriezentren, kommt also in vier optisch aktiven Formen vor, die als (+)- und (−)-Catechin, sowie (+)- und (−)-Epicatechin bekannt sind.

(+)-Catechin

(−)-Catechin

(+)-Epicatechin

(−)-Epicatechin

Die vier stereoisomeren Formen des Catechins

In lebenden Pflanzen finden sich hauptsächlich (+)-Catechin und (−)-Epicatechin. Die beiden andern Catechine dürften wenigstens teilweise sekundär entstanden sein. (+)-Catechin wurde u. a. in verschiedenen Katechu-Arten sowie in Guarana, Radix Ratanhiae, Rhizoma Rhei, Semen Arecae und Semen Colae, (−)-Epicatechin in Katechu, Kino, Semen Colae, Kakaobohnen, grünem Tee, in Beeren und Blättern von Vitis vinifera usw. aufgefunden. Es ist Hauptbestandteil des alkoholisch-wässerigen Extraktes aus Fructus Crataegi oxyacanthae. Die OH-Gruppen lassen die Bildung von Glykosiden zu. In *Gleditschia triacanthos* hat man das (−)-Epicatechin-3-glukosid nachgewiesen.

Der Name Catechin bezeichnet heute nicht mehr nur die vier ebengenannten Stoffe; er umfaßt vielmehr alle farblosen, phenolischen Derivate des Flavans. Bis heute sind aber nur vereinzelte weitere Stoffe dieser Gruppe bekannt geworden. Die Catechine haben keine Gerbstoffeigenschaften. So sind sie nicht im-

stande, Gelatine aus verdünnter Lösung zu fällen. Dagegen können sie sich zu
echten Gerbstoffen, den Catechingerbstoffen kondensieren. Durch Phenoloxydasen werden sie zu braunen, kondensierten Produkten oxydiert. Diese sind
die Ursache der Braunverfärbung hellfleischiger Früchte beim Verarbeiten
oder Beschädigen.

Einige Catechine, vor allem das (—)-Epicatechin, zeichnen sich durch eine
sehr starke „Vitamin-P"-artige Wirkung aus (s. Flavone).

Pro-(Leuko-)anthocyanidine

Der Name Leukoanthocyanidine bedeutet soviel wie farblose Blütenfarbstoffe oder farblose Anthocyanidine. Er wurde von ROSENHEIM für Stoffe gewählt, die farblose oder nur wenig gefärbte Verwandte der Anthocyane darstellen und die sich durch wässerige oder alkoholische Säuren in die entsprechenden
stark gefärbten Anthocyanidine überführen lassen. Durch Reduktion entstehen
die Catechine. FREUDENBERG et al. haben die zweckmäßigere Bezeichnung Pro-
anthocyanidine vorgeschlagen. Da es sich bei den natürlichen Proanthocyanidinen um phenolische Derivate des Flavans handelt, kann man sie auch unter
die Catechine einreihen. Doch nehmen sie durch ihr Verhalten gegen Säuren
eine Sonderstellung ein. Auch die Proanthocyanidine zeigen keine Gerbstoffeigenschaften, können aber durch Selbstkondensation sehr leicht in Gerbstoffe
übergehen.

Proanthocyanidine sind im Pflanzenreich außerordentlich weit verbreitet (ROBINSON,
1931—1933). In ihrer Konstitution sind aber bisher nur wenige aufgeklärt. Dies hängt damit
zusammen, daß sie — ähnlich den Catechinen — zur Bildung von Kondensationsprodukten
neigen, vergesellschaftet sind mit schlecht definierten Substanzen von ähnlichem physika-
lischem Verhalten und als Rohprodukte sich an der Luft langsam oxydieren. Als Beispiele
seien die Formeln zweier Stoffe dieser Gruppe aufgeführt.

Leukocyanidin   Leukodelphinidin

Beispiele von Proanthocyanidinen

Leukocyanidin ist in Form seiner Glykoside weit verbreitet. Es ist z. B. enthalten in Kakaobohnen, in unreifen Beeren der blauen und in reifen Beeren der
weißen Trauben, zusammen mit Leukodelphinidin in der Samenschale der Erdnuß und schließlich als Biosid in Crataegus. Pharmazeutisches Interesse beanspruchen diese Stoffe infolge ihrer sehr starken „Vitamin P"-artigen Wirksamkeit. Das Leukocyanidinbiosid ist einer der Hauptwirkstoffe für die Herzwirkung
von Crataegus. Es vermag schon in einer Konzentration von $3 \cdot 10^{-6}$ exzi-
dierte, spontaninsuffiziente Herzen von 86—96 Stunden alten Kückenembryo-
nen zum Schlagen zu bringen. In 0,01proz. Lösung setzt es ferner den Coronar-
widerstand von Langendorff-Herzen herab. Die coronarerweiternde Wirkung
geht mit einer Hebung der mechanischen Herzleistung parallel. Kumulierende
Wirkung ist nicht vorhanden.

Literatur

BATE-SMITH, E. C., u. P. RIBÉREAU-GAYON: Leuco-Anthocyanins in Seeds. Qual. Plant. Mater. Veget. 5, 189—198 (1958/59). — BAYER, E.: Natürliche und synthetische Anthocyan-Metallkomplexe. Chem. Ber. 91, 1115—1122 (1958); 92, 1062—1071 (1959). — BERSIN, TH., A. MÜLLER u. H. SCHWARZ: Über Inhaltsstoffe von Crataegus oxyacantha L. 3. Mitt.: Heptaoxyflavanglykosid. Arzneim.-Forsch. 5, 490—491 (1955). — GEISSMAN, T. A.: Anthocyanins, Chalcones, Aurones, Flavones and Related Water-Soluble Plant Pigments. Moderne Methoden der Pflanzenanalyse. Berlin/Göttingen/Heidelberg 1955, Bd. 3, S. 450—498. — HARBORNE, J. B.: The Chromatographic Identification of Anthocyanin Pigments. J. of Chromatography 1, 473—488 (1958). — KARRER, P.: Anthocyane. Handb. der Pflanzenanalyse. Wien 1932, Bd. 3, S. 941—984. — MASQUELIER, J., u. F. TAYEAU: Recherches comparatives sur l'activité de diverses substances vitaminiques P. Bull. Soc. Pharm. Bordeaux 88, 168—171 (1950) u. a. — ROBINSON, G. M., u. R. ROBINSON: A Survey of Anthocyanins. Biochem. J. 25, 1687—1705 (1931); 26, 1647—1664 (1932); 27, 206—212 (1933).

6. Drogen mit Anthraglykosiden und verwandten Verbindungen

Allgemeines

Bereits im Jahre 1833 fiel es dem Apotheker PHILIPP LORENZ GEIGER aus Karlsruhe auf, daß die abführende Wirkung mancher Drogen mit dem Gehalt an einem Farbstoff zusammenhängen müsse. Er schreibt [Ann. Pharm. 8, 47 (1833)]: „Vorzüglich ist es wohl die dunkelbraune, im reinen Zustande harzähnliche Substanz, welche die Wirksamkeit der Rhabarber bedingt. Charakteristisch ist, daß sich diese Substanz in wässerigen Alkalien mit schöner blutroter Farbe leicht löst. Die Lösung in Ammoniak wird durch Alaunlösung als ein schöner Lack von amaranthroter Farbe, Rhabarberlack, gefällt, der vielleicht in der Malerei Anwendung finden möchte. Ihm kommt wohl die purgierende Wirkung der Rhabarber zu . . ." Heute wissen wir, daß tatsächlich technisch verwendbare Farbstoffe wie Krapp und Carmin und die laxativ wirkenden Prinzipien des Rhabarbers und zahlreicher weiterer Drogen chemisch verwandt sind.

Der Grundkörper dieser Reihe von Verbindungen ist das Anthrachinon, eine Verbindung, die sich als Bestandteil verschiedener Gerbstoffextrakte spurenweise auch in der Natur findet. Sehr viel weiter verbreitet und in größerer Menge in Pflanzen auftretend sind die substituierten Abkömmlinge des Anthrachinons, besonders die Hydroxyderivate. Schon bei Mikroorganismen finden sie sich als häufige Inhaltsbestandteile, besonders bei den Askomyzeten (Penicillium-, Aspergillus- und Claviceps-Arten). Dagegen sind bei den Bryophyten, Pteridophyten und Gymnospermen praktisch keine Anthrachinonvorkommen bekannt. Sie häufen sich aber bei den Angiospermen, und zwar vor allem in den Familien der *Liliaceae* (nur Unterfamilie der *Asphodeloideae*), *Polygonaceae* (*Polygonoideae*), *Rhamnaceae*, *Rubiaceae* und *Leguminosae-Caesalpinioideae* (*Cassia*). Auch im Tierreiche finden sie sich ausnahmsweise (Schildläuse, Seelilien).

Je nach Art, Zahl und Stellung der Substituenten sind die Verbindungen mehr oder weniger tief gefärbt. Es gehören hierher zahlreiche Farbstoffe der Mikroorganismen sowie technisch verwendete Farben wie Krapp und Carmin. Für medizinische Zwecke werden hauptsächlich Aloe-, Cassia-, Rhamnus- und Rheum-Arten verwendet. Die laxativ wirkenden Prinzipien der Anthraglykosiddrogen besitzen mindestens zwei phenolische Hydroxylgruppen, und zwar in den Stellungen 1 und 8 sowie einen Substituenten am C-3.

Die Anthrachinone sind in der Droge in mehr oder weniger großem Ausmaß in reduzierter Form vorhanden oder können im Organismus in diese übergehen. So entsteht bei Reduktion von Anthrachinon das sehr empfindliche Anthrahy-

9,10-Anthrachinon   Alizarin (Krapp)   Carminsäure

Digitolutein   Chrysophanol   Aloeemodin

Rhein   Frangula-(Rheum-)emodin   Physcion

Einige pharmazeutisch interessante Anthrachinone

drochinon, dessen Tautomeres das Oxanthron ist und weiter das relativ stabile Anthron. Die dem Anthron als Ketoform entsprechende Enolform ist das Anthranol. Diese Reduktionsprodukte gehen durch Oxydation wieder in das entsprechende Anthrachinon über.

Anthrahydrochinon   Oxanthron

Anthrachinon

Anthron
(Ketoform)   Anthranol
(Enolform)

Sowohl die Anthrachinone wie auch ihre Reduktionsprodukte und Dimeren liegen in den Drogen zur Hauptsache als Glykoside vor. Freie Emodine (Agly-kone) finden sich in größerer Menge meist nur bei unsachgemäßer Trocknung und Aufbewahrung, wobei sie durch Fermenthydrolyse aus den ursprünglich vorhandenen Anthraglykosiden entstanden sind. Als Zuckerkomponenten finden sich am häufigsten Glucose und Rhamnose.

Die Zusammensetzung des Wirkstoffgemisches ist von Droge zu Droge verschieden. Sie ändert sich auch innerhalb einer Pflanze. Bei *Rheum palmatum* beträgt der Anteil reduzierter Verbindungen im Wurzelsystem etwa 50—60%, in jugendlichen Blattorganen ist er dagegen sehr viel niedriger. Junges Gewebe enthält zudem reichlicher freie als gebundene Formen. Der Sproß unterscheidet sich von der Wurzel durch das Fehlen von Rhein (VAN OS, 1954; SCHRATZ, 1956, 1959). In den unreifen, noch grünen Beerenfrüchten von *Rhamnus cathartica* finden sich nur reduzierte Verbindungen; beginnen die Beeren zu reifen, tritt daneben auch das entsprechende oxydierte Glykosid auf und mit dem Weichwerden der Beeren beginnt der Prozeß der Glykosidspaltung, der schließlich zur Zeit der Erntereife zum überwiegenden Vorliegen des freien oxydierten Aglykons führt. Auch bei der Lagerung der Drogen finden Veränderungen der Inhaltsstoffe statt, indem die reduzierten Verbindungen zugunsten der oxydierten Stoffe abnehmen. All dies äußert sich auch in der Wirkung der Drogen.

Drogen mit Anthraglykosiden gehören zu den meist benutzten Abführmitteln. Es sind dies Mittel zur Förderung der Darmentleerung. Weisen sie eine milde Wirkung auf, bezeichnet man sie meist als Laxativa (laxare = erschlaffen lassen, aufmachen). Mittel mit einer stärkeren Wirkung nennt man Purgativa oder Kathartika (purgare = reinigen, abführen; καθαρτικός = reinigend), drastisch wirkende Drogen heißen Drastika.

Der Wunsch, den Körper von schädlichen Stoffen zu befreien und Verstopfung zu beseitigen, ist einer der ältesten medizinischen Gedanken. Die alten Ägypter glaubten, die meisten Krankheiten entstünden durch den unmäßigen Genuß von Nahrungsmitteln; daher sollte eine monatliche Reinigung des Darmes an drei Tagen erfolgen. Im Laufe der geschichtlichen Entwicklung bei den Griechen, Römern und während des Mittelalters werden die „ausleerenden Kuren" auf immer weitere Anwendungsgebiete ausgedehnt. Gleichgültig, um welche Krankheit es sich handelt, man greift zu den Abführmitteln. Noch bei BENJAMIN RUSH (1813 †) findet sich die Vorstellung, daß alle Krankheiten auf eine einzige zurückgeführt werden können und daß es daher auch einer einzigen Behandlungsmethode bedarf — Aderlässe und Anwendung von Abführmitteln —, um die Krankheit in jedem Falle kurieren zu können. Auch heute noch gehören Purgativa zu den meist benutzten Arzneimitteln. Nicht immer dienen sie dazu, lediglich Symptome von Verstopfung zu beseitigen. Wir finden Laxativa als Hauptbestandteile in Blutreinigungstees, in Tees zu Frühjahrskuren (Maikuren), dann auch vielfach in Schlankheitsmitteln und Frühstücktees. Vor der häufigen Anwendung von Abführmitteln warnte HIPPOKRATES vor 2300 Jahren, wenn er in den Aphorismen schreibt: „diejenigen, welche sich einer ungetrübten Gesundheit erfreuen, zerrütten diese schnell durch Abführmittel sowie die, welche schlechte Nahrung genießen. Abführmittel bekommen Gesunden nicht gut". Die meisten modernen Ärzte sehen ebenfalls im gewohnheitsmäßigen Gebrauch von Abführmitteln ohne ärztliche Kontrolle einen Mißbrauch.

Die Anthraglykosiddrogen wirken ausschließlich auf den Dickdarm, da erst nach Erreichen des Coecum die eigentlichen Wirkstoffe aus den inaktiven glykosidisch gebundenen Vorstufen entstehen. Die Freisetzung der Wirkstoffe (Glykosidspaltung, Reduktion) soll hauptsächlich durch die Tätigkeit der Bakterienflora des Dickdarms erfolgen; die eigentlichen Wirkstoffe seien die freien Anthrone, die durch Schleimhautreizung die Wirkung auslösen. Die Schnelligkeit, mit der die reduzierten Wirkformen durch die Bakterienfermente sich bilden, wird natürlich von der Konstitution der einzelnen Anthrachinone abhängen, wodurch wiederum bis zu einem gewissen Maße Wirkungsdauer und Wirkungsintensität in vivo bestimmt werden.

Rheum

Rheum gehört mit *Rumex* und *Polygonum* zu den artenreichsten Gattungen der *Polygonaceae*. Man kennt gegen 700 Polygonaceenarten, meist krautige Pflanzen, die über die ganze Erde verbreitet sind, zur Hauptsache jedoch in den nördlichen gemäßigten Zonen vorkommen. Die Familie zeichnet sich durch reichliches Vorkommen von Anthrachinonderivaten aus. Weit verbreitet sind auch die Gerbstoffe und Flavonoide.

Die Gattung *Rheum* umfaßt etwa 50 Arten. Sie finden sich in Asien von Sibirien bis zum Himalaya und bis nach Palästina. In ihren unterirdischen Organen führen sie Anthrachinonderivate. Aus diesem Grunde werden eine Reihe von Arten z. T. schon seit dem Altertum arzneilich verwendet, wie wir chinesischen Schriften aus dem 3. Jahrtausend v. Chr. entnehmen können. Auch die griechischen Ärzte kannten den Rhabarber schon frühzeitig. Bei den Arabern stand er in hohem Ansehen.

Die Droge wird in China hauptsächlich im Hochland zwischen der Wüste Gobi und dem Jangtse-kiang, besonders in den Gebirgen um den Kuku-nor-See gewonnen. Man sammelt sie von wildwachsenden Exemplaren zur Blütezeit in den Monaten Juli und August. Die Pflanzen erreichen ein Alter von 20 bis 30 Jahren. Sie bilden in den ersten 3 bis 4 Jahren lediglich eine Grundrosette. Dann aber entwickelt sich ein bis über 2 m hoher Blühtrieb. Die Droge wird bis in die Nähe des Kambiums geschält, meist längs entzweigeschnitten und getrocknet. Von den Stapelplätzen aus gelangte sie früher auf dem Landweg nach Westen, wo sie über die Gebiete um das Schwarze Meer, den pontus euxinus der Antike, nach Europa kam. Die alte Bezeichnung Radix pontica oder Rhaponticum deutet unzweifelhaft auf diesen Handelsweg hin. Für „Rhabarber" gibt es verschiedene Deutungen; doch ist die Auslegung als Rhabarbarum, die aus der Fremde stammende Wurzel, naheliegend. Über die botanische Herkunft der damals verwendeten Droge sagen diese Bezeichnungen selbstverständlich nichts aus. Nach der Entdeckung des Seeweges nach Ostindien gelangte ein Teil der Droge über den Seeweg nach Europa. Nachdem aber Rußland seinen Herrschaftsbereich über Sibirien ausgedehnt hatte, begann es auch den Rhabarberhandel zu kontrollieren. In den Jahren 1653—1860 wurde der Medizinal-Rhabarber vorzugsweise durch die russische Regierung vermittelt (nach DRAGENDORFF). Die Droge gelangte mit Karawanen nach Moskau und über Petersburg in den europäischen Handel. Da diese Ware einer ständigen Qualitätskontrolle unterstand, galt der sog. Kronrhabarber oder moskowitische Rhabarber (Radix Rhei moscowitici) als besonders hochwertig. Seit der Erschließung chinesischer Häfen für den Schiffsverkehr mit westlichen Staaten erreicht die Droge Europa ausschließlich auf dem Seeweg.

Über die systematische Benennung der Stammpflanze besteht auch heute noch nicht völlige Sicherheit. Nach der Ph. Helv. stammt der Medizinal-Rhabarber von *Rheum palmatum* L. ab. Das DAB nennt *Rh. palmatum* L. var. *tanguticum* Maximowicz; andere Arzneibücher erwähnen zudem *Rh. officinale*, ja sogar *Rh. undulatum* und weitere Arten.

An Hand der Samen der „echten" chinesischen Rhabarberpflanzen, die im 18. und 19. Jahrhundert auf verschiedenen Wegen nach Westen gelangten, versuchte man sich Klarheit über die botanische Herkunft der Droge zu verschaffen. Die erste Aufzucht aus solchen Samen ergab Pflanzen, die sich als identisch mit dem in Europa bereits bekannten *Rheum undulatum* L. erwiesen. Aus einige Jahre später eingeführten Samen wurden Pflanzen mit tief geteilten Blättern gezogen, die LINNÉ *Rheum palmatum* L. nannte. Ähnliches Aussehen, jedoch weniger buchtig aufgeteilte Blätter, zeigte ein Herbarexemplar einer Pflanze aus der westlichen Mongolei. REGEL beschrieb sie als *Rheum palmatum* L. var. *tanguticum*. Aus den von TAFEL aus dem Kuku-nor-Gebiet mitgebrachten Samen ließ sich in Bern eine Pflanze mit noch tiefer geteilten Blättern züchten, die sich später als eine Hybride erwies. Auch sie ähnelte dem Palmatum-Typus und wurde von TSCHIRCH als *Rheum tanguticum* bezeichnet. Andere Herkünfte wiederum ergaben Pflanzen von abweichendem Typus, so das über Kalkutta nach Europa gelangte *Rheum emodi* Wallich und das in Paris gezogene, von BAILLON beschriebene *Rheum officinale*. Jede dieser Arten wurde mit mehr oder weniger stichhaltigen Gründen als die Stammpflanze des echten Rhabarbers betrachtet (nach SCHRATZ, 1956, 1960). Dies ist einer der Gründe für die widersprechenden Angaben der Arzneibücher in bezug auf die Stammpflanze. Ein weiterer Grund ist wohl darin zu sehen, daß bald von den verschiedenen Arten Kulturen angelegt und Drogen in den Handel gebracht wurden.

Tatsächlich dürfte der Palmatum-Typus weitaus der wichtigste Lieferant chinesischer und europäischer Droge sein. Da es bisher nicht möglich ist, die Drogen dieses Typs systematisch weitgehend einzuordnen, empfiehlt SCHRATZ (1956), in den Arzneibüchern nur von *Rheum palmatum* L. sensu latiore zu sprechen. Untersuchungen des gleichen Autors zeigten ferner, daß die bisher übliche Drogenbezeichnung Rhizoma Rhei offenbar nicht den Tatsachen entspricht. *Rheum palmatum* ist nämlich keine Rhizomstaude, sondern ein Rübengeophyt (s. Lehrbücher der Botanik). Da ferner in der heutigen Handelsware die ebenfalls stark wirksamen kräftigen Seitenwurzeln einen wesentlichen Anteil ausmachen, müßte die Droge als R a d i x R h e i bezeichnet werden.

I n h a l t s s t o f f e u n d V e r w e n d u n g. Chinesischer Rhabarber enthält 3 bis 7,5% Anthrachinonderivate. Sie sind im Wurzelsystem von *Rheum palmatum* nicht gleichmäßig verteilt. Der Gehalt nimmt von der Spitze der Rübe mit etwa 0,5% bis zur Basis um das Mehrfache (z. B. auf 4%) zu. Diese Unterschiede sind histologisch bedingt. Die Anthraderivate sind nämlich auf die Kambialzone und auf die Markstrahlen beschränkt. Der Anteil der Markstrahlen nimmt aber von oben nach unten zu. Mit dieser Tatsache findet auch die lange bekannte Beobachtung ihre Erklärung, daß nämlich jene Rhabarberdroge besonders wirksam ist, auf deren Querschnitt sich ein zusätzliches Leitsystem mit zusätzlichem Markstrahl- und Kambialgewebe in Form der „Sternchen" zeigt. Der Gesamtgehalt weist in unseren Gegenden im jahreszeitlichen Verlauf zwei Maxima auf, ein etwas größeres zur Zeit der Blüte (Mai—Juni) und ein etwas kleineres im Dezember. An Anthraderivaten liegen Rhein, Rheum-Emodin, Aloe-Emodin, Chrysophanol und Physcion samt ihren reduzierten Formen glykosidisch gebunden vor; in oxydierter Form sind sie z. T. auch frei. Innerhalb des Palmatum-Typus bleibt das gegenseitige Mengenverhältnis der einzelnen Komponenten, soweit bisher bekannt, einigermaßen konstant. Einzig das Verhältnis von Rhein zu Chrysophanol zeigt größere Schwankungen. Der Anteil von oxydierten und reduzierten Anthraderivaten zeigt keine wesentlichen jahreszeitlichen Verschiebungen.

Dank seines Gehaltes an Anthraderivaten wirkt Rhabarber abführend. Hierzu werden Dosen von etwa 1—3 g benötigt. Bei kleineren Gaben von 0,05 bis 0,5 g überwiegt dagegen die adstringierende Wirkung der Rheum-Gerbstoffe; man verwendet Rhabarber in niedriger Dosierung daher bei Magen- und Darmkatarrhen, wo er sekretionsbeschränkend und stopfend wirkt. Bei den Gerbstoffen handelt es sich hauptsächlich um Vertreter der hydrolysierbaren Gerbstoffe (s. S. 247); bekannt ist vor allem das Glucogallin (1-Galloyl-β-D-glucose), ein Ester aus Gallussäure und Glucose.

Weitere Rheum-Arten. Außer dem Medizinal-Rhabarber enthalten auch alle anderen Rheum-Arten, soweit bekannt, in ihren unterirdischen Organen Anthrachinone; sie zeigen deshalb ebenfalls eine, wenn auch geringere, abführende Wirkung. Der Gehalt an Anthraderivaten ist meist kleiner und auch die Zusammensetzung ist abweichend: Rhein und Aloe-Emodin können nämlich einzeln oder gesamthaft fehlen.

Glucogallin

Eine Reihe von Rheum-Arten und Hybriden werden wegen ihrer saftigen Blattstiele als „Gartenrhabarber" gezogen. Es existieren sehr zahlreiche Kulturformen. Zu den ältesten in Europa kultivierten Arten gehören *Rheum undulatum* L. und *Rheum rhaponticum* L. Die Wurzel von Rh. rhaponticum findet ebenfalls arzneiliche Verwendung und ist im Handel erhältlich. Sie ist etwa 2—3mal weniger wirksam als Chinarhabarber. Rhapontik enthält neben Anthrachinonderivaten das nicht abführend wirkende, im UV-Licht intensiv blau fluoreszierende Glykosid Rhaponticin, das im chinesischen Rhabarber fehlt. Die chemische Reaktion auf Anwesenheit von Rhapontik in Medizinal-Rhabarber, intensive Blaufärbung mit Phosphormolybdänschwefelsäure, soll jedoch nicht auf dem Gehalt an Rhaponticin beruhen. Es ist eine bekannte Tatsache, daß das Vorkommen von Rhaponticin als ein Indikator für geringe biologische Wirksamkeit des entsprechenden Rhabarbers anzusehen ist; daher prüfen die Arzneibücher auf Rhapontik. Rhaponticin ist ein Stilbenderivat und zeigt, wie eine Reihe ähnlicher Verbindungen, östrogene Wirkung (s. S. 541).

Rhaponticin

Rhamnus

In der Familie der Rhamnaceae, deren Vertreter nahezu über die ganze Erde verbreitet sind, faßt man 45 Gattungen mit 550 Arten zusammen, die meist Bäume und Sträucher sind. Pharmazeutisch von Bedeutung sind besonders *Rhamnus frangula* L., *Rh. purshiana* DC, in sehr viel geringerem Maße auch *Rh. cathartica* L. Die Früchte einiger anderer Arten so von *Rh. infectoria* L. wurden als Gelbbeeren früher zum Färben verwendet. Andere Rhamnazeen liefern eßbare Früchte, Nutzholz oder Ziersträucher.

Die Anthrachinone sind in den verschiedensten Oxydationsstufen und als Glykoside an verschiedene Zucker gebunden in der Familie sehr weit verbreitet; die Fähigkeit zur Ablagerung dieser Stoffe stellt sonach bis zu einem gewissen Grade ein Familienmerkmal dar (außer in *Rhamnus* finden sich Anthrachinone noch bei den Gattungen *Ventilago, Hovenia, Pomaderris, Paliurus, Ceanothus, Zizyphus, Celletia, Berchenia*), doch gibt es innerhalb der Familie auch anthrachinonfreie Gattungen. Ja selbst innerhalb einer Gattung kann die Emodinführung variieren: So läßt sich die artenreiche Gattung *Rhamnus* in mehrere Serien unterteilen, die teils Anthrachinone führen, teils frei davon sind.

a) *Rhamnus frangula*

Die Pflanze ist ein bis 3 m hoher Strauch, seltener ein kleiner Baum, der in ganz Europa und Westasien verbreitet ist und besonders als Unterholz in Laubwäldern vorkommt. Er wurde früher in sehr großem Maßstab angebaut, da sein Holz zur Gewinnung von Kohle für die Schwarzpulverfabrikation Verwendung fand. Der Name Frangula wurde der Pflanze wegen ihres leicht brechenden Holzes gegeben.

Pharmazeutisch verwendet wird die Rinde, Cortex Frangulae DAB, Cortex Rhamni Frangulae Ph. Helv.; die Droge stammt vor allem aus Polen, der Tschechoslowakei, Jugoslawien und Rußland als Nebenprodukt der

Der Sitz der Zucker am Aglykon ist noch nicht eindeutig festgelegt

Glucofrangulinanthron

Gluco-Frangulin

Frangulinanthron

Frangula-Emodin

Frangulin

Frangula-Wirkstoffe und ihre Veränderung beim Lagern

Holzkohlenfabrikation. Sie darf nicht frisch gebraucht, sondern muß ein Jahr gelagert werden. Frische Rinde erzeugt Übelkeit, Erbrechen, krampfartige Leibschmerzen und führt u. U. zu blutigen Diarrhöen. Von der Art der Veränderungen, die sich beim Lagern abspielen, kann man sich dadurch sehr einfach ein Bild machen, daß frische Rinde im Gegensatz zur vorschriftsmäßig gelagerten auf der Innenseite mit Lauge betupft erst nach Oxydation z. B. mit

H_2O_2 eine Rotfärbung ergibt. In frischer, oder innerhalb 14 Tagen stabilisierter Droge, liegen die Anthrastoffe zur Hauptsache als Bisglucosidorhamnosid des Frangula Emodindihydrodianthrons vor. Als Zucker sind je 2 Mol Glucose und Rhamnose sichergestellt; deren Lage ist aber noch nicht eindeutig bewiesen. Bei Lagerung ohne vorherige Stabilisierung verschwindet das Dihydrodianthron und es bildet sich das entsprechende Anthron- sowie das Anthrachinonglykosid. Dieses geht schließlich in das freie Emodin über.

Die Nebenwirkungen frischer Drogen dürften wohl auf der Anwesenheit der monomolekularen Anthronglykoside beruhen. Neben den Glykosiden des Frangula-Emodins finden sich in geringer Menge auch solche des Chrysophanols und Frangulaemodin-monomethyläthers. Biogenetisch interessant ist das Vorkommen von 1,8-Dihydroxy-2-acetylnaphthalin:

Die Droge wird allein, in Mischungen oder in Form des Extraktes als Laxans verwendet.

b) Rhamnus purshiana

Die Pflanze ist nach dem aus Sachsen stammenden FRIEDRICH TRAUGOTT PURSH (ursprünglich PURSCH) benannt. Sie stellt einen bis 20 m hoch werdenden Baum dar, der an der Pazifikküste von Nordamerika beheimatet ist. Die Droge Cortex Rhamni Purshiani Ph. Helv. heißt denn auch Amerikanische Faulbaumrinde. Die Bezeichnung „Càscara sagràda" stammt aus dem Spanischen und heißt heilige Rinde.

Die Rinde wird von Mitte April bis Ende August gesammelt, da dann die Bäume den größten Saftreichtum haben und die Rinde sich am leichtesten abheben läßt. Man trocknet, um eine möglichst hellgelbe Farbe zu erzielen, im Schatten, weil das direkte Sonnenlicht eine zu dunkle Färbung hervorrufen würde. Ähnlich wie die Frangula-Rinde muß auch Cascara sagrada mindestens ein Jahr gelagert werden. Viele Firmen ziehen es jedoch vor, die Droge vor dem Verbrauch weit länger als ein Jahr auf Lager zu halten.

Cortex Rhamni Pursh. enthält ein sehr kompliziertes Gemisch von Anthraderivaten, worin sich papierchromatographisch 18 Stoffe nachweisen lassen. Man kann sie wahrscheinlich alle in drei Gruppen einteilen, die sich von Aloe-Emodin, Chrysophanol und Frangula-Emodin ableiten. In jeder dieser Gruppen sind zwei Typen von Verbindungen. Die eine besteht aus leicht mit Säure hydrolysierbaren Glykosiden; die andere läßt sich auf diese Weise nicht spalten, vielmehr ist hierzu Oxydation, z. B. mit $FeCl_3$, erforderlich; sie zeigt also das gleiche Verhalten wie Aloin.

An Reinstoffen wurden bisher fünf Stoffe isoliert. Die ersten beiden Stoffe sind Aloin (s. dort) und 11-Desoxyaloin (trägt statt —CH_2OH eine CH_3-Gruppe); ein weiterer Stoff stellt das Frangulaemodin-oxanthron-glucosid dar; es ist dies eine relativ beständige Verbindung, weil das empfindliche Hydroxyl durch Glucose geschützt ist. Cascarosid A und B geben bei $FeCl_3$-Oxydation Aloe-emodin. Sie enthalten 2 Mol Zucker, wovon das eine mit C—C-Bindung am Aglykon angeheftet ist, das andere O-glykosidisch gebunden vorliegt.

$$
\begin{array}{ccc}
H & & O\text{-Glucose} \\
HO & & OH \\
& C & \\
HO & CO & CH_3
\end{array}
$$

Frangulaemodin-oxanthronglucosid

Cascara sagrada wird gleich wie Frangularinde verwendet.

c) Rhamnus cathartica

Der Kreuzdorn ist ein 1—3 m hoher Strauch oder Baum Mitteleuropas, Asiens und Nordafrikas. Die reife Frucht läßt sich dank ihres Gehaltes an Anthraglykosiden als Laxans verwenden. Sie enthält weiter Flavone. Unreife Früchte können bei Kindern Erbrechen, Diarrhöe und Nierenreizungen erzeugen.

Senna

Zu den Leguminosen, und zwar zur Unterfamilie der *Caesalpinioideae,* gehört die Gattung *Cassia* mit etwa 450 meist tropischen und subtropischen Arten, von denen einige Anthraglykoside enthalten, andere aber frei von Anthrachinonen sind. Die beiden wichtigsten Arten sind die in Ostafrika und Arabien beheimatete *Cassia angustifolia* Vahl und die im tropischen Afrika und in Ägypten verbreitete *Cassia acutifolia* Delile. Es sind Sträucher mit paarig gefiederten Blättern und gelben, in Trauben angeordneten Blüten. Die Arten bilden zahlreiche Varietäten, die sich nach Blattform, Größe und Behaarung mehr oder weniger unterscheiden. Die var. *β-Royleana* der *C. angustifolia* wird in Südindien, besonders im Gebiete der Stadt Tinnevelly in größtem Ausmaß (jährlich über 800 Hektaren) plantagenmäßig angepflanzt und liefert über 2000 t Blätter (Fol. Sennae) und Früchte (Fructus, Folliculi Sennae), die sehr sorgfältig gewonnen werden. Die gegenüber andern Herkünften sehr einheitliche Tinnevelly-Droge wird über den Hafen Tuticorin an der Südspitze Indiens ausgeführt. Die Pflanze wurde im 2. Weltkrieg mit gutem Erfolg u. a. in Südcalifornien angepflanzt. Die einzige Schwierigkeit bei der Kultur ist ihre große Kälteempfindlichkeit. Sinkt die Temperatur auch nur für einige Stunden auf $+10°$ oder darunter, so sterben die Pflanzen ab. Die *Cassia acutifolia* wird in Oberägypten und im Sudan kultiviert und liefert die sogenannte Alexandriner-Senna. Der Name Senna stammt übrigens von der arabischen Drogenbezeichnung sanâ. Die Araber verwendeten die Droge schon im 9. Jahrhundert, und arabische Ärzte führten sie in Westeuropa ein. Merkwürdigerweise wurde die spezifische laxierende Wirkung aber erst zu Ende des Mittelalters entdeckt und in Form des Infuses als ,,Wienertrank'' bekannt.

Inhaltsstoffe. Die Blätter beider Cassia-Arten waren schon seit längerer Zeit als Anthrachinondrogen bekannt. Reine, kristallisierte Glykoside, die sog. Sennoside A und B wurden erst 1949 aus Fol. Sennae erhalten und ihre Konstitution 1950 durch STOLL und Mitarb. aufgeklärt. Die Sennoside A und B lassen sich hydrolysieren und geben neben den Aglykonen Sennidin A und B pro

Anthrarest ein Mol D-Glucose. Das Molekül der Sennidine ist aber aus zwei solchen Resten aufgebaut und liefert bei Reduktion Rheinanthron, bei Oxydation dagegen Dirhein; es handelt sich also um ein Dihydrodianthron:

Konstitution der Sennoside

Im Sennidin A und B sind zwei strukturell identische asymmetrische Systeme. Sennidin A entspricht nun der (+)-Form, Sennidin B stellt dagegen die intramolekular kompensierte Mesoform dar. In Blattdroge von *C. angustifolia* sind je etwa 3—5⁰/₀₀ Sennosid A und B enthalten. Die Sennoside A und B sind an der Gesamtwirkung der Folliculi Sennae zu 58%, vom *C. acutifolia*-Blatt nur zu 35% beteiligt. FAIRBAIRN und Mitarb. haben fünf weitere Glykoside isoliert. Ein Primärglykosid mit ungefähr 50% stärkerer Wirkung als Sennosid gibt bei schonender Hydrolyse Sennosid und 2 Mol Glucose. Ein Aloeemodinglykosid von ungefähr gleich starker pharmakologischer Wirkung wie die Sennoside, das aber die Wirkung der Sennoside potenziert, findet sich vor allem im Blatt, weniger in den Früchten. Ferner wurden Rhein-8-glucosid, Rhein-8-diglucosid und Rhein-anthron-8-glucosid isoliert.

Als weitere Inhaltsstoffe sind Kämpferol und Quercetin zu erwähnen.

Verwendung. Sennablatt wird vor allem bei akuter Obstipation verwendet. Die Droge enthält Ballaststoffe, die Leibschmerzen erzeugen sollen. Wahrscheinlich aber beruht das Phänomen einfach auf einer Überdosierung der Droge (AUTERHOFF). Alexandriner- und Tinnevelly-Sorten sind ungefähr gleich wirksam. Den Fructus Sennae sollen die Leibschmerzen erzeugenden Begleitstoffe fehlen, so daß sie milder wirken und daher in der Kinderpraxis bevorzugt werden. Die Sennoside A und B (als Ca-Salze) stellen die Wirkstoffe des Pursennid „Sandoz" dar.

Cassia fistula. Die Stammpflanze ist ein 10—15 m hoher Baum, der in Afrika beheimatet ist und in vielen tropischen Gebieten angebaut wird. Die Anthrachinonglykoside enthaltenden Früchte der Röhrenkassie sind 25—60 cm lange und 2—2,5 cm dicke, zylindrische, nicht aufspringende Hülsen mit braunschwarzem Exokarp, deren Inneres durch Querwände in zahlreiche Fächer geteilt ist. Das gereinigte Fruchtmus dient als mildes Laxans.

Weitere Cassia-Arten. Im Handel tauchen immer wieder Blätter anderer Cassia-arten als Substitution oder Verfälschung von Fol. Sennae auf. In Indien gibt es verschiedene wildwachsende Arten, deren Blätter etwa in den Handel gelangen, so *C. setigera* DC und *C. obovata* Colladon, die afrikanisch-indische Art. Sie wurde schon im 16. Jahrhundert in Italien, z. B. bei Florenz (TSCHIRCH) kultiviert, und die Blätter werden als italienische, syrische oder aleppische Senna bezeichnet. Sie sind frei von Anthrachinonen. Auch die sog. Palthé-Senna von *C. auriculata* ist praktisch anthrachinonfrei, tritt aber nichtsdestoweniger immer wieder als Verfälschung auf. Umgekehrt gibt es andere Arten, die Anthraderivate enthalten, so die nordamerikanische *C. reticulata* und *C. marylandica*, die brasilianische *C. alata* und viele andere.

Aloe

Die Gattung Aloe war ursprünglich in Ost- und Südafrika heimisch, hat sich dann aber nach und nach ins Mittelmeergebiet und gegen Indien verbreitet. In Afrika gibt es über 200 Arten, davon allein in Südafrika 132. Zur Gewinnung von Aloe-Droge dienen fast ausschließlich drei Arten, nämlich *Aloe ferox* Miller für Kap-Aloe, *Aloe barbadensis* Miller für westindische Aloe und *Aloe perryi* Baker für Socotra-Aloe.

a) Kap-Aloe, Aloe (DAB, Ph. Helv.)

Die vom DAB und von der Ph. Helv. einzig zugelassene Kap-Aloe wird von Aloe ferox, einer der verbreitetsten südafrikanischen Aloe-Arten gewonnen. Die Steppenpflanze findet sich vor allem im Kapland. Sie ist durch ihr baumartiges Aussehen charakterisiert, erreicht doch der Stamm eine Höhe von 2—3 (—5) m. Die Blätter sind 50—60 cm lang, an der Basis 10—15 cm breit und sowohl am Rande wie an der Oberfläche stachlig. Die Blütenstände sind lebhaft scharlachrot, gelegentlich orange und 35—40 cm lang. Der Bestand an wildwachsenden Pflanzen übersteigt bei weitem den Bedarf. Kulturen hat man keine angelegt. Zudem geht die Pflanze nach der Ernte nicht zugrunde, weil nur die älteren, unteren Blätter abgeschnitten werden und die jungen Blätter schnell nach-wachsen. Zur Kap-Aloe-Produktion sollen auch etwa andere Arten dienen, wie *Aloe africana* Miller, die mit *A. ferox* leicht hybridisiert. Doch wird diese Angabe von anderen Autoren (HODGE) entschieden in Abrede gestellt.

Aloe-Gewinnung ist während des ganzen Jahres, mit Ausnahme der trocken-sten Monate möglich. Doch zieht man die Zeit der großen Regenperiode vom August bis Oktober und kurz darnach vor, weil dann große Saftausbeuten erzielt werden. Hierzu schneiden die durch Stiefel und Handschuhe geschützten Arbeiter, meistens am Morgen, mit einer Sichel die unteren, dicken Blätter an ihrer Ansatzstelle ab und legen sie an den Rand einer Grube, die mit einer Kuh- oder Ziegenhaut ausgelegt ist. Die Blätter werden im Kreise so angeordnet, daß die Schnittfläche nach unten, gegen die Mitte der Grube zu liegen kommt. Auf die erste Lage Blätter kommt eine zweite und so fort, bis ein konischer Stapel von etwa 1 m Höhe gebildet ist. Die für *Aloe ferox* typischen Stacheln der Blattoberfläche verhindern ein Abgleiten der Blätter und Auseinanderfallen des Stapels. Im Querschnitt zeigen die Blätter sehr zahlreiche, kollaterale Leit-

bündel, die zu einem Ring der äußeren Blattschicht entlang angeordnet sind.
Auf der Seite des Siebteils (also nach außen) grenzen an die Leitbündel die sog.
Aloezellen. Diese sind in der Längsachse des Blattes gestreckt, bis 0,7 mm lang
und mit sehr dünnen Querwänden versehen. Wird das Blatt abgeschnitten,
beginnt aus den verletzten Aloezellen sofort ein bitterer, gelber Saft auszu-
fließen. Sind die untersten Zellen entleert, so können sie den darübergelagerten
keinen Halt mehr bieten, so daß deren Querwände platzen. Auf diese Weise
läuft in etwa 5—6 Stunden der Saft aus sämtlichen Aloezellen aus, und zwar
ohne daß eine weitere Zerkleinerung des Blattes nötig ist. Er sammelt sich in
der Grube und wird dann in Metallkesseln auf offenem Feuer unter Umrühren
zum Sieden erhitzt und soweit eingedickt, bis er beim Erkalten erstarrt. Dann
gießt man das Konzentrat in Kanister und läßt darin erstarren. Wurde der
Saft rasch mit künstlicher Wärme konzentriert, so erstarrt er zu einer glasigen
Masse, der sog. Lucida-Sorte. Nur diese ist vom DAB und von der Ph. Helv.
zugelassen. Bei langsamem Eindicken, etwa durch Stehenlassen an der Sonne,
kristallisiert das Aloin aus, wodurch die Masse ein trübes Aussehen erhält und
die sog. Hepatica-Sorte entsteht.

b) Westindische, Barbados-, Curaçao-Aloe

Stammpflanze dieser Aloesorte ist *Aloe barbadensis* Miller (Syn. *Aloe vera*
(L.) Webb und *Aloe vulgaris* Lam.). Sie ist vom Roten Meer und Mittelmeergebiet bis nach Südafrika und in Ostindien verbreitet, entgegen ihrem Namen
aber in Amerika nicht beheimatet. Wahrscheinlich ist sie die, mindestens in
Europa, erste medizinisch verwendete Aloeart. Demgegenüber waren Zubereit-
tung und Verwendung von Aloe aus *Aloe ferox* zwar den Eingeborenen des Kap-
landes schon seit vielen Jahrhunderten bekannt, wurden aber vor den europäischen Kolonisten lange geheim gehalten (SPARRMAN, nach HODGE). *Aloe
barbadensis* ist niedriger als *Aloe ferox*. Ihr Stamm erreicht kaum 50 cm. Die
Blätter sind 20 cm lang und 7 cm breit, nur am Rande stachlig, die Blüten gelb.
Die Pflanze wurde schon sehr früh auf Barbados eingeführt und dort kultiviert,
wie dies schon von LIGON bei seinem Besuche der Insel im Jahre 1647 festgestellt worden ist. Pflanzen dieser Kulturen wurden in englischen Gärten
gezogen und dienten MILLER zur Beschreibung und Benennung der Art als
Aloe barbadensis. Die Kulturen auf Barbados sind eingegangen. Auf Curaçao
wurde nie Aloe kultiviert. Diese Insel war aber das Zentrum des Aloeexportes.
Die Droge stammt gegenwärtig besonders von der Antilleninsel Aruba, aber auch
aus den benachbarten trockenen Küstenstrichen von Venezuela um Coro im
Staate Falcón, sowie aus Teilen der Dominikanischen Republik. Die abge-
schnittenen Blätter der kultivierten Pflanzen werden auf krippenartigen Ge-
stellen auslaufen gelassen. Da sie nur am Rande, nicht aber an der Oberfläche
stachlig sind, lassen sie sich im Gegensatz zu den Blättern von *Aloe ferox*, nicht
zu soliden Stapeln aufschichten. Den Saft dickt man in Kupferbehältern in der
Wärme schnell, oft aber auch absichtlich sehr langsam ein, wobei entweder die
Lucida- oder die Hepatica-Sorte erhalten wird. Bei der gewünschten Konzentration gießt man in Kanister und läßt erstarren. Neben dieser alten Methode
wurde ein neues Verfahren eingeführt. Man leitet den Saft in Form eines Spray
in Vakuumkammern, wo er sofort zu einem feinen Pulver eintrocknet. Die

Qualität dieses Produktes ist gut. Durch die vergrößerte Oberfläche ist das Pulver luftempfindlich und muß in luftdichten Behältern aufbewahrt werden. Neuerdings ist man auch dazu übergegangen, den frischen Saft direkt auf Aloin zu verarbeiten.

c) Socotra-Aloe

Socotra-Aloe, von *Aloe perryi* Baker, ist die älteste bekannte Aloe-Sorte und stammt aus Arabien und Ostafrika. Auf der Insel Socotra wird offenbar heute keine Aloe mehr produziert. Socotra-Aloe soll sehr oft verfälscht sein. Sie ist, neben andern Sorten, noch von einigen Pharmakopöen zugelassen.

d) Natal-Aloe

Diese Handelssorte stammt wahrscheinlich von *Aloe candelabrum* Berger oder *Aloe marlothii* Berger. Papierchromatographische Untersuchungen deuten auf *Aloe distans*. Sie wird in Natal gewonnen, ist therapeutisch minderwertig, von keinem Arzneibuch zugelassen und erscheint deshalb nicht mehr im Handel.

e) Inhaltsstoffe und Verwendung von Aloe

Die Aloewirkstoffe werden als Aloine bezeichnet. Beim langsamen Eindicken des Aloe-Saftes kristallisieren sie aus und erzeugen die für Hepatica-Sorten typische Trübung. Alle Aloine, mit Ausnahme des Aloins aus Natal-Aloe, Homonataloin genannt, enthalten als zuckerfreien Bestandteil das Aloeemodinanthron. Das Homonataloin leitet sich dagegen vom 1-Methoxy-2,8-dihydroxy-6-methyl-anthron ab, was seine verminderte Wirkung verständlich macht. Im übrigen ist es gleich wie Aloin gebaut.

Aloin, etwa aus Kap- und westindischer Aloe, ist 10(1′,5′-Anhydroglucosyl)-aloeemodin-anthron (MÜHLEMANN, 1952). Es stellt demnach ein C-Glykosid dar. Die Glucose ist hier über eine sehr schwer spaltbare C—C-Bindung mit dem Aglykon verknüpft. Diese Bindung läßt sich mit Oxydationsmitteln wie

Na_2O_2 oder $FeCl_3$ spalten, wobei der Zucker zerstört oder mit verkürzter Kette als Pentose und das Aglykon in Form des Oxydationsproduktes Aloeemodin erhalten wird. In alkalischem Milieu, z. B. in gesättigter Boraxlösung, geht Aloin in das intensiv fluoreszierende Anthranol über. Aloin ist nicht das einzige Anthraderivat der Droge, wohl aber das für die Wirkung entscheidende. Weiter ist in großer Menge ein an der Wirkung nicht beteiligtes Harz enthalten.

Aloe wird als sicheres, dickdarmwirksames Laxans verwendet. Größere Dosen bewirken starke Hyperämie der Beckenorgane, weshalb Aloe kontraindiziert ist während Menstruation, Gravidität und bei Hämorrhoiden. Der frische Saft von *Aloe barbadensis* und anderer Arten wird in der Volksmedizin bei kleinen Schnittverletzungen als Jodersatz verwendet. Neuerdings scheint sich der saftige Blattbrei in der Behandlung von Röntgenverbrennungen bewährt zu haben.

Chrysarobinum

Andira araroba Aguiar (*Leguminosae*), die Stammpflanze des Chrysarobins, ist ein bis 20 m hoher Baum des brasilianischen Urwaldes, der besonders in den Provinzen Bahia und Sergipe zu finden ist. Im Kernholz dieses Baumes entstehen durch Umwandlung der Zellen Höhlungen und Gänge, die sich nach und nach mit einem gelblichbraunen Produkt füllen. Zu dessen Gewinnung wird der Baum gefällt und aus den Höhlungen das eingetrocknete Pulver herausgekratzt. Es wird wegen seiner Herkunft als Bahia-Pulver bezeichnet. Goapulver heißt es auch, weil es als Geheimmittel der einheimischen Christen in Goa gegen eine bestimmte Hautkrankheit verwendet wurde. Aus diesem Goapulver wird das Chrysarobin ($\chi\varrho\acute{v}\sigma\varepsilon\sigma\varsigma$ = goldgelb; aroba ist der ostindische Name der Rinde) durch Benzol extrahiert, wobei 60—80% in Lösung gehen. Unlöslich sind vor allem Zellbruchstücke aus dem Kernholz. Die Lösung dampft man ein und erhält als Trockenrückstand das Chrysarobin des Handels.

Chrysarobin ist zur Hauptsache eine Mischung verschiedener Anthrachinone, wie Chrysophanol, Frangulaemodin und dessen Monomethyläther, davon auch einer Dihydroverbindung, und zwar liegen sie zum weit überwiegenden Teil als Anthrone bzw. Anthranole und in freier Form, also nicht glykosidisch gebunden, vor. Die Droge wirkt stark haut- und schleimhautreizend und wird in Salbenform vor allem bei Psoriasis, Schuppenflechte, und anderen Hautkrankheiten verwendet. Die therapeutisch erwünschte hautreizende Wirkung ist sehr verschieden je nach Herkunft der Droge.

Hypericum

Unter den zur Familie der *Guttiferae* gehörenden über 200 Arten der Gattung *Hypericum* (nach $\acute{v}\pi\varepsilon\varrho\iota\varkappa\acute{o}\nu$, dem wissenschaftlichen Pflanzennamen der Antike) hat in Europa hauptsächlich *Hypericum perforatum* L. eine gewisse medizinische Bedeutung erlangt. Es handelt sich um eine ausdauernde, etwa $1/_2$ m hohe Pflanze, die ursprünglich in Europa, in weiten Teilen Asiens und in Nordamerika vorkommt, aber auch in die übrigen Kontinente verschleppt wurde und sich dort eingebürgert hat. Die Droge Herba Hyperici besteht aus den zur Blütezeit gesammelten Sproßenden der Pflanze; seltener werden die Blüten (Flor. Hyperici) allein gesammelt und verarbeitet. Die Artbezeichnung der Pflanze deutet auf ihre im durchfallenden Licht hell punktierten Blätter. Beim Zerdrücken der goldgelben Blüten tritt ein tiefroter Farbstoff aus, der hauptsächlich aus Hypericin und Pseudohypericin (evtl. neben Iso- und Proto-Hypericin) besteht. Protohypericin geht in Lösung bei Belichtung in Hypericin über und dürfte, wenn vorhanden, nur einen sehr kleinen Teil des Gemisches ausmachen. Hypericin und Pseudohypericin sind in *H. perforatum*-Blüten zu etwa gleichen Teilen enthalten. Gelegentlich kann aber Hypericin stark überwiegen. Über die Verhältnisse in anderen Hypericum-Arten gibt die folgende Tabelle (nach BROCKMANN und SANNE) Auskunft.

Rohhypericin verschiedener Hypericum-Arten

Spezies	Hypericin + ψ-Hypericin in g/kg getrockn. Blüten	Im Rohfarbstoff anwesend:	
		ψ-Hypericin	Hypericin
H. perforatum L.	1,38	+	+
H. hirsutum L.	0,91	—	+
H. elegans Stephan	1,79	+	+
H. maculatum Crtz.	2,10	+	+
H. acutum Moench	1,67	+	+
H. pulchrum L.	0,91	+	+
H. montanum L.	0,78	+	—
H. humifusum L.	0,83	+	?
H. coris L.	1,95	+	+
H. olympicum L.	0,26	+	?
H. inodorum	1,30	+	—
H. lobocarpum	0,52	+	—
H. barbatum Jacq.	1,42	+	—
H. densiflorum	0,63	+	?
H. gentianoides Britton	0,64	+	?

+ anwesend;   — abwesend;   ? fraglich, höchstens Spuren.

In anderen Arten, wie z. B. *H. polyphyllum, H. calycinum* L., *H. hircinum* L., *H. andro-saemum* L. fehlen diese Stoffe. Etwa drei Viertel der bisher in verschiedenen Laboratorien untersuchten Hypericum-Arten haben sich als „Rohhypericin" enthaltend erwiesen.

Proto-Hypericin

Hypericin R I u. R Ia   = OH   R II u. R IIa = CH₃
ψ-Hypericin R I u. R Ia   = OH   R II u. R IIa = CH(OH)CH₃
Iso-Hypericin R I u. R IIa   = OH   R Ia u. R II   = CH₃

Konstitution der Hypericine

Die Formeln zeigen die chemische Verwandtschaft dieser Stoffe mit Frangula-Emodin; auch ein biogenetischer Zusammenhang ist um so wahrscheinlicher, als Frangulaemodin-anthra-nol und einige Zwischenstufen (wie Protohypericin) aus der Pflanze isoliert werden konnten. Vermutlich ist Hypericin wegen der veränderten Löslichkeitsverhältnisse vor und nach der Extraktion und Reindarstellung nicht in dieser Form in der Pflanze vorhanden, sondern teils mit lipophilen, teils hydrophilen Gruppen verbunden. Hypericin ist die Ursache des sog. Hypericismus, d. h. der Sensibilisierung von Tieren, besonders Albinos, gegen Licht durch Genuß von Hypericum-Arten.

Eine bestimmte Gruppe von chemischen Verbindungen, zu der u. a. die erwähnten Hypericum-Pigmente gehören, zeigt die merkwürdige Eigenschaft, bei Gegenwart von Licht wesentlich toxischer zu sein als im Dunkeln. Die Fähigkeit, einen derartigen Lichteffekt hervorzurufen, kommt einer großen Anzahl synthetischer und natürlicher Farbstoffe zu, deren Konstitution zwar sehr unterschiedlich ist, die aber durch die gemeinsame Eigen-schaft ausgezeichnet sind, in Lösung mehr oder weniger stark zu fluoreszieren. Man bezeich-net diesen Lichteffekt auch als photodynamischen Effekt.

Experimentell läßt sich diese Wirkung bereits an niederen Organismen zeigen; bringt man Infusorien in eine wässerige Lösung, die in hoher Verdünnung einen derartigen fluoreszierenden Stoff enthält, so werden sie bei diffusem Tageslicht innerhalb kurzer Zeit getötet; behält man Kontrolltiere im Dunkeln, so überleben sie. Beläßt man Fische in einer derartigen Lösung, treten innerhalb weniger Stunden Nekrosen — besonders an den Flossen — auf; nach ein bis zwei Tagen sterben die Fische, während die dunkel gehaltenen Tiere viele Tage am Leben bleiben. Es sind aber nicht nur biologisch niedrig stehende Tiere, die durch Licht und fluoreszierende Stoffe Störungen erleiden. Ganz ähnliche Krankheiten kennen wir von unseren Haustieren her, wenn sie bestimmte Pflanzen aufnehmen, die Stoffe mit „photodynamischer. Wirkung" enthalten. Besonders empfindlich gegenüber solchen Pflanzen sind unpigmentierte (weiße) Schafe und Schweine.

Die Erscheinung des Hypericismus hat ihre Parallele im Fagopyrismus, der durch den Genuß von Fagopyrum-Arten erzeugt wird. Der Wirkstoff ist hier das Fagopyrin, eine Substanz, die sich vom Hypericin nur in einigen Substituenten unterscheidet. Sie ist vor allem in den Blüten und in der im Buchweizen meistens entfernten Samenhülle vorhanden.

An weiteren Inhaltsstoffen von Herba Hyperici seien Flavonole wie Hyperosid, Rutin und Quercitrin (s. dort) genannt, ferner etwa 10% Gerbstoff und bis 1% ätherisches Öl. Die angeblich günstige Wirkung von Herba Hyperici bei depressiven Zuständen bzw. ihre leicht euphorisierende Wirkung soll auf dem Gehalt an Hypericin beruhen.

Literatur

BROCKMANN, H.: Photodynamically Active Plant Pigments. Proc. Chem. Soc. London **1957**, 304—312. — EDER, R., u. B. SIEGFRIED: Über natürliche Oxy- und Oxymethyl-anthrachinone. Pharm. Acta Helv. 14, 34—76 (1939). — HODGE, W. H.: The Drug Aloes of Commerce, with Special Reference to the Cape Species. Economic Botany 6/7, 99—129 (1952/53). — VAN OS, F. H. L.: La localisation des anthraglucosides dans les parties souterraines de la Rhubarbe de Chine et son importance en vue de la sélection. Ann. pharm. franç. 12, 257—267 (1954). — SCHRATZ, E.: Pharmakognostische Untersuchungen am Medizinal-Rhabarber (Rheum palmatum L.). Pharmazie 11, 138—150 (1956). — Zur Systematik des Genus Rheum. Planta medica 8, 301—321 (1960). — SCHRATZ, E. u. Mitarb. Papierchromatographische Wertbestimmung von Radix Rhei. Planta medica 6, 44—69 (1958). — Die Verteilung der Anthrachinone im Sproß von Rheum palmatum. Planta medica 7, 137—170 (1959).

7. Drogen mit herzwirksamen Glykosiden

Allgemeines

a) Begriffsbestimmung

Die im Kapitel Drogen mit herzwirksamen Glykosiden behandelten Arzneipflanzen bilden sowohl ihrer Wirkung und therapeutischen Anwendung wie auch der Konstitution ihrer spezifischen Wirkstoffe nach eine einheitliche, scharf umschriebene Gruppe. Wie der Name „Herzwirksame Glykoside" andeuten will, handelt es sich um glykosidische Inhaltsstoffe mit therapeutischen Wirkungen auf das insuffiziente Herz.

Die ersten kristallinen Herzglykoside wurden aus Digitalis isoliert. Bald entdeckte man ähnlich gebaute Stoffe auch in anderen Pflanzen. Im Gegensatz zu den eigentlichen Digitalisglykosiden, den sogenannten Digitalisglykosiden erster Ordnung, bezeichnete man die Herzglykoside anderer Pflanzen als „Digitaloide" (= Digitalisähnliche Wirkstoffe), oder Digitalisglykoside zweiter Ordnung. Heute wird die Bezeichnung „Digitaloide" gelegentlich auch auf sämtliche Herzglykoside ausgedehnt.

Das Herz ist das Organ, das als Pumpe den Blutkreislauf in seinen zwei Bahnen antreibt: den Lungenkreislauf (kleinen Kreislauf), der — von der rechten Kammer (Ventriculus dexter) ausgehend und zurückführend zum linken Vorhof (Atrium sinistrum) das Blut von

Kohlensäure befreit und mit Sauerstoff belädt und den Körperkreislauf (großen Kreislauf) von der linken Kammer (Ventriculus sinister) zum rechten Vorhof (Atrium dextrum), der den Organen das mit Sauerstoff beladene Blut zuführt und die Stoffwechselprodukte wegschwemmt. Vom Vorhof in die Kammer gelangt das Blut durch „Klappen" (Valvulae cordis), die wie Ventile wirken, das Blut nur in einer Richtung durchtreten lassen. Der Vorhof zieht sich dabei zusammen, der Ventrikel erschlafft (Diastole). Durch Zusammenziehen der kräftigen Muskulatur der Herzkammern (Systole) wird das Blut in den Lungen- und Körperkreislauf gepreßt.

Das versagende Herz vermag die aus den Venen zum Herzen zurückströmende Blutmenge nicht mehr zu bewältigen. Folge davon ist eine venöse Rückstauung. Beim Versagen der linken Herzkammer erfolgt die Rückstauung in die Lungen, mit den Symptomen des nächtlichen anfallsweisen Lufthungers (Asthma cardiale) bis zur Blutflüssigkeitsansammlung in den Lungenbläschen (Lungenoedem). Beim Versagen der rechten Herzkammer erfolgt die Rückstauung in die Körpervenen. Beim Übersteigen des onkotischen Drucks der Bluteiweißkörper tritt die Blutflüssigkeit aus der Gefäßbahn aus, zuerst in

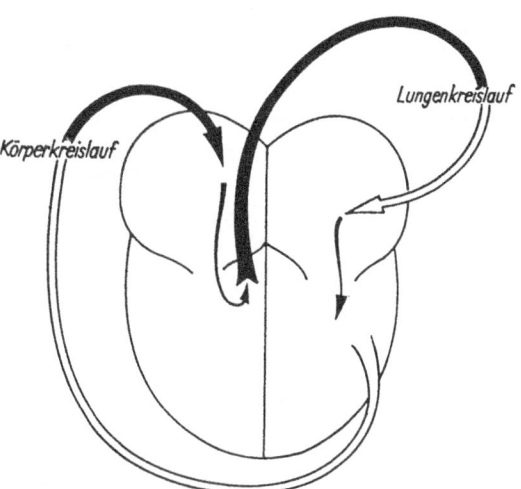

Abb. 203/3. Herz- und Blutkreislauf

die Interzellularräume (Ödem) und schließlich in die Körperhöhlen (Ascites). Folge der ungenügenden Herzkontraktion ist eine Abnahme der pro Kontraktion (Systole) ausgeworfenen Blutmenge (Schlagvolumen) und als Folge davon eine Minderdurchblutung der Nieren. Dieser Vorgang führt, vergesellschaftet mit hormonalen Faktoren, zur vermehrten Rückresorption von Kochsalz durch die Nieren und dadurch zu einem weiteren Anstieg der zirkulierenden Blutmenge.

Als Ursachen der schlechten Kontraktionen des insuffizienten Herzens sind entzündliche und in der großen Mehrzahl der Fälle degenerative, mit der Alterung des Organismus zusammenhängende Prozesse (Arteriosklerose) am Herzmuskel erwähnenswert. Störungen der Blutverteilung zufolge Herzklappenfehler, angeborener Mißbildungen, abnormer Reizbildung und Reizleitung usw. kommen als weitere Faktoren bei der Auslösung einer Herzinsuffizienz in Frage.

Die weitaus wichtigste Eigenschaft der herzwirksamen Glykoside beruht auf ihrer Fähigkeit, die Kontraktionskraft des insuffizienten Herzmuskels zu verbessern (positiv inotrope Wirkung). Als weitere Grundeigenschaften dieser Stoffe gesellen sich die frequenzverlangsamende (negativ chronotrope) Wirkung und die Wirkung auf die Reizleitung (negativ dromotroper Effekt) hinzu. Eine gesteigerte Energieaufnahme durch das Herz, d. h. eine meßbare Erhöhung des Sauerstoffverbrauchs oder eine Änderung des Gehalts an energiereichen Phosphaten (ATP) der Zellen kann als Ursache für die positiv inotrope Wirkung mit Sicherheit ausgeschlossen werden. Es kommt somit für die kontraktionsfördernde Wirkung der Glykoside nicht eine Änderung in der Energiebereitstellung, sondern eine bessere Energieausnützung in Frage.

Die hier skizzierten Digitaliswirkungen nach therapeutischen Dosen sind nur an insuffizienten Herzen reproduzierbar; beim gesunden Menschen äußern therapeutische Dosen keine sichtbaren Wirkungen. Toxische Dosen führen zunächst zu raschen und unregelmäßigen Kontraktionen; die diastolische Erweiterung wird immer unvollständiger, das Herz tendiert verstärkt zu systolischer Zusammenziehung. Schließlich kommt es zu einer völlig ungeordneten Tätigkeit der einzelnen Herzmuskelbezirke und zum systolischen Stillstand. Herztod in Systole bei Versuchstieren wird herangezogen zum qualitativen Nachweis von herzwirksamen Glykosiden und zu deren quantitativer, biologischer Bestimmung (Titrieren).

Vorkommen von Digitalis-Glykosiden und Digitaloiden im Pflanzenreich (bis 1962)

Gattung	Familie	Vorkommen	Droge
Boviea	Liliaceae	Südafrika	Zwiebel med. verwendet
Convallaria	,,	Europa, gemäßigtes Asien	Flos, Fol., Fruct., Herba Convallariae
Rohdea	,,	Japan	—
Ornithogalum	,,	Europa, Afrika, Asien	—
Urginea	,,	Mittelmeergebiet	Bulbus Scillae
Antiaris	Moraceae	Indonesien	Pfeilgift Upas Antiar
Castilloa	,,	Südamerika	Kautschukbaum
Ogcodeia	,,	Columbien	Pfeilgift
Cannabis	Cannabinaceae	Indien	Wurzel digitaloidhaltig
Adonis	Ranunculaceae	Europa, gemäßigtes Asien	Flos, Herba Adonidis
Helleborus	,,	Europa, Kleinasien, Kaukasus	Radix Hellebori
Acachmena	Cruciferae	Schwarzmeerbecken, Balkan	—
Cheiranthus	,,	Europa, Kleinasien	Flos, Semen Cheiri
Conringia	,,	Von Osteuropa bis Zentral-asien	—
Erysimum	,,	Europa, N-Amerika, N-Afrika, Asien	—
Syrenia	,,	Osteuropa, Asien	—
Sisymbrium	,,	Gemäßigte Breiten der nördl. Erdhälfte, S-Amerika, Afrika	—
Coronilla	Papilionaceae	Europa	Herba Coronillae variae u. scorpioidis
Evonymus	Celastraceae	Asien, Europa, Amerika	Wahoorinde; Cort. Evon. atropurp. radicis
Corchorus	Tiliaceae	Indien, Tropen	—
Acokanthera	Apocynaceae	Afrika	Pfeilgift
Adenium	,,	Afrika	Pfeilgift
Apocynum	,,	Nordamerika	Radix Apocyni
Carissa	,,	Afrika, Australien, Indien	Pfeilgift
Cerbera	,,	Indien, Madagaskar	—
Nerium	,,	Mittelmeer, Asien	Fol. Nerii oleandri
Roupellina	,,	Afrika	—
Strophanthus	,,	Afrika	Semen Strophanthi, Pfeil-gift
Tanghinia	,,	Madagaskar	Ordalgift
Thevetia	,,	Tropisches Amerika	Semen Thevetiae nereifol.
Urechites	,,	Westindien, Florida	Ordalgift, Wooragragift
Vallaris	,,	Indien, Burma	—
Asclepias[1]	Asclepiadaceae	Amerika	Herba Ascl. curassav.; Rad. Ipec. spuriae
Calotropis	,,	Afrika	Cortex Mudari; Pfeilgift
Cryptostegia	,,	Madagaskar, Indien	—
Glossostelma	,,	Afrika	—
Gomphocarpus	,,	Mittelmeer, Australien	—

[1] Asclepias und Pachycarpus enthalten neben Digitaloiden noch Esterglykoside mit Pregnan- oder C-Nor-D-homo-pregnangerüst. Solche Glykoside finden sich ferner in den Asclepiadazeen Cynanchum, Dregea, Marsdenia und Sarcostemma (Näheres s. bei Condu-rangin).

Fortsetzung

Gattung	Familie	Vorkommen	Droge
Menabea	,,	Madagaskar	Wurzel zur Giftbereitung
Pachycarpus[1]	,,	Südafrika	für Uzara-Medizin
Pentopetia	,,	Madagaskar	verschied. Pflanzenteile med. verwendet
Pergularia	,,	Westafrika bis Ostindien	Blätter
Periploca	,,	Europa, Asien, Afrika	Cortex Periplocae graecae
Xysmalobium	,,	Südafrika	für Uzara-Medizin
Mansonia	Sterculiaceae	Afrika	Pfeilgift
Digitalis	Scrophulariac.	Europa, Kleinasien	Folium Digitalis
Melia	Meliaceae	Afrika, Asien	,,Nim" der Inder

Der Wirkungsmechanismus der therapeutisch ausgenützten kontraktionsfördernden Eigenschaften der Kardiotonika (positiv inotrope Wirkung) ist unabgeklärt. Die toxischen Glykosideffekte am Herzen (Tachykardien, Kammerflimmern) lassen sich dagegen mit einer zellulären Kaliumverarmung des Herzens zufolge einer Hemmung der Kaliumaufnahme der Zelle in direkte Beziehung bringen (P. MÜLLER, 1963).

b) Verbreitung

Der Gebrauch herzaktiver Drogen als Arzneimittel ist schon im Altertum nachweisbar: *Urginea maritima* verwendeten schon die alten Ägypter gegen Wassersucht; sie ist als Bestandteil einer ärztlichen Verordnung im Papyrus Ebers um 1500 a. C. erwähnt und dürfte eine der ältesten Drogen überhaupt sein. Getrocknetes Sekret der Haut- und Ohrspeicheldrüsen von Kröten — eine tierische Droge mit typischen Digitaliswirkstoffen allerdings nicht glykosidischer Natur — war ein wichtiges Herzmittel der chinesischen Medizin lange vor Christi Geburt. Auffallend zahlreiche Pflanzen mit herzaktiven Glykosiden fanden in der Volksmedizin vieler Länder Verwendung, und aus einer ganzen Reihe von Pflanzen dieser Gruppe wurden und werden z. T. heute noch gefürchtete Pfeilgifte gewonnen, wie etwa das Upas Antiar der Borneostämme. In der mittelalterlichen europäischen Medizin spielte *Convallaria majalis* eine große Rolle. Der Fingerhut, *Digitalis purpurea*, die heute am gründlichsten erforschte Droge und geradezu der Prototyp der herzwirksamen Drogen, ist demgegenüber eine junge Arzneipflanze.

Die systematische Durchforschung des Pflanzenreiches erweiterte die Zahl der Digitalis-ähnlichen Pflanzen ganz außerordentlich, wie vorstehende Tabelle zeigt. In dieser Tabelle sind nur Gattungen aufgeführt, von denen bekannt ist, daß eine oder mehrere Arten (auf deren spezielle Nennung verzichtet wurde), Glykoside enthalten, die ihrer Konstitution nach zu den Digitaloiden gehören. Allerdings hat nur ein kleiner Teil dieser Pflanzen medizinische Bedeutung.

Außer den in der Tabelle genannten Vertretern gibt es noch mehrere Pflanzen mit Wirkung auf das Herz, deren herzaktive Glykoside in ihrem chemischen Aufbau nicht näher bekannt sind, beispielsweise das Nymphalin aus *Nymphaea* (*Nymphaeaceae*) und das digitalisartig wirkende Glykosid aus *Pachypodium* (*Apocynaceae*). Bei einer Reihe weiterer herzwirksamer Pflanzen, wie z. B. *Magnolia* (*Magnoliaceae*), *Ilex* (*Aquifoliaceae*) und *Cereus* (*Cactaceae*) ist die Struktur der Wirkstoffe noch gänzlich unbekannt; weitere Pflanzen verdanken ihre Herzwirkung dem Gehalt völlig andersartiger Stoffe, wie Alkaloiden (*Veratrum*, *Erythrophleum*), Flavonoiden (*Crataegus*) u. a.

c) Chemie

Die heute gebräuchlichen Mittel zur Behandlung der Herzinsuffizienz sind ausschließlich natürlicher Herkunft; vielfach werden nebeneinander Ganzdrogenpräparate und Reinstoffe angewandt. Synthetische Abwandlungen und Nachbildungen der Naturprodukte sind bisher therapeutisch ohne Bedeutung geblieben. Die zuckerfreien Anteile, die Genine der herzwirksamen Glykoside, sind selten mit e i n e m, meist mit m e h r e r e n Zuckermolekülen verknüpft, die in ihrem Bau von den im Pflanzenreich ubiquitär vorkommenden Zuckern oft abweichen. Die spezifische Herzwirkung ist an das Aglykon gebunden; die Zucker modifizieren diese Wirkung in bezug auf Dauer und Intensität.

A g l y k o n. Die Aglykone der herzwirksamen Glykoside enthalten im Grundgerüst den Kern des Cyclopentanoperhydrophenanthrens; sie sind daher in ihrem Aufbau eng verwandt mit den Sterinen (Phyto- und Zoosterinen), mit den Gallensäuren, Steroidsaponinen, Geschlechts- und Nebennierenhormonen. Von diesen Naturstoffen unterscheiden sie sich z. T. in der Art der Ringverknüpfung, vor allem aber dadurch, daß sie als Seitenkette am C-17 einen einfach ungesättigten fünf- oder doppelt ungesättigten sechs-gliedrigen Lactonring tragen. Nach diesem Lactonring teilt man sie in die Cardenolid-Gruppe (C_{23}-Gruppe, Digitalis-Strophanthus-Typ) und in die Bufanolid-Gruppe (C_{24}-Gruppe, Scilla-Bufo-Typ). Neuerdings sind noch Vertreter einer weiteren Gruppe von Glykosiden entdeckt worden, deren Aglykone 21 C-Atome aufweisen und die keine Herzwirkung zeigen.

Card-20(22)-enolid   Bufa-20,22-dienol

Der ungesättigte Lactonring ist entscheidend für die Wirkung. Schon die Hydrierung der Doppelbindung setzt die Herzwirkung stark herab. Aufspaltung des 5- und 6gliedrigen Lactonrings, ebenso die Umlagerung des 5gliedrigen Lactonrings zum isomeren 14,21-Epoxy-cardenolid, führt zu Wirkungsverlust.

Cardenolid   14,21-Epoxy-cardenolid

Digitaloide mit dem 6gliedrigen Lactonring an Stelle des 5gliedrigen zeigen eine um das Zwei- bis Siebenfache erhöhte Herzwirkung. Die Lactongruppe muß, bei sonst gleichem Bau, β-ständig sein. 17α-Verbindungen, wie sie u. U. leicht aus den Naturstoffen entstehen können, sind wirkungslos.

Alle digitaloiden Aglykone enthalten am C-3 eine β-ständige alkoholische Hydroxylgruppe. 3α-Hydroxy-Verbindungen haben keine Digitaliswirkung. Über diese OH-Gruppe sind in den Glykosiden die Zucker angeheftet. Ein weiteres, allen Digitaloiden gemeinsames Merkmal ist die β-ständige OH-Gruppe am C-14. Verschiedene Aglykone tragen noch zusätzlich Hydroxyl-Gruppen. Diese Hydroxyle sind zwar zum Zustandekommen der Herzwirkung nicht nötig, sie beeinflussen aber deren Stärke. Wenn neben den OH-Gruppen an C-3 und C-14 ein drittes Hydroxyl am C-16 vorhanden ist, so sinkt die Toxizität auf ein Viertel; sitzt dieses dritte Hydroxyl aber am C-Atom 12, so wird die Toxizität verdoppelt.

Insgesamt sind bis jetzt ihrer Konstitution nach weit über 30 verschiedene Aglykone bekannt. Sie sind durch folgende variable Merkmale voneinander unterschieden: 1. Zahl und Stellung weiterer OH-Gruppen (in einigen Fällen auch einer Carbonylgruppe), 2. durch den variablen Rest R, der entweder eine Methyl-, eine Oxymethyl- oder eine Formylgruppe sein kann, 3. seltener durch stereochemische Unterschiede (z. B. Ring A/B trans-ständig) oder durch das Vorhandensein einer Doppelbindung im Grundgerüst des Moleküls.

Zuckeranteil. Wie bereits erwähnt, sind die Zucker an das sekundäre OH am C-3 der Aglykonkomponente gebunden. Als Zuckeranteil finden wir, wie bei andern pflanzlichen Glykosiden häufig, die D-Glucose und die L-Rhamnose; daneben kommen aber in herzwirksamen Glykosiden noch Zucker vor, die erstmals hier entdeckt worden sind, darunter vor allem die 2-Desoxyzucker. Einige dieser Stoffe sind zudem 3-O-Methyläther. Die Zucker der wichtigeren Herzglykoside sind im folgenden formelmäßig dargestellt.

In der Regel sind die Zucker der D-Reihe, z. B. D-Glucose, β-glykosidisch, jene der L-Reihe α-glykosidisch gebunden. Die Anzahl der Zucker, die an ein Genin gebunden sind, schwankt zwischen 1 (z. B. Ouabain und Convallatoxin mit je 1 Mol Rhamnose) und 5 (Gitoxincellobiosid mit 3 Mol Digitoxose und 2 Mol Glucose).

In den Glykosiden mit mehr als 1 Mol Zucker sind die einzelnen Monosen di-, tri-, tetra- oder pentasaccharidartig miteinander verbunden[1]. Die Widerstandsfähigkeit der Bindung zwischen dem Aglykon und dem Zucker, sowie zwischen

---

[1] Sind im Oligosaccharidanteil der Herzglykoside gleichzeitig Hexosen (Glucose) und Desoxyzucker (z. B. D-Digitoxose) enthalten, so sitzt die Hexose immer „außen", d. h. nicht direkt am Aglykon. Bei den übrigen Glykosiden befindet sich die Hexose dagegen fast stets „innen" (vgl. z. B. Rutin).

den Zuckern unter sich hängt von der Konstitution des Zuckers ab. So werden
glykosidische Bindungen mit Desoxyzuckern durch Säuren sehr viel rascher gespalten als Bindungen mit Glucose[1]. In Digitalis und anderen Pflanzen gibt es
jedoch Fermente, die bevorzugt die endständige Glucose abspalten. Diesem Vorgang kommt bei der fermentativen Zersetzung der Primärglykoside eine besondere Bedeutung zu.

Über 100 herzwirksame Glykoside sind bisher aus Pflanzen isoliert und in
ihrer Konstitution aufgeklärt worden. Aber nur etwa acht von ihnen (aus *Digitalis purpurea, D. lanata, Strophanthus*-Arten und *Urginea*) werden als Reinsubstanzen therapeutisch verwendet; einige weitere Glykoside gelangen in komple-
xer Mischung in Form von Ganzdrogenpräparaten (oder von bestimmten Glykosidfraktionen) zur Anwendung. Alle diese Präparate lassen sich auf etwa zehn
Ausgangsdrogen, die später besprochen werden, zurückführen; wiederum zweien
von ihnen, **Digitalis** und **Strophanthus**, kommt in der Therapie ein ganz
bevorzugter Platz zu. Wenn auch sämtlichen therapeutisch verwendeten herzwirksamen Glykosiden — qualitativ gesehen — im großen und ganzen dieselbe
spezifische Herzmuskelwirkung zukommt, so bestehen doch je nach Konstitution jeweils beträchtliche quantitative Unterschiede. Je nach Krankheitsbild
bevorzugt daher der Arzt in seiner Verordnung eines der ihm zur Verfügung stehenden Präparate.

In diesem Zusammenhang kann an einige dieser quantitativen Wirkungsunterschiede
erinnert werden. Sie betreffen einmal die wirksamen Dosen (d. h. die Wirkungsintensität),
dann vor allem die Zeitfaktoren, d. h. die Geschwindigkeit des Eintritts und die Nachhaltigkeit, bzw. Flüchtigkeit der Herzwirkungen. In dieser Beziehung haben neue Untersuchungsmethoden, wie die Markierung der Herzglykoside mit radioaktivem Kohlenstoff
^{14}C (FISCHER et al., 1952) und höchstempfindliche biologische Titrationsmethoden (embryo-
nales Entenherz: Empfindlichkeit in Verdünnungen bis zu 1:20 Millionen) (FRIEDMAN und
BINE, 1947) unsere Kenntnisse der pharmakologischen Eigenschaften der Kardiotonika
erweitert. So geht der wechselnd rasche Wirkungseintritt der verschiedenen Glykoside
(Latenz) im Tierexperiment und unter klinischen Verhältnissen parallel mit der Bindung
der Glykoside an eine nicht hochgereinigte Serumalbuminfraktion, wahrscheinlich mit der
Bindung an eine Lipoidkomponente dieser Fraktion (ROTHLIN und BIRCHER, 1950; SPRATT
und OKITA, 1958). Mit Hilfe von ^{14}C markiertem Digitoxin konnte ferner gezeigt werden,
daß keine spezifische Affinität (Haftfestigkeit) der Glykoside zum Herzmuskel besteht, wie
sie früher etwa für die Nachhaltigkeit oder Flüchtigkeit der verschiedenen Glykoside verantwortlich gemacht worden war. Es ist die sehr wechselnde Fettlöslichkeit der verschiedenen Stoffe, welche die Größen von Resorption aus dem Darm, Umbau im Körper und
Ausscheidung (vorwiegend durch Galle und Urin) bestimmt. Der wohlbekannte kumulative
Effekt des Digitoxins kann weitgehend auf dessen Fettlöslichkeit und den damit eng verbundenen sog. enterohepatischen Zyklus zurückgeführt werden. Strophanthosid oder Lanatosid C sind weniger kumulativ, weil sie rascher in der Galle ausgeschieden und durch den
Darm, da wasserlöslich, kaum mehr rückresorbiert werden können. Ein zweiter Grund für
den kumulativen Effekt des Digitoxins ist der Umstand, daß Digitoxin über aktive Zwischenstufen langsam in inaktive Verbindungen übergeführt wird. Zuerst bildet sich das kurz
wirksame 12-Hydroxy-Derivat Digoxin. Dann werden die Zucker der Reihe nach bis zum
Aglykon Digoxigenin abgespalten und dieses geht schließlich in das nicht mehr herzaktive
3-α-Digoxigenin über. Die wasserlöslichen rasch wirkenden Glykoside werden dagegen sofort
in inaktive Formen übergeführt.

---

[1] Aus diesem Grunde wird bei der Hydrolyse des Zuckeranteils der Purpureaglykoside
(Aglykon-Digitoxose-Digitoxose-Digitoxose-Glucose) die dritte Digitoxose zusammen mit
der Glucose als Disaccharid Digilanidobiose abgespalten, was für die quantitative Bestimmung von Bedeutung ist.

d) Wertbestimmung

Bei Überdosierung wirken herzwirksame Präparate toxisch. Eine möglichst exakte Wertbestimmung (Einstellung, Standardisierung) ist daher wichtig. Drogen enthalten in der Regel nicht einen einzelnen Wirkstoff allein, vielmehr ein komplexes Gemenge zahlreicher Einzelstoffe. Einige davon sind oft noch gar nicht näher in ihren chemischen und pharmakologischen Eigenschaften bekannt. Ein Teil dieser Drogenwirkstoffe erweist sich im pharmakologischen oder im klinischen Versuch (auf Gewichtseinheiten umgerechnet) als stark, andere erweisen sich als schwächer wirksam; einige sind in ihrer Wirkung flüchtig, andere wirken nachhaltig. Ähnlich unterschiedlich ist ihre Toxizität und ihre therapeutische Breite. Insgesamt ergibt sich also die Wirkung der Gesamtdroge — und damit sind die Einflüsse der Begleitstoffe noch nicht berücksichtigt — als eine Summe von ziemlich unübersichtlichen Einzelwirkungen. Damit sind gleichzeitig die Schwierigkeiten der Wertbestimmung aufgezeigt.

Eine Standardisierung kann prinzipiell auf chemischem Wege oder mit biologischen Methoden ausgeführt werden. Eine chemische Wertbestimmung — sofern sie über den zu erwartenden therapeutischen Effekt oder wenigstens über die zu erwartende Toxizität eine Aussage machen will — kann sich nicht damit begnügen, den *Gesamtgehalt* (die Summe) der Glykoside zu bestimmen, da weder Toxizität noch therapeutischer Effekt von der absoluten Gesamtkonzentration allein abhängt; sie sind vielmehr auch sehr stark abhängig vom relativen Mengenverhältnis der Einzelkomponenten. Die chemische Wertbestimmung basiert meist auf Farbreaktionen, die entweder das Aglykon oder die Zuckerkomponente erfassen. Bei der Aglykonbestimmung gibt es neben allgemeinen Steroidreaktionen solche, die speziell auf den 5gliedrigen, einfach ungesättigten Lactonring ansprechen (z. B. Pikrinsäure in alkalischem Milieu nach BALJET, m-Dinitrobenzol in alkalischem Milieu nach RAYMOND, 3,5-Dinitrobenzoesäure nach KEDDE, Nitroprussidnatrium nach LEGAL). Diese Reaktionen sind negativ mit den Vertretern der C_{24}-Gruppe. Dagegen reagieren die C_{21}-Stoffe, aber auch Anthranole und Flavone mit aromatischen Nitrokörpern. Für die C_{24}-Gruppe ist die LIEBERMANNsche Farbreaktion mit Essigsäureanhydrid und konz. Schwefelsäure besonders charakteristisch. Durch Anhydrisierung mit Phosphorsäure (PESEZ) und Bildung von im UV-Licht fluoreszierenden Anhydroderivaten lassen sich bestimmte Genine nebeneinander erfassen. Die Farbreaktion nach DEYS (Eindampfen einer alkoholischen Lösung mit Borsäure und Oxalsäure) geben Vertreter der C_{23}- und der C_{24}-Gruppe. Aber auch die quantitative getrennte Bestimmung sämtlicher Aglykone würde noch wenig über die Wirkung der Droge aussagen, da diese ja entscheidend durch die Zucker mitbestimmt wird.

Die bekannteste zur Drogenstandardisierung verwendete Zuckerfarbreaktion ist jene nach KELLER-KILIANI. Sie beruht auf einer Blaufärbung der 2-Desoxyzucker in Eisessig mit $FeCl_3$ und konz. Schwefelsäure und existiert in mannigfachen Ausführungsarten. In bestimmter Form eignet sie sich auch zur Unterscheidung von Aglykonen. Die PESEZ-DEQUEKER-Reaktion betrifft ebenfalls die 2-Desoxyzucker. Eine Bestimmung dieser Gruppe von Zuckern erfaßt einerseits auch nichtwirksame Glykoside, wie z. B. das Digipurpurin, anderseits gibt es herzwirksame Glykoside, die keine 2-Desoxyzucker enthalten, und schließlich ist die Reaktionsfähigkeit der Desoxyzucker von der Bindungsart im Molekül abhängig. So werden im Digitoxin alle drei Digitoxosen erfaßt, im Purpureaglykosid mit ebenfalls 3 Digitoxosen nur 2, da das 3. Mol zusammen mit Glucose als nicht reagierendes Disaccharid Digilanidobiose abgespalten wird.

Bei Präparaten mit einer kleinen Anzahl von Wirkstoffen und bekannter Zusammensetzung lassen sich chemische Methoden gut verwenden. Bei den Drogen kann man sich zwar eine vorgängige chromatographische Auftrennung und anschließende Einzelbestimmung denken, ein Vorgang, der sich allerdings sehr kompliziert gestaltet.

Es ist deshalb erklärlich, daß auch heute Drogen und galenische Präparate immer noch auf Grund biologischer Wertbestimmung dosiert werden. Doch ist auch deren Aussagefähigkeit begrenzt. Die biologischen Methoden beruhen auf der Ermittlung von Grenzdosen, die einen bestimmten Effekt, gewöhnlich den Tod oder Herzstillstand bei Versuchstieren hervorrufen. Wir sehen, daß auch hier nur ein Summeneffekt von Einzelwirkungen erfaßt wird, wobei überdies noch andere Faktoren in die Ergebnisse mit eingehen, insbesondere die Art des Versuchstieres und die Versuchstechnik. Um wenigstens einige dieser Unsicherheitsfaktoren auszuschalten, ist man dazu übergegangen, das einzustellende Präparat mit einem internationalen Standardpräparat des gleichen Drogenmaterials (also Fol. Digitalis-Standard für Fol. Digitalis) zu vergleichen; indem man gleichzeitig und unter den nämlichen Versuchsbedingungen die Wirkung des Standardpräparates bestimmt, wird die biologische Einstellung wenigstens weitgehend unabhängig vom Tiermaterial und der gewählten Methode. Die so durchgeführte biologische Standardisierung verbürgt, daß ein bestimmtes Präparat stets in konstanter Wirkungsstärke in den Handel kommt.

Die Angabe von biologischen Einheiten z. B. FD (für sich allein, ohne Verbindung mit einem ganz bestimmten Präparat) ist keine Maßzahl für die therapeutische Dosierung; so beträgt z. B. die *therapeutische* Dosis für Digitoxin 100—150 FD, für Strophanthin das 10fache, nämlich 1000 FD und für Scillaren 2000 FD. Das Gleiche gilt auch für Werte, die mit andern Versuchstieren erhalten wurden (z. B. Katzendosen).

Selbst bei Beachtung aller Regeln hat auch die biologische Methode ihre Mängel. Sie liegen einmal in der unterschiedlichen Reaktion der verschiedenen Arten von Versuchstieren, sowie im unterschiedlichen Verhalten von krankem Mensch und Versuchstier begründet. Ferner werden bei der Toxizitätsbestimmung auch andere, nicht herzwirksame, aber toxische Stoffe erfaßt und dabei zu hohe Werte erhalten. Die größten Unterschiede dürften sich aber bei oraler Anwendung ergeben. Bei dieser Anwendungsform kann die Wirkung zweier im Tierversuch gleichwertiger Präparate je nach Zusammensetzung des Wirkstoffgemisches ganz verschieden sein. Fol. Digitalis mit viel Digitoxin, das fast zu 100% vom Magen-Darm-Traktus aus resorbiert wird, ist oral wesentlich stärker wirksam als ein Drogenmuster, das bevorzugt Stoffe der Gitoxingruppe enthält. Ein Ausweg gerade aus dieser Schwierigkeit würde sich durch die Züchtung von Rassen konstanter Zusammensetzung ergeben.

Digitalis

Kaum eine andere Pflanze — vielleicht mit Ausnahme von *Claviceps purpurea* — erforschten Ärzte, Pharmazeuten, Chemiker und Botaniker gründlicher als *Digitalis purpurea*. Unter dem englischen Namen foxglove läßt sich die Pflanze bis ins 11. Jahrhundert zurück verfolgen; sie wurde aber vorwiegend äußerlich benutzt. LEONHARD FUCHS, Frankfurter Stadtphysikus, gab dem Fingerhut seine lateinische Bezeichnung *Digitalis purpurea* (nach dem deutschen Namen und der Blütenfarbe) und bildete ihn zusammen mit *Digitalis ambigua* in seinem berühmten Werk Historia stirpium (1542), New-Kreuterbuch (1543) ab mit der Angabe über dessen Wirkung: „zerteylen die grobe feuchtigkeit, seubern und reynigen, nemen hinweg die verstopfung der Leber . . .''. Eine ge-

bräuchliche Arzneipflanze war sie auf jeden Fall nicht. Die moderne Digitalis-
forschung beginnt mit WILLIAM WITHERING, Arzt am allgemeinen Krankenhaus
in Birmingham. Als er 1775 von der gegen Wassersucht wirksamen Kräuter-
abkochung einer Mrs. Hutton aus Shropshire Kenntnis erhielt, scheute er sich
nicht, das aus etwa 20 verschiedenen Pflanzenbestandteilen zusammengesetzte
Rezept des Kräuterweibleins auf seine Wirksamkeit hin zu untersuchen und entdeckte dabei die vorzügliche Wirkung der *Digitalis purpurea*. Die Leistung von
WITHERING beschränkt sich aber nicht auf diese medizinische Beobachtung; er
befaßte sich auch schon mit pharmazeutischen Fragen des wirksamen Pflanzen-
teils, der günstigsten Erntezeit, Trocknungsmethode und Arzneizubereitung und
legte seine Beobachtungen im klassischen Werk: ,,An Account of the Foxglove,
and Some of its Medical Uses: with Practical Remarks on Dropsy, and Other
Diseases'' vom Jahre 1785 nieder. Damit begann die Ära der Therapie mit Herzglykosiden.

a) Botanische Charakterisierung

Zur Gattung Digitalis zählt man etwa 26 Arten. Es handelt sich um eine
relativ kleine Gattung aus der sehr artenreichen Familie der Scrophulariaceae.

Die Scrophulariazeen umfassen etwa 2600 Arten (205 Gattungen). Ein Drittel der Arten
sind einjährige Kräuter, etwa zwei Drittel stellen ausdauernde Kräuter oder Sträucher dar.
Die artenreichen Gattungen der Familie sind die Gattungen *Pedicularis* (etwa 600 Arten mit
unseren einheimischen Läusekräutern), *Calceolaria* (etwa 500 Arten mit den als Zierpflanzen
häufigen ,,Pantoffel''-Blumen), *Verbascum* (250 Arten) und *Scrophularia* (100 Arten), mit
dem bei uns häufigen, typischen Vertreter *Scrophularia nodosa* (Braunwurz; mit einem
knolligen, an ,,Scrofeln'' erinnernden Rhizom). Während frühere Autoren die als Scrophulariazeen bezeichnete Familie in mehrere Familien aufteilten, gliedert man sie heute nach
BENTHAM und nach WETTSTEIN in drei Unterfamilien, in die der *Pseudosolaneae*, der *Antir-
rhinoideae* und in die der *Rhinantoideae*; mit zahlreichen Halbparasiten, wie dem Augen-
trost, steht *Digitalis* in letzterer Unterfamilie. Die nach dem Vorkommen von Herzglykosiden isolierte Stellung der Gattung *Digitalis* scheint auch systematisch ihre Parallele zu
haben.

Beheimatet sind Digitalis-Arten in Europa, Asien und Nordafrika; im nördlichen Europa finden sich *Digitalis purpurea*, *D. ambigua* und *D. lutea*. *Digitalis
purpurea* bevorzugt Böden mit Urgestein, auf Kalkböden wird diese Art abgelöst von *D. lutea*. Die Gattung besteht aus zweijährigen oder ausdauernden
Kräutern; selten handelt es sich um Sträucher, wie beispielsweise bei den auf den
Kanarischen Inseln vorkommenden *D. canariensis* L. und *D. canariensis* L. var.
isabelliana Linding. Charakterisiert sind die Digitalis-Arten durch ungeteilte,
wechselständige Blätter und durch die in einseitswendigen Trauben stehenden
Blüten mit einer glockenförmigen, bauchigen Korolle. Sämtliche D.-Arten enthalten herzwirksame Glykoside; praktische Bedeutung erlangten jedoch lediglich *D. purpurea* (der rote Fingerhut) und *D. lanata* (der wollige Fingerhut).
Die vorherrschende Rolle der Purpurea-Droge scheint in erster Linie historisch
bedingt; wurde doch der therapeutische Wert dieser Spezies zuerst erkannt.
Mehrere andere Digitalis-Arten sind reicher an Wirkstoffen, doch fehlen über
sie (mit Ausnahme von *D. lanata*) die umfassenden pharmakologischen, chemischen und klinischen Erfahrungen. Seit etwa dem Jahre 1928 gewinnt neben
D. purpurea in zunehmendem Maße allerdings *D. lanata* an Bedeutung. Sie ist
leichter anzubauen, und sie enthält etwa 3—5mal mehr Wirkstoffe, die außerdem
leichter in reiner Form zu gewinnen sind. Bereits früher hatte *Digitalis thapsi* in
Spanien therapeutische Anwendung gefunden.

14*

Der rote Fingerhut ist eine zweijährige oder — besonders in Kultur — auch ausdauernde Pflanze. Im ersten Jahre bildet sie eine grundständige Blattrosette, im zweiten Jahre den aufrechten, beblätterten Stengel mit der endständigen, losen Blütentraube. *Digitalis purpurea* kommt in zahlreichen Rassen vor, die sich durch Blütenfarbe und Blattform, aber auch durch andere, besonders chemische Merkmale voneinander unterscheiden. Neben der üblichen purpurroten, an der Basis weißen Form, kennen wir rosen- oder purpurrote Gartenformen mit grauen oder purpurnen Punktierungen; dann weiße Varietäten mit karminroten Flecken und schließlich auch ganz weiße Rassen. Betrachten wir die Laubblätter so treffen wir auf Varietäten, unterschiedlich nach Blattform, Ausgestaltung von Blattrand und Blattstiel, Färbung der Blätter und Oberflächenstruktur. Wichtig für das pharmakognostische Verständnis der Digitalis-Droge sind aber die Formen, die sich nach Art und Menge ihrer wirksamen Inhaltsstoffe unterscheiden. Beispielsweise kann je nach Herkunft der Droge das Verhältnis zwischen kumulierend wirkendem Digitoxin und rasch wirkendem Gitoxin sehr unterschiedlich sein (s. Abb. 20/1).

Der Wollige Fingerhut ist eine zweijährige Pflanze des pontischen Florengebietes, die 1772 vom Berner Apotheker und Botaniker FRIEDR. EHRHART als *Digitalis lanata* Ehrh. beschrieben wurde. In ihrer Verbreitung reicht sie von Griechenland bis ins Wiener Becken. Die Blätter sind graugrün, lanzettlich, ganzrandig und kaum behaart. Die Korolle ist weiß oder blaß ockerfarben und von braunen Adern durchzogen; die Unterlippe ist fast so lang wie die Blumenkronröhre. Während die Entdeckung des therapeutischen Wertes von *Digitalis purpurea* durch WITHERING einem Zufall zuzuschreiben ist, verdanken wir die Einführung der *Digitalis lanata* systematischer wissenschaftlicher Forschung. Untersuchungen an andern D.-Arten zeigten 1917 (MORRIS) wesentlich stärkere biologische Wirkung dieser Pflanze, und später wurden Kulturen mit gutem Erfolg angelegt. Unter diesen Umständen ließ die chemische Erforschung nicht mehr lange auf sich warten, um so eher, als es sich rasch zeigte, daß sich die genuinen Lanata-Wirkstoffe im Gegensatz zu jenen von D. purpurea durch ihre gute Kristallisierbarkeit und wesentlich größere Ausbeute für die technische Gewinnung viel besser eigneten.

b) Inhaltsstoffe

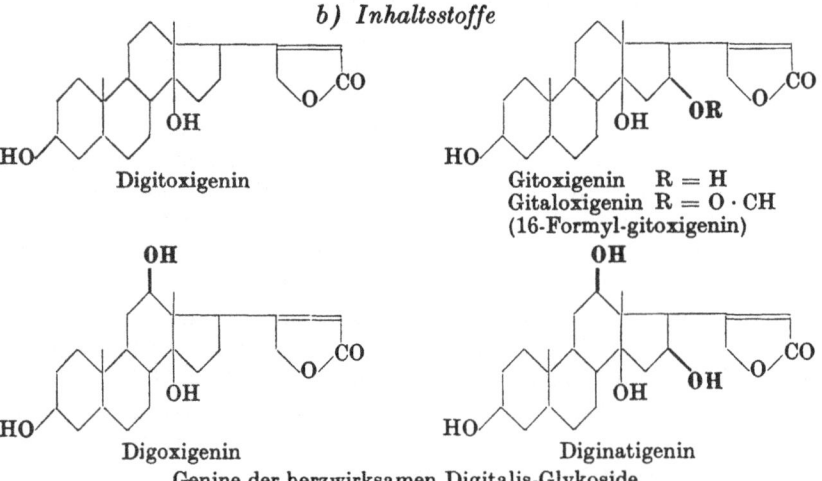

Digitoxigenin

Gitoxigenin   R = H
Gitaloxigenin R = O · CH
(16-Formyl-gitoxigenin)

Digoxigenin   Diginatigenin

Genine der herzwirksamen Digitalis-Glykoside

Sämtliche bisher bekannten herzaktiven Glykoside von *Digitalis purpurea* und *lanata* lassen sich nach der Konstitution des Aglykons, hier meistens Genin genannt, auf fünf Grundkörper zurückführen, die als Cardenolide bezeichnet werden.

Am Hydroxyl des C-3 sind die Zucker als Mono-, Di-, Tri-, Tetra- oder Penta-saccharide angeheftet. Die Glykoside sind in der folgenden Tabelle nach Agly-konen geordnet zusammengestellt.

Digitalis-Glykoside der Cardenolid-Gruppe (Bis Ende 1961)

Name	Zucker	Jahr der Entdeckung	Spezies
Digitoxigenin-Glykoside			
Lanatosid A	Dx-Dx-Dx(Ac)-Gl	(1930) 1933	lan f, lu
Purlanosid	Dx(Ac)-Dx-Dx-Gl	1961	purp(S)
Acetyldigitoxin	Dx-Dx-Dx(Ac)	1952	lan f, lu, s
Purpureaglykosid A	Dx-Dx-Dx-Gl	1935	lan, purp, a
Digitoxin	Dx-Dx-Dx	1869	lan, purp, a, lu
Digitoxigenin-bis-digitoxosid	Dx-Dx	1957	lan, purp, th
Digitoxigeninmonodigitoxosid	Dx	1957	lan, purp, th
Digifucocellobiosid	Fuc-Gl-Gl	1959	purp(S)
Glucodigifucosid	Fuc-Gl	1957	purp(S)
Digiprosid	Fuc	1956	purp(S)
Odorobiosid G	Dl-Gl	1961	purp(S)
Odorosid H	Dl	1955	purp
Gitoxigenin-Glykoside			
Gitoxincellobiosid	Dx-Dx-Dx-Gl-Gl	1959	purp(S)
Lanatosid B	Dx-Dx-Dx(Ac)-Gl	1933	lan
Purlanosid B	Dx(Ac)-Dx-Dx-Gl	1961	purp(S)
Acetylgitoxin	Dx-Dx-Dx(Ac)	1956	lan
Purpureaglykosid B	Dx-Dx-Dx-Gl	1935	lan, purp
Gitoxin	Dx-Dx-Dx	1921	lan, purp
Gitoxigenin-bis-digitoxosid	Dx-Dx	1957	lan, purp
Gitorosid (= Gitosid)	Dx	1956/1957	lan, purp, a, f, lu, m, s, th
Glucogitorin	Dx-Gl-Gl	1959	lan, purp
(= Gitorocellobiosid)			
Acetylglucogitorosid	Dx(Ac)-Gl	1961	purp(S)
Gitorin (= Glucogitorosid)	Dx-Gl	1952/1954	lan, purp
Gitostin	Dl-Gl-Gl	1957	purp(S)
17α-Neogitostin	Dl-Gl-Gl	1961	purp(S)
Digitalinum verum	Dl-Gl	1875/1953	lan, purp(S), purp, a
Digitalinum verum-			
Monoacetat	Dl-Gl	1961	purp(S)
17x-Digitalinum verum	Dl-Gl	1961	purp(S)
Strospesid	Dl	1953	lan, purp
Glucogitofucosid	Fuc-Gl	1957	lan, purp(S)
Gitaloxigenin-Glykoside			
Lanatosid E	Dx-Dx-Dx(Ac)-Gl	1957/1958	lan
Acetylgitaloxin	Dx-Dx-Dx(Ac)	1958	lan
Glucogitaloxin	Dx-Dx-Dx-Gl	1958	purp
Gitaloxin	Dx-Dx-Dx	1955	purp
Gitaloxigenin-bis-digitoxosid	Dx-Dx	1957	lan, purp
Gitaloxigeninmonodigitoxosid	Dx	1957	lan, purp, th
Glucoverodoxin	Dl-Gl	1956	purp, a
Verodoxin	Dl	1956	lan, purp

Fortsetzung

Name	Zucker	Jahr der Entdeckung	Spezies	
Digoxigenin-Glykoside				
Lanatosid C	Dx-Dx-Dx(Ac)-Gl	(1930) 1933	lan	lu
Desacetyl-lanatosid C	Dx-Dx-Dx-Gl	1956	lan	
Acetyldigoxin	Dx-Dx-Dx(Ac)	1941	lan	lu, o
Digoxin	Dx-Dx-Dx	1930	lan	o
Neo-digoxin	Dx-Dx-Dx	1959	lan	
Digoxigenin-bis-digitoxosid	Dx-Dx	1957	lan	
Digoxigeninmonodigitoxosid	Dx	1957	lan	
Diginatigenin-Glykoside				
Lanatosid D	Dx-Dx-Dx(Ac)-Gl	1957	lan	lu
Desacetyl-lanatosid D	Dx-Dx-Dx-Gl	1958	lan	
Acetyldiginatin	Dx-Dx-Dx(Ac)	1958	lan	
Diginatin	Dx-Dx-Dx	1955	lan	

Dx = Digitoxose, Dl = Digitalose, Fuc = Fucose, Gl = Glucose, Ac = Acetylrest
lan = D. lanata, purp = D. purpurea, a = D. ambigua, f = D. ferruginea, lu = D. lutea, m = D. mertonensis, o = D. orientalis, s = D. sibirica, th = D. thapsi, (S) = Vorkommen in Samen; nur dort erwähnt, wo Glykosid noch nicht im Blatt gefunden, oder wo Entdeckung in Samen sehr viel früher erfolgte (Digitalinum verum).

Es ist fraglich, wieweit alle diese Glykoside nativ in der Pflanze vorhanden sind. In einigen Fällen wurden fermentierte Blätter aufgearbeitet. Nicht alle Glykoside sind ferner von demselben pharmazeutischen Interesse. In *Digitalis purpurea* und *D. lanata* haben besondere Bedeutung die Purpureaglykoside A und B, die Lanatoside A, B und C, sowie Digitoxin, Gitoxin und Digoxin samt ihren Monoacetylderivaten.

In *Digitalis purpurea* und in *D. lanata* (aber auch in anderen Arten wie *D. grandiflora*) finden sich neben Vertretern der C_{23}-Gruppe noch eine Reihe von Glykosiden, die unter der Bezeichnung C_{21}-Gruppe oder Digitanolglykoside zusammengefaßt werden. Sie zeigen keine Herzwirkung (Lactonring fehlt!), werden aber bei den chemischen Wertbestimmungsmethoden z. T. miterfaßt.

Herzaktive Glykoside finden sich bei *Digitalis purpurea* in einer Gesamtmenge von etwa 0,3%, bei *D. lanata* um 1%. Sie sind in den Drogen nicht immer im gleichen Mischungsverhältnis vorhanden, sondern zeigen z. T. beträchtliche Schwankungen, wie dies in der Abbildung auf S. 20 in bezug auf die Digitoxin- und die Gitoxinfraktion vom Digitalis purpurea-Blatt dargestellt ist. Wieweit diese Unterschiede Rasseneigentümlichkeiten darstellen und inwiefern auch jahreszeitliche Schwankungen, Boden, Klima usw. dazu beigetragen haben, ist nicht bekannt. Daß es aber tatsächlich Rassen mit sehr unterschiedlicher Glykosidzusammensetzung gibt, die sich teilweise auch äußerlich unterscheiden lassen, ist mehrfach bestätigt (vergl. S. 20).

An weiteren Inhaltsstoffen sind Steroidsaponine in je nach Größe und Alter der Blätter wechselnder Menge vorhanden. Sie erhöhen die Resorption der Wirkstoffe oral verabreichter Droge (s. S. 231). Erwähnenswert ist ferner das Vorkommen von Luteolin (= Digitoflavon) und seines 7-D-Glucosids (s. Flavone) wegen ihrer am Tier festgestellten günstigen Wirkung auf das geschädigte Herz und ihrer diuretischen Eigenschaft. Neben den **spezifischen**

Wirkstoffen kommt diesen Stoffen aber nur eine untergeordnete Bedeutung zu. Schließlich enthält die Droge noch das 1-Methoxy-2-hydroxy-3-methyl-anthrachinon Digitolutein.

Diginin (1936)	R = Diginose	R' = H
Digitalonin (1956)	R = Digitalose	R' = H
Digifolein (1953)	R = Diginose	R' = OH
Lanafolein (1955)	R = Oleandrose	R' = OH

(nach SHOPPEE u. a., 1962)

Digipurpurin (1955)

Digipronin (1957)

Purpnin (1955)
Purpronin (1960) = Mono-
oxopurpnin

Digacetinin (1958)

Digitanol-Glykoside (Bis 1962)

c) Ernte und Konservierung

Erntezeitpunkt sowie Art der Trocknung und Aufbewahrung sind entscheidend für eine gute Drogenqualität. Für *Digitalis lanata* sind im Verlaufe der Entwicklung folgende Verhältniszahlen des Blattglykosidgehaltes gefunden worden.

Blätter von Blattrosetten	60
Blätter bei Stengelbildung	57
Blätter kurz vor Blütezeit	28
Blätter bei voller Blüte	26
Blätter von verblühten Pflanzen	18

Nach diesen Zahlen sind die Blätter des ersten Jahres etwas gehaltreicher, was ebenfalls für *D. purpurea* gilt. Die Arzneibücher lassen jedoch auch die Blätter des zweiten Jahres zu. Ferner ändert sich im Verlaufe der Entwicklung die Zusammensetzung der Wirkstoffe. So wurde beobachtet, daß der Gitoxigeningehalt des nach Hydrolyse erhaltenen Aglykongemisches von 17% auf 35% zunahm. Bei sonnigem Wetter steigt der Glykosidgehalt.

Der Fermentgehalt der Blätter bewirkt eine Abspaltung der endständigen Glucose unter Bildung der relativ beständigen Glykoside der Digitoxinstufe. Der Abbau kann aber, wie dies deutlich aus der Glykosidtabelle hervorgeht, auch weiter schreiten, und zwar bis zur Aglykonstufe. Diese Veränderungen müssen vermieden werden, da durch sie ein Verlust an Wirksamkeit entsteht.

Purpureaglykosid A	4 Zucker	Tox. mg/kg	0,337	mol. Tox.	2,75
Digitoxin	3 Zucker		0,420		2,18
Digitoxigenin	0 Zucker		0,424		0,88
Purpureaglykosid B	4 Zucker		0,369		2,57
Gitoxin	3 Zucker		0,727		1,07
Gitoxigenin	0 Zucker		1,850		0,21

Für die Verhältnisse in der Droge ist nicht so sehr die Toxizität in Gewichtseinheiten, als die molare Toxizität entscheidend. Bei vollständiger Hydrolyse von z. B. 0,001 mol Purpureaglykosid A (= 927 mg) in der Droge entstehen nämlich gleiche molare Mengen an Spaltprodukt, also ebenfalls 0,001 mol Digitoxigenin (= 374 mg). Gewichtsmäßig ist also die Menge des gebildeten Digitoxigenins dem Zuckerverlust entsprechend wesentlich kleiner als die Menge des Ausgangsglykosids Purpureaglykosid A. Mit dem stufenweisen Abbau ist ferner eine Veränderung der Wirkungsqualität verbunden.

Zuckerverlust braucht nicht unbedingt mit Wirkungsabnahme verbunden zu sein. Es gibt auch Fälle, in denen das Aglykon stärker wirksam ist als das Glykosid (Scillirosid!).

Ein fermentativer Abbau läßt sich vermeiden durch Abtötung der Fermente und/oder Wasserentzug. Die Ansichten über die beste Art der Trocknung haben sich bei Fol. Digitalis in den letzten Jahren stetig geändert. Neue Ergebnisse stellen den Wert einer Stabilisierung durch erhöhte Temperatur in Frage, sollen doch die Fermente durch vollständige Trocknung bei 60°, ja nicht einmal durch Erhitzen auf 100—105° während 15 Minuten vollständig abgetötet werden. Erhöhte Trocknungstemperatur beschleunigt zwar den Trocknungsvorgang, aber ebensosehr auch die Zersetzung der Glykoside; es scheint daher durchaus möglich, wie dies neuerdings von verschiedenen Autoren berichtet wird, daß eine Trocknung im Schatten bei Zimmertemperatur sehr gute Droge liefert. Dabei sollen die Blätter in dünner Lage ausgebreitet werden und für Zufuhr frischer trockener Luft ist zu sorgen. Zur Erzielung haltbarer Droge muß anschließend bei 60° nachgetrocknet werden und die Droge ist vor Feuchtigkeit geschützt aufzubewahren.

d) Verwendung

Eine erfolgreiche Digitalistherapie erfordert Präparate mit gleichbleibender Wirkung. Die Arzneibücher verlangen daher einen bestimmten Wirkungswert pro Gramm Droge. Zur Standardisierung der Präparate gibt es verschiedene biologische Methoden. Die Ph. Helv. führt neben der heute kaum mehr gebräuchlichen Froschmethode die Warmblütermethode an der Katze und am Meerschweinchen auf. Neben der Droge stehen dem Arzte noch Glykosidfraktionen, Reinstoffe oder deren Gemische zur Verfügung.

Das primäre Indikationsgebiet der Digitalis ist die Herzinsuffizienz. Die klinische Erfahrung läßt den Arzt von Fall zu Fall das geeignete Präparat wählen: sei es das Blatt oder ein gereinigtes Vollpräparat mit rasch einsetzender und

gleichzeitig nachhaltiger Wirkung; sei es das Digitoxin mit langer Wirkungsdauer der Einzeldosis oder das Lanatosid C mit seiner großen therapeutischen
Breite und leichten Steuerbarkeit.

Eine weitere, schon lang bekannte Eigenschaft des Digitalisblattes ist seine gute wundheilende Wirkung. Die wundheilenden und granulationsfördernden Eigenschaften werden
z. B. in Form des Infuses als Kompressen ausgenutzt. Früher enthielten die Arzneibücher
zur äußerlichen Anwendung ein Ungt. Digitalis.

Präparate

gereinigte Vollpräparate	Digalen „Roche", Digipuratum „Knoll"
Acetyldigitoxin	Acylanid „Sandoz"
(Es wird nur die leichter lösliche α-Form verwendet)	
Digitoxin	Digitoxin „Merck" und „Sandoz"
Digitoxin + Gitoxin	Cristafolin „Ciba"
Digitoxin + Gitoxin + Gita- loxin + Verodoxin + Stro- spesid	Verodigen „Böhringer"
Lanatoside A, B und C	Digilanid „Sandoz"
Lanatosid C	Cedilanid „Sandoz"
Digoxin	Digoxin „Sandoz", Lanicor „Boehringer, Mannheim".

Strophanthus

Auf einer seiner großen Forschungsreisen durch Afrika, die ihn um 1859 den Sambesi
und den Schirefluß aufwärts zum Njassasee führte, beobachtete LIVINGSTONE Eingeborene
bei der Bereitung des sog. Gombi-, Kombi- oder Kombe-Pfeilgiftes. Sein Reisebegleiter,
Dr. KIRK, englischer Konsul in Sansibar, entdeckte rein zufällig an sich selber die Wirkung
auf das Herz. Mit seiner Zahnbürste, die sich in der gleiche Tasche zusammen mit Proben
des Pfeilgiftes befand, hatte er sich unwissentlich etwas von dem Gift einverleibt. Wie sich
herausstellte, dienten den Eingeborenen Strophanthus-Samen zur Kombe-Herstellung. Den
Botanikern waren diese Pflanzen z. T. schon vorher bekannt geworden; über deren Giftwirkung wußten sie freilich nichts. Der Gattungsname leitet sich ab von στρέφειν = drehen,
στρόφος = Strick, Seil und ἄνϑος = Blüte, weil die fünf Zipfel der Blumenkrone in der
Knospe tauartig eingedreht sind. Samenproben und von den Eingeborenen bereitete Extrakte gelangten in den folgenden Jahren nach England; die Pflanzen ließen sich in Gewächshäusern kultivieren. FRASER widmete sich eingehend der Untersuchung dieser Droge und
isolierte ein allerdings noch amorphes Produkt. Er erkannte dessen Wirkung auf den Organismus und empfahl die medizinische Anwendung der Droge und ihrer Wirkstoffe.

Die zur Familie der Apocynaceae gehörende Gattung *Strophanthus* umfaßt
etwa 40 Arten, die zum größten Teil in Äquatorialafrika, zum kleineren in Ostasien beheimatet sind. Medizinische Bedeutung haben vor allem *Strophanthus
kombé* Oliv. (von OLIVER an Hand des von Dr. KIRK überlassenen Materials
beschrieben). *Str. gratus* (Wall. et Hook.) Franch. und in geringerem Grade auch
Str. hispidus P. DC. und *Str. sarmentosus* P. DC. erlangt. Es handelt sich um
Lianen, die bis zur Spitze der höchsten Bäume klettern, so daß die Früchte oft
schwer zu ernten sind. Die Eingeborenen haben sich das Pflücken dadurch erleichtert, daß sie die Pflanzen freistehend kultivieren und sie derart zurück-
schneiden, daß sie die Form niedriger Bäume annehmen, wodurch zusätzlich
noch der Fruchtansatz verbessert wird.

Die 5zähligen Blüten sind durch ihre Unterschiede in Form und Farbe das
sicherste Unterscheidungsmerkmal der verschiedenen Arten. So endigen bei
Str. kombé die Kronblätter in 10—20 cm langen herabhängenden, bandförmigen
Fortsätzen. Bei *Str. sarmentosus* sind diese Fortsätze kürzer und bei *Str. gratus*

fehlen sie ganz. Auffallend ist die Fruchtform. Aus der Blüte entwickelt sich ein Paar weit auseinander gespreizter Balgkapseln, die nur an der Basis zusammenhängen und bei Vollreife an der Bauchnaht aufspringen, wobei die sehr zahlreichen Samen ausfliegen (Ausnahme: *Str. hispidus*). Die Samen sind im ausgereiften Zustand am wirksamsten, unreif enthalten sie nur wenig Wirkstoffe. Die Balgkapseln erreichen je nach der Art verschiedene Größe, bei *Str. kombé* eine Länge von bis 40 cm und eine maximale Dicke von bis zu 5 cm. Die Früchte exportiert man höchst selten, vielmehr werden Exo- und Mesokarp entfernt, wobei das lederige Endokarp zutage tritt, das die Samen umschließt. Ein Teil der Droge gelangt in dieser Form der geschälten Früchte zur Ausfuhr. Immer aber werden die Samen in der geschälten Frucht getrocknet, auch dann, wenn man sie an Ort und Stelle herausnimmt und von dem langgestielten, leicht abbre-

Unterscheidungsmerkmale von Strophanthussamen
(nach MATHIESEN)

Spezies	Makroskopische Merkmale	Haare	Kristalle	Farbreaktion mit 75% (v/v) Schwefelsäure
S. kombé	grau-grün bis grünlich-rehbraun; lanzettlich bis lineal-lanzettlich; platter und mit deutlicherer Raphe als courmontii	reichlich vorhanden	Einige Drusen u. oft auch kleine Einzelkristalle i. d. Samenschale	dunkelgrün
S. hispidus	bräunlich; fast spindelförmig	reichlich vorhanden, seidig und oft abgescheuert	Einige Drusen i. d. Samenschale	braunrot
S. courmontii	grau-grün bis braun; breit lanzettlich; Raphe weniger deutlich als bei kombé	reichlich vorhanden	Viele Einzelkristalle u. Zwillingskristalle u. gelegentl. Drusen u. Konglomerate i. d. Samenschale	braun; grün an den Rändern nach 10 Min.
S. nicholsonii	weißlich-braun; breit lanzettlich	Sehr dickes wolliges Haarkleid	fehlen	braun; violett in 10 Min.
S. gratus	braun; zusammengedrückt und etwas gedreht, der Rand scharfkantig u. fast geflügelt	kleine Papillen; erscheinen unbehaart	fehlen	blaß orange-fleischfarben
S. eminii	bräunlich-gelb; lanzettlich. Raphe weniger deutlich als bei kombé	reichlich vorhanden, goldgelb	fehlen	braun; violett nach 5 Min.
S. sarmentosus	rotbraun bis grünlich; die Spitze zeigt eine deutliche Drehung	reichlich vorhanden, brüchig u. oft abgescheuert	Viele Einzelkristalle u. Zwillingskristalle, sowie einige Drusen u. Konglomerate i. d. Samenschale; Drusen i. d. Kotyledonen	blaß fleischfarben nach Minuten

chenden Haarschopf befreit. Semen Strophanthi der Pharmakopöen besteht demnach aus den reifen, von ihrem federbuschartigen Samenfortsatz befreiten Samen verschiedener Strophanthus-Arten.

Strophanthusdroge ist oft mit andern Samen verunreinigt. Da Gesamtmenge und Zusammensetzung der Glykoside von Spezies zu Spezies wechseln und damit auch die physiologische Wirkung, ist eine Kontrolle unumgänglich. Selbst innerhalb einer Art existieren oft mehrere chemische Rassen, wie dies vor allem von *Str. sarmentosus* bekannt ist. Die Unterscheidung der isolierten Samen einzelner Arten ist aber oft recht schwierig. MATHIESEN hat zu diesem Zwecke einige Unterscheidungsmerkmale zusammengestellt.

a) *Strophanthus kombé*

Diese Art ist am Sambesi und Schirefluß und in der Nähe der ostafrikanischen Seen (Tanganjika-, Njassasee) beheimatet. Die Artbezeichnung stammt aus der Eingeborenensprache. Im Tschigantsche, der „Seensprache" soll „kombé" der generelle Name sein für *Str. kombé*, *Str. grandiflorus* und *Str. Gerrardi*, die am unteren Schire und Sambesi auf etwa 70 m Höhe gedeihen.

Die Samen von *Strophanthus kombé* sind im Handel sehr schwer rein zu erhalten, was sich bei der Untersuchung der Wirkstoffe außerordentlich erschwerend auswirkt. So wurde noch 1949 in Njassaland von Pater GERSTNER (briefl. Mitt. an Prof. REICHSTEIN) beobachtet, daß beim Sammeln der Samen für den Export zwar eine gewisse Kontrolle (H_2SO_4-Reaktion) ausgeübt wurde, die Droge aber trotzdem von drei verschiedenen Arten stammte. Die Einheimischen scheinen aber sehr wohl imstande zu sein, die Früchte zu unterscheiden. Gerade bei Kombé erweist sich der Nachweis von Verfälschungen oft als recht schwierig.

Das als k-Strophanthin bezeichnete Glykosidgemisch, in einer Menge von 8—10% in der Droge enthalten, setzt sich hauptsächlich zusammen aus wechselnden Mengen von k-Strophanthosid, neben weniger k-Strophanthin-β und Glucohelveticosid, neben weniger Cymarin und Helveticosid (evtl. noch Digitalosid), die sich alle vom gleichen Aglykon Strophanthidin ableiten, sowie geringe Mengen von Glucocymarol, Glucohelveticosol, Helveticosol, Periplocymarin und Emicymarin.

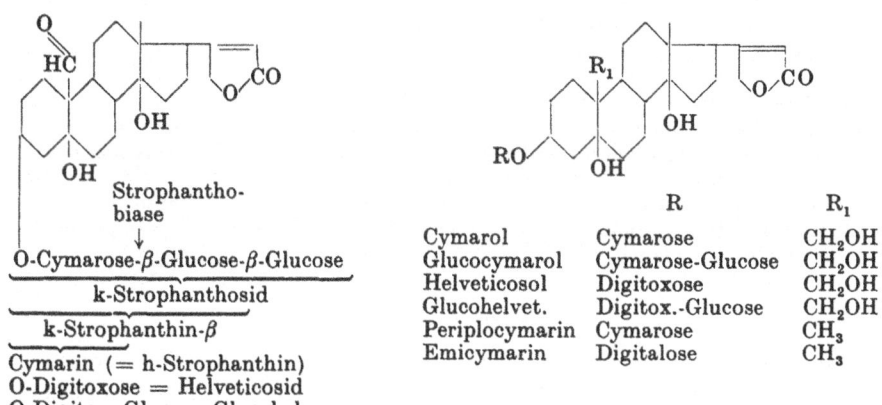

	R	R_1
Cymarol	Cymarose	CH_2OH
Glucocymarol	Cymarose-Glucose	CH_2OH
Helveticosol	Digitoxose	CH_2OH
Glucohelvet.	Digitox.-Glucose	CH_2OH
Periplocymarin	Cymarose	CH_3
Emicymarin	Digitalose	CH_3

O-Cymarose-β-Glucose-β-Glucose
— k-Strophanthosid —
— k-Strophanthin-β —
Cymarin (= h-Strophanthin)
O-Digitoxose = Helveticosid
O-Digitox.-Gluc. = Glucohelv.

Strophanthobiase

Strophanthus kombé-Glykoside

In Semen Strophanthi ist ein Ferment enthalten, das die Glykoside am C-17 allomerisiert und in unwirksame 17α-Verbindungen überführt. Beim k-Strophanthosid läßt sich bei Zuckerverlust eine Abnahme der molaren Toxizität feststellen:

k-Strophanthosid	3 Zucker	Tox. mg/kg 0,126	mol. Tox.	6,9
k-Strophanthin-β	2 Zucker	0,120		5,9
Cymarin	1 Zucker	0,111		4,9
Strophanthidin	0 Zucker	0,274		1,47

b) Strophanthus gratus

Die Samen von *Str. gratus* stellen die Droge des DAB 6 dar. Sie sind kahl und lassen sich deshalb leicht von andern Strophanthus-Samen unterscheiden, die meistens behaart sind. Außerdem schien es lange so, als enthielten sie nur ein einziges herzwirksames Glykosid, das g-Strophanthin (= Ouabain). Jedenfalls führt die Isolierung leicht zu dem einheitlichen, kristallisierenden Glykosid. Dadurch wäre eine Einstellung nach Gewicht (ohne biologische Prüfung) möglich. Nach neuesten Arbeiten scheinen aber auch in Gratus-Samen noch andere Glykoside vorhanden zu sein. Das weitaus wichtigste bleibt aber nach wie vor das zu 4—6% enthaltene g-Strophanthin. Dieses Glykosid ist erstmals vom französischen Forscher ARNAUD aus *Acokanthera Ouabaio* isoliert und als Ouabain bezeichnet worden. Die Rinde des Ouabaiobaumes diente den ostafrikanischen Somalis zur Bereitung ihrer Pfeilgifte. Der gleiche Forscher fand denselben Stoff später in den Samen von *Strophanthus gratus*, einer in den feuchten Waldgebieten des westlichen Äquatorialafrikas heimischen Art. Aus den Samen gewannen die Pahuins, ein Volksstamm des westlichen Äquatorialafrikas, ihr Pfeilgift.

Ouabain = g-Strophanthin

c) Weitere Strophanthus-Arten

In einigen Arzneibüchern sind auch die Samen von *Strophanthus hispidus* zugelassen. Die Art ist mit *Str. kombé* nahe verwandt und die Samen zeigen ähnliche Zusammensetzung.

Strophanthus sarmentosus hat eine gewisse Bedeutung erlangt als Lieferant von Sarmentogenin, einem Steroid mit hydroxylierter 11-Stellung (s. S. 232). Das Vorhandensein von chemischen Rassen hat die phytochemischen Arbeiten sehr erschwert. Die hauptsächlich Sarmentogeninglykoside bildende „Chemische Variante b" wurde von MONACHINO besonders auf Grund dieser chemischen Unterschiede als Varietät: *Strophanthus sarmentosus* var. *senegambiae* (A. DC.) Monachino von den übrigen Vertretern der Art abgegrenzt. Das chemische Merkmal scheint mit der Ausbildung von sehr dünnschaligen Früchten parallel zu gehen und ist erblich fixiert. In den stark polaren Anteilen sind 1960 nicht weniger als 32 Glykoside nachgewiesen worden.

d) Verwendung

Obwohl die starke Wirksamkeit der Strophanthus-Samen den Einheimischen bekannt war, schienen sie die Droge nicht als Arzneimittel gebraucht zu haben. Dies mag wohl damit zusammenhängen, daß Strophanthusglykoside bei oraler Anwendung im allgemeinen sehr schlecht resorbiert werden und dabei nur $1/50$ bis $1/100$ der bei i. v. Injektion erzielbaren Wirkung zeigen. Tinct. Strophanthi ist deshalb wegen ihrer unsicheren Wirkung nicht mehr gebräuchlich. Die Strophanthus-Wirkung setzt rasch ein, klingt aber auch wieder rasch ab. Die Strophanthus-Wirkstoffe bewähren sich vor allem in Fällen akuter und besonders schwerer Herzinsuffizienz. Semen Strophanthi dient heute praktisch nur mehr als Ausgangsmaterial zur Glykosidgewinnung.

Präparate

k-Strophanthosid	Strophosid „Sandoz“, Kombetin „Boehringer“.
g-Strophanthin	Ouabaine Arnaud „Nativelle“, Purostrophan „Kalichemie“.

Adonis

Herba Adonidis (Ph. Helv.) stellt das zur Blütezeit gesammelte Kraut von *Adonis vernalis* L. dar, einer im südöstlichen und mittleren Europa vorkommenden, etwa 25 cm hohen Ranunculazee mit mehrfach gefiederten, fein zerschlitzten Blättern und endständigen, auffallend leuchtend-goldgelben Blüten. Zur Erzielung einer guten Droge ist rasche Trocknung und Aufbewahrung, vor Feuchtigkeit geschützt, nötig. Die Frage der besten Trocknungsart scheint noch nicht eindeutig beantwortet.

Als Inhaltsstoffe werden zwei amorphe Glykosidfraktionen genannt, die wasser- und spirituslösliche, in $CHCl_3$ unlösliche Adonidosidfraktion mit geringer oraler Wirkung und die in Wasser kaum, in Spiritus und $CHCl_3$ leicht lösliche Adonivernosidfraktion mit relativ guter Resorbierbarkeit vom Verdauungstrakt aus. An Reinstoffen kennt man bisher das Cymarin (Strophanthidin-cymarosid) der Adonivernosidfraktion und das Adonitoxin (16-Hydroxy-strophanthidin- bzw. 19-Oxo-gitoxigenin-rhamnosid). Die chemische Verwandtschaft mit Strophanthus hat ihre Parallele in der kurzen, kaum kumulierenden Wirkung von Adonis. Die Droge ist ferner stark diuretisch, deutlich sedativ und euphorisch. Sie war tatsächlich in Rußland schon lange als Sedativum und Antiepileptikum in Gebrauch. Andere Inhaltsstoffe wie Flavone (vermutlich Rutin) und das stark bakteriostatisch wirkende 2,6-Dimethoxybenzochinon dürften für die Wirkung unwesentlich sein.

Zur medizinischen Verwendung sollte eine Droge mit gleichbleibender Wirkung zur Verfügung stehen. Bei der ungenügenden Kenntnis der Wirkstoffe und bei der wohl je nach Herkunft wechselnden Zusammensetzung kommt nur eine biologische Standardisierung in Frage. Ein Standardpräparat der Droge wird in Deutschland hergestellt.

Andere einheimische *Adonis*-Arten zeigen geringere Wirkung. So ist *A. annuus* L. (*A. autumnalis*) mit dunkelroten, am Grunde schwarzen Kronblättern etwa 30mal, *A. aestivalis* L. mit mennigroten, am Grunde oft einen schwarzen Fleck tragenden, selten strohgelben Kronblättern etwa 90mal weniger wirksam als *Adonis vernalis*.

Convallaria

Convallaria nannte LINNÉ eine Pflanzengattung aus der Familie der Liliaceae. Die Arten dieser Gattung sind krautartige Pflanzen, die in Europa, Nordasien und Nordamerika einheimisch sind; sie haben kriechende Wurzelstöcke, einen mit — meist wechselständigen — unzerteilten und ganzrandigen Blättern besetzten Stengel und traubig angeordnete Blüten mit regelmäßigem sechsteiligem Perigon, an dessen Grunde die 6 Staubgefäße angewachsen sind. Aus dem oberständigen Fruchtknoten entwickelt sich eine kugelige, 3—6samige Beere. Bei *C. majalis* ist diese scharlachrot gefärbt.

Convallaria majalis L. kommt vom lateinischen convallis (Talkessel) und vom griechischen λείριον (Lilie); majalis bezieht sich auf die Blütezeit (Mai) der Pflanze. Die Droge Herba Convallariae DAB besteht aus den getrockneten, oberirdischen Teilen der Pflanze. In der Schweiz ist Flos Convallariae offizinell, in andern Ländern, anscheinend besonders in den USA der Wurzelstock, Rhizoma Convallariae, gebräuchlich. Die Blüten stellen den wirksamsten Teil der Pflanze dar. Kraut und Wurzelstock sind weniger wirksam.

In den Schriften der Antike scheint *Convallaria majalis* nicht erwähnt zu sein, was durch die Tatsache zu erklären ist, daß die Pflanze in Griechenland äußerst selten vorkommt. Vom 15. Jahrhundert an wird sie dagegen häufig in den Kräuterbüchern aufgeführt und auch als Heilpflanze erwähnt. BRUNFELS gibt aus dem Destillierbuch des HIERONYMUS BRUNSCHWYGK (1500) eine Reihe von Verwendungen an, nach denen das „Meyenblümleinwasser" gut gegen Gift und Ohnmacht sei, Herz, Sinne und Hirn stärke und eingerieben das Zittern der Hände und Arme vertreibe usw. Allerdings ist es unklar, auf welche Quellen die Verwendungen zurückgehen. Auch MATTHIOLUS rühmt das Maiglöckchen als stärkendes Mittel für Hirn, Herz und alle edlen Teile des Körpers.

In Rußland wurde die Pflanze von alters her viel vom Landvolke gegen verschiedene Erkrankungen des Herzens, gegen Wassersucht, Epilepsie, Schlaganfälle usw. gebraucht. Vielfach finden die Blüten Verwendung als Niespulver und auch als Schönheitsmittel gegen Sommersprossen. Im 18. Jahrhundert verschwindet das Maiglöckchen wieder aus dem Arzneischatz und wird nur noch in der russischen Volksmedizin in der alten Weise verwendet. Erst im 19. Jahrhundert beschäftigte man sich in Europa wieder eingehender mit der Droge. Angaben in der klinischen Literatur findet man etwa ab 1880.

Inhaltsstoffe. *Convallaria majalis* enthält Digitalis-Strophanthus-ähnliche Herzglykoside folgender Konstitution:

Convallatoxin	R = Rhamnose	R′ = —CHO
Convallatoxol	R = Rhamnose	R′ = —CH$_2$OH
Convallosid	R = Rhamnose-Glucose	R′ = —CHO
Glucoconvallosid	R = Rhamnose-Glucose-Glucose	R′ = —CHO
Convallatoxolosid	R = Rhamnose-Glucose	R′ = —CH$_2$OH

Ferner enthält die Droge noch Glykoside unbekannter Konstitution. Hauptglykosid ist Convallatoxin. Es findet sich in der Blüte zu etwa 0,3%, im Blatt zu 0,15%. Während über Nebenglykoside der Blüte nichts bekannt ist, finden sich im Blatt mindestens sechs Glykoside, zusammen mit Convallatoxin, in einer Menge von etwa 0,3—0,4%. Davon machen Convallatoxin 43%, Convallatoxol 20% und zwei noch nicht identifizierte Glykoside 20 bzw. 7% aus. In den Rest von 10% teilen sich Convallosid, Glucoconvallosid und Convallatoxolosid. Herba Convallariae hat, kurz vor der Blüte geerntet, den höchsten Convallatoxingehalt. Je nach Standort ist der Glykosidgehalt sehr verschieden. Bei unsachgemäßer Trocknung und Lagerung nimmt der Wirkstoffgehalt rasch ab. Bei Trocknung in Zimmertemperatur oder bei 110° im Umlauftrockenschrank soll der Convallatoxingehalt unverändert erhalten bleiben. Die Droge muß vor Feuchtigkeitszutritt geschützt aufbewahrt werden.

Anwendung. Wechselnde Zusammensetzung und Wirkung waren der Verwendung von Convallaria nicht förderlich. Auch hier wird mit Recht eine standardisierte Droge gefordert. Convallatoxin zeigt einen guten diuretischen Effekt. Insgesamt ähnelt seine biologische Wirkung weitgehend dem k-Strophanthin. Infolge der geringen „Haftfestigkeit" und leichten Eliminierung ist die Kumulation sehr gering. Bei oraler Medikation wird Convallatoxin sehr wenig, das Glykosidgemisch etwas besser resorbiert. Möglicherweise ist die Resorption durch den Saponingehalt der Droge etwas erhöht. Umgekehrt soll dieser für die starke örtliche Reizwirkung und die abführende Wirkung der Droge verantwortlich sein.

Präparate

Gesamtglykoside	Cardiotonin „Duka", Convallan (Goedecke), Convallaria-Perpurat (Knoll), Convacard (Madaus).
Convallatoxin	Convallaton (Goedecke), Convalyt-Ampullen (Madaus).

Bulbus Scillae

Stammpflanze der Meerzwiebel, Bulbus Scillae, ist *Urginea maritima* (L.) Baker. Früher wurde die Stammpflanze nicht zur Gattung *Urginea*, sondern zu *Scilla* gerechnet. Diese beiden Gattungen sind eng miteinander verwandt. Gut zu unterscheiden sind die *Urginea*-Arten durch die zusammengedrückten oder kantigen Samen. Dieses wichtige Gattungsmerkmal kommt bereits im Namen zum Ausdruck: vom lateinischen urgere (zusammendrücken, pressen). Der Artname *maritima* bezieht sich auf das Vorkommen der Stammpflanze; sie wächst an den sandigen Küsten des Mittelmeeres (aber auch vielfach bis weit ins Innere des Landes) von Spanien, Frankreich, Italien, Griechenland, Algerien und Marokko. Die Pflanze treibt einen etwa 1 m hohen runden Blütenstiel mit einer reichlichen Traube weißlicher Blüten, der sich im Herbst nach dem Vertrocknen der im Frühjahr hervorsprossenden 30 cm langen und 8 cm breiten Blätter entwickelt. Die Zwiebel ist schuppig, bis zur Größe eines Kinderkopfes anwachsend und bis zu 2 kg schwer. Die in Algerien vorkommenden roten Meerzwiebeln werden sogar meist 4—5 kg, manchmal sogar 7 kg schwer. Als Droge dienen nur die mittleren Zwiebelschuppen, die zur schnelleren Trocknung in Streifen geschnitten werden. Die äußeren Schuppen sind häutig und wertlos, die inneren wegen des hohen Schleimgehaltes sehr schwer zu trocknen. Bei unsachgemäßer Ernte, Trocknung und Aufbewahrung verliert die Droge an Wirksamkeit. Ebenso zeigen sich große Schwankungen je nach Herkunft und Erntezeit. Eine stabilisierte Droge mit gleichbleibender, standardisierter Wirkung wäre deshalb erwünscht. Die meisten Arzneibücher verlangen die sog. „weiße" Meerzwiebel. Daneben gibt es noch eine „rote" Varietät. Die rote Meerzwiebel wird vom homöopathischen Arzneibuch gefordert. Morphologisch sind beide Varietäten so wenig voneinander verschieden, daß die Botaniker zwischen den beiden Formen keinen Unterschied machen; sie unterscheiden sich aber beträchtlich in bezug auf ihre wirksamen Inhaltsstoffe, stellen also chemische Rassen dar.

Unter den Arzneipflanzen mit herzwirksamen Glykosiden läßt sich die Verwendung von *Urginea maritima* am weitesten zurück verfolgen. Nachweislich ist sie in Ägypten schon um 1500 v. Chr. als Mittel gegen Wassersucht verwendet worden, und auch Griechen und Römer machten von ihr Gebrauch. In neuerer Zeit wies VAN SWIETEN (1764) eindrücklich auf die guten Eigenschaften der (frischen!) Meerzwiebel hin. Doch machte ihr die kurz darauf von WITHERING (1785) propagierte Digitalis den Platz erfolgreich streitig. Noch später kamen dann Strophanthus und Convallaria dazu. Die Herztherapie mit Scilla vermochte sich in Europa wegen ihrer unzuverlässigen Wirkung lange Zeit nicht recht durchzusetzen.

Inhaltsstoffe. Die herzwirksamen Glykoside, wie wir sie bei Digitalis, Strophanthus, Convallaria u. a. finden, tragen am Cyclopentanoperhydrophenanthrenskelet einen 5gliedrigen, einfach ungesättigten Lactonring, gehören also zur C_{23}-Gruppe. Die Glykoside von Urginea dagegen sind, zusammen mit den herzaktiven Wirkstoffen von Helleborus und den Krötengiften Vertreter der C_{24}-Gruppe, tragen also einen 6gliedrigen, zweifach ungesättigten Lactonring.

Aus der **weißen Varietät** von *Urginea maritima* hat man bisher etwa ein Dutzend herzwirksamer Glykoside isolieren können. Mengenmäßig vorherrschend, als Hauptglykosid in der frischen Zwiebel zu etwa 0,06% enthalten und für die Wirkung wesentlich verantwortlich ist das Scillaren A. Die übrigen Glykoside, darunter das um 1 Mol Glucose reichere Glucoscillaren A sind dagegen nur in Mengen von 0,001—0,007% vorhanden.

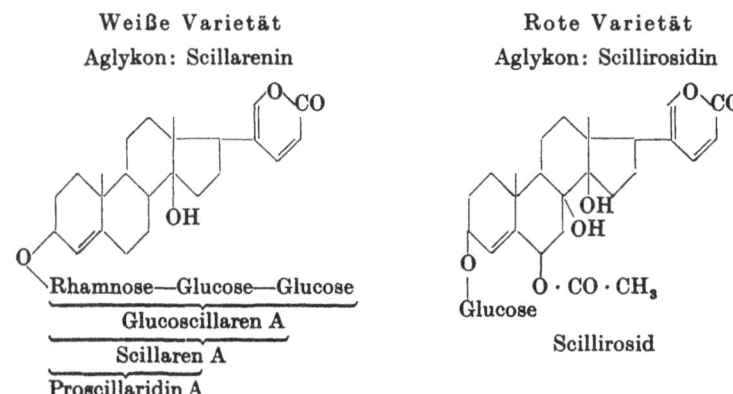

Weiße Varietät   Rote Varietät

Aglykon: Scillarenin   Aglykon: Scillirosidin

Rhamnose—Glucose—Glucose

Glucoscillaren A

Scillaren A

Proscillaridin A

Glucose

Scillirosid

Urginea maritima-Glykoside

Von weiteren Glykosiden der weißen Varietät ist bisher nur die Konstitution des Scilliglaucosids bekannt. Es ist 19-Oxo-Scillarenin-3-monoglucosid. Mit Scillaren B wurde früher eine amorphe, uneinheitliche Fraktion bezeichnet.

Die **rote Varietät** zeigt ungefähr die gleiche Herzaktivität wie die weiße. Sie enthält als Hauptglykosid das Scillirosid, dessen Aglykon sich hauptsächlich durch seine Acetoxygruppe am C-6 von Scillarenin unterscheidet. Scillirosid gehört zu jenen seltenen Herzglykosiden, die weniger stark wirksam sind als ihr Aglykon.

	Tox. mg/kg	molare Tox.
Scillirosid	0,120	5,2
Scillirosidin	0,057	8,1

Die auffallendste Eigenschaft der roten Meerzwiebel ist jedoch nicht die Herzwirkung, sondern ihre Giftigkeit für Nagetiere, besonders Ratten. Bei dem toxischen Prinzip handelt es sich um das Scillirosid. Die rote Zwiebel ist denn auch schon von alters her als Rattengift verwendet worden. Die orale ratizide Wirkung des Scillirosids beruht nicht auf dessen Herzaktivität, sondern auf der Fähigkeit, bei Ratten zentralnervöse Vergiftungserscheinungen in Form tödlicher Krämpfe zu erzeugen. Während eine ausgewachsene Ratte 20—40 mg

Scillaren A ohne Schaden verträgt, wird sie schon durch den 200. Teil von Scillirosid, also von 0,1—0,2 mg dieser Substanz bei oraler Einnahme getötet.

Verwendung. Zur Drogengewinnung und zur Herstellung von Präparaten werden fast durchweg nur die Zwiebeln der weißen Varietät verwendet. Scillapräparate wirken schneller und flüchtiger als Digitalis und kumulieren sehr wenig. Sie zeigen ausgesprochene diuretische Wirkung.

Präparate

Scillaren „Sandoz", Scilloral „Asta".
Scilla-Perpurat „Knoll", Scillalyt „Madaus".

Anhang: Helleborus, Oleander, Uzara

a) Helleborus

Die schwarze Nieswurz ist beheimatet in Südeuropa und im südlichen Mitteleuropa. Als Zierpflanze findet man sie in Gärten und auf Friedhöfen. Der lateinische Gattungsname stammt vom griechischen ἐλάω = drängen und βορά = Fraß und spielt auf die Verwendung als drastisches Purgiermittel für Hunde an. Der deutsche Name Nieswurz rührt von der Nieswirkung der pulverisierten Wurzel. „Christrose, Schneerose" bezieht sich auf die frühe Blütezeit der Pflanze vom Dezember bis März, die wohl auch dafür verantwortlich ist, daß Helleborus früher als heilige Pflanze mit besonderen Kräften galt und mit allerlei Sagen und Legenden umwoben wurde.

Die Droge Radix, Rhizoma Hellebori nigri besteht aus den schwarzbraunen, von Blattnarben geringelten, 2—5 cm langen, 5—8 mm dicken Wurzelstöcken samt den bis 2 mm dicken Nebenwurzeln. In allen Organen, besonders aber im Rhizom finden sich Digitaloide, von denen bisher das Hellebrin in reiner Form dargestellt worden ist. Es gehört, wie die Scillaglykoside, zur C_{24}-Gruppe, besitzt an seinem Skelet mit Ausnahme des 6gliedrigen Lactonrings die gleichen Substituenten wie das Strophanthidin. Mit dem Scillirosid hat es die Eigenschaft gemeinsam, daß sein Aglykon wirksamer als das Glykosid ist.

Ein weiterer wichtiger Drogeninhaltsstoff ist das Saponin Helleborin. Es wirkt stark reizend auf die Schleimhäute, reizt zum Niesen, wirkt brechenerregend und erzeugt Durchfall, Eigenschaften, die, zusammen mit der schlechten Resorption des Hellebrins vom Verdauungstraktus aus, einer Verwendung der Droge entgegenstehen. Anders ist die Therapie mit der Reinsubstanz Hellebrin zu beurteilen. Sie stellt ein gut verträgliches Mittel der Digitalisgruppe dar mit einer dem Strophanthin nahestehenden Wirkung.

Neben *Helleborus niger* enthalten auch andere Arten wie *Helleborus viridis* und *Helleborus cyclophyllus* Digitaloide.

Hellebrin

b) Oleander

Nerium oleander L. ist eine 7—8 m hohe Apocynazee des Mittelmeerraumes mit meist karminroten Blüten. In unseren Gebieten wird sie gerne als Zierpflanze mit einfachen oder gefüllten, verschiedenfarbigen Blüten gezogen, erreicht dann aber kaum 2 m. Als Arzneipflanze war der Oleander in der arabischen Medizin sehr geschätzt. Um seine Einführung in Europa Ende des 19. Jahrhunderts hat sich vor allem OEFELE bemüht.

Die Wirkstoffe des Oleander sind herzwirksame Glykoside, die eng mit den Digitalis-Glykosiden verwandt sind. Sie leiten sich von sechs verschiedenen Aglykonen ab.

Digitoxigenin R = H
Gitoxigenin   R = OH
Oleandrigenin R = O · CO · CH$_3$
16-Anhydrogitoxigenin ($\Delta^{16(17)}$)
Uzarigenin = 5α-Digitoxigenin

Dem Adynerigenin wird die Konstitution eines Digitoxigenins zugeschrieben, das an Stelle der OH-Gruppe am C-14 zwischen C-8 und C-14 eine O-Brücke aufweist. Diese Aglykone sind mit einem bis drei Zuckern in Stellung C-3 verbunden, als Glykoside in der Pflanze enthalten. Als Zucker finden sich Glucose, Diginose, Digitalose, Oleandrose und Sarmentose (Formeln s. S. 207).

Als Hauptglykoside dürfen unter den Monosiden das Oleandrin (= Folinerin = Foliandrin) und unter den Biosiden das Digitalinum verum angesprochen werden.

Die Uzarigeninglykoside des Oleanders sind trotz ihrer 5α-Stellung deutlich, wenn auch schwach herzwirksam. Die Herzwirksamkeit der Uzarigeninglykoside scheint sehr stark zuckerabhängig zu sein; so sind Glykoside mit Desoxyzuckern offenbar stark herzwirksam (K. MEYER u. Mitarb., 1961). Den Adynerigeninglykosiden kommt, vermutlich infolge Veränderung des Ringsystems durch die O-Brücke, keine Herzwirksamkeit zu. Im Oleanderblatt sind ferner die Flavonolglykoside Rutin und Kämpferol-3-rhamnoglukosid enthalten. Sie dürften an der diuretischen Wirkung der Droge mitbeteiligt sein.

		R'	R''
Oleandrin	Oleandrose		$O \cdot CO \cdot CH_3$
Digitalinum verum	Digitalose-Glucose		OH

Die Oleander-Präparate, wie z. B. Oleander-Perpurat (Knoll), zeigen die allgemeine Herzwirkung der Digitalisgruppe; sie kumulieren jedoch sehr wenig, und ihre Wirkung tritt rascher ein als bei Digitalis. Außerdem wird den Präparaten ein stärkerer diuretischer Effekt nachgesagt.

c) Uzara

Uzara ist der Eingeborenenname einer von den Medizinmännern Südafrikas verwendeten Asklepiadazee. Die ausgezeichnete Wirkung der Droge bei Dysenterie lernte H. W. A. HOPF anfangs dieses Jahrhunderts an sich selber kennen. Der Medizinmann zeigte ihm später die geheimnisvolle Pflanze als Dank für seine Hilfe anläßlich eines Konfliktes mit den Behörden, und so gelangte die Wunderdroge nach Europa, wo sie sich als Antidiarrhoikum bewährte. Die ersten pharmakognostischen Untersuchungen deuteten auf *Gomphocarpus*-Arten hin. Aus der Droge ließen sich eine Reihe von Glykosiden isolieren, darunter die folgenden:

Uzarigenin	R = H	Xysmalogenin	R = H
Uzarin	R = Glucose-Glucose	Xysmalorin	R = Glucose-Glucose
Uzarosid	R = Glucose-Glucose-Glucose		

Diese und ähnliche Glykoside ließen sich aber auch aus Vertretern zweier anderer Gattungen der Asklepiadazeen isolieren, nämlich *Xysmalobium* und *Pachycarpus*. Die Wurzeln von *Pachycarpus schinzianus* (Schltr.) N. E. Br. und von *Xysmalobium undulatum* R. Br., zweier südafrikanischer Pflanzen, werden in ihrer Heimat von den Medizinmännern zur Uzara-Medizin verarbeitet und gegen Dysenterie, als Antidiarrhoikum, „uterines Sedativum", früher auch gegen Wassersucht verwendet. Dagegen wächst in Südafrika an *Gomphocarpus*-Arten nur die kaum bittere, für Uzara-Bereitung also nicht verwendete *G. fruticosus* in größerer Menge. Es ist aber sehr wohl möglich, daß je nach Gegend verschiedene Pflanzen als Ausgangsmaterial dienen, was gleiche Wirkung des Präparates nicht ausschließt in Anbetracht der sehr nahen botanischen und chemischen Verwandtschaft von *Gomphocarpus*, *Pachycarpus* und *Xysmalobium*.

Die Glykoside zeigen eine, wenn auch relativ schwache digitalisartige Wirkung auf das Herz. Sie ist aber für die Verwendung nicht maßgeblich. Vielmehr hemmt die Droge die Darmmotilität und verengt die Blutgefäße des Darmes, wirkt daher antidiarrhoisch und antispasmodisch. Die spasmolytische Wirkung zeigt sich auch am Uterus.

Präparat

Uzara (Uzara-Werk, Melsungen).

Literatur

DEYS, H. P.: A new colour test for the detection of some cardiac glykosides and aglykones. Pharm. Wbl. 95, 682—685 (1960). — HUCH, J. H.: A survey of cardiac glykosides and genins. Univ. of South Carolina Press, 1961. — MERZ, K. W.: Chemisches und Pharmakologisches von der Digitalis. Schweiz. Apoth. Ztg. 96, 241—264 (1958). — RENZ, J.: Distribucion de los glukosidos cardiotonicos en el reino vegetal. Glukosidos cardiotonicos: Estereoquimica de sus geninas. Farmacognosia 10, 107—173 (1950). — ROSENTHALER, L.: Farbreaktionen der Aglykone (und ihrer Glykoside) aus herzwirksamen Pflanzen. Pharmazie 15, 405—409 (1960). — STOLL, A., u. E. JUCKER: Herzglykoside, Paech-Tracey, Moderne Methoden der Pflanzenanalyse, Springer-Verlag: Berlin/Göttingen/Heidelberg 1955, Bd. 3, S. 205—271. — TSCHESCHE, R.: C_{21}-Steroide des Pflanzenreiches. Angew. Chem. 73, 727—735 (1961).

8. Saponindrogen

Allgemeine Eigenschaften der Saponine

In Anlehnung an die lateinische Bezeichnung „principium saponaceum" wurden Naturstoffe, deren wässerige Lösungen schäumende Eigenschaften aufweisen, als Saponine bezeichnet. Heute versteht man unter Saponinen pflanzliche, N-freie Glykoside, die mit Wasser — ähnlich wie die Seifen — einen haltbaren Schaum ergeben, Öl in Wasser emulgieren und eine hämolytische Wirkung besitzen.

Die auffallendste Eigenschaft der Saponine ist ihre Fähigkeit, in wässeriger Lösung beim Schütteln einen haltbaren Schaum zu erzeugen. Sie beruht auf einer Herabsetzung der Oberflächenspannung. Aus dem gleichen Grunde zeigen die Saponine auch Emulgier- und Waschvermögen.

In der Antike nutzte man bereits die schmutzemulgierende Wirkung zum Waschen aus. In der letzten Zeit sind Waschmittel auf Saponinbasis, wie Panamaholz, die sich infolge ihrer neutralen Reaktion auch für sehr empfindliche Gewebe vorzüglich eignen, durch neue synthetische Stoffe etwas verdrängt worden. Dagegen macht man noch Gebrauch von der feindispergierenden Wirkung in der pharmazeutischen Technik (z. B. Liquor Carbonis detergens), in der Kosmetik und Körperpflege (Zahnpulver, Mundwässer) und der Lebensmittelindustrie. Auf der gleichen Eigenschaft beruht auch die resorptionsfördernde Wirkung für schwer vom Magen-Darm-Traktus aus aufnehmbare Stoffe (s. z. B. Digitalis).

Die Verminderung der Oberflächenspannung durch Saponine läßt sich bei Einhaltung der entsprechenden Vorschriften quantitativ auswerten durch direkte Messung der Oberflächenspannung oder Bestimmung des Schaumbildungsvermögens. Schaumbildung wird etwa von den Arzneibüchern zur Prüfung auf Vorhandensein von Saponinen in Drogen herangezogen.

Eine weitere wichtige Eigenschaft der Saponine ist ihre hämolytische Wirkung. Als Hämolyse bezeichnet man den Austritt des Blutfarbstoffes Hämoglobin aus den roten Blutkörperchen in die umgebende Flüssigkeit. Das undurchsichtige, deckfarbige Blut wird dabei durchsichtig und nimmt das Aussehen einer Farbstofflösung an. Beim Stehen von Blut sedimentieren die Blut-

15*

körperchen nach einer bestimmten Zeit (Sekundengeschwindigkeit) aus dem überstehenden, nur schwach gefärbten Blutplasma. Nach Hämolyse bleibt das Blutplasma durch ausgetretenes Hämoglobin rot gefärbt. Die Arzneibücher benutzen die hämolysierenden Eigenschaften zur Wertbestimmung von Saponindrogen. Die Resultate sind stark abhängig von den Versuchsbedingungen, wie pH der Lösung, Herkunft und Alter der Erythrocyten u. a., und deshalb erfordert die Methode eine genaue Einhaltung der Vorschrift, wie sie z. B. die Ph. Helv. V Suppl. II gibt. Als Saponin-Standard dient hier ein aus dem Rhizom von *Gypsophila paniculata* gewonnenes, im Eidg. Gesundheitsamt in Bern aufbewahrtes Reinsaponin. Die hämolytische Wirksamkeit wird in Ph. Helv.-Einheiten ausgedrückt; eine Einheit bedeutet die hämolytische Wirksamkeit von 10 mg des Saponin-Standards. Ihre Bestimmung ist keine absolute Saponinbestimmungsmethode, und sie erlaubt vor allem keinen direkten Vergleich der therapeutischen Wirkung verschiedenartiger Saponindrogen.

Auch der histochemische Nachweis mit Blutgelatine beruht auf der hämolytischen Wirkung, wobei durch Cholesteridbildung, Entfernung evtl. störender anderer hämolytischer Stoffe und Aufspaltung des Cholesterids der Nachweis spezifisch gestaltet werden kann.

Unmittelbar in die Blutbahn gebracht wirken Saponine durch Hämolyse toxisch. Daher müssen pflanzliche Präparate, die zur parenteralen Applikation bestimmt sind, von Saponinen befreit werden. Allerdings ist die hämolytische Wirkung von Stoff zu Stoff sehr verschieden stark ausgeprägt. Sofern Saponine andere, medizinisch wertvolle Eigenschaften zeigen, die wesentlich ausgeprägter sind, so steht auch einer intravenösen Anwendung (i. m. oder s. c. Inj. kommt wegen Gewebereizung nicht in Frage) in Dosen, die noch keine nennenswerte Hämolyse oder sonstige schädliche Wirkung entfalten, nichts im Wege.

Per os sind Saponine für höhere Tiere meistens kaum giftig, sofern sie nicht oder nur wenig resorbiert werden. Saponinreiche Pflanzen und deren Zubereitungen werden als Nahrungsmittel oft in großer Menge schadlos genossen. Auch viele Teezubereitungen dienen dank ihres Saponingehaltes als Arzneimittel. Davon gibt es aber Ausnahmen. Beispielsweise werden die Saponine der Kornrade (*Agrostemma githago*) so weitgehend resorbiert, daß sie leicht zu Vergiftungen führen können.

Bei der ungenügenden Reinigung konnten die Kornradesamen früher in Mengen von bis zu mehreren Prozent ins Brotgetreide und damit ins Brot gelangen, was nachgewiesenermaßen öfters zu Vergiftungen Anlaß gab. Die Saponine werden durch den Backprozeß nicht vollständig zerstört und können vor allem bei Enteritis oder anderweitiger Schädigung der Darmschleimhaut vom Körper aufgenommen werden. Auch durch andere Saponinpflanzen wie Cyclamen, Aesculus u. a. sind Vergiftungsfälle bekannt.

Für Fische sind Saponine stark toxisch. Die Fischtoxizität läßt sich ebenfalls quantitativ auswerten, allerdings mit allen Vorbehalten einer biologischen Bestimmungsmethode am Tier.

Saponine wirken mehr oder weniger stark gewebereizend. Sie reizen zum Niesen, haben kratzenden Geschmack, führen zu erhöhter Sekretion, Salivation, vermehrter Bronchialsekretion, reflektorisch ausgelöst durch örtliche Reizwirkung besonders auf die Magenschleimhaut (expektorierende Wirkung), ja zu Übelkeit, Erbrechen und Diarrhöe. Ferner wird die diuretische Wirkung einiger Drogen auf ihren Saponingehalt zurückgeführt. Dem Hederasaponin wird antispasmodische Wirkung zugeschrieben und Äscin ist sehr stark ödemhemmend und Gefäßfragilität-vermindernd.

Die einzelnen Eigenschaften sind ganz unterschiedlich ausgeprägt, so daß es im Einzelfall zweifelhaft sein kann, ob ein Stoff noch als Saponin zu betrachten ist oder nicht. Eine sichere Zuordnung erlaubt die Kenntnis des chemischen Aufbaus. Alle Saponine sind Glykoside.

$$\text{Saponin} \xrightarrow{\text{Hydrolyse}} \text{Aglykon (hier Sapogenin genannt)} + \text{Zucker}$$

Nach der Struktur des Sapogenins lassen sie sich in zwei Gruppen einteilen, nämlich in Steroidsaponine und Triterpensaponine.

Steroid-Typus
(Spirostan)

Pentazykl. Triterpen-Typus
(Oleanan)

Am Sapogenin sitzen bis zu sechs Monosaccharide oder Uronsäuren glykosidisch gebunden; ferner kennt man noch Fälle, bei denen zusätzlich Säuren, wie Essigsäure und Tiglinsäure, esterartig gebunden sind.

Nach ihrer Reaktion unterscheidet man ferner zwischen neutralen und sauren Saponinen. Letztere stellen echte Säuren mit einer Carboxylgruppe dar. Doch eignet sich eine Einteilung der Saponine nach diesen Gesichtspunkten nicht.

Die Reindarstellung der Saponine aus pflanzlichen Organen bereitet sehr große Schwierigkeiten, da an ihnen anorganische und organische Verunreinigungen hartnäckig anhaften. Daher sind viele Saponine bisher lediglich als amorphe, nicht selten hygroskopische Pulver von weißer, gelber bis brauner Farbe erhalten worden. Weniger Schwierigkeiten bereitet die Darstellung der Sapogenine, von denen eine große Anzahl bekannt ist.

Steroid-Saponine

a) Verbreitung im Pflanzenreich

Bei den Dikotyledonen kommen Steroidsaponine in der Regel nicht vor; vielmehr finden sich in dikotyledonen Pflanzen fast ausschließlich Triterpensaponine. Eine Ausnahme machen hier die Saponine der Gattung *Digitalis* und *Trigonella*. Gehäuft finden wir Steroidsaponine bei Familien, die zu den Monokotyledonen zählen, und zwar hauptsächlich in der Ordnung der *Liliiflorae*. Die wichtigsten Vorkommen sind

    die *Liliaceae* (Gattung *Smilax* und *Yucca*)
    die *Dioscoreaceae* (*Dioscorea*-Arten) und
    die *Amaryllidaceae* (*Agave*-Arten).

Die wichtigsten Vertreter mit Ausnahme von *Smilax*, die bei Radix Sarsaparillae zur Sprache kommt, sollen im folgenden kurz charakterisiert werden.

    Yucca. Die Gattung *Yucca* (Palmlilien) besitzt einen baumartigen einfachen Stamm und auf dessen Spitze eine palmartige Krone aus dichtgedrängten lineal-lanzettlichen Blättern; die Blätter können auch grasartig schmal sein. Zwischen den Blättern erheben sich mächtige Rispen weißlicher oder grünlich oder purpurn gefärbter Blüten. Alle Arten dieser Gattung sind im tropischen Amerika oder in den südlichen Staaten der USA beheimatet. Die halbstrauchartige Virginische Palmlilie *Y. filamentosa* liefert die Yuccafaser und wird als Zierpflanze auch etwa in europäischen Gärten gezogen.

Dioscorea ist eine zu Ehren des griechischen Arztes und Schriftstellers DIOSKURIDES benannte tropische Pflanzengattung. Sie ist charakterisiert durch einen knolligen oft sehr großen Wurzelstock — die Knollen von *Dioscorea alata* wiegen bis 10 kg und mehr — und einjährige, windende Stengel mit meist herzförmigen Blättern, getrennt geschlechtlichen Blüten und einer trockenen dreifächerigen Kapselfrucht. Einige Arten sind besonders in den Gewächshäusern wegen ihrer schönen Blüten beliebte Zierpflanzen; andere sind in ihrer Heimat wegen ihrer stärke- und kleberreichen Knolle wichtig als Nahrungsmittel (Yams) und haben die Bedeutung, wie sie bei uns der Kartoffel zukommt: *D. alata*, *D. sativa*, vor allem aber *D. batatas*, (chinesische Kartoffel), welche in Ostasien zu Hause und praktisch saponinfrei ist. Als Droge spielt die Knolle von *D. villosa* eine gewisse Rolle. Das getrocknete Rhizom dieser Art, die in Nordamerika beheimatet ist, gilt als wirksam bei Rheumatismus. Wegen ihres Saponingehaltes (Diosgeninglykoside) und weil sie für eine Kultur in Frage kommen, sind vor allem *D. composita*, *D. floribunda*, *D. spiculiflora* und *D. tokoro* von Interesse.

Agave. Der Name dieser Gattung leitet sich vom griechischen ἀγανός (edel, erhaben) ab. Ihre Vertreter sind mehrjährige, dem tropischen und subtropischen Amerika angehörende Pflanzen mit dickfleischigen, am Rande meist stachlig-gezähnten Blättern; diese bilden eine dichte grundständige oder einen kurzen Stamm krönende Rosette. Aus der Rosette erhebt sich der bis 8 m hoch werdende Blütenschaft, an dessen Ende kandelaberartig die Blütenrispe sitzt. Am bekanntesten ist die im 16. Jahrhundert nach Europa gebrachte *Agave americana* L. Sie liefert die technisch wichtige Pitafaser, die allerdings bei weitem nicht die Bedeutung des Sisalhanfs von *Agave sisalana* Perr. erreicht. Die Wurzel gilt in der indianischen Volksmedizin als Heilmittel gegen Syphilis, eine auffallende Parallele zu Sarsaparille. Außerdem bereiten die Eingeborenen daraus ein alkoholisches Getränk, die Pulque. Sobald sich der Blütenschaft zu entwickeln beginnt, schneiden sie die Stammknospe ab und bringen so den um diese Zeit reichlich fließenden Zuckersaft (5 Liter täglich) zum Ausfließen, der nun zwei bis drei Monate täglich aus der gebildeten Höhlung abgeschöpft und der Gärung (ohne Hefe) unterworfen wird. Trotz ihres relativ niedrigen Hecogeningehaltes sind *Agave sisalana* und einige sehr nahe verwandte Arten als Saponindrogen für die Industrie wichtig, weil sich das Saponin aus den Rückständen der Sisalfasergewinnung extrahieren läßt.

b) Chemischer Aufbau

Steroidsaponine enthalten als Grundgerüst das Cyclopentanoperhydrophenanthren und sind deshalb mit einer Reihe von Naturstoffen, wie den herzwirksamen Glykosiden, den Gallensäuren, Phyto- und Zoo-Sterinen, Sexual- und Nebennierenrindenhormonen u. a. verwandt. Nach der Ausbildung der Seitenkette unterscheidet man den Furostan- und den Spirostan-Typ. Im letzteren ergibt sich eine Isomeriemöglichkeit am C-25. Bei axialer Stellung der Methyl-

Furostan

Spirostan

Normal-Form

Iso-Form

gruppe rechnet man die Stoffe zur Normal- oder 25b-Reihe, bei äquatorialer Stellung zur Iso- oder 25a-Reihe. Von den beiden Isomeriemöglichkeiten an C-20 und C-22 ist, soweit man heute weiß, nur jeweils die eine (α-Stellung) verwirklicht. Synthetisch sind auch die Stoffe mit β-Stellung zugänglich.

Je nach Struktur werden die natürlichen Steroidsapogenine eingeteilt in:

Normale Sapogenine (auch Neosapogenine oder Sapogenine der 25b-Reihe bezeichnet),

Isosapogenine (auch Sapogenine der 25a-Reihe genannt),

Pseudosapogenine, leiten sich vom Furostantyp ab.

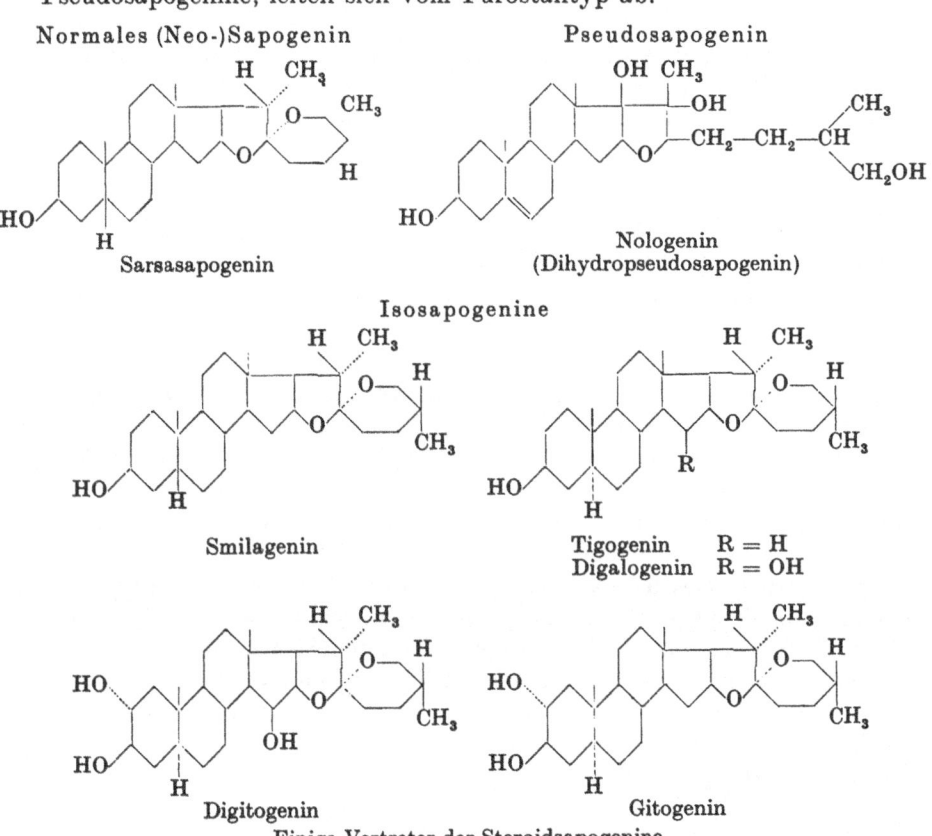

Einige Vertreter der Steroidsapogenine

Außer den hier aufgeführten gibt es noch eine große Reihe von z. T. technisch wichtigen Sapogeninen. Das Vorkommen dieser Stoffe scheint auf eine gewisse Spezifität der Gattungen und Arten hinzudeuten. So enthält *Yucca filamentosa* die auch in *Digitalis* vorhandenen Stoffe Gito- und Tigogenin mit trans-Verknüpfung der Ringe A und B, während die mexikanischen *Yucca*-Arten besonders Smila- und Sarsasapogenin enthalten, deren Ringe A und B cis-Verknüpfung aufweisen. *Dioscorea*-Arten dagegen bilden als einziges meist vorherrschendes Sapogenin Diosgenin. In den Saponinen sind die Aglykone mit Zuckern verbunden, über deren Sitz in vielen Fällen noch Unklarheit besteht.

In Digitalis verbessern die Saponine die Resorption der herzaktiven Glykoside vom Verdauungstraktus aus. In Sarsaparille dürften sie die Hauptwirkstoffe darstellen. Neben ihrer physiologischen Wirkung sind die Saponine noch

Steroidsaponine einiger Arzneipflanzen

Saponin	Zucker	Vorkommen		
Sarsasaponin (= Parillin)	2 Glucose 1 Rhamnose	Rad. Sarsaparillae u. andere Smilax-Arten		
Smilonin	5 nicht id. Zucker	Smilax ornata (Smilagenin)		
Digitonin	2 Glucose 2 Galaktose 1 Xylose	Digitalis purpurea: Digitalis lanata:	Samen + Samen +	Blatt — Blatt —
Gitonin	1 Glucose 2 Galaktose 1 Xylose	Digitalis purpurea: Digitalis lanata:	Samen + Samen +	Blatt + Blatt —
Tigonin	2 Glucose 2 Galaktose 1 Rhamnose	Digitalis purpurea: Digitalis lanata: Digitalis ferrug.:	Samen + Samen ? Samen ?	Blatt + Blatt + Blatt +
Digalonin	2 Glucose 2 Galaktose 1 Xylose	Digitalis purpurea:	Samen +	Blatt ?

aus einem andern Grunde interessant. Ein Teil von ihnen stellt nämlich ausgezeichnete und leicht zugängliche Ausgangsstoffe zur Synthese von Steroidhormonen und verwandten Verbindungen dar. Beim stetig steigenden Bedarf dieser Stoffe (der Tagesbedarf an Cortison soll in den USA 70 kg betragen, und bereits 1954 wurden mehr als 5000 kg Hydrocortison produziert) reichen die aus tierischen Organen verfügbaren Mengen bei weitem nicht mehr aus. In diesem Zusammenhang wurde bereits auf die Bedeutung des Sarmentogenins hingewiesen (s. S.220), das eine OH-Gruppe am C-11 trägt. Seit es möglich ist, diese Gruppe mit ausgezeichneter Ausbeute biologisch (z. B. mit *Rhizopus nigricans*) einzubauen, lassen sich auch andere Stoffe wie Diosgenin (mit Δ^5) gut verwenden. Übrigens gibt es ebenfalls Steroidsapogenine mit O-substituiertem D-Ring, wie Hecogenin, Correllogenin u. a. Von den Steroidsapogeninen zu den Solanumalkaloiden ist nur ein sehr kleiner Schritt. Man kann sie ebensogut als basische Sapogenine auffassen. Einige von ihnen beginnen denn auch als Steroid-Ausgangsprodukt Bedeutung zu erlangen.

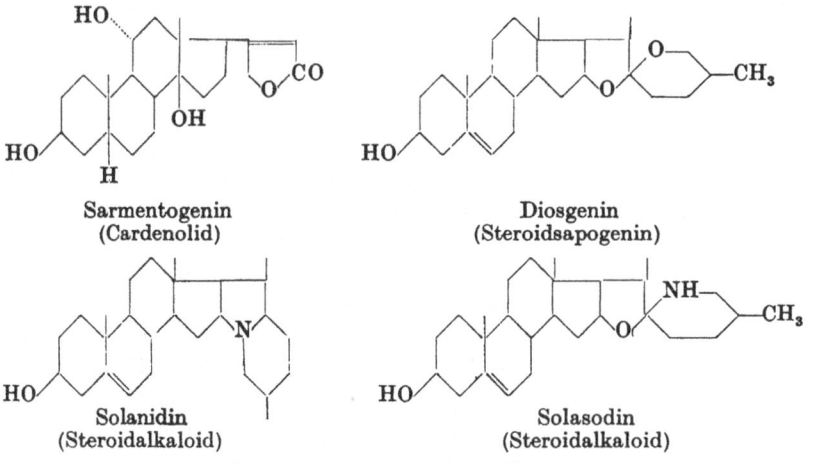

Sarmentogenin (Cardenolid)   Diosgenin (Steroidsapogenin)

Solanidin (Steroidalkaloid)   Solasodin (Steroidalkaloid)

Beispiele pflanzlicher Steroide

Sarsaparilla

Die im Handel befindlichen offizinellen Sarsaparillewurzeln stammen von Arten der Gattung *Smilax* (*Liliaceae*) ab. Man kennt zur Zeit gegen 200 verschiedene *Smilax*-Arten, von denen jedoch mehrere noch nicht gut beschrieben sind. *Smilax*-Arten finden sich vorzugsweise in den Tropen und in den wärmeren Gegenden der nördlichen gemäßigten Zone. Es sind Kletterpflanzen mit einem ausdauernden holzigen Wurzelstock, stacheligen Stengeln und herz-eiförmigen oder pfeilförmigen Blättern.

Der Gattungsname Smilax wird vom griechischen σμίλη = Meißel abgeleitet. Sarsaparilla kommt von der spanischen Bezeichnung zarzaparilla, was soviel wie kleine, stachlige Weinrebe bedeutet und sowohl für die südeuropäische *Smilax aspera*, wie für Radix Sarsaparillae gilt.

Die Handelssorten werden meist nach ihrer Herkunft bezeichnet. Im DAB ist nur die Honduras-Sorte von *Smilax Regelii* Killip et Morton (syn. *Smilax utilis* Hemsley), die in Honduras, Guatemala, Nicaragua und San Salvador gewonnen wird, offizinell. Die Ph. Helv. läßt zusätzlich die Veracruz- oder mexikanische Sorte von *Smilax aristolochiaefolia* Miller zu, verlangt aber ausdrücklich vom Rhizom befreite Droge. Diese Sorte wird über die mexikanische Stadt Veracruz ausgeführt. Außer diesen beiden Herkünften gibt es noch andere Sorten, die in einigen Ländern ebenfalls offizinell sind, so die zentralamerikanische Costa Rica- oder „Jamaica"-Sarsaparille. Im Handel gibt es sogar als Sarsaparille bezeichnete Drogen, die überhaupt nicht von Smilax-Arten abstammen.

Radix Sarsaparillae galt früher als ausgezeichnetes Mittel gegen Syphilis. Heute wird sie medizinisch sehr viel weniger mehr verwendet. Man sagt der Droge eine umstimmende Wirkung auf den Stoffwechsel und deshalb günstige Wirkung bei gewissen Hauterkrankungen und gegen Rheumatismus nach. Ihr Wert ist aber ziemlich umstritten. Als Saponindroge läßt sie sich verwenden, um schwer lösliche Arzneistoffe in Lösung zu bringen oder sie vom Magen-Darm-Kanal aus besser resorbierbar zu machen. Einen großen Teil der Droge dürfte heute wahrscheinlich die Lebensmittelindustrie aufnehmen, z. B. als Zusatz zu alkoholfreien Getränken, um deren Schaumvermögen zu steigern.

Anhang

Carex arenaria. Eine einheimische Saponinpflanze, die zu den Monokotyledonen gehört, ist Carex arenaria L. (Sandsegge, Rote Quecke), Stammpflanze von Rhiz. Caricis. Die Droge enthält neben Saponin noch Kieselsäure. Sie wurde früher als Rhizoma Sarsaparillae germanicae mit gleichen Indikationen wie die echte Sarsaparille verwendet. Heute wird sie im Volke noch etwa als „Blutreinigungsmittel", bei Bronchitis, Gicht und Rheumatismus gebraucht.

Triterpen-Saponine

a) Vorkommen im Pflanzenreich

Während Steroidsaponine vor allem unter den Monokotyledonen verbreitet sind und bei den Dikotyledonen lediglich das Vorkommen in Digitalis (Scrophulariaceae) erwähnenswert ist, finden wir Triterpensaponine unter den Dicotyledonen weit verbreitet; doch sind saponinhaltige Arten bei einigen Familien besonders häufig: so bei den *Caryophyllaceae*, den *Hippocastanaceae*, *Polygalaceae*, *Sapindaceae*, *Sapotaceae*, den *Primulaceae* und den *Araliaceae*. Die meisten Saponinwirkstoffe von Arzneipflanzen gehören denn auch zum Triterpentypus.

Bei saponinhaltigen Arten sind Saponine entweder in allen Organen der Pflanze anzutreffen, manchmal aber in einem einzelnen Organ wie Blatt oder Wurzel gehäuft. Hauptsitz der Saponine ist in der Regel das parenchymatische Grundgewebe der verschiedenen Organe. Wir finden demnach keine besonderen Behälter (Idioblasten, Sekretgänge u. a.) wie bei anderen Pflanzeninhaltsstoffen. Über die physiologische Rolle der Saponine in den Pflanzen ist kaum etwas Sicheres bekannt.

b) Chemischer Aufbau

Die Aglykone dieser Saponingruppe weisen 21—22 C-Atome in fünf Ringen angeordnet und 8—9 C-Atome als Seitenketten auf und gehören ihrem Aufbauprinzip nach zu den pentazyklischen Triterpenen. Sie lassen sich nach ihrem Grundskelet in drei Gruppen einteilen:

β-Amyrin-Typ   α-Amyrin-Typ   Lupeol-Typ

Beinahe alle wichtigen Sapogenine gehören zur ersten Gruppe, wie folgende Zusammenstellung zeigt. Die Konstellation ist in den Formeln nicht berücksichtigt.

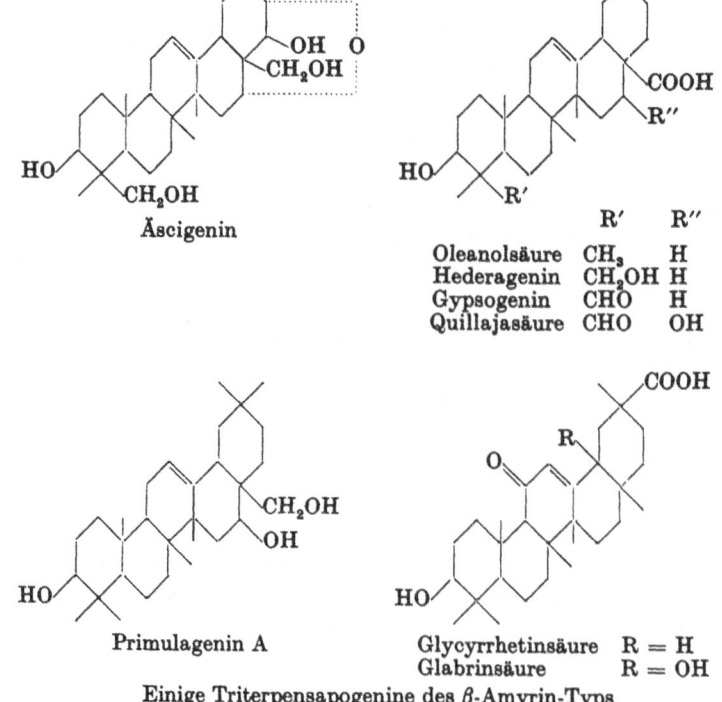

Äscigenin

	R′	R″
Oleanolsäure	CH_3	H
Hederagenin	CH_2OH	H
Gypsogenin	CHO	H
Quillajasäure	CHO	OH

Primulagenin A

Glycyrrhetinsäure	R = H
Glabrinsäure	R = OH

Einige Triterpensapogenine des β-Amyrin-Typs

Unter den Triterpensapogeninen des β-Amyrin-Typs gibt es Stoffe mit und ohne Carboxylgruppe, also saure wie neutrale Sapogenine. Dies zeigt, wie ungeeignet eine Einteilung der Saponine nach ihrer Reaktion ist. Die Aglykone tragen mehrere Zucker in glykosidischer Bindung, ausnahmsweise auch esterartig gebundene Säuren.

Pharmazeutisch wichtige Triterpensaponine

Saponin	Genin	Zucker	Vorkommen
Äscin	Äscigenin	2 Glucose, 1 Glucuronsäure, 1 Essigsäure, 1 Tiglinsäure	Roßkastanie
Guajacsaponin	Oleanolsäure	?	Lignum Guajaci
Calendula-Saponin	Oleanolsäure	?	Flos Calendulae
Thymus-Saponin	Oleanolsäure	?	Thymus vulgaris
Hederacosid	Hederagenin	1 Glucose, 1 Arabinose	Holz und Blätter von Hedera helix
Gypsophila-Saponin (Albsaponin)	Gypsogenin	Je 1 Galaktose, Xylose, Arabinose, Fucose, Rhamnose	Gypsophila-Arten Weiße Seifenwurzel
Saporubin	Gypsogenin	?	Saponaria officinalis Rote Seifenwurzel
Quillajasaponin	Quillajasäure	?	Cortex Quillajae
Primulasäure A	Primulagenin A	Je 1 Glucose, Galaktose, Glucuronsäure	Rhizoma Primulae Beide Spezies
Glycyrrhizin	Glycyrrhetin	2 Glucuronsäure	Radix Liquiritiae
?	Glabrinsäure	?	Radix Liquiritiae
Senegin	Senegenin	?	Radix Senegae

Die Konstitution des Senegins ist nicht näher bekannt.

Liquiritia

Unter den etwa 12 Arten der Gattung *Glycyrrhiza*, deren Name aus dem Griechischen stammt ($\gamma\lambda\nu\varkappa\acute{\nu}\varsigma$ = süß, $\acute{\varrho}\acute{\iota}\zeta\alpha$ = Wurzel) ist *Glycyrrhiza glabra* die wichtigste. Sie ist von Spanien bis Westchina verbreitet und findet sich in verschiedenen Varietäten, deren wichtigste var. *typica* und var. *glandulifera* sind. Die erste ist besonders in Südeuropa (Portugal, Spanien, Südfrankreich, Süditalien, Griechenland), Krim, Kaukasus und Nordpersien verbreitet. Die zweite findet sich häufig in Galizien, Ungarn, Süd- und Zentralrußland, Kleinasien und Persien. Ferner sind noch var. *violacea* und var. *pallida* zu erwähnen, die persisches und syrisches Süßholz liefern. Alle Varietäten sind offizinell, sofern sie pharmakopöekonforme Drogen liefern. Für die Humanmedizin wird die geschälte Wurzel gefordert, weil die Außenrinde oft bitter schmeckt. Es gibt aber Sorten, bei denen die Rinde nicht bitter ist und Wurzeln, bei denen auch das Holz einen bitteren Ge-

Glycyrrhizingehalt in Süßholzwurzeln verschiedener Herkunft (nach FUYITA et al.)

Herkunft	Glycyrrhizingehalt in %	
	ungeschält	geschält
Spanien	7,8—8,9	2,4—3,9
Rußland	7,2	5,0
China	5,0—6,0	4,8—5,5

schmack hat. Mit dem Entfernen der Rinde ist also noch keine Gewähr für nicht bittere Droge gegeben. Wohl aber sinkt dabei der Glycyrrhizingehalt der Droge.

Neben der offizinellen *Glycyrrhiza glabra* kommen auch noch andere Arten in den Handel, so *G. pallidiflora* aus der Mandschurei und *G. uralensis* aus Nordchina. Die letztere enthält etwa 6% Glycyrrhizin. Diese Drogen sollen in Ganz- und Pulverform von der offizinellen nicht zu unterscheiden sein und sind in den entsprechenden Ländern offizinell. Gelegentlich werden auch die Wurzeln von *G. asperrima, echinata, foetida* und *lepidota* als Droge verwendet.

Glycyrrhiza glabra ist eine 1—1,5 m hohe, mehrjährige Staude mit ausgedehntem Wurzelsystem, das aus Pfahlwurzeln, Nebenwurzeln und bis zu 8 m langen Ausläufern besteht. Die Pflanze liebt sandige Böden und kommt dementsprechend auf Ödland, in ausgetrockneten Flußtälern und Überschwemmungsgebieten (Wolga) vor. Sie wächst so reichlich wild und vermehrt sich so gut, daß eine Kultur, wie sie früher häufig war und sich auch in Mitteleuropa fand, wegen der großen natürlichen Bestände unrentabel ist. Die Droge stammt zu einem großen Teil von wildwachsenden Pflanzen. Die Wurzeln und Stolonen werden meist im Spätherbst, gelegentlich auch im Sommer entweder mit der Hacke geerntet oder man pflügt den Boden um und sammelt die Wurzeln mit der Egge. Man wäscht, schält sie und trocknet. Dabei wird die gelbe Farbe der Droge noch vertieft.

Inhaltsstoffe. Einer der wichtigsten Bestandteile ist das Glycyrrhizin. Es wurde erstmals 1809 von ROBIQUET aus der Droge isoliert. Es ist etwa 50mal süßer als Rohrzucker. In Wasser zeigt es beträchtliches Schaumvermögen; die hämolytische Wirkung ist dagegen sehr gering. Der Glycyrrhizingehalt ist stark jahreszeitlichen Schwankungen unterworfen. Über den Zeitpunkt des höchsten Gehaltes gehen die Ansichten auseinander. In der Droge findet sich der Stoff in Form der K- und Ca-Salze. Das Ammoniumsalz ist im Handel erhältlich und wird infolge seiner starken Süßkraft auch in der Konfiserie verwendet. Ferner dient es zur Geschmacksverbesserung von Arzneien, für Likörbereitung und als Schaummittel in Limonaden. Radix Liquiritiae enthält noch andere saponinähnliche Stoffe in Mengen von 1,4—4%. An weiteren, wesentlich später aufgefundenen Bestandteilen findet sich die Glabrinsäure, das Flavanonglukosid Liquiritosid sowie das Isoliquiritigenin (Chalkon)-glukosid. Neuestens konnten Östradiol und Östron papierchromatographisch wahrscheinlich gemacht werden. An weiteren Stoffen seien u. a. Asparagin, 22,23-Dihydrostigmasterin, Mannit, Zucker, Stärke und Fett genannt.

Verwendung. Das Süßholz ist eine der ältesten Drogen, die schon den Ägyptern bekannt war und von Griechen und Römern häufig gebraucht wurde, und zwar nicht nur gegen Husten und Erkältungen, sondern — wie THEOPHRAST berichtet — auch bei Geschwüren, Asthma und gegen Durst.

Die Skythen sollen allein mit Stutenmilchkäse und Süßholz 11—12 Tage ohne jede Flüssigkeitszufuhr ausgekommen sein. Die Griechen nannten übrigens das Süßholz „Skytische Wurzel" wegen seiner Herkunft aus Südrußland, dem damaligen Lande der Skythen. Die arabischen Ärzte verwendeten den Succus ferner bei Dysmenorrhöe, und in China war das Auftreten von Ödemen bei intensivem Gebrauch bekannt. Auch später sind diese Kenntnisse z. T. noch vorhanden gewesen. So weiß man, daß Napoleon, der lange an Magenverstimmung litt, ständig eine Schildpattdose mit kleinen Süßholzstückchen bei sich trug und durch deren öfteres Kauen dunkle Zähne hatte. In den arabischen Ländern wird auch heute noch ein mit Süßholzsaft bereiteter Trank als besonders gut durststillend verkauft. In Europa dagegen gingen diese Kenntnisse verloren bis auf die Verwendungsmöglichkeit als Expektorans, Hustenmittel und Geschmackskorrigens.

Rad. Liquiritiae wirkt schleimverflüssigend und expektorierend dank örtlicher Reizwirkung der Saponine, vor allem des Glycyrrhizins, auf die Schleimhäute des Rachens. Weiter wirkt die Droge leicht laxierend und diuretisch. Sie dient ferner als unterstützendes Mittel für andere Medikationen. Saponine erleichtern bekanntlich die Resorption weiterer Stoffe. Vor einigen Jahren ist die Droge auch in einer andern Richtung wiederentdeckt worden. Während des 2. Weltkrieges beobachtete man in Holland eine günstige Wirkung bei Magengeschwüren, und kurz darauf wurde über gute Therapieergebnisse bei Ulkuskranken mit Succus Liquiritiae berichtet. Über die Wirkstoffe gehen die Ansichten auseinander. Als wirksam gelten Flavonderivate, denen eine ausgesprochene spasmolytische Wirkung (s. S. 172) und außerdem eine Schutzwirkung gegen experimentelle Magengeschwüre zukommt. In bezug auf das Glycyrrhizin und sein Aglykon Glycyrrhetin wurde einerseits festgestellt, daß es nicht spasmolytisch ist und daß auch Drogenpräparate, die weitgehend davon befreit sind, ihre Wirkung gegen Magengeschwüre beibehalten; anderseits soll reine Glycyrrhizinsäure bei Magengeschwüren zwar keine kurative, wohl aber eine ausgezeichnete prophylaktische Wirkung haben. Möglicherweise ist die neuerdings entdeckte Antilysozymaktivität an der Wirkung gegen Ulcus beteiligt. Lysozym ist ein Ferment, das gewisse Mucopolysaccharide hydrolysiert und sich u. a. im Intestinaltrakt findet.

Bei der Ulkusbehandlung wurden den Kranken beträchtliche Mengen Succus Liquiritiae verabreicht. Dabei traten Nebenerscheinungen auf, die sich als identisch mit den Wirkungen von Desoxycorticosteron erwiesen und auf den Gehalt an Glycyrrhizin zurückzuführen sind. Die Droge hat also einen Einfluß auf den Elektrolyt- und Wasserhaushalt des Organismus und kann zu Wasserretention im Gewebe führen (vgl. Verwendung bei den Skythen!). Diese Wirkung legte die Verwendung bei Morbus Addison nahe. Tatsächlich hat sich der Stoff in jahrelangen Versuchen bewährt. Er entfaltet seine Wirkung aber offenbar nur, wenn noch ein kleiner Rest funktionstüchtiger Nebennierenrinde vorhanden ist. Deshalb reagiert Glycyrrhizin besser mit gleichzeitigen kleinen Cortisongaben.

Auch eine entzündungswidrige Wirkung, wie sie z. B. Hydrocortison zeigt, wird dem Glycyrrhizin zugeschrieben. Anderseits wurden bei der Behandlung von Ekzemen und Dermatiden keine Erfolge erzielt. Weiter soll Glycyrrhizin antibakteriell wirksam sein.

Die oft widersprechenden Resultate über die Wirkung dieses Glykosids und seines Aglykons mögen zum Teil daher rühren, daß oft mehr oder weniger reine Präparate zur Anwendung kamen. Vor allem sind sie wohl dadurch bedingt, daß Glycyrrhetin, wie es aus der Droge nach Hydrolyse zu erhalten ist, ein Gemisch verschiedener Isomeren darstellt, die sehr starke Wirkungsunterschiede zeigen. Der Hauptbestandteil des Gemisches ist allerdings das eigentliche Glycyrrhetin. Andere Ansichten gehen dahin, daß gewisse 17-Ketosteroide in geringer Menge das Glycyrrhetin begleiten. Schließlich besitzt die Droge noch eine östrogene Wirkung.

Succus Liquiritiae. Zur Herstellung von Succus wird die Droge zerkleinert, mit Wasser heiß extrahiert, der Auszug filtriert, konzentriert (meist im Vakuum) und noch warm in Formen gegossen, wo er erstarrt. Zur Herstellung der Stangenform wird die halbfeste Masse maschinell durch Düsen verschiedener Größen gepreßt und in Stücke gewünschter Länge geschnitten. Während über Feuer eingedickter Succus nur 10—15% Glycyrrhizin enthält, kann ein Vakuumpräparat davon bis 27% aufweisen. Vakuumsuccus hat eine hellere Farbe. Da die Verbraucher an die beinahe schwarze Farbe des Succus gewohnt sind, wird sie gelegentlich künstlich (z. B. durch Kohlezusatz) erzeugt. Neben der medizinischen Verwendung dient er in großem Ausmaß zur Präparation des Tabaks, vor allem in den USA.

Primula

Rhizom und Wurzeln von *Primula veris* L. em. Hudson (*P. officinalis* Scop.) und *Primula elatior* (L.) Hill em. Schreber (*Primulaceae*) sind als **Rhizoma Primulae** Ph. Helv. mit einem Saponingehalt entsprechend einer hämolytischen Wirksamkeit von mind. 10 Ph. Helv.-Einheiten im Gramm offizinell. *Primula elatior*, die Waldschlüsselblume oder hohe Schlüsselblume ist von England bis Südrußland und nach Norden bis Schonen verbreitet. Sie hat schwefelgelbe, meistens geruchlose Blüten, die sich schon im März entfalten. *Primula veris*, die Frühlingsschlüsselblume oder Arzneiprimel ist vom östlichen Asien durch ganz Zentral- und Vorderasien und Europa mit Ausnahme des hohen Nordens verbreitet. Sie hat goldgelbe, wohlriechende Blüten, liebt im Gegensatz zu P. elatior eher trocknen Boden und blüht im April bis Mai. Die unterirdischen Organe weisen große jahreszeitliche Schwankungen des Saponingehaltes auf. Am gehaltreichsten sind sie vor oder während der Blüte und im Spätherbst. Die Droge stammt hauptsächlich aus Bulgarien und Jugoslawien.

Der Saponingehalt der Droge schwankt zwischen 5 und 10%, wobei P. veris reicher an Saponinen ist als P. elatior. P. veris enthält zudem Geruchsstoffe, die am frischen Rhizom nicht wahrnehmbar sind, sondern sich erst durch Hydrolyse aus den Glykosiden Primverin und Primulaverin bilden. Das Rhizom — wie auch die Blüten — von P. elatior sind demgegenüber praktisch geruchlos. Die Droge wird infolge ihres Saponingehaltes in Form des Dekoktes oder von Präparaten als gutes Expektorans verwendet. Die etwa im Volke zur Teebereitung dienenden Blüten von P. veris enthalten im Kelch, nicht aber in der Krone, etwas Saponin.

Quillaja

Cortex Quillajae ist die durch Schälen von der borkigen Außenrinde befreite Stammrinde von *Quillaja saponaria* Molina (*Rosaceae*), einem mächtigen in Chile, Peru, Bolivien (nicht aber Panama) heimischen Baum. Der Gattungsname leitet sich vom chilenischen quillai = waschen ab. Die Rinde wurde früher über Panama ausgeführt und trägt daher die deutsche Bezeichnung Panamarinde. Heute stammt die Hauptmenge der Droge aus Chile. In ihrer Heimat wurde Quillaja als Waschmittel gebraucht und im 19. Jahrhundert auch in Europa hierfür benutzt, später medizinisch verwendet. Cortex Quillajae enthält bis zu 10% Quillajasaponin. Sie hat als Droge heute nur mehr beschränkte Bedeutung, und zwar besonders für äußerliche Anwendung, als Lösungsvermittler z. B. für Tinctura Carbonis detergens, Zusatz zu Kopfwässern, Zahnpulvern, Pasten usw.

Senega

Radix Senegae stammt von *Polygala senega* L. aus der Familie der Polygalaceae. Die Familie ist mit 10 Gattungen und etwa 700 Arten (450 hiervon entfallen allein auf die Gattung *Polygala*) über die ganze Erde verbreitet. Die Polygalazeen sind meistens Kräuter mit Ausnahme der tropischen Formen, welche Bäume oder Sträucher darstellen. Chemisch ist die Familie relativ wenig erforscht, doch kommen sehr häufig Saponine und auch bittere Stoffe von Glykosidnatur vor.

Polygala leitet sich aus dem Griechischen ab und bedeutet „viel Milch". Einige Polygala-Arten stehen beim Volke in hohem Ansehen wegen ihrer anregenden Wirkung auf die Milchsekretion bei stillenden Frauen. *Senega* bezieht sich auf den nordamerikanischen Stamm der Senega-Indianer.

Polygala senega ist ein ausdauerndes, bis 40 cm hohes Kraut, das aus einem ganz kurzen Wurzelschopf (Krone) mehrere Stengel treibt und seinem Aussehen nach der in Europa vorkommenden *Polygala vulgaris* gleicht. Wir kennen zwei Handelssorten, die „nördliche" (Manitoba bis Minnesota) und die „südliche" (von Virginia bis Texas).

Die Droge enthält Saponine (Senegin u. a.). Erwähnenswert ist ferner die Salicylsäure und deren Methylester (wahrscheinlich als Glykosid vorliegend). Bei den nordamerikanischen Indianern galt Radix Senegae als Mittel gegen Schlangenbisse. Seit der Mitte des 18. Jahrhunderts erfreut sich diese Wurzel auch in Europa eines guten Rufes als Expektorans und Hustenmittel in Form von Abkochungen (evtl. unter Zusatz von etwas Na_2CO_3).

Verwandte Drogen und Verfälschungen. Andere saponinhaltige *Polygala*-Arten finden sich in großer Zahl; gegen vierzig Spezies haben schon irgendwie medizinische Anwendung gefunden. Zu ihnen gehört als altes Volksheilmittel Herba Polygalae amarae. Die Pflanze enthält ganz ähnliche Saponine wie Polygala senega, ebenso auch Salicylsäuremethylester, allerdings in geringerer Konzentration. Ferner führt sie einen Bitterstoff, so daß sie auch als Amarum verwendbar ist.

Indische Senega. Sie stammt von *Glinus oppositifolius* (*Molluginaceae*). Das Aussehen ähnelt jener der offizinellen Senega, nicht aber ihr Querschnitt. Sie enthält keine Salicylsäurederivate, und ihre hämolytische Wirkung ist 4- bis 15mal kleiner als bei Radix Senegae.

Pakistansenega. Von *Andrachne aspera* (*Euphorbiaceae*). Sie ähnelt ebenfalls der Senega und enthält kein Methylsalicylat, schäumt in Wasser nicht und gibt keine Hämolyse, ist also wohl saponinfrei.

Syrische Senega. Von *Spergularia marginata* (*Caryophyllaceae*). Die Droge enthält Saponin, aber weniger als Senega. Das Sapogenin ist wahrscheinlich identisch mit Gypsogenin.

Aesculus

Aesculus hippocastanum L., die gemeine Roßkastanie, gehört zur kleinen Familie der Hippocastanaceae. Ihre Vertreter sind Bäume der gemäßigten und warmen Zonen. Der Familie fehlen Alkaloide, ätherische Öle und Harze; doch zeichnet sie sich durch den Reichtum an anderen Stoffklassen aus, so an Triterpen-Saponinen, Flavonen und Cumarinen. Außerdem finden wir in dieser, wie auch in verwandten Familien, z. B. den Araceae, häufig einfach gebaute Purinderivate. *Aesculus hippocastanum* ist beheimatet in humosen, feuchten Waldschluchten der Balkangebirge, des Kaukasus, Nordpersiens und des Himalaya. In Kultur findet er sich aber sehr viel weiter verbreitet.

Die Samen enthalten reichlich Stärke und bis zu 13% Äscin, ferner Quercitrin, Adenin, Adenosin und Harnsäure. In den Samenschalen ist (+)-Catechin und ein nicht glykosidischer Catechingerbstoff vorhanden. Das (+)-Catechin der unreifen, noch hellgefärbten Schalen geht bei der Samenreife in dunkelgefärbte Produkte über, was der Grund der Braunfärbung ist. In der Fruchtwand findet sich das Cumarin Äsculin, im frischen Zustand ferner noch ein beim Trocknen verschwindendes Leucoanthocyanin.

Äsculus gilt als ausgezeichnetes Mittel bei Varizen und Hämorrhoiden, ist ödemhemmend und vermindert pathologisch erhöhte Gefäßfragilität. Als Wirkstoff wird neuerdings das Saponin Äscin in den Vordergrund gestellt.

Präparate

Gesamtpräparate Veinotonine (Zyma), Venostasin (Klinge), Vasotonin (Merz), Venogal (Riedel-de Haën); Äscin-Reinstoff Reparil (Madaus).

Guajacum

Im 16. und 17. Jahrhundert stand Lignum Guajaci in höchstem Ansehen als Heilmittel gegen Syphilis (aber auch Rheumatismus und Tuberkulose). Als sich am Ende des 15. Jahrhunderts, ungefähr zur Zeit der Belagerung Neapels durch die Franzosen, die „Lustseuche" mit nie gekannter Heftigkeit über ganz Europa epidemisch ausbreitete, stand die ärztliche Kunst dieser furchtbaren Krankheit ratlos gegenüber. So wurde es freudig begrüßt, als kurz nach der Entdeckung Amerikas von San Domingo das Guajakholz nach Europa gebracht und gegen diese Krankheit empfohlen wurde. Bereits 1509 erschien von DELICADO ein Buch über diese Droge mit dem Titel: Legno di India. Auch ULRICH VON HUTTEN unterzog sich einer Guajakkur, und er beschrieb dieselbe in seiner Schrift: De Guajaci medicina et morbo gallico liber unus. Ein Jahrhundert lang beherrschte Guajak, zusammen mit der etwas später nach Europa gebrachten Sarsaparille, die Syphilistherapie, bis es endgültig vom Quecksilber und Arsen mit seinen Verbindungen verdrängt wurde.

Lignum Guajaci stammt von *Guajacum officinale* L. und *G. sanctum* L. (*Zygophyllaceae*). Die Pflanzen sind immergrüne Bäume aus den Küstengebieten Venezuelas, Kolumbiens und Westindiens (*G. officinale*) oder Kubas, Haitis, der Bahamainseln und Floridas (*G. sanctum*).

Das Kernholz ist reich an Harzen (Resina Guajaci) und arm an Saponinen; beim Splintholz liegen die Verhältnisse umgekehrt. Die Droge wird heute nur mehr wenig verwendet, und zwar — wie Sarsaparille — als sog. „Stoffwechselmittel", als Diuretikum, Diaphoretikum und mildes Laxans. Resina Guajaci (s. S. 152) dient zum Nachweis von Oxydasen in der medizinisch-chemischen Analyse.

Gypsophila — Saponaria

R a d i x S a p o n a r i a e a l b a e, die weiße oder levantinische Seifenwurzel, stammt von verschiedenen *Gypsophila*-Arten aus der Familie der Caryophyllaceae ab, besonders *G. paniculata* (Osteuropa) und *G. arrostii* (Unteritalien und Sizilien). Weiße Seifenwurzel enthält 6—20% Saponin. Aus ihr wird das S a p o n i n u m a l b u m (Saponin-Standard!) des Handels hergestellt.

R a d i x S a p o n a r i a e r u b r a e hat als Stammpflanze ebenfalls eine Karyophyllazee, nämlich *Saponaria officinalis*. Sie ist 30—80 cm hoch, der Stengel trägt längliche Blätter, und zwar gekreuzt gegenständig, und in büscheligen Rispen hellrosa bis weiße Blüten. Die Pflanze findet sich in Mittel- und Südeuropa, sowie im gemäßigten Asien. Radix Saponariae rubrae enthält etwa 5% Saponin und dient als Expektorans, im Volke ferner als Diuretikum und mildes Laxans.

Hedera helix

Die medizinisch verwendeten Efeublätter stammen von *Hedera helix* L., einer Araliazee, die häufig in steinigen Wäldern, an Felsen, alten Bäumen, in Gebüschen und an Mauern vorkommt. Die Laubblätter der Pflanze sind verschieden gestaltet: die unteren sind gelappt, die oberen lang zugespitzt und mehr rundlich. Als Handelsware werden nur die gelappten Blätter verwendet. Die Droge ist saponinhaltig (Hederacosid). Sie hat antispasmodische Wirkung, und ihre Auszüge werden bei Keuchhusten verwendet. Die Droge soll mit Vorsicht angewendet werden. Nach Genuß der Beeren von Hedera helix sind bei Kindern schon Todesfälle beobachtet worden.

Drogen mit Saponinen unbekannter Konstitution:
Betula, Equisetum, Orthosiphon, Verbascum

Unsere Kenntnisse über Verbreitung und Konstitution von Saponinen sind noch sehr unvollständig. So gibt es eine ganze Reihe von Drogen, die Saponine enthalten, ohne daß man über deren Konstitution Näheres weiß. Im folgenden sollen einige Drogen besprochen werden, an deren Wirkung Saponine unbekannten Aufbaus wesentlich beteiligt sind.

a) Betula

Betula pendula Roth (*B. verrucosa* Ehrh.), ein bis 30 m hoher, in Europa und Asien heimischer Baum aus der Familie der Betulaceae liefert F o l. B e t u l a e Ph. Helv. Die Droge enthält etwa 0,05% ätherisches Öl, Saponine und Quercetin-3-galaktosid (Hyperin). Sie stellt ein vorzügliches Diuretikum dar, dem, im Gegensatz etwa zu Fructus Juniperi, jede nierenreizende Wirkung abgeht. Für die diuretische Wirkung dürfte in erster Linie der Saponingehalt, dann das Hyperin, sicher aber auch (sofern vorhanden!) das ätherische Öl verantwortlich sein. Eine Bevorzugung der Blätter von *B. pendula* gegenüber jenen von *B. pubescens* Ehrh. (*B. tomentosa*) scheint, sofern sie tatsächlich nur auf einem Gehalt an Öl beruht, nicht sehr begründet.

b) Equisetum

Equisetum arvense L. ist ein in Europa und Asien weitverbreitetes Unkraut. Aus dem reichverzweigten Wurzelstock treibt die Pflanze im Frühjahr zuerst die fertilen, rötlich-bräunlichen Sprosse; erst später folgen dann die grünen, wirtelig verzweigten, sterilen Triebe, die, getrocknet, die Droge H e r b a E q u i s e t i darstellen. An Wirkstoffen sind drei Gruppen von Verbindungen zu unterscheiden: Saponin, Flavone, Kieselsäure. Das Saponin Equisetonin gibt bei Hydrolyse das in seiner Konstitution noch nicht näher bekannte Equisetogenin, Fructose und Arabinose. Von der in Mengen bis zu 10% enthaltenen Kieselsäure läßt sich bei längerer Extraktion beinahe die Hälfte gewinnen; die ins Dekokt übergehende Menge ist aber bedeutend kleiner. An der bekannten diuretischen Wirkung der Droge dürften die Flavone (Glykoside des Quercetins, Luteolins und Kämpferols) und das Saponin beteiligt sein. Der Kieselsäure schreibt man die Fähigkeit zu, bei gewissen Fällen von Lungentuberkulose die Vernarbungsprozesse günstig zu beeinflussen.

c) Orthosiphon

Die vor der Blüte gesammelten, getrockneten Laubblätter von *Orthosiphon stamineus* Benth. (*Labiatae*) stellen die Droge F o l i u m O r t h o s i p h o n i s staminei dar. Die mit unserer Pfefferminze eine gewisse Ähnlichkeit aufweisende Labiate ist ein perennierender Halbstrauch, der sich in Südostasien bis Australien und auch im tropischen Amerika findet. Die langen, aus der Blüte herausragenden Staubfäden haben der Pflanze den Namen Katzenbart (Koemis Koetjing) eingetragen. In Java sollen die Blätter wie der Tee in Indien verarbeitet und dadurch noch aromatischer werden. Die in Batavia ansässigen Europäer verwendeten die Droge schon im letzten Jahrhundert als Infus zur Behandlung von Nieren- und Blasenaffektionen. Sie wurde dann auch in Holland von den Ärzten zum gleichen Zweck angewandt. In Deutschland ist sie erst um 1927 durch die Arbeiten von GÜRBER u. Mitarb. als unschädliches Diuretikum bei Nieren- und Blasenleiden bekannt geworden. An Inhaltsbestandteilen, die möglicherweise an der Wirkung beteiligt sind, werden das Saponin Sapophonin, ätherisches Öl und reichlich Kalisalze genannt.

d) Verbascum

Sowohl die Große Königskerze, *Verbascum thapsiforme* Schrad., wie die Filz-Königskerze, *Verbascum phlomoides* L., aus der Familie der Scrophulariaceae liefern die Droge Flor. Verbasci. Beide Arten sind zweijährige Kräuter. Im ersten Jahr bildet sich nur die Blattrosette, erst im darauffolgenden Jahre entwickelt sich dann der bis 3 m hohe blütentragende Stengel mit sitzenden Stengelblättern. Bei *V. thapsiforme*, nicht aber bei *V. phlomoides*, laufen die mittleren und oberen bis zum nächstunteren Blatt herab. Die Blüten sind in einer endständigen, langen Ähre angeordnet. Die Pflanzen finden sich in Ödland und an sonnigen Hängen in Europa weit verbreitet, z. T. auch in Nordafrika und in Kleinasien. Zur Drogengewinnung wird die Pflanze auch kultiviert (Belgien, Nordfrankreich, Deutschland, Österreich u. a.). Da die Blüten sich sehr leicht verfärben, müssen sie besonders sorgfältig, ohne Druck, geerntet, nach dem Pflücken rasch bei 40° getrocknet und vor Feuchtigkeit geschützt aufbewahrt werden. Offizinell ist nur die Blumenkrone mit den daran angewachsenen fünf Staubgefäßen. Die Droge ist saponin- und schleimhaltig und wirkt expektorierend.

Literatur

SANDER, H.: Pflanzensteroide — Steroidhormone. Pharm. Ztg. **105**, 450—453, 568—571 (1960). — STEINER, M., u. H. HOLTZEM: Triterpene und Triterpen-Saponine, PAECH-TRACEY, Moderne Methoden der Pflanzenanalyse, Springer-Verlag: Berlin/Göttingen/Heidelberg 1955, Bd. 3, S. 58—140. — STOLL, A., u. E. JUCKER: Steroidsaponine, PAECH-TRACEY, Moderne Methoden der Pflanzenanalyse, Springer-Verlag: Berlin/Göttingen/Heidelberg 1955, Bd. 3, S. 176—205. — WALL, M. E. et al.: Steroidal Sapogenins. Survey of Plants for Steroidal Sapogenins and Other Constituents. J. Amer. Pharm. Ass. Sci. Ed. **43**, 1—7, 503—505 (1954); **44**, 438—440 (1955); **46**, 653—684 (1957); **48**, 695—722 (1959).

9. Blausäureglykosid-Drogen

Das Merkmal der Cyanogenese ist im Pflanzenreich außerordentlich weit verbreitet. So sind bei den Kormophyten über 60 Familien bekannt, die das Blausäuremerkmal zeigen. Im Gegensatz dazu wissen wir über den chemischen Aufbau der cyanogenen Verbindungen im Pflanzenreich nur in relativ wenig Fällen Bescheid und in diesen handelt es sich um Glykoside von Cyanhydrinen (Nitrile von Hydroxysäuren), die die Zuckerkomponente fast stets am Cyanhydrinhydroxyl tragen.

Die blausäureglykosidhaltigen Pflanzen führen β-Glukosidasen, die zur Spaltung der glykosidischen Bindung befähigt sind. Diese Fermente sind z. B. bei Fol. Laurocerasi in gesonderten Zellen gelagert und können ihre Aktivität erst dann entfalten, wenn sie mit den Glykosiden in Berührung kommen, also etwa nach Zerkleinerung frischer Blätter. Dabei entstehen aus den geruchlosen Glykosiden neben Zucker die Cyanhydrine; diese sind in Lösung im Gleichgewicht mit der Carbonylkomponente und freier Blausäure, so daß jetzt der typische Geruch der Blausäure und evtl. der Carbonylverbindung auftritt.

Durch Alkali läßt sich das Nitril zur COOH-Gruppe spalten, wobei das Glykosid der dem Nitril zugrunde liegenden Hydroxysäure entsteht.

$$\begin{array}{c} \diagdown \diagup \text{O-Zucker} \\ \text{C} \\ \diagup \diagdown \text{CN} \end{array} \xrightarrow[\text{H}^+]{\text{Emulsin}} \begin{array}{c} \diagdown \diagup \text{OH} \\ \text{C} \\ \diagup \diagdown \text{CN} \end{array} \rightleftharpoons \begin{array}{c} \diagdown \\ \text{C=O} + \text{HCN} \\ \diagup \end{array}$$

Cyanhydringlykosid   Cyanhydrin   Carbonylkomponente

$$\downarrow \text{OH}^-$$

$$\begin{array}{c} \diagdown \diagup \text{O-Zucker} \\ \text{C} \\ \diagup \diagdown \text{COOH} \end{array} \xrightarrow[\text{H}^+]{\text{Emulsin}} \begin{array}{c} \diagdown \diagup \text{OH} \\ \text{C} \\ \diagup \diagdown \text{COOH} \end{array}$$

Glykosid der Hydroxysäure   Hydroxysäure

Am häufigsten findet sich das Nitril der Mandelsäure (z. B. im Amygdalin der Mandel, daher der Name), gefolgt vom Hydroxy-α-methyl-propionsäure-nitril. Andere Nitrile, wie jenes der p- und der m-Hydroxy-mandelsäure oder α-Hydroxy-α-methylbuttersäure, finden sich sehr viel seltener.

Im folgenden sind einige Beispiele von Cyanhydringlykosiden mit ihren Vorkommen zusammengestellt.

Glykosid	Vorkommen	Carbonylkomp.	Zucker
Amygdalin	Rosaceae	Benzaldehyd	2 Glucose
Prunasin	Myoporaceae, Myrtaceae Rosaceae, Scrophulariaceae	Benzaldehyd	1 Glucose
Prulaurasin	Rosaceae (?)	Benzaldehyd	1 Glucose
Sambunigrin	Caprifoliaceae, Mimosaceae, Oleaceae	Benzaldehyd	1 Glucose
Vicianin	Papilionaceae	Benzaldehyd	Glucose + Arabinose
Linamarin	Compositae, Euphorbiaceae, Linaceae, Papilionaceae	Aceton	1 Glucose

Prunasin, Prulaurasin und Sambunigrin geben die gleichen Spaltprodukte. Sie unterscheiden sich darin, daß dem Prunasin das Nitril der D(—)-Mandelsäure, dem Sambunigrin jenes der L(+)-Mandelsäure zugrunde liegt, das Prulaurasin, dessen natives Vorkommen im Pflanzenreich fraglich ist, das Racemat der beiden übrigen darstellt.

Außer den Cyanhydringlykosiden muß es im Pflanzenreich noch andere Arten cyanogener Verbindungen geben, von denen man aber bisher kaum mehr als Anhaltspunkte ihrer Existenz besitzt.

Nur sehr wenige Drogen finden ausschließlich wegen ihres Gehaltes an Blausäureglykosiden pharmazeutische Verwendung. Es sind dies vor allem Semen Amygdali amar. und Fol. Laurocerasi recens, bzw. die daraus hergestellten Präparate. In einigen weiteren Drogen sind cyanogene Verbindungen Begleitstoffe (Sambucus) und in verschiedenen Pflanzenprodukten ist das HCN-Vorkommen wegen der damit verbundenen Giftigkeit eher unerwünscht (*Linum usitatissimum*, *Manihot utilissima*, *Trifolium*-, *Phaseolus*- und *Vicia*-Arten usw.).

Blausäure lähmt das Atmungsferment und, nach kurzer Erregung, das Zentralnervensystem. Sie ist in hohen Dosen ein außerordentlich rasch wirkendes Gift. Bei Einnahme der Cyanhydringlykoside tritt die Wirkung langsamer

16*

ein, da die glykosidische Bindung zuerst gespalten werden muß. Nichtletale Blausäuremengen werden im Organismus rasch entgiftet.

Gelegentlich wird die anästhetische Wirkung der Blausäure therapeutisch ausgenutzt. In den meisten Fällen dienen die Präparate aber als Aromatika, vor allem auch wegen des gleichzeitig vorhandenen Benzaldehyds mit Bittermandelgeruch. Dieser Stoff ist im Gegensatz zum äußerst gefährlichen, sehr ähnlich riechenden Nitrobenzol nur wenig toxisch.

Amygdalae amarae

Die Heimat des Mandelbaumes ist wahrscheinlich Mittelasien, doch läßt sich dies nicht mit Sicherheit ermitteln, da der Baum seit urdenklichen Zeiten in verschiedenen Gebieten, so im Mittelmeerraum, kultiviert wird.

Prunus amygdalus Batsch. (*Prunus communis* (L.) Arcangeli; *Prunus amygdalus* Stockes) ist gewöhnlich ein 3—8 m hoher Baum oder Strauch, der bereits im Frühjahr mit zarten, rosaroten bis weißen Blüten vor der Blattentfaltung blüht. Er wird in zahlreichen Kulturformen im Mittelmeergebiet, in Italien, China und Amerika gezogen. Die Kulturformen sind unbewehrt; bei den Wildformen verdornen die Zweige.

Die Frucht ist eine Steinfrucht mit ledrigem Mesokarp. Das Endokarp ist verschieden dickschalig und verschieden hart. Die subvar. *ossea* hat eine dicke, die subvar. *fragilis* (Krachmandel) besitzt eine sehr dünne, zerbrechliche Steinschale. Legt man den eigentlichen Samen in heißes Wasser, so kann die häutige Testa mit dem ihr anhaftenden Endospermhäutchen leicht abgelöst werden. Die Hauptmasse des Samens besteht aus den beiden fleischigen Keimblättern.

Von Prunus amygdalus gibt es zwei Rassen (Varietäten), die sich bei gleicher Morphologie und Anatomie in der chemischen Zusammensetzung ihrer Früchte unterscheiden, nämlich die ursprüngliche amygdalinhaltige Rasse (var. *amara*, liefert bittere Mandel) und die daraus wohl durch Mutation entstandene mehr oder weniger vollständig amygdalinfreie Rasse (var. *dulcis*, liefert süße Mandeln mit höchstens 0,1% Amygdalin). Bittere Mandeln schmecken zunächst rein bitter wegen des Gehaltes von etwa 3—5% Amygdalin, nach einiger Zeit infolge der Hydrolyse bittermandelartig, d. h. sie schmecken weiterhin bitter und riechen nunmehr nach Benzaldehyd und Blausäure. Da Amygdalin gewichtsmäßig 6% HCN liefert, entsteht pro Mandel etwa 1 mg Blausäure. Bei einer D. l. min. von 60 mg HCN kann die Einnahme von 60 bitteren Mandeln bei einem Erwachsenen zum Tode führen. Bei Kindern genügen u. U. schon 6 bis 10 Stück. Die süßen Mandeln sind praktisch amygdalinfrei, und zwar während der ganzen Fruchtentwicklung.

Die Mandeln enthalten ferner um 50% fettes Öl, Oleum Amygdal. (DAB, Ph. Helv.), das durch kaltes Pressen aus süßen und bitteren Mandeln gewonnen werden kann, weil das Amygdalin im fetten Öl unlöslich ist und im Preßrückstand zurückbleibt. Die Preßkuchen der süßen Mandeln liefern Farina Amygdalarum, die Mandelkleie, für kosmetische Zwecke. Aus dem Preßrückstand der Bittermandel läßt sich durch Weichen in Wasser und anschließende Wasserdampfdestillation Aqua Amygdalarum amarum (DAB; eingestellt auf 0,1% HCN) gewinnen, das heute nur mehr sehr selten bei Hustenreiz, Gastralgie und Hyperemesis, gelegentlich etwa als Aromatikum und Geschmackskorrigens verwendet wird.

Laurocerasus

Prunus laurocerasus ist ein in Kleinasien bis Persien beheimateter bis 6 m hoher Strauch mit immergrünen, bis 3 Jahre alten Blättern, der gerne als Zierpflanze gezogen wird, aber nur in Südeuropa und besonders milden Gebieten Mitteleuropas winterhart ist. Die Pflanze enthält in verschiedenen Teilen Blausäureglykoside, und zwar im Samen Amygdalin, im Blatt dagegen Prunasin. Die glykosidreichen, im gleichen Jahre gebildeten Blätter dienen zur Herstellung von Aqua Laurocerasi (Ph. Helv.). Sie werden zerkleinert und in Wasser geweicht, wobei das Prunasin fermentativ gespalten wird. Durch Wasserdampfdestillation gewinnt man dann Aqua Laurocerasi, das auf einen Gehalt von 0,1% HCN eingestellt und gleicherweise wie Aqua Amygdal. amar. verwendet wird. In Deutschland darf an Stelle von Aqua Laurocerasi Bittermandelwasser abgegeben werden.

Literatur

DILLEMANN, G , in Handbuch d. Pflanzenphysiologie, Berlin 1958, Bd. 8, S. 1050—1075. — HEGNAUER, R.: Chemotaxonomische Betrachtungen. Die systematische Bedeutung des Blausäuremerkmals. Pharm. Zentrh. **99**, 322—329 (1960). — Die Verbreitung der Blausäure bei den Cormophyten. Pharm. Wbl. **96**, 577—596 (1961). — ROSENTHALER, L.: Beiträge zur Blausäure-Frage. Schweiz. Apoth. Ztg. **57**, 267—270, 279—283, 295—297, 307—313, 324—329, 341—346 (1919); Pharm. Acta Helv. **4**, 62—63, 196—199 (1929).

VI. Gerbstoffdrogen

1. Allgemeines

Die Bezeichnung Gerbstoff ist ein technischer Begriff. Er umfaßt Stoffe, die befähigt sind, tierische Haut in Leder überzuführen, zu gerben. Dieser Vorgang beruht darauf, daß sich die Gerbstoffe chemisch mit Aminosäuren von Proteinen, wie sie in der tierischen Haut vorkommen, binden, unter Bildung biegsamer, widerstandsfähiger, unlöslicher Stoffe. Diese Fähigkeit zeigen sowohl anorganische Salze (Alaun, Chromsalze), wie auch natürliche und synthetische organische Verbindungen. Unter den Begriff Gerbstoff im pharmazeutischen Sinn fallen jedoch nur organische Verbindungen pflanzlicher Herkunft.

Gerbstoffe weisen eine Reihe gemeinsamer Eigenschaften auf: sie sind in Alkohol und Wasser (meist kolloidal) löslich, sie fällen Eiweiß und Alkaloide, zeichnen sich durch eine größere Zahl phenolischer OH-Gruppen aus, geben mit Eisen(III)-Salzen dunkelblaue und grüne Färbungen und sind N-frei. Bei den Gerbstoffen handelt es sich im allgemeinen um nicht sehr beständige Verbindungen. Durch Selbstkondensation, fermentative Polymerisation und Luftoxydation gehen die meist wenig gefärbten oder farblosen Stoffe in dunkelgefärbte, wasserunlösliche, physiologisch unwirksame Oxydations- und Kondensationsprodukte, die sog. Phlobaphene, über. Bei der Lagerung verlieren daher die Gerbstoffdrogen nach und nach ihre Wirksamkeit. Einige Gerbstoffe werden schon durch längeres Erhitzen mit Wasser hydrolytisch gespalten, andere bilden beim Erhitzen mit Säuren unlösliche rotbraun gefärbte Substanzen; diese sog.

Gerbstoffrote entstehen auch durch Fermentwirkung beim Trocknen nicht stabilisierter, catechingerbstoffhaltiger Drogen (Cola u. a.).

Gerbstoffe sind im Pflanzenreich weit verbreitet. In den Kryptogamen finden sie sich allerdings nur ganz vereinzelt; sehr reichliche Vorkommen weisen dagegen die Gymnospermen auf. Die Monokotyledonen sind arm an Gerbstoff; bei den Dikotyledonen gibt es gerbstoffreiche und gerbstoffarme Familien. Durch großen Reichtum zeichnen sich die Reihen der *Salicales, Fagales, Polygonales, Rosales, Geraniales, Sapindales, Myrtiflorae, Ericales* und *Ebenales* aus; bei den Rosaceae, Leguminosen und Geraniaceae sind fast alle Arten gerbstoffhaltig. Die *Centrospermae, Rhoeadales, Opuntiales* und *Primulales* sind dagegen gerbstoffarm oder -frei; die Cruciferae und Papaveraceae enthalten keinen Gerbstoff. Am meisten Gerbstoff ist in den Stammrinden vorhanden, dann folgen Wurzelrinden, Wurzelstöcke, Blätter und Perikarpien.

In den Drogen können Gerbstoffe als Hauptwirkstoffe von therapeutischem Wert sein (Quercus, Ratanhia, Tormentilla, Myrtillus), als wertvolle und deswegen erwünschte Nebenwirkstoffe (Salvia, Mentha u. a.) oder aber als für die Wirkung der betreffenden Drogen nachteilige und daher unerwünschte Begleitstoffe vorkommen (z. B. Arctostaphylos).

Die medizinische Anwendung der Gerbstoffe beruht auf ihrer adstringierenden, eiweißfällenden Wirkung. Auf Schleimhaut und Wunden bildet sich eine zusammenhängende Koagulationsmembran. Folge davon ist adstringierender Geschmack, Trockenheit des Gewebes und Sistieren von Drüsensekretion und von kleineren Blutungen; Schwellung, Rötung und vermehrte Sekretion entzündeter Schleimhäute gehen zurück. Durch Abstoßen der zusammenhängenden Koagulationsschicht im Mund und Rachenraum werden gleichzeitig auch die darauf angesiedelten Infektionserreger entfernt und es wird ein Anreiz zur Bildung von neuem, gesundem Epithelgewebe ausgeübt. Sehr verdünnte Gerbstofflösungen haben eine abdichtende Wirkung auf das Protoplasma und die Interzellularsubstanzen, was sich bei Entzündungen günstig auswirken dürfte (MØLLER). Äußerlich werden daher Gerbstoffpräparate etwa verwendet bei Stomatitis, Angina, Bronchitis und Hämorrhoiden, sowie bei kleineren Verbrennungen und bei Frostschäden. Innerlich dienen sie zur Behandlung von Magen- und Darmkatarrhen und als Antidiarrhoikum. Nicht alle Gerbstoffe eignen sich gleicherweise gut. So wird Tannin im Magen-Darm-Traktus in unwirksame Verbindungen gespalten. Bei Behandlung großflächiger Brandwunden stellte man ferner fest, daß Tannin resorbiert wird und dann zu gefährlichen Leberschädigungen Anlaß gibt. Aus diesem Grund hat man heute die Tanninbehandlung von Brandwunden verlassen. Tatsächlich haben sich hydrolysierbare Gerbstoffe wie Tannin auch bei parenteraler Anwendung im pharmakologischen Versuch gegenüber den nicht hydrolysierbaren Gerbstoffen als wesentlich toxischer erwiesen.

Zur Bestimmung des Gerbstoffgehaltes von Drogen gibt es eine Reihe von Methoden, die bald die eine oder andere Eigenschaft dieser Stoffe erfassen (Näheres s. einschlägige Handbücher):

Fällung mit Schwermetallsalzen,

Kolorimetrische Bestimmung (z. B. Blaufärbung mit Phosphorwolframsäure),

Biologische Methode mit Würmern (*Enchytraeus albidus*),
Agglutinationsmethode mit Erythrozyten,
Maßanalytische Verfahren,
Hautpulvermethode.

Die Hautpulvermethode beruht auf einer adsorptiven und chemischen
Bindung der Gerbstoffe an vorbehandeltes Hautpulver. Das Pflanzenmaterial
wird heiß mit Wasser ausgezogen. Mit einem Teil des Auszuges werden nach
Eindampfen die Gesamtextraktivstoffe bestimmt. Einem weiteren Teil wird mit
Hautpulver der Gerbstoff entzogen und im Rückstand der Anteil der gerbstoff-
freien Extraktivstoffe bestimmt. Die Differenz zum Gesamtextrakt ergibt den
Gerbstoffgehalt. Da Gerbstoffe in ihrem chemischen Aufbau stark differieren
und je nach Bestimmungsmethode verschiedene Eigenschaften wie Phenol-
charakter, Fällungsvermögen für Eiweiß usw. berücksichtigt werden, können
sich für die gleiche Droge sehr unterschiedliche Werte ergeben. Durch Kombination von Methoden, etwa der Fällungsmethode mit der Agglutinations- oder
mit der kolorimetrischen Methode hat man versucht, den Aussagewert zu erhöhen. Die Ph. Helv. hat die Hautpulvermethode aufgenommen, die auch in
der Lebensmittelchemie und Lederindustrie gut eingeführt ist. Auch die Hautpulvermethode ist zwar nicht ganz spezifisch, da sie außer Gerbstoffen einige
weitere Verbindungen, wie Hydroxyzimtsäuren, die im Pflanzenreiche verbreitet sind, miterfaßt. Angaben über Gerbstoffgehalte sind deshalb, vor allem
wenn es sich um geringe Gehalte handelt, mit Vorsicht aufzunehmen.

Nach FREUDENBERG werden die Gerbstoffe in zwei Hauptgruppen aufgeteilt: a) In die hydrolysierbaren Gerbstoffe (Gallotannine, Ellagengerbstoffe)
und b) in die kondensierten Gerbstoffe (Catechingerbstoffe). Doch ist eine Zuteilung oft mit Schwierigkeiten verbunden, da die Konstitution einer großen
Zahl von Gerbstoffen noch unbekannt ist und weil es ferner Gerbstoffe gibt,
die eine Zwischenstellung einnehmen, z. B. Ester von Catechinen mit Gallussäure sind.

2. Hydrolysierbare Gerbstoffe

Grundbausteine der hydrolysierbaren Gerbstoffe sind Glucose oder ein
anderer Zucker und Gallussäure, sowie deren Derivate. Beide Stoffe sind in
verschiedenartigsten molaren Verhält-
nissen miteinander verknüpft. Der
einfachste Fall liegt in der Galloylglu-
cose vor, einem Bestandteil der Rha-
barberwurzel. Hamamelitannin aus
Hamamelis enthält das Monosaccharid
Hamamelose (Hydroxymethylribose)
im Verhältnis von 1 : 2 mit Gallussäure
verknüpft. Bei den meisten Gerbstoffen
dieses Typus (Estergerbstoffe, Gallo-
tannine) sitzt aber an einer Hydroxylgruppe des Zuckers nicht nur ein einzelner
Galloylrest, sondern es sind mehrere untereinander verknüpfte Gallussäure-
einheiten angeheftet. In der Art der gegenseitigen Verknüpfung der Gallussäure-
einheiten sind zwei verschiedene Möglichkeiten in der Natur verwirklicht:

a) Die Gallussäure-Einheiten sind depsidisch miteinander verbunden.

3-Galloyl-gallussäure (m-Digallussäure)

b) Die Gallussäure-Einheiten sind unter Ausbildung einer neuen C—C-Bindung miteinander verknüpft, wobei eine Hexa-hydroxy-diphensäure entsteht.

Hexa-hydroxy-diphensäure

Gerbstoffe, deren Gallussäure-Einheiten nach dem eben genannten Bauplan b) miteinander verbunden sind, werden auch als Ellagen-Gerbstoffe bezeichnet; denn bei ihrer Spaltung (u. a. auch beim Gerbprozeß oder beim Stehenlassen der Gerbstoffe in Wasser) bildet sich Ellagsäure. Die Ellagsäure ist nicht genuin im Gerbstoff enthalten; sie entsteht vielmehr erst sekundär, besonders in Gegenwart von Säuren, aus der Hexa-hydroxy-diphensäure unter Austritt von 2 Mol Wasser.

Hexa-hydroxy-diphensäure   Ellagsäure

Gallae

Acidum tannicum

Gallen sind pflanzliche Wachstumsabnormitäten, deren Bildung durch einen tierischen Organismus veranlaßt wird. Sie stellen eine Wachstumsreaktion auf die vom fremden Organismus ausgehenden Reize dar.

Bildungsabnormitäten können sowohl durch pflanzliche wie durch tierische Organismen veranlaßt werden; man unterscheidet daher zwischen Phyto- und Zoomorphosen. Phytomorphosen werden hauptsächlich durch parasitische Pilze ausgelöst. Bekannt ist besonders der Hexenbesen von Weißtannen. Die Zoomorphosen werden meist als Gallen (Cecidien) bezeichnet. Milben und Insekten (Gallwespen, Gallmücken, Blattläuse) sind für deren Bildung in erster Linie verantwortlich.

Die Bildung der offizinellen Gallen wird durch die Eiablage der Gallwespe *Cynips Gallae tinctoriae* auf den jungen Trieben von *Quercus infectoria*, der Galleiche, hervorgerufen. Das Weibchen der Gallwespe legt seine Eier auf den Vegetationspunkt der austreibenden Knospe. Die aus den Eiern ausgeschlüpften Larven üben bei ihrem Wachstum einen Reiz auf das sie umgebende Gewebe aus. An Stelle normaler Triebe bilden sich kugelige Wucherungen, deren sich das Insekt als Behausung und Nahrung bedient. Nach etwa sechs Monaten verläßt das Insekt die Galle durch ein Flugloch. Die Galleiche findet sich in Thrazien sowie in Kleinasien bis Persien. Aus diesen Gebieten stammen auch die offizinellen Gallen, die deshalb als türkische oder — weil über Aleppo ausgeführt — als Aleppo-Gallen bezeichnet werden. Diese Gallen sind 1,5—2,5 cm große, kugelige Gebilde mit höckeriger Oberfläche. Sie weisen einen Hohlraum auf, der nach außen in das „Flugloch" mündet. Fehlt diese Öffnung, so findet man im Innern der Galle noch Reste der Gallwespe.

Chinesische oder japanische Gallen (Zackengallen) stammen von *Rhus semialata* (*Anacardiaceae*). Sie werden durch den Stich von Blattläusen hervorgerufen und erreichen eine Länge von bis zu 8 cm. Neben den Zackengallen gibt es im Handel auch chinesische Rundgallen.

Gallen enthalten je nach Sorte zwischen 40 und 75% Tannin. Die allein offizinellen türkischen Gallen und deren galenische Zubereitungen werden heute in der Medizin nur mehr sehr wenig gebraucht. An deren Stelle verwendet man fast ausschließlich das Tannin. Chinesische und türkische Gallen dienen zur Tanningewinnung. Als Mittel zum Gerben haben sie nie eine große Rolle gespielt.

Acidum tannicum. Tannin

Handelstannin wird zum größten Teil aus chinesischen Gallen gewonnen. Technische Tannine erhält man durch Extraktion der Gallen mit Wasser oder Alkohol und Eindampfen der Auszüge. Diese Tannine sind nicht offizinell, da sie weder in Wasser noch in Alkohol klar löslich sind. Klar lösliche Produkte werden erzielt, wenn geklärte Wasserextrakte mit organischen Lösungsmitteln extrahiert werden. Hierzu verwendet man meist Alkohol-Äthergemische (etwa 1 + 4 Vol. T.). Die in diese Lösungsmittel übergehenden Anteile ergeben ein offizinelles Produkt. Die im Handel gebräuchlichen Namen Alkohol- und Äthertannin beziehen sich nicht auf das Extraktionsmittel. Als Alkoholtannin wird ein in Alkohol klar lösliches Tannin bezeichnet. Äthertannin ist ein durch ein spezielles Verfahren gewonnenes besonders leichtes Produkt. Beide Sorten können Arzneibuchware darstellen.

Tannin ist keine einheitliche Verbindung. Es stellt zur Hauptsache ein Gemisch von Estern der Gallussäure mit Glucose dar, dessen Zusammensetzung je nach Herkunft variiert. Das chinesische Zackengallentannin besteht aus Penta-O-galloylglucose, die in depsidischer Bindung drei oder vier zusätzliche

Galloylreste in Form von m-Digallussäure- oder Trigallussäureresten trägt (R. D. Haworth et al., 1961). Im türkischen Tannin sollen einige Gallussäurereste in 2, 2'-Bindung nach Art der Hexa-hydroxy-diphensäure (s. S. 248) mit-

Penta-O-galloylglucose   m-Digallussäure

einander verknüpft sein. Bei der Hydrolyse entsteht demnach neben Gallussäure auch Ellagsäure.

Tannin wird äußerlich zur Festigung empfindlicher Haut und Schleimhäute, bei Schleimhautkatarrhen und Infektionen, zur Stillung kleiner lokaler Blutungen und als Schutzmittel gegen Sonnenbrand gebraucht. Brandwunden werden heute wegen der Gefahr einer Resorption und nachfolgender Leberschädigung nicht mehr mit Tannin behandelt. Im Magen-Darm-Traktus wird Tannin rasch in unwirksame Verbindungen gespalten. Zudem übt es im Magen eine unerwünschte Reizwirkung aus. Zur innerlichen Verwendung etwa bei Diarrhöe gebraucht man daher schwerlösliche Verbindungen, wie das Tanninalbuminat, die den Magen nicht reizen und aus denen der Gerbstoff erst allmählich freigesetzt wird, so daß er auch noch in den unteren Darmabschnitten zur Wirkung kommt. Im Gegensatz zu den hydrolysierbaren Gerbstoffen sind die kondensierten Gerbstoffe im Magendarmtrakt beständiger und daher zu innerlicher Anwendung geeigneter als Tannin.

Hamamelis

Die Gattung *Hamamelis* umfaßt lediglich drei Arten, von denen zwei in Ostasien beheimatet sind. Pharmazeutisch von Bedeutung ist einzig die im östlichen Nordamerika reichlich wild vorkommende *Hamamelis virginiana*. Es handelt sich um einen Strauch; doch stellen manche Exemplare auch Bäume von 5, ja sogar 7 m Höhe dar. Seine gelben Blüten erscheinen im Spätherbst, oft erst nach dem Blattfall; sie sind dann besonders auffallend. Außer *Hamamelis* umfaßt die Familie der *Hamamelidaceae* noch 17 weitere Gattungen mit gegen 50 Arten, Bäume und Sträucher, die hauptsächlich in Asien oder in Nordamerika beheimatet sind.

Als Droge werden vor allem die Blätter (Fol. Hamamelidis Ph. Helv.), seltener die Rinde verwendet. Aus der Rinde sind drei Gerbstoffe isoliert worden, die bei Hydrolyse in Zucker und Gallussäure zerfallen. Man hat sie als α-, β- und γ-Hamamelitannin bezeichnet. Dem β-Hamamelitannin (meist Hamamelitannin genannt) und dem γ-Hamamelitannin wird folgende Konstitution zugeschrieben. Als weiterer Gerbstoff wurde ein Ellagtannin isoliert. Blatt und Rinde enthalten neben Gerbstoff noch wasserdampfflüchtige Stoffe. Fol. Hamamelidis wird in erster Linie als Adstringens in Form von Infusen, Extrakten, Salben oder Suppositorien gegen Hämorrhoiden, Krampfaderbeschwerden, lokale Entzündungen der Haut und der Schleimhäute, ferner als leichtes Hämostypti-

β-Hamamelitannin

Hamamelose
(Hydroxy-methylribose)

γ-Hamamelitannin

kum verwendet. Auf der milden adstringierenden Wirkung beruht wohl auch eine Art tonisierende (straffende) Wirkung auf die Haut; daher finden wir Drogenauszüge auch in kosmetischen Präparaten. Durch Wasserdampfdestillation frischer Blätter, Rinde oder Zweige wird Aqua Hamamelidis gewonnen. Es dient ebenfalls zur Behandlung von Schürfungen, Quetschungen, Hämorrhoiden sowie zur Herstellung kosmetischer Präparate.

Ellagtannin

Anhang: Fol. Juglandis

Der Walnußbaum, *Juglans regia* (*Juglandaceae*), besitzt unpaarig gefiederte Blätter mit meist drei Fiederpaaren. Diese getrockneten Fiederblätter (Fol. Juglandis Ph. Helv. V) werden gelegentlich in Form des Tees dank ihres Gerbstoffgehaltes innerlich als Antidiarrhoikum, äußerlich zum Baden schlecht heilender Wunden verwendet. Der Gerbstoff gehört vermutlich zur Gruppe der Ellagen-Gerbstoffe. Geringe Mengen ätherischen Öls verleihen vor allem dem frischen Blatt seinen eigentümlichen Geruch. Das unreife Perikarp der Frucht von *Juglans regia* zeichnet sich durch einen hohen Ascorbinsäuregehalt aus (s. S. 145).

3. Kondensierte Gerbstoffe

Catechingerbstoffe

Die kondensierten Gerbstoffe spielen in der Natur eine weit größere Rolle als die hydrolysierbaren Gerbstoffe. Wie aus der häufig gebrauchten Bezeichnung „Catechingerbstoffe" hervorgeht, betrachtete man als Muttersubstanzen dieser Gerbstoffreihe lange Zeit fast auschließlich das Catechin und seine Isomeren. Neuerdings hat sich gezeigt, daß verwandte Substanzen wie Flavonoide, vor allem die Hydroxyflavandiole (Leukoanthocyanidine), daneben aber auch Hydroxyzimtsäuren wie Kaffee- und Ferulasäure eine mindestens ebenso wichtige Rolle spielen.

Catechine und Leukoanthocyanidine sind farblose, meist kristalline Stoffe. Sie sind nicht oder kaum imstande, Gelatine aus verdünnter Lösung zu fällen; es handelt sich demnach nicht um eigentliche Gerbstoffe.

Catechin
(Hydroxy-flavanol-3)

Leukocyanidin
(Hydroxy-flavandiol-3,4)

Die Catechine verwandeln sich im schwach sauren Milieu des Zellsaftes lang-sam in echte, wasserlösliche, amorphe Gerbstoffe. In verdünnter Mineralsäure erhitzt, führt dieser Kondensationsvorgang jedoch sehr rasch zu höherpoly-meren, unlöslichen Kondensaten. Gleichartig verhalten sich die Hydroxyflavan-diole. Auch sie kondensieren sich erst zu wasserlöslichen, echten Gerbstoffen, dann zu wasserunlöslichen, höhermolekularen Kondensaten. Dieser Vorgang vollzieht sich jedoch bei den Hydroxyflavandiolen mit viel größerer Geschwin-digkeit. Da es sich um einen nicht-enzymatischen Vorgang handelt, ist aus dieser Gruppe von Flavanen eine Bildung von echten Gerbstoffen bereits beim Lagern des Holzes in der Natur möglich.

Dimeres Kondensationsprodukt als erste
Stufe der Gerbstoffbildung aus Flavandiolen

Nach FREUDENBERG kondensiert sich höchstwahrscheinlich das Hy-droxyl am C-4 des einen Moleküls mit dem Wasserstoffatom des C-6 oder C-8 des nächsten Moleküls, wobei als erste Stufe z. B. ein Dimeres nebenstehen-der Formel entstehen würde.

Der Vorgang der Gerbstoffbildung in der Natur ist nach FREUDENBERG etwa folgendermaßen zu denken. Die möglicherweise im Blatt gebildeten monomeren Hydroxyflavan-Derivate wandern in dieser Form an den Ort der Ablagerung, wo sie, sei es nun im Kernholz, in der Rinde oder anderswo, in einem post-mortalen Vorgang langsam in echte Gerbstoffe und schließlich z. T. in wasser-unlösliche Produkte, die Phlobaphene, übergehen.

Neben diesem nichtenzymatischen Vorgang der Selbstkondensation gibt es aber auch eine enzymatische Umwandlung der Flavanderivate. So ist etwa die Rotbildung in der Kakaobohne oder in der Colanuß ein enzymatischer Vorgang, der sich unter dem Einfluß von Luftsauerstoff abspielt. Es handelt sich um eine Dehydrierungspolymerisation, wie sie unter dem Einfluß von Phenoloxydase aus Coniferylalkohol zu Lignin führt (s. S. 150). Dieser Vorgang läßt sich am Modell des p-Kresols etwa folgendermaßen darstellen. Durch das Ferment wird das Phenolhydroxyl dehydriert. Es bildet sich ein Sauerstoffradikal, das in verschiedene mesomere Grenzformen mit C-Radikalstruktur übergeht. Diese unbeständigen Radikale stabilisieren sich durch Zusammenlegung, wobei im Falle des p-Kresols als Hauptprodukt das 2,2'-Dihydroxy-5,5'-dimethyl-di-

phenyl entsteht. Reaktionen dieser Art sind auch mit Hydroxyflavanen in
verschiedener Weise möglich. Sie führen zuerst zu Polymeren mit Gerbstoff-
charakter, schließlich zu hochmolekularen, unlöslichen, schwarzbraun oder rot-

p-Kresol

2,2′-Dihydroxy-5,5′-
dimethyl-diphenyl

braun gefärbten Phlobaphenen, den sog. Gerbstoffroten. Der größte Teil der
Flavanoidgerbstoffe entsteht nach FREUDENBERG jedoch durch postmortale
Kondensation ohne Mitwirkung von Enzymen.

Die Catechingerbstoffe finden sich im Pflanzenreich nicht nur in Form der
Kondensations-, bzw. Polymerisationsprodukte, wie sie eben besprochen wur-
den, sondern auch in einer Form,
die sie mit den hydrolysierbaren
Gallotanninen in Beziehung
bringt, nämlich als Gallussäure-
ester. Zwei solche Ester sind aus
Folium Theae isoliert worden:
(—)-Epicatechin-3-gallat   und
(—)-Epigallocatechin-3-gallat.

(—)-Epicatechin-3-gallat   R = H
(—)-Epigallocatechin-3-gallat R = OH

Quercus

Die zahlreichen Arten der Gattung *Quercus* (*Fagaceae*), teils Bäume, teils
Sträucher, sind namentlich in der gemäßigten Zone der nördlichen Hemisphäre,
insbesondere in den USA verbreitet. Auch in den Mittelmeerländern sind zahlreiche *Quercus*-Arten beheimatet. In unseren Gegenden sind nur zwei Arten
verbreitet, nämlich *Quercus pedunculata* und *Quercus sessiliflora*. Die beiden
Eichen sind sich sehr ähnlich; bei *Q. pedunculata* stehen jedoch die weiblichen
Blüten und Früchte an einem mehr oder weniger langen Stiel und die Blätter
sind kurz gestielt, während bei *Q. sessiliflora* die weiblichen Blüten und Früchte
einzeln oder traubig gehäuft in den Blattachseln sitzen, die Blätter aber einen
ziemlich langen Stiel haben. Beide Arten liefern
die Droge Cortex Quercus (DAB; Ph. Helv.);
es ist dies die „Spiegel- oder Glanzrinde" der jün-
geren Zweige und Stockausschläge. Die Droge
enthält 7—12% Gerbstoff.

Die Konstitution des Eichenrindengerbstoffes
ist nicht völlig bekannt. Nach HATHWAY (1959)
kommt ihm nebenstehende Teilformel zu.

Da der Gerbstoff in älteren Rinden weitgehend
zu unwirksamem, unlöslichem Phlobaphen polymerisiert ist, lassen die Arzneibücher Rinden von
Stämmen und älteren Ästen nicht zu.

Partialformel des Eichenrinden-
gerbstoffs nach HATHWAY

Cortex Quercus wird meist nur äußerlich verwendet als Dekokt in Form von Umschlägen, Bädern oder Spülungen gegen Frostbeulen, Fußschweiß und Fluor albus.

Unter den übrigen europäischen Eichenarten nehmen die Korkeichen den ersten Platz ein. Es gibt zwei verschiedene Arten, die eigentliche (südliche) Korkeiche *Quercus suber* (namentlich in Südspanien, Portugal und Nordafrika vorkommend) und die westeuropäische Korkeiche *Quercus occidentalis* (aus Südwestfrankreich, Nordspanien und Portugal). Beide Arten liefern den in den Handel kommenden Kork. Die in Kleinasien und Persien heimische *Quercus infectoria* liefert die offizinellen Galläpfel (s. S. 249). Von den nordamerikanischen Eichen ist *Quercus tinctoria*, die Färbereiche, erwähnenswert; ihre Rinde wurde als Quercitron-Rinde früher viel zum Färben verwendet. Das färbende Prinzip ist das Flavonglykosid Quercitrin bzw. dessen Aglykon Quercetin; beide Stoffe haben von diesem Vorkommen her ihren Namen erhalten.

Ratanhia

Der Name Ratanhia stammt aus dem Altperuanischen. Er bezeichnet eine Pflanze, deren Wurzel von peruanischen Frauen schon seit vielen Jahrhunderten zur Erhaltung der Zähne benutzt worden ist. Stammpflanze ist die nach dem österreichischen Militärarzt und Botaniker J. G. H. KRAMER benannte *Krameria triandra* (*Leguminosae-Caesalpinioideae*). Der etwa 1 m hohe Halbstrauch findet sich in Höhen von 1000—2500 m wild in den Kordilleren von Chile, Bolivien und Peru. Von Wildpflanzen aus Chile und Peru stammt die Droge Radix Ratanhiae (DAB; Ph. Helv.). Die Wurzel wird gegraben, vom Rhizom befreit, gewaschen, getrocknet und gelangt hauptsächlich über den Nordhafen von Peru Paita zur Ausfuhr. Man nennt sie daher auch Paita- oder peruanische Ratanhia.

Daneben gibt es noch andere Ratanhia-Handelssorten. Die kolumbische Droge, Savanilla-Ratanhia, stammt von *Krameria ixina*; die brasilianische Sorte, Para- oder Ceara-Ratanhia, wird von *Krameria argentea* gewonnen.

Radix Ratanhiae enthält etwa 8% Gerbstoffe; besonders gerbstoffreich (18—30%) ist die Rinde. Die Gerbstoffe gehören zum größten Teil den Catechingerbstoffen an. Innerlich wird die Droge als Pulver oder Dekokt gegen Diarrhöe verwendet. Meist gelangt die Droge jedoch in Form der Tinktur zu äußerlicher Anwendung als Zahnwasser, Zusatz zu Hämorrhoidalmitteln und zu Präparaten gegen Frostbeulen.

Tormentilla

Rhizoma Tormentillae ist das getrocknete Rhizom von *Potentilla erecta* (L.) Raeusch. (syn. *Potentilla tormentilla* Schrnk.; *Tormentilla erecta* L. u. a.). Die Stammpflanze ist eine bis 30 cm hohe, krautige Rosazee Mittel- und Nordeuropas, sowie Nordasiens.

Die Droge enthält bis zu 20% Catechingerbstoffe, die nach und nach in dunkelrotbraun gefärbte Phlobaphene übergehen. Sie wird als Antidiarrhoikum und Adstringens mit gleichen Indikationen wie Radix Ratanhiae verwendet.

Katechu, Kino

Die Gerbstoffdrogen Katechu und Kino werden heute nur mehr selten verwendet. Katechu wird von der einheimischen Bevölkerung Burmas (besonders im Distrikt Pegu) und Ceylons durch Auskochen des zerkleinerten Kernholzes von *Acacia catechu*, z. T. auch von *Acacia suma* (*Leguminosae-Mimosoideae*), Eindampfen des Auszuges und Ausgießen auf breite Laubblätter als tiefdunkelbraune Masse gewonnen. Die Droge enthält reichlich Catechin und Epicatechin, die ihren Namen von der Isolierung aus Katechu erhalten haben, ferner Catechingerbstoffe.

Das nicht offizinelle Gambir-Katechu, auch kurz Gambir genannt, ist der eingedickte Extrakt junger Blätter und Zweige von *Uncaria gambir*, einer Rubiazee Hinterindiens, Ceylons und Sumatras. Gambir-Katechu ist ähnlich wie Pegu-Katechu zusammengesetzt, jedoch wesentlich heller gefärbt.

Kino ist der eingetrocknete Saft aus dem Stamm von *Pterocarpus marsupium*, einem großen Baum des mittleren und östlichen Indiens und Ceylons. Die Gattung *Pterocarpus* ist über die ganze Erde verbreitet und ein ansehnlicher Teil des gehandelten Kinos stammt von verwandten, z. T. unbekannten *Pterocarpus*-Arten. In der Rinde des Baumes kommen Sekretionszellen (Gerbstoffschläuche) vor, die eine stark adstringierende Flüssigkeit enthalten, welche nach Verletzen des Baumes nach außen tritt. Den Saft läßt man in flachen Pfannen in der Sonne trocknen. Kino ist sehr reich an Catechingerbstoffen. Katechu und Kino dienen innerlich als Antidiarrhoikum, äußerlich als Adstringens in Mund- und Zahnwässern.

Anhang: Drogen mit Gerbstoffen unbekannter Konstitution
(Myrtillus, Rosa, Rubus)

Fructus Myrtilli (Ph. Helv.). Die fast über ganz Mittel- und Nordeuropa verbreitete Ericazee *Vaccinium myrtillus* trägt vielsamige Beeren, die durch Anthocyan in der Epidermis und im Fruchtfleisch blauschwarz gefärbt sind. Die reife, getrocknete Heidelbeere enthält 5—10% Gerbstoff, reichlich Zucker und Pektin, außerdem freie Pflanzensäuren. Sie wird gerne als Antidiarrhoikum verwendet.

Flos Rosae. Die Sorten des Formenkreises um *Rosa centifolia* L. und *R. gallica* L. liefern nicht nur Rosenöl (s. S. 459); ihre vor dem völligen Aufblühen aus den Blüten herausgezupften Kronblätter ergeben nach dem Trocknen die Droge Flos Rosae. Außer Flavonen und Anthocyan enthalten sie als therapeutisch wichtigsten Bestandteil 10—25% Gerbstoff. Die Droge wird nur mehr selten verwendet: als Infus oder Dekokt innerlich bei Diarrhöe, äußerlich als Gurgelwasser und zum Baden schlecht heilender Wunden.

Folium Rubi fruticosi. *Rubus fruticosus* (*Rosaceae*) ist eine Sammelart, die hunderte von eigentlichen Arten einschließt. Sie findet sich in Eurasien, Nordafrika, sowie auch in Nord- und Südamerika. Zur Drogengewinnung sollen nur die schwachbehaarten Formen herangezogen werden. Die Droge wird dank ihres Gehaltes an etwa 10% Gerbstoff in Form des Tees als Antidiarrhoikum verwendet. Fermentierte Blätter dienen gelegentlich als Schwarztee-Ersatz.

Außer Rhizoma Tormentillae sowie den in der Ph. Helv. V aufgeführten Drogen Flos Rosae und Folium Rubi fruticosi werden in der Volksmedizin noch eine Reihe weiterer Vertreter der gerbstoffreichen Rosazeenfamilie, wie etwa *Agrimonia eupatoria*, *Fragaria vesca*, *Potentilla anserina* und *Sanguisorba officinalis* als Gerbstoffdrogen, *Potentilla anserina* zusätzlich als Spasmolytikum, arzneilich verwendet.

Literatur

FREUDENBERG, K.: Catechine und Hydroxy-flavandiole als Gerbstoffbildner. Experientia **16**, 101—105 (1960). — HAWORTH, R. D.: Some Problems in the Chemistry of the Gallotannins. Proc. Chem. Soc. **1961**, 401—410. — LOTH, H.: Die fermentative Oxydation von Phenolen. Dtsch. Apoth. Ztg. **101**, 531—539 (1961).

VII. Eiweiße und Enzyme

An die Zellbestandteile mit Eiweißstruktur sind alle Lebensvorgänge in besonderem Maße geknüpft: überall, wo Zellen wachsen und sich teilen, sind Eiweißkörper als Träger dieser Phänomene im Spiele. Im Tierreich bilden sie außerdem wichtige Gerüstsubstanzen. Im Gegensatz zu der zentralen Bedeutung der Eiweiße in der Biologie, im Gegensatz auch zu ihrer Bedeutung in der Organotherapie (s. Insulin und andere Hormone) und in der Immunotherapie, steht ihre bescheidene Rolle in der Phytotherapie. In dem vorliegenden Rahmen werden daher einige allgemeine Eigenschaften der Eiweiße beschrieben, während auf eine besondere Gruppe von Proteinen, auf die medizinisch-pharmazeutisch benutzten Enzyme, näher eingegangen wird.

1. Eiweiße

Die Eiweiße sind polymere Stoffe, an deren Aufbau α-Aminosäuren als die Grundbausteine beteiligt sind. Die natürlichen Aminosäuren sind dadurch charakterisiert, daß ihr α-ständiges Kohlenstoffatom eine Aminogruppe u n d eine Carboxylgruppe trägt (s. Formel 1). Der Zahl nach sind 21 Aminosäuren bekannt, sofern man von einigen selten vorkommenden absieht. Die Reihe beginnt mit dem einfachen Glycin (R=H); die Mehrzahl enthält einen aliphatischen Rest R, doch gibt es auch ein paar aromatische und heterozyklische Vertreter.

$$
\begin{array}{c}
\text{H} \\
| \\
\text{R—C—COOH} \\
| \\
\text{NH}_2 \\
(1)
\end{array}
$$

Zwei Säuren, die Asparagin- und die Glutaminsäure, enthalten eine zweite Carboxylgruppe, zwei andere, Arginin und Lysin, eine zusätzliche Aminogruppe im Molekül. Mit Ausnahme des Glykokolls enthalten sämtliche Aminosäuren ein asymmetrisches Kohlenstoffatom im Molekül, wobei auffällt, daß sie alle der L-Reihe angehören. Hinsichtlich der Konfiguration gibt es aber gerade im Pflanzenreich ein paar Ausnahmen: als Bausteine einiger Antibiotika und Alkaloide (Secale-Alkaloide) fand man Aminosäuren auch der „unbiologischen" D-Reihe.

Tabelle 256/2. *Die natürlich vorkommenden Aminosäuren*

I. Aliphatische Aminosäuren

    α) Mono-Aminocarbonsäuren

        1. Glycin (α-Aminoessigsäure)
        2. Alanin (α-Aminopropionsäure)
        3. Valin (α-Amino-isovaleriansäure)
        4. Leucin (α-Amino-isocapronsäure)
        5. Isoleucin (α-Amino-β-methylvaleriansäure)
        6. Serin (α-Amino-β-hydroxypropionsäure)
        7. Threonin (α-Amino-β-hydroxybuttersäure)

    β) S-enthaltende Aminosäuren

        8. Cystein (α-Amino-β-mercaptopropionsäure)
        9. Cystin (Di-Cystein)
      10. Methionin (α-Amino-γ-methylthiobuttersäure)

    γ) Monoamino-Dicarbonsäuren

      11. Asparaginsäure (α-Aminobernsteinsäure)
      12. Glutaminsäure (α-Aminoglutarsäure)

δ) Basische Aminosäuren
13. Lysin (α, ε-Diaminocapronsäure)
14. Hydroxylysin (α, ε-Diamino-δ-hydroxycapronsäure)
15. Arginin (α-Amino-δ-guanidinvaleriansäure)

II. *Aromatische Aminosäuren*
16. Phenylalanin (α-Amino-β-phenylpropionsäure)
17. Tyrosin (α-Amino-β-[p-hydroxyphenyl]propionsäure)

III. *Heterozyklische Aminosäuren*
18. Tryptophan (α-Amino-β-indolylpropionsäure)
19. Prolin (Pyrrolidin-2-carbonsäure)
20. Hydroxyprolin (4-Hydroxy-pyrrolidin-2-carbonsäure)
21. Histidin (α-Amino-β-imidazolylpropionsäure)

Die Verknüpfung der einzelnen Aminosäuren in den Proteiden erfolgt säure-amidartig (über Peptidbindungen), formal: indem ein α-Carboxyl der einen Säure mit der α-Aminogruppe einer zweiten Säure unter Wasseraustritt reagiert. Die Zahl der Aminosäuren, die zu einer Eiweißkette zusammentreten, und damit deren Molekulargewicht, schwankt außerordentlich: die Molekulargewichte liegen zwischen etwa 12000 (Ribonuclease) und mehreren Millionen (∼ 100 000 000 bei einigen Protoplasmaproteinen). Zahl, Art und Reihenfolge der Säuren in den Ketten gibt die Möglichkeit zu zahllosen Variationen (s. S. 86), so daß sich Eiweiße verschiedener Herkunft trotz übereinstimmenden Aufbaues im Grundsätzlichen schließlich in ihren Eigenschaften stark unterscheiden können. Allerdings ist ein Eiweiß durch die Aminosäuresequenz allein nicht vollständig definiert; als wesentlich treten hinzu die räumliche Anordnung, wie Faltung, Spiralisierung und Art der wechselseitigen Verknüpfung von Peptidketten (etwa durch Disulfidbrücken). Mit dem räumlichen Bau der Eiweiße hängt eine ihrer charakteristischen Eigenschaften eng zusammen: die Koagulation wie sie beispielsweise beim Erhitzen auftritt. Verknüpft mit dem Vorgang des Denaturierens sind Abnahme der Löslichkeit in Wasser und in wässerigen Neutralsalzlösungen und Verlust der physiologischen Aktivität (z. B. Inaktivieren von Enzymen und Proteinhormonen). Bei der Denaturierung wird die gefaltete oder geknäuelte Proteinkette gestreckt, also entfaltet.

Der räumlichen Gestalt nach unterscheidet man zwei Haupttypen von Eiweißkörpern: die Sphäroproteine und die Linearproteine. Die Sphäroproteine sind annähernd kugelförmig, wobei die Peptidketten gefaltet oder geknäuelt sein können. Linearproteine, die aus gefalteten Peptidketten bestehen, kommen im Pflanzenreich nicht vor; sie sind typische Gerüsteiweißstoffe der Tierreiches (Haare, Haut, Hufe u. a. m.).

Die vegetabilischen Proteinsubstanzen unterteilt man in die beiden Gruppen der Plasmaeiweiße und der Sameneiweiße. Die Plasmaeiweißstoffe sind die im Stoffwechsel stehenden Proteine der aktiven Gewebe, die in den Samen lokalisierten Eiweißstoffe stellen Reservesubstanzen für den Keimling dar. Die zuletzt

erwähnte Gruppe ist es, an die man vor allem denkt, wenn von pflanzlichem
Eiweiß die Rede ist. Samen enthalten die Proteine oft in hohen Konzentrationen,
teilweise sogar in kristallisierter Form. Sameneiweiß ist daher vergleichsweise
besser untersucht worden als das Protoplasmaeiweiß, das schwer abzutrennen,
zu reinigen und zu kristallisieren ist. Hinzu kommt: auch die angewandten
Wissenschaften wandten sich bevorzugt den Samenproteinen zu, die für die
Ernährung von Mensch und Tier von weit größerer Bedeutung sind.

Wichtige pflanzliche Eiweißquellen sind die Leguminosensamen und die Zerealien neben
den Samen verschiedener Cruciferae, Palmae und Compositae.

In den Getreidefrüchten ist das Verhältnis von Eiweiß zu Stärke 1:6, d. h. N-haltige und
N-freie Nahrungsbestandteile liegen in einem so günstigen Verhältnis vor, daß der menschliche Organismus notfalls von Brot allein seine Existenz fristen kann. Für eine ähnliche einseitige Ernährung ist der Eiweißgehalt der Kartoffel (1:10) zu niedrig, derjenige der Hülsenfrüchte (bei der Erbse beispielsweise 1:2) zu hoch.

Hülsenfrüchte sind als Eiweißquellen von großer wirtschaftlicher Bedeutung. Neben der
Gartenerbse (*Pisum sativum*) gehören hierher die Gartenbohne (*Phaseolus vulgaris*), die
Linse (*Lens esculenta*), die Sojabohne (*Soja hispida*), die Lupinen (*Lupinus luteus*, *L. angu-
stifolius*, *L. polyphyllus*) und die Feld- oder Saubohne (*Vicia faba*). Der Eiweißgehalt der
Hülsenfrüchte beträgt 20% bis 45%. Bei der pharmazeutischen Verwendung einer anderen
Leguminose, der Semen Foenugraeci (s. S. 138), als Roborans in der Humanmedizin und als
„Freßpulver" in der Veterinärmedizin, spielt der Eiweißgehalt ebenfalls eine Rolle.

Wichtig vom Standpunkt der Ernährung aus gesehen sind neben den Samenproteinen
höherer Pflanzen die Eiweißstoffe der Hefe (*Saccharomyces*- und *Torula*-Arten), die ihrer
Zusammensetzung nach dem Milcheiweiß (Casein) ähnlich sind.

Ein historisches Einteilungssystem der Proteine beruht auf ihren verschiedenen Lösungseigenschaften. In diesem Einteilungssystem gehören die pflanzlichen
Reserveeiweißstoffe fast in ihrer Gesamtheit zu den Globulinen oder zu den
Prolaminen. Die Globuline sind in reinem Wasser unlöslich, löslich dagegen
in Säuren, in Alkalien und in Neutralsalzlösungen. Sie zeichnen sich durch
gute Kristallisationsneigung aus und finden sich daher oft schon in den Samen
in kristallisierter Form abgelagert. Es gehören zu den Globulinen die Eiweißkörper der Erdnuß (das Arachin), der Walnuß (das Juglansin), der Bohne
(das Phaseolin), der Mandel (das Amandin), der Sojabohne (das Glycinin) und
viele weitere. Die zweite wichtige Gruppe der Sameneiweiße gehört zu den Prolaminen. Kennzeichnend für Prolamine ist ihre gute Löslichkeit in hochprozen-
tigem Äthanol und ihre Schwerlöslichkeit in Wasser oder in Neutralsalzlösungen. An chemischen Merkmalen fällt ihr hoher Gehalt an Glutaminsäure
und Prolin, und ihr vergleichsweise niedriger Gehalt an basischen Aminosäuren auf. Prolamine sind die Hauptbestandteile des Eiweißes der Getreidearten, besonders des sog. „Klebereiweißes".

Man unterscheidet ferner zwischen den einfachen Eiweißkörpern oder Proteinen, von
denen vorhergehend immer die Rede war, und den zusammengesetzten Eiweißkörpern oder
Proteiden. Die Proteide enthalten eine nicht-aminosäureartige Gruppe im Molekül, z. B. ein
Kohlenhydrat bei den Glucoproteiden, einen Lipoidrest bei den Lipoproteiden, eine Farb-
stoffkomponente (Carotinoid) bei den Chromoproteiden oder Nucleinsäuren in den Nucleo-
proteiden.

Die wichtigsten Eiweißkörper mit auffallender Wirkung auf den Menschen
sind die Toxalbumine, die Bakterientoxine, die Allergene und die Fermente.

Pflanzeneiweiß ruft beim Menschen und bei höheren Wirbeltieren im allgemeinen keine
auffallenden Erscheinungen hervor, wenn es peroral appliziert wird. Eine Ausnahme machen
einige Sameneiweiße, die ihrer toxischen Wirkung wegen auch als Toxalbumine bezeich-

net werden. Die bekanntesten Vertreter sind das Ricin der Rizinussamen (s. S. 385), das
Crotin und das Curcin (Samen von *Jatropha curcas*). Eine besondere Gruppe toxischer
Eiweiße pflanzlicher Herkunft sind die **Bakterientoxine**.

Unter **Allergenen** versteht man Extrakte aus eiweißhaltigem Material, die verwendet
werden, allergische Krankheitszustände zu verhüten oder zu lindern, die aber auch diagnostisch verwendet werden können, um die Empfindlichkeit des Patienten gegenüber dem
Eiweiß zu testen. Allergie ist ein Zustand außergewöhnlicher Empfindlichkeit gegenüber den
verschiedenartigsten Umwelteinflüssen, ganz besonders gegenüber Proteinen z. B. in Lebensmitteln, in Pollenkörnern oder in Bakterien. Zu den Krankheiten, bei denen allergische
Reaktionen eine Rolle spielen, gehören Heufieber, Asthma und Urticaria.

2. Enzyme (Fermente)

Allgemeines

Wieviele Enzyme es in der Natur gibt, ist der Zahl nach nicht bekannt;
etwa hundert wurden bisher eingehender untersucht. Alle erwiesen sich als
Eiweißkörper, oder genauer: sie teilen mit den nativen, undenaturierten Proteinen die Empfindlichkeit gegen Hitze, gegen extreme pH-Werte und die
Eigenschaft hohen Molekulargewichtes.

Das Wirkungsoptimum der Enzyme liegt zwischen 35—55°C, bei etwa 80 °C werden sie
inaktiviert, bei 100 °C endgültig irreversibel zerstört. Die Leichtigkeit, mit der Enzyme
inaktiviert werden, gekennzeichnet durch Temperatur und Einwirkungsdauer, hängt allerdings in hohem Maße von dem Wassergehalt ab; wasserarme Fermentpräparate sind gegen
Hitzeeinwirkung widerstandsfähiger.

Das Wirkungsoptimum der Enzyme in Abhängigkeit vom pH-Wert der Reaktionslösung
hängt bis zu einem gewissen Grade von der Art des Fermentes ab; die Optima liegen jedoch
in dem durchschnittlichen pH-Bereich pH = 2 bis pH = 9. Stärker saures bzw. stärker
alkalisches Milieu senkt nicht bloß die Reaktionsrate, sehr bald wird das Ferment selbst
geschädigt.

Enzyme sind Katalysatoren der lebenden Natur; sie beschleunigen biochemische Reaktionen, und zwar synthetische Vorgänge ebenso wie abbauende.
Zwar werden Enzyme nur von lebenden Zellen gebildet, desgleichen dienen sie
funktionell der Aufrechterhaltung der Lebensvorgänge von Zellen, und doch
sind die katalytischen Fähigkeiten der Fermente völlig unabhängig von dem
eigentlichen Lebensvorgang: Enzyme können angereichert, isoliert, selbst in
kristallisierter Form gewonnen werden. Die technologische Verwendung der
Enzyme (z. B. bei der Zubereitung bzw. Herstellung von Käse, Sauerteigbrot,
Met, Bier, Wein, Leder) und die therapeutische Anwendbarkeit von Enzympräparaten (s. S. 266) beruhen gerade darauf, daß enzymatische Vorgänge in
einem beinahe beliebigen Reaktionsmedium ablaufen können.

Eine weitere Wesenseigentümlichkeit der Fermente ist ihre Spezifität. Eines
der am längsten bekannten Beispiele dafür ist das Emulsin der bitteren Mandeln
(E. FISCHER, 1894): β-glykosidische Bindungen vermag dieses Enzym so rasch
aufzuspalten, daß demgegenüber die α-glykosidische Spaltungsgeschwindigkeit
zu vernachlässigen ist. Zahlreiche weitere analoge Fälle wurden seither gefunden,
so etwa die der Peptidasen und Proteasen, die nur Peptidbindungen zwischen
Aminosäuren der natürlichen L-Konfiguration spalten. Neben dieser stereochemischen Spezifität gibt es weitere Formen von Spezifitäten, so wenn nur
ein ganz bestimmter Typus von Reaktionen (z. B. Transaminierungen) katalysiert wird oder wenn lediglich eine einzige Verbindung für ein Enzym das
geeignete Substrat ist. Die Urease ist ein Beispiel für den zuletzt erwähnten

17*

Fall der absoluten Substratspezifität; nur der Harnstoff wird in CO_2 und Ammoniak zerlegt, während eine ganze Reihe verwandter Harnstoffderivate unangegriffen liegen bleibt.

Einteilen kann man die Enzyme nach verschiedenen Gesichtspunkten. Legt man vier Haupttypen von Reaktionen zugrunde, die durch die Fermente katalysiert werden können, so erhält man die folgende Ordnung: 1. Enzyme, welche Bindungen zwischen Kohlenstoff einerseits und Stickstoff oder Sauerstoff andererseits lösen bzw. knüpfen nach dem allgemeinen Schema $R—R' + HOH \rightleftharpoons RH + R'OH$ (Hydrolasen und Hydrasen); 2. Enzyme, welche imstande sind $C—C$-Bindungen zu lösen oder zu knüpfen (Desmolasen); 3. Enzyme, welche Elektronen übertragen (Oxydasen und Dehydrogenasen); 4. Enzyme, welche ein Radikal von einem Molekül auf das andere übertragen (Transferasen). Zu der zuerst genannten Gruppe der hydrolysierenden Fermente gehören die wichtigen Verdauungsfermente, welche Kohlenhydrate, Fette und Eiweiße in niedermolekulare Bruchstücke spalten; es gehören ferner dazu die im Pflanzenreich so weit verbreiteten Glykosidasen.

Die Enzymchemie ist ein zentrales Forschungs- und Arbeitsgebiet der Biochemie, der physiologischen Chemie und mehrerer angewandter Wissenschaften. Die Pharmakognosie berühren lediglich einige Teilaspekte aus der Technologie der Enzyme, z. B. Veränderung der Zusammensetzung beim Ernten, Trocknen, Lagern und Fermentieren pflanzlichen Materials, oder die Gewinnung der Enzympräparate für die medizinische Anwendung.

Postmortale Veränderungen in der Zusammensetzung pflanzlichen Materials unter dem Einfluß von Fermenten

In einer lebenden Zelle laufen vielfältige Stoffwechselreaktionen gesetzmäßig und gleichzeitig nebeneinander ab. Es ist undenkbar, daß alle diese Reaktionen wie in einem homogenen Medium stattfinden, es muß vielmehr schon auf der Stufe der Einzelzelle räumliche Trennung, Scheidung, Sonderung von Strukturelementen geben, so daß Reaktionen zwar gleichzeitig aber räumlich getrennt vor sich gehen können. Auch gesetzmäßige Reaktionsfolgen, wie sie für biochemische Reaktionen so kennzeichnend sind, postulieren getrennte Reaktionsräume, weil sich die Reaktionen sonst gegenseitig beeinflussen oder stören müßten. Über die Verteilung von Enzymen und damit von Stoffwechselfähigkeiten auf Chondriosomen, Sphärosomen, Chloroplasten und Zellkerne liegen bereits experimentelle Untersuchungen vor.

Die in der Zelle synthetisierten Verbindungen können abtransportiert, sekundär verändert und gespeichert werden. Die gespeicherten Stoffe sind in der Pflanze von den Enzymen räumlich getrennt, wofür die getrennte Lokalisierung von Myrosin und Myrosinase in den Senfkörnern ein triviales Beispiel ist. In dem Augenblick nun, in dem ein Pflanzenorgan — etwa bei der Drogenernte — von der lebenden Pflanze entfernt wird, setzen nekrobiotische Vorgänge ein; das ganze wohlgeordnete Zusammenspiel der lebenden Gewebe verändert sich, die räumliche Trennung von Enzymen und Substraten fällt weg, eine unbestimmte Zahl von Zellinhaltsstoffen reagieren miteinander allein nach chemischen Gesetzen.

Die Aktivität der Fermente erschöpft sich dabei relativ rasch. In Blattdrogen z. B. sinkt die Aktivität der Peroxydase innerhalb von 12 Monaten durchschnittlich auf etwa 5% der Anfangsaktivität (schonendes Trocknen und Lagern bei Zimmertemperatur vorausgesetzt). Gut untersucht ist der Vorgang des Aktivitätsverlustes während der Tee-Fermentation. Beim „Welken" des Teeblattes nimmt der Gehalt an Peroxydase gegenüber dem grünen Blatt um etwa 20% zu, er geht während des „Rollens" auf den ursprünglichen Wert zurück und nimmt dann während der „Fermentation" allmählich ab; im getrockneten Blatt verbleiben schließlich 0,5—1% der ursprünglichen Wirksamkeit (zit. bei A. HESSE, 1943). Zum Unterschied davon bleiben in lebenden Pflanzenorganen, z. B. im Samen, die Fermentaktivitäten über bedeutend längere Zeiträume, mindestens 20 Jahre erhalten; in Roggenkörnern, die sogar 112 Jahre alt waren, wurden noch aktive Fermente nachgewiesen.

Postmortale Veränderungen geben sich oftmals sinnfällig durch veränderten Geruch, Farbe und Geschmack zu erkennen. In anderen Fällen sind zum Nachweis sekundärer Veränderungen an genuinen Inhaltsstoffen diffizilere chemische Untersuchungen notwendig.

Freilegen von Geruchsstoffen. Die bekanntesten Beispiele dafür, wie Geruchsstoffe durch Enzymwirkungen freigelegt werden, bieten die beiden Gewürze Vanille (s. S. 148) und der Senf (s. S. 417). Analoge Fälle liegen vor bei der Gewinnung von Bittermandelöl, Kirschlorbeeröl (s. S. 244, 245) und Wintergrünöl (s. S. 146).

Postmortale Verfärbungsprozesse. Zu den auffallendsten Enzymvorgängen gehört das Dunkeln von Pflanzengewebe nach mechanischer Verletzung (z. B. beim Zerschneiden von Äpfeln, Birnen, Pfirsichen), das Nachdunkeln vieler Pflanzenpreßsäfte und das Schwarzwerden von Pflanzenorganen (besonders der Blätter) beim Trocknen. Bewußt herbeigeführt und planvoll geleitet werden derartige Verfärbungsprozesse bei einigen Fermentationsverfahren (bei der Teefermentation, bei der historischen Indigogewinnung u. a.).

Die zugrunde liegenden Mechanismen, soweit man sie überhaupt näher untersucht hat, sind verschiedenartiger Natur. Ein einfacher Modellfall für einen Pigmentierungsvorgang, der durch Glykosidasen eingeleitet wird, ist die enzymatische Freilegung des blauen Indigo aus der glykosidisch gebundenen, farblosen Vorstufe, dem Indican. Der früher bedeutende Fermentationsprozeß der Indigobereitung bestand im wesentlichen im Eintragen frisch geschnittener Zweige von *Indigofera tinctoria* in Wasser, wo sie mehrere Stunden verblieben, und wobei freies Indoxyl abgespalten wurde. Die weitere, nicht-enzymatische Dehydrierung des Indoxyls (gefördert durch die alkalische Reaktion des Ansatzes, dem Kalk zugesetzt wurde) führte zu einem Farbstoffgemisch mit Indigotin als Hauptbestandteil neben Indigorot und Indigobraun. Pigmentierungs-

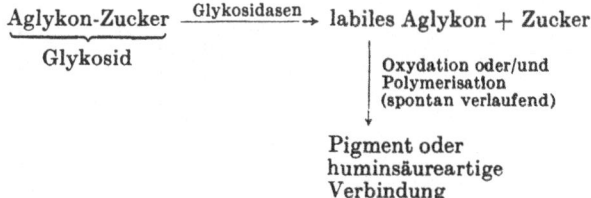

prozesse, darunter auch solche, die zu huminsäure- und melaninartigen Stoffen führen, und welche analog der Indikanspaltung durch Glykosidasen eingeleitet werden, sind im Pflanzenreich gar nicht so selten. Als stickstofffreie Vertreter der Reihe können Glykoside wie das Aucubin und das Asperulosid (s. S. 544)

genannt werden. Es gehören hierher schließlich Schwarzfärbungen der Arbutin
führenden Drogen (s. S. 143): das durch Glucosidaseeinwirkung frei werdende
Hydrochinon oxydiert sich — nach Zutritt des Luftsauerstoffs zu den abgestorbenen Zellen — zum reaktionsfähigen Chinon, das seinerseits mit unverändertem Hydrochinon und mit einer Reihe weiterer Zellbestandteile in Reaktion treten kann unter Bildung dunkler, in Wasser schwer löslicher Stoffe.
Hydrochinon gehört als Phenol aber auch schon zu den Pflanzenstoffen, welche
das natürliche Substrat für die oxydierenden Pflanzenfermente darstellen.
Die Systeme Phenole—Phenolasen sind die wichtigsten für Verfärbungsprozesse
verantwortlichen Reaktionsgrundlagen.

Phenolase ist eine Sammelbezeichnung für eine Reihe von Fermenten, welche Phenole
oxydieren: Die Tyrosinase z. B. führt in Monophenole eine Hydroxygruppe ein, und zwar in

Schema zur Tyrosinasewirkung

ortho-Stellung zur schon vorhandenen, und
oxydiert dann das o-Diphenol weiter zum o-
Chinon. Andere Phenolasen, wie die erstmals
in *Rhus*-Arten aufgefundene Laccase, greift
Monophenole nicht an, sie katalysiert die Oxydation von o- und von p-Diphenolen zu den entsprechenden Chinonen. Die erwähnten Phenolasen werden auch als Oxydasen bezeichnet, da sie die Oxydation nur in Gegenwart
von elementarem Sauerstoff katalysieren.
Die mit den Oxydasen sehr nahe verwandten Peroxydasen übertragen peroxydisch
gebundenen Sauerstoff.

Schema zur Oxydase- und Peroxydasewirkung

Substrate, die für den Angriff der
Phenolasen zugänglich sind, sind aber
nicht nur die einfachen Phenole, alle die
komplizierter gebauten phenolischen In-
haltsstoffe von Pflanzen kommen in Frage, etwa die Chlorogensäure, die Protocatechusäure,
Flavonoide und Catechine. Die Endprodukte der Phenolasewirkung sind aber in allen
Fällen Chinone. In der lebenden Pflanzenzelle dürfte das Chinon mit dem jeweils korrespondierenden Diphenol ein Redoxsystem darstellen, vermutlich mit der Funktion eines
Wasserstoffüberträgers. In der sterbenden Zelle reagieren die sehr reaktionsfähigen Chinone
weiter, sei es, daß sie sich polymerisieren, sei es, daß sie mit einfachen und heterozyklischen
Aminen und Aminosäuren Pigmente bilden.

Eine Schwärzungsreaktion, die in ihrem Ablauf eingehender studiert wurde,
ist die der Kartoffelknolle. Das wirksame Oxydasenferment ist hier eine Tyrosi-

Schema zur Melaninbildung in der Kartoffel aus Tyrosin unter dem Einfluß der Tyrosinase
(nach J. M. Nelson u. C. R. Dawson, 1944; verändert)

Enzymatische Oxydation von Tyrosin über Dopachinon zu Melanin in den Melanozyten
(nach A. B. LERNER, 1953)

Durch Phenolasen eingeleitete Verfärbung phenolischer Pflanzenstoffe
(Schema nach J. M. NELSON und C. R. DAWSON, 1944; verändert)

nase; eine phenolische Aminosäure, das L-Tyrosin, ist das Substrat. Eingeleitet wird der Bräunungsprozeß mit einer Hydroxylierung in ortho-Stellung zur schon vorhandenen Phenolgruppe. Das entstehende Dihydroxy-Phenylalanin (DOPA) wird zum DOPA-Chinon enzymatisch weiter oxydiert, ein Prozeß, der offensichtlich nicht in der intakten Zelle abläuft, der aber beim Dunklungsprozeß zur Anhäufung von Chinon führt, weil die reversible Rückreduktion zum DOPA unterbrochen ist. Das DOPA-Chinon setzt sich schließlich spontan zum dunklen Melanin um.

Über die Konstitution des Melanins der Kartoffelknolle liegen keine präzisen Angaben vor. In tierischen Geweben, in denen Tyrosin und Tyrosinase viel weiter verbreitet sind als im Pflanzenreich, verläuft die Melaninbildung in folgender Weise weiter: DOPA-Chinon zyklisiert und oxydiert sich rasch zum Dopachrom; Decarboxylierung und Oxydation führt zum Indolchinon-5,6, das zum eigentlichen Melanin dimerisiert.

Die Oxydation stickstofffreier Phenole zu stark gefärbten oder schwarzen Körpern verläuft möglicherweise über das Hydroxy-o-Chinon IV (s. S. 263), von dem man annimmt, daß es sich spontan zu einer dunklen huminsäureartigen Substanz polymerisiert.

Enzyme beim Gewinnen von Drogen

Verfärbungsphänomene, wie sie allgemein an pflanzlichen Geweben nach mechanischer oder physiologischer Verletzung aufzutreten pflegen, sind natürlich auch bei der Gewinnung von Drogen häufig zu beobachten. Folia Menthae piperitae, Flores Verbasci, Flores Lamii albi, Cortex Chinae, Radix Tormentillae und Semen Colae sind nur einige wenige Beispiele dafür, wie Drogen ihre Farbe und ihr Aussehen nach der Ernte, beim Trocknen und Lagern verändern. Daß es sich dabei um enzymatische Veränderungen handelt, ergibt sich daraus, daß durch Inaktivieren der drogeneigenen Fermente — indem man das frisch geerntete Drogengut brüht oder dämpft — die Drogen gegen Verfärbungen geschützt werden können. Allgemein nennt man Verfahren, die darauf abzielen, Änderungen in der stofflichen Zusammensetzung von Arzneimitteln zu verhindern oder zu hemmen, Stabilisierungsverfahren. Solange sich allerdings chemische Änderungen an Drogeninhaltsbestandteilen auf pharmakologisch indifferente Stoffe beschränken, wird auf deren Verhütung — eben durch Ausschaltung von Fermentwirkungen — kein Wert gelegt. Anders verhält es sich, wenn die therapeutisch wertvollen Prinzipien in den enzymatisch bedingten Abbau mit einbezogen werden.

Zu den wenig beständigen, der enzymatischen Oxydation zugänglichen Pflanzenstoffen, gehört das Vitamin C (Ascorbinsäure, s. S. 562). Frisch geerntetes Drogengut enthält die Verbindung in jeweils höheren Konzentrationen als alte Droge, wobei der Wirkstoffschwund aber keine bloße Funktion der Zeit ist, sondern stark von den Drogenbegleitstoffen abhängt. Läßt man beispielsweise frisch gepreßten Apfel- oder Tomatensaft wenige Stunden an der Luft stehen, so ist keine Ascorbinsäure mehr nachweisbar; Säfte aus Agrumenfrüchten (Citronen, Orangen, Grapefruits) dagegen behalten ihre antiskorbutische Aktivität. Eingeleitet wird der oxydative Abbau der Ascorbinsäure durch ein spezifisch auf diese Säure als Substrat eingestelltes Ferment: die Ascorbinsäureoxydase. Das Ferment überführt die Ascorbinsäure zunächst in Dehydroascorbinsäure, ein reversibler Redoxvorgang, im unübersichtlichen Milieu nekrobiotischen Gewebes aber der erste Schritt zu weitergehendem Abbau. Auch die wenig substratspezifischen Phenolasen zerstören Ascorbinsäure, wenn phenolische Körper (z. B. Catechin) mit in Reaktion treten können. Die zuvor erwähnte größere Beständigkeit der Ascorbinsäure in Citrusfrüchten erklärt man sich mit dem Mangel der Früchte an Ascorbinsäureoxydase.

Die Reindarstellung von Vitamin C muß leichter gelingen, wenn das Pflanzenmaterial wenig Fermente enthält, weil sich andernfalls der Wirkstoff während der Aufarbeitung fermentativ zersetzt. Das bedeutendste und eindrucksvollste Beispiel für die enzymatische Zersetzung eines Wirkstoffes bei der Aufarbeitung des Ausgangsmaterials bietet allerdings nicht eine pflanzliche Arzneidroge, sondern ein Organpräparat: das Insulin. Erst als BANTING und BEST (1923) erkannten, daß der wirksame blutzuckersenkende Stoff der Pankreasdrüsen bei früheren Isolierungsversuchen durch die tryptischen Fermente zerstört worden war, fanden sie die erfolgreiche Gewinnungsmethode für dieses therapeutisch so wertvolle Proteinhormon; die Methode beruht auf dem Unwirksammachen der störenden Fermente.

Neben Oxydasen sind es Hydrolasen, die im Pflanzenreich ubiquitär sind; Wirkstoffe, die dem Angriff derartiger Enzyme (wie den Glykosidasen, den Esterasen) zugänglich sind, werden sich daher beim Gewinnen von Drogen leicht verändern können. Als ein charakteristisches Beispiel kann die Spaltung der Digitalisglykoside (s. S. 213) gelten, über deren Verlauf eingehende Untersuchungen vorliegen. Die genuinen Heteroside der Pflanze sind Tetroside, deren Zuckerkomponenten stufenweise durch die pflanzeneigenen Fermente (Digipurpidase u. a.) abgebaut werden können. Die Glykoside der Digitoxinstufe (Trioside) sind relativ beständig, sie sind es, die regelmäßig erhalten werden, wenn die Enzyme bei der Drogenaufbereitung nicht ausgeschaltet werden. In anderen Fällen (Strophanthus, s. S. 217) sind die Kunstprodukte partieller Spaltung Bioside und Monoside.

Die Hemmung oder auch die völlige Ausschaltung von Enzymen kann daher erwünscht sein. Bis zu einem gewissen Maße trägt bereits die übliche Form der Drogentrocknung zur Stabilisierung bei, da mit sinkendem Wassergehalt des Pflanzenmaterials die Fermentaktivität gehemmt und schließlich ganz unterdrückt wird. Der Wassergehalt ist somit der bestimmende Faktor. Von der Radix Primulae (s. S. 147) beispielsweise ist bekannt, daß sie geruchlos bleibt, wenn man sie rasch trocknet; dagegen riecht das langsam getrocknete Rhizom anisartig: der Wasserentzug erfolgt in diesem Falle offensichtlich so langsam, daß die Geruchsträger aus den geruchlosen Vorstufen durch die β-Glykosidasen freigesetzt werden können. Fernhalten von Feuchtigkeit, später dann, beim Lagern und Aufbewahren von Drogen, ist eine weitere Stabilisierungsmaßnahme; das kann geschehen durch Aufbewahren über CaO, über Silicagel oder in dicht verschlossenen Gläsern bzw. Ampullen. Wasserentzug hemmt natürlich nicht bloß enzymatisch gesteuerte Reaktionen, sondern auch die nichtenzymatischen z. B. autoxydativen Vorgänge. Stabilisierungsmaßnahmen, die ausschließlich auf die Fermente zielen, zum Beispiel deren Inaktivierung durch Hitze zum Ziele haben, spielen nur in wenigen Fällen eine größere Rolle.

Zu nennen sind hier die Verfahren zur Gewinnung von grünem Tee und von Mate. Zur Gewinnung von grünem Tee werden die frisch gepflückten Teeblätter sofort über siedendem Wasser oder in einer eisernen Pfanne gedämpft. Matetee gewinnt man, indem man dünne Zweige von den Bäumen herunterschlägt und sie rasch einige Male durchs Feuer zieht; erst dann trocknet man die Zweige auf Gerüsten zu Ende. Das Dämpfen von Blattdrogen in eisernen

Pfannen ahmte WITHERING (s. S. 211) — ob bewußt oder unbewußt sei dahingestellt — bei seinen berühmten Untersuchungen über Digitalis nach, als es ihm darauf ankam, Digitalisblätter mit konstantem Wirkungswert zu erhalten.

Nicht immer kommt es bei der Drogenaufbereitung darauf an Fermentwirkungen auszuschalten, im Gegenteil: beim sog. „Fermentieren" von Drogen werden Enzymwirkungen gefördert. Fermentiert werden allerdings nur wenige Drogen wie Tee (schwarzer Tee), Kaffee, Kakao und Tabak, Genußmittel also, die nur untergeordnete therapeutische Bedeutung haben (s. S. 368ff.).

Enzympräparate für die medizinische Anwendung

Die Synthese von Fermenten ist bisher ebensowenig durchführbar wie die von anderen physiologisch aktiven Eiweißkörpern. Bei der Gewinnung von Enzympräparaten, sei es für die medizinische oder für die technische Verwendung, ist man völlig auf die lebende Materie angewiesen. Die industriell hergestellten Fermentpräparate können folgenden Bereichen entstammen: a) dem Tierreich (wie Pepsin, Trypsin und Lab), b) höheren Pflanzen (wie Diastase, Papain und Ficin), und c) Mikroorganismen. Das Ausgangsmaterial soll natürlich möglichst reich an Fermenten sein, weshalb trotz ubiquitären Vorkommens von Fermenten in der lebenden Natur nur einige wenige Fermentquellen für die industrielle Gewinnung im Großmaßstab brauchbar sind. In Frage kommen in erster Linie tierische Drüsen, bei höheren Pflanzen einige lebende Samen und einige Milchsäfte; geeignet sind ferner ein paar Stämme von Bakterien, Hefen und Pilzen der *Aspergillus-Penicillium*-Gruppe.

Gerade die Mikroorganismen sind es, die in zunehmendem Maße als Enzymbildner Bedeutung erlangen. Der Fermentbildung nach unterscheidet man zwei verschiedene Gruppen von Mikroorganismen: die eine Gruppe umfaßt Mikroorganismen, die „Ektoenzyme" bilden, d. h. ein wesentlicher Anteil ihrer Fermente wird nach außen, in den Fermentationsansatz abgegeben. Die zweite Gruppe bildet nur „Endoenzyme"; Endoenzyme werden nicht nach außen abgegeben, erst nach Zerstören der Zellen können sie aus den Zellen herausdiffundieren. Ob es Ektoenzyme sind oder Endoenzyme, die bevorzugt gebildet werden, hängt eng mit der Lebensweise des jeweiligen Mikroorganismus zusammen. Hefe, Bierhefe (*Saccharomyces cerevisiae*) zum Beispiel, ist auf einige wenige Hexosen (vergärfähige Zucker) spezialisiert, die in die Hefezelle hineindiffundieren können. Die Kulturflüssigkeiten der Bierhefe enthalten keine nachweisbaren Mengen an irgendwelchen Fermenten; die Fermente werden aber sofort durch Plasmolyse der Hefezellen freigelegt. Im Gegensatz dazu stehen die erwähnten Schlauchpilze der Aspergillus-Penicillium-Gruppe, Schimmelpilze, die auf hochmolekularen Substraten schmarotzen. Hier muß umgekehrt der Pilz zunächst Fermente nach außen abgeben, das hochmolekulare Substrat abbauen, ehe niedermolekulare Körper in die Zelle aufgenommen werden können. Läßt man daher Schimmelpilze in einem flüssigen Nährmedium wachsen, so verbleibt die gesamte Fermentaktivität in der Flüssigkeit, wenn sämtliche Zellen abzentrifugiert wurden.

Fermentpräparate sind als wasserfreie Pulver oder als kristalline Substanzen einigermaßen beständig, sofern man sie kühl und trocken aufbewahrt. In der Praxis sind die Lagerungsbedingungen nicht immer günstig, so daß Aktivitätsabnahmen eintreten können.

a) *Substitutionstherapeutisch verwendete Enzympräparate (Digestiva)*

Der gesamte Verdauungsvorgang läßt sich in zwei Hauptmechanismen zerlegt denken: in einen sekretorischen und einen motorischen. Der Abbau der aufgenommenen Nahrungsbestandteile, der Kohlenhydrate, Fette und Eiweiße, zu einfacheren, leicht resorbierbaren Körpern erfolgt durch die Fermente der verschiedenen Verdauungssäfte; das ist der sekretorische Teil. Die Nahrung muß aber auch innerhalb des Gastro-Intestinal-Traktes rein mechanisch durch Muskelkontraktionen (Peristaltik usw.) bewegt werden, was für den Gesamtvorgang gleichermaßen wichtig ist. Digestiva verwendet der Arzt ausschließlich in Fällen verminderter Saftsekretion der Verdauungsdrüsen. Es sind Mittel der Substitutionstherapie; der Mangel an körpereigenen der Verdauung dienenden Fermenten soll ausgeglichen werden durch die Zufuhr von Fermenten fremder Herkunft, aber gleicher Wirksamkeit. Substitutionsfermente gewinnt man aus den Verdauungsdrüsen von Haustieren oder aus Pflanzen. Die therapeutisch nutzbaren Enzyme pflanzlicher Herkunft. wiederum entstammen entweder Mikroorganismen (Bakterien und Schimmelpilzen) oder höheren Pflanzen, wo sie sich angereichert in Milchsäften finden.

Zu den therapeutisch verwendeten Fermentpräparaten tierischer Herkunft gehören Pepsin und Pankreatin.

Pepsin gewinnt man aus der Schleimhaut von Schweinemägen, seltener aus dem Labmagen der Rinder. Es handelt sich um eine Protease: Angegriffen wird hochmolekulares Eiweiß, das unter Aufspaltung von —NH—CO-Bindungen zu sog. Peptonen abgebaut wird. Die Aktivitäten der im Handel befindlichen Präparate sind sehr verschieden; am aktivsten ist, bezogen auf die Gewichtseinheit, das kristallisierte Pepsin, das aber aus wirtschaftlichen Gründen therapeutisch nicht verwendet wird. Das Optimum der proteolytischen Wirksamkeit des Pepsins liegt im stark sauren Bereich, und zwar abhängig vom Substrat, im Bereich $pH = 1,4$ bis $pH = 2,5$. Um die günstigen Wirkungsbedingungen zu schaffen, ist daher die Pepsinmedikation regelmäßig mit einer Applikation von Säure verbunden (HCl: frei oder an Betain gebunden, oder Citronensäure). Nach W. A. BASTEDO (1940) sind Fälle, in denen die therapeutische Verwendung von Pepsinpräparaten begründet ist, außerordentlich selten.

Pankreasfermente: Die Pankreasdrüsen von Schlachttieren, bekannt als Ausgangsmaterial zur Insulingewinnung, zeichnen sich durch einen hohen Gehalt an Verdauungsfermenten aus. Unter den verschiedenartigsten Bezeichnungen kommen sie in Form angereicherter Fermentgemische, die in erster Linie Trypsin, Amylasen und Lipasen enthalten, in den Handel. Verwendet werden sie bei mangelhafter Funktion der Bauchspeicheldrüse oder bei anderen Verdauungsstörungen. Da sie als Substitutionstherapeutika peroral gegeben werden, sind sie dem Angriff des sauren Magensaftes ausgesetzt; die pharmazeutische Industrie hat viele Verfahren entwickelt — etwa durch Dragieren. Binden an Tannin oder an Eiweiß — die Wirksamkeit der Fermente auch nach Durchgang durch den Magen möglichst vollständig zu erhalten. Eine Reihe von Pankreasfermenten (Trypsin, Chymotrypsin, Desoxyribonuclease) und deren noch inaktive Vorstufen (Trypsinogen, Chymotrypsinogen) konnten in kristalliner Form erhalten werden. Kristallines Trypsin und kristalline Desoxyribonuclease aus Rinderpankreas werden therapeutisch zur Wundreinigung verwendet (s. S. 272).

α) **Papain.** Der Name Papain wird verschieden gebraucht. Einmal versteht man darunter den eingetrockneten Milchsaft von *Carica papaya* mit der Gesamtheit seiner proteolytisch wirksamen Inhaltsstoffe; dann wählte man die gleiche Bezeichnung für eine einzelne, kristallisierte Protease, die aus dem frischen Milchsaft isoliert worden war.

Entdeckt wurde die proteolytische Fähigkeit des Papayasaftes rein empirisch; im tropischen Amerika, wo die Pflanze beheimatet ist, war es Sitte, Fleischwaren vor dem Kochen in Papayablätter einzuhüllen, ein künstliches Ablagern, um das Fleisch mürber zu machen. Nähere Untersuchungen ergaben bald, daß die Fähigkeit des enzymatischen „Reifens" dem Milchsaft der unreifen Früchte in weit höherem Maße eigen ist. Papain wird heute praktisch nur noch aus den unreifen Früchten der Pflanze gewonnen.

Die Stammpflanze, *Carica papaya*, ist ein Vertreter der *Caricaceae*, einer Familie milchsaftführender Bäume des tropischen Amerika, die aus nur zwei Gattungen besteht. Der Papayabaum, der bis 7 m hoch werden kann, wächst sehr schnell heran, stirbt aber schon im vierten Jahr wieder ab. Nicht nur diese Kurzlebigkeit erinnert an eine Staude: der Stamm ist weich, wenig verholzt und mit großen Blattnarben versehen. Im Habitus erinnert der Papayabaum teilweise an Palmen mit einem Schopf langgestielter, handförmig-gelappter Blätter. Die Früchte sind fleischige Beeren, 5—30 cm groß, länglich oder rundlich, und dann an Melonen erinnernd. Das orangegelbe, wohlschmeckende Pericarp umschließt eine Höhlung mit einer großen Zahl schwarzer Samen. Milchsaftführend sind Stamm, Blätter und unreife Früchte. Als Obstbaum wird Papaya in allen tropischen Gegenden der Erde angebaut. Die wichtigsten Länder für die Papayaproduktion sind Tanganyika, Kenya und Cevlon.

Die Papaingewinnung ist ziemlich mühsam. Nur die äußerste Schicht der grünen, unreifen Früchte darf angekratzt werden, zudem in einem genau festliegenden Zeitpunkt ihres Entwicklungszustandes. Der herabtropfende Saft wird in darunter aufgespannten Tüchern aufgefangen, der noch halbtrockene Latex später künstlich zu Ende getrocknet. Oft schließt sich eine Reinigung an, die in einem Umfällen der Fermente aus wässeriger Lösung mittels Alkohol besteht. Die durchschnittliche Papainausbeute beträgt 100 g pro Baum und Jahr.

Papainpräparate sind nur proteolytisch wirksam, man kann sie als Ersatz für Pepsin oder Trypsin ansehen. Papain gehört ferner zu jener Gruppe von Fermenten, die ihre volle Aktivität nur dann entfalten können, wenn im Reaktionsmedium gleichzeitig reduzierende Agenzien vorhanden sind. Eine ganze Reihe von derartigen Aktivatoren ist bekannt, unter anderem die Aminosäuren Cystein und Glutathion.

Proteinasen, die dem Papain hinsichtlich Spezifität und Eigenschaften (z. B. der Aktivierbarkeit) ähnlich sind, werden in höheren Pflanzen häufig nachgewiesen. Am bekanntesten sind das Bromelin aus Stengeln der Ananaspflanze, die in großen Mengen als Abfallprodukte anfallen, und das Ficin aus dem Milchsaft von Ficus-Arten (s. S. 271). Häufig sind ferner Proteinasen als Stoffwechselprodukte von Mikroorganismen, besonders der Aspergillus-Arten.

β) **Pilzfermente.** Das erste in der Therapie verwendete Fermentpräparat mikrobiologischer Herkunft war die sog. Taka-Diastase, benannt nach dem Erfinder TAKA, einem Japaner. Das Enzym wurde durch Extraktion der auf Kleie gezogenen Kulturen von *Aspergillus oryzae* gewonnen. Als besonders vorteilhaft wurde angesehen, daß diese pflanzliche Amylase — im Gegensatz zu den Amylasen tierischer Herkunft — auch im sauren Magensaft noch auf Stärke einwirken kann. Fermentpräparate mikrobiologischer Herkunft sind heute in großer Anzahl im Handel. Die Mehrzahl davon stellen Fermentgemische komplizierter Zusammensetzung dar; teilweise enthalten sie sogar Fermente, die auf Substrate wirken, die von den körpereigenen Verdauungsfermenten sonst nicht angegriffen werden (z. B. die auf Cellulose und auf Hemicellulose einwirkenden Cellulasen und Hemicellulasen).

Die als Substitutionstherapeutika verwendeten Fermentpräparate werden von Pilzen der Aspergillus-Gruppe produziert, so von *Aspergillus niger*, *A. oryzae* *A. flavus oryzae* und *A. foetidus*. Welche Fermente alle von den Pilzen in das

Kultursubstrat abgeschieden werden, ist nicht genau bekannt, doch wurden
nachgewiesen Amylasen, Proteasen, Lipasen, Hemicellulasen, Cellulasen und
Pektinasen. Bis zu einem gewissen Maße hat man es in der Hand, durch Züchtung eines bestimmten Pilzstammes oder durch geeignete Wahl des Nähr-
mediums, wie überhaupt der näheren Kulturbedingungen, Art und Menge der
Fermentbildung zu regulieren. Zwar ist es auch möglich mit den in der Enzymchemie üblichen Methoden des fraktionierten Aussalzens und der Adsorptions-
chromatographie bestimmte Einzelfermente abzutrennen, doch ist im allgemeinen dieses Verfahren der Fermentisolierung unnötig, stellen doch auch die
körpereigenen Verdauungssäfte Ferment*gemische* dar. Als Substitutionstherapeutika sollten die aus Pilzen dargestellten Fermentpräparate lediglich Enzyme
enthalten, die Kohlenhydrate, Fette oder Eiweiße spalten. Vielfach werden die
schon früher erwähnten Cellulasen und Hemicellulasen nicht eigens abgetrennt,
im Gegenteil, es wird angegeben, es werde auf diese Weise ein zusätzlicher
erwünschter, über das reine Substituieren hinausgehender Effekt erzielt: durch
Abbau von Zellwandbestandteilen werde einer übermäßigen Gasentwicklung
nach reichlicher Aufnahme stark cellulosehaltiger Nahrung entgegengewirkt,
d. h. Verdauungsstörungen mit einhergehender übermäßiger Gasentwicklung
beseitigt.

b) Enzyme zur Gewinnung von Diätetika

Bei einer Reihe von Krankheiten wird die Einhaltung einer Diät vorgeschrieben, d. h. die Nahrung wird nach bestimmten, je nach Krankheit wechselnden, Gesichtspunkten zusammengestellt. Auch vorbeugend werden bestimmte Diäten eingehalten, in der Annahme, daß zwischen Ernährungsweise
und der Entstehung von Krankheiten, zwischen Lebensweise und Lebensdauer
Zusammenhänge bestehen. Die Menge der aufgenommenen Nahrung wird reguliert, und die prozentuale Zusammensetzung der Nahrungsbestandteile wird,
dem jeweiligen Zwecke angepaßt, modifiziert. Ferner gibt es Fälle, bei denen
die Nahrung besonders leicht verdaulich und leicht resorbierbar sein soll. Bei
der Herstellung leicht verdaulicher Nährpräparate und Diätetika spielen Enzyme eine besondere Rolle: der Abbau hochmolekularer Nahrungsbestandteile
zu deren niedermolekularen, resorbierbaren Bruchstücken, der sonst im Körper
erfolgt, wird ganz oder teilweise bereits in vitro durchgeführt. Beispiele dafür
sind enzymatisch hergestellte Kohlenhydratpräparate vom Typus der dextri-
nierten Mehle (Malzextrakte, Kindermehle), durch proteolytischen Abbau
gewonnene Eiweißhydrolysate und einige der modifizierten Milchpräparate.

α) **Malzextrakte und Kindermehle.** Malzextrakte erhält man durch
Eindampfen von Malzwürzen im Vakuum. Der Extraktherstellung voran
gingen die technologischen Prozesse der Malzbereitung und des Maischens mit
dem Ziele der Diastasebildung und der Verzuckerung der Gerstenstärke.

Die Malzbereitung besteht darin, Gerstenkörner künstlich zum Keimen zu bringen und
den Keimungsprozeß zu einem geeigneten Zeitpunkt zu unterbrechen. Wird das Malz mit
Wasser von etwa 50° angerührt — ein Vorgang, der als Einmaischen bezeichnet wird —, so
setzt in zunehmendem Maße der enzymatische Abbau der Stärke zu Zucker ein. Sobald die
Umwandlung der Stärke zu Maltose genügend weit fortgeschritten ist, filtriert man ab und
engt die so erhaltene Würze zu einem dickflüssigen Extrakt ein.

Man unterscheidet zwei Typen von Malzextrakten: die Nährmalzextrakte
und die diastasereichen Extrakte. Nährmalzextrakt besteht aus den wasser-

löslichen Abbauprodukten der Gerstenstärke, wie sie sich unter der Einwirkung der pflanzeneigenen Gerstendiastase bilden. Die Extraktherstellung kann aber auch so geleitet werden, daß im Extrakte die Diastase angereichert enthalten ist; diese diastasereichen Malzextrakte können nun dazu verwendet werden, um Stärke anderer Herkunft als die der Gerste hydrolytisch zu spalten. Kindermehle z. B. stellen Gemische dar aus eingedickter Milch mit „aufgeschlossenem", d. h. dextriniertem bzw. verzuckertem Mehl. Auch Nährzwieback und Nährzucker enthalten mehr oder weniger weit diastatisch abgebaute Stärke.

β) **Proteinhydrolysate.** Eiweiße können in dreifacher Weise zu Gemischen von kurzkettigen Peptiden und Aminosäuren abgebaut werden: durch alkalische Verseifung, Säurehydrolyse und durch enzymatischen Abbau mittels Proteinasen. Die Kenntnis, Nahrungsmittel durch enzymatischen Abbau von Eiweiß herzustellen, ist uralt: Durch Einwirkung von shoju, d. i. Reis mit dem Mycel von *Aspergillus oryzae*, auf pflanzliches Eiweißmaterial (z. B. Sojabohnen) stellt man bis heute in Ostasien eine Würze her, die etwa mit unseren Suppenwürzen vergleichbar ist. Als Ausgangsmaterial zur Darstellung der pharmazeutisch verwendeten Eiweißhydrolysate verwendet man Milch-, Blut- oder Hefeeiweiß. Die enzymatische Hydrolyse hat den Vorteil schonend zu sein, die sich bildenden Aminosäuren werden weder racemisiert noch zerstört. Die Hydrolysate sind entweder zur intravenösen oder zur peroralen Applikation bestimmt. Die parenterale Anwendung ist für Fälle reserviert, in denen die Aufnahme, Verdauung und Resorption von Nahrung gestört ist, wie bei schwerer Krankheit oder nach Operationen im Bereiche des Magen-Darmtraktes. Zur Aufrechterhaltung einer positiven Stickstoffbilanz ist die tägliche Zufuhr von etwa 1 g Eiweiß pro kg Körpergewicht erforderlich. Oral werden Eiweißhydrolysate gelegentlich in der Säuglingsdiät verordnet, wenn Allergien gegenüber nativen Eiweißen vorliegen; ferner gelten sie als Adjuvans bei Erkrankungen im Magen-Darmtrakt.

γ) **Sauermilcharten.** Von den vielen veränderten Milchpräparaten sind am wichtigsten die Sauermilcharten. Ansäuern von Milch läßt sich an und für sich ganz leicht künstlich, etwa durch Zugabe von Citronensäure erreichen. Weitaus häufiger überläßt man das Säuern der Enzymtätigkeit von Mikroorganismen, wobei es sich bei der gebildeten Säure um Milchsäure handelt. Die Sauermilcharten und die aus ihnen hergestellten Industrieprodukte sind gleichermaßen wichtig in der Kinderheilkunde wie als Diätetikum für die Erwachsenen. Kuhmilch mit ihrer höheren Pufferwirkung als Muttermilch wird für den Säugling durch das Säuern allein schon dadurch verträglicher, daß weniger Salzsäure des Magens verbraucht wird. Hinzu kommt, daß das Casein durch das Säuern feiner verteilt wird, als wenn es schlagartig im Magen gerinnt, wodurch wiederum die Verdauung erleichtert und die Resorption des Calciums gefördert wird. Abgesehen von der Kinderheilkunde haben verschiedene Diätformen mit Sauermilcharten eine allgemeine Bedeutung, wozu wohl ursprünglich die METCHNIKOFFsche Lehre von den „Autintoxikationen" den Anstoß gab. METCHNIKOFF, ein bedeutender Bakteriologe, stellte eine Theorie auf (i. J. 1905), welche einen Zusammenhang herstellen sollte zwischen der angeblich ausnehmend hohen Lebenserwartung der Landbevölkerung in den Balkanstaaten und deren Ernährungsweise, die seit vielen Jahrhunderten durch eine Vorliebe für Sauermilcharten gekennzeichnet ist. Nach METCHNIKOFFs Lehre ist die chronische bakterielle Zersetzung von Nahrungsstoffen, verursacht durch Fäulnisbakterien im Darm, die Hauptursache für frühzeitiges Altern und für Gefäßerkrankungen; durch Anreicherung von Milchsäurebakterien im Darm oder durch die Begünstigung ihrer Wachstumsbedingungen sollen die Fäulnisbakterien bekämpft werden.

Es gibt drei Hauptsorten von Sauermilch: die gewöhnliche „sauere" Milch, Joghurt und Kefir. Das Sauerwerden beruht darauf, daß durch die Fermente der Mikroorganismen der Milchzucker ganz oder teilweise in Milchsäure umgewandelt wird; bei Kefir erfolgt außerdem eine partielle Vergärung zu Äthanol und Kohlensäure. Die Säuerung von gewöhnlicher Milch wird hauptsächlich durch *Streptococcus lactis* verursacht, die des Joghurt durch *Thermobacterium bulgaricum*, *Thermobacterium joghurt* und *Streptococcus thermophilus*. Bei Kefir ist die Flora komplizierter zusammengesetzt; es sind Mischkulturen von Bakterien (Langstäbchen und Kokken), die in Symbiose mit Hefen (*Torula-* und *Saccharomyces*-Arten) leben.

c) Papain und Ficin als Anthelmintika

Die einheimische Bevölkerung Panamas und Mittelamerikas kennt ein eigenartiges Wurmmittel, das insbesondere gegen *Trichocephalus dispar* wirken soll, einen Wurmbefall, bei dem angeblich die üblichen Wurmmittel versagen. Es handelt sich bei dem Mittel um den frischen Milchsaft einiger Ficus-Arten wie *Ficus laurifolia* und *Ficus glabrata* (Leche de higueron). Der Milchsaft ist sehr eiweißreich; das anthelmintische Prinzip erwies sich als identisch mit einer Eiweißfraktion, die gleichzeitig „trypsinartige" Wirkung auf Albumin aufwies, und die Ficin genannt wurde. Ficin wurde inzwischen auch in kristallisierter Form erhalten; es verhält sich hinsichtlich seiner enzymatischen Eigenschaften (Aktivierbarkeit, pH-Optimum) dem Papain (s. S. 267) außerordentlich ähnlich. In vitro-Untersuchungen mit aktivierten Fermentaufschwemmungen schienen die empirische Therapie mit dem Feigensaft (leche de higueron) wissenschaftlich zu unterbauen: Spulwürmer beispielsweise wurden in einer 1—2proz. Fermentaufschwemmung angedaut, getötet und schließlich ganz verdaut. Die aus Gerüsteiweißen bestehenden Kutikula der Eingeweidewürmer und deren Eier erwiesen sich gegenüber Papain und Ficin offenbar als nicht widerstandsfähig, während den körpereigenen Fermenten des Menschen bekanntlich keine keratinspaltenden Fähigkeiten zukommen. Auf Grund dieser Ergebnisse gelangten ab 1950 mehrere Papainpräparate als Anthelmintika gegen Spulwürmer, Madenwürmer und Peitschenwürmer in den Handel. Allerdings scheinen die in vivo-Ergebnisse nicht so überzeugend zu sein, wie die Reagenzglasversuche; man glaubt, möglicherweise werde das Ferment im Magen-Darmkanal zu einem guten Teil inaktiviert oder den Parasiten gelinge es, sich der Enzymwirkung durch die Flucht in andere Darmabschnitte zu entziehen (H. A. OELKERS, 1959; J. BALLY, 1959).

d) Weitere therapeutische Anwendungen von Fermenten

Proteolytisch wirksame Enzympräparate in Form von Salben und Streupulvern wurden als erste zur Wundbehandlung in die Therapie eingeführt. Es folgten in neuester Zeit Desoxyribonucleasen aus Pankreas (Pankreas-Dornase) und aus Bakterien (Streptodornase). Eiter, Blutgerinnsel und nekrotisches

Gewebe sollen durch die Fermente verdaut, in Lösung gebracht werden, ohne aber gesundes Gewebe anzugreifen. Den pathogenen Keimen soll auf diese Weise der Nährboden entzogen und die Wundheilung beschleunigt werden.

α) Pankreasdornase. Gewonnen wird sie aus Rinderpankreas, und zwar wird sie von den übrigen Fermenten der Drüse mit den üblichen Methoden der fraktionierten Fällung aus wässerigem Medium, Dialyse usw. abgetrennt. Ihre Wirkung ist dadurch gekennzeichnet, daß sie Desoxyribonucleoproteine, welche einen Hauptanteil des Eiters ausmachen, partiell abzubauen vermag. Äußerliches Kennzeichen des chemischen Abbaues, der relativ rasch — innerhalb der ersten Minuten nach Kontakt mit dem Substrat — erfolgt, ist die Abnahme der Viskosität. Auch in Form der Aerosol-Inhalationstherapie wird Pankreasdornase zur Lösung eitriger Sekrete in Lungen und Bronchien angewendet. Für die gleichen oder ähnliche Zwecke verwendet man ferner kristallisiertes Trypsin (s. S. 267), das ebenfalls aus Säugetier-Pankreasgewebe gewonnen wird. Trypsin wird in wässeriger Suspension intramuskulär angewendet, wenn eine Herabsetzung der Viskosität und damit eine erleichterte Expektoration dicken, eitrigen Lungensekrets versucht wird. In der Wundbehandlung zur Entfernung nekrotischen Gewebes und zur Verflüssigung koagulierten Blutes wird es lokal appliziert.

β) Streptodornase ist eine Desoxyribonuclease, die von bestimmten Stämmen hämolytischer Streptokokken (*Streptococcus haemolyticus*) gebildet wird. Die Mikroorganismen werden ähnlich wie Antibiotikabildner gezüchtet. Das Ferment Streptodornase wird zusammen mit einem Begleitferment, der Streptokinase, aus dem Kulturmedium isoliert. Die Handelspräparate bestehen demnach aus Mischungen dieser beiden Enzyme, die in Phosphatpuffer suspendiert sind. Die Streptodornase baut Desoxyribonukleoproteine und Desoxyribonukleinsäuren ab, aus denen 30—70% von eitrigen Exsudaten zu bestehen pflegen. Die Streptokinase ist ein proteolytisches Enzym, welches auf Fibrin (Bluteiweiß) einwirkt.

3. Anhang: Andere stickstoffhaltige Pflanzenstoffe außer Alkaloiden

Biogene Amine

In der Natur vorkommende Amine mit engen strukturellen Beziehungen zu den Aminosäuren bezeichnet man als biogene Amine; insbesondere versteht man darunter Amine, die sich als decarboxylierte Aminosäuren auffassen lassen nach nebenstehendem Schema. Manchmal

$$R{-}CH{-}NH_2 \rightarrow R{-}CH_2{-}NH_2 + CO_2$$
$$\quad\quad |$$
$$\quad COOH$$

reiht man auch einfache Abkömmlinge dieser Amine — N-Methylderivate oder Hydroxyabkömmlinge — in die Stoffgruppe mit ein. Damit wird der Übergang zwischen biogenen Aminen auf der einen Seite und den Alkaloiden auf der anderen sehr fließend.

Beispielsweise wird man Tryptamin zu den biogenen Aminen rechnen, da es das Decarboxyderivat der natürlich vorkommenden Aminosäure Tryptophan darstellt. Auf die Verbindung treffen aber bereits Merkmale zu, die zur Charakterisierung der Alkaloide dienen: Sie enthält ein heterozyklisch gebundenes, basisches Stickstoffatom im Molekül und sie ruft, in den tierischen oder den menschlichen Organismus gebracht, auffallende Wirkungen her-

Tryptamin   Bufotenin

vor. Das dem Tryptamin der chemischen Konstitution nach nahestehende Bufotenin (5-Hydroxy-N,N-Dimethyltryptamin) wird in der Regel schon bei den „echten" Alkaloiden eingeordnet. Der vorliegende Abschnitt berücksichtigt ausschließlich die den genuinen Aminosäuren unmittelbar verwandten Decarboxy-Derivate.

Die biogenen Amine lassen sich in zwei Gruppen einteilen: in die aliphatischen und in die zyklischen Vertreter. Die aliphatischen Amine sind bei normaler Zimmertemperatur gasförmig oder sie sind Flüssigkeiten mit hohem Dampfdruck; an ihrem unangenehmen Geruch sind sie noch in höchster Verdünnung nachweisbar. Daß sie in Blütenorganen besonders häufig anzutreffen sind, bringt man in Zusammenhang mit möglichen ökologischen Aufgaben: Der charakteristische Amingeruch nach faulendem Fleisch oder Fisch lockt entsprechende Insekten, Kot- und Aaskäfer und Fliegen an, die beim Besuch der Blüten die Bestäubung ausführen (zit. bei K. PAECH, 1950). Im Falle der zyklischen Amine ist es bisher nicht gelungen, Zusammenhänge zwischen Funktion und Vorkommen aufzudecken. Bei den höheren Pflanzen fand man sie etwas gehäufter in den Samen als in anderen Organen, sie scheinen ferner bei den Pilzen mehr verbreitet zu sein als bei den Gefäßpflanzen. In der nächsten Tabelle sind nicht alle bekannten Vorkommen für die biogenen Amine aufgeführt, bevorzugt genannt werden Arzneipflanzen, in denen sie möglicherweise als Nebenwirkstoffe eine Rolle spielen [z. B. in *Viscum album* (s. S. 525) oder in *Capsella bursa pastoris* (s. S. 553)].

Die biogenen Amine der aliphatischen Reihe, ausgeprägter das Phenyläthylamin und das Tyrosin, wirken erregend auf das sympathische Nervensystem. Je nach Konstitution tritt der eine oder andere Effekt in den Vordergrund: die Erweiterung der Pupille, die Beschleunigung der Herztätigkeit, die Verengerung der Blutgefäße, die Erhöhung des Blutdrucks oder die Erweiterung der Bronchien. Tryptamin wirkt auf das Zentralnervensystem ähnlich wie seine Abkömmlinge Serotonin (5-Hydroxy-tryptamin) und Bufotenin (5-Hydroxy-N,N-Dimethyl-tryptamin). Die zuletzt genannte Verbindung ist das wirksame

Einige biogene Amine und ihr Vorkommen

Biogenes Amin	korrespondierende Aminosäure	Beispiele für Vorkommen
Methylamin	Glykokoll	Mercurialis perennis und M. annua
Dimethylamin	Cholin (?)	Fruchtkörper der Stinkmorchel (Phallus impudicus)
Isobutylamin	Valin	Blüten von Sambucus nigra, von Filipendula ulmaria und von Viburnum-Arten
Isoamylamin	Leucin	Secale cornutum; Blüten verschiedener Crataegus-, Spiraea- und Sambucus-Arten
Colamin	Serin	in gebundener Form (Lecithine) ubiquitär; frei in Crataegus oxyacantha
Phenyläthylamin	Phenylalanin	Blüten und Blattknospen verschiedener Acacia-Arten; in Viscum album
Tyramin	Tyrosin	Secale cornutum, Capsella bursa pastoris, Carduus marianus, Sarothamnus scoparius
Tryptamin	Tryptophan	Blüten verschiedener Acacia-Arten
Histamin	Histidin	Secale cornutum, Urtica-Arten (hier besonders in den Brennhaaren), reichlich in Spinatblättern
Putrescin	Ornithin	Geringe Mengen in den Blättern von Datura stramonium und von Atropa belladonna
Cadaverin	Lysin	Mutterkorn, Kartoffel

Prinzip von *Piptadenia peregrina* und von *P. macrocarpa*, Leguminosensträuchern Südamerikas, deren Samenpulver geschnupft oder geraucht zu Halluzinationen und temporären Wahnvorstellungen führen. Histamin findet sich überall im tierischen Gewebe und ist eine physiologisch und pharmakologisch hochwirksame Substanz (näheres s. Lehrbücher der Pharmakologie und der Physiologie).

Nucleinsäuren

Die Nucleinsäuren sind hochmolekulare Stoffe, deren monomere Grundeinheit bereits zusammengesetzten Aufbau zeigt, und zwar aus drei verschiedenen Verbindungen: einer Base, einem Zucker und einem Phosphorsäurerest.

Adenin   Guanin   Cytosin

5-Methylcytosin   Uracil   Thymin

Der basische Anteil ist entweder ein Purin (wie das Adenin und das Guanin), oder ein Pyrimidin (wie das Cytosin, das 5-Methylcytosin, das Uracil und das Thymin). Basen, die eine Hydroxygruppe in Stellung 2 oder in Stellung 6 tragen, stehen im tautomeren Gleichgewicht mit der Ketoform gemäß nebenstehendem Schema. Auf die Tautomerieverhältnisse hinzuweisen ist wichtig, weil die glykosidische Bindung der Basen an den Zuckerrest abweichend nicht über ein Sauerstoffatom, sondern über ein N-Atom erfolgt. Die Zuckeranteile der Ribonucleinsäuren gehören zu den Pentosen, es handelt sich um die Ribose und um die Desoxyribose.

R = OH; Ribose
R = H; Desoxyribose

Beispiel für eine Grundeinheit
(Nucleotid) der Ribonucleinsäuren

In den polymeren Nucleinsäuren sind die Grundeinheiten der Nucleotide miteinander über die Phosphorsäurereste verknüpft, und zwar so, daß der Phosphatrest des einen Nucleotids mit dem Zucker des nächsten esterartig verbunden

ist. Zwei verschiedene Nucleinsäuren wurden bisher eingehend untersucht: die
Ribonucleinsäure und die Desoxyribonucleinsäure. Die beiden Säuretypen unterscheiden sich in folgendem: Ribonucleinsäure enthält im Molekül Adenin,
Guanin, Cytosin Uracil und Ribose; Desoxyribonucleinsäure ist aufgebaut aus Adenin, Guanin,
Cytosin, 5-Methylcytosin, Thymin und aus Desoxyribose.

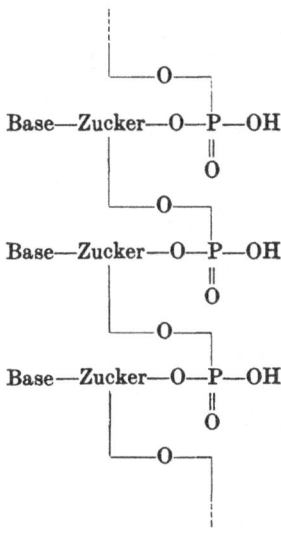

Verknüpfung der Nucleotide
zu Nucleinsäuren

Säuren und Basen zerlegen die Nucleinsäuren in
Base, Pentose und Phosphat. Enzyme, die man früher
mit der Sammelbezeichnung Nucleosidasen belegte,
können die polymeren Nucleinsäuren ebenfalls de-
polymerisieren; das Molekulargewicht der enzymatischen Abbauprodukte und die Art der Bruchstücke
hängt von der Spezifität der jeweiligen Fermente ab.
Zwei schon früher erwähnte Enzyme (s. S. 272), die
Pankreasdornase und die Streptodornase, wirken auf
Desoxyribonucleinsäuren ein, gleichgültig ob die
Säuren frei oder als Nucleoproteide an Eiweiß gebunden vorliegen; der Abbau durch Pankreasdornase
führt zu relativ großen Bruchstücken, d. h. die Ent-
polymerisierung kommt auf einer frühen Stufe zum
Stillstand; der Abbau durch Streptodornase geht bis
zum Auftreten freier Purine und Pyrimidine. Aus
ihrer Bindung an Eiweiß lassen sich die Nucleinsäuren bereits durch tryptische
Fermente freilegen, wovon man technisch bei ihrer Darstellung und Gewinnung Gebrauch macht.

Das wichtigste Ausgangsmaterial zur technischen Gewinnung von Nucleinsäuren ist die Hefe. Die Einführung von Nucleinsäure-Präparaten in die Therapie geht auf die Beobachtung zurück, daß die Zufuhr von Nucleinsäuren beim
Menschen — gleichgültig ob sie peroral mit der Nahrung oder parenteral zugeführt werden — eine ausgesprochene Zunahme der weißen Blutkörperchen
im Blute hervorruft. Die vermehrte Zahl an weißen Blutkörperchen, so lautete
die These, müßte den Körper gegen Infektionskrankheiten widerstandsfähiger
machen. Eine Zeitlang verwendete man entsprechende Präparate sehr ausgiebig als Adjuvans bei infektiösen Erkrankungen wie Furunkulose, Septikaemie,
Diphtherie und Tuberkulose. Durchschlagende Erfolge wurden nicht erzielt, so
daß die Anwendung stark zurückgegangen ist. Ob die viel geübte Hefebehand-
lung der Furunkulose mit dem Gehalt der Hefe an Nucleinsäuren in irgendeinem
Zusammenhange steht, wurde nicht näher untersucht. Nucleinsäurepräparate
wurden ferner empfohlen bei Rheumatismus und Gicht, was man theoretisch
damit begründet hat, daß die Harnsäure im Blut in einer leicht löslichen Verbindung mit Nucleinsäuren existiert.

Allantoin

Als essentielle Zellbestandteile unterliegen die Nucleinsäuren, und damit die
Purine und die Pyrimidine, einem ständigen Aufbau und Abbau. Im tierischen
Organismus erscheinen die Basen als Harnsäure oder als Harnstoff. Der pflanz-

18*

liche Organismus, so glaubt man, speichert die Zersetzungs- und Abbauprodukte des Nucleinsäurestoffwechsels als Oxypurine, die sekundär verändert, beispielsweise am Stickstoff methyliert werden können; diese Methylderivate des Purins werden in anderem Zusammenhange besprochen (s. S. 367). Bei einem Teil der höheren Pflanzen wird aber offensichtlich der dem tierischen Abbauweg analoge Weg über die Harnsäure beschritten. Daß Harnsäure in höheren Pflanzen relativ selten gefunden wird — nachgewiesen wurde sie in einigen Leguminosensamen — führt man auf das ubiquitäre Vorkommen der Uricase zurück, eines Ferments, welches die intermediär entstehende Harnsäure in Allantoin überführt. Allantoin scheint für viele Pflanzen Endprodukt des Purinstoffwechsels zu sein. In nennenswerten Konzentrationen wurde es gefunden im Rhizom von *Symphytum officinale* (= Radix Consolidae), in Blättern von *Platanus orienalis*, in der Rinde von *Aesculus hippocastanum* sowie in der Zuckerrübe, in Reisschalen, Weizenkeimlingen, Kartoffeln, Blumenkohl und vielen anderen Pflanzen.

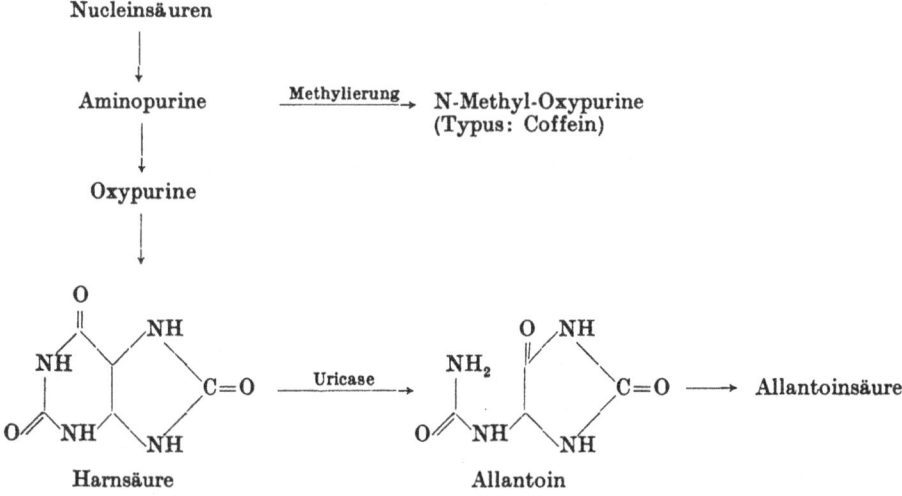

Die vermutliche Stellung des Allantoins im Purinstoffwechsel höherer Pflanzen

Daß bei niederen, wirbellosen Tieren Allantoin an Stelle von Harnstoff oder Harnsäure ausgeschieden wird, ist der indirekte Anlaß dafür, daß man eine therapeutisch wertvolle Eigenschaft des Allantoins entdeckt hat. Im 1. Weltkriege sah man, daß Wunden, die ganz mit Maden durchsetzt waren, oft auffallend rasch heilten. Später (ROBINSON, 1935) wurde bewiesen, daß das wirksame Prinzip der „Madentherapie" in dem Allantoin zu sehen ist, welches einen Bestandteil des von den Maden ausgeschiedenen Exkretes ist. In reiner Form verwendete man in der Folgezeit Allantoin ausgiebig lokal zur Behandlung von schweren Verletzungen (Osteomyelitis), meist in Kombination mit Chemotherapeutika.

Diese Untersuchungen geben eine nachträgliche Begründung für eine Reihe empirisch angewendeter Drogen der Volksmedizin. In Europa ist es der Beinwell, *Symphytum officinale*, der als Wundheilmittel verwendet wurde. Symphytum officinale, aus der Familie der *Boraginaceae*, ist ein ausdauerndes Kraut mit einem fleischigen, saftigen Wurzelstock, welcher getrocknet die Droge dar-

stellt. Neben Schleimstoffen und neben den zentral lähmend wirkenden Alkaloiden Consolidin und Symphytocynoglossin wurde Allantoin, der für die äußerliche, lokale Verwendung der Droge maßgebliche Inhaltsstoff, in einer Konzentration von etwa 0,8% aufgefunden.

Literatur

BALLY, J.: Neue Aspekte der chemischen Anthelmintikaforschung in „Fortschritte der Arzneimittelforschung, Bd. 1, S. 243; Stuttgart 1959". — BASTEDO, W. A.: Materia medica, pharmacology, therapeutics, Philadelphia/London 1940. — BECKER, S.: The production of Papain in Economic Botany, 12, 62 (1958). — BLUMGARTEN: Textbook of materia medica, pharmacology and therapeutics, 7. Aufl., New York 1937. — McCAY, CLIVE M.: Chemical Aspects of Ageing and the effect of diet upon ageing; in A. L. Lansing, Cowdry's Problems of Ageing, Baltimore 1952. — CHARGAFF, E., u. J. N. DAVIDSON: The Nucleic acids. Chemistry and Biology. 2 Bände, New York 1955. — HAUROWITZ, F.: Chemistry and Biology of Proteins, New York 1950. — HESSE, A.: Technologie der Enzyme in „Nord-Weidenhagen", Handbuch der Enzymologie, 2 Bände, Leipzig 1940. — KARRER, W: Konstitution und Vorkommen der organischen Pflanzenstoffe, Basel 1958. — LERNER, A. B.: Metabolism of Phenylalanin and Tyrosin, in Advances of Enzymology, Bd. 13 (1953). — NELSON, J. M., u. C. R. DAWSON: Tyrosinase in Advances of Enzymology, Bd. 4 (1944). — NELSON, W. E.: Textbook of Pediatrics, Philadelphia u. London 1950. — OELKERS, H. A.: Die Chemotherapie der Wurmkrankheiten in Fortschritte der Arzneimittelforschung, Bd. 1, S. 159, Stuttgart 1959. — OPPENHEIMER, C.: Technologie der Fermente, Leipzig 1929. — OSOLL: The Dispensatory of the United States of America, Philadelphia-Montreal 1960. — ROBERTS, E. A. HOUGTON: The Chemistry of Tea-Fermentation; in Advances of Enzymology, Bd. 2 (1942). — SMYTHE, C. V.: Microbiological Production of Enzymes and their industrial Application; in Economic Botany 5, 126 (1951). — STEWARD, F. C.: Plant Physiology, 7 Bände, Academic Press New York/London 1960. — TRESSLER, D. K., u. M. A. JOSLYN: The Chemistry and Technology of Fruit and Vegetable Juice Production; New York 1954.

VIII. Alkaloiddrogen

1. Einleitung

Geschichtliches

Die moderne Geschichte der Alkaloidforschung beginnt mit dem deutschen
Apotheker F. W. A. SERTÜRNER (1783—1841). Er stellte im Alter von etwa
21 Jahren erstmals reines Morphin aus Opium dar. Seine historische Leistung
ist es, den basischen Charakter dieser Substanz erkannt und damit den Weg
zur Entdeckung einer großen Reihe von pflanzlichen Wirkstoffen bewußt
gewiesen zu haben, wenn er schreibt:

„daß das Morphium, eine der sonderbarsten Substanzen, welche sich mir dem Ammoniak
zunächst anzuschließen scheint, ein Pflanzenstoff ist, welcher seiner Natur nach, und nicht
durch Verbindung mit einem Alkali, alkalisch reagiert und sich mit allen Säuren zu leicht
kristallisierbaren, den Neutralsalzen analogen Zusammensetzungen verbindet."

„Hierbei eröffnet sich dem praktischen Scheidekünstler ein neues, noch wenig geebnetes
Feld zur Untersuchung, denn man darf hoffen, daß sich aus mehreren anderen Vegetabilien,
z. B. den sog. Giftpflanzen und mehreren anderen, Stoffe abscheiden lassen, worin ihre
Wirkungen vereinigt liegen."[1].

---

[1] „Über das Morphium, eine neue salzfähige Grundlage, und die Mekonsäure als Hauptbestandteil des Opiums." Gilberts Annalen der Physik 25, 257 (1817). „Darstellung der reinen Mohnsäure (Opiumsäure) nebst einer chemischen Untersuchung des Opiums mit vor-
züglicher Hinsicht auf einen darin neu entdeckten Stoff und die dahin gehörigen Bemerkungen." Trommsdorffs Journal der Pharmacie 14, 47—93 (1806).

Das „alkali-ähnliche" Verhalten von Pflanzenstoffen wurde durch SER-
TÜRNER zu einem einfachen methodischen Leitfaden, um einen Pflanzenstoff
von einer Unzahl anderer Begleitstoffe abzutrennen, d. h. ihn in reiner Form zu
isolieren. Während man in der alchimistischen Periode die Quinta essentia,
den Wirkstoff, durch pyrotechnische Methoden — durch Destillation oder durch
starkes Erhitzen — abzutrennen versuchte, hatte noch vor SERTÜRNER der
schwedische Apotheker C. W. SCHEELE (1742—1786) zahlreiche Pflanzenstoffe
durch seine neue Experimentierkunst, das Extrahieren und Kristallisieren, isoliert: Die Citronensäure, die Benzoesäure, die Gallussäure, die Äpfelsäure, die
Weinsäure, das Glycerin als Bestandteil von Fetten u. a. m. In voreiliger Verallgemeinerung der SCHEELESchen Ergebnisse hatte sich zu Beginn des 19. Jahrhunderts der Gedanke festgesetzt, daß Pflanzen lediglich in der Lage sind, saure
oder neutrale, nicht aber basische Inhaltsstoffe zu bilden. Die SERTÜRNERsche
Isolierung des Morphins als eines „pflanzlichen Alkalis" bedeutete die Über-
windung dieses Vorurteils. Der Gedanke, die Alkalität als Leitfaden bei der
Isolierung von Pflanzenstoffen zu nehmen, erwies sich aber noch aus einem
anderen Grunde für die Pharmazie und für die Medizin als bahnbrechend: Die
nach diesem Verfahren erhaltenen Stoffe waren in den meisten Fällen identisch
mit den Wirkstoffen oder mit den toxischen Prinzipien von Arzneipflanzen und
Drogen. Das alkaliähnliche Verhalten der Pflanzeninhaltsstoffe fiel also zusammen mit der auffallenden Wirkung auf Mensch und Tier. An Hand der
Basizität wurde nicht ein beliebiger Inhaltsstoff, vielmehr wurde — zumindest
in sehr vielen Fällen — das wirksame Prinzip der Drogen und Arzneipflanzen
isoliert. Seit Jahrhunderten wurden viele stark wirksame Alkaloiddrogen als
Arzneimittel benutzt. Die SERTÜRNERsche Methode bewährte sich sofort: Der
Erkennung des Morphins als basisches Prinzip folgten im gleichen Jahre die
Entdeckungen des Emetins und Strychnins, 1819 die des Delphinins, des Col-
chicins, des Brucins, Piperins und Coffeins. Schon im Jahre 1850 waren auf diese
Weise die spezifischen Wirkstoffe von etwa 20 wichtigen Drogen bekannt.

Begriffserklärung; Nomenklatur

Der Begriff „Alkaloid" ist von Apotheker K. F. W. MEISSNER (1792—1853)
gelegentlich der Entdeckung des Veratrins geschaffen worden. Im letzten Abschnitt seiner Veröffentlichung „Über ein neues Pflanzenalkali (Alkaloid)" im
Journal für Chemie und Physik 25, 377 (1819) schreibt er:

„Überhaupt scheint es mir auch angemessen, die bis jetzt bekannten alkalischen Pflanzenstoffe nicht mit dem Namen Alkalien, sondern Alkaloide zu belegen..."

Ursprünglich stellte man sich unter Alkaloiden Pflanzenstoffe vor, die dem
von SERTÜRNER isolierten Morphin in wesentlichen Eigenschaften glichen, insbesondere in ihrer Basizität, bedingt durch das Vorkommen von Stickstoff im
Molekül und dann durch die auffallende Wirkung auf Mensch und Tier. Die
moderne Definition schließt sich dem eng an und versteht unter Alkaloiden
basische Pflanzenstoffe mit vorwiegend heterozyklisch eingebautem Stickstoff,
die eine ausgeprägte, meist sehr spezifische Wirkung auf verschiedene Bezirke
des Nervensystems besitzen. Doch gibt es verschiedene Alkaloide, die hinsichtlich des einen oder anderen Merkmals Ausnahmen darstellen. Oft ist es eine

Ermessensfrage, ob ein bestimmter Stoff als Alkaloid betrachtet wird oder nicht, und die Abgrenzung gegenüber anderen N-haltigen Pflanzenstoffen ist recht schwierig.

Da die Konstitution der meisten Alkaloide noch lange nach ihrer erstmaligen Isolierung unbekannt blieb, werden die Alkaloide meist nicht systematisch-rationell nach ihrer Konstitutionsformel benannt. In der Regel bezeichnet man ein Alkaloid nach dem Gattungs- oder Artnamen der Pflanze, aus der es erstmalig isoliert wurde (Papaverin, Nicotin, Hydrastin, Berberin u. a.), oder nach seiner pharmakologischen Wirkung (Emetin, Morphin u. a.); auch andere Gesichtspunkte können zur Geltung kommen, so die physikalischen Eigenschaften (Hygrin); nur eine einzige Gruppe von Alkaloiden wurde nach einem Forscher benannt, und zwar die von Tanret entdeckten Pelletierine nach dem berühmten französischen Apotheker und Alkaloidchemiker des 19. Jahrhunderts Pelletier.

Weil in ein und derselben Pflanze fast stets neben einem Hauptalkaloid eine größere Anzahl Nebenalkaloide vorkommt, müssen auch letztere irgendwelche Trivialnamen erhalten. Man kann die Nebenalkaloide durch Anhängen eines Prä- oder Suffixes an den Namen des Hauptalkaloids bezeichnen (Chinin — Chinidin, Ephedrin — Pseudoephedrin u. a.) oder auch durch Umstellung aus dem Namen des Hauptalkaloids ableiten (Narcotin — Cotarnin — Tarconin). Isomere Basen bezeichnet man gerne mit Präfixen wie Pseudo-, Iso-, Neo-, Epi-, Allo-, evtl. mit vorgestellten griechischen Buchstaben. Das Präfix Nor- wird eingeschränkt gern gebraucht für den Grundkörper einer Alkaloidfamilie, der noch nicht methyliert ist; so werden meist N-Demethylverbindungen als Nor-Verbindungen bezeichnet.

Das Vorkommen der Alkaloide

a) Verbreitung innerhalb des Pflanzenreiches

Bei den Bakterien, Algen, Pilzen und Flechten sind eigentliche Alkaloidvorkommen äußerst selten oder ganz unbekannt. Eine bemerkenswerte Ausnahme bildet *Claviceps purpurea* mit seinen therapeutisch wertvollen Secale-Alkaloiden. Auch bei den Pteridophyten und bei Gymnospermen tauchen Alkaloide nur vereinzelt auf. Häufiger sind alkaloidführende Spezies bei den *Monocotyledoneae*, insbesondere bei mehreren *Liliaceae* (*Veratrum*, *Colchicum* u. a.) und *Amaryllidaceae*. Weit verbreitet sind die Alkaloide bei den *Dicotyledoneae*. Hier gibt es Familien, deren sämtliche Arten Alkaloide führen neben anderen Familien, deren sämtliche Arten alkaloidfrei sind. Durch Alkaloidreichtum ragen hervor mehrere Familien der *Ranales* mit den *Ranunculaceae*, den *Berberidaceae* und den *Menispermaceae*, dann die Ordnung der *Contortae* mit den *Asclepiadaceae*, *Apocynaceae*, *Loganiaceae* und *Gentianaceae*, auch die *Solanaceae* und die *Rubiaceae* sind nahezu durchgängig alkaloidführend. Gerade aber die artenreichsten Familien der *Dicotyledoneae*, die Labiaten und die Kompositen (Ausnahmen stellen mehrere *Senecio*-Arten dar) bilden keine Alkaloide aus. Als Faustregel kann gelten, daß reiches Vorkommen von Terpenen, besonders von ätherischen Ölen, und von Alkaloiden einander ausschließen.

Wir haben zunächst nur von der Verbreitung der Alkaloide als Gesamt-
gruppe gesprochen; es stellt sich weiter die Frage nach der Verteilung über
das Pflanzenreich, wenn wir einschränkend ganz bestimmte Strukturtypen von
Alkaloiden ins Auge fassen. Zwei Fälle sind hier besonders häufig: a) das Alkaloid kommt anscheinend wahllos verteilt im Pflanzenreich vor (verstreutes Vorkommen) und b) das Alkaloid beschränkt sich in seiner Verbreitung auf einen
engen Verwandtschaftskreis der Familie, Gattung oder Art (isoliertes Vorkommen). Nicotin ist ein Beispiel für verstreutes, sporadisches Vorkommen
eines Alkaloids: außer in Gattungen der *Solanaceae* (*Nicotiana, Duboisia* u. a.)
kommt es auch in *Sedum* und *Eclipta*, in *Asclepias*-Arten, *Equisetum* und *Lyco-
podium*-Arten vor, in Gattungen also, die keinerlei phylogenetische Verwandtschaft untereinander aufweisen. Ein Beispiel für isoliertes Vorkommen bietet
das Strychnin: Dieses kompliziert gebaute Alkaloid wurde bisher ausschließlich
in einigen Arten der Gattung *Strychnos* gefunden. Es scheint demnach, als
würden relativ einfach gebaute Alkaloide, die den primären Stoffwechselprodukten der Pflanze (Aminosäuren, Aminopurinen) noch näher stehen, häufiger
verbreitet vorkommen, als Alkaloide mit sehr komplexen Ringsystemen. Wenn
es auch hier Ausnahmen gibt wie beispielsweise das Berberin, das recht komplizierten Aufbau zeigt und dennoch im Pflanzenreich weit verstreut auftritt, so
trifft diese Regel der Verbreitung doch sehr oft zu. Ordnen wir z. B. die umfangreiche Reihe der von der Aminosäure Tryptophan sich ableitenden Indolalkaloide nach steigender Komplexizität oder besser in einer biochemischen Reihe,
so sehen wir, daß die Häufigkeit des Vorkommens immer seltener wird (s. S. 88).

b) Die Einzelpflanze

Die Vergesellschaftung von Haupt- und Nebenalkaloiden. Es ist
eine allgemeine Erscheinung, daß ein bestimmter Pflanzeninhaltsstoff nicht als
einziger Vertreter seiner Reihe in einer Pflanze vorkommt, daß er vielmehr
begleitet ist von mehreren Stoffen mit ähnlichem Bauprinzip. Für das Vorkommen von Alkaloiden trifft das in besonderem Maße zu (s. S. 78). Eine der
Basen pflegt mengenmäßig zu überwiegen, man bezeichnet sie als Hauptalkaloid; die anderen als Nebenalkaloide. Oft stimmen Haupt- und Nebenalkaloide im Aufbau ihres Grundgerüstes überein: Die Nebenalkaloide erscheinen
mehr oder weniger als Variationen eines Grundkörpers des Hauptalkaloids,
unterschieden durch periphere Substituenten wie Zahl oder Stellung von Hydr-
oxy- und Methylgruppen oder Zahl und Stellung der Doppelbindungen (s.

Cinchonamin   Chinin
(Tryptophantypus)   (Chinolintypus)

Die hypothetischen Beziehungen zwischen Chinin und Cinchonamin (siehe hierzu auch S. 81)

Tabelle der Tabakalkaloide unten oder der Areca-Alkaloide S. 297). In diesen Fällen ist es offensichtlich, daß der ganzen Schar von Alkaloiden eine gemeinsame biogenetische Vorstufe zugrunde liegt.

Nicht in allen Fällen ist die Übereinstimmung im Aufbau der in der gleichen Pflanze vorkommenden Alkaloide so offensichtlich, wie in den angegebenen Beispielen. So finden wir in der Chinarinde zwei anscheinend ganz verschiedene Typen von Alkaloiden a) solche mit einem Chinolinkern und daneben b) mit einem Indolkern. Offenbar stehen beide Typen miteinander in Beziehung.

Variabilität in der Alkaloidführung. Daß man bei der Beherrschung der Methode in stets reproduzierbarer Weise aus Opium Morphin isolieren kann, wird man ebenso erwarten wie etwa Vergiftungserscheinungen nach Genuß von Tollkirschen oder Coniumfrüchten, d. h. man wird zu der Annahme geneigt sein, daß alle Einzelpflanzen, soweit sie zu ein und derselben Pflanzenspezies gehören, in der Alkaloidführung weitgehend übereinstimmen. Das trifft nur in beschränktem Umfange zu, insbesondere aber dann nicht, wenn man sich nicht mit der bloßen Feststellung des qualitativen Vorkommens begnügt, sondern auch die absolute Menge und das gegenseitige Mengenverhältnis der gebildeten Alkaloide ins Auge faßt. Für das Merkmal Alkaloidführung treffen die Erscheinungen der

Nornicotin   Nicotin   Myosmin   N-Methylmyosmin   Nornicotyrin   Nicotyrin

Anabasin   N-Methylanabasin   Anatabin   N-Methylanatabin   Dipyridyl

Die Alkaloide des Tabaks. Ein Pyridinring ist jeweils in β-Stellung mit einem weiteren 5- oder 6gliedrigen N-haltigen Ring verknüpft und zwar hier ausschließlich über das α-C-Atom.

biologischen Variabilität ebenso zu wie für die leichter zu beobachtenden morphologischen Merkmale. Schwankungen im Alkaloidgehalt oder in der Zusammensetzung des Alkaloidgemisches können modifikativ oder genetisch bedingt sein.

Modikative Einflüsse, Umwelt, Klima, Boden u. a. scheinen im wesentlichen keine sehr ausgesprochenen quantitativen Unterschiede zu bedingen. Auffallende quantitative Unterschiede beruhen meist auf Änderungen in den Erbanlagen (chemische Rassen). Beispiele für einen auffallend quantitativen Unterschied bieten zunächst einmal die nicotinarmen und nicotinreichen *Nicotiana*-Rassen.

Ein weiteres Beispiel ist *Duboisia myoporoides*: Die Blätter dieser australischen, baumartigen Solanazee sind Ausgangsmaterial für die industrielle Scopolamin-Darstellung. Nicht alle Herkünfte sind nun auch tatsächlich scopolaminhaltig: Von der Spezies existieren zwei Hauptrassen, eine scopolaminarme, und eine scopolaminreiche. Die beiden chemischen Rassen sind geographisch getrennt: die hyoscyaminreiche Rasse findet sich im Süden des australischen Kontinents, die scopolaminreiche im Norden.

Schließlich kann die Alkaloidführung ein und derselben Pflanze im Laufe der Vegetationsperiode stark variieren. So enthalten sehr junge Pflanzen von *Datura stramonium* überwiegend Scopolamin, ältere Exemplare überwiegend Hyoscyamin: In Wurzeln von *Papaver orientale* findet sich nach dem Absterben der oberirdischen Teile Isothebain, zur Vegetationszeit (Mai, Juni) jedoch größtenteils Thebain.

Bildungsort und Verteilung innerhalb der Pflanze. Lange Zeit galt das Blatt als Assimilationsorgan mit seinen speziellen synthetischen Fähigkeiten auch als der Ort der Alkaloidbildung, obwohl MOTHES schon 1928 gezeigt hatte, daß das isolierte Tabakblatt keine größeren Alkaloidmengen bildet. Zur Entscheidung dieser Frage eignen sich einmal isolierte Gewebekulturen, dann aber auch reziproke Pfropfungen von alkaloidfreien und alkaloidführenden Arten, z. B. von Tomate und Stechapfel. Da Solanaceen sich besonders leicht pfropfen lassen, wurden die Versuche meist mit Vertretern dieser Familie ausgeführt. Man fand überraschend, daß die Alkaloide bevorzugt in der Wurzel ausgebildet werden. Die an Solanazeen gewonnenen Ergebnisse lassen sich aber, wie sich bald zeigte, durchaus nicht verallgemeinern: so werden die Solanidine hauptsächlich im Sproß gebildet; isolierte Lupinenwurzeln sind zur Alkaloidsynthese unfähig. Wahrscheinlich ist die Zahl der Alkaloide, die im Sproß gebildet werden, viel größer als jene mit Synthese in der Wurzel wie z. B. *Conium, Ephedra, Catha*. Man kennt ferner Fälle, in denen ganz bestimmte Zellen zur Alkaloidbildung befähigt sind, wie Milchröhren bei *Papaver somniferum*. Sogar der isolierte Milchsaft synthetisiert aktiv Opiumalkaloide.

Der Ort der Alkaloidbildung braucht nicht unbedingt auch den höchsten Alkaloidgehalt aufzuweisen. Vielmehr werden diese Stoffe vom Syntheseort abtransportiert und bevorzugt in ganz bestimmten Organen oder in ganz bestimmten Geweben dieser Organe abgelagert und gespeichert. Diese Ablagerung erfolgt meistens nicht etwa passiv, z. B. im Blatt als eine Anreicherung infolge Wasserverlustes, sondern es gibt offenbar bestimmte Gewebe, die spezielle Alkaloide irgendwie aktiv zu binden vermögen wie etwa das Gewebe von Blattstiel und Mittelrippe in Datura die Tropanalkaloide. Bevorzugte Stellen der Anreicherung sind weiterhin Zellen in der Nähe von Leitbündeln. Epidermiszellen oder unmittelbar darunterliegende Zellagen, das Endokarp (Coniinschicht) bei *Conium maculatum*, die Rinde bei *Cinchona* usw. So kommt es, daß von alkaloidführenden Arzneipflanzen bald die Wurzel oder das Blatt, bald die Frucht, der Same oder auch die Rinde als Droge verwendet wird.

Chemische Bauprinzipien

Nach der chemischen Elementaranalyse setzen sich die Alkaloide aus C, H, N und O zusammen: Einige wenige — wie Nicotin, Coniin, Spartein sind sauerstofffrei. Auf den ersten Blick sehen wir uns bei den vielen hundert Alkaloiden einer unübersehbaren Fülle von verschiedenartigen chemischen Strukturen gegenüber. Trotzdem kehren gewisse Ringkombinationen und Molekülgerüste häufig wieder.

Folgende N-haltige Heterozyklen finden wir bei den Alkaloiden immer wiederkehrend (s. die Tabelle). Diese Ringe und Ringsysteme können nun miteinander sowie mit anderen Bausteinen zu den vielfältigsten Molekülformeln aufgebaut in den Pflanzenbasen vorkommen.

Bei einem Teil der Alkaloide wird ihrem molekularen Aufbau nach die Verwandtschaft zu bestimmten Aminosäuren ohne weiteres offenkundig. So werden wir die Alkaloide mit Indolringsystem in Zusammenhang mit der Aminosäure Tryptophan bringen, die umfangreiche Gruppe der Isochinolinalkaloide mit der Aminosäure Phenylalanin. Den Alkaloiden mit dem Pyridin- und Chinolinringsystem ist der Molekülarchitektonik nach eine solche Beziehung zu Aminosäuren nicht anzusehen, kennen wir doch keine Aminosäuren mit einem Pyridin- (bzw. Piperidin-) oder einem Chinolinring im Molekül. Aus biochemischen Untersuchungen wissen wir aber heute, daß auch Naturstoffe mit diesen in genuinen Aminosäuren ungewöhnlichen Heterozyklen in engem biogenetischem Zusammenhang stehen, und zwar mit der Aminosäure Tryptophan.

Vermutliche Aminosäure-Vorstufe	Alkaloid-Typus des Ringsystems von
Prolin ⟶	Pyrrol　　　Pyrrolidin
Histidin ⟶	Imidazol
Tryptophan ⟨	Indol / Chinolin
Phenylalanin (bzw. Tyrosin) ⟶	Pyridin　　　Piperidin / Isochinolin

Biologische Bedeutung

Die meist starke physiologische Wirkung der Alkaloide auf den Menschen verleitet leicht zur Annahme, daß diese Stoffe auch für die Pflanze direkt oder indirekt eine wichtige Rolle spielen. So wurde schon früh die Ansicht geäußert, es handle sich bei den Alkaloiden um Schutzstoffe für die Pflanze. Zwar meidet das Vieh auf den Alpen die Giftpflanzen Akonit und Germer und bei Solanum-Arten scheint der Alkaloidgehalt einen gewissen Schutz gegen den Koloradokäfer zu bieten. Zweifelsohne ist aber eine Verallgemeinerung nicht gestattet, schon allein deshalb nicht, weil ein giftiges Prinzip einer Pflanze nicht in gleicher Weise für alle Schädlinge dieser Pflanze giftig ist. Beispielsweise ist das Chinin für den Menschen relativ ungiftig, hingegen wirkt es selektiv und in geringsten Dosen toxisch auf Protozoen. Umgekehrt bei Belladonna: während ein paar Gramm Blätter beim Menschen schwere Vergiftungserscheinungen auslösen, sind Kaninchen gegen Atropin praktisch unempfindlich. Ihr Blut enthält

eine Esterase (L-Hyoscyamin-Esterase), die L-Hyoscyamin, nicht aber D-Hyos-
cyamin, in Tropasäure und Tropin, zwei praktisch untoxische Substanzen,
spaltet.

$$\text{Atropin} \xrightarrow{\text{Esterase}} \text{Tropasäure} + \text{Tropin}$$

Es gibt geradezu Alkaloidspezialisten unter den Schädlingen alkaloidführen-
der Pflanzen. Die Raupen von *Pieris rapae*, Erdflöhe und Blattläuse verursachen
großen Schaden an Belladonnapflanzungen; eine andere Raupenart, welche die
Rinden von Cinchonabäumen befällt, soll Alkaloide in solchen Mengen aufnehmen, daß sie in ihrem Körper auskristallisieren (zit. bei W. O. JAMES, 1953).
Strychnos-, Conium- oder Aconitum-Alkaloide sind für die Menschen starke
Gifte, doch wirken sie so gut wie nicht toxisch auf die meisten Insekten.

Die Frage, ob und in welcher Weise die Alkaloide zellphysiologische oder
stoffwechselchemische Aufgaben erfüllen, läßt sich heute noch nicht beantworten. In Anbetracht der großen Konstitutionsunterschiede muß sie übrigens
für jede Gruppe von Alkaloiden neu gestellt werden. Daß den Alkaloiden zumindest in einigen Fällen eine Wirkung nicht abgesprochen werden kann, geht
aus den Beobachtungen hervor, wonach etwa sehr alkaloidreiche Datura- oder
Lupinenrassen weniger vital sind als Rassen mit einem mittleren Gehalt. Die
Tatsache, daß sich bisher durch Röntgenstrahlen keine absolut alkaloidfreien
Datura-Rassen erzielen ließen und die Züchtung von absolut alkaloidfreiem
Tabak bis heute noch nicht gelungen ist, legt umgekehrt die Vermutung nahe,
daß diese Alkaloide eine wichtige Aufgabe zu erfüllen haben. Vom Nicotin ist
bekannt, daß es als Methylgruppendonator in *Nicotiana* wirkt.

Ebensowenig geklärt wie die Frage nach der Funktion der Alkaloide ist
die Frage ihrer Biogenese: In welchem Zusammenhange die Alkaloidbildung
mit anderen Vorgängen im pflanzlichen Organismus und der pflanzlichen Zelle
steht. Genau so wie Aminosäuren und Eiweiß im Molekül Stickstoff aufweisen,
sind auch die Alkaloide stickstoffhaltig; man wird ihre Entstehung also von
vornherein mit dem Eiweißstoffwechsel in Zusammenhang bringen. Dies wird
nahegelegt durch die chemisch-architektonischen Beziehungen zwischen Aminosäuren und Alkaloiden. Es stellt sich jedoch die Frage, ob die Alkaloide im
Zuge des Aufbaues von Aminosäuren und Eiweiß gebildet werden, oder ob sie
eher als Zerfallsprodukte des pflanzlichen Eiweißes anzusehen sind. Die Auffassung der Alkaloide als Abbauprodukte des pflanzlichen Eiweißes hat als
Arbeitshypothese manches für sich: kann doch der pflanzliche Organismus
— anders als der tierische — N-haltige Stoffwechselschlacken nicht nach außen
hin abscheiden. Der N-Gehalt der meisten Alkaloide ist aber sehr gering und es
fragt sich, ob die Pflanze einzig zu dessen Festlegung so komplizierte Moleküle
aufbaut.

Alkaloide werden in wachsendem Gewebe gebildet, also dort, wo auch der
Eiweißstoffwechsel besonders rege ist. Der Gedanke einer Koppelung dieser
beiden Vorgänge liegt nahe. Er läßt sich sogar chemisch recht gut formulieren,
wenn man etwa an die Prephensäure als gemeinsame Vorstufe denkt. Unter
diesem Gesichtspunkt wäre die Alkaloidsynthese eine Seitenlinie der Eiweiß-
synthese und die Alkaloide wären im Verlaufe der Evolution erworbene „Zufalls-
produkte" des pflanzlichen N-Stoffwechsels. Ob sie aber, wie viele Autoren
glauben, im großen und ganzen nur Abfallstoffe sind, oder ob sie tatsächlich

bestimmte Funktionen im Stoffwechsel der Pflanze zu erfüllen haben, wofür in wenigen Fällen Anhaltspunkte vorliegen, das werden kommende Untersuchungen zu zeigen haben.

Prephensäure als gemeinsame Vorstufe der Eiweiß- und Alkaloidsynthese

Pharmakologische Wirkung

Bei der Vielfältigkeit der chemischen Strukturen, die wir innerhalb der großen Gruppe von Naturstoffen, den Alkaloiden, antreffen, dürfte es verständlich sein, daß keine allgemeine Aussage über ihre pharmakologische Wirkung gemacht werden kann: Die Wirkungen der meisten Alkaloide weichen weitgehend voneinander ab. Es bestehen zwar innerhalb engerer Gruppen manchmal Beziehungen zwischen Konstitution und pharmakologischer Wirkung (z. B. curareartige Wirkung der quaternären Ammoniumbasen); doch können oft chemisch nahe verwandte Alkaloide recht verschiedenartig wirken (z. B. Atropin-Cocain) und es können anderseits chemisch einander fernstehende Alkaloide eine weitgehende Übereinstimmung der pharmakologischen Wirkungsqualitäten aufweisen (z. B. Pilocarpin-Muscarin oder Nicotin-Cytisin). Daher müssen die Wirkungen und Anwendungen jeweils bei den Einzeldrogen besprochen werden. Trotzdem seien einige der wichtigsten, d. h. in der modernen Therapie noch gebräuchliche Anwendungsgebiete für Alkaloide kurz aufgezählt.

Anwendung als Analgetika und als Narkotika. Analgetika sind schmerzstillende Mittel; Narkotika (nicht zu verwechseln mit den Anästhetika) sind ebenfalls schmerzstillend, doch wirken sie außerdem schlaferzeugend und betäubend. Der Begriff ναρκωτικός wurde erstmals von GALENUS angewendet, und zwar für eine Gruppe von Drogen, unter denen sich auch unser Opium befand. Opium und Morphin sind bis heute die Prototypen für Analgetika und Narkotika.

Herzwirksame Alkaloide. Es gibt eine sehr große Anzahl von Alkaloiden, denen die pharmakologische Eigenschaft zukommt, die eine oder die andere Herzfunktion zu verändern. Viele dieser Alkaloide sind allerdings zu toxisch, um therapeutisch verwendet werden zu können: z. B. die Alkaloide von *Erytrophleum guineense*.

Therapeutische Verwendung als Cardiaka gegen ganz bestimmte Formen von Herzkrankheiten finden heute noch Chinidin und — allerdings seltener — Spartein.

Den Kreislauf und die Atmung beeinflussende Alkaloide. Hierher gehören eine ganze Reihe von Alkaloidgruppen: Veratrumgruppe (Bradykardie, Gefäßerweiterung, Blutdruckabfall); Rauwolfiagruppe (hauptsächlich als blutdrucksenkendes Mittel verwendet); Lobeliagruppe (gegen Asthma, reines Lobelin als Stimulans für das Atemzentrum); Gruppe der Sympathikomimetika mit Ephedrin und Mescalin; Purinbasen.

Als Chemotherapeutika und gegen Parasiten angewandte Alkaloide sind u. a. Cinchona-Alkaloide als Antimalariamittel, Areca-, Granatum-Alkaloide als Wurmmittel, Ipecacuanha bzw. Emetin und Cephaelin gegen Amöbiasis.

Uterine Stimulantia stellen Secale-Alkaloide, sowie Benzylisochinolinalkaloide von Hydrastis und Berberis dar.

Alkaloide als Lokalanästhetika. Prototyp aller Lokalanästhetika ist das Cocain. Die eingehende wissenschaftliche Beschäftigung mit diesem Alkaloid und seine systematische chemisch-synthetische Abwandlung führte zur großen Gruppe unserer modernen Lokalanästhetika.

Mydriatika finden sich unter den Belladonna- und Coca-Alkaloiden.

Literatur

MOTHES, K.: Physiology of Alkaloids. J. Pharm. Pharmacol. 11, 193—210 (1959). — MOTHES, K., u. A. ROMEIKE: Die Alkaloide. In Hdb. der Pflanzenphysiologie von W. RUHland, Berlin/Göttingen/Heidelberg 1958. Bd. 8, S. 989—1049. — WENKERT, E.: Alkaloid Biosynthesis. Exp. 15, 165—173 (1959). — WENKERT, E., u. N. V. BRINGI: A Stereochemical Interpretation of the Biosynthesis of Indole Alkaloids. J. Amer. chem. Soc. 81, 1474 bis 1481 (1959).

2. Secale cornutum

Secale cornutum ist eine der wichtigsten und in historischer, biologischer und chemischer Hinsicht interessantesten Drogen unseres Arzneischatzes: sie gehört zu denjenigen Drogen, die für den Arzt unentbehrlich sind und bei denen es bisher nicht gelungen ist, ihre Wirkstoffe durch synthetische Substanzen zu ersetzen. Isolierung und Konstitutionsaufklärung der spezifischen Wirkstoffe und der vielen weiteren Bestandteile stellten den organischen Chemiker viele Jahrzehnte hindurch vor schwierige Aufgaben. Partialsynthetische Abwandlungen führten zu den wichtigen Sympathikolytika; in einem anderen Abwandlungsprodukt, dem Lysergsäurediäthylamid, wurde der erste partialsynthetisch gewonnene Vertreter der Psychosomimetika entdeckt. Die biologischen Wissenschaften, einschließlich der Pharmakognosie, erhielten durch die Secale-Forschung mächtige Impulse: durch die Erforschung des Lebenszyklus und der Züchtungsbedingungen des Pilzes, durch Untersuchung des Bildungsweges der

Alkaloide und dessen Abhängigkeit von inneren und äußeren Faktoren. Trotz intensiver Forschung ist eine ganze Reihe von Fragen bis heute nicht befriedigend gelöst, so die der technischen Alkaloidgewinnung unter den Bedingungen der saprophytischen Kultur, etwa in Gärtanks.

Der Name „Mutterkorn" hat nichts zu tun mit der Verwendung des Pilzes bei Gebärmutterleiden. Die Herkunft des Wortes ist unsicher; vielleicht leitet es sich vom lateinischen „mutare" d. i. verändern ab (verändertes Korn). Möglicherweise ist das Wort mythologischen Ursprungs. Das rasche Wachstum dieser merkwürdigen Gebilde hätte den Volksglauben annehmen lassen, sie seien durch eine über die wogenden Kornfelder schwebende Gottheit des Feldes, die „Kornmutter", oder „Rockenmutter" hervorgezaubert (GRIMM). Folgerichtig nannte man dann diese Körner Kornmutterkorn, kurz Mutterkorn. Engländer und Franzosen nennen das Mutterkorn „ergot" (vom franz. ergot = Sporn), offenbar, weil die Droge im Aussehen an einen Hahnensporn erinnert. Die Bezeichnung ergot liegt der Benennung zahlreicher Inhaltsstoffe der Droge zugrunde.

Das Mutterkorn ist in großen Dosen für Mensch und Tier sehr giftig. Es erzeugt Erscheinungen, die als Ergotismus bezeichnet werden. Besonders nach feuchten Sommern gelangte oft massenhaft Mutterkorn ins Brotgetreide und führte zu geradezu epidemieartig auftretenden Massenerkrankungen. Wohl die erste schriftliche Nachricht über eine derartige „Epidemie" stammt von einem unbekannten Chronisten aus dem Jahre 875 n. Chr., verzeichnet in den Annalen des Klosters Xanthen (Annales Xanthenses): „eine große Heimsuchung durch anschwellende Pusteln zehrte die Menschen auf, und zwar unter ekelerregender Fäulnis, so daß ihnen, noch ehe der Tod eintrat, die Glieder abfielen." Auch andere Chroniken des Mittelalters wissen über seuchenartig um sich greifende Erkrankungswellen zu berichten, die unzählige Menschen dahinrafften. So sollen im Jahre 994 in Aquitanien und Limoges etwa 40000, 1129 bei Cambrai über 12000 Menschen an Ergotismus zugrunde gegangen sein. Auch in neuerer Zeit riß die Kette von Massenerkrankungen nicht ab. Im letzten Jahrhundert sind noch zwanzig ausgedehnte Fälle bekannt geworden. und auch unser Jahrhundert blieb von größeren „Epidemien" (Ungarn, Rußland) nicht ganz verschont. Der Ergotismus tritt in zwei verschiedenen Erscheinungsformen auf: als Brandseuche, ignis sacer, Antoniusfeuer (E. gangraenosus) mit brennenden Schmerzen, Gangrän und Ablösen ganzer Extremitäten, ferner als Krampfseuche (E. convulsivus) mit schmerzhaften Muskelkontraktionen.

Man würde glauben, der Zusammenhang zwischen dem reichlichen Auftreten so merkwürdiger Gebilde wie des Mutterkorns und den massenhaften Vergiftungen hätte nicht lange verborgen bleiben können, dies um so eher, als die Droge im Volke schon seit langem verwendet wurde, bevor sie in der zweiten Hälfte des 16. Jahrhunderts zum ersten Male in einem ärztlich-botanischen Werke erscheint, im Kräuterbuch des ADAMUS LONICERUS.

LONITZER (1528—1586) war Stadtarzt in Frankfurt/M. Sein Kräuterbuch hatte einen ganz ungewöhnlichen Erfolg; bereits zu seinen Lebzeiten erschien es in acht Auflagen, nach seinem Tode wurde es noch ungefähr zwölfmal gedruckt. Es ist die Ausgabe vom Jahre 1582, die erstmals eine Notiz über das Mutterkorn bringt:

„Man findet offtmals an den Aehren dess Rockens oder Korns lange schwartze harte schmale Zapffen / so beneben unnd zwischen dem Korn / so in den Aehren ist / herauss wachsen / und sich lang herauss thun / wie lange Neglin anzusehen / seind innwendig weiss / wie das Korn / und seind dem Korn gar unschädlich. Solche Kornzapffen werden von den Weibern für eine sonderliche Hülffe und bewerte Artzney für das auffsteigen und wehethumb der Mutter gehalten / so man derselbigen drey etlich mal einnimpt und isset."

Die Wirkung von Secale cornutum auf den Uterus ist dem Verfasser gut bekannt, selbst die rechte Dosierung wird einigermaßen getroffen. Sonderbarerweise wird aber die Giftigkeit des Mutterkorns, bzw. der Zusammenhang zwischen der Verunreinigung des Roggens mit Mutterkorn und den damals nicht selten auftretenden Massenvergiftungen, nicht erkannt.

Das Kräuterbuch von LONITZER bringt den ersten Hinweis auf die mögliche ärztliche Verwendung des Mutterkorns als Wehenmittel; die Droge blieb aber bei den Ärzten verpönt. Noch lange wurde sie ausschließlich als Volksheilmittel von den Hebammen angewandt. Wir lesen, daß Hannover noch im Jahre 1778 den Hebammen ausdrücklich den Gebrauch von Mutterkorn verbot. Die Scheu der Ärzte vor der Droge ist erklärlich, weil sie bei starker Wirksamkeit wechselnde Zusammensetzung und geringe Haltbarkeit aufweist.

Entwicklung des Pilzes

Lange Zeit war man sich über die wahre Natur des Mutterkorns nicht im klaren. Bis in die Mitte des 19. Jahrhunderts hinein sahen die meisten Autoren in den Mutterkörnern einfachhin degenerierte Roggenkörner. Auch als im letzten Jahrhundert die sich immer rascher entwickelnde biologische Wissenschaft das Mikroskop als Forschungsmittel einsetzte, blieb es äußerst schwierig, die gesamten Zusammenhänge über Bildung, Vermehrung und Fortpflanzung des Mutterkorns zu durchschauen.

Dem Beobachter boten sich zunächst drei auffallende Phänomene dar:

1. Das eigentliche Mutterkorn (Sklerotium), schwarzviolette, hornartige Gebilde, welche das Roggenkorn in der Ähre verdrängen; mikroskopisch ein kompaktes Geflecht von Pilzhyphen.

2. Die gestielten Fruchtkörper des im Frühjahr auskeimenden Sklerotiums, die Bildung der Asci mit den Askosporen.

3. Der mit gelblichweißem Pilzmyzel überzogene Fruchtknoten (Sphacelia-Stadium). Gegen Ende der Blütezeit des Roggens dringt eine klebrige, übelriechende, widerlich süße, zähe Flüssigkeit zwischen den Spelzen hervor; die mikroskopische Betrachtung zeigt, daß die Masse von zahllosen, länglichen Sporen (Konidien) durchsetzt ist. Die Untersuchung des befallenen infizierten Fruchtknotens zeigt, daß er von einem Pilzmyzel überzogen und durchwuchert ist.

Es bedurfte jahrzehntelanger Forschung, um zu erkennen, daß es sich hier um drei charakteristische Entwicklungsstadien ein und desselben Pilzes, *Clavi-*

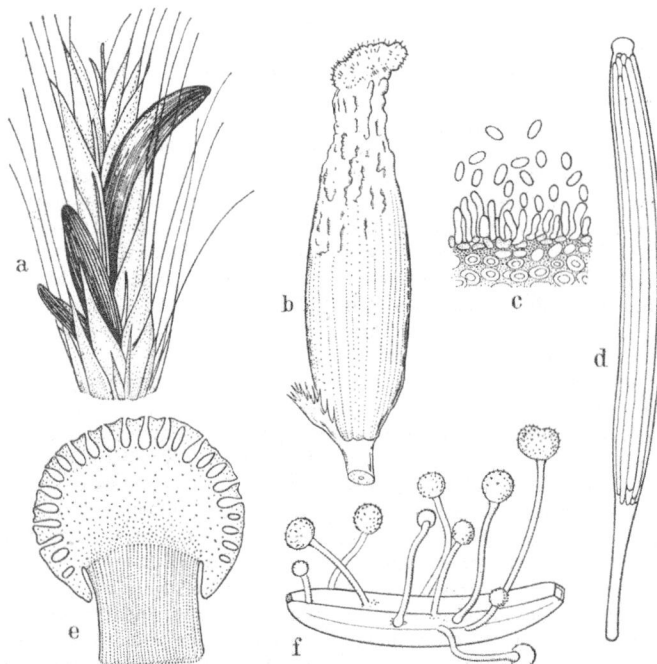

Abb. 288/4. Entwicklungsstadien von *Claviceps purpurea* auf Roggen. a) Sklerotien auf der Roggenähre. b) Junger infizierter Fruchtknoten, auf dessen Oberfläche Konidien gebildet werden. c) Detailbild der Oberfläche eines jungen infizierten Fruchtknotens. d) Reifer Askus mit acht fadenförmigen Askosporen. e) Querschnitt durch einen gestielten Fruchtkörper mit unter der Oberfläche angeordneten Perithezien. f) Sklerotium mit gestielten Fruchtkörpern (aus F. A. Wolf und F. T. Wolf, The Fungi, New York 1947)

ceps purpurea (Fries) Tulasne aus der Familie der *Clavicipitaceae (Euascomyce-tidae)* handelt, wie sie in der vorstehenden Abbildung dargestellt sind.

Das unter 1. erwähnte Stadium stellt die sog. Dauerform, die Überwinte-rungsform des Pilzes dar. Im Frühling treibt das Sklerotium ($\sigma\kappa\lambda\eta\varrho\acute{o}\varsigma$ = trocken spröde, hart) langgestielte Fruchtkörper (Stadium 2). Die Askosporenbildung schafft die Voraussetzung für den parasitischen Befall des Roggens oder anderer Gräser im Frühjahr (Primärinfektion).

Man hat folgende Berechnungen angestellt: Wenn ein einzelnes Sklerotium beim Aus-keimen 15 Fruchtkörper bildet, dann produziert dieses einzelne Sklerotium mehr als eine Million Askosporen. Auf die Roggen- bzw. Grasähren gelangen die Askosporen durch den Wind oder durch Insekten.

Die Askosporen keimen auf der Narbe aus und wachsen in den Fruchtknoten hinunter, durchwuchern und überziehen ihn mit einem konidienbildenden Myzel, das man anfänglich als einen selbständigen Pilz, *Sphacelia segetum*, betrachtete, heute etwa als *Sphacelia* (Stadium 3) bezeichnet ($\sigma\varphi\acute{a}\kappa\varepsilon\lambda o\varsigma$ = Entzündung). Der Fruchtknoten mit dem Pilzgewebe stellt jetzt eine runzelige, schleimige Masse dar. Gleichzeitig sondert er den Honigtau in Form von Tröpfchen ab. Der mit Konidien durchsetzte Honigtau ermöglicht es dem Pilz, sich auch im Sommer von einer Pflanze auf die andere auszubreiten (Sekundärinfektion).

Der Honigtau lockt Fliegen und andere Insekten an, die damit Konidien auf andere Blüten verschleppen. Auch die von den Ähren fallenden Honigtautropfen sowie Regen und Tau schwemmen Konidien in die Umgebung und tragen ganz wesentlich zur Ausbreitung der Infektion bei. Die Entwicklung des Pilzes im Roggenfruchtknoten bis zum Sklerotium zeigt die nächste Abbildung.

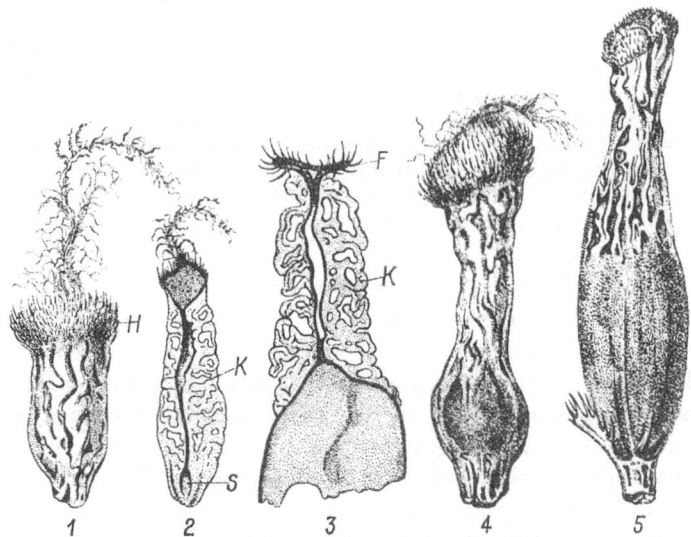

Abb. 289/5. Die Entwicklung des Mutterkorns, *Claviceps purpurea* (Fr.) Tul *1* Außenansicht eines jungen Roggenfruchtknotens, an der Oberfläche (ausgenommen am Scheitel) vom gelblichweißen, gefurchten, koni-dienbildenden Myzel des Parasiten überzogen; am Scheitel die Fruchtknotenhaare *H* (das spätere Bärtchen) und die welkende Narbe. *2* Schnitt durch das vorhergehende Stadium; die Fruchtknotenhöhlung ist fast völlig vom kavernösen, konidienbildenden Myzelgeflecht *K* ausgefüllt; an der Basis in Gestalt eines kleinen Kornes die Anlage *S* des spätern Sklerotiums. *3* Das junge Sklerotium hat sich weiter entwickelt und das Myzel-geflecht *K* zusammengedrängt; am Scheitel einige Überreste des Fruchtknotens *F*. *4* Außenansicht des Sta-diums *3*; an der Basis das heranwachsende Sklerotium, in der Mitte die Überreste des konidienbildenden Myzelgeflechtes, am Scheitel als „Mützchen" die Überreste des Fruchtknotens, des Griffels, der Narben und der Staubgefäße. *5* Halbreifes Sklerotium, das spätere „Mutterkorn", Secale cornutum, der Apotheken; die konidienbildenden Hyphengeflechte sind an den tiefen Furchen erkennbar geblieben. *1, 2, 4* und *5* Ver-größerung etwa 15, *3* etwa 30 (nach Tulasne, 1853; aus E. Gäumann, Pflanzliche Infektionslehre)

Für einen starken Befall mit Mutterkorn ist also einmal das Vorhandensein genügender Mengen von Sklerotien Vorbedingung. Dies ist am besten gewährleistet, wenn die Roggenfelder an grasige Feldraine grenzen, die nicht gemäht werden, da der Pilz auch zahlreiche Wildgräser befallen kann. Die zweite Vorbedingung ist anhaltende Roggenblüte und längere Zeit offen stehende Ährchen, wie dies etwa bei feuchtkaltem Klima, bzw. ausbleibender Bestäubung infolge von Mangel an Roggenpollen der Fall ist. Aus diesem Grunde geben wenig fruchtbare Sorten, z. B. Autotetraploide, gute Ausbeuten an Mutterkorn.

Gewinnung der Droge, Handelssorten

Mutterkorn wird mit der Hand von den Roggenähren gelesen und soll dann — ohne Anwendung künstlicher Wärme — über Kalk getrocknet werden. Ein anderer Teil der Droge fällt beim Dreschen des Roggens als Nebenprodukt an. Wichtige Herkunftsländer für die Handelsdroge sind neben Spanien und Portugal, die osteuropäischen Länder. Aus Wildvorkommen allein läßt sich der heutige Bedarf an Mutterkorn aber keineswegs decken; der Pilz wird immer seltener, hauptsächlich bedingt durch die modernen Methoden der Landwirtschaft: dem Reutern des Getreides, der Verwendung von Herbiziden und Insektiziden. Daher infiziert man heute Roggen vielfach künstlich.

Auf Freilandkulturen impft man die Ähren künstlich mit Konidienaufschwemmungen von *Claviceps purpurea* mit Hilfe von Impfpistolen, Impfbrettern oder großen mobilen Impfmaschinen, die Serien von Hohlnadeln oder Nadeln mit Längsrinnen tragen. Die Konidien lassen sich im Gegensatz zu den Sklerotien leicht künstlich züchten. Eine Infektion ist auch durch Zerstäuben der sporenhaltigen Flüssigkeit über den blühenden Roggenfeldern möglich; doch scheint dieses Verfahren weniger zuverlässig zu sein. Besonders reicher Befall und große Sklerotien werden auf tetraploidem Roggen erhalten. (s. o.) Eine Erhöhung der Alkaloidausbeute ist ferner durch Verwendung von Rassen mit hohem Gehalt möglich. Während die meisten Wildvorkommen Sklerotien mit < 0,05% Alkaloidgehalt liefern und die Grenze von 0,1% nur von wenigen Wildrassen überschritten wird, kennt man heute dank ausgedehntesten Reihenuntersuchungen Stämme, die sogar mehr als 1% Totalalkaloide aufweisen. Offenbar ist aber auch hier extrem hoher Alkaloidgehalt mit einer Vitalitätsverminderung verbunden (MOTHES). Schließlich stehen dem Züchter Rassen mit konstantem Gehalt und verschiedenster Zusammensetzung des Wirkstoffgemisches zur Verfügung. Von Klima und Wirt ist lediglich das Verhältnis der sog. wasserlöslichen zu den wasserunlöslichen Alkaloiden abhängig, nicht aber das Mischungsverhältnis der wasserunlöslichen Alkaloide untereinander.

Man hat sich auch schon lange gefragt, ob eine Züchtung des Pilzes unabhängig vom Gramineenfruchtknoten möglich ist, etwa auf künstlichen Nährböden oder Nährflüssigkeiten, nach Methoden also, wie sie sich bei der Züchtung anderer Askomyzeten, bei Penicilliumarten, Aspergillusarten und Hefen bewährt haben. Diese saprophytische Kultur des Pilzes ist zwar durchaus möglich, das Pilzmyzel entwickelt sich sehr gut, doch sind erst in letzter Zeit befriedigende Ausbeuten an Peptidalkaloiden erzielt worden (KOBEL, BRUNNER und BRACK, 1962).

Die Schwierigkeiten der saprophytischen Kultur beruhen darauf, daß der Pilz offenbar nur unter bestimmten Bedingungen zur Alkaloidsynthese schreitet, wie sich dies ja auch in der freien Natur zeigt, wo die Bildung der Alkaloide vom Peptidtypus an das Sklerotienstadium gebunden ist, also bestimmte Ernährungsbedingungen voraussetzt, während das Sphacelia-Stadium ohne Alkaloidsynthese verläuft. Eine weitere Erschwerung gegenüber andern Pilzkulturen ist die lange Zeitspanne von etwa 25—45 Tagen, die bisher für die Alkaloidproduktion benötigt wird, sofern man das Myzel nicht frühzeitig am weiteren Wachstum und an der Sporulation hindert (MOTHES und GRÖGER). Im übrigen stellt *Claviceps purpurea* an die Nährlösung für gute Alkaloidbildung ziemlich große Anforderungen (STOLL, BRACK, HOFMANN und KOBEL, 1960).

Claviceps purpurea ist auf der ganzen Erde verbreitet. Er lebt nicht bloß auf Roggen parasitisch, sondern auch auf 200 verschiedenen weiteren Arten und Varietäten von Gräsern. Von dem Pilze existieren zahlreiche biologische Rassen, denn nicht jede Rasse befällt jede Wirtspflanze; so kommt der auf Roggen parasitierende *Claviceps purpurea* nicht auf *Lolium perenne* zur Entwicklung und umgekehrt. Hand in Hand damit gehen Veränderlichkeiten anderer Merkmale: so lassen sich Größen- und Formunterschiede der von verschiedenen Gräsern stammenden Sklerotien feststellen, ebenso Differenzen in der Alkaloidführung. Die Arzneibücher schreiben in jedem Falle das Roggenmutterkorn vor.

Inhaltsstoffe

Nur wenige Drogen sind so intensiv chemisch untersucht worden wie das Mutterkorn. Als Folge davon wurden aus Secale cornutum eine ungewöhnlich große Zahl verschiedenartigster Substanzen isoliert. Für die Verwendung der Droge als Arzneimittel haben nicht alle diese Stoffe gleichermaßen Bedeutung und man unterscheidet daher:

1. Spezifische Wirkstoffe,
2. Nebenwirkstoffe,
3. Begleitsubstanzen oder „Ballaststoffe" der Droge.

Seinen natürlichen Funktionen entsprechend setzt sich das Sklerotium der Hauptmasse nach vorwiegend aus Reservestoffen und Gerüstsubstanzen zusammen, also aus Begleitsubstanzen. Namentlich zu erwähnen sind der hohe Gehalt (30—35%) an einem rizinolsäurereichen fetten Öl, das sehr leicht ranzig wird, ferner Ergosterin, ein Phytosterin, das nach dem Vorkommen im Mutterkorn seinen Namen erhielt. Beim Bestrahlen mit UV-Licht geht Ergosterin in Vitamin D_2 über, eine Reaktion, die auch technisch-pharmazeutisch durchgeführt wird (s. S. 396). Die bekannte Pigmentierung des Mutterkorns beruht auf einer Einlagerung verschiedener Pigmente, von Melanin in der äußersten, von Anthrachinonen (Endocrocin, Clavorubin) in der darunter liegenden Schicht.

Unter den Nebenwirkstoffen sind Tyramin und Histamin zu nennen, die eine Zeitlang sogar als die Hauptwirkstoffe der Droge angesehen wurden. Wenn ihnen auch eine gewisse Wirksamkeit — allerdings nur bei parenteraler Applikation — nicht abgesprochen werden kann, tritt sie doch stark hinter jener der Alkaloide zurück.

Die spezifischen Wirkstoffe der Droge sind unter den Alkaloiden zu finden, und zwar unter den säureamidartigen Derivaten der D-Lysergsäure. Grundkörper dieser Basen ist das Ergolin. Der D-Lysergsäure selbst kommt folgende Struktur zu:

Ergolin   D-Lysergsäure   D-Isolysergsäure

D-Lysergsäure lagert sich leicht in die isomere D-Isolysergsäure um. Dieser Umlagerungsvorgang ist nicht nur auf die Säure beschränkt: er zeigt sich

19*

ebenso bei jenen Alkaloiden, die D-Lysergsäure im Molekül enthalten. Er ist deshalb bedeutungsvoll, weil er mit einer Inaktivierung der Alkaloide einhergeht, d. h. zu einem weitgehenden Verlust der pharmakologischen Wirkung führt. Die inaktiven Isomeren bezeichnet man mit der Endung -inin. L-Lysergsäure und L-Isolysergsäure mit α-ständigem Wasserstoff am C-5 finden sich in den natürlichen Mutterkornalkaloiden nicht.

Man teilt die wirksamen Alkaloide in drei Gruppen ein: in die des Ergotamins und Ergotoxins, sowie in jene des Ergobasins. Beim Ergobasin handelt es sich um ein einfaches Amid der Lysergsäure mit Alaninol. Charakteristisch für die Alkaloide der beiden übrigen Reihen des Ergotamins und Ergotoxins hingegen ist es, daß der Lysergsäure-Anteil peptidartig mit mehreren Aminosäuren verknüpft ist, die untereinander zu zyklischen Strukturen vereinigt sind.

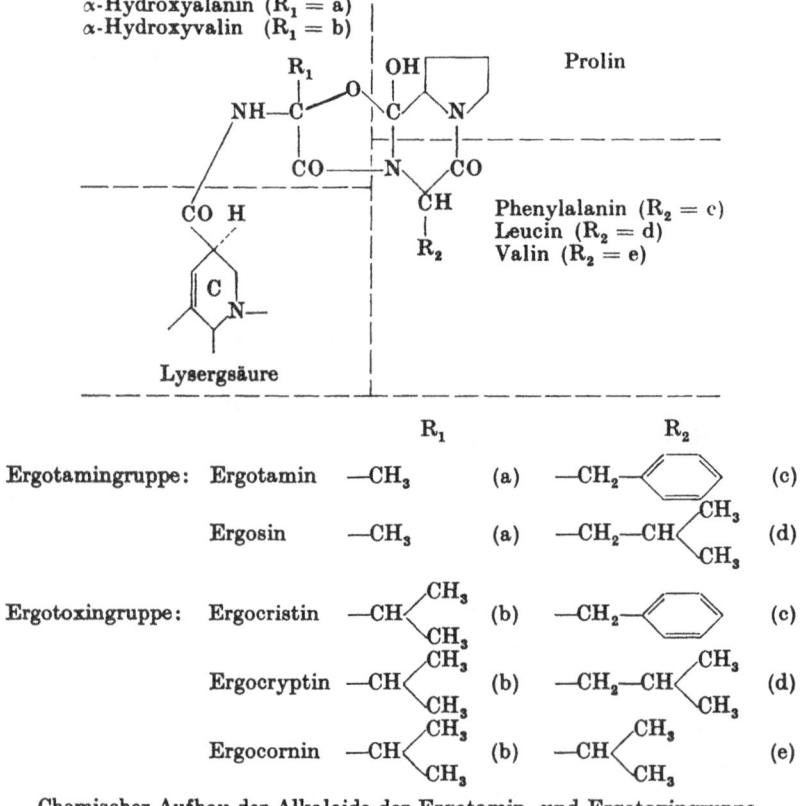

		R₁		R₂	

Ergotamingruppe:	Ergotamin	—CH₃	(a)	—CH₂—⟨⟩	(c)
	Ergosin	—CH₃	(a)	—CH₂—CH(CH₃)(CH₃)	(d)
Ergotoxingruppe:	Ergocristin	—CH(CH₃)(CH₃)	(b)	—CH₂—⟨⟩	(c)
	Ergocryptin	—CH(CH₃)(CH₃)	(b)	—CH₂—CH(CH₃)(CH₃)	(d)
	Ergocornin	—CH(CH₃)(CH₃)	(b)	—CH(CH₃)(CH₃)	(e)

Chemischer Aufbau der Alkaloide der Ergotamin- und Ergotoxingruppe

Ergobasin (Syn. Ergometrin, Ergonovin). Dieses Alkaloid ist das eigentliche oxytozische (wehenerregende) Mutterkornalkaloid; seine Wirkung ist praktisch nur auf den Uterus gerichtet. Es ist weniger giftig als die anderen Secale-alkaloide. Ergobasin stellt das für die Frauenheilkunde wertvolle Secale-Alkaloid dar. Es findet Anwendung in der Geburtshilfe zur Beherrschung von Blutungen, seltener als Wehenmittel. Unglücklicherweise kommt das wertvolle Ergobasin, verglichen mit den anderen Secalealkaloiden (Ergotoxin, Ergotamin), in der Droge nur in untergeordneten Konzentrationen vor; einige Herkünfte von Mutterkorn sind nahezu frei von diesem Alkaloid (z. B. das Schweizer Mutterkorn). Die im Handel befindlichen Ergobasinpräparate werden partialsynthetisch aus anderen Secalealkaloiden hergestellt:

$$\left.\begin{array}{c}\text{Ergotamin}\\\text{Ergotoxin}\end{array}\right\} \xrightarrow{\text{Hydrolyse}} \text{Lysergsäure} \xrightarrow{+\text{Aminopropanol}} \text{Ergobasin}$$

(Über die Einzelheiten der Synthese s. die Lehrbücher der Pharmazeutischen Chemie.)

Ergotamin. Die gynäkologische Verwendung tritt gegenüber dem Ergobasin zurück. Ergotamin, besonders aber sein 9, 10-Dihydro-Derivat, sind kräftige Sympathikolytika. Man verwendet sie in der Neurologie, bei Basedow (bei Schilddrüsenüberfunktion als Antagonisten des Schilddrüsenhormons), bei klimakterischen Beschwerden und zahlreichen anderen Störungen des vegetativen Nervensystems. Wichtig wurde Dihydro-Ergotamin zur symptomatischen Behandlung der Migräne.

Neben den säureamidartigen Derivaten der Lysergsäure enthält das Mutterkorn Vertreter aus der Reihe der sog. Clavine. In der Gruppe der Clavine sind bisher 12 Alkaloide bekannt geworden. Sie finden sich in den Sklerotien verschiedener Grasmutterkörner, aber wie erwähnt z. T. in beträchtlicher Menge auch in Secale cornutum. Die Clavine sind zwar physiologisch nicht unwirksam. Doch ist ihre Wirkung von jener der Lysergsäureamid-Alkaloide verschieden. Sie sind entweder zentral erregend (Clavine mit zusätzlicher Doppelbindung wie Elymo- und Agroclavin) oder eher schwach dämpfend. Größeres Interesse dürfte ihnen allerdings erst dann zukommen, wenn ihre Überführung in Lysergsäure gelingen sollte.

Beispiel eines Clavins:

HOCH$_2$, OH

N—CH$_3$

HN—

Penniclavin aus Sklerotien auf *Pennisetum typhoideum* Rich., der tropischen Kolbenhirse

Lysergsäure. Die Lysergsäure selbst ist praktisch unwirksam. Ein sehr auffälliges Phänomen fand HOFMANN 1943 beim Hantieren mit einem einfachen Abkömmling der Lysergsäure, dem Lysergsäure-Diäthylamid. Winzige Mengen dieser Substanz entfalten nach Resorption eine starke Wirkung auf die Psyche. Schon 30 μg der Substanz rufen Halluzinationen hervor, ähnlich wie nach Mescalinzufuhr, Effekte, wie sie für bestimmte Formen der Schizophrenie typisch sind. Lysergsäure-Diäthylamid ist der erste künstlich hergestellte Stoff mit psychotroper Wirkung. Es ist eines der wirksamsten Pharmaka: Um ähnliche Symptome hervorzurufen müßte man von Mescalin eine 6000fach höhere Dosis verwenden.

Lysergsäurederivate finden sich auch in höheren Pflanzen; 1960 entdeckte man sie in zwei Convolvulazeen, deren Samen die alten Azteken unter dem Namen Ololiuqui zur Erzielung von Rauschzuständen und Visionen verwendeten, nämlich in *Rivea corymbosa* (L.) Hall. f. und *Ipomoea tricolor* Cav. Das wirksame Prinzip ist Lysergsäureamid, neben weiteren Ergolinderivaten.

Präparate

Ergobasin-Gruppe:
    Methergin ,,Sandoz'' (Methylergobasinmaleinat)
    Partergin ,,Sandoz'' (Methylergobasintartrat)

Ergotamin-Gruppe:
  Gynergen „Sandoz" (Ergotamintartrat)
  Dihydergot „Sandoz" (Dihydroergotamin-methansulfonat)
  Cafergot „Sandoz" (Ergotamin + Coffein)
  Bellergal „Sandoz" (Ergotamintartrat + Belladonnaalkaloide + Phenobarbital)
  Plexonal „Sandoz" (Dihydroergotamin + Scopolamin + Barbiturate)
Ergotoxin-Gruppe:
  Hydergin „Sandoz" (Dihydroergocornin-, -cristin- und -kryptin-methansulfonat)
  Hypacom „Sandoz" (Hydergin + Panthesin-p-Aminobenzoyl-N-diäthylleucenol)
Ergobasin- + Ergotamin-Gruppe:
  Neo-Gynergen „Sandoz" (Ergobasin- + Ergotamintartrat)
Ergobasin- + Ergotoxin-Gruppe:
  Ergotin „Merck" Darmstadt (Ergobasin + Ergotoxingruppe)
  Ergotren „Merck" Darmstadt (Ergobasin + Ergocristinphosphat)
Lysergsäurederivate:
  Deseril „Sandoz" (1-Methyl-lysergsäure-butanol-amid-(2)-bimaleinat)

Anhang: Amanita muscaria, Amanita phalloides, Rauschpilze

Alkaloide sind in einer ganzen Reihe weiterer Askomyzeten, in Phyko- und Basidiomyzeten, sowie in mehreren Fungi imperfecti nachgewiesen worden. Einige von ihnen sind von toxikologischem Interesse, so besonders verschiedene *Amanita*-Arten, die schon seit langem als stark giftig bekannt sind.

   Amanita muscaria. Der Fliegenpilz ist durch die rote Farbe des Hutes und durch seine Tupfen, d. s. Reste der Hüllhaut, sehr auffällig. Die Vergiftungserscheinungen treten nach dem Genuß des Pilzes sehr rasch (15—60 Min.) ein. Wirkstoff ist Muscarin neben verwandtem Muscaridin, beides quartäre Ammoniumbasen.

Muscarin   Muscaridin

Muscaridin ist auch in anderen Pilzen sehr reichlich enthalten. Einige *Inocybe*-Arten enthalten davon das Zwanzig- bis Vierhundertfache des Fliegenpilzes. Gewisse Varietäten des Fliegenpilzes (Sibirien) haben psychotrope Wirkung, ohne daß aber der dafür verantwortliche Stoff bekannt wäre.

   Amanita phalloides Fries. Der grüne Knollenblätterpilz mit knollig verdickter Stielbasis und mit meist olivgrüner Hutoberhaut ist für weitaus die meisten tödlichen Pilzvergiftungen verantwortlich, einmal infolge seines nicht unangenehmen Geschmacks, dann besonders wegen der auffallend großen Latenzzeit von $1/_2$ bis 2 Tagen und der hohen Letalität. Neben dem möglicherweise glykosidischen, hitzelabilen **Amanita-Hämolysin** interessieren vor allem die **Amanita-Toxine** Phalloin, Phalloidin, Phallacidin, α-, β- und γ-Amanitin. Diese Stoffe sind Polypeptide — Phalloidin ist ausschließlich aus Hydroxy-leucenin, Hydroxyprolin, Hydroxytryptophan, Alanin, Cystein und Threonin aufgebaut — und dadurch mit den Secale-Alkaloiden der Ergotamin- und Ergotoxingruppe, aber auch mit Antibiotika wie Gramicidin und Tyrocidin verwandt. Beobachtungen am Tier lassen darauf schließen, daß die Amanita-Toxine die synthetischen energieverbrauchenden Leistungen (z. B. die Glykogenbildung in der Leber) unterbinden.

Psilocybin   Psilocin

   Rauschpilze. In abgelegenen Gebieten Mexikos wird auch heute noch eine halluzinogene Pilzdroge verwendet, die bereits den Azteken unter dem Namen Nanacatl bekannt war. Es handelt sich um Arten der Gattungen *Psilocybe*, *Stropharia* und *Conocybe*, die mit *Amanita* in die gleiche Unterreihe der *Agaricinales* gehören. Die Wirkstoffe Psilocybin und Psilocin zeigen in ihrer Konstitution verwandte Züge mit der Lysergsäure (s. S. 291).

Literatur

HEIM, R., u. R. G. WASSON: Les champignons hallucinogenes du Mexique, Paris 1958. — HOFMANN, A.: Die Chemie der Mutterkornalkaloide. Planta med. 6, 381—394 (1958); Die psychotropen Wirkstoffe der mexikanischen Zauberpilze. Chimia 14, 309—318 (1960). — KYBAL, J., u. F. STARY: Beitrag zur biologischen Problematik der saprophytischen Kultur von Claviceps purpurea (Fries) Tul. Planta med. 6, 404—409 (1958). — MOTHES, K., u. D. GRÖGER: Fortschritte in der Mutterkornforschung. Monatsber. Deutsch. Akad. Wiss. Berlin 2, 300—308 (1960). — STOLL, A.: Altes und Neues über Mutterkorn. Mitt. Naturforsch. Ges. Bern. 1942, 45—80; Die spezifischen Wirkstoffe des Mutterkorns und ihre therapeutische Anwendung, Aulendorf i. Württ. 1951, 60 S. — STOLL, A., A. BRACK, A. HOFMANN u. H. KOBEL: Patentschrift. Chem. Zbl. 131, 13453 (1960). — WIELAND, TH.: Die Giftstoffe des grünen Knollenblätterpilzes (Amanita phalloides). Angew. Chem. 69, 44—50 (1957).

3. Ephedra

Mit dem Namen Ephedra bezeichnete man in der Antike eine blattlose, binsenähnliche Pflanze, die auf Bäumen wächst. Er bedeutet soviel wie ,,daraufsitzend'' (ἔπι = auf; ἕδρα = Sitz).

Verschiedene in der Mongolei wild wachsende Ephedra-Arten werden schon seit mehr als 4000 Jahren in der chinesischen Medizin geschätzt (Ma-Huang). Angeblich soll der Kaiser CHEN-NUNG 2760 v. Chr. die Droge in die Medizin eingeführt haben, und zwar mit der Indikationsstellung bei Kreislaufschwäche, zur Fieberbehandlung und Hustenbekämpfung, wie sie auch heute noch gilt. Außerdem soll die Droge seit jeher als Stimulans gedient haben, um bei Sklaven die Arbeitsleistung zu steigern.

Im europäischen Bereich weist erstmals das Kräuterbuch des ADAMUS LONICERUS aus dem Jahre 1557 auf die Anwendung des europäischen Meerträubleins hin.

Botanisches

Die *Ephedra*-Arten sind kleine, meist völlig blattlose Sträucher mit rutenartigen Zweigen. Die wirtelständigen, gegliederten Äste tragen an den Knoten häufig Scheiden. Die Pflanzen sind zweihäusig, die Blüten unscheinbar. Die *Ephedra*-Arten sind Xerophyten, also den trockenen Standorten in Steppen und Wüstengebieten angepaßt. Sie gehören zur nur drei Gattungen umfassenden Familie der *Gnetaceae*, worunter die Gattung *Ephedra* die artreichste ist. Nach andern Autoren werden die Ephedra-Arten als getrennte Familie der *Ephedraceae* aufgefaßt.

Ephedra-Arten finden sich von Innerasien bis ins Mittelmeergebiet (*E. helvetica* im Wallis und Piemont), im westlichen Nordamerika bis Mexiko und in den südlichen Anden. Nur einige der etwa 40 Arten, darunter das Walliser Meerträubchen *E. helvetica*, enthalten Ephedrin. Ursprünglich verstand man unter Herba Ephedrae ephedrinhaltige Arten, die in China beheimatet sind; heutzutage werden auch Ephedra-Arten spanischen und indischen Ursprungs (*E. nebrodensis* in Pakistan) gehandelt, so daß Herba Ephedrae als Sammelbezeichnung für ephedrinhaltige Ephedra-Arten verschiedener Herkunft aufgefaßt werden kann.

Inhaltsstoffe, Verwendung

Vom Hauptwirkstoff der Herba Ephedrae, dem Ephedrin mit seinen zwei asymmetrischen C-Atomen sind alle vier möglichen optisch aktiven und zwei racemischen Formen synthetisch verwirklicht worden; in der Pflanze kommen aber nur zwei davon vor, und zwar die Diastereomeren (—)-Ephedrin und (+)-ψ-Ephedrin. Alle Formen wirken qualitativ gleichartig, doch bestehen quantitative Unterschiede.

$$
\begin{array}{cc}
\text{CH}_3 & \text{CH}_3 \\
| & | \\
\text{H—C—NH·CH}_3 & \text{H—C—NH·CH}_3 \\
| & | \\
\text{H—C—OH} & \text{HO—C—H} \\
| & | \\
\text{C}_6\text{H}_5 & \text{C}_6\text{H}_5 \\
\text{(—)-Ephedrin} & \text{(+)-}\psi\text{-Ephedrin}
\end{array}
$$

$$
\begin{array}{cc}
| & | \\
\text{CH}_3\cdot\text{NH—C—H} & \text{CH}_3\cdot\text{NH—C—H} \\
| & | \\
\text{HO—C—H} & \text{H—C—OH} \\
| & | \\
\text{(+)-Ephedrin} & \text{(—)-}\psi\text{-Ephedrin}
\end{array}
$$

Ephedrin gehört in die Gruppe der sog. Sympathikomimetika, wirkt also prinzipiell ähnlich wie Adrenalin, nur viel schwächer. Seine gefäßverengende und leicht anästhetische Wirkung wird bei Rhinitis und Heufieber (auch als Antiallergikum bei Urticaria) ausgenutzt; als bronchienerweiterndes Mittel dient es zur Asthmabehandlung. Ephedrin wirkt zentralerregend, jedoch weniger stark als etwa das chemisch verwandte Amphetamin (s. Lehrbücher der Chemie); es dient ferner als Kreislaufmittel.

Anhang: Kat (Catha edulis)

Der Katstrauch dürfte eines der ältesten Gewächse sein, die von den Menschen ihrer stimulierenden Wirkung wegen als Anregungs- und Genußmittel verwendet werden. Noch ehe in Abessinien, Arabien und im Somaliland der Kaffee bekannt war und verwendet wurde, kultivierte man dort den Katstrauch.

Seinem Habitus nach erinnert der Strauch an den Tee, *Thea sinensis*, durch seine schwach gesägten Blätter und die als Büschel in den Blattachseln stehenden weißen Blüten. Er gehört jedoch taxonomisch zur entfernt stehenden Familie der *Celastraceae*. Damit ist der Kat botanisch verwandt mit *Euonymus europaeus*, einer bei uns einheimischen giftigen Pflanze. Die Blätter werden gekaut oder man bereitet aus ihnen einen Tee. In den spärlichen Berichten, die aus dem Jemen — wo heute der Katgenuß noch verbreitet ist — zu uns gelangten, wird über die Wirkung folgendes hervorgehoben: Schlaf- und Müdigkeitsgefühl verschwindet, anstrengende Muskelarbeit wird leichter bewältigt, eine leichte Exzitation führt zu vermehrtem Rededrang, das Gespräch plätschert leicht und munter dahin, man fühlt sich in Gesellschaft wohl. Bei übertriebenem Genuß stellt sich Eßunlust und Appetitlosigkeit ein, wodurch es bei den Kattrinkern zu allgemeiner Abmagerung kommt.

Da die Droge im Handel nicht ohne weiteres erhältlich ist, sind die Wirkstoffe ungenügend bekannt. Nach WOLFES (1930) handelt es sich bei dem Hauptwirkstoff um (+)-Nor-ψ-ephedrin (Katin). Die Konstitution des Katins erklärt zwanglos die weckaminartige, zentralerregende und appetitzügelnde Eigenschaft der Droge.

$$
\begin{array}{c}
\langle\!\!\!\bigcirc\rangle\!\!-\text{CH—CH—CH}_3 \\
| \quad | \\
\text{OH} \quad \text{NH}_2
\end{array}
$$

4. Areca

(Betel)

Die Areca- oder Betelpalme, *Areca catechu* L., die Stammpflanze der Betelnuß, gilt als die schönste aller Palmenarten. Der Name Areca catechu geht auf CARL VON LINNÉ zurück, der annahm, daß die Nuß auch das sog. Catechu liefert, das aber tatsächlich vorwiegend aus dem Holz der *Acacia catechu* ge-

wonnen wird. Die Arecapalme gedeiht in Indonesien und in der Südsee ohne
weiteres Zutun des Menschen; in Indien wird sie jedoch kultiviert.

Man zieht sie dort zunächst in Beeten, ehe man sie in sorgfältig umgegrabenes, bewässertes und gedüngtes Land bringt. Nach fünf bis zehn Jahren beginnen die Bäume Früchte zu tragen; die volle Fruchtbarkeit besteht 25 bis 30 Jahre, worauf ein langsames Absterben von der Wurzel aus einsetzt. Die Früchte (Beerenfrüchte) sitzen auf einem verzweigten Fruchtstande; sie werden etwa 6 cm lang; in ihnen eingeschlossen ist je ein Same, die „Betel- oder Arecanuß". Der Form nach existieren verschiedene Varietäten.

Semen Arecae

Obzwar die Arecanuß bei den malaiischen Völkerschaften von alters her als Genußmittel gebraucht wurde, gelangte die Droge erst spät nach Europa. Ihre Verwendung als Anthelmintikum lernte man hier erst im 19. Jahrhundert kennen. Semen Arecae (DAB, Ph. Helv.) trägt hier und da außen noch Reste eines silberweißen Häutchens, des Endokarps. Im Querschnitt — teilweise auch an der Oberfläche, wenn die Außenschicht abgescheuert ist — zeigen die Samen eine hübsche Zeichnung. Sie wird durch die sog. Ruminationsleisten bedingt, braune Leisten, die von der Samenschale ausgehen und das harte, helle Innere der Arecanuß, das Endosperm, durchsetzen.

Die Droge enthält mehrere chemisch nahe verwandte Alkaloide; das wichtigste ist das als Base flüssige Arecolinum (DAB; Ph. Helv). Es handelt sich in allen Fällen um partiell hydrierte Pyridinderivate.

Arecolin erregt spezifisch die Endfasern des Parasympathikus. Die hauptsächlichsten pharmakologischen Wirkungen sind: Steigerung der Drüsentätigkeit (z. B. vermehrte Speichel- und Schweißsekretion), Steigerung der Darmperistaltik. Es wird daher zur Behandlung von Tierkrankheiten viel benutzt, und zwar wegen seiner Wirkung, die sich sowohl auf die Drüsen wie auf die glatte Muskulatur erstreckt, überall da, wo eine Entleerung und gleichzeitige Verflüssigung des Darminhaltes beabsichtigt wird;

Alkaloide von Semen Arecae

besonders bei der gefürchteten Kolik der Pferde. Als Wurmmittel wird Semen Arecae und Arecolin besonders bei Hunden verwendet: Arecolin bewirkt eine krankhafte Schädigung der Muskulatur der Eingeweidewürmer, außerdem zwingt es den Darm durch Erregung des Parasympathikus zu peristaltischer Bewegung und beschleunigter Entleerung.

Betel

Gegenüber den meisten anderen Genußmitteln nimmt der Betel insofern eine Sonderstellung ein, als er nicht aus einer einheitlichen Droge besteht. Vielmehr ist der Betel aus mehreren Bestandteilen zusammengesetzt: aus dem eigentlichen Betel, bestehend aus dem Blatt des Betelpfeffers (*Piper betle* L.), der Arecanuß und gebranntem Kalk; aus Gerbstoffdrogen wie Gambir und Katechu; schließlich aus aromatischen Zusätzen wie etwa Gewürznelken und Sandelholz.

Nach den Angaben der Encyclopedia Britannica (1936) wurde Betel noch vor 30 Jahren von etwa einem Zehntel der Menschheit, d. h. von mehr als 200 Millionen Menschen gebraucht. Geographisch läßt sich die Verbreitung des Betelkauens ziemlich genau umreißen. Da sich nur frische Blätter zum Kauen im Betelbissen eignen, konnte sich das Betelkauen nur in Gegenden einbürgern, in denen der Betelpfeffer gedeiht, oder in solchen, die in unmittelbarer Nähe seiner Anbaugebiete liegen: Indien, südliches China, malaiische Inselwelt, ostafrikanisches Küstengebiet um Sansibar.

Das Betelkauen soll eine anregende, exzitierende Wirkung haben. Trotz zahlreicher Untersuchungen weiß man aber bis heute noch nicht, wie die Wirkung zustande kommt. Erschwerend bei diesen Untersuchungen wirkt sich die Zusammensetzung des Betels aus mehreren Ingredientien aus. Neben den Alkaloiden enthält die Arecanuß noch etwa 15% adstringierend wirkende Gerbstoffe. Außerdem liefert sie einen roten Farbstoff, der die charakteristische Rotfärbung des Speichels verursacht. Durch den Kalk wird in der Arecanuß ein wohlriechendes ätherisches Öl frei gemacht, wodurch der angenehme Mundgeruch beim Betelkauen entsteht. Im Betelblatt kommt zu 0,1—0,9% ätherisches Öl vor; ihm ist der charakteristische, aromatische, prickelnde Geschmack des Betels und die häufig auftretende Anästhesierung der Schleimhäute beim Betelkauen zuzuschreiben. Keinem dieser Bestandteile konnte aber bisher mit Sicherheit die typische Betelwirkung zugeschrieben werden.

5. Veratrum

(Sabadilla)

Die Geschichte des Germers als Arzneimittel ist so alt wie die Geschichte der Medizin selbst. Im Altertum war *Veratrum album* eines der berühmtesten Arzneimittel. Die antiken Ärzte benutzten ihn als Brechmittel. Brechenerregen war neben dem Purgieren, neben Aderlaß und Diät bis in die neuere Zeit hinein eine unerläßlich erscheinende therapeutische Maßnahme bei sehr vielen akuten Erkrankungen. Der Germer gehört zu den gefährlichsten Giftpflanzen: Sein schwankender Wirkstoffgehalt, die Unkenntnis der letalen Dosen, ließen ihn in der Therapie daher zeitweilig meiden. Der knidische Arzt KTESIAS (um 400 v. Chr.) schreibt über ihn folgendes:

„Zur Zeit meines Großvaters gab kein Arzt den Germer, denn man kannte nicht die Mischung, das Maß, das Gewicht, in denen man ihn geben muß; und wenn wirklich jemand Germer zu trinken gab, dann befahl er dem Patienten sich vorzubereiten wie die, welche eine große Gefahr zu bestehen haben. Und von denen, die ihn tranken, starben viele und nur wenige kamen davon. Jetzt aber scheint sein Gebrauch sicherer geworden zu sein."

In Europa diente der Germer als Läusemittel, als Hautreizmittel und gegen Neuralgien. Die moderne Medizin interessierte sich bis zum Jahre 1942 (KRAYER u. Mitarb.) so gut wie nicht um die als starkes Herzgift bekannte Droge. In den letzten Jahren führte die intensive Erforschung des Germers zu Reinalkaloidpräparaten definierter Zusammensetzung; man verwendet sie gegen bestimmte Formen der Hypertonie (Herzkreislauferkrankungen).

Zur Botanik

Veratrum ist eine Pflanzengattung aus der Familie der *Liliaceae*. Die Familie umfaßt gegen 2800 vorwiegend krautige Arten aller Zonen, darunter viele Pflanzen mit stark wirkenden Inhaltsstoffen. Insbesondere ist sie ausgezeichnet durch das Vorkommen einer ganzen Reihe meist toxischer Alkaloide; diese Stoffe finden sich vorwiegend in Rhizomen, Zwiebeln, Knollen und Samen.

Ebenfalls ziemlich häufig enthalten die Liliaceen Herzglykoside und Steroidsaponine, ferner schwefelhaltige ätherische Öle (Zwiebelöle) und Harze mit besonderen Bestandteilen, wie Aloe, Drachenblut, Acaroidharz.

Etwa neun *Veratrum*-Arten sind bekannt, die alle in den nördlichen gemäßigten Zonen beheimatet sind; alle Arten fallen durch starke Giftigkeit auf. Sie stellen krautige Gewächse dar mit dicken Rhizomen und einem hohen, reichblütigen Stengel. Als Alkaloiddrogen sind die unterirdischen Teile (Rhizome und Wurzeln) der folgenden beiden Arten wichtig:

1. *Veratrum album*, heimisch in den Gebirgen Europas und Nordasiens (liefert **Rhizoma Veratri** DAB, Ph. Helv.).

2. *Veratrum viride*, der grüne Germer, dessen Heimat die östlichen und mittleren Teile des nordamerikanischen Kontinents sind, von Kanada bis Karolina (liefert **Rhizoma Veratri viridis**, gelegentlich irreführend als Radix Hellebori bezeichnet).

In Europa kommt weiterhin eine dunkelrot blühende Art vor, *Veratrum nigrum*. Sie ist bisher weniger untersucht worden. Dagegen sind einige Inhaltsstoffe des nordwestamerikanischen *Veratrum escholtzianum* sowie von *Veratrum fimbriatum* bekannt.

Erneutes Interesse fanden im Zusammenhang mit der Veratrum-Forschung die Inhaltsstoffe von **Semen Sabadillae** des *Schoenocaulon officinale* (Schlechtendal et Chamisso) Asa Gray [*Sabadilla officinale* (Schlecht.) Brandt et Ratzeb.]. Die genannte Art gehört ebenfalls zu den *Liliaceae*, und zwar — mit *Zygadenus* — auch zu den *Veratreae*. Die Pflanze stellt ein Zwiebelgewächs der Bergwiesen Mexikos, Guatemalas und Venezuelas mit etwa 1 m langen schmalen Blättern und einem ebenso langen Blütentrieb mit gelblichen Blüten dar. Die in Kapseln befindlichen Samen stellen im reifen Zustand die Droge dar; ihre Wirkstoffe sind chemisch strukturell eng mit den Veratrumalkaloiden verwandt. Daneben enthalten auch Vertreter der Gattung *Zygadenus* gleiche oder nahe verwandte Alkaloide.

Inhaltsstoffe und Anwendung

Der Zusammensetzung ihrer Alkaloide nach unterscheiden sich *Veratrum album* und *Veratrum viride* nur wenig, weshalb im folgenden beide Arten gemeinsam besprochen werden. Alkaloidführend sind sämtliche Organe beider Pflanzen, doch bestehen von Organ zu Organ sowohl qualitative als auch quantitative Unterschiede (z. B. FLÜCK, 1956 u. f.); als Droge und zur Alkaloiddarstellung verwendet werden nur die unterirdischen Teile, also Wurzeln und Rhizom. Besonders alkaloidreich sind die Gewebepartien in der Nähe der Endodermis.

Weißer und grüner Germer enthalten ein komplexes Gemisch zahlreicher Basen. Den einzelnen Veratrumalkaloiden liegt ein steroidähnliches Grundgerüst zugrunde. Sie zeigen daher eine gewisse Verwandtschaft zu den herzwirksamen Glykosiden; allerdings fehlt ihnen der charakteristische Lactonring am C-17, sie enthalten vielmehr Stickstoff in das Molekül eingebaut, wodurch sie näher an die Alkaloide der Gattung *Solanum* (Solanidin, Tomatidin) heranrücken. Wichtig ist die Substitution durch eine mehr oder weniger große Zahl (1 bis 8) von Hydroxylgruppen, die in der Pflanze frei, verestert oder in glykosidisch gebundener Form vorliegen, weshalb man die Veratrum-Alkaloide in drei Gruppen unterteilt: in die Alkamine, die Alkaminester und die Alkaminglykoside.

Die chemischen Verhältnisse sollen am Beispiel der beiden therapeutisch wichtigsten Vertreter, des Protoveratrin A und B erläutert werden. Das den beiden Esteralkaloiden zugrunde liegende Alkamin, das Protoverin, ist ein C_{27}-Körper, der mit acht alkoholischen OH-Gruppen substituiert ist; zwei Hydroxyle sind an Essigsäure, ein weiteres ist an die isoprenoide Methylbuttersäure gebunden. Der einzige geringfügige Unterschied zwischen Protoveratrin A und B besteht in der Konstitution der Säure, die mit dem Hydroxyl des C-3 verestert ist.

Nicht alle Veratrum-Alkaloide stimmen im Aufbau ihres Alkamins mit dem der Protoveratrine überein. Rubijervin und Isorubijervin z. B. sind insofern echte Steroide, als sie ein Cyclopentanoperhydrophenanthrenskelet im Molekül enthalten; in anderen Alkaminen wie im Jervin und im Veratramin, ist der Stickstoff als sek. Amin enthalten. Weitere Variationen sind gegeben durch die Zahl und die Art der Säurereste, die beispielsweise auch aromatischer Natur (Veratrumsäure) sein können.

In den Glykoalkaloiden ist die Hydroxylgruppe am C-3 an D-Glukose gebunden. Gleichzeitig acylierte und glykosidierte Alkamine sind bisher nicht gefunden worden (s. hierzu die Tabelle).

Die augenblicklich im Handel befindlichen Präparate enthalten Protoveratrin A und B. Sie stellen stark blutdrucksenkende Substanzen dar, die am insuffizienten Herzen zugleich einen gewissen Digitalis-ähnlichen Effekt aufweisen. Behandlung mit Protoveratrin-haltigen Präparaten darf nur unter strenger ärztlicher Kontrolle erfolgen.

Alkamine, Esteralkaloide und Glykoalkaloide aus Veratrum und Sabadilla

Alkamine

Esteralkaloide	Acyl-Gruppen				Vorkommen
	C-3	C-6	C-7	C-15	
Veracevin-Ester					
Cevacin	Ac				Sabadilla
Cevadin	An				Sabadilla
Veratridin	Ve				Sabadilla
Vanilloylveracevin (= Vanilloylcevin)	Va				Sabadilla
Zygadenin-Ester					
Zygacin	Ac				Veratrum, Zygadenus
Angeloyl-zygadenin	An				Veratrum
Veratroyl-zygadenin	Ve				Veratrum, Zygadenus
[Vanilloyl-zygadenin	Va				Zygadenus]
Germin-Ester					
Germitetrin	HMAB		Ac	MB	Veratrum
Germitrin	MB		Ac	HMB	Veratrum
Neogermitrin	Ac		Ac	MB	Veratrum
Germerin	MB			HMB	Veratrum
Germidin	Ac			MB	Veratrum
Neogermidin (= Isogermidin)			Ac	MB	Veratrum
Germbudin	t-DMB			MB	Veratrum
Neogermbudin	e-DMB			MB	Veratrum
Protoveratridin	MB				Veratrum
[Germanitrin	An		Ac	MB	Veratrum fimbr.]
[Germinitrin	(Ac + Tigl. + An)				Veratrum fimbr.]
Protoverin-Ester					
Protoveratrin A	HMB	Ac	Ac	MB	Veratrum
Protoveratrin B	t-DMB	Ac	Ac	MB	Veratrum
Desacetylprotoveratrin A	HMB	Ac		MB	Veratrum
Desacetylprotoveratrin B	t-DMB	Ac		MB	Veratrum
[Escholerin	An	Ac	Ac	MB	Veratrum eschol.]
Neosabadin-Ester					
Sabadin	Ac				Sabadilla
Sabin-Ester					
Sabatin	Ac				Sabadilla
Glykoalkaloide					
Pseudojervin:	Jervin-3-β D-glucosid				Veratrum
Veratrosin:	Veratramin-3-β D-glukosid				Veratrum

$Ac = -CO \cdot CH_3$

$An = -CO-C-CH_3$ (‖ CH_3-C-H)

$Tigl = -CO-C-CH_3$ (‖ $H-C-CH_3$)

$Va = -CO-$⟨Ring⟩$-OCH_3, -OH$

$Ve = -CO-$⟨Ring⟩$-OCH_3, -OCH_3$

$MB = -CO-\overset{CH_3}{\underset{|}{CH}}-CH_2-CH_3$

$HMB = -CO-\overset{CH_3}{\underset{|}{C}}(OH)-CH_2-CH_3$

$(+)\text{-DMB}$ / $(-)\text{-DMB} = -CO-\overset{CH_3}{\underset{|}{C}}(OH)-CH(OH)-CH_3$

$HMAB = -CO-\overset{CH_3}{\underset{|}{C}}(OH)-CH(O \cdot CO \cdot CH_3)-CH_3$

Veratrum = V. album und/oder V. viride

Weiter oben wurde erwähnt, daß die Veratrumbasen Hydroxylgruppen im Molekül enthalten. Liegen diese Hydroxylgruppen frei oder glykosidisch gebunden vor, so zeigen die entsprechenden Basen so gut wie keine blutdrucksenkende Wirkung. Stark ausgeprägt hingegen ist die blutdrucksenkende Wirkung bei den Alkamin-*Estern*, und zwar — geordnet nach fallender Wirkungsstärke — bei den Tri-, den Tetra- und den Diestern.

Veratrinum

Das Veratrinum der Arzneibücher ist keine einheitliche Substanz. Sie besteht zu etwa Dreiviertel aus Cevadin und zu einem Viertel aus Veratridin, neben wenig Sabadin, stellt also ein Gemisch verschiedener Sabadilla-Alkaloide dar, die in Veratrum nicht enthalten sind (s. hierzu die Tabelle). Es handelt sich um eine amorphe Substanz; denn das nicht kristallisierende Veratridin verhindert das kristalline Cevadin am Kristallisieren. Das veratridinfreie Cevadin läßt sich in kristalliner Form gewinnen und wird dann gelegentlich auch als „kristallines Veratrin" bezeichnet.

Präparate

Puroverin „Sandoz" mit Protoveratrin A und B im Verhältnis von 2:1; Eleblan „Mede" mit Gemisch von Esteralkaloiden aus Veratrum album.

Literatur

KUPCHAN, S. M.: Hypotensive Veratrum Ester Alkaloids. J. Pharmac. Sci. **50**, 273—287 (1961). — The Alkaloids and Taxonomy of Veratrum and Related Genera. Lloydia **24**, 1—26 (1961).

6. Colchicum

Colchicum autumnale L. wurde in der Antike arzneilich nicht verwendet; wohl aber war Griechen und Römern die große Giftigkeit der Pflanze nicht unbekannt. „Ich beschreibe die Pflanze", sagt DIOSKURIDES, „damit ihre giftigen Eigenschaften nicht verborgen bleiben; wegen ihres angenehmen Geschmacks lockt sie Unerfahrene an, sie wie Zwiebeln zu essen." Zu einem Arzneimittel wurde die Herbstzeitlose im Mittelalter durch die Empfehlungen arabischer Ärzte; die Araber empfahlen die Zwiebel als Heilmittel gegen Gicht.

Seit der Mitte des 17. Jahrhunderts wird die Pflanze auch in der europäischen Medizin als Gichtmittel verwendet. Allerdings konnte sich ihre Anwendung zunächst nicht recht durchsetzen, da bei Verwendung der Zwiebel toxische Nebenwirkungen offenbar recht häufig waren. Der Alkaloidgehalt der Zwiebel variiert sehr beträchtlich, so daß für die damaligen Ärzte eine einigermaßen exakte Dosierung dieses hochwirksamen Arzneimittels unmöglich war. Es war der englische Arzt WILLIAMS, der 1820 auf den Gedanken kam, an Stelle der Zwiebel die Samen (Semen Colchici) zu verwenden. Die Samen ließen sich besser dosieren, da ihr Alkaloidgehalt weniger großen Schwankungen unterworfen ist.

Bis heute hat sich die Verwendung von Colchicum bzw. von Colchicin zur Behandlung der Gicht in der Therapie gehalten. Seit einigen Jahren wendet sich die Wissenschaft mit erneutem Interesse der Droge und ihren Inhaltsstoffen zu; Colchicin weist einige sehr auffallende biologische Eigenschaften auf: Es vermag die Zellteilung in einem ganz bestimmten Stadium abrupt zum Stillstand zu bringen, hat also zytostatische Wirkung.

Zur Botanik

Colchium autumnale ist ein Zwiebelgewächs aus der Familie der *Liliaceae*. Die Gattung gehört mit *Veratrum*, *Sabadilla* und *Zygadenus* zur Unterfamilie der *Melanthioideae*, stellt aber mit *Merendera* und *Bulbocodium* die eigene Tribus der *Colchiceae* dar. Das Genus zählt — je nachdem, ob es enger oder weiter gefaßt wird — 30—65 Arten, deren Hauptverbreitungsgebiete die Mittelmeerländer sind. In Deutschland findet sich ausschließlich *Colchicum autumnale* L., in der Schweiz ausnahmsweise auch *C. alpinum* Lam. et DC. Die Herbstzeitlose blüht im Herbst, während die Frucht sich erst im darauffolgenden Frühjahre entwickelt. Die Frucht ist eine dreifächerige, vielsamige Kapsel, die im Juni zur Reife kommt. Das Vorkommen von Colchicum-Alkaloiden ist nicht auf *Colchicum* oder die *Colchiceae* beschränkt. So enthalten beispielsweise auch *Gloriosa* (*Uvularieae*) und *Androcymbium* (*Anguillarieae*) Colchicin.

Inhaltsstoffe

An Inhaltsstoffen sind ausschließlich die alkaloidartigen Bestandteile von Bedeutung. Bereits 1820 erkannten PELLETIER und CAVENTOU den Alkaloidgehalt der Pflanzen. Das isolierte Rohalkaloid hielt man aber noch bis zum Jahre 1833 für Veratrin. Die Reindarstellung des Colchicins gelang erst ZEISEL 1886. Die Droge galt lange Zeit dadurch als bemerkenswert, daß sie im Gegensatz zu allen anderen Alkaloiddrogen nur ein einziges Alkaloid enthalten sollte, bis dann aber 1950 SANTAVY und REICHSTEIN über eine Reihe von Nebenalkaloiden berichteten.

Colchicin hat keinen basischen Charakter. Der Stickstoff ist in Form einer acetylierten, primären Aminogruppe vorhanden, also nicht zyklisch gebunden. Streng genommen wäre demnach Colchicin kein Alkaloid. Demecolcin und Substanz U, deren

	R_1	R_2	R_3
Colchicin	OCH_3	OCH_3	$CO \cdot CH_3$
Demecolcin	OCH_3	OCH_3	CH_3
Substanz U	OH	OCH_3	H
Substanz C	OH	OCH_3	$CO \cdot CH_3$
Colchicosid	O-Glukose	OCH_3	$CO \cdot CH_3$
Substanz E	OCH_3	OH	$CO \cdot CH_3$
Substanz B	OCH_3	OCH_3	$CO \cdot H$

Konstitution einiger Colchicum-Alkaloide

Aminogruppe nicht acyliert ist, sind ausgeprägte Basen. Das Eigenartige der Colchicum-Alkaloide ist ihre Tropolonstruktur mit dem Cycloheptatrien-ol-on-Ring. Colchicin ist in kleinen Mengen in allen Teilen von Colchicum autumnale enthalten. Größere Mengen finden sich aber nur in Samen und Knollen.

Die Colchicinmenge in den Samen ist sehr vom Reifezustand abhängig. Zur Erzielung möglichst gehaltreicher Samen sollen sie nur in gut ausgereiftem Zustande geerntet werden. Der %-Alkaloidgehalt der Zwiebel ist im Frühling (alte Zwiebel) am größten. Die absolute Alkaloidmenge pro Zwiebel ist jedoch im Herbst am höchsten, da dann die Zwiebeln erheblich größer sind. Aber auch die Alkaloidzusammensetzung ändert im Verlaufe der Vegetationsperiode. So überwiegt in jungen Zwiebeln das Colchicin stark. Auch im Herbst ist Colchicin noch Hauptalkaloid. Gegen den Frühling zu tritt es gegenüber dem Demecolcin zurück und in alten Frühjahrszwiebeln ist Demecolcin Hauptalkaloid. Diese qualitativen und quantitativen Veränderungen des Alkaloidgehaltes zusammen mit den damit verbundenen Wirkungsunterschieden machen es verständlich, daß die Zwiebel als Droge verlassen worden ist.

Colchicin kristallisiert mit Kristall-Lösungsmittel. Das Kristallchloroform enthaltende Produkt ist in Deutschland offizinell. Es ist bis zu 8% in Wasser löslich, verliert aber beim Lagern leicht Chloroform und wechselt daher im Wirkstoffgehalt. Die Ph. Helv. führt Colchicin mit $1^1/_2 H_2O$, das sich in Wasser nur bis etwa 1,4% löst, aber beständiger ist. Mit dem

lösungsmittelfreien, amorphen Colchicin lassen sich bis zu 20 proz. wässerige Lösungen herstellen. Nach einigem Stehen scheidet sich aber aus der Lösung kristallwasserhaltiges Alkaloid aus.

Biologische Eigenschaften, Verwendung

Colchicin gilt auch heute noch als ein vorzügliches Gichtmittel. Für eine
gute Wirkung ist eine möglichst frühzeitige Verabreichung in genügend großen
Mengen ausschlaggebend. Der Arzt gibt beim Anfall dreimal täglich 1 mg, aber
höchstens zwei Tage lang. Am zweiten Tag tritt in der Regel Diarrhöe auf,
die durch Opium bekämpft werden kann. Der genaue Wirkungsmechanismus
des Colchicins ist nicht bekannt.

Gicht („urathische Diathese") beruht auf einer Störung des Purinstoffwechsels; sie tritt
teils in Schüben auf, teils verläuft sie von vorneherein chronisch. Sie ist charakterisiert durch
die Abscheidung von harnsauren Salzen an den verschiedensten Körperstellen, besonders in
den Gelenken und ihrer Umgebung.

Colchicin gehört zu den am stärksten wirkenden Giften; seine Gefährlichkeit
wird noch dadurch erhöht, daß die Vergiftungserscheinungen erst einige Stunden
nach Einnahme des Colchicins auftreten. Es handelt sich um ein allgemeines
Zellgift und um ein Kapillargift. Als Kapillargift ähnelt es dem Arsen (= vege-
tabilisches Arsen).

Von hohem Interesse ist die Wirkung des Colchicins auf die Zellteilung. An
der Pflanze unterbindet es die Spindelbildung und somit die Zellteilung, nicht
jedoch die Chromosomenteilung, und führt dadurch zu Zellen mit verdoppeltem
Chromosomensatz (Näheres s. Polyploidie). Da Colchicin für die pflanzliche
Zelle vollständig ungiftig ist, kann sich der Vorgang der Chromosomenverdoppelung mehrmals wiederholen. Während das Wurzelmeristem von *Allium cepa*
bereits auf Colchicin-Verdünnungen von 1 : 16 600 anspricht, ist *Colchicum autumnale* und weitere Colchicin enthaltende Pflanzen wie etwa *Bulbocodium* sogar
gegen 20 proz. Lösungen praktisch unempfindlich.

Auch bei der tierischen Zelle unterdrückt Colchicin die Zellteilung. Im
Gegensatz zur pflanzlichen Zelle wirkt es hier aber stark toxisch, ist also ein
Zellgift. Die Anwendung der zytostatischen Wirkung des Colchicins bei malignen
Tumoren hat ihre Grenzen an der hohen Toxizität des Alkaloids. Ein günstigeres
Verhältnis von therapeutischer und toxischer Dosis zeigt das Demecolcin (Des-
acetylmethylcolchicin). Seine zellteilungshemmende Wirkung äußert sich vor
allem an der Granulozytopoiese. Es wird deshalb bei chronisch myeloischer
Leukämie, gelegentlich auch etwa äußerlich zur Behandlung bestimmter Fälle
von Hautkarzinomen verwendet. Demecolcin ist als Colcemid „Ciba" im Handel.

7. Amaryllidazeen-Alkaloide

In der Ordnung der *Liliiflorae* sind außer den Liliazeen mit *Colchicum*, *Sabadilla* und
Veratrum nur mehr die damit nahe verwandten *Amaryllidaceae* als Alkaloidfamilie erwähnenswert, morphologisch unterschieden durch den unterständigen Fruchtknoten.

Man teilt die *Amaryllidaceae* in 4 Unterfamilien ein, von denen die *Amaryllidoideae* mit
über 50 Gattungen die umfangreichste ist. Beinahe alle bisher untersuchten Vertreter dieser
Unterfamilie haben sich als alkaloidhaltig erwiesen, während bei den anderen Unterfamilien
anscheinend keine Alkaloide auftreten.

Die *Amaryllidoideae*, meist Zwiebelpflanzen, kommen hauptsächlich in den Steppen der
Tropen und Subtropen der südlichen Hemisphäre vor. In unseren Breiten finden sich nur
wenige Gattungen, wie *Narcissus*, *Galanthus* und *Leucojum*, andere werden als Zierpflanzen
gezogen (*Amaryllis*, *Clivia*, *Haemanthus* u. a.).

Der Typus von Alkaloiden, der in Amaryllidazeen gefunden wurde, weicht bedeutend ab von Alkaloiden, wie wir sie von den Liliazeen (*Colchicum, Sabadilla, Veratrum*) her kennen. Soweit Untersuchungen vorliegen, gehören sie dem Phenanthridin-Typus an oder sind auf damit verwandten Strukturen aufgebaut. Das oft gemeinsame Vorkommen in der gleichen Pflanze weist auf biogenetische Zusammenhänge der verschiedenen Typen hin.

Lycorin   Phenanthridin   Galanthamin
(Grundkörper)

Interesse im Hinblick auf mögliche therapeutische Verwendung fanden die Amaryllidazeen-Alkaloide bisher kaum, mit Ausnahme des Galanthamins aus dem Schneeglöckchen (Galanthus von γάλα = Milch und ἄνθος = Blüte, nach der milchweißen Farbe des Perigons) und anderen Amaryllidazeen. Das Alkaloid wird hauptsächlich aus dem kaukasischen Schneeglöckchen *Galanthus woronowii* Losinsk mit einem Gehalt von 0,05% gewonnen. In unserem einheimischen *Galanthus nivalis* scheint Galanthamin nicht enthalten zu sein. In den Handel kommt das Alkaloid als HBr-Salz Galanthamin. hydrobromic., in Bulgarien als Nivalin bezeichnet (nicht zu verwechseln mit dem Alkaloid Nivalin aus *Galanthus nivalis*).

Galanthamin gleicht in seiner Wirkung dem Physostigmin, dem Hauptwirkstoff der Kalabarbohnen: Es verengt die Pupillen, vermehrt die Drüsensekretion, wirkt antagonistisch gegenüber Lähmungen durch Curare, erhöht den Tonus der Skeletmuskulatur. Galanthamin ist gleich dem Physostigmin ein Inhibitor der Cholinesterase. Wichtig für die therapeutische Verwendung des Galanthamins ist die Tatsache, daß es weniger toxisch ist als die bisher bekannten Cholinesterase-Inhibitoren, daß seine therapeutische Breite um ein vielfaches größer ist als beispielsweise die des Prostigmins. Verwendet wird Galanthamin ähnlich wie Prostigmin und Physostigmin; besonders wertvoll soll es zur Behandlung von Residualerscheinungen der Poliomyelitis sein.

Literatur

BOISSIER, J.-R., G. COMBES u. J. PRAGNY: La galanthamine, puissant cholinergique naturel. Ann. Pharm. franç. 18, 888—900 (1960). — BOIT, H.-G.: Alkaloide der Amaryllidaceen. Abhandlg. Deutsch. Akad. Wiss. Berlin, Kl. für Chem., Geol. und Biol. 1956, Nr. 7, S. 136—142.

8. Aconitum

Unter den Aconitum-Arten besitzt bei uns fast ausschließlich nur *Aconitum napellus* pharmazeutisches Interesse. Es handelt sich um eine Pflanze, die wegen ihrer außerordentlich starken Giftigkeit seit den ältesten Zeiten Aufmerksamkeit erregt hat. In der modernen Toxikologie wird das Vergiftungsbild wie folgt beschrieben: Nach Zufuhr treten Brennen und Kribbeln im Mund auf, das sich bald über die ganze Haut ausbreitet und sich bis zur Unerträglichkeit steigert. Dem Kribbeln folgt ein Pelzigsein (Anaesthesie) und endlich völlige Anaesthesie verbunden mit dem Gefühl der Eiseskälte („Eiswasser statt Blut in den Adern"). Nach letalen Akonitdosen erfolgt der Tod durch Atemlähmung.

Stammpflanze und botanische Systematik

Der Gattungsname *Aconitum* leitet sich von der antiken, griechischen Bezeichnung für die Pflanze her (ἀ = ohne und κόνις = Staub), weil die Pflanze

auf felsigem Boden wächst. Die Speziesbezeichnung napellus ist lateinischen
Ursprungs (napus = Rübe), also kleine Rübe, weil die Pflanze Wurzeln wie
kleine Rüben hat. *Aconitum napellus* ist ein Vertreter der Ranunculazeen.

Die *Ranunculaceae* stellen eine Familie dar, in der 30 Gattungen mit etwa 1200 Arten
zusammengefaßt sind. Ranunculazeen sind überall verbreitet, mit Ausnahme der Tropen.
Die meisten sind ein- oder mehrjährige Kräuter; nur wenige Arten sind verholzt wie z. B.
Clematis. Die Blätter sind geteilt, die Blüten tragen zahlreiche Staubblätter und mehrere bis
viele apokarpe Fruchtknoten, die sich zu mehrsamigen Bälgen oder zu einsamigen Schließfrüchten, meist Nüßchen, entwickeln.
    In phytochemischer Hinsicht ist die Familie sehr uneinheitlich. Es gibt hier Gattungen
mit durchweg alkaloidführenden Arten wie z. B. *Aconitum* und *Delphinium.* Doch sind diese
beiden genannten alkaloidführenden Gattungen innerhalb der Familie ziemlich isoliert;
denn das Merkmal Alkaloidführung treffen wir in anderen Ranunculazeen sonst nicht mehr
an (auch in dem dorsiventralen Blütenbau ragen die beiden Gattungen morphologisch aus
der Regel heraus). Andere typische Inhaltsstoffe, die bei Ranunculazeen gefunden werden,
sind z. B. herzwirksame Glykoside und Saponine, einige Gattungen (*Pulsatilla, Anemone*)
enthalten Reizstoffe vom Anemonintypus. Im allgemeinen läßt sich aber sagen, daß ätherische Öle, Gerbstoffe und Saponine in der Familie sehr zurücktreten.
    Die Abgrenzung gegenüber der Familie der *Berberidaceae* bereitet ziemliche Schwie-
rigkeiten. So wird etwa *Hydrastis* von einigen Taxonomen (z. B. auch in dem von uns be-
folgten System nach ENGLER und PRANTL) zu den Berberidazeen gestellt, von anderen wiederum mit zu den Ranunculazeen gerechnet. Schließlich gibt es Vorschläge, die einige Genera
der beiden Familien in einer neuen Familie der *Podophyllaceae* vereinigen.

Aconitum napellus ist in den Gebirgsgegenden der gemäßigten Teile von
Europa und Asien heimisch: so in den Karpathen, in den Alpen und in den
höheren deutschen Mittelgebirgen. Der Blütenstand ist eine Traube. Von den
fünf Perigonblättern, die auffallend tiefblau gefärbt sind, ist das oberste "helm-
artig" ausgebildet („Eisenhut"). Drei Balgfrüchtchen enthalten zahlreiche
Samen. Zur Blütezeit bildet sich alljährlich aus der stengeltragenden Knolle
eine (selten mehrere) Tochterknollen. Beide Knollen sind wirksam. Doch sollten
zur Erzielung einer einheitlichen Droge nur die Tochterknollen als Droge Verwendung finden.

Wirkstoffe, Verwendung

Die Gattung *Aconitum* steht hinsichtlich der chemischen Natur ihrer
Alkaloide innerhalb der Familie der Ranunculaceen recht isoliert da; lediglich
die Gattung *Delphinium* (Rittersporn) enthält noch chemisch ähnlich gebaute
Alkaloide. Außerhalb der *Ranunculaceae* sind Alkaloide des Aconitum-Typus
bisher nur in der Composite *Inula royleana* aufgefunden worden. Ähnlich wie bei
Sabadilla und Veratrum handelt es sich um sog. Esteralkaloide, die verhältnismäßig leicht hydrolytisch spaltbar sind.

Aconitin hydrolysiert beispielsweise folgendermaßen:

$$\text{Aconitin} + H_2O \rightarrow \text{Benzoylaconin} + \text{Essigsäure}$$

$$\text{Benzoylaconin} + H_2O \rightarrow \text{Aconin} + \text{Benzoesäure}$$

Hand in Hand mit der Hydrolyse geht ein Verlust der Wirksamkeit: Aconitin
ist außerordentlich toxisch, Benzoylaconin sehr viel weniger und Aconin ist nur
wenig wirksam. Schon beim Lagern der Droge tritt Wirkungsverlust ein, auch
Lösungen von reinen Aconitinsalzen zersetzen sich verhältnismäßig rasch. Die

Grundkörper der Aconitine sind Aminoalkohole die das Kohlenstoffgerüst pentazyklischer Diterpene im Molekül enthalten.

Neben dem Aconitin enthält Tuber Aconiti noch andere Esteralkaloide, wie Hypaconitin und Mesaconitin. Aus den Aconitinmutterlaugen hat man ferner freie Alkamine, wie Napellin und Neopellin, aber auch (—)-Spartein und (—)-Ephedrin isoliert. Esteralkaloide finden sich in vielen Aconitum-Arten: Pseudaconitin in *Aconitum ferox*, Jesaconitin in *Aconitum fisheri*, Lycaconitin in *Aconitum lycoctonum*.

Aconitin

Hydrolyseprodukte einiger Aconitum-Alkaloide

Alkaloid	Alkamin	Säuren
Aconitin	Aconin	Essigsäure + Benzoesäure
Hypaconitin	Hypaconin	Essigsäure + Benzoesäure
Mesaconitin	Mesaconin	Essigsäure + Benzoesäure
Pseudaconitin	Pseudaconin	Essigsäure + Veratrumsäure
Jesaconitin	Aconin	Essigsäure + Anissäure
Lycaconitin	Lycoctonin	Lycoctoninsäure (= N-Succinyl-anthranilsäure)

Die Alkamine weisen alle das gleiche oder ein ähnliches Grundskelet auf.

Bei der sehr unterschiedlichen Wirkungsstärke der einzelnen Esteralkaloide und ihrer Abbauprodukte genügt eine Bestimmung des Totalalkaloidgehaltes der Droge nicht. Vielmehr sollte Tuber Aconiti (Ph. Helv.) biologisch standardisiert oder die wichtigsten Alkaloide sollten einzeln bestimmt werden.

Die großen Unterschiede in der Wirkung verschiedener Drogenmuster von Tuber Aconiti sind durch eine Reihe von Ursachen bedingt. So beschreibt HEGI nicht weniger als elf morphologische Unterarten für Mitteleuropa; die einzelnen Subspezies neigen sehr zur Hybridisierung. Es scheint von vornherein ziemlich sicher, daß sich die verschiedenen Unterarten nicht nur in den morphologischen, sondern auch in physiologischen Merkmalen (d. i. hier nach Art und Menge der einzelnen Alkaloide) unterscheiden.

Die Alkaloidzusammensetzung ist in den einzelnen Organen der Pflanze sehr verschieden. In den unterirdischen Organen ist in weitaus größter Menge das Aconitin vorhanden, gefolgt von Hypaconitin und Mesaconitin, während Neopellin und vor allem die übrigen Basen nur in Spuren vorhanden sind. Im Blatt ist Aconitin Nebenalkaloid und im Samen fehlt es ganz. Der Aconitingehalt der Tubera schwankt je nach Jahreszeit: er ist zur Blütenzeit am niedrigsten, steigt im Herbst an und erreicht im Winter das Maximum.

Je nach Dauer und Art der Lagerung machen sich Alkaloidumsetzungen bemerkbar (Wirkungsverlust der Droge beim Lagern).

Schließlich kommt die Gefahr der Verwechslung mit anderen Akonit-Arten hinzu; auf dem Markt trifft man mehrfach Arten ausländischer Herkunft an. Im pulverisierten Zustand ist eine mikroskopische Unterscheidung der einzelnen Arten unmöglich. Die ausländischen, als Verwechslung in Frage kommenden Arten enthalten Alkaloide, die dem Aconitin nahestehen und ebenfalls Alkaminester sind (s. Tabelle), sich aber in ihrer Wirkungsintensität sehr stark unterscheiden. Die Folge ist, daß manche Akonitknollen fast ungiftig, andere wiederum außerordentlich giftig sind.

Die Anwendung des Aconitins bei neuralgischen und rheumatischen Affektionen beruht darauf, daß das Alkaloid sowohl auf das zentrale, als auch auf das periphere Nervensystem zuerst erregend, dann lähmend wirkt. Auch nach ört-

20*

licher Applikation werden die sensorischen Nervenenden zunächst erregt
(Brennen, Wärmegefühl), um später gelähmt zu werden (Pelzigsein, Anästhesie).
Doch dürfte Aconitin gegenüber Capsicum keinerlei Vorteile besitzen. Einreiben
in Form einer Salbe (2proz.) oder Iontophorese schwacher Aconitinlösung wird
gelegentlich bei Trigeminus-neuralgie versucht. Die Homöopathie verwendet
Aconitum bei fieberhaften Erkrankungen vor allem katarrhalischen und rheu-
matischen Charakters (z. B. Erkältungskrankheiten mit Katarrhen der oberen
Luftwege, akuter Bronchitis, Pneumonie), ferner bei Neuralgien verschiedener
Genese.

9. Hydrastis — Berberis
Zur Botanik

Die unter dem Namen *Berberidaceae* zusammengefaßten Gattungen und
Arten sind sehr uneinheitlich, sie bilden keine sehr natürliche Gruppe. Gehen
wir von drei drogenliefernden Gattungen: *Berberis*, *Hydrastis* und *Podophyllum*
aus, so sehen wir, daß einige Vertreter verholzt sind, andere wiederum krautige
Pflanzen darstellen. Auch die chemischen Merkmale sind sehr uneinheitlich.

Berberis	Hydrastis	Podophyllum
holzig	krautig	
Berberin-Alkaloide	Harz mit Lignanen	

Über die systematische Zuteilung der einzelnen Arten gehen die Ansichten
weit auseinander. So wird *Hydrastis* von einigen Autoren zu den Ranunculazeen
gezählt. Im allgemeinen rechnet man zu den Berberidazeen 9 Gattungen mit
etwa 150 Arten; es handelt sich demnach um eine kleine Familie.

Hydrastis

Rhizoma Hydrastidis gehört zu den Drogen, die heute nur noch sehr
selten verwendet werden. In Form der Präparate gilt sie als ein peroral wirk-

Berberin

Hydrastin R = H
Narcotin R = OCH₃

Hydrolyse
Ox.

Hydrastinin

sames, ungefährliches Mutterkorn-Ersatzmittel, doch steht ihre Wirkung bei zu starken menstruellen Blutungen im Vordergrund der Verwendung. Uteruswirksam sind die Alkaloide Hydrastin und Hydrastinin, zwei Alkaloide, die nahe mit dem Opiumalkaloid Narcotin verwandt sind. Hydrastinin kommt in Hydrastis nicht vor, läßt sich aber leicht aus Hydrastin (billiger aus Narcotin) gewinnen.

Die Stammpflanze, *Hydrastis canadensis*, ist in den Waldgebieten des östlichen Kanadas und des östlichen Teiles der USA beheimatet. Das Rhizom wird im Herbst gegraben und sorgfältig getrocknet.Die Droge schmeckt bitter und färbt beim Kauen den Speichel gelb. Ursache des bitteren Geschmackes und der Gelbfärbung ist der hohe Gehalt (etwa 3%) der Droge an Berberin.

Berberis

Unsere einheimische Berberitze, *Berberis vulgaris* (Sauerdorn), enthält wie Hydrastis Berberin. Daneben führt sie Alkaloide, die sich auch in der Kolombowurzel von *Jatrorrhiza palmata* (*Menispermaceae*) vorfinden und nach diesem Vorkommen benannt wurden, nämlich: Jatrorrhizin, Columbamin und Palmatin.

	R_1	R_2
Jatrorrhizin	H	CH_3
Columbamin	CH_3	H
Palmatin	CH_3	CH_3

Das alkaloidreichste Organ der Berberitze ist die Wurzelrinde Cortex Radicis Berberidis. In der Volksmedizin gilt die Droge als ein Mittel gegen Dysmenorrhöe. Gelegentlich werden auch Indikationen erwähnt, wie sie für Rad. Colombo gelten sollen.

Radix Calumbae oder Radix Colombo ist eine Droge, die früher als bitteres Tonikum, Adstringens, Antidysenterikum und Styptikum verwendet wurde, heute aber bei uns nur mehr selten gebraucht wird. Die Stammpflanze ist eine Liane der afrikanischen Ostküste etwa zwischen dem 12. bis 19. südlichen Breitengrad, die aber auch in Ostasien und Südamerika kultiviert wird. Ihr Gattungsname, Jatrorrhiza, leitet sich ab von ἰατρεῖν = heilen und ῥίζα = Wurzel, er bedeutet also heilende Wurzel. Die Speziesbezeichnung palmata nimmt Bezug auf die gelappte Form der Blätter (handförmig gelappt, palma = Handfläche). Die Familie der Menispermazeen, zu der die Jatrorrhiza gehört, umfaßt 70 Gattungen und etwa 300 Arten. Die hierhergehörenden Arten sind tropische Lianen mit handförmig gelappten Blättern; die Blüten sind diözisch. Die botanisch-systematische Verwandtschaft der Menispermazeen mit den Berberidazeen drückt sich auch im gemeinsamen Vorkommen von Alkaloiden des Benzylisochinolin-Typus aus. Daneben enthalten einige Menispermazeen-Gattungen noch Basen des Biscoclaurin-Typus (vgl. hierzu Menispermazeen-Curare S. 348).

10. Boldo

Die Stammpflanze von Fol. Boldo (Ph. Helv.) ist ein etwa 6 m hoher immergrüner Baum oder Strauch mit ledrigen Blättern, der in trockenen Gebieten von Chile beheimatet ist. *Peumus boldus* gehört zu den Monimiazeen, einer Familie, die eng mit den Laurazeen verwandt ist. Erwähnenswerte Inhaltsstoffe sind ätherisches Öl (etwa 2%, mit Ascaridol, Eucalyptol und p-Cymol), das der Droge den starken aromatischen Geruch und Geschmack verleiht, sowie Alkaloide.

Demnach haben wir bei dieser Droge, wie überhaupt bei den Familien der Laurazeen und der Monimiazeen, den Fall des gleichzeitigen Vorkommens von
ätherischen Ölen und Alkaloiden, zwei Verbindungs-
typen, die sich sonst in der Regel ausschließen. Unter
den etwa ein Dutzend Alkaloiden von Folium Boldo ist
als wichtigstes das zu etwa $1-3^0/_{00}$ vorhandene Boldin
zu erwähnen.

Das Boldin ist ein Vertreter der Aporphinbasen, Alkaloiden,
die das nämliche Grundskelet wie Apomorphin — ein aus Morphin gewonnenes Kunstprodukt — aufweisen. Aporphinalka-
loide sind weit verbreitet bei den *Papaveraceae*, besonders aber
bei einigen Familien der *Ranales* (*Polycarpicae*), und zwar bei
den *Anonaceae*, *Lauraceae* und *Monimiaceae*.

Die wichtigste Eigenschaft des Boldins ist seine stimulierende Wirkung auf
verschiedene Verdauungsfunktionen, insbesondere auf die Gallen- und Magensaftsekretion. Auch bewirkt die Base Steigerung der Harnsekretion, besonders
der Harnsäureausscheidung. Daneben wirkt sie leicht hypnotisch. Die Droge
wird bei uns vor allem als Bestandteil von Teespezialitäten als Choleretikum,
Diuretikum, Stomachikum und Sedativum verwendet. In ihrer Heimat dient sie
ferner als Anthelmintikum (Ascaridol!).

11. Opium

Mohnpräparate gehören wohl zu den ältesten von Menschen benutzten Arzneimitteln
überhaupt. Nach Mohnkapselfunden in den Pfahlbauten scheinen in Mitteleuropa Mohnkulturen schon vor mehr als 2000 Jahren bestanden zu haben. Wir wissen freilich nicht, ob
der Mohn hier zu medizinischer Verwendung, oder ob er ausschließlich zur Ölgewinnung
angebaut wurde. Nach eindeutigen schriftlichen Überlieferungen spielte Opium als Mittel
zur Schmerzlinderung aber sicher schon im 7. Jahrhundert v. Chr. eine wichtige Rolle: wir
entnehmen dies den Tontafeln der größten Bibliothek der Alten Welt, die von ASSURBANI-
PAL, König der Assyrer (669—626 v. Chr.) zur Blütezeit des assyrischen Weltreiches, in
Ninive errichtet worden ist. Man darf jedoch nicht vergessen, daß in dieser Bibliothek auch
die Kenntnisse viel früherer Epochen zusammengetragen waren. Dies gilt für die Angaben
über den Mohn. Die Kenntnis des Opiums reicht somit Tausende von Jahren weiter in die
Vorzeit zurück. Sie fand vom Zwischenstromland aus den Weg nach Kleinasien, Ägypten
und Persien.

Ein Präparat „Gram und Kummer zu verscheuchen" wird bei HOMER in der Odyssee
besungen. Man kann zwar dem Texte nicht mit Sicherheit entnehmen, daß es sich um ein
Mohnpräparat handelte. Doch ist in der Schilderung deutlich die charakteristische psychische Wirkung des Morphins zu erkennen. Den Alten war die schlafmachende Wirkung des
Mohns zweifellos bekannt. Schwieriger ist die Entscheidung, wenn es sich um die Frage des
Opiums mit seiner eigentümlichen Herstellungsweise durch Ritzen der unreifen Mohnkapseln handelt. Die Griechen verwendeten nämlich unter dem Namen μηκώνειον auch den
ausgepreßten Saft oder einen Extrakt der Frucht oder der ganzen Pflanze. Sie wußten allerdings zu unterscheiden zwischen dem μηκώνεον und dem ὀπός (= Saft, daraus „Opium"
abgeleitet), dem Milchsaft der Kapseln. Nach TSCHIRCH dürfte das Opium im 3. oder 4. Jahrhundert v. Chr. aufgekommen sein. Damit stimmt die Ansicht einiger Forscher überein,
die glauben, daß die Griechen die Kenntnis der Opiumgewinnung beim Feldzug ALEXAN-
DERS (356—323 v. Chr.) nach Indien erlangt hätten. Aus dieser Zeit stammt nämlich die
„Pflanzengeschichte" des THEOPHRAST von Eresos (etwa 370—287 v. Chr.), eines Schülers
von ARISTOTELES, worin er die Gewinnung des Mohnsaftes durch Anschneiden der Kapseln
beschreibt. In diesem Zusammenhang ist die Deutung bemerkenswert, wie sie KRIT KOS
von der in Gazi auf Kreta gefundenen, aus dem Spätminoikum III (also etwa 15. bis
16. Jahrhundert v. Chr.) stammenden „Göttin des Mohns" gibt. In den als Kopfschmuck

dienenden senkrecht geritzten Mohnkapseldarstellungen sieht er den Beweis, daß damals die Opiumgewinnung auf Kreta schon bekannt gewesen sei. Von den Griechen ging die Kenntnis des Opiums auf die Römer über, und von da an ist dieses Schmerzmittel mit seiner einzigartigen Wirkung aus der Medizin nicht mehr wegzudenken.

Botanisches

Die Stammpflanze unserer heutigen Kulturrassen vermutet man im borstenhaarigen, in Südeuropa heimischen *Papaver setigerum* D. C.. Schlafmohn, *Papaver somniferum* L., stellt eine 1—1¹/₂ m große Pflanze dar, deren kahler Stengel länglich-eiförmige Blätter trägt und die auf langen Stengeln sitzende — zunächst geneigte, später aufrechte — Blüten mit zwei abfallenden Kelchblättern besitzt. Die Kapselfrüchte sind recht verschieden gestaltet. Alle Teile der Pflanze milchen. *Papaver somniferum* gedeiht von den Tropen bis nach Nordnorwegen. Wie bei allen anderen Kulturpflanzen, sind auch von der Wildform des Mohns im Laufe der Zeit zahllose Kulturrassen herausgezüchtet worden. Fassen wir deren äußere Merkmale ins Auge, so unterscheiden sie sich insbesondere nach a) der Farbe und Form von Samen und Blüten, und b) durch morphologische Verschiedenheiten der Früchte. Die Farbe der Blüten variiert von weiß über rosa bis purpurrot, die der Samen von weiß über hell- nach dunkelgrau; bei der typischen Form sind die Blütenblätter ganzrandig, bei den Abarten können sie geschlitzt, gefranst, auch geteilt sein. Die Kapseln sind entweder offen oder geschlossen. Die große Variabilität des Mohns beschränkt sich wohl nicht nur auf diese äußeren Merkmale, die einzelnen Rassen dürften sich auch nach Konzentration, Art und nach Mengenverhältnis der einzelnen Alkaloide unterscheiden. Zur Opiumgewinnung dienen gewöhnlich in der Türkei *Papaver somniferum* var. *glabrum* (Boiss.) und var. *album* D. C., in Indien var. *album* D. C. In Europa baut man zur Ölgewinnung var. *nigrum* (Samen blaugrau, schieferfarben) an.

Die Familie der *Papaveraceae* umfaßt 28 Gattungen mit etwa 600 Arten, krautige Pflanzen der gemäßigten Zone. Die Früchte sind in der Regel Kapseln mit zahlreichen Samen, deren jeder einen kleinen Embryo und ein ölhaltiges Endosperm enthält. In anatomischer Hinsicht ist die Familie besonders gut durch die Milchsaftröhren mit vielfach gelblichem Milchsaft charakterisiert. Ihrer Natur nach sind die milchigen Organe der Papaverazeen entweder echte gegliederte Milchröhren (auch Milchgefäße genannt), oder aber Milchzellen (Schlauchzellen); letztere finden sich als einzelne Sekretbehälter bei der Unterfamilie der *Fumarioideae*. Der Inhalt ist ein Gemenge verschiedenartiger Stoffe (mit einem oft sehr hohen Prozentgehalt an Alkaloiden): stets aber ist auch fettes Öl mit enthalten. Die für die *Fumarioideae* charakteristischen Schlauchzellen sind mehr oder weniger länglich gestreckte Zellen, zwischen 2—10 mm lang; sie finden sich sowohl in der Achse als auch in den Blättern. Nach

Benzylisochinolin-Typ	Protopin-Typ	Naphthaphenanthridin-Typ
(z. B. Papaverin und 11 weitere Opiumalkaloide; auch bei Ranales vorkommend)	(in sämtlichen Papaveraceae vorkommend; Leitalkaloid)	(z. B. Chelidonin, verbreitet bei den Chelidoneae, Tribus der Papaveraceae)

Die Alkaloid-Typen der Papaveraceae

neuesten Befunden können die Milchröhren nicht mehr als Exkretbehälter aufgefaßt werden, da isolierter Milchsaft zur aktiven Synthese wichtiger Inhaltsstoffe — bei *Papaver somniferum* etwa der Opiumalkaloide — fähig ist.

In chemischer Hinsicht sticht die Familie durch das Vorkommen einer großen Reihe von Alkaloiden hervor; alle Papaverazeen-Alkaloide gehören zum Benzyl-isochinolin-Typ oder lassen sich zu ihm zumindest in biogenetische Beziehung bringen. Diesem Alkaloidtyp begegnet man auch bei den systematisch nahe verwandten *Ranales*. Charakteristisch für die Papaverazeen ist aber, daß sämtliche Arten als Begleitalkaloid Protopin enthalten. Man könnte das Protopin direkt als Leitalkaloid der Papaverazeen bezeichnen.

Opiumgewinnung

Unter Opium versteht man den eingetrockneten, durch Verwundung der unreifen Kapsel von *Papaver somniferum* gewonnenen Milchsaft. Die Gewinnung des Opiums erfolgt in der Weise, daß gewöhnlich 1 bis 3 Wochen nach dem Abfallen der Blütenblätter die Kapselwand in den Nachmittag- oder Abendstunden mit einem oder mehreren miteinander verbundenen Messerchen angeritzt wird, indem ein oder mehrere Schnitte in horizontaler, schräger oder senkrechter Richtung so geführt werden, daß die innere Kapselwand nicht verletzt wird. Eine Verletzung würde zu einem Verlust an Milchsaft und zu einer Beeinträchtigung der Samenernte führen. Von den zur Opiumernte verwendeten Pflanzen werden nachher auch noch die reifen Samen gewonnen. Der aus den Einschnitten austretende weiße Milchsaft erhärtet unter Gelb- und Braunfärbung in kurzer Zeit zu einer weichen Masse, die schon früh am nächsten Morgen in geeigneter Weise von der Kapsel abgeschabt und in einem Gefäß gesammelt wird. Beim Abschaben gelangen auch Fragmente der Kapselwand in die Masse. Die Ausbeute beträgt pro Kapsel durchschnittlich 0,02 g, entsprechend 2—3 mg Morphin. In Kleinasien werden die gesammelten Opiummassen zu kuchen- oder kugelförmigen Stücken von 0,3—3 kg Gewicht geformt, in Mohnblätter gewickelt an eine der vielen im Lande verstreuten Filialen des Opiummonopols abgeliefert, wo sie einer vorläufigen Untersuchung unterzogen werden. Von dort gelangen sie in die Zentrale nach Istanbul, wo sie von Kontrollbeamten eingehend geprüft werden. In Maschinen knetet man hochwertige und geringere Sorten so zusammen, daß ein Produkt mit einem Mindestgehalt von 12% Morphin resultiert. Die in Wurstform aus der Maschine austretende Masse wird in Stücke von je 2 kg abgeteilt, die dann maschinell in rechteckige Stücke gepreßt werden. Um ein Zusammenkleben zu verhindern, bestreut man sie in der Regel mit Häcksel und Mohnblättern oder ausnahmsweise auch mit Reisschalen. Rumexfrüchte werden dagegen für diesen Zweck nicht mehr verwendet. Je 40 Kuchen zu 2 kg Gewicht werden in Weißblechbehältern verpackt und gelangen in Holzkisten zum Versand. Als wichtigste Opiumanbauländer kommen für uns in erster Linie Kleinasien und Indien in Betracht.

Auch in Mitteleuropa ließe sich aus den Mohnkulturen gutes Opium gewinnen. Praktisch scheitert aber die Opiumgewinnung an den durch die ungleichen Klimabedingungen hervorgerufenen großen Schwankungen des Alkaloidgehaltes, vor allem aber an der Unwirtschaftlichkeit der Kulturen. Zur Gewinnung eines einzigen Kilogramm Opiums benötigt man etwa 15—20 a Anbaufläche und gegen 300 Arbeitsstunden (= 6 Arbeitswochen) allein zur Opiumernte.

Dagegen stellt sich bei uns das Problem der Verwertung des in Form von Mohnstroh aus den Mohnkulturen anfallenden Morphins. Diese Mohnkulturen wurden besonders in der Kriegszeit zur Gewinnung des für Speisezwecke ausgezeichnet geeigneten Mohnöls, wie es durch kaltes Auspressen der Samen gewonnen wird, angelegt. Die Stengel und reifen entsamten Kapseln wurden früher als sog. Mohnstroh verbrannt. Besonders die Kapseln enthalten aber noch beträchtliche Mengen von Opiumalkaloiden, so 0,3—1,2% Morphin. Zwar hatte bereits 1823 der französische Apotheker TILLOY in Dijon über 8 Pfund Morphin aus Mohnkapseln isoliert und auch WINKLER und MERCK beschäftigten sich mit Extraktionsmethoden. Doch waren diese Verfahren zu wenig rationell und das Morphin war einfacher aus Opium zu gewinnen. Erst hundert Jahre später wurde das Problem durch KABAY in Ungarn wieder aufgegriffen und von ROCHE durch ein besonders rationelles, kontinuierlich arbeitendes Verfahren gelöst. Nach diesem Verfahren wurden 1944 nicht weniger als 800 Tonnen Mohnkapseln aus den Schweizer Mohnkulturen aufgearbeitet und daraus schätzungsweise mindestens eine Tonne des in Kriegszeiten besonders wertvollen Morphins gewonnen, das sonst mit dem Mohnstroh nutzlos verbrannt worden wäre. Neuerdings beschäftigt man sich auch mit der Gewinnung bestimmter Nebenalkaloide des Mohnstrohs (POETHKE). Im Jahre 1960 wurden aus Mohnstroh 30 Tonnen Morphin gewonnen, entsprechend einem Viertel der 1960 insgesamt fabrizierten Menge dieses Alkaloids.

Rauchopium

Ein Teil des Opiums dient als Rauchopium, Tschandu, zu Rauchzwecken. Damit es gebraucht werden kann, muß es besonders präpariert werden.

1. Handelsopium wird in flachen Pfannen etwa mit der doppelten Menge Wassers versetzt und auf Holzkohlenfeuer unter Umrühren eingedampft, wobei der Verunreinigungen enthaltende Schaum abgeschöpft wird.

2. Den in Schichten von 15—20 mm Dicke in Pfannen gestrichenen Extrakt röstet man über Holzkohlenfeuer bei einer gegen 200° gehenden Temperatur.

3. Die gerösteten Kuchen werden in Wasser gelöst, die Lösung filtriert, das Filtrat unter starkem Sieden bis zur Sirupkonsistenz eingedampft. Der sich bildende Schaum wird abgeschöpft.

4. Das Konzentrat wird bis zum Erkalten schaumig gerührt und dann mehrere Monate gären gelassen (Mucor- und Aspergillus-Arten), wobei sich ein feines, eigentümliches Aroma bildet.

Bei der Herstellung des Rauchopiums wird ein ansehnlicher Anteil der Alkaloide zerstört, störende Harze und Schleimstoffe entfernt und Aromastoffe gebildet. Beim Rauchen wird ein weiterer Teil der Alkaloide verbrannt. Das Opiumrauchen ist demnach sehr unökonomisch. „Meist richtet sich der Opiumraucher schneller finanziell als somatisch zugrunde, wie ein Alkoholiker, der seinen Bedarf ausschließlich aus Sekt statt aus Kornschnaps decken wollte." (OETTEL).

Inhaltsstoffe

Unter den Inhaltsstoffen des Opiums sind an erster Stelle die Alkaloide zu nennen, die bis ein Viertel des Opiumgewichts ausmachen können. Sie liegen nicht in freier Form vor, sondern gebunden an verschiedene Säuren, wie z. B. an Mekonsäure, an Fumarsäure und an Milchsäure. Für Opium typisch ist dabei die Mekonsäure, die bis zu 5% im Opium enthalten sein kann; chemisch handelt es sich um eine Hydroxypyron-dicarbonsäure. Weitere Inhaltsstoffe des Opiums sind Eiweiß, Kautschuk, Harze, Zucker, Fett, Schleimstoffe und Wachse. Wegen des Vorkommens dieser zuletzt genannten Stoffe im Opium können einfache Opiumauszüge nicht parenteral appliziert werden. Außerdem werden Fermente als Bestandteile des Opiums erwähnt. Oxydationsfermente bedingen die Braunfärbung des ursprünglich weißen Mohnsaftes; sie sollen ferner die

Ursache für die Abnahme des Morphingehaltes im Opium während dessen Lagerung sein. Der Wassergehalt schwankt je nach dem Grade der Austrocknung zwischen 5 und 20%.

Außer dem von SERTÜRNER entdeckten Morphin sind im Opium noch 24 weitere Alkaloide aufgefunden worden. Man kann die Vielzahl der Opiumalkaloide in vier Gruppen einteilen, worunter die Phenanthren- und die Benzylisochinolingruppe die wichtigsten sind. Daneben gibt es noch eine Reihe von Alkaloiden, deren Konstitution nicht bekannt ist (Aporein, Mekonidin, Papaveramin und Lanthopin).

Opium-Alkaloide

1. *Protopin-Typ*

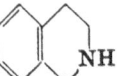

Protopin
Kryptopin

2. *Tetrahydroisochinolin-Typ*

Hydrocotarnin

3. *Benzylisochinolin-Typ*

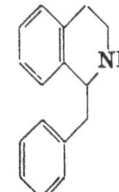

Papaverin
(—)-**Narcotin** (= Noscapin)
rac.-**Narcotin** (Gnoskopin)
Narcotolin
Narcein

Xanthalin
rac.-Laudanin
(—)-Laudanin (= Laudanidin)
Codamin
Laudanosin
Oxynarcotin
Rhoeadin

4. *Phenanthren-Typ*

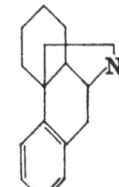

Morphin
Codein

Thebain
Neopin
Pseudomorphin
Porphyroxin

Während die chemische Verwandtschaft der Protopin-, der Tetrahydroisochinolin- und der Benzylisochinolingruppe offensichtlich ist, trifft dies für die Phenanthrengruppe nicht zu. Der biogenetische Zusammenhang zur Benzylisochinolingruppe und damit zu den andern Vertretern ergibt sich aber ohne weiteres aus folgender Betrachtung. Denken wir uns den Ring A im Benzylisochinolinmolekül (I) um 180° gedreht, so können wir die Verbindung auch durch das Formelbild II darstellen; Ausbildung einer C—C-Bindung führt zum Kohlenstoffskelet der Alkaloide vom Phenanthrentypus (III). Die Alkaloide dieser beiden Typen unterscheiden sich demnach nur durch die Ausbildung einer Kohlenstoffbindung.

I   II   III

Biogenetischer Zusammenhang
von Benzylisochinolin- und Phenanthrentyp

Von diesen beiden Gruppen ist die Gruppe der Phenanthrenalkaloide die therapeutisch wichtigere; den in dieser Gruppe zusammengefaßten Alkaloiden, besonders dem Morphin, kommen die Wirkungen zu, deretwegen Opium seit den ältesten Zeiten ein unentbehrliches Arzneimittel darstellt: diese Gruppe wirkt schmerzstillend, wobei die Analgesie von Schlaf und Betäubung begleitet ist. Die Alkaloide der Benzylisochinolingruppe wirken nicht narkotisch; die Bezeichnung Narcotin für eines der hier aufgezählten Alkaloide ist daher geradezu irreführend. Man verwendet deshalb für diesen Stoff neuerdings die Bezeichnung Noscapin. Die Alkaloide dieses Typus wirken vielmehr hauptsächlich als Spasmolytika (sie wirken erschlaffend auf die glatte Muskulatur).

Die einzelnen Opiumalkaloide finden sich in sehr wechselnder Menge in der Droge, wie folgende Tabelle zeigt.

Mengenmäßiges Vorkommen einiger Alkaloide im Opium

Morphin	3 —23 %	durchschnittlich	12 %
Narcotin	2 —10 %	,,	5 %
Papaverin	0,5— 1,3%	,,	1 %
Codein	0,2— 3 %	,,	1 %
Thebain	0,2— 1 %	,,	0,5%
Narcein	0,1— 0,7%	,,	0,5%

Einzelbesprechung der wichtigsten Alkaloide

Morphin hat phenolischen Charakter; auf diesen sauren phenolischen Eigenschaften der Verbindung beruhen Methoden, um es von anderen Begleitalkaloiden abzutrennen. Die Jahres-Weltproduktion an Morphin schätzt man auf 80000 kg. Morphin ist unser wichtigstes Arzneimittel zur Beseitigung aller Arten physischen Schmerzes. Der Arzt verordnet es, wenn es gilt, stärkste Schmerzzustände zu beseitigen; aber nur in den Fällen, wo es nicht durch andere Analgetika zu ersetzen ist, da es bei mehr oder weniger langer Anwendung zu Sucht führt. Morphin wirkt in vielen Fällen emetisch; nicht selten wird es dann mit Atropin kombiniert verordnet. Morphin dämpft und beseitigt weiterhin auch den Hustenreiz, und zwar durch Beruhigung des mit dem Atemzentrum gekoppelten Hustenzentrums.

Morphin R = H
Codein   R = CH₃

Codein, der Methyläther des Morphins, ist im Opium lediglich in geringen Mengen enthalten; den Hauptteil des therapeutisch verwendeten Codeins gewinnt man partialsynthetisch durch Methylierung des Morphins. Im Durchschnitt ist die Nachfrage nach Codein wesentlich höher als die nach Morphin, das wesentlich strenger indiziert angewendet wird: In den USA werden von den jährlich produzierten 20000 kg, Morphin 18000 kg, d. s. 90%, in Codein umgewandelt. Codein hat eine bedeutend geringere schmerzstillende Wirkung als das Morphin. Für sich allein reicht Codein überhaupt nicht aus, um als schmerzstillendes Mittel verwendet werden zu können: es potenziert aber die Wirkung anderer Analgetika, weshalb man es z. B. mit Vertretern der Antipyrin-Phenacetin- , oder Chiningruppe kombiniert anwendet. Die hustenstillende Wirkung des Codeins ist aber ausreichend, um es mit Vorteil zur Hustenbe-

kämpfung heranzuziehen. Die euphorische Komponente und damit die Suchtgefahr ist beim Codein bedeutend geringer als beim Morphin.

Papaverin

Papaverin kommt im Opium in Mengen von etwa 1%
vor. Die Nachfrage nach diesem Alkaloid ist größer als die
Menge des natürlich vorkommenden Alkaloids; die Hauptmenge gewinnt man daher heute auf synthetischem Wege.
Papaverin ist ein sehr kräftiges Spasmolytikum, das auf alle
glattmuskeligen Organe erschlaffend, krampflösend wirkt.
Besonders häufig angewendet wird es als wertvolles Spasmolytikum bei Spasmen im Gebiete des Magen-Darmkanals sowie
der Gallen- und Harnwege.

Narcotin ist das neben dem Morphin in größter Menge im Opium vorkommende Alkaloid. Es fällt deshalb in ziemlichen Mengen bei der Aufbereitung
des Opiums auf Morphin in den Fabriken an. Bisher hat es lediglich zur Herstellung des Cotarnins und des Hydrastinins gedient (s. auch S. 308). Diese
Stoffe wirken hämostyptisch und werden fast ausschließlich bei Uterusblutungen,

besonders Menorrhagie, verwendet (Cotarninchlorid in Stypticin „Merck").
1954 wurde die hustenreflexvermindernde Wirkung des Narcotins entdeckt,
womit sich eine direkte medizinische Verwendungsmöglichkeit ergab. Gegenüber
dem Morphin und dem Codein besitzt Narcotin keine atmungsdepressive Wirkung und es soll nicht suchterzeugend sein.

Narcein

Narcotolin unterscheidet sich vom Narcotin einzig darin,
daß es an Stelle der Methoxygruppe im Tetrahydroisochinolin-
ring eine freie phenolische Hydroxylgruppe besitzt. Es wurde
erstmals 1937 aus Mohnstroh isoliert, wo es zu 0,1—0,2% enthalten ist und daher zu einer Verunreinigung des aus Mohnstroh gewonnenen Morphins führen kann. Narcotolin ist zwar
auch im Opium enthalten, jedoch nur in der sehr geringen
Menge von etwa 0,03%.

Narcein ist vor allem durch seine chemische Konstitution
bemerkenswert. Da der Stickstoff nicht zyklisch gebunden ist,
ist Narcein eigentlich kein echtes Alkaloid. Ferner ist Narcein
durch seine Carboxylgruppe gleichzeitig eine Säure, die mit
Basen Salze bildet; es besitzt also amphoteren Charakter.

Gesamt-Opium-Wirkung

Morphin und die anderen Opium-Alkaloide stehen heute in reiner, kristallisierter Form dem Arzt als Therapeutika zur Verfügung. Für die Anwendung der Gesamtdroge Opium scheint daher heute kein Bedarf mehr vorzuliegen. Dennoch wird die Gesamtdroge — meist in Form der offizinellen Tinctura Opii oder des Extractum Opii — auch heute noch recht häufig angewendet. Das hat seine besonderen Gründe: denn die Morphinwirkung ist durchaus nicht gleichzusetzen mit der Opium-Gesamtwirkung. Die große Zahl von Begleitalkaloiden, die synergistisch, d. h. sich gegenseitig verstärkend wirken, oder die antagonistisch sind, d. h. sich gegenseitig in ihrer Wirkung auf das eine oder andere Erfolgsorgan aufheben, führen zu einer sehr komplexen Wirkung der Gesamtdroge. Insbesondere gelingt es nicht durch ein einzelnes Reinalkaloid die therapeutische Wirkung bei Diarrhöe zu erzielen, wie sie das Opium zeigt. Das wichtigste Anwendungsgebiet des Opiums ist daher auch heute noch die Beeinflussung von Koliken und Darmspasmen, welche regelmäßige Begleiterscheinungen akuter Diarrhöe sind. Auch die analgetische Wirkung der Gesamtdroge ist stärker als ihrem Gehalt an Morphin eigentlich entspräche: auch hier ist der Grund wieder in synergistischen Effekten zu suchen. Z. B. wirkt das Papaverin für sich nicht schmerzstillend, es verstärkt aber die schmerzstillende Wirkung des Opiums. Es gäbe demnach genügend Grund dafür, das Opium den Reinalkaloiden in den meisten Fällen vorzuziehen. Dem steht aber der große Nachteil gegenüber, daß Opium und seine Zubereitungen nicht parenteral applizierbar sind; isoliert man aber die Gesamtalkaloidfraktion, so entstehen Präparate, denen die Gesamtopiumwirkung zukommt und die gleichzeitig injizierbar sind, da die störenden Ballaststoffe wie Eiweiße usw. entfernt sind.

Literatur

HAAS, H.: Spiegel der Arznei. Berlin-Göttingen-Heidelberg 1956. — KRUEGER, H.: Action of morphine on digestive tract. Physiol. Rev. 17, 618—645 (1937). — PFEIFER, S.: Mohn — Arzneipflanze seit mehr als zweitausend Jahren. Die Pharmazie 17, 467—478, 536—554 (1962). — PFEIFER, S., u. K. HEYDENREICH: Die Akkumulation der Mohnalkaloide zwischen Blüte und biologischer Reife. Die Pharmazie 17, 107—114 (1962). — SMALL, L. F.: Chemistry of the opium alkaloids. Supplement No. 113, Pub. Health Rep., Us. Gov. Printing Office, Washington D. C. 1932.

12. Chelidonium

Als Vertreter der *Papaveroideae*, einer Unterfamilie der *Papaveraceae*, besitzt *Chelidonium maius* L. wie *Papaver somniferum* Milchsaftschläuche, deren Milchsaft alkaloidhaltig ist. Die Pflanze ist weit verbreitet: von den subarktischen bis in die gemäßigten Teile ganz Europas und Asiens. Nach Amerika, wo die Pflanze ursprünglich nicht beheimatet war, wurde sie eingeschleppt. *Chelidonium maius* ist stets in der Nähe menschlicher Siedlungen zu finden: in Gebüschen, an Wegen, an Mauern, Hecken und Zäunen. Ein Anbau kommt nicht in Frage, da der gesamte Bedarf durch Sammeln von Wildpflanzen gedeckt werden kann.

Inhaltsstoffe

Die Pflanze enthält geringe Mengen ätherisches Öl. Im gelbgefärbten Milchsaft lokalisiert sind neben Fermenten (z. B. proteolytischen Enzymen) die

Hauptwirkstoffe der Pflanze: die Alkaloide. Wie in den meisten Fällen, so sind auch hier die Alkaloide an Säuren gebunden: gefunden wurde Äpfel- und Citronensäure; während die typische Säure bei der Gattung Papaver und besonders beim Opium die Mekonsäure war, ist hier die der Mekonsäure sehr nahe verwandte Chelidonsäure anzutreffen.

Mekonsäure   Chelidonsäure

Für die therapeutische Anwendung der Droge ist es wichtig zu wissen, daß der Alkaloidgehalt außerordentlich schwankt:

Kraut   0,012 bis 0,6%
Wurzel 0,2   bis 1,4%

Das Maximum des Alkaloidgehaltes wird gewöhnlich im Herbst erreicht.

Leider werden immer noch Chelidonium-Präparate verordnet, die nicht standardisiert, d. h. auf einen bestimmten Wirkungsgehalt eingestellt sind. Das wäre schon zur Vermeidung einer Überdosierung der ziemlich stark wirkenden Alkaloide nötig. Die rationale Verwendung der Präparate ist weiterhin dadurch erschwert, daß auch das gegenseitige Mengenverhältnis der einzelnen Alkaloide außerordentlich schwanken kann: jedem der Alkaloide kommt aber eine andere Wirkung zu: d. h. auch bei gleichbleibendem Gesamt-Alkaloidgehalt kann der zu erwartende therapeutische Effekt sehr unterschiedlich sein.

Im wesentlichen gehören die Chelidonium-Alkaloide drei Typen an, und zwar dem Kryptopin-Typus mit α- und β-Allokryptopin und Protopin, dem Leitalkaloid der Papaverazeen, dem Berberin-Typus mit Berberin, das dem Milchsaft seine intensiv gelbe Farbe verleiht und dem Naphthaphenanthridin-Typus.

α-Naphthaphenanthridin

Das Gerüst dieser Alkaloide besteht aus einem tetrazyklischen Ringsystem, das formal aus einem Naphthalinkern besteht, dem ein Isochinolinring ankondensiert ist. Die beiden zentralen Kerne sind bei einigen Vertretern aromatisch, bei anderen hydriert. Das N-Atom ist stets methyliert. Alkaloide dieses Bauplanes sind in ihrer Verbreitung auf die Tribus der *Chelidoneae* innerhalb der *Papaveraceae* beschränkt; sie kommen hier aber nie allein vor, sondern stets begleitet von Protopin und Alkaloiden des Berberin-Typus.

Die als Wirkstoffe des Schöllkrautes hervorzuhebenden Vertreter dieses Typus sind das Chelidonin, das Chelerythrin und das Sanguinarin.

Der biogenetische Zusammenhang des Naphthophenanthridin-Typus mit den übrigen Typen ist auf folgende Weise gut ersichtlich:

Berberin   Chelidonin

Wird Berberin in der Schreibweise des offenen Rings C formuliert, so brauchen wir uns nur den Ring D um die gestrichelte Achse gedreht zu denken und dann den Ring wieder zu schließen, so erhält man — nach N-Methylierung — genau die Formel des Chelidonins.

Besprechung einiger wichtiger Chelidonium-Alkaloide

Chelidonin wirkt morphinähnlich, zentral-beruhigend und analgetisch. Es wirkt spasmolytisch auf glatte Muskulatur wie Papaverin, reicht aber keineswegs in der Wirkungsstärke an Morphin oder Papaverin heran. Chelerythrin ist ein stark wirkender Stoff. Bei starker örtlicher Reizwirkung führt er in größeren Dosen zur zentralen Lähmung (Tod durch Atemlähmung) und Muskelstarre.

Sanguinarin wirkt zuerst narkotisch, erzeugt dann aber heftige strychninartige Krämpfe. Örtlich angewendet bewirkt es Lähmung der sensiblen Nervenendigungen.

Chelerythrin: $R_1 = R_2 = CH_3$
Sanguinarin: $R_1 + R_2 = CH_2$

Berberin erregt die glatte Muskulatur. Dem Berberin wird die cholekinetische Wirkung der Droge zugeschrieben (Entleerung der Gallenblase). Echte choleretische, d. h. die Gallensekretion in der Leber erregende Wirkung kommt dem Stoff wie auch der Ganzdroge nicht zu.

Alle ebengenannten Alkaloide wirken stark bakterizid, besonders gegen grampositive Bakterien.

Die Gesamtwirkung des Schöllkrautes läßt sich ungefähr folgendermaßen charakterisieren (GESSNER): Extrakte aus der Droge wirken zentral schwach beruhigend. Sie wirken auf Bronchien und Darm spasmolytisch, auf den Uterus erregend. Der Blutdruck wird erhöht, die Coronargefäße erweitert. Eine cholekinetische Wirkung ist vorhanden.

Anwendung

Herba und Rhizoma Chelidonii waren früher offizinell und wurden vor allem bei Gallensteinleiden und Gallenblasenentzündung, sowie bei katarrhalischer Gelbsucht angewendet. Der Reinstoff Chelidonin wurde gegen Spasmen glattmuskeliger Organe empfohlen. Neuerdings wird das Schöllkraut wieder gebraucht, und zwar besonders als Spasmolytikum bei mit Spasmen einhergehenden Erkrankungen des Magen-Darm-Kanals einschließlich Gallensteinleiden und Gallenblasenentzündung (Cholezystopathie und Cholelithiasis).

Auch in der Volksheilkunde gilt das Schöllkraut als ein häufig verwendetes Leber- und Gallenmittel. Hinzu kommen aber noch andere Anwendungen: so z. B. der öfter erwähnte Gebrauch des Milchsaftes als Mittel gegen Hautwucherungen und gegen Warzen. Selbst gegen Magenkrebs wurde die Pflanze im Volke versucht, was aber schon mehrmals zu tödlich verlaufenden Vergiftungen geführt hat. Von großem akademischem Interesse ist in diesem Zusammenhange, daß die Naphthaphenanthridinbasen des Schöllkrautes eine gewisse cytostatische Wirkung haben. Sie gehören demnach in die gleiche Klasse von Wirkstoffen wie Colchicin und Podophyllotoxin. Nach LETTRÉ sind alle Stoffe Mitosegifte, welche im Molekül die Anordnung einer „Stilbyl-

Stilbylamingruppe
(Mitosegifte)

amingruppe" mit bestimmten Substituenten tragen. Diese chemisch strukturelle Voraussetzung ist bei den Alkaloiden Chelidonin, Homochelidonin und Methoxychelidonin erfüllt. Im Tierversuch erwiesen sie sich jedoch als viel zu toxisch, um gegen Krebs eingesetzt werden zu können. Immerhin ist die erwähnte Verwendung des Schöllkrautes in der Volksmedizin gegen Hautwucherungen und Warzen in diesem Zusammenhange von Interesse: zu der cytostatischen und bakteriziden Wirkung der Alkaloide tritt als Wirkungskomponente vermutlich die proteolytische Aktivität des frischen Milchsaftes.

Präparate

Auf dem Markte befinden sich zahlreiche Schöllkrautpräparate, wie etwa Asgocholan (Rheinchemie), Cefachol (Cefak, Kempten), Cholagogum vegetabile (Nattermann), Cholagutt (Albert, Wiesbaden) u. v. a.

13. Physostigma

Physostigma venenosum Balfour ist der Name einer etwa 15 m langen Liane des westlichen Afrika, wo sie in den Küstenländern des Golfes von Guinea wächst. Die holzigen Hülsenfrüchte enthalten 1 bis 3 nierenförmige, mattglänzende, dunkelbraune und durch eine tiefe, die Raphe führende Rinne gefurchte Samen. Diese Samen sind unter dem Namen Calabarbohnen (nach dem Flusse Calabar), Semen Calabar oder Semen Physostigmatis bekannt. Sie enthalten ein heftig wirkendes Gift und wurden deshalb von den Eingeborenen zu einer Art Gottesurteil verwendet.

Die Geschichte dieser Arzneipflanze könnte als der Weg vom Ordalgift zum modernen Parasympathikomimetikum bezeichnet werden. Semen Calabar und Physostigmin gehören zu den Drogen, die erst durch die moderne wissenschaftliche Analyse zu einem Arzneimittel wurden: den Negern Westafrikas war sehr wohl die Giftigkeit der Calabarbohnen bekannt, nicht aber kannten sie irgendwelche therapeutische Anwendungsgebiete für die Droge. Die Giftmenge eines einzelnen Samens kann ausreichen, um einen Menschen zu töten. Bei den Eingeborenen waren die Calabarbohnen ein sog. Ordalgift, sie dienten zu einer Art Gottesgericht: ist man sich über die Schuld oder über die Unschuld des eines Verbrechens Angeklagten nicht einig, kann er nicht überführt werden, so zwingt man ihn einen Gifttrank einzunehmen. In diesem Falle reichte man ihm fein zerstoßene Calabarbohnen mit etwas Wasser, oft auch erhielt er das Gift in Form eines Mazerates. Personen, die an der Folge eines Trankes starben, wurden als schuldig betrachtet. Die Samen verursachen toxische Symptome, die zunächst zu Übelkeit und Erbrechen, schließlich zu Atemlähmung führen können. Das Erbrechen wird durch eine Substanz verursacht, die bevorzugt in den Samenschalen enthalten ist; manchmal kann das Erbrechen so heftig sein, daß die gesamte Menge des aufgenommenen Giftes wieder aus dem Körper ausgeschieden wird und der betroffene Mensch vor allen weiteren üblen Folgen bewahrt ist. Es ist nicht ausgeschlossen, daß rasche Einnahme des Trankes — der Unschuldige fühlt sich sicher und nimmt das Gift rasch ein — eher zum Erbrechen führt.

Auch heute noch werden solche „Wahrheitsbeweise" durchgeführt. So meldete 1959 die Presse, daß beim Bushongo-Stamm im Nweka-Territorium nordöstlich von Luluaburg (Provinz Kasai, ehem. Belg. Kongo) bei „Tschipapa" (Gottesgerichtsurteil) 226 Personen tödlich vergiftet worden sind. Die Untersuchungen gestalten sich jeweils doppelt schwierig, weil die Leichen der Personen, die bei der Probe ums Leben gekommen sind, traditionsgemäß verbrannt werden.

Wie andere als Ordalgifte verwendete Pflanzen wurde auch Physostigma als heilig angesehen. Es gab eigene Leute, denen das Sammeln der Samen anvertraut war. Die Standorte der Pflanze wurden bewacht; an nicht bewachten Stellen ließ man sie nicht wachsen, sie wurden dort ausgerissen. Die Samen selbst wurden im Hause des Stammeshäuptlings aufbewahrt. Nach jeder neuen Ernte warf man die unverbrauchten Samen der alten Ernte in den Fluß. So gelang es, das Geheimnis lange Zeit zu hüten. Erst um 1840 kamen englische Missionare in den Besitz derartiger heiliger Samen, die man nach England schickte. Der Hauptwirkstoff der Droge, das Physostigmin — nach der Eingeborenenbezeichnung Eséré für die Calabarbohnen auch etwa Eserin genannt — wurde im Jahre 1864 isoliert. Damit war der Weg frei für die pharmakologische Prüfung und für die therapeutische Verwendung als ein die Cholinesterase hemmendes Mittel. Semen Calabar dienen heute zur Darstellung des Physostigmins. Das Physostigmin wiederum ist das natürliche Vorbild für eine ganze Reihe synthetischer Arzneimittel, die sich durch parasympathikomimetische Wirkung auszeichnen.

Bei *Physostigma venenosum* handelt es sich um einen Vertreter der *Leguminosae* mit schönen, violetten Schmetterlingsblüten. Diese große Pflanzenfamilie umfaßt eine Reihe von pharmazeutisch bedeutsamen Gattungen und Arten. So liefert sie Schleim- und Gummidrogen wie *Foenugraecum*, *Ceratonia*, Gummi arabicum, Tragant sowie Gerbstoffdrogen (Catechu, Ratanhia). Auch Glykosiddrogen (Senna mit Anthraglykosiden, Sophora mit Flavonoiden) und Balsam liefernde Arten (Copaiva-, Peru- und Tolubalsam) gehören hierher. Doch interessieren uns hier außer *Physostigma* lediglich noch *Cytisus*, *Genista*, *Laburnum*, *Erythrophleum* und *Erythrina*. Die letzte Gattung wird wegen der curareartigen Wirkung ihrer Alkaloide im Anschluß an Curare besprochen. Erwähnung verdienen noch die Alkaloide von Lupinus-Arten, sind sie doch die Ursache des bitteren Geschmackes der Bitterlupinen. Mit Ausnahme von *Erythrophleum* (*Caesalpinioideae*) gehören alle die erwähnten Alkaloidvorkommen zur Unterfamilie der *Papilionatae*.

Physostigmin

Calabarbohnen bestehen etwa zur Hälfte aus Stärke, zu etwa einem Viertel aus Eiweiß: sie enthalten weiterhin etwas fettes Öl mit Sterinen. Die toxischen Prinzipien der Droge, gleichzeitig auch deren Wirkstoffe, sind Alkaloide (durchschnittlich 0,5%) mit Physostigmin (Eserin) als Hauptalkaloid. Physostigmin

$CH_3 \cdot NH \cdot CO \cdot O$ — ... CH_3 ... N ... N ... CH_3 CH_3 → HO — ... CH_3 ... N ... N ... CH_3 CH_3 $CH_3 \cdot NH \cdot COOH$

Physostigmin   Eserolin   Carbaminsäure
(Eserin)

gehört in die Gruppe der Indolbasen. Behandelt man Physostigmin mit Alkali, so wird Kohlendioxid und Methylamin abgespalten unter Bildung von Eserolin. Dem Physostigmin kommt die Struktur eines Carbaminsäureesters zu. Dies ist ein Strukturtypus, der bei den Naturstoffen der Alkaloidreihe nirgendwo sonst gefunden wurde.

Physostigmin wird in der Ophthalmologie als starkes Miotikum verwendet. Gleichzeitig senkt es den Innendruck des Auges. Es dient deshalb auch zur Behandlung des Grünen Stars (Glaukom), des Folgezustandes erhöhten intraokularen Druckes, dem u. U. sogar der Sehnerv zum Opfer fallen kann. Als Parasympathikomimetikum verlangsamt Physostigmin den Herzschlag, stimuliert die Peristaltik des Darmes (daher bei postoperativer Darmatonie verwendet), bewirkt Zusammenziehung der Bronchien, verengt die Pupille und vermehrt die Sekretion zahlreicher Drüsen. Besonders wichtig aber ist seine Wirkung auf die Muskulatur: Physostigmin wirkt durch Hemmung der Cholinesterase wie ein Gegenspieler des Curare (Näheres s. S. 351). Auf dieser Eigenschaft beruht die heutige Verwendung zur Unterbrechung der Curarewirkung und zur Behandlung der Myasthenia gravis.

Die Wirkung des Physostigmins ist wesentlich an die Carbaminsäureester-Gruppe gebunden. Durch die synthetische Darstellung anderer Ester dieser

Gruppe gelang es bald, die für Physostigmin typische Wirkung nachzuahmen, in manchen Fällen sogar zu übertreffen. Zu dieser Gruppe von Stoffen gehört z. B. das Prostigmin „Roche".

14. Spartium — Genista — Cytisus

Innerhalb der *Papilionatae*, einer Unterfamilie der *Leguminosae*, findet sich die Tribus der *Genisteae* mit einer Reihe von Gattungen, die sich durch das Vorkommen eines speziellen Alkaloidtyps auszeichnen. Pharmazeutisches Interesse beanspruchen die Gattungen *Cytisus* (*Sarothamnus, Spartium*), *Genista* und *Laburnum*.

	R_1	R_2
Spartein	H_2	H_2
Lupanin	O	H_2
Aphyllin	H_2	O

Cytisin   R = H
N-Methyl-cytisin   R = CH₃

Einige Genisteen-Alkaloide

Einige dieser Alkaloide finden sich auch weit außerhalb der *Genisteae*; Spartein z. B. wurde in den Mutterlaugen der Aconitingewinnung, in Fol. Boldo und *Chelidonium maius* gefunden. Umgekehrt gibt es innerhalb dieser Tribus auch Vertreter vollständig abweichender Alkaloidtypen. So enthalten *Crotalaria*-Arten Alkaloide vom Typus der Senecio-Alkaloide.

Spartium

Cytisus scoparius (L.) Link., *Sarothamnus scoparius* (L.) Wimmer (σάρωμα = Besen; θάμνος = Strauch; lat. scopae = Besen) = *Spartium scoparium* L., der Besenginster, ist ein 1—2 m hoher Strauch mit rutenförmigen Zweigen, der durch seine dunkelgefärbten Triebe, seine kleinen, dunkelgrünen dreizähligen Laubblätter und die großen, einzelstehenden, goldgelb gefärbten Schmetterlingsblüten mit einwärts gerolltem Griffel auffällt.

Ginsterarten wurden im Altertum und im Mittelalter als Purgativa und als Diuretika verwendet. Die Bedeutung der Droge Herba Spartii scoparii blieb gering. 1850 wurde daraus erstmalig das Reinalkaloid Spartein isoliert und 1885 wies G. SEE auf die günstige Herzwirkung des Sparteins hin. Man hielt die Sparteinwirkung zunächst für digitalisartig und ließ daher die therapeutische Anwendung rasch wieder fallen, als sich die echten Digitaloide in der Regel dem Spartein als überlegen zeigten. Seit 1914 setzten sich nun Alkaloide wie Chinin und Chinidin zur Behandlung bestimmter Herzkrankheiten, besonders von Herzrhythmusstörungen durch, bei denen Digitalis nicht ansprach. Man fand, daß die Wirkung des Sparteins auf das Herz an die des Chinidins erinnert; Spartein sowie die Gesamtdroge behielten seitdem einen, wenn auch bescheidenen Platz in der modernen Therapie von Herzerkrankungen.

Spartein und weitere Spartium-Inhaltsstoffe

Als Hauptwirkstoff enthält die Droge, insbesondere in den Blättern und Zweigspitzen, das Alkaloid (—)-Spartein, neben chemisch ähnlich gebauten Alkaloiden. Spartein gehört zu den herzwirksamen Alkaloiden (Kardiaka), doch wirkt es nicht digitalisartig, sondern chinidinartig. Spartein ist demnach kein Ersatz für Digitalis und Strophanthus; der Arzt verordnet es bei Rhythmusanomalien und Überleitungsstörungen des Herzens. Spartein gilt weiterhin als wirksames Uterotonikum (z. B. zur Auslösung von Wehen, auch bei Menstruationsstörungen).

Spartein wirkt in therapeutischen Dosen nicht diuretisch, während der Gesamtdroge eine harntreibende Wirkung nachgerühmt wird. Bei dem diuretischen Prinzip der Droge handelt es sich u. a. um das Flavonglykosid Scoparosid. Dieser Stoff ist vor allem in den Blüten enthalten, so daß bevorzugt die Blüten als Diuretika angewendet werden.

Als weitere Inhaltsstoffe sind Tyramin und Hydroxytyramin zu erwähnen, Substanzen, die chemisch eng mit dem Adrenalin verwandt sind.

$$
\begin{array}{ccc}
\text{OH} & \text{OH} & \text{OH} \\
\text{Ringsystem mit OH} & \text{Ring} & \text{Ring mit OH} \\
\text{CH·OH} & \text{CH}_2 & \text{CH}_2 \\
\text{CH}_2\cdot\text{NH}\cdot\text{CH}_3 & \text{CH}_2\cdot\text{NH}_2 & \text{CH}_2\cdot\text{NH}_2 \\
\text{Adrenalin} & \text{Tyramin} & \text{Hydroxytyramin}
\end{array}
$$

Ähnlich dem Adrenalin wirken auch Tyramin und Hydroxytyramin auf Kreislauf usw. Zur Drogenwirkung tragen diese beiden Inhaltsstoffe jedoch nicht bei, da sie bei peroraler Applikation unwirksam sind.

Durch die Einwirkung der Phenoloxydasen werden phenolische Substanzen vom Typus des Tyramins in dunkle Farbstoffe überführt:

$$
\begin{array}{c}
\text{Tyramin} \\
\text{Hydroxytyramin}
\end{array}
\xrightarrow{\text{Phenoloxydase}} \text{Melanine}
$$

Auf dieser Pigmentbildung beruht die Dunkelfärbung von Sproß und Früchten des Besenginsters (s. S. 262).

Genista

Unter den Genista-Arten wurde früher Herba Genistae tinctoriae cum floribus als Diuretikum und als Laxans verwendet. *Genista tinctoria* L., der Färber-Ginster, wird nur etwa bis 1 m hoch. Er besitzt in Trauben angeordnete, gelbe Blüten, deren Griffel nicht eingerollt ist, und einfache Blätter. Die Pflanze enthält Cytisin, Methylcytisin und verwandte Basen. Die Blüten dienten früher dank ihres Gehaltes an gelben Flavonoiden zum Färben.

Laburnum (Cytisus)

Der Goldregen, *Laburnum anagyroides* Med. = *Cytisus laburnum* L., stellt einen baumartigen Strauch oder mittelhohen Baum dar mit in bis 30 cm langen, hängenden Trauben angeordneten gelben Schmetterlingsblüten. Er wird gern als Zierpflanze verwendet. In allen Teilen, besonders reichlich in den Samen, enthält die Pflanze Cytisin. Dieses Alkaloid stellt das toxische Prinzip des Goldregens dar. Bereits zwei Samen der Pflanze können bei Kindern ernste Vergiftungen verursachen. Vergiftungen durch Cytisin ähneln praktisch einer Nicotinvergiftung.

15. Erythrophleum

Erythrophleum guineense ist ein in Afrika weit verbreiteter Baum, dessen Rinde den Eingeborenen unter verschiedenen Namen, in Westafrika z. B. als „Sassy-Rinde" bekannt ist. Dort wurde sie wie Physostigma (s. S. 320) als Ordalgift zu sog. Gottesgerichten verwendet. Zu diesem Zwecke gab man Rindenauszüge zum Trinken. Starb der Angeklagte daran, so galt er als schuldig. Die wechselnde Toxizität solcher Präparate läßt sich zwanglos durch die Tatsache erklären, daß es stark wirkende Rinden, z. B. von *Erythrophleum guineense* und *E. couminga* und praktisch alkaloidfreie Arten, wie *E. africanum* gibt. In Ost- und Zentralafrika soll die Rinde zur Bereitung von Pfeilgiften dienen.

Die Gattung *Erythrophleum*, deren Name sich auf die rote Rinde einiger Arten bezieht (ἐρυθρός = rot, φλοιός = Rinde), gehört zu den *Leguminosae*, und zwar zur Unterfamilie der *Caesalpinioideae*. Während es Arten gibt, die fast alkaloidfrei sind, enthalten andere Vertreter — bekannt sind vor allem *Erythrophleum guineense* und *E. couminga* — Alkaloide, die durch Hydrolyse in eine oder mehrere, stickstofffreie Säuren und einen aliphatischen Aminoalkohol zerfallen. Der Stickstoff ist hier also nicht zyklisch gebunden.

$$\text{Cassain} \xrightarrow{\text{Hydrolyse}} \text{Cassainsäure} + \text{Dimethylamino-aethanol}$$

$$\text{Coumingin} \xrightarrow{\text{Hydrolyse}} \text{Cassainsäure} + \beta\text{-Hydroxyisobaldriansäure}$$
$$+ \text{Dimethylamino-aethanol}$$

Die Cassainsäure enthält das Gerüst der Harzsäuren und gehört in die Klasse der Diterpene.

Cassain   R = H

Coumingin   R = HO—C(CH₃)—CH₂—CO—

Die Erythrophleum-Alkaloide wirken typisch digitalis-artig, obwohl sie ihrer chemischen Konstitution nach keine Beziehungen zu den Digitaloiden haben. Der Tod erfolgt nach Erythrophleum-Vergiftung durch Herzstillstand in Systole. Die Herzwirksamkeit des Coumingins erreicht sogar jene des Scillaren A. Neben der Wirkung auf das Herz besitzen die Alkaloide noch lokalanästhetische Eigenschaften. Tatsächlich zeigen sich formelmäßig gewisse Analogien zu synthetischen Lokalanästhetika, wie etwa dem Procain.

16. Coca

Die erste Kunde von der Cocapflanze gelangte bereits im Jahre 1499 durch den Priester ORTIZ nach Europa. ORTIZ berichtet, die Einwohner des neuentdeckten Kontinentes hätten ein Genußmittel, ein Kraut, das „die Hungrigen sättigt, den Müden und Erschöpften neue Kräfte verleiht und die Unglücklichen ihren Kummer vergessen macht". In den Jahren 1857—1859 nimmt C. v. SCHERZER an der Weltumsegelung der Novara, einer österreichischen Fregatte, teil; er bringt erstmals eine größere Menge der geheimnisvollen Droge nach Europa. Proben davon überläßt SCHERZER dem Chemiker WÖHLER in Göttingen, dessen Schüler NIEMANN das Reinalkaloid Cocain daraus isoliert. Therapeutisch verwendete man Cocain zunächst als lokal schmerzstillendes Mittel bei Entzündungen der Augen; seine eigentliche Bedeutung erhielt es durch KOLLER (1884), der die wichtige Rolle des Cocains für die operative Augenheilkunde erkannte. Die Aufklärung der chemischen Konstitution des Cocains durch R. WILLSTÄTTER (1898) war die Voraussetzung für die Synthese von Stoffen, die wie das Cocain lokalanästhetisch wirken, aber bessere Allgemeinverträglichkeit besitzen und die nicht suchterregend sind. Die Entwicklung fand einen vorläufigen Abschluß mit Arzneimitteln wie Novocain, Procain und Anästhesin. Cocain selbst wird heute nur mehr selten therapeutisch verwendet und die Droge, die allerdings zu Genußzwecken weiterhin in einigen Teilen der Erde angebaut wird, findet überhaupt keine medizinische Verwendung mehr. Verbreitet ist das sog. Coca-Kauen heute noch bei den Einwohnern der gebirgigen Gegenden Perus, Boliviens und Nordargentiniens. Im Jahre 1940 schätzte man die Zahl der Cocakauer auf etwa 11 Millionen, fast ausschließlich Angehörige der indianischen Rasse.

Botanik, Verwertung der Cocapflanze, Handelssorten

Als Fol. Cocae bezeichnet man die Blätter verschiedener *Erythroxylum*-Arten, die als Wirkstoffe Alkaloide, vor allem das Cocain enthalten. Die Systematik der Gattung ist noch ungenügend bearbeitet. Das Genus wurde von PATRICK BROWNE nach der fleischroten Rinde des sog. Redwood (*E. areolatum*) 1756 *Erothroxylum* (ἐρυϑρός = rot, ξύλον = Holz) und 1759 von LINNÉ Erythroxylon benannt. Es umfaßt nach O. E. SCHULZ (1907) etwa 200 oft schwer zu unterscheidende Arten, die über die Tropen verbreitet sind. Ein deutliches Massenzentrum mit über 130 Arten liegt im tropischen Südamerika und in Westindien. Andere Arten finden sich auf Madagaskar und Mauritius. Höhere Konzentrationen an Cocain sind wohl nur in den zur Drogengewinnung herangezogenen Arten bzw. Varietäten vorhanden. Geringe Mengen Cocain sind in *E. pulchrum* nachgewiesen worden und Cinnamylcocain ist in *E. monogynum* enthalten. Man hat zwar auch in vielen weiteren Arten Alkaloide nachgewiesen. Die Alkaloide wurden aber meist nicht näher untersucht. Cocainartige Basen sollen sich in *Erythroxylum areolatum*, *E. laurifolium*, *E. montanum*, *E. ovatum* und *E. retusum* finden. Blätter anderer Spezies sind alkaloidfrei. Einige dieser Spezies, darunter *E. ulei* und *E. subracemosum* dienen ebenfalls als Genußmittel; sie werden allerdings nicht gekaut, sondern als Aufguß getrunken.

Erythroxylum ist neben *Aneulophus* die einzige Gattung der *Erythroxylaceae*, einer Familie, die mit den *Linaceae* sehr nahe verwandt ist und zur Reihe der *Geraniales*, Unterreihe *Geraniineae*, gehört. In der gleichen Unterreihe finden sich auch die *Rutaceae* mit der Alkaloiddroge Fol. Jaborandi von *Pilocarpus*-Arten.

Die Cocapflanzen sind Sträucher, die bis zu 5 m hoch werden, in den Kulturen aber kleiner gehalten werden. Sie erinnern in ihrem Aussehen an unseren Schwarzdorn. An den Blättern fallen je zwei Streifen auf, die sich auf der Ober- und Unterseite bogenförmig von der Basis zur Spitze ziehen, so daß man den Eindruck erhält, es sei hier ein kleines Blatt abgedruckt. Diese Linien rühren von der Einfaltung der Blätter in der Knospe her. Die Stammpflanze des Cocablattes

wurde von LAMARCK an Hand von Material aus Peru *Erythroxylum coca* benannt. *E. coca* Lam. galt denn auch bis etwa 1880 allgemein als die Ausgangs-
pflanze der Droge. Es handelt sich dabei um eine Kulturpflanze, deren Wildform
nicht mehr bekannt ist. Jahrhundertelang in weiten Gebieten Südamerikas
kultiviert, erscheint sie in verschiedenen Formen. So wurden aus Südamerika
zwei Blatt-Typen exportiert: das große, dunkelgrüne Bolivianische oder
Huanuco-Blatt und das kleinere, schmalere, dünnere, hellgrüne sogenannte
Peru- oder Truxillo-Blatt (Truxillo = Stadt in Peru). Engländer, Franzosen,
Holländer und Deutsche versuchten die Pflanze in ihren überseeischen Gebieten
zu kultivieren. Weitere Blatt-Typen erschienen jetzt auf dem Markt, darunter
als wichtigster das Java-Blatt mit seinem auffallend hohen Gehalt an Ecgoninbasen. Diese Sachlage gestaltet eine pharmakognostische Beschreibung der
Droge vor allem in botanisch-systematischer Hinsicht äußerst schwierig und es
überrascht nicht, wenn auch heute noch die Ansichten geteilt sind.

Nach HEGNAUER und FIKENSCHER sollte man die kultigenen Formen von *Erythroxylum*,
die durch einen hohen Gehalt an Ecgoninbasen ausgezeichnet sind, in einer einzigen — wenn
auch polymorphen — Art: *Erythroxylum coca* Lam. zusammenfassen. Innerhalb dieser Art
sind dann besonders drei Varietäten zu unterscheiden:

var. *coca* (= *E. coca* Lam. sensu stricto = *E. bolivianum* Burck)	Liefert Bolivian. Blatt-Typus, zu dem auch der größte Teil der aus Peru stammenden Droge gehört, mit Cocain und Cuskhygrin als Hauptalkaloiden. Gedeiht gut im Bergland. Erzeugt stark ledrige Blätter mit zugespitzter oder abgerundeter Spitze.
var. *spruceanum* Burck (= *E. truxillense* Rusby = *E. novogranatense* [Morris] Hieron. sensu Schulz p. p.)	Liefert Truxillo-Blatt-Typus mit Cocain und Cinnamylcocain als Hauptalkaloide. Gedeiht auch gut in niedrigen Lagen. Hierher gehört auch die Java-Droge. Erzeugt kleinere, weniger ledrige, allmählich in eine Spitze auslaufende Blätter.
var. *novogranatense* Morris (= *E. novogranatense* [Morris] Hieron. sensu Schulz p. p.)	Truxillosorte der Pflanzer in Kolumbien; wie es scheint nicht oder nur selten im europäischen Handel. Enthält Cocain. Neuere chem. Arbeiten fehlen. Weicht von der vorigen vor allem in der Blattform ab (abgerundete bis ausgerandete Blattspitze).

Die Alkaloidzusammensetzung der Blätter ist je nach der Varietät verschieden. So enthält var. *coca* weniger Esteralkaloide (0,5—1%). Davon ist aber der größte Teil Cocain.
Var. *spruceanum* aus Java weist dagegen einen größeren Esteralkaloidgehalt auf (oft 1—2%).
Der Anteil des Cocains ist aber kleiner (10—30%). Trotzdem wurde auf Java var. *spruceanum* kultiviert, weil sich sämtliche Esteralkaloide partialsynthetisch auf relativ einfache Weise in Cocain umwandeln lassen. Die Alkaloidzusammensetzung ändert sich aber
auch mit dem Alter der Blätter. Junge Blätter von var. *spruceanum* enthalten mehr Cinnamylcocain (62%) und weniger Cocain (z. B. 33%), während ältere Blätter (vom 8. Blatt eines
Astes an) mehr Cocain (z. B. 73%) und weniger Cinnamylcocain (23%) enthalten. Da in
Java nur die jüngsten, alkaloidreichsten Blätter geerntet werden, in Südamerika dagegen
nur die reifen Blätter, erklärt sich auch damit zum Teil die unterschiedliche Zusammensetzung der Handelsware.

Die Verbreitung der Cocapflanze wird in erster Linie durch ihre Empfindlichkeit gegen extreme Temperaturen begrenzt. Die Sträucher verlangen eine gleichmäßige Wärme zwischen 15 und 20°, sollen sie gehaltreiche Blätter liefern. Aus
diesen Lebensbedingungen der Pflanzen ergibt sich, daß sie auf die tropischen
Bergregionen Südamerikas beschränkt sind, und zwar finden sie die weitaus
günstigsten Verhältnisse in den feuchten Urwaldgebieten am Ostabhang der
Anden in Peru und Bolivien.

Inhaltsstoffe

Die wichtigsten Inhaltsstoffe von Coca sind die Alkaloide. Sie lassen sich in vier Typen einteilen, in die Derivate des Ecgonins, des Ecgonidins des Pseudotropins und Tropins und in die Hygrine. Die Cocaalkaloide gleichen in ihrem Aufbau den mydriatisch wirkenden Solanazeenalkaloiden. Sie leiten sich ebenfalls vom Tropanringsystem ab.

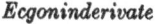

| Tropan | Tropin (Tropan-3α-ol) | ψ-Tropin (Tropan-3β-ol) |

Fast alle Coca-Alkaloide und Solanazeenalkaloide der Tropanreihe tragen am C-3 des Tropanrings eine Hydroxylgruppe. Durch diese Substitution wird das Kohlenstoffatom 3 pseudoasymmetrisch, d. h. es sind zwei geometrische Isomere möglich, die sich in der relativen Lage von Hydroxyl und Stickstoffatom unterscheiden. Man bezeichnet sie als Tropin und ψ-Tropin. Solanazeenalkaloide der Tropanreihe und Coca-Alkaloide unterscheiden sich darin, daß die ersten fast ausschließlich Derivate des Tropins sind (Ausnahme Tigloidin), Coca-Alkaloide sich dagegen fast durchwegs vom ψ-Tropin ableiten (Ausnahme Valerin). Die wichtigsten Coca-Alkaloide sind zudem auch am C-2 substituiert, und zwar mit einer Carboxylgruppe, die in der Regel mit Methanol verestert ist. Charakteristikum der typischen Coca-Alkaloide ist demnach der ψ-Tropin-Grundkörper und die Carbomethoxylgruppe —$COOCH_3$ am C-2.

Coca-Alkaloide

Ecgoninderivate

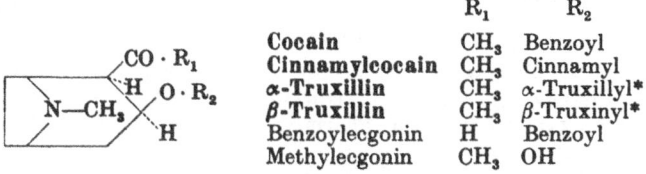

	R_1	R_2
Cocain	CH_3	Benzoyl
Cinnamylcocain	CH_3	Cinnamyl
α-Truxillin	CH_3	α-Truxillyl*
β-Truxillin	CH_3	β-Truxinyl*
Benzoylecgonin	H	Benzoyl
Methylecgonin	CH_3	OH

* = Dimere Zimtsäure

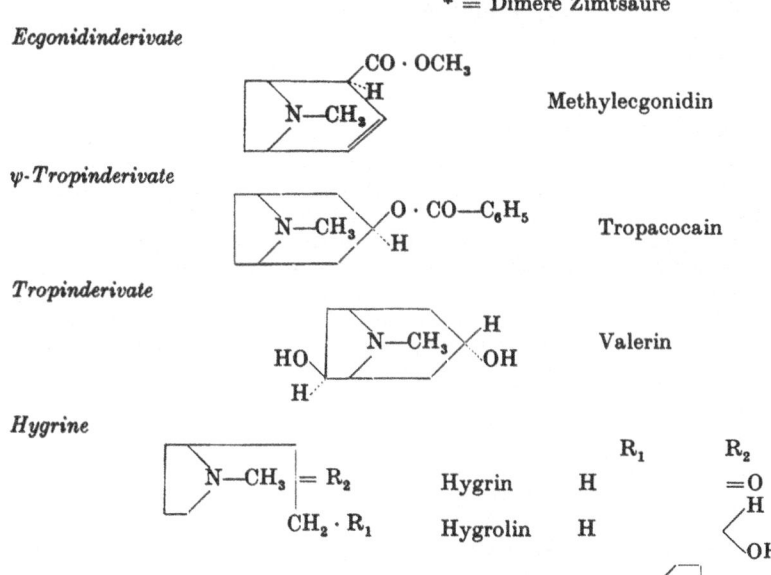

Ecgonidinderivate

Methylecgonidin

ψ-Tropinderivate

Tropacocain

Tropinderivate

Valerin

Hygrine

	R_1	R_2
Hygrin	H	=O
Hygrolin	H	<H OH
Cuskhygrin	CH_3—N	=O

In jungen Pflanzen sowie in Wurzeln und Stengeln ausgewachsener Exemplare finden sich geringe Mengen von Nicotin. Cocain kommt nicht nur im Blatt, sondern auch in anderen Teilen der Cocasträucher vor, beispielsweise in der Rinde. Für die Verwendung der Blätter als Genußmittel dürften außer dem Cocain noch weitere Inhaltsstoffe von Bedeutung sein; als solche sind Gerbstoffe zu erwähnen sowie besonders das ätherische Öl, das den Blättern einen eigenartigen Geruch und Geschmack verleiht.

Ein Cocabissen besteht aus den Blättern der Pflanze, deren Blattrippen herausgelöst werden; die Blattmasse wird zusammen mit etwas Kalk oder Asche im Munde gekaut, der sich reichlich entwickelnde Speichel wird zusammen mit dem Saft der Blätter verschluckt.

Verwendung

Cocain wird heute nur noch selten verwendet, da die synthetischen Lokalanästhetika fast immer Gleiches leisten, ohne die gefährliche Suchterregung des Cocains zu besitzen.

Während die synthetischen Lokalanästhetika dem Naturstoff in vieler Hinsicht — insbesondere durch ihre geringere Wirkung auf Kreislauf und die fehlende Suchtgefahr — überlegen sind, kommt dem Naturstoff doch eine erwünschte Wirkung zu, die bisher mit den Synthetika nicht erzielt werden konnte: die Kombination von Lokalanästhesie mit Gefäßverengung. Die Synthetika wirken im Gegenteil gefäßerweiternd, wodurch die Anästhetika allzurasch vom Applikationsort fortgeschwemmt werden. Vielen Anästhetika setzt man daher Adrenalin zu.

Cocain wird vor allem noch zur Anästhesie im Nasen-Rachen-Raum, gelegentlich auch in der Urologie und Gynäkologie verwendet. Es eignet sich hier besonders gut, weil es geschwollene Schleimhäute zum Abschwellen bringt, die Drüsensekretion einschränkt und die Blutungstendenz herabsetzt.

Literatur

FIKENSCHER, L. H.: Bijdrage tot de kennis van de biologie der alkaloiden bij Erythroxylum coca, Diss. Leiden 1959. — HEGNAUER, R., u. L. H. FIKENSCHER: Untersuchungen mit Erythroxylum coca Lam. Pharm. Acta Helv. 35, 43—64 (1960).

17. Pilocarpus

Die Jaborandi-Blätter können von einer ganzen Anzahl verschiedener *Pilocarpus*-Arten stammen. Diese Gattung umfaßt Bäume oder hohe Sträucher; Hauptverbreitungsgebiet ist Südamerika.

Die Gattung *Pilocarpus* gehört zu den *Rutaceae*. Diese Familie zeichnet sich vor allem aus durch den Gehalt an Bitterstoffen und ätherischem Öl, das fast durchwegs in schizolysigenen Ölräumen lokalisiert ist. Obwohl bei den Rutazeen viele Alkaloidvorkommen bekannt sind, vor allem von Furochinolinderivaten (z. B. die Gattungen *Aegle, Dictamus, Flindersia, Glycosmis, Orixa, Ruta* und *Skimmia*), liefert nur *Pilocarpus* eine offizinelle Alkaloiddroge. Ein weiteres Vorkommen in der Gattung *Fagara* wird wegen der chinidinähnlichen Wirkung im Anschluß an *Cinchona* besprochen. Die Rutazeen sind übrigens mit der Alkaloidfamilie der *Erythroxylaceae* in der gleichen Unterreihe *Geraniineae* der *Geraniales* vereinigt.

Als Stammpflanzen der Droge kommen in Frage:

Pilocarpus jaborandi (Pernambuco-J.),
Pilocarpus pennatifolius (Paraguay-J.),
Pilocarpus trachylophus (Ceara-J.),
Pilocarpus spicatus (Aracati-J.),
Pilocarpus racemosus (Guadeloupe-J.),
Pilocarpus microphyllus (Maranham-J.).

Die einzelnen Arten erscheinen im Handel ungleichmäßig, indem zeitweilig einzelne ganz ausbleiben und die Handelsware nicht selten ein Gemenge mehrerer

Arten darstellt. In der Regel enthalten die genannten Arten 0,6—0,7% Gesamtalkaloide mit Pilocarpin als Hauptalkaloid. Soweit Pilocarpin mengenmäßig vorherrscht, bestehen gegen die unterschiedliche botanische Herkunft der Handelsware keine Bedenken. Andere Arten müssen als minderwertig gelten: so z. B. *P.
heterophyllus*, der bei einem niederen Gesamtalkaloidgehalt von 0,25% nur zu
einem Drittel der Gesamtalkaloide Pilocarpin enthält. Die Nebenalkaloide
besitzen nicht die gleich starke Wirkung wie das Hauptalkaloid. Die Ph. Helv.
läßt als Fol. Jaborandi nur Blätter von *Pilocarpus jaborandi* zu.

Die Jaborandi-Alkaloide gehören einem eigenartigen chemischen Typ an, der
einen Imidazolring und einen gesättigten, fünfgliedrigen Lactonring enthält: die
beiden Ringe sind über eine Methylenbrücke miteinander verknüpft.

Pilocarpus-Alkaloide

Von Pilocarpin und Pilosin sind aus der Droge noch Iso-Verbindungen (Iso-Pilocarpin
und Iso-Pilosin) isoliert worden. Das Vorkommen von Iso-Pilocarpidin ist sehr wahrscheinlich, aber noch nicht bewiesen. Der Unterschied zwischen diesen beiden Reihen von Verbindungen ist in allen Fällen der gleiche. Er beruht auf einer cis-trans-Isomerie am Butyro-
lactonring: Die normale Reihe stellt die cis-, die Iso-
reihe die trans-Verbindungen dar. Die cis-Form ist
die instabilere und geht unter Alkalieinwirkung in
die stabilere trans-Form über.

Die Jaborandiblätter dienen heute hauptsächlich zur Herstellung des Reinalkaloids
Pilocarpin. Das Pilocarpin ist, gleich wie Physostigmin, ein Parasympathikomimetikum; es
wirkt erregend auf die parasympathischen Nervenendigungen. Pilocarpin regt
die Tätigkeit der Drüsen, besonders der Schweiß- und Speicheldrüsen an und
wird daher gegen Wasserretention beim Versagen der Nierentätigkeit und zur
Entwässerung bei Ödemen verwendet. Sein hauptsächlichstes Verwendungs-
gebiet ist aber die Ophthalmologie, wo es als Miotikum und zur Herabsetzung
des intraokularen Druckes bei Glaukom gebraucht wird. Gelegentlich setzt man
Pilocarpin Haarwässern zu; man behauptet eine Zunahme des Haarwuchses als
Folge der besseren Durchblutung.

Iso-Pilocarpin, Pilocarpidin, Pilosin und Isopilosin sind gleicherweise, aber
viel schwächer wirksam. Dagegen geht die Wirkung bei Öffnung des Lactonrings vollständig verloren.

18. Peyotl

Dem spanischen Ordensgeistlichen Bernhardino de Sahagun verdanken
wir die erste mit historischer Treue aufgezeichnete Schilderung der Sitten und
Gebräuche der Azteken. In seinem Werk „Historia general de la cosas de Nueva
España" vom Jahre 1569 wird auch Peyotl (die Endung -tl ist der nachgestellte
aztekische Artikel, wie er in vielen Worten aztekischen Ursprungs wiederkehrt)
erwähnt. Es heißt dort: „Die Azteken fanden eine Wurzel(?) und nannten sie

Peyotl. Sie enthält einen Saft, der berauscht und verrückt macht." Bis zum Jahre 1886 war über Art und Wesen dieses Genußmittels nichts bekannt. Damals unternahm der Berliner Pharmakologe LUDWIG LEWIN eine Reise in amerikanische Länder. Er erhielt Stammpflanzen der Droge Peyotl, brachte sie mit nach Berlin und ließ sie hier im Berliner Botanischen Museum von HENNINGS untersuchen; HENNINGS identifizierte sie als eine neue Kaktus-Spezies und gab ihr dem Entdecker zu Ehren den Namen *Anhalonium lewinii.*

Die *Cactaceae* mit etwa 2000 meist blattlosen Sukkulentenarten haben ihre Hauptverbreitung in den Trockengebieten von Mexiko mit den Südstaaten der USA, sowie von Bolivien und angrenzenden Gebieten. Die Früchte einiger Arten sind eßbar und stellen z. T. wichtige Nahrungsmittel dar (*Opuntia ficus-indica*). *Nopalea-* und *Opuntia-*Arten dienen als Wirtspflanzen zur Züchtung der Cochenille-Schildlaus. Eine ganze Reihe von Kaktus-Arten ist alkaloidhaltig. Innerhalb der einzelnen Arten bestehen oft zahlreiche morphologische und chemische Unterschiede, die gelegentlich Ursache abweichender taxonomischer Interpretationen und Benennungen sind. So existieren für den Peyotl-Kaktus und davon kaum abweichende Varietäten über ein Dutzend verschiedene botanische Namen.

Anhalonium lewinii (*Lophophora williamsii* usw.) ist ein kleiner Kaktus, dessen Heimat die Gegend des Rio grande (USA) und Mexiko ist. Die Pflanze variiert sehr stark morphologisch und mit den wechselnden Formen (die als Varietäten, manchmal sogar als verschiedene Arten angesehen werden) gehen chemische Differenzen Hand in Hand. Der oberste Teil der Pflanze wird abgeschnitten und in Scheiben zerlegt. Diese getrockneten Scheiben der Pflanze bezeichnet der Drogenhandel als „Mescal-Buttons". Sie enthalten eine ganze Reihe verschiedener Alkaloide, deren wichtigstes das Mescalin ist. Dieses Alkaloid findet sich auch in anderen Kaktazeen, wie *Trichocereus terscheckii* und *T. pachanoi.*

19. Granatum

Die Urheimat des Granatbaumes liegt wahrscheinlich zwischen dem Kaspischen Meer, dem Persischen Meerbusen und dem Mittelmeer. Der Granatapfel wird gegenwärtig als „Obstbaum" (punischer Apfel des Altertums) in den subtropischen Gebieten aller Erdteile kultiviert. Er kommt sowohl als Strauch wie als Baum (bis zu 8 m Höhe) vor. Die Blätter sind länglich-lanzettlich oder länglich bis verkehrt-eiförmig und mehr oder weniger zugespitzt. Sie werden bis zu 5 cm lang und 1,5 cm breit. Die Blüten stehen in den obersten Blattachseln einzeln oder bis zu dreien. Unterkelch, Kelch- und Kronblätter sind scharlachrot gefärbt, ebenso die Fäden der zahlreichen Staubgefäße. Die fast kugelige apfelförmige Frucht hat etwa 12 cm Durchmesser und wird grünlich, gelb oder blutrot. Die Pflanze blüht in Europa in den Monaten Juni und Juli.

Die Gattung *Punica* umfaßt lediglich zwei Arten, außer *P. granatum* L. noch *P. protopunica* Balf. f. Sie wird oft zu den *Myrtaceae* gerechnet, gelegentlich aber als eigene Familie, *Punicaceae*, aufgefaßt. Der Gattungsname leitet sich vom lateinischen puniceus ab, welches sowohl purpurrot als punisch bedeutet, unter Bezug auf die rote Farbe der Blüten und Früchte oder auf das häufige Vorkommen des Baumes in der Nähe von Karthago, woher die Römer hauptsächlich die Granatäpfel bezogen; granatum = mit Körnern versehen, bezieht sich auf die sehr zahlreichen Samen der Frucht und kommt vom lat. granum = Korn, Kern, Same.

Als eines der ältesten und beliebtesten Kulturgewächse spielte der Granatapfelbaum im Kulte der alten Völker eine große Rolle. Die Granatäpfel galten infolge ihres Kernreichtums für ein Symbol der Fruchtbarkeit.

Die Kultur des Granatapfelbaumes wurde im 8.Jahrhundert durch die Araber in Spanien eingeführt. Die 756 von den Arabern gegründete Stadt Granada erhielt vom Granatapfel, welchen auch das Stadtwappen zeigt, ihren Namen.

Der Gebrauch der Stamm- und Wurzelrinde als starkwirkendes Taenifugum war schon im Altertum bekannt; er geriet jedoch im Mittelalter wieder in Vergessenheit und kam erst 1807 durch BUCHANAN, der ihre Wirkung bei den Hindus in Indien beobachtete, in Gebrauch.

Cortex Granati stellt die Rinde von Wurzel, Stamm und dicken Zweigen dar. Aus der Droge wurden 1878 von TANRET die ersten Alkaloide isoliert und zu Ehren von PELLETIER (1788—1842), dem berühmten französischen Apotheker und Alkaloidchemiker des 19. Jahrhunderts, als Pelletierine bezeichnet. Der sehr ähnliche Aufbau der Alkaloide hat deren Untersuchung außerordentlich erschwert. In den letzten Jahren zeigte es sich, daß die bisher als Pelletierin und Methylpelletierin bezeichneten Stoffe mit den als Iso-Verbindungen bekannten Alkaloiden identisch sind und daß Pelletierin und Methylpelletierin in der Pflanze, wenn überhaupt, dann höchstens in Spuren enthalten sind. Das wirksame Prinzip soll vor allem das Isopelletierin sein.

Granatrinden-Alkaloide

$$R = -CH_2-CO-CH_3 \quad \textbf{Iso-Pelletierin}$$
$$(R = -CH_2-CH_2-CHO \quad \text{Pelletierin})$$

$$R = -CH_2-CO-CH_3 \quad \textbf{Methyl-iso-pelletierin}$$
$$(R = -CH_2-CH_2-CHO \quad \text{Methyl-pelletierin})$$

Pseudo-Pelletierin

Methylisopelletierin   ψ-Pelletierin

Der biogenetische Zusammenhang zwischen Granatrinden- und Tropanalkaloiden äußert sich auch darin, daß Iso-Pelletierin zusammen mit Scopolamin, Hyoscyamin u. a. in *Duboisia myoporoides* vorkommt.

Hygrin   Tropinon

Die Droge und deren galenische Zubereitungen enthalten einen hohen Prozentsatz an Gerbstoffen, so daß der Magen stark gereizt wird. Aus diesem Grunde haben einige Arzneibücher das Alkaloidpräparat **Pelletierinum tannicum** aufgenommen. Dieses Präparat enthält Iso-Pelletierin neben Methyliso- und Pseudo-Pelletierin, nicht aber „Pelletierin". Als Tannat passiert das Alkaloidgemisch den Magen ungelöst und gibt selten Anlaß zu toxischen Erscheinungen; im Gegensatz dazu führt die Verwendung des Sulfates — das leicht resorbiert wird — eher zu Vergiftungssymptomen.

Isopelletierin wirkt auf *Taenia* spezifisch und nahezu ebenso sicher wie *Filix*. Auf Spulwürmer, sowie auf den Zwergbandwurm *Hymenolepsis nana* (J. BÜCHI et al., 1962) hat es fast keine Wirkung. Seine Anwendung ist indiziert in allen Fällen, in denen die Behandlung mit Filixpräparaten versagt.

20. Conium

Geschichtliches

Der Gefleckte Schierling, *Conium maculatum* L., wurde im 18. Jahrhundert medizinisch verwendet, und zwar hauptsächlich als Sedativum und Antispasmodikum bei gewissen Geisteskrankheiten, bei Keuchhusten und bei Asthma. Herba und Extractum Conii waren eine Zeitlang offizinell. Wegen der giftigen Nebenwirkungen ist Conium jedoch heute obsolet; es wird nur noch gelegentlich in der Homöopathie gebraucht. Von pharmakognostischem Interesse sind die Früchte als seltene — aber dann gefährliche — Verunreinigung anderer Umbelliferenfrüchte. Die Pflanze ist von besonderer kulturhistorischer Bedeutung: im alten Athen diente sie als staatliches Hinrichtungsmittel (Hinrichtung von Sokrates 399 v. Chr).

Taxonomische Einordnung

Conium maculatum L. ist eine in ganz Europa und Asien beheimatete Umbellifere, die nunmehr auch in Nordamerika und in einigen Teilen Südamerikas eingebürgert ist. κώνειον nannten schon die alten Griechen die Pflanze; die LINNÉsche Speziesbezeichnung „maculatum" (= gefleckt) weist auf die violettroten Flecken, besonders am unteren Teil der Pflanze, hin. *Conium maculatum* findet sich gerne an Wegen, Hecken und auf Schuttplätzen als anthropophiles Element. Er tritt selten in größeren Beständen auf, so daß Vergiftungen relativ selten sind. Alle Teile der Pflanze — besonders Blüte und Frucht — riechen nach dem Zerreiben widerlich („nach Mäuseharn"), wodurch sich die Pflanze von verwandten Umbelliferen unterscheidet. Ansonsten weist die Pflanze alle für die Familie der Umbelliferen typischen Merkmale auf. *Conium maculatum* ist zweijährig.

Die Umbelliferen bilden mit etwa 1500 Arten, die in 270 Gattungen zusammengefaßt werden, eine der artenreichsten Pflanzenfamilien. Es sind meistens Kräuter und Sträucher der gemäßigten Zonen mit kleinen, in Dolden oder zusammengesetzten Dolden stehenden Blüten. Als Blütenfarbe herrscht weiß vor, Gelb- oder Rosatönungen finden sich ebenfalls. Charakteristisch für die Umbelliferen ist weiterhin die Frucht, eine sog. Doppelachäne. Wegen der Übereinstimmung der zahlreichen Umbelliferen im grundsätzlichen Aufbau ist eine botanische Bestimmung oft nicht einfach. Alkaloide finden wir bei Vertretern der Umbelliferen sehr selten; Conium ist geradezu die große Ausnahme. An Pflanzenstoffen herrschen vor: ätherische Öle, höhere Terpene, Glykoside der Cumarin-, Flavon- und Chromonreihe. Sehr charakteristische Inhaltsstoffe sind Acetylenverbindungen und als Fettkomponente die Petroselinsäure.

Inhaltsstoffe. Wirkung

Wichtigste Inhaltsstoffe von Conium sind Alkaloide. Den höchsten Alkaloidgehalt weisen die nicht voll ausgereiften Früchte auf, den geringsten Stengel und Wurzeln, eine Tatsache, die im alten Griechenland gut bekannt war.

Unreife Frucht	etwa	2 %
Reife Frucht	etwa	0,7 %
Blatt und Blüte	etwa	0,2 %
Stengel und Wurzel	etwa	0,05%

Der Gehalt erstjähriger Pflanzen ist im Durchschnitt höher. Die Früchte enthalten das Coniin hauptsächlich in der sog. Coniinschicht. Beim Lagern der Droge nimmt der Alkaloidgehalt sehr rasch ab; alte Ware kann völlig alkaloidfrei sein.

Bisher konnten fünf Alkaloide isoliert werden, die alle Pyridinderivate darstellen. Mengenmäßig herrscht vor das Hauptalkaloid Coniin (90% des Gesamtalkaloidgehaltes) und das Conicein (etwa 9% des Gesamtalkaloidgehaltes). In ihrem chemischen Aufbau zeigen die Coniumalkaloide nahe Verwandtschaft zu den Alkaloiden von *Punica granatum*.

In der Pflanze liegen die Alkaloide als Salze vor. Setzt man sie mittels Soda oder K_2CO_3 in Freiheit, so entstehen die freien Basen, die flüchtige Verbindungen darstellen. Darauf beruht einmal die Methode der Isolierung mittels Wasserdampfdestillation und anschließendem Ausäthern; ferner beruht darauf die bekannte Geruchsprobe auf Fructus Conii: Kochen der Probe mit KOH, Auftreten des Geruchs nach „Mäuseharn". Freies Coniin ist frisch zwar geruchlos, färbt sich aber bald braun und nimmt einen widerlichen Geruch nach Mäuseharn an.

Coniin wirkt curareähnlich durch Lähmung der motorischen Nervenendigungen; der Tod erfolgt nach toxischen Dosen durch zentrale Atemlähmung. Im 2. Jahrhundert v. Chr. beschreibt NIKANDER die Schierlingswirkung wie folgt:

„Merke Dir ferner die Kennzeichen des schädlichen Schierlingstrankes.

Dieses verderbenbringende Getränk sendet finstere Nacht auf das Haupt herab.

Die Kranken blicken verwirrt, irren mit wankenden Füßen in den Straßen umher und kriechen auf ihren Händen.

Ein quälendes Gefühl von Erstickung schnürt ihnen den schmalen Weg durch die Kehle zusammen.

Die Glieder werden kalt, und an ihnen ziehen sich die großen Adern in der Tiefe zusammen.

Die Atmung wird schwach wie bei einer Ohnmacht, und die Seele des Kranken erblickt den Hades ..."

Anhang: Cicuta virosa, Aethusa cynapium

Eine ebenfalls hochtoxische Umbellifere ist der Wasserschierling, *Cicuta virosa*. *Conium maculatum* und *Cicuta virosa* wurden in der älteren Literatur häufig miteinander verwechselt. Das Gift des Wasserschierlings wirkt jedoch ganz anders als das Coniin. *C. virosa* ist eine 1 m hoch werdende Sumpfpflanze. Der untere Teil des Stengels, der zusammen mit dem Rhizom im Wasser steckt, ist hohl und durch Querwände gekammert. In diesen übereinander liegenden Hohlräumen befindet sich ein gelblicher, an der Luft bald orange und dann braun werdender Saft. In allen Teilen der Pflanze, besonders reichlich aber im Saft der Stengelkammern, befinden sich die Giftstoffe Cicutoxin und Cicutol. Es handelt sich um stark ungesättigte, leicht zersetzliche Körper folgender Formel:

$$\overset{\displaystyle R}{\underset{\displaystyle |}{}}$$

$$HO \cdot CH_2—CH_2—CH_2—C≡C—C≡C—(CH=CH)_3—CH—CH_2—CH_2—CH_3$$

$$\text{Cicutoxin} \quad R = OH$$
$$\text{Cicutol} \quad R = H$$

Ähnliche Polyine enthält auch die Hundspetersilie *Aethusa cynapium* L.:

$$R'CH_2—CH=CH—(C≡C)_2 \cdot CH=CH—R''$$

Aethusin	R′ = H	R″ = —CH=CH—CH_2—CH_3
Aethusanol A	R′ = H	R″ = —CHOH—CH_2—CH_2—CH_3
Aethusanol B	R′ = OH	R″ = —CH=CH—CH_2—CH_3

Ferner soll die Pflanze auch Spuren von Coniin oder eines coniinähnlichen Alkaloids enthalten. Verwechslungen beim Sammeln von wildwachsenden Suppenkräutern führten schon zu tödlichen Vergiftungen.

	Aethusa cynapium	Petroselinum sativum
Blüten	weiß	grünlich gelb
Blätter	unterseits hell und glänzend, nie gekräuselt	matt, oft gekräuselt
Hüllchen	3blätterig, schief nach unten stehend	6—8 Deckblättchen

21. Stramonium — Hyoscyamus — Belladonna (Alkaloiddrogen der Tropangruppe)

Die Familie der *Solanaceae* ist eine der artenreichsten Familien des Pflanzenreiches. Man kennt etwa 2200 Arten, die in 85 Gattungen zusammengefaßt werden. Die Mehrzahl der Solanazeen sind Kräuter, doch gibt es auch Ausnahmen, wie z. B. die baumartigen *Duboisia*-Arten Australiens. Mit besonders vielen Arten ist die Familie im tropischen Amerika vertreten und viele der gerade wirtschaftlich wichtigen Solanazeen sind ursprünglich in der Neuen Welt beheimatet: die Kartoffel, die Tomate, die Eierfrucht (Aubergine), der Tabak. Heimisch in der Alten Welt sind die als Drogen wichtigen *Atropa belladonna* und *Hyoscyamus niger*. Einige Nachtschattengewächse werden als Zierpflanzen gezogen: die Petunien, ferner einige *Datura*-, *Lycium*-, *Nicotiana*-, *Physalis*- und *Solanum*-Arten.

Alkaloide kommen in der Familie weit verbreitet vor. Die bei Solanazeen anzutreffenden Alkaloide gehören ihrer Struktur nach in verschiedene Gruppen. Dementsprechend lassen sich die Alkaloiddrogen dieser Familie in folgende Gruppen einteilen:

Alkaloiddrogen der Tropangruppe

Tabak und Nicotin

Steroidalkaloid-Drogen

Capsicum

Durch das Vorkommen von Alkaloiden mit dem Tropangerüst zeichnen sich aus: *Atropa, Datura, Duboisia, Hyoscyamus, Scopolia, Solandra* und *Withania*. Wenn von Solanazeenalkaloiden die Rede ist, denkt man in erster Linie an die Inhaltsstoffe der genannten Arten.

Solanazeen mit Tropanalkaloiden entfalten auffallende „psychotrope" Wirkungen, vor allem Sinnesstörungen, in höherer Dosierung führen sie den Tod herbei. Es ist daher kein

Wunder, daß sich seit jeher an Pflanzen wie das Bilsenkraut, die Tollkirsche und die Alraune (*Mandragora*) magische Vorstellungen knüpften. Bereits Alt-Kanaanäer und Phönizier schrieben der fleischigen Alraunwurzel die Fähigkeit zu, Liebe zu erregen und Unfruchtbarkeit zu heilen. Die Wirkung der erwähnten Nachtschattengewächse war früher übrigens so allgemein bekannt und gefürchtet, daß sich nützliche Vertreter wie Kartoffel und Tomate bei uns nur sehr schwer durchzusetzen vermochten. Auch die arzneiliche Verwendung dieser Drogen als Mittel zur Schmerzbekämpfung reicht weit ins Altertum zurück: sie war bereits den Babyloniern und den alten Ägyptern bekannt. DIOSKURIDES verabreichte vor schmerzenden Eingriffen mit Wein hergestellte Auszüge der Mandragorawurzel zusammen mit Opium. Bis auf unsere Tage hat sich diese Verwendung in Form der Kombinationspräparate von Scopolamin mit Opiumalkaloiden erhalten.

Tropan-Alkaloide der Solanazeen

Die Tropanalkaloide der Nachtschattengewächse leiten sich vom Tropan-3-ol ab. Durch den Eintritt einer Hydroxylgruppe in den Tropanring entsteht ein Pseudoasymmetriezentrum; vom Tropan-3-ol sind deswegen zwei geometrische Isomere möglich: das Tropin und das Pseudo-Tropin. In den Solanazeen sind,

Tropin (Tropan-3α-ol)   ψ-Tropin (Tropan-3β-ol)

mit Ausnahme des Tigloidins, ausschließlich Ester des Tropins enthalten. Man bezeichnet Tropinester allgemein als Tropeine. Freies, unverestertes Tropin findet sich in geringer Menge in Wurzeldrogen wie Radix Belladonnae.

Auch die Coca-Alkaloide (s. S. 327) leiten sich vom Tropan-3-ol ab. Im Gegensatz zu den Solanazeenalkaloiden sind sie aber alle (mit Ausnahme des Valerins) Ester des ψ-Tropins.

Tropan-Alkaloide der Solanazeen

Tropinester (Tropeine)

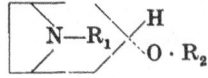

	R_1	R_2
Hyoscyamin (Atropin)	CH₃	Tropasäure-Rest
Nor-Hyoscyamin	H	Tropasäure-Rest
Apoatropin	CH₃	Atropasäure-Rest
Belladonnin	ist Dimeres des Apoatropins	
Isobutyryltropein	CH₃	Isobuttersäure-Rest
Tigloyltropein	CH₃	Tiglinsäure-Rest
(+)-α-Methyl-butyryltropein	CH₃	(+)-α-Methyl-buttersäure-Rest
Poroidin	H	β-Methylbuttersäure-Rest
Iso-Poroidin	H	(+)-α-Methylbuttersäure-Rest

Hydroxytropinester

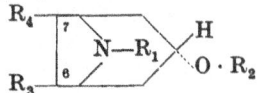

	R_1	R_2	R_3	R_4
Valeroidin	CH₃	Isobuttersäure-Rest	OH	H
3,6-Ditigloyl-6 β-hydroxytropin	CH₃	Tiglinsäure-Rest	Tiglinsäure-R.	H
3,6-Ditigloyl-6 β, 7 β-dihydroxytropin	CH₃	Tiglinsäure-Rest	Tiglinsäure-R.	OH
Meteloidin	CH₃	Tiglinsäure-Rest	OH(β)	OH(β)
Scopolamin	CH₃	Tropasäure-Rest		(cis, β)
Nor-Scopolamin	CH₃	Tropasäure-Rest		(cis, β)

Pseudotropinester

$$\text{N—CH}_3 \diagdown \begin{array}{c} \text{CH}_3 \\ | \\ \text{O} \cdot \text{CO} \cdot \text{C}{=}\text{CH—CH}_3 \\ \text{H} \end{array}$$ Tigloidin (= ψ-Tropin-tigloylsäureester)

Hygrine

$$\boxed{\text{N—CH}_3}\ \text{C}{=}\text{O}\ \boxed{\text{N—CH}_3}$$ Cuskhygrin

Tropan-Alkaloide sind in ihrem Vorkommen nicht auf die Solanazeen beschränkt. Sie finden sich auch in *Convolvulaceae*. Nach Rochelmeyer et al. (1960) scheint das Vorliegen von Atropin bzw. Hyoscyamin sogar in Pilzen wie *Sclerotinia* und *Corticium* höchst wahrscheinlich. Auf die nahe Verwandtschaft mit den Coca-Alkaloiden wurde bereits hingewiesen.

Nur eine beschränkte Anzahl von Tropan-Alkaloiden sind als Drogenbestandteile oder als isolierte Reinstoffe von Bedeutung: L-Hyoscyamin, Atropin (=DL-Hyoscyamin), L-Scopolamin, Apoatropin und Belladonnin. Alle diese Stoffe stehen untereinander biogenetisch in sehr naher Beziehung.

$$\text{L-Hyoscyamin} \xrightarrow{-\text{H}_2\text{O}} \text{Apoatropin}$$

L-Hyoscyamin — Epoxydierung ↓ — L-Scopolamin

Apoatropin — Dimerisierung ↓ — Belladonnin

L-Hyoscyamin und Atropin. Beide Stoffe sind Ester des Alkamins Tropin mit der Tropasäure, d. i. der α-Phenyl-β-hydroxypropionsäure. Das α-C-Atom der Säure ist asymmetrisch. Im Hyoscyamin ist der optisch inaktive Tropanteil mit der optisch aktiven L-Tropasäure verestert; im Atropin liegen beide spiegelbildisomeren Formen vor.

$$\begin{array}{l} \text{CH}_2\text{OH} \\ | \\ {*}\text{CH—C}_6\text{H}_5 \\ | \\ \text{COOH} \end{array}$$
Tropasäure

Zur technischen Gewinnung von L-Hyoscyamin dienen *Atropa belladonna* und verschiedene *Datura-* und *Hyoscyamus*-Arten; sehr gut geeignet ist das ägyptische Bilsenkraut *Hyoscyamus muticus*, Herba Hyoscyami mutici Ph. Helv., das bei einem hohen Gesamtalkaloidgehalt von durchschnittlich 1,5% nur geringe Bruchteile an Nebenalkaloiden aufweist. *H. muticus* ist verbreitet in Ägypten, Arabien, Algerien und Persien. L-Hyoscyamin racemisiert sich leicht unter dem Einfluß von Alkalien zu Atropin. Soll vorwiegend Hyoscyamin dargestellt werden, so muß man die Droge sehr schonend extrahieren. Atropin scheint genuin in gesunden, kräftigen Pflanzen nicht vorzukommen; wie erwähnt, bildet es sich erst sekundär bei der Aufarbeitung des Pflanzenmaterials unter alkalischen Bedingungen. Auch technisch stellt man Atropin durch Racemisierung des L-Hyoscyamins dar. Bei diesem Vorgang läßt es sich nicht vermeiden, daß einige Prozent des Hyoscyamins unter Wasserverlust in Apoatropin übergehen. Das Apoatropin seinerseits dimerisiert rasch zu Belladonnin. Diesen Sekundärreaktionen ist besonders dann Rechnung zu tragen, wenn Pflanzenmaterial auf das Vorliegen von Apoatropin und Belladonnin untersucht werden soll. Heute wird Atropin zu einem großen Teil totalsynthetisch hergestellt (Lindenmann, 1961).

Atropin ist ein typisches Parasympathikolytikum; seine Wirkung wird durch eine Verdrängung des Acetylcholins von seiner Rezeptorbindung am Erfolgsorgan erklärt. Atropin wird verwendet als Mydriatikum, als Antispasmodikum bei Koliken (Urether- und Gallensteinkoliken) und spastischen Zuständen

(Bronchialspasmen, spastische Obstipationen). Wir begegnen dem Atropin oder den atropinhaltigen Galenika in sehr vielen Arzneimitteln. Häufig ist z. B. die Kombination mit typischen Laxantia: Durch Ruhigstellung und Entspannung der glatten Muskulatur des Darmes sollen die durch Darmspasmen bedingten Obstipationen gelöst werden. Die spasmolytische Komponente wird auch ausgenützt in Präparaten gegen das Bettnässen der Kinder, soweit es durch Spasmen der Harnblase bedingt ist. Auch bei Asthma bronchiale können die Bronchialspasmen durch Atropin gelöst werden; früher verwendete man viel Räucherpulver und atropinhaltige Inhalations-Sprays. Atropin hemmt die Drüsentätigkeit und wird deshalb als Antihydrotikum gegen übermäßige Schweißabsonderung Tuberkulöser gebraucht; sehr häufig setzt man es säurebindenden Magenmitteln zu, die gegen Übersekretion bei dyspeptischen Beschwerden (nicht aber bei Ulcus ventriculi!) verordnet werden.

Reibt man Atropin oder atropinhaltige Präparate (Salben, Linimente, Olea) in die Haut ein, so bewirken sie teilweise Lähmung der sensiblen Nervenendigungen: das Oleum Hyoscyami stellt ein äußerlich anwendbares schmerzstillendes Mittel dar. Die lokal schmerzstillende Wirkung ist besonders deutlich, wenn die Haut oberflächlich verletzt ist: Belladonnaextrakte sind daher häufig Bestandteile von Suppositorien und Salben gegen schmerzhafte Hämorrhoiden.

Atropin ist neben Scopolamin eines der wirksamsten Prophylaktika gegen Seekrankheit.

Für die peripheren Wirkungen des Atropins ist fast ausschließlich die L-Komponente des Atropins, das L-Hyoscyamin verantwortlich: Bei der Racemisierung von Hyoscyamin geht also die Hälfte der Wirkung verloren.

Im Serum der Kaninchen ist ein Ferment, die sog. „Atropinesterase" enthalten, die L-Hyoscyamin und L-Scopolamin hydrolysiert und dabei inaktiviert. Aus diesem Grunde ertragen Kaninchen große Mengen von Belladonna- und Datura-Blättern schadlos.

Für die pharmazeutische Chemie wurde Atropin eine wichtige Modellsubstanz für die Synthese zahlloser Abwandlungsprodukte. Sobald man erkannt hatte, daß der Naturstoff aus zwei Komponenten besteht, ging man dazu über, die beiden Komponenten systematisch zu variieren, und zwar in der Absicht, zu atropinähnlichen Arzneimitteln zu gelangen, denen ganz bestimmte unerwünschte Nebenwirkungen des Atropins fehlen. Es zeigte sich, daß man tatsächlich die beiden Komponenten des Atropins innerhalb weiter Grenzen modifizieren kann, ohne daß atropinähnliche Wirkungen verlorengehen. Man gelangte auf diesem Wege beispielsweise zu Antispasmodika ohne mydriatische Nebenwirkung, zu Mydriatika ohne spasmolytische Wirkung oder ohne antihydrotische Wirkung (Näheres s. Lehrbücher der pharmazeutischen Chemie).

Apoatropin. Dieses Alkaloid ist der Ester des Tropins mit Atropasäure. Es bildet sich bei der alkalischen Racemisierung von Hyoscyamin. Apoatropin ist daher in Rohatropin in Mengen von 5—7% vorhanden. Da es wesentlich giftiger als Atropin ist, lassen die Arzneibücher auf diese Verunreinigung prüfen. Apoatropin hat keine mydriatische Wirkung und wird therapeutisch nicht verwendet.

$$CH_2$$
$$\|$$
$$C-C_6H_5$$
$$|$$
$$COOH$$

Atropasäure

Belladonnin. Belladonnin stellt den Ester der Isatropasäure mit 2 Mol. Tropin dar. Isatropasäure ist ein Dimeres (durch gestrichelte Linie dargestellt) der Atropasäure. Belladonnin zeigt nicht mehr die für Atropin typischen Wirkungen; lediglich die krampflösende ist neben der analgetischen Wirkungskomponente erhalten geblieben. Belladonnin kommt in der Wurzel von *Atropa belladonna* vor, nicht aber in den Blättern. Diesem Umstande schreibt man zu, daß Auszüge aus Belladonna-Wurzeln gegen Parkinsonismus besser wirken sollen als Auszüge aus Belladonna-Blättern (s. auch unter Belladonna).

Scopolamin. Das Scopolamin unterscheidet sich vom Hyoscyamin lediglich durch einen zusätzlichen ätherartigen Sauerstoff, eine Epoxydbrücke zwischen den C-Atomen 6 und 7 des Tropanrings. Diese geringfügig erscheinende Abwandlung des Tropinanteils verändert die pharmakologische Wirkung nicht unerheblich. Hinsichtlich der Wirkung auf das Zentralnervensystem ist Scopolamin geradezu ein Antagonist des Atropins: größere Dosen von Atropin wirken erregend, Scopolamin wirkt dämpfend. U. a. verwendet man Scopolamin zur Vorbereitung und zur Unterstützung der Narkose, auch bei Geburten (,,Dämmerschlaf"). Man gewinnt das Alkaloid heute hauptsächlich aus den Blättern von *Duboisia*-Arten, baumartigen Solanazeen, die in Australien beheimatet sind. Es ist neuerdings auch synthetisch zugänglich.

Isatropasäure

Stramonium

Die Droge Fol. Stramonii (DAB; Ph. Helv.) besteht aus den getrockneten Blättern von *Datura stramonium*. Die Gattung *Datura* umfaßt 25 Arten, die über die wärmeren Teile der ganzen Erde verbreitet sind. Das Hauptverbreitungsgebiet ist jedoch Zentralamerika. Bei den *Datura*-Arten handelt es sich um Kräuter, Sträucher oder Bäume. Ihre Blüten weisen einen langen, röhrenförmigen Kelch und eine trichterförmige Krone auf, die bei den Baumdaturen Süd- und Mittelamerikas eine Länge von 40 cm erreichen kann. *Datura stramonium* stellt eine typische Ruderalpflanze dar, deren Heimat vermutlich Mittelamerika ist. Heute findet sie sich jedoch über die gemäßigten und warmen Zonen fast der ganzen Welt verbreitet. Blätter und Samen (Semen Stramonii) dienen als Ausgangsmaterial zur Atropingewinnung. Früher waren die Blätter häufiger Bestandteil der Asthma-Zigaretten und der Asthma-Räucherpulver (Pulvis Stramonii comp. Ph. Helv.).

Asthma-Räucherpulver und Asthma-Zigaretten bestehen aus einem Gemisch pulverisierter *Datura*-Blätter (*Datura stramonium* und verwandte Arten), Fol. Belladonnae und Herba Lobeliae, mit Kaliumnitrat imprägniert. Das Pulver wird auf einem Teller abgebrannt und der Rauch inhaliert. Im Rauch von 1—1,25 g Stramoniumblättern sind 0,3 bis 0,5 mg Atropin enthalten.

Beim chronischen Verlauf des Bronchialasthma erstreckt sich die Inhalation über viele Jahre und es erscheint — wegen der Teerprodukte usw. — sehr fraglich, ob das Räuchern die zweckmäßigste Form der Atropinapplikation darstellt. Heute haben die Asthma-Inhalationsmittel (Sprays) die früher so häufigen Räuchermittel stark zurückgedrängt.

Von *Datura stramonium* existieren vier Varietäten, die sämtlich als Drogenlieferanten in Frage kommen und die in bezug auf den Alkaloidgehalt ungefähr gleichwertig sind:

Varietät	Blüte	Frucht
D. *stramonium* var. *stramonium*	weiß	stachlig
D. *stramonium* var. *inermis* (Jacq.) Timm.	weiß	glatt
D. *stramonium* var. *tatula* (L.) Torr.	violett	stachlig
D. *stramonium* var. *godronii* Danert	violett	glatt

Hyoscyamus

Hyoscyamus niger, die Stammpflanze von Fol. Hyoscyami (DAB; Ph. Helv.) existiert in einer ein- und zweijährigen Form: die Handelsware besteht aus den Blättern beider Formen. Typische Standorte der Pflanze sind Schutthaufen; verbreitet ist sie heute über die ganze Welt (Europa, West- und Zentralasien, nach Amerika eingeschleppt). Hauptalkaloid der Droge ist Hyoscyamin.

Im Mittelalter bis weit in die Neuzeit hinein war *Hyoscyamus* ein viel verwendetes Heil- und Zaubermittel. Die Droge diente als Beruhigungs- und Schlafmittel und war ein regelmäßiger Bestandteil der Hexensalben. Auch als Liebesmittel war die Pflanze berühmt. Heute ist die Droge praktisch obsolet: Einen Rest früherer Verwendungsart bildet das Oleum Hyoscyami, das sich auch heute noch in manchen Gegenden eines gewissen Rufes erfreut, wirksam zu sein als Einreibung (gewöhnlich mit Chloroform gemischt) gegen rheumatische Schmerzen.

Belladonna

Die Stammpflanze von Fol. und Radix Belladonnae (DAB; Ph. Helv.) ist *Atropa belladonna*, ein mehrjähriges, strauchartiges Kraut von 0,5—1,5 m Höhe. Die Tollkirsche ist beheimatet in Mittel- und Südeuropa: man trifft sie besonders häufig in lichten Wäldern und auf Kahlschlägen der Gebirgsgegenden.

Der Gattungsname *Atropa* leitet sich her von *Atropos* („Die Unabwendbare"), der ältesten der drei Parzen, die den Lebensfaden durchschnitt; LINNÉ benannte die Pflanze so, wohl in Anspielung auf ihre große Giftigkeit. Der Name *Belladonna* (italienisch: Schöne Frau) rührt von der Anwendung her, welche man früher in Italien von den Beeren machte: Die durch Atropin erweiterten Pupillen sollten den Frauen ein schöneres, interessanteres Aussehen verleihen.

Früher stammten Fol. und Radix Belladonnae fast ausschließlich von Wildvorkommen. Manche Arzneibücher, z. B. die Ph. Helv. IV aus dem Jahre 1907, schrieben sogar ausdrücklich vor, daß die Arzneibuchware von wildwachsenden Pflanzen stammen müsse. Darin spiegelt sich die damalige Ansicht wider, daß die wildwachsenden Pflanzen den kultivierten überlegen seien. Der Hauptanteil der Droge dürfte aber heute aus Kulturen stammen.

Wurzel und Blattdroge enthalten zwischen 0,2 und 1,1% Alkaloide, davon zu etwa Dreivierteln L-Hyoscyamin; der Rest besteht aus Atropin, das aber im frischen Blatt und in der frischen Wurzel höchstens in Spuren vorhanden ist. In der Wurzel finden sich weiterhin — abweichend vom Blatt — in wechselnder, aber stets geringer Menge, Apoatropin, Belladonnin, Cuskhygrin, Scopolamin und andere Basen.

Die Bulgarische Kur

Kurz vor dem Zweiten Weltkrieg hat die sog. Bulgarische Kur ziemliches Aufsehen erregt wegen ihrer guten Wirkung bei postenzephalitischem Parkinsonismus (charakterisiert durch Tremor, qualvolle Krämpfe; gebückte Haltung, Maskengesicht; Folgen einer Viruserkrankung des Zentralnervensystems). Diese Kur geht auf den bulgarischen Hirten IWAN RAEFF aus Schipka (Bulgarien) zurück, der damit sehr gute Resultate bei bestimmten Nervenkrankheiten erzielt haben soll. Die Königin Helena von Italien, deren Tochter bulgarische Königin war, regte eine wissenschaftlich-klinische Untersuchung durch Professor PANEGROSSI an und kaufte darauf das Rezept dem Hirten um angeblich vier Millionen Lire ab. Nun zeigte sich, daß die Bulgarische Kur zur Hauptsache ein mit Weißwein angesetzter Extrakt von Belladonnawurzeln war. Zunächst nahm man an, daß nur bulgarische Wurzeln wirksam sind. Nachdem 1940 KING und WARE daraus ein neues Alkaloid, das sog. Bellaradin

22*

isoliert hatten, schien es so, als ob die bulgarische Wurzel tatsächlich besondere Wirkstoffe enthielte. 1956 wiesen jedoch STEINEGGER und PHOKAS nach, daß dieses Bellaradin identisch ist mit dem längst bekannten, pharmakologisch ziemlich indifferenten Cuskhygrin, das auch in zahlreichen anderen Pflanzen vorkommt. Im übrigen glichen die Inhaltsstoffe bulgarischer Wurzeln völlig Wurzeln anderer Herkunft. Auch pharmakologische und klinische Arbeiten ergaben keine auffallenden Unterschiede. Ein Ergebnis hatte die Bulgarische Kur doch: man hielt früher die Zusammensetzung von Fol. und Radix Belladonnae für gleich, da die Stoffe ja ohnehin im Blatt synthetisiert und in der Wurzel höchstens gespeichert würden. Nun sah man, daß die dem Blatt fehlenden Nebenalkaloide die Wirkung der Wurzelpräparate modifizieren. Pflanzenphysiologisch ist der Unterschied in der Alkaloidzusammensetzung heute klar, seit man weiß, daß die Alkaloidsynthese bei Belladonna zur Hauptsache in der Wurzel erfolgt.

Literatur

LINDENMANN, A.: Chemie der Tropan-Verbindungen, Planta med. 9, 317—339 (1961).

22. Tabak — Nicotin

Die zu den Nachtschattengewächsen gehörende Gattung *Nicotiana* umfaßt zwischen 60 und 100 Arten. Es sind meist einjährige Kräuter, die in Amerika beheimatet sind.

Gekennzeichnet sind die Nicotiana-Arten durch wechselständige, nebenblattlose, ungeteilte und ganzrandige Blätter; durch verschieden gefärbte Blüten mit einer meist langröhrigen Korolle. Die Fruchtform ist eine zwei- bis vierklappige Kapsel, die vom Kelch umschlossen bleibt und viele kleine Samen enthält.

Die wichtigsten tabakliefernden Arten sind die hochwüchsigen Arten *N. tabacum* und *N. latissima* und die im Bau gedrungenere *N. rustica* (Bauerntabak). In der Kultur sind viele Varietäten und Bastarde entstanden, deren taxonomische Systematisierung schwierig ist. Im Handel unterscheidet man die einzelnen Sorten nicht nach den botanischen Namen, sondern nach den Herkunftsländern bzw. Anbaugebieten (wie z. B. Virginia-Tabak, mazedonischer Tabak).

Zur Zeit der Entdeckung Amerikas verwendeten die Eingeborenen Tabak als Genußmittel: hauptsächlich zum Kauen und Schnupfen; auch das Rauchen war bekannt. In Südamerika rauchte man eine Art Zigarre mit Deckblatt, von Westindien an nach Norden jedoch die Pfeife, deren Name „Taboga" oder „Tobago" auf Kraut und Pflanze übergegangen ist (nach HUMMEL). Die europäische Geschichte des Tabaks begann jedoch nicht mit der Verwendung des Tabaks als eines Genußmittels; sie beginnt vielmehr mit seiner Anpreisung als Universalheilmittel. Aus der modernen Medizin ist der Tabak als Heilmittel verschwunden. Mehr noch: es überwiegen die Ansichten, daß seine Verwendung als Genußmittel nichts als schädliche Wirkungen auf den menschlichen Organismus ausübt.

Wenn auch der Tabak und seine Inhaltsstoffe heute kein unmittelbares Interesse als Therapeutika mehr beanspruchen können, so haben die Alkaloide des Tabaks als Ausgangsmaterialien für therapeutisch verwendete Substanzen wie Nicotinsäure und Nicotinsäureamid (Partialsynthese) sowie als Schädlingsbekämpfungsmittel eine gewisse Bedeutung.

Vorkommen, Anbau, Fermentation (Zubereitung)

Tabak wird in den Tropen und Subtropen und den gemäßigten Zonen angebaut. Die feinsten Tabake stammen aus tropischen Gebieten. An der Spitze der tabakbauenden Länder stehen die Vereinigten Staaten; andere wichtige Anbaugebiete sind Südrußland, die mittel- und südamerikanischen Staaten, dann Java, Sumatra und Ceylon; ferner Ägypten, die Türkei und Griechenland.

Tabak wird aus Samen gezogen. Der Einfluß des Bodens, des Klimas, der Behandlung bei der Kultur und nicht zuletzt der Einfluß der genetischen Kon-

stitution auf die Güte des Blattes ist außerordentlich groß. Zur Ernte werden die
Blätter entweder einzeln gepflückt oder es wird die ganze Pflanze geschnitten.
Die Trocknung, die nicht in einer einfachen Abgabe von Wasser besteht, bei der
vielmehr chemische Umsetzungen mannigfachster Art vor sich gehen, erfordert
höchste Aufmerksamkeit und größte Erfahrung; ebenso die sog. Fermentation,
bei der die Blätter zu Haufen geschichtet und einer Art Gärung unterworfen
werden. Bei den sich über Monate hinstreckenden Manipulationen des Trocknens
und Fermentierens entwickeln sich die bekannten Aromastoffe, während der
Gehalt der Blätter an Eiweißkörpern abnimmt. Nicht unwesentlich trägt aber
zur Geschmackveredelung das sog. Saucieren bei, eine Behandlung mit wässerigen Auszügen von Zuckerstoffen, Gewürzen, Salzen, wohlriechenden Stoffen
und Färbemitteln. Sein hellgelbes Aussehen erhält mancher Tabak durch Färben
oder Schwefeln. Alle diese Verfahren sind rein empirisch ausgebaut worden und
nur sehr langsam und unter Schwierigkeiten beginnt die Wissenschaft in die
verwickelten Vorgänge einzudringen.

Inhaltsstoffe, chemische Variabilität des Tabaks

Im Jahre 1828 wurde der Hauptwirkstoff des Tabaks, das Nicotin, von den
beiden Heidelberger Studenten POSSELT und REIMANN entdeckt. Inzwischen
lernte man auch zahlreiche Nebenalkaloide des Tabaks kennen, deren wichtigste
das Nor-Nicotin und das Anabasin sind. Das Vorkommen dieser Alkaloide be-

Nicotin   Nor-Nicotin   Anabasin

schränkt sich nicht nur auf die zu Tabak verarbeiteten *Nicotiana*-Arten und
-Varietäten; sie wurden in allen bisher untersuchten *Nicotiana*-Arten gefunden.
Im gegenseitigen Mengenverhältnis der Alkaloide bestehen allerdings von Art zu
Art Unterschiede. Auf Grund ihrer Alkaloidführung lassen sich die Nicotiana-
arten geradezu in drei Gruppen einteilen, und zwar in a) mit Nicotin, b) mit
Nor-Nicotin und c) mit Anabasin als Hauptalkaloid. Lange Zeit glaubte man,
daß das Vorkommen von Alkaloiden dieses Typus auf die Gattung *Nicotiana*
beschränkt und für dieses Genus charakteristisch ist; inzwischen wurden aber
zahlreiche Vorkommen von ,,Tabakalkaloiden'' auch außerhalb der Gattung
entdeckt, und zwar in Familien, die botanisch-taxonomisch weit auseinander
liegen, so bei einigen Arten aus den Familien der

Asclepiadaceae	*Crassulaceae*
Chenopodiaceae	*Equisetaceae*
Compositae	*Lycopodiaceae*
und *Papilionaceae*	

Der Nicotingehalt des Tabaks schwankt je nach Sorte innerhalb sehr weiter
Grenzen, etwa zwischen 0,05% und 10%. Im Interesse des Rauchers bevorzugt
man den Anbau nicotinarmer Tabaksorten; die Technik (Schädlingsbekämpfung)
ist dagegen an möglichst nicotinreichen Sorten interessiert. Neben der Schaffung
von Sorten mit hohem und mit niedrigem Totalalkaloidgehalt gelang auch die
Züchtung von sog. nicotinarmen Rassen, die an Stelle des sehr toxischen Nicotins

das chemisch nahe verwandte, aber pharmakologisch weniger aktive Nornicotin führen. Diese Unterschiede in der Alkaloidführung beschränken sich jedoch im wesentlichen auf den Alkaloidgehalt der Blätter. Die Biosynthese des Nicotins in der Wurzel bleibt dagegen unverändert. Der Sachverhalt würde sich hier im einzelnen folgendermaßen darstellen: In der Wurzel beider Varietäten, der nicotinarmen und der nicotinreichen, würde gleichermaßen Nicotin gebildet, mit dem Transpirationsstrom in die oberirdischen Teile transportiert und in den Blättern abgelagert. Der wesentliche Unterschied besteht nun in folgendem: In der nicotinreichen Sorte bleibt das Nicotin liegen, die nicotinarme Sorte verfügt dagegen über Fermente, die das Nicotin zu Nornicotin entmethylieren. Der Grund für die chemische Variabilität im Nicotingehalt von nicotinreichen und nicotinarmen Varietäten besteht in diesem Falle also darin, daß letztere ein entmethylierendes Fermentsystem besitzen.

Verwendung

Tabak ist in erster Linie ein Genußmittel. Technisch wird Nicotiana in Form von Tabakauszügen, Tabaklaugen und von Nicotinpräparaten zum Töten von Blattläusen und anderen Pflanzenschädlingen verwendet. Ein geringer Anteil dient schließlich zur technischen Darstellung von Nicotinsäure und Nicotinsäureamid.

Anhang: Nicotinsäure und Nicotinsäureamid

Nicotin und verwandte Alkaloide kommen in größeren Konzentrationen hauptsächlich in den zur Gattung *Nicotiana* gehörenden Arten vor. Sie finden sich aber auch in mehreren Arten verschiedener Pflanzenfamilien, die wahllos über das ganze Pflanzensystem verstreut sind. Chemisches Charakteristikum für diese Alkaloide ist der Pyridinring. Die Fähigkeit zum Aufbau von Pyridinderivaten ist nicht auf die erwähnten Pflanzenarten beschänkt.

Nicotinsäure   Nicotinsäureamid

Nahezu sämtliche pflanzlichen und tierischen Zellen sind zum Aufbau von Pyridinabkömmlingen (aus der Aminosäure Tryptophan) befähigt: dies trifft speziell zu für die Synthese von Nicotinsäure oder Nicotinsäureamid. Die beiden Stoffe haben wichtige Funktionen im Stoffwechselgeschehen zu erfüllen: sie sind Teile eines für den Abbau der Kohlenhydrate wichtigen Fermentsystems. Der Mensch muß die Verbindungen von außen aufnehmen, d. h. für den Menschen stellen sie Vitamine dar, im speziellen den sog. Antipellagrafaktor.

Nicotinsäureamid. Der tägliche Bedarf des Menschen wird auf 30—50 mg geschätzt. Mangelnde Zufuhr führt zu Ausfallerscheinungen, die als Pellagrasymptome bekannt sind.

Nicotinsäure ist in allen vegetabilischen und tierischen Nahrungsmitteln enthalten (z. B. in ziemlicher Konzentration im Weizenmehl). Besonders hoch ist der Gehalt an Nicotinsäure im fermentierten Tabakblatt (bis zu 0,4%), wohl großenteils sekundär aus den Pyridinalkaloiden entstanden. Im großen und ganzen ist das Vorkommen freier Nicotinsäure seltener als ihr Vorkommen in Form des obenbeschriebenen Nicotinsäureamides.

Die freie Nicotinsäure (nicht aber das Nicotinsäureamid) bewirkt in größeren Dosen ausgesprochene Gefäßerweiterungen, besonders an den Gefäßen der oberen Körperhälfte. Man verwendet sie therapeutisch bei peripheren Zirkulationstörungen, bei Angina pectoris und bei Asthma.

23. Solanum

Die weitaus größte Gattung innerhalb der Solanazeen ist die Gattung *Solanum*. Sie umfaßt etwa 1500 Arten, darunter als wichtigste *Solanum tuberosum*.

Unsere Kulturkartoffel, eine der wichtigsten Kulturpflanzen der gemäßigten Zone, stammt aus den gemäßigten Gegenden des westlichen Südamerika — hauptsächlich aus Chile und Peru — und wurde dort von Eingeborenen seit den ältesten Zeiten als Nahrungsmittel verwendet. Die in Südamerika noch jetzt in der Nähe der Seeküste wildwachsende Urform bringt nur kleine, unschmackhafte, wässerige Knollen hervor und hat stets weiße und wohlriechende Blüten. Wie bei vielen anderen Kulturpflanzen erfolgten also die ersten Züchtungen auch hier bereits in vorgeschichtlicher Zeit; heute kennt man mehrere tausend verschiedene Kulturvarietäten, eine Zahl, die von keiner anderen Nutzpflanze erreicht wird. Die Kartoffeln sind sehr arm an Eiweiß und Fett, wohl aber reich an Stärke: eine rein vegetabilische Ernährung mit Kartoffeln als Hauptenergielieferant ist nicht möglich. Durch Zerreiben und Ausschlämmen gewinnt man aus Kartoffelknollen Amylum Solani (weiteres s. S. 108).

Kartoffelpreßsaft — und zwar der Saft von frischen, möglichst rotschaligen Kartoffelknollen — wird neuerdings bei Magenleiden angewendet, die mit starker Superazidität einhergehen; der Saft soll spasmolytisch und antacid wirken. Für den therapeutischen Erfolg werden das Solanin, die Ascorbinsäure und der Schleim des Preßsaftes verantwortlich gemacht. Entsprechende Präparate (Solanolyt „Madaus") enthalten das nicht ganz ungefährliche Solanin in genau standardisierter Menge.

Solanum-Alkaloide

Die Gattung Solanum zeichnet sich durch eigenartig aufgebaute, stickstoffhaltige Inhaltsstoffe aus, die sich in physikalischer Hinsicht durch ihr Schaumbildungsvermögen und in physiologischer Hinsicht durch ihre hämolytische Wirksamkeit und eine gewisse Toxizität wie Saponine verhalten. Bei der Hydrolyse zerfallen diese Stoffe in ein stickstoffhaltiges Aglykon und in mehrere Zucker, so daß man von Glyko-alkaloiden spricht. Die Aglykonkomponente enthält das Ringsystem der Steroide. Die Solanum-Alkaloide gehören deshalb in die Gruppe der sog. Steroid-alkaloide. Aus zahlreichen Vertretern der Gattung Solanum wurden bisher über ein Dutzend Glykoside isoliert, deren Aglykone entweder dem Solanidin- oder dem Tomatidin-Typus angehören. Die einzelnen

Solanidin   Tomatidin

Aglykone unterscheiden sich durch andere oder zusätzliche Substituenten bzw. durch das Vorhandensein oder Fehlen der Doppelbindung zwischen C-5 und C-6.

Dadurch erweist sich die nahe chemische Verwandtschaft einerseits mit anderen Steroidalkaloiden wie dem Veratrum-Alkaloid Rubijervin, anderseits mit den Steroidsapogeninen, wie dem Tigogenin aus Digitalis-Samen. Solanum-Alkaloide lassen sich als Ausgangsprodukte zur Herstellung von Steroidhormonen verwenden (s. S. 232).

Rubijervin (Veratrum-Alkaloid)   Tigogenin (Digitalis-Sapogenin)

Die Zucker (Glucose, Galaktose, Rhamnose und Xylose) haften als Mono-, Di-, Tri- oder Tetrasaccharide am Hydroxyl des C-3. Schon über 140 Jahre lang bekannt ist der markanteste Vertreter, das Solanin aus der Kulturkartoffel; es bedingt die Toxizität der Kartoffelfrüchte und der Kartoffelkeimlinge. Ein pharmazeutisches Interesse besitzen die Solanum-Alkaloide nur insofern, als die solaninhaltigen Früchte von *Solanum carolinense* in der amerikanischen Volksmedizin in Form eines Fluidextraktes als Sedativum bei Epilepsie Verwendung finden und **Stipites Dulcamarae** von *Solanum dulcamara* früher als sog. „Blutreinigungsmittel" sehr geschätzt waren. Beachtenswert ist die Parallele zur ähnlich verwendeten Saponindroge Radix Sarsaparillae.

Großes biologisches Interesse beansprucht das Demissin der Wildkartoffel *Solanum demissum*, das, wie das Tomatin, ein Tetrasaccharid als Zuckerkomponente enthält: Die Blätter von *Solanum demissum* werden von Kartoffelkäferlarven nicht befallen, weil das Demissin als Schutzstoff fungiert.

Demissin, aber auch Tomatin und andere Solanum-Alkaloide besitzen antibiotische Wirkung gegen eine ganze Reihe von pflanzen- und tierpathogenen Pilzen; doch ist diese Wirkung zu wenig ausgeprägt, als daß sie sich praktisch, etwa bei Befall durch Fusariumarten, einsetzen ließe.

24. Capsicum

Die Familie der Solanazeen ist reich an Gattungen mit verschiedenartigsten Inhaltsstoffen. So umfaßt sie neben den Tropaalkaloide führenden Pflanzen, neben Solanum mit seinen Glykoalkaloiden und neben dem Tabak auch den Paprika mit dem N-haltigen Wirkstoff Capsaicin.

Man kennt etwa 50 verschiedene Varietäten bzw. Sorten des Paprikas, die man gewöhnlich zwei verschiedenen Arten zuordnet: 1. der Spezies *Capsicum annuum*, einjährigen krautigen Pflanzen, und 2. *Capsicum frutescens* L., kleinen, ausdauernden Sträuchern mit sehr kleinen Früchten. Der Handel teilt die einzelnen Sorten ein entweder nach Herkunftsgebieten oder nach dem Geschmack (edelsüß, halbsüß, Gulyas, Rosenpaprika, scharfer Paprika).

Der Name *Capsicum* leitet sich her vom lat. capsa (= Schachtel), nach der schachtelartigen Fruchtform. Die Frucht ist eine kapselartige Beere, die aus zwei, seltener aus drei Fruchtblättern aufgebaut ist; im oberen Teil ist sie völlig hohl, im unteren Teil besteht sie aus zwei oder drei Fächern. Die Paprikafrüchte variieren in Größe, in Form und Farbe auf das mannigfaltigste. Neben roten Früchten, deren Farbe auf dem Gehalt an Carotinfarbstoff beruht, gibt es auch mehr gelb oder grün gefärbte Rassen. Auch die Schärfe des Geschmacks variiert in den weitesten Grenzen, bedingt durch den unterschiedlichen Capsaicingehalt;

so gibt es etwa den sog. süßen Paprika, der so wenig scharf ist, daß seine Früchte roh oder eingemacht gegessen werden können. Süßer Paprika weist oft einen hohen Gehalt an Ascorbinsäure auf. Daneben gibt es andere Sorten, die nur in winzigen Mengen als Würze den Speisen zugesetzt werden dürfen, z. B. den „Cayenne-Pfeffer".

Die Stammpflanze des Paprikas ist im tropischen Amerika beheimatet. Die erste schriftliche Nachricht vom Jahre 1494 geht auf den spanischen Arzt CHAÑCA zurück, der COLUMBUS auf seiner zweiten Fahrt nach Westindien begleitete. In Europa wurde *Capsicum* durch die Spanier eingeführt, weshalb die Pflanze auch den Namen Spanischer Pfeffer erhalten hat. Heute wird Paprika in allen tropischen und gemäßigten Zonen der Erde kultiviert. Ein großer Teil unseres Paprikas stammt jedoch aus Ungarn.

Wie der Paprika nach Ungarn kam, in dieser Frage folgen wir den Ausführungen von BÉLA AUGUSTIN (Historisch-kritische und anatomisch-entwicklungsgeschichtliche Untersuchungen über den Paprika. Diss. Bern 1907). Durch die Vertreibung der Türken aus Ungarn Ende des 17. Jahrhunderts wurden große Teile Südungarns gänzlich unbewohnt. Die einheimische Bevölkerung war z. T. getötet, z. T. als Sklaven verschleppt. In diesen Gebieten siedelte man viele Ausländer an, Deutsche, Südslawen, darunter viele Serben, aber auch katholische Bulgaren, die nicht nur von den Türken, sondern auch von den eigenen Landsleuten verfolgt worden waren. Diese Bulgaren schlossen sich schon früher bestehenden bulgarischen Kolonien in Südungarn an oder zerstreuten sich über das ganze Land. Sie betrieben intensiven Gemüsebau. In solchen Gemeinden sind die ersten Nachrichten über Paprikakultur in Ungarn zu finden. In den nördlichen Teilen Ungarns wurde das Gewürz erst später bekannt. Die berühmtesten Paprikakulturen liegen auch heute noch in Südungarn. Die Bulgaren ihrerseits dürften den Paprika von den Griechen kennengelernt und diese ihn von ihren Meerfahrten aus Spanien mitgebracht haben. Auch in Südrußland wurde Paprika durch die Griechen eingeführt.

Der Name Paprika stammt aus dem Südslawischen. Dort hieß die Droge Piperka und Peprika; der Name steht also mit Piper (Pfeffer) im Zusammenhang. Da Paprika viel billiger war als der ausländische Pfeffer, wurde er ursprünglich von der ärmeren Bevölkerung gerne verwendet. Dann dehnte sich sein Gebrauch aber dermaßen aus, daß er die Verwendung des echten Pfeffers sehr zurückdrängte.

Für die pharmazeutische Verwendung des Paprikas ist das Capsaicin maßgebend, das als der Hauptwirkstoff der Droge zu betrachten ist. Weder DAB 6 noch Ph. Helv. V schreiben einen Mindestgehalt an Capsaicin vor. Die Ph. Helv. V verlangt wenigstens die capsaicinreichere langfrüchtige Varietät. Für die Ph. Helv. VI sind die besonders scharfen **Fructus Capsici minimi** von *Capsicum frutescens* vorgesehen.

Capsicum-Früchte enthalten bis 2% Capsaicin, das vor allem in den Lamellen, d. s. die Plazenten, lokalisiert ist; nach A. MEYER ist es enthalten in gewissen Epidermiszellen der Scheidewände (und zwar wird es nach WALLIS zwischen die äußeren Zellwände und die Kutikula sezerniert). Samen und Fruchtwand sind frei von Capsaicin. Neben Capsaicin enthalten Fruct. Capsici noch 1,5% ätherisches Öl, Fett, Carotinoide und 150—200 mg% Ascorbinsäure.

Capsaicin bildet farblose Kristalle. Es hat sehr scharfen Geschmack, der noch in einer Verdünnung von 1:10 Millionen wahrnehmbar ist. Chemisch handelt es sich um ein Amid der 8-Methyl-nonen-6-säure mit Vanillylamin:

$$CH_3O-\langle\rangle-CH_2-NH-CO-(CH_2)_4-CH=CH-CH\begin{smallmatrix}CH_3\\CH_3\end{smallmatrix}$$
$$HO-$$

Capsaicin erzeugt Hitzegefühl mit Hyperämie, Brennen und u. U. Schmerzempfindungen, es wirkt aber im Gegensatz etwa zu Cantharidin nicht oder nur

relativ wenig hautreizend. Es erregt ähnlich dem Piperin (s. S. 430) spezifisch die
Wärmenerven. Fructus Capsici wird auch heute noch in verschiedenen Zubereitungen wie Tinctura Capsici, Spiritus russicus, Capsicumpflaster u. a. gerne
gegen rheumatische Affektionen verwendet. Ansonsten ist Paprika ein viel verwendetes Gewürz.

25. Strychnos

Die zu den Loganiazeen gehörende Gattung *Strychnos* ist die umfangreichste
der ganzen Familie. Die Loganiazeen sind Holzpflanzen der Tropen. Es sind
etwa 800 Arten beschrieben, allein 150 Arten gehören davon zur Gattung
Strychnos. Außer der genannten Gattung besitzt lediglich noch *Gelsemium* phar-
makognostisches Interesse.

Strychnos-Arten sind über die Tropen der ganzen Welt verbreitet. Phytochemisch ist die Gattung u. a. durch das Vorkommen von Indolalkaloiden charakterisiert. Eine Gruppe dieser Alkaloide zeigt dabei enge chemische Verwandtschaft zu den Alkaloiden der Apocynazeen und den Rubiazeen (Yohimbin-Typ);
andere wie das Strychnin zeigen einen davon abweichenden Aufbau (Strychnin-
Typ) (vgl. hierzu das Schema der Biosynthese von Indolalkaloiden S. 81).

Die pharmakologisch interessierenden Strychnos-Alkaloide gehören durchweg zum Strychnin-Typ, und zwar lassen sie sich in zwei Gruppen aufteilen: in
die Gruppe des Strychnins und in die Gruppe der Strychnos-Alkaloide mit
Curare-Wirkung (s. S. 350). Während sich die Strychnin führenden Strychnos-
Arten in Ostindien und in Afrika finden, gehören die Curare-Alkaloide enthaltenden Strychnos-Arten der tropischen Flora Amerikas an.

Unter den Strychnin führenden Strychnos-Arten sind lediglich zwei Arten zu
erwähnen: *Strychnos nux-vomica* L. liefert Semen Strychni (DAB, Ph. Helv.)
Die Samen des auf den Philippinen beheimateten *Strychnos ignatii* Berg. finden
in der Homöopathie analoge Verwendung.

Strychnos nux-vomica ist ein Strauch oder Baum, der in den Wäldern Vorder-
und Hinterindiens, Ceylons und des malayischen Archipels bis nach N-Australien
beheimatet ist. Die Frucht ist eine apfelähnliche Beere mit harter Schale; im
weichen Fruchtmus sind 4 bis 5 flache Samen eingebettet.

Die Droge kam im 15. Jahrhundert nach Europa. Sie wurde hier vor allem zur Vergiftung von Nagetieren und Raubwild verwendet. Die lateinische Bezeichnung nux vomica,
ebenso der deutsche Name Brechnuß sind irreführend, da weder die Droge noch ihr Hauptwirkstoff, das Strychnin, Brechen erregen. Vielmehr ist die echte Brechnuß nach TSCHIRCH
der stark brechenerregende Same von *Strychnos potatorum*. Da beide Drogen früher im
Handel geführt wurden, *Strychnos potatorum* aber bald aus den Apotheken verschwand, ist
die Bezeichnung Brechnuß irrtümlich an den Semina Strychni haften geblieben.

Inhaltsstoffe

Alle Teile der Pflanze sind alkaloidhaltig. Die Samen enthalten etwa 2—3%
Alkaloide, die Hälfte davon Strychnin; der Rest besteht zur Hauptsache aus
Brucin neben geringen Mengen weiterer Alkaloide.

Die Alkaloide von Semen Strychni stellen Indolalkaloide dar, deren Molekül
die chemische Verwandtschaft mit der Aminosäure Tryptophan deutlich erkennen läßt. Daneben sind sie durch eine ganz eigene Art der Ringverknüpfung
charakterisiert, die der Erforschung der Konstitution ungewöhnliche Schwierigkeiten bereitete; in dieser spezifischen Struktur ist ferner der Grund dafür zu

sehen, daß Alkaloide des Strychnin-Typs bisher nur in der Gattung Strychnos
aufgefunden worden sind.

	R_1	R_2
Strychnin	H	H
Brucin	CH_3	CH_3
α-Colubrin	H	CH_3
β-Colubrin	CH_3	H

Verwendung

Strychnin führt in Dosen von 30—100 mg (bei Erwachsenen) zu tödlichen
Muskelkrämpfen, es ist ein typisches Krampfgift. In wesentlich schwächeren
Dosen führt es lediglich zu einer Erhöhung des Tonus der Skeletmuskulatur.
Unter Tonus versteht man die Ruhespannung der Gewebe, speziell der Muskeln.
Bei müden, asthenischen Patienten entsteht dadurch ein subjektives Gefühl
größerer Kraft: strychninhaltige Präparate werden daher als „Tonika" verwendet. In diesen Zubereitungen kommt allerdings die zusätzliche Bitterwirkung
des Strychnins zur Geltung. Die Einnahme in flüssigen Zubereitungen kurz vor
den Mahlzeiten führt durch den bitteren Geschmack zu einer Appetitanregung
(s. S. 529). Strychnin erhöht nicht bloß die Intensität der Reflexe, die auf die
Skeletmuskulatur einwirken: es erhöht auch die Intensität der Reflexe, welche
die Kreislauf- und Atemfunktionen regulieren. Strychnin wird deshalb neuerdings für die Beseitigung von Kreislaufschäden eingesetzt. Man bedient sich dazu
aber nicht bloß des reinen Strychnins, vielmehr auch der Strychninsäure und des
Strychninoxids. Die Strychninsäure entsteht aus dem Strychnin durch hydrolytische Öffnung der Lactamgruppe des Rings C des Strychnins. Ihre Wirkung soll
nachhaltiger und milder als jene des Strychnins sein.

Brucin ist etwa 50mal weniger toxisch als Strychnin. Infolge seines außerordentlich stark bitteren Geschmacks wird es bei der Bestimmung der Bitterwirkung von Drogen als Standardsubstanz verwendet.

Anhang: Gelsemium

Rhizoma, Radix Gelsemii besteht aus den getrockneten unterirdischen Teilen von
Gelsemium sempervirens. Der Giftjasmin oder gelbe Jasmin (Gelsemino ist der italienische
Name für Jasmin) stellt einen
stark giftigen Schlingstrauch aus
den südlichen Teilen der USA dar.
Fluidextrakt und Tinktur gelangten in Amerika, seltener in Europa
vor allem gegen Neuralgien zur
Anwendung. Die Droge enthält
0,15—0,5% Alkaloide, darunter
Sempervirin und Gelsemin. Beide
Alkaloide sind Indolderivate
mit Verwandtschaft zum Tryptophan.

Sempervirin   Gelsemin

26. Curare

Curare wird ein Pfeilgift der Indianer Südamerikas genannt: kommt eine kleine Menge des Giftes in die Blutbahn, so führt die kleinste Verwundung bei Menschen und Tieren zum Tode. Das Opfer wird bei vollständig erhaltenem Bewußtsein unfähig sich zu bewegen und zu sprechen und geht schließlich — sofern nicht künstlich beatmet wird — an Atemlähmung zugrunde. Die pharmakologische und chemische Erforschung des indianischen Pfeilgiftes führte zur Isolierung von Reinstoffen und zur Synthese abgewandelter Derivate, die, dank ihrer muskelerschlaffenden Wirkung, in der Hand des erfahrenen Anästhesisten wertvolle Helfer des Chirurgen geworden sind.

Curare ist eine Sammelbezeichnung für mehrere südamerikanische Pfeilgifte. Gleich nach den Fahrten des COLUMBUS gelangten die ersten schriftlichen Nachrichten über das Gift nach Europa. Bereits 1499 finden wir es bei OGEDO erwähnt. PIETRO MARTIRE D'ANGHIERA schreibt 1516 in seinen Briefen „De orbe nuovo": Die Eingeborenen vergiften ihre Pfeile mit dem Saft einer todbringenden Pflanze. Dem Namen des geheimnisvollen Präparates begegnen wir 1596 bei RALEIGH, der es als „Urari" bezeichnet. Der erste wissenschaftliche Bericht über die Herstellung des Pfeilgiftes, der nach eigener Anschauung verfaßt wurde, stammt von ALEXANDER V. HUMBOLDT aus dem Jahre 1800. Mitte des 18. Jahrhunderts brachte CHARLES-MARIE DE LA CONDAMINE Curarepräparate nach Europa.

Die Bereitung und Verwendung von Curare ist auf Südamerika beschränkt, und zwar vor allem auf die Einzugsgebiete des Amazonas vom großen tropischen Urwald Brasiliens im Süden bis zu den Anden im Westen und Guayana im Norden. Die Eingeborenen verwenden das Gift vor allem in Form der Blasrohrpfeile; im allgemeinen dient es nur zur Jagd, kaum jedoch für kriegerische Zwecke. Da Curare vom Magen-Darm-Traktus aus nur schwer resorbiert wird, bleibt die Jagdbeute genießbar.

Das Pfeilgift stellt einen Extrakt verschiedener Pflanzen dar, von denen jedoch nur wenige an der Wirkung beteiligt sind; die wirksamen Arten gehören hauptsächlich zwei Gattungen verschiedener Familien an: der Gattung *Chondrodendron* (*Menispermaceae*) und der Gattung *Strychnos* (*Loganiaceae*). Weitaus am häufigsten wird das Strychnos-Curare verwendet. Lediglich in den westlichen Gebieten bedient man sich der Präparate aus Menispermazeen.

Man hat früher, einem Vorschlag von P. BÖHM folgend, drei verschiedene Curare-Arten unterschieden; sie wurden nach der Art ihrer Verpackung als Tubocurare (in Bambusröhren), Topfcurare (in Tontöpfen) und Calebassencurare (in ausgehöhlten Flaschenkürbissen) benannt. Zur Herstellung des Topf- und Tubocurare dienen Menispermazeen, hauptsächlich *Chondrodendron*-Arten; Calebassencurare wird aus *Strychnos*-Arten gewonnen. Heute gehen Verpackungsweise und Curare-Sorten nicht mehr durchwegs parallel; so wird Calebassencurare neuerdings auch in Tontöpfe abgefüllt (KARRER, 1955). Man teilt daher die Curare-Sorten jetzt besser nach der botanischen Herkunft ihrer Hauptwirkstoffe in Menispermazeen-Curare und in Loganiazeen-Curare ein.

Menispermazeen-Curare

Außer der Gattung *Chondrodendron* sollen auch Vertreter anderer Menispermazeen-Gattungen, wie *Elissarrhena*, *Anomospermum*, *Telitoxicum* und viele andere zur Curarebereitung dienen (LAZZARINI-PEKOLT, 1950; nach KARRER u. SCHMID, 1955). Doch dürften *Chondrodendron*-Arten die wichtigsten Ausgangspflanzen sein, denn die Hauptalkaloide dieser Curareart ließen sich auch aus Chondrodendronarten isolieren, vor allem aus *Ch. tomentosum, Ch. platyphyllum* und *Ch. candicans*. Wichtigstes Alkaloid des Menispermazeen-Curare (im speziellen des Tubo-Curare) ist das (+)-Tubocurarin. Sein Molekül weist zweifach die Struktur des Benzylisochinolins in ätherartiger Verknüpfung auf. Es ist weiterhin dadurch charakterisiert, daß es zwei quartäre Stickstoffatome enthält. Diese beiden N-Atome sind vor allem für die typische Curarewirkung verantwortlich.

Benzyl-iso-
chinolin

(+)-Tubocurarin

Durch Quartärisierung des Stickstoffs lassen sich auch Basen in curarewirksame Stoffe überführen, denen diese typische Wirkung sonst abgeht, so z. B. Strychnin und Cocain. Bereits die einfachste quartäre Base, das Tetramethyl-ammoniumhydroxid zeigt bis zu einem gewissen Grade Curarewirkung. Bemerkenswerterweise ist diese einfache Base in den Nesselfäden bestimmter Quallen (bes. *Actinia equina*) enthalten: Quallen lähmen ihre Beutetiere durch dieses Gift.

Tetramethylammo-
niumhydroxid

Loganiazeen-Curare

Die chemische und die botanische Untersuchung des Loganiazeen ~urare (Calebassen-Curare) gestaltete sich besonders schwierig. Die ~~en hochwirksamen Alkaloide wurden 1937 bis 1941 durch H. WIELAND und seine Schule in reiner Form isoliert. Er nannte sie Calebassen-Curarine, kurz C-Curarine. Über den chemischen Aufbau dieser Stoffe hatte man noch 1955 keine genauen Vorstellungen, und erst die Arbeiten von KARRER u. Mitarb. haben seither über die Konstitution Klarheit geschaffen. Bezüglich der botanischen Herkunft berichtete zwar schon HUMBOLDT, daß *Strychnos*-Rinden zur Curareherstellung dienten. Doch gelang es erst mit Hilfe der Verteilungschromatographie, bestimmte Curare-Alkaloide in botanisch identifizierten Strychnos-Rinden nachzuweisen und umgekehrt. Die Gründe dafür sind in der Uneinheitlichkeit der Curare-Präparate, der großen Zahl südamerikanischer Strychnos-Arten und der außergewöhnlich zahlreichen Curare- und Strychnos-Alkaloide zu suchen. Heute weiß man, daß vor allem drei Arten häufig verwendet werden: *Strychnos guyanensis, St. toxifera* und *St. castelnaei*. Außerdem gibt es aber in Südamerika noch über 50 weitere Arten. Von 25 untersuchten brasilianischen Spezies enthielten Zweidrittel curarewirksame Alkaloide. Man kennt bisher etwa 80 chromotagraphisch identifizierte Alkaloide. Eine einzige Strychnos-Art kann davon bis zu 30 verschiedene Basen enthalten (MARINI-BETTOLO).

Die Curare-Alkaloide der Strychnos-Gruppe gehören zu den Indolalkaloiden, die zudem eine chemische Verwandtschaft zur Aminosäure Tryptophan erkennen lassen. Nach ihrem Molekulargewicht kann man sie in zwei Gruppen aufteilen:

in die Gruppe der C_{20}-Alkaloide und der C_{40}-Alkaloide. Die C_{20}-Alkaloide enthalten entweder ein yohimbinähnliches Gerüst oder sie gehören dem Strychnintypus an. Sie besitzen höchstens ein einziges quartäres N-Atom und sind nicht oder nur schwach curarewirksam. Die curareaktiven Calebassen-Alkaloide sind

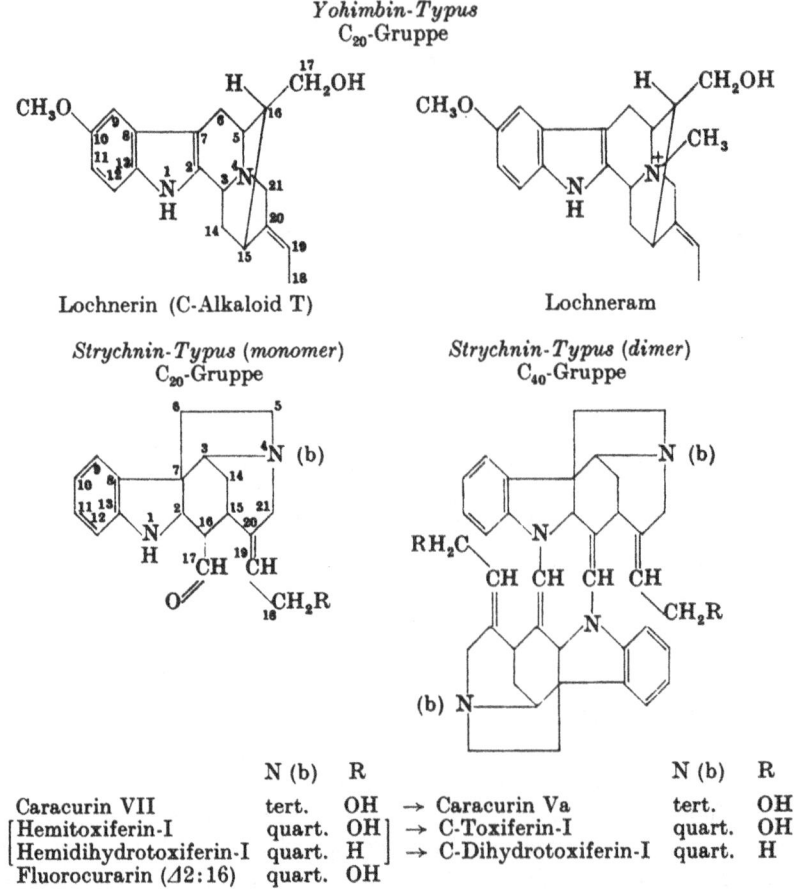

Yohimbin-Typus
C_{20}-Gruppe

Lochnerin (C-Alkaloid T)   Lochneram

Strychnin-Typus (monomer)   *Strychnin-Typus (dimer)*
C_{20}-Gruppe C_{40}-Gruppe

	N (b)	R			N (b)	R
Caracurin VII	tert.	OH	→	Caracurin Va	tert.	OH
Hemitoxiferin-I	quart.	OH	→	C-Toxiferin-I	quart.	OH
Hemidihydrotoxiferin-I	quart.	H	→	C-Dihydrotoxiferin-I	quart.	H
Fluorocurarin (Δ2:16)	quart.	OH				

Chemischer Aufbau einiger Alkaloide aus Loganiazeen-Curare

C_{40}-Verbindungen mit quartären N-Atomen. Sie lassen sich auffassen als dimere Verbindungen der C_{20}-Gruppe, und sie gehören sämtlich dem Strychnin-Typus an. Auch unter den C_{40}-Alkaloiden gibt es Basen, die keinen quartären Stickstoff enthalten; sie zeigen dann keine Curarewirksamkeit.

Die Alkaloide der C_{40}-Gruppe sind leicht aus den entsprechenden Basen der C_{20}-Gruppe künstlich zu gewinnen. Die dem C-Toxiferin-I und dem C-Dihydrotoxiferin-I entsprechenden C_{20}-Körper sind zwar bisher in der Natur nicht aufgefunden worden; sie lassen sich aber totalsynthetisch, oder — viel einfacher noch — halbsynthetisch aus dem billigen Strychnin herstellen. Damit sind auch die beiden hochaktiven Toxiferine leicht zugänglich geworden.

In klinischen Versuchen haben sich C-Toxiferin-I und einige seiner Derivate, vor allem das N,N'-Diallyl-nortoxiferin, bewährt. Damit hat auch die Gruppe der Strychnos-Alkaloide mit Curare-Wirkung Eingang in die Therapie gefunden.

In diesem Zusammenhang verdient die Tatsache Beachtung, daß die gleiche
Gattung Strychnos Alkaloide mit gegensätzlicher pharmakologischer Wirkung
bildet: im Strychnin liegt ein krampferregendes Gift vor, bei den Calebassen-
curare-Alkaloiden aber han-
delt es sich um paralytisch
wirksame, krampflösende
Stoffe. Die nebenstehende
Tabelle zeigt die Wirksamkeit
einiger Curarealkaloide.

Toxizität einiger Curare-Alkaloide

	Dos. let. min./kg Maus (i. v.)
C-Toxiferin-I	23 μg
C-Dihydrotoxiferin-I	60 μg
(+)-Tubocurarin	130 μg
Fluorocurarin	4000 μg

Anwendung

Eine medizinische Verwendung des Curare bei Chorea, Lyssa und Hydrophobie wurde schon im letzten Jahrhundert vorgeschlagen und bei Tetanus sogar
erfolgreich versucht; sie setzte sich vor allem wegen der inkonstanten Wirkung
der verschiedenen Sorten nicht durch. Erst nachdem standardisierte Präparate
auf Grund des reinen Tubocurarins zur Verfügung standen und nachdem deren
Anwendung dank einer verbesserten Narkosetechnik (insbesondere der Möglichkeit sofortiger künstlicher Beatmung) gefahrlos geworden war, setzte sich der
Gebrauch von Curarepräparaten allgemein durch.

Curare hemmt spezifisch die neuromuskuläre Erregungsübertragung. Bei
Reizung der motorischen Nerven entsteht Acetylcholin, das über die Endplatte
zur Muskelkontraktion führt. Durch Curare wird die Reizschwelle der Endplatte
für Acetylcholin erhöht. Der vom Zentralnervensystem ausgehende Impuls
wird nicht mehr auf den quergestreiften Muskel übertragen. Willkürliche Muskel-
bewegungen sind daher unter Curarewirkung nicht möglich. Es kommt zu einer
Lähmung bei völlig erhaltenem Bewußtsein.

Das bei nervösen Impulsen an der Endplatte gebildete Acetylcholin wird durch das Ferment Cholinesterase in das etwa 1000mal weniger wirksame Cholin und in Essigsäure gespalten. Bei Ausschaltung der Cholinesterase addieren sich die bei mehrfachen Impulsen gebildeten Acetylcholinmengen, die Konzentration wird erhöht. Mittel, welche die Cholinesterase
hemmen sind Physostigmin und seine chemischen Verwandten. Diese Stoffe heben tatsächlich eine nicht allzu starke Curarelähmung prompt auf.

Die muskelerschlaffende Wirkung des Curare wird vor allem in der Chirurgie
ausgenutzt. Sie erlaubt es, beträchtliche Mengen an Narkosemitteln einzusparen
und dadurch das Narkoserisiko zu verringern. Da die Muskelerschlaffung und
Ruhigstellung des Operationsfeldes durch Curare erreicht wird, hat die Narkose
lediglich Schmerzempfindung und Bewußtsein auszuschalten; sie kann deshalb
oberflächlich gehalten werden. Curare verhindert in der Psychiatrie bei der sog.
Elektroschockbehandlung die schweren Muskelkrämpfe und damit Frakturen
und Luxationen. Ferner hat man Curarepräparate zur Behandlung schwerer
Tetanusfälle eingesetzt. In den letzten Jahren sind, ausgehend vom Tubocurarin,
eine Reihe synthetischer Produkte in die Therapie eingesetzt worden.

Anhang: Erythrina-Alkaloide

Außer den Menispermazeen und Loganiazeen gibt es im Pflanzenreich noch
andere Familien mit curarewirksamen Alkaloiden; bekannt ist vor allem die
Gattung *Erythrina* aus der Familie der Leguminosen. Erythrina-Arten sind

Bäume oder Sträucher, die in Mexiko, in Zentralamerika und im tropischen Asien vorkommen. Mit Ausnahme des β-Erythroidins weisen alle wirksamen Erythrina-Alkaloide das gleiche Grundgerüst auf; sie unterscheiden sich lediglich in der Zahl und Art der Substituenten. Einige Alkaloide sind zusätzlich noch mit Sulfoessigsäure $HOOC-CH_2-SO_3H$ verestert.

Grundgerüst der
Erythrina-Wirkstoffe

Die Wirkung der Erythrina-Alkaloide gleicht jener des Curare. Während aber Curare vom Magen-Darm-Traktus aus kaum resorbiert wird und daher nur bei parenteraler Zufuhr wirksam ist, entfalten die Erythrina-Alkaloide auch bei oraler Aufnahme ihre volle Wirksamkeit. Ein weiterer wesentlicher Unterschied ist: während unter den Curare-Basen nur jene Stoffe wirksam sind, die quartäre N-Gruppen enthalten, weisen die Erythrina-Wirkstoffe lediglich tertiär gebundenen Stickstoff auf. Einer medizinischen Anwendung steht vor allem ihre Toxizität für das Herz im Wege.

Literatur

BERNAUER, K.: Alkaloide aus Calebassencurare und Strychnosärten. Planta med. 9, 340—353 (1961). — BOVET, D.: Etat actuel du problème du curare de Claude Bernard à l'anesthésiologie moderne. Bern, Stuttgart 1959. — KARRER, P., u. H. SCHMID: Neuere Arbeiten über Curare, insbes. Calebassen-Curare und Alkaloide aus Strychnos-Rinden. Angew. Chem. 67, 361—373 (1955).

27. Rauwolfia

Die Gattung *Rauwolfia* umfaßt 130 Arten, ausnahmslos Holzgewächse der tropischen und subtropischen Gegenden. Am weitesten verbreitet, nahezu als Unkraut anzusehen, sind die folgenden drei Arten: *Rauwolfia serpentina* (L.) Benth. ex Kurz des tropischen Asiens, *Rauwolfia vomitoria* Afz. des tropischen Afrikas (Kongogebiet), *Rauwolfia tetraphylla* L. (Syn. *Rauwolfia canescens* L., *Rauwolfia heterophylla* Roem. u. Schult., *Rauwolfia hirsuta* Jacq. u. a.) der Karibischen See, verschleppt nach Indien und Australien.

Benannt wurde die Gattung zu Ehren des deutschen Arztes und Botanikers LEONHART RAUWOLF. Er wurde in der ersten Hälfte des 16. Jahrhunderts in Augsburg geboren, studierte Medizin und Botanik in Frankreich und ließ sich als Arzt in Augsburg, später in Aichach und endlich in Kempten nieder. Um gewisse Arzneipflanzen näher zu studieren, unternahm er im Jahre 1573 eine Reise nach dem mittleren Osten, deren Ergebnisse in einem 1582 gedruckten Buch niedergelegt wurden. Indien hat RAUWOLF nicht bereist und deshalb auch die ihm zu Ehren benannte Gattung nicht kennengelernt. Um das Andenken an den auf einem Türkenfeldzug an Dysenterie Verstorbenen zu ehren, gab der französische Botaniker PLUMIER 1703 einer neu entdeckten Apocynazeengattung den Namen Rauvolfia. Die von LINNÉ in seinen Species Plantarum übernommene Schreibweise Rauvolfia ist sowohl in den späteren Ausgaben des Werkes von PLUMIER wie auch von LINNÉ in die heute allgemein gebräuchliche Form Rauwolfia abgeändert worden. Nach den botanischen Nomenklaturregeln müßte allerdings die ursprüngliche Schreibweise beibehalten werden.

Das Genus *Rauwolfia* gehört zur Familie der Apocynazeen, die 155 Gattungen mit etwa 1000 Arten umfaßt, darunter zahlreiche Lianen der Tropen und Subtropen. K. SCHUMANN (1895) unterteilte die Apocynazeen in die Unterfamilie der

Plumerioideae und *Echitoideae*. Dieser Unterteilung nach morphologischen Gesichtspunkten entspricht ein phytochemisches Charakteristikum: bei den *Plumerioideae* finden sich bevorzugt alkaloidreiche Gattungen (außer Rauwolfia auch *Alstonia, Aspidosperma, Holarrhena, Tabernanthe, Vinca* u. a.), während die *Echitoideae* reich an herzwirksamen Glykosiden sind (*Strophanthus, Apocynum, Nerium*). Die dritte, kleine Unterfamilie der *Cerberoideae* (PICHON, 1948) enthält lediglich cardenolidführende Arten (*Cerbera, Thevetia* u. a.). Die Alkaloide von *Holarrhena* nehmen eine Zwischenstellung ein: sie gehören zur Gruppe der Steroidalkaloide, enthalten also das gleiche Grundgerüst wie die Digitaloide (s. S. 206).

Als Droge und zur Herstellung galenischer Präparate wird ausschließlich die Spezies *Rauwolfia serpentina* verwendet. Es handelt sich um einen niedrigen, perennierenden Strauch von 0,5 bis höchstens 1 m Höhe. Er wächst in Indien, Pakistan, Ceylon, Burma, Thailand, Java, der malayischen Halbinsel und in den angrenzenden Gebieten.

Die unterirdischen Organe und die Blätter von *Rauwolfia serpentina* wurden in der indischen Medizin schon seit Jahrhunderten als geschätztes Heilmittel gegen Schlangenbisse und Insektenstiche, bei Fieber und Dysenterie verwendet. Den indischen Ärzten galt die Droge als wirksames Mittel zur Behandlung von hohem Blutdruck und von nervösen Erkrankungen, selbst von Geisteskrankheiten. In Europa wurde die Droge erstmals 1690 von RUMPHIUS erwähnt. In seinem 1741 erschienenen Herbarium Amboinense findet sich bereits ein Hinweis auf die psychotrope Wirkung der Droge: valet contra anxietatem.

Den ersten chemischen Untersuchungen durch indische und holländische Forschergruppen war noch wenig Erfolg beschieden. Erst die Isolierung des Reserpins durch MÜLLER, SCHLITTLER und BEIN im Jahre 1952[1], vor allem aber die Entdeckung seiner blutdrucksenkenden und psychotropen Wirkung führte zu einer verbreiteten Anwendung des Alkaloids und der Droge, sowie zu einer intensiven chemischen Bearbeitung von Rauwolfia-Arten. Der Drogenbedarf stieg bald soweit an, daß sich die indische Regierung zeitweise zu einem Ausfuhrverbot gezwungen sah, um die Pflanze vor Ausrottung zu schützen. Zur Deckung ihres Bedarfs schritt die Industrie zur Anlage von Kulturen und zur Verarbeitung anderer reserpinhaltiger Rauwolfia-Arten. Reserpin und verwandte Alkaloide sind auch in den weit verbreiteten Arten *R. vomitoria* und *R. tetraphylla* sowie in vielen anderen *Rauwolfia*-Arten enthalten; sogar in den Gattungen *Alstonia, Tonduzia, Vinca* und *Catharanthus* sind sie nachgewiesen worden. Der Totalgehalt und das gegenseitige Mengenverhältnis der Alkaloide ist jedoch auch bei den einzelnen Rauwolfia-Arten sehr verschieden.

Rauwolfia-Alkaloide

Man kennt heute etwa ein halbes Hundert Alkaloide aus Rauwolfia-Arten. Alle diese Alkaloide sind Derivate des Yohimbans oder stehen damit in naher biogenetischer Beziehung (s. S. 81). Das Yohimban hat drei asymmetrische C-

---

[1] Reserpin ist erstmals durch L. VAN ITALLIE und A. J. STEENHAUER bereits im Jahre 1932 unter der Bezeichnung „Alkaloid B" isoliert worden.

Atome (3, 15 und 20), wozu im Yohimbin noch die mit Substituenten besetzten C-Atome 16 und 17 kommen, so daß vom Yohimbin allein 32 verschiedene optisch aktive Formen möglich sind. Dies ist einer der Gründe für die große Zahl von Rauwolfia-Alkaloiden, finden sich doch darunter mindestens sechs **Yohimbinisomere.** Die übrigen Rauwolfia-Alkaloide sind Derivate von verschiedenen Isomeren, sie unterscheiden sich also in einem oder in mehreren Asymmetriezentren des Grundskelets. Unter den etwa 50 Alkaloiden kommt den Vertretern des **Reserpin-Typs,** vor allem dem Reserpin, dem Deserpidin und dem Rescinnamin der Hauptanteil an der Drogenwirkung zu.

Yohimban $R_1 = H$ $R_2 = H$
Yohimbin $R_1 = COOCH_3$ $R_2 = OH$

	R_1	R_2
Deserpidin	H	3, 4, 5-Trimethoxybenzoesäure
Reserpin	OCH_3	3, 4, 5-Trimethoxybenzoesäure
Rescinnamin	OCH_3	3, 4, 5-Trimethoxyzimtsäure

Eine Gruppe von gelb gefärbten, stark basischen Verbindungen stellen die **quaternären Anhydronium-Basen** dar; hierzu gehört das Serpentin. Über ein Dutzend Vertreter bilden die **Tetrahydroserpentin-Gruppe** (Ring C hydriert), darunter δ-Yohimbin (= Ajmalicin = Raubasin), Tetraphyllin und Reserpinin. Sie unterscheiden sich voneinander lediglich in

Serpentin   Ajmalin

den sterischen Verhältnissen und in den Substituenten an C-10 und C-11. Die **Ajmalin-Gruppe** ist schließlich besonders in biogenetischer Hinsicht von Interesse. Sie läßt sich aus dem Serpentin durch Öffnung des Rings E und Verknüpfung der C-Atome 16 und 17 mit den C-Atomen 5 und 7 des Rings C entstanden denken (s. oben). Ajmalin, Ajmalicin und Serpentin gehören zu den ersten aus Rauwolfia isolierten Alkaloiden.

Anwendung

Rauwolfia und deren Zubereitungen dienen zur Behandlung der Hypertonie und als Beruhigungsmittel (,,Tranquillizer"). Die blutdrucksenkende Wirkung beruht auf dem Gehalt der Droge an Alkaloiden der Reserpingruppe, deren Wirkung jedoch durch die sympathikolytischen Begleitalkaloide wie Yohimbin und Ajmalin erheblich unterstützt wird. Träger der typischen sedativen, psychotropen Rauwolfia-Wirkung ist das Reserpin, daneben das Deserpidin und das Rescinnamin. Von der sedativen und in höheren Dosen stark dämpfenden Wirkung wird in der Psychiatrie Gebrauch gemacht. Wegen seiner normalisierenden

Wirkung auf den Herzrhythmus wird das Ajmalin als Mittel gegen Herzrhythmusstörungen verwendet.

Literatur

JUCKER, E.: Chemie der psychotropen Pharmaka. Chimia **15**, 267—283 (1961). — SAHLI, M.: Zur Analytik der Rauwolfia-Alkaloide. Arzneim.-Forsch. **12**, 55—61, 155—161 (1962). — WOODSON, R. E., H. W. YOUNGKEN, E. SCHLITTLER u. J. A. SCHNEIDER: Rauwolfia: Botany, Pharmacognosy, Chemistry & Pharmacology. Boston, Toronto 1957.

Weitere Alkaloiddrogen der Apocynaceae:
Holarrhena, Quebracho und Vinca (Catharanthus)

a) Holarrhena

Die zu den *Apocynaceae-Plumerioideae* gehörende Gattung *Holarrhena* umfaßt etwa 30 Arten, meist kleine Bäume oder Sträucher. Hauptverbreitungsgebiete sind Asien und Afrika. Lediglich zwei Arten sind vom pharmazeutischen Gesichtspunkt aus erwähnenswert: *H. antidysenterica*, Wall. und *H. floribunda* G. Don (Durand et Schinz) (Syn. *H. africana* A DC.).

H. antidysenterica ist ein kleiner Baum der tropischen Himalayagebiete, der sich über die gebirgigen Gegenden ganz Indiens verbreitet hat. Die Rinde des Baumes wurde schon in der alten indischen Medizin wegen ihrer guten Wirkung bei Dysenterie verwendet. Den Samen schrieb man eine adstringierende und anthelmintische Wirkung zu. Im Sanskrit wird die Pflanze Kutaja, im Bengalischen Kurchi genannt. Nach einer weiteren in Indien gebräuchlichen Bezeichnung Conessee, hat das erste aus der Rinde isolierte Alkaloid Conessin (HAINES, 1858) seinen Namen erhalten. Das Conessin macht etwa ein Drittel der zu 2—4% in der Rinde enthaltenen Totalalkaloide aus.

Die verbreitetste *Holarrhena*-Art Afrikas ist *H. floribunda*. Der eine Höhe von bis zu 15 m erreichende Baum findet sich vom Senegal bis in den Kongo. Die Rinde enthält 2—3% Alkaloide, davon über die Hälfte Conessin.

Die Holarrhena-Alkaloide sind basische Steroidderivate der C_{21}-Gruppe mit ein oder zwei N-Atomen.

Grundskelet der
C_{21}-Steroide

Holamin

Holarrhimin

Conessin

Die übrigen Alkaloide unterscheiden sich in der Zahl der N-Methylgruppen (0—4) und in der Lage und Zahl der Doppelbindungen, sowie in den sterischen Verhältnissen.

Alkaloide der C_{21}-Steroidgruppe sind bei den *Apocynaceae* recht verbreitet. So hat man sie auch etwa in *Funtumia-, Chonemorpha-, Conopharyngia-, Malouetia-* und *Paravallaris-*Arten aufgefunden.

Von den zahlreichen Holarrhena-Alkaloiden wird bisher lediglich das Conessin medizinisch verwendet. Seine wichtigste Eigenschaft ist die toxische Wirkung auf Amöben, und zwar auf die vegetativen Formen wie auch auf die Zysten. Es wird daher bei Amöbenerkrankungen verwendet. Conessin wirkt ferner auch auf Flagellaten toxisch, speziell auf *Trichomonas intestinalis*, der gelegentlich die Dysenterieamöben begleitet. Die Giftwirkung des Conessins auf Trichomonasarten wird ferner zur Behandlung der Trichomonas-Vaginitis ausgenutzt.

Es besteht durchaus die Möglichkeit, daß sich auch andere Holarrhena-Alkaloide als medizinisch verwendbar erweisen. Die C_{21}-Alkaloide stellen ferner ein besonders geeignetes Ausgangsmaterial zur Synthese von Steroidhormonen dar. Leider kennt man bisher noch nicht genügend ergiebige Vorkommen.

Literatur

SCHMIT, A.: Recherches botaniques, chimiques et pharmacodynamiques sur l'Holarrhena floribunda G. Don (Durand et Schinz). Diss. Paris 1950. — TSCHESCHE, R.: C_{21}-Steroide des Pflanzenreiches. Angew. Chem. **73**, 727—735 (1961).

b) Quebracho

Unter den über 50 verschiedenen Arten des Genus *Aspidosperma* (*Apocynaceae-Plumerioideae*) ist einzig *Aspidosperma quebracho-blanco* medizinisch von Bedeutung. Die Rinde dieses stattlichen Baumes, der in Argentinien, Chile und Bolivien beheimatet ist, dient in der Volksmedizin als Mittel bei Atembeschwerden, als Fiebermittel (auch bei Malaria), Tonikum und bei Leberstörungen. In der Quebracho-Rinde sind etwa 1% Alkaloide enthalten, darunter Yohimbin (= Quebrachin), Aspidospermin, Quebrachamin und eine Reihe weiterer Indolalkaloide. Cortex Quebracho ist Bestandteil einiger Asthmamittel.

Aspidospermin

Literatur

SCHMUTZ, J.: Phytochemische Betrachtungen zum Genus Aspidosperma. Pharm. Acta Helv. **36**, 103—118 (1961).

c) Vinca — Catharanthus

Vinca und *Catharanthus* sind zwei sehr nahe verwandte Gattungen der *Apocynaceae-Plumerioideae*. Zwei Gründe haben dazu geführt, daß man sich in den letzten Jahren intensiv mit deren Alkaloiden befaßte: die Entdeckung des Reserpins mit seiner blutdrucksenkenden und psychotropen Wirkung regte zu weiterer, eingehender Untersuchung der Apocynazeen-Alkaloide an; vor allem aber hat die Entdeckung der onkolytischen Wirkung (ὄγκος = Geschwulst) des Vincaleukoblastins aus *Catharanthus roseus* Aufsehen erregt.

Die uneinheitlich gehandhabte botanische Namensgebung innerhalb der beiden Gattungen hat mehrfach Verwirrung angestiftet. Bei LINNÉ (1735) sind die Vertreter beider Genera in einer Gattung, *Vinca*, vereinigt. 1828 fügte REICHENBACH das Genus *Lochnera* mit *Lochnera rosea*, von LINNÉ noch *Vinca rosea* genannt, hinzu. Diese neue Gattung wurde im August 1838 in ihren Unterschieden zur Gattung *Vinca* von ENDLICHER genau beschrieben. Da aber ein halbes Jahr früher G. Don das Genus *Catharanthus*, mit seinen im wesentlichen der Gattung *Lochnera* entsprechenden Merkmalen aufgestellt hatte, gilt heute richtigerweise *Catharanthus* als Gattungsname (M. Pichon, 1951; nach R. Farnsworth, 1961):

> Genus: Catharanthus G. Don
> Sectio 1. Lochnera (Reichb. f.) Pich.
> Catharanthus roseus (L.) G. Don

Nach Pichon umfaßt die Gattung *Catharanthus* sechs Arten. Es handelt sich um kleine Sträucher und Kräuter, die in Madagaskar beheimatet sind. *C. roseus* ist über die Tropen der ganzen Welt verbreitet und seit langem in der Volksmedizin u. a. als Antidiabetikum verwendet. Die Gattung *Vinca* besteht nach Pichon aus drei Arten, nämlich *V. herbacea*, *V. maior* und *V. minor*. Während die erstgenannte Art den mittleren Osten als Hauptverbreitungsgebiet besiedelt, findet sich die mediterrane *V. maior* nördlich hie und da aus Kulturen verwildert bis in die Schweiz. *V. minor*, das gemeine Immergrün, ist auch in Mitteleuropa sehr verbreitet. Die Vinca-Arten wurden in der Volksmedizin als Antigalaktagogum, Hypotensivum, Adstringens und Vomitivum verwendet.

Aus *Vinca*- und *Catharanthus*-Arten sind bisher mehr als 50 verschiedene Alkaloide isoliert worden, darunter die Indol- bzw. Indolin-Alkaloide Ajmalicin, Lochnerin, Reserpin, Sarpagin, Serpentin und Yohimbin. Größeres Interesse beansprucht jedoch eine Gruppe von dimeren Alkaloiden, darunter besonders Vincaleukoblastin, VLB (Noble, Beer und Cutts, 1958) und Leurocristin, LCR (Svoboda, 1961) mit ihrer starken onkolytischen Wirkung. Vincaleukoblastin ist unter der Bezeichnung Velbe, Vinblastin-Sulfat, Lilly, in die Klinik eingeführt worden. Es hat sich als besonders wirksam gegen die Hodgkinsche Krankheit gezeigt; Leurocristin seinerseits

Vincaleukoblastin   R = CH₃
Leurocristin   R = OCH

scheint bei Leukämie vielversprechend. Es handelt sich bei diesen Alkaloiden um chemisch sehr nahe verwandte Stoffe, deren Konstitution 1962 von Neuss, Gorman, Boaz und Cone weitgehend aufgeklärt worden ist.

Literatur

Farnsworth, N. R.: The Pharmacognosy of the Periwinkles: Vinca and Catharanthus. Lloydia **24**, 105—138 (1961). — Neuss, N., M. Gorman, H. E. Boaz u. N. J. Cone: Vinca Alkaloides. XI. Structures of Leurocristine (LCR) and Vincaleukoblastine (VLB). J. Amer. chem. Soc. **84**, 1509—1510 (1962).

Anhang: Yohimbe

Um 1890 herum stellte der Leiter einer deutschen Handelsniederlassung in Kamerun fest, daß die Eingeborenen gegen Impotenz oder zur Erhöhung der Potenz den Aufguß einer bestimmten Rinde zu sich nehmen. Er gab Proben dieser Rinde an den Inhaber einer chemischen Fabrik, der sie zur näheren chemischen Untersuchung an Dr. Spiegel, Berlin, weiterleitete. Spiegel isolierte 1896 aus der Rinde ein Alkaloid, das er Yohimbin nannte. 1914 wurde Yohimbin als identisch mit dem bereits 1882 aus Cortex Quebracho isolierten Quebrachin erkannt. Trotzdem ist die Bezeichnung Yohimbin beibehalten worden.

Cortex Yohimbe stammt von der Rubiazee *Pausinystalia Yohimbe* (K. Schum.) Pierre (Syn. *Corynanthe Yohimbe* K. Schum.). Es handelt sich um einen Baum, der bis zu 30 m hoch werden kann und in den Wäldern Kameruns und des ehemals französischen Kongos beheimatet ist. Die Yohimberinde enthält 0,3—1,5% Gesamtalkaloide. Hauptalkaloid ist das Yohimbin. Daneben sind mehr als zehn weitere Alkaloide, meist Isomere des Yohimbins, bekannt. Yohimbin ist u. a. auch aus *Rauwolfia*- sowie aus *Catharanthus*-Arten isoliert worden (Formel s. S. 354). Es erweitert peripher die Gefäße und senkt den Blutdruck. Die Wirkung als Aphrodisiakum wird mit einer Blutgefäßerweiterung der Genitalorgane und mit erhöhter Reflexerregbarkeit im Sakralmark erklärt. Auf der erhöhten Blutzufuhr in die Beckenorgane gründet sich auch die Verwendung des Yohimbins bei bestimmten Menstruationsstörungen. Seine lokalanästhetische Wirkung wurde gelegentlich in der Ophthalmologie ausgenutzt.

28. Cinchona

Das Genus *Cinchona* ist eine der 380 Gattungen der *Rubiaceae*. Die sehr zahlreichen Vertreter dieser Familie — es handelt sich um etwa 4600 verschiedene Arten — stellen in der Mehrzahl tropische Bäume und Kräuter dar. Man teilt die *Rubiaceae* in zwei Unterfamilien ein:

a) *Cinchonoideae*. An erster Stelle ist hier die Gattung *Cinchona* zu nennen; ferner gehören hierher auch *Uncaria gambir*, die Stammpflanze des Gambir-Catechu, und *Pausinystalia yohimbe* (s. S. 357).

b) *Coffeoideae*. Neben *Coffea* ist in dieser Unterfamilie als Alkaloiddroge einzig Radix Ipecacuanhae von *Cephaëlis* (*Uragoga*)-Arten zu erwähnen.

Die Heimat der Cinchonen sind die Ostabhänge der Kordilleren von Bolivien, Peru, Equador und Venezuela, wo sie auch heute noch in Höhen von 1000—3500 m wild oder kultiviert vorkommen. Die Bäume wachsen verstreut, bilden also keine Wälder. Nur ein verschwindend kleiner Teil der Welternte stammt jedoch aus den natürlichen Verbreitungsgebieten der Cinchonen. Fast der gesamte Anteil stammt aus Kulturen auf Java und in den tropischen Teilen Afrikas. Auf Java wird Cinchona seit der Mitte des vorigen Jahrhunderts, in Afrika erst seit dem zweiten Weltkrieg kultiviert.

Etwa 36 Cinchona-Arten und deren Bastarde sind bekannt, die sich voneinander durch die Menge und durch die Zusammensetzung ihrer Alkaloide unterscheiden. In den Handel gelangen nur Rinden von kultivierten Arten bzw. Hybriden, die hohen Chiningehalt aufweisen. Es handelt sich um die folgenden Spezies bzw. deren Hybriden: *Cinchona succirubra*, *C. officinalis*, *C. calisaya* und *C. ledgeriana*. Dabei unterscheidet der Handel dem Aussehen nach zwischen a) roten Rinden von C. succirubra und b) gelben Rinden von C. calisaya und C. ledgeriana. In den gelben Sorten ist Chinin Hauptalkaloid. Es macht hier ungefähr die Hälfte der Gesamtalkaloide aus. Deshalb werden die Rinden dieser beiden Arten für die Chiningewinnung bevorzugt. In den roten Sorten überwiegt das Chinin nicht; dagegen kann Cinchonidin Hauptalkaloid sein. *Cinchona succirubra* ist sowohl Stammpflanze von Cortex Chinae DAB, wie auch von Cortex Cinchonae Ph. Helv.

Zur Geschichte der Chinarinde und der Cinchonakulturen

Die Chinarinde gehört nicht zu den Drogen, die durch die „Naturvölker" entdeckt wurden. Die Indianer Perus und Boliviens kannten die fiebersenkende, gegen die Malaria gerichtete Wirkung dieser Droge nicht; heute scheint festzustehen, daß ihnen auch die Krankheit selbst, die Malaria, unbekannt war: die Heimat der Cinchonen soll frei von Malaria gewesen sein, und die Krankheit soll dorthin erst durch die Europäer verschleppt worden sein. Peru, das Heimatland der Cinchonarinde, wurde 1513 durch die Spanier entdeckt. Eben diese spanischen Conquistadores entdeckten auch die Chinarinde und ihre Wirkungen. Die Rinde schmeckt auffallend bitter und dieser bittere Geschmack dürfte zur Entdeckung der Wirkung dieser Rinde wesentlich beigetragen haben; denn seit der Antike war im europäischen medizinischen Denken das Prinzip: bitter = fieberwidrig, eingewurzelt. Die Ableitung des Drogennamens von der Gräfin Chinchon, Gemahlin des spanischen Vizekönigs von Peru, die durch Chinarinde geheilt worden sein sollte, ist nach neueren, eingehenden historischen Untersuchungen frei erfunden. Von ihr leitete jedoch LINNÉ den Gattungsnamen Cinchona ab. Die deutsche Bezeichnung Chinarinde stammt dagegen vom altperuanischen Wort Kina = Rinde, bzw. Kina-Kina = besonders geschätzte Rinde (daraus das franz. Quinquina), und zwar bezeichnete man ursprünglich damit die Rinde des den Perubalsam liefernden Baumes *Myroxylon balsamum*. Peru exportierte im 17. Jahrhundert große Mengen dieser Myroxylon-Rinde nach Europa; die Nachfrage war so groß, daß die Droge betrügerisch mit Rinden von Cinchona-Bäumen verfälscht wurde. Als man später die fiebersenkende Wirkung der Verfälschung kennenlernte, die Verfälschung demnach wichtiger als das Originalprodukt wurde, ging der Name Kina-Kina auf unsere heutige Chinarinde über.

Etwa hundert Jahre nach der Entdeckung Perus finden wir einen ersten medizinischen Bericht über die Verwendung der Droge in Europa (Belgien, 1643). Schon wenige Jahre später, um 1670 herum, wurden bereits große Mengen der Droge nach Europa exportiert. Die Bedeutung der Rinde stieg um so höher, als 1820 der reine Wirkstoff Chinin von den beiden französischen Apothekern PELLETIER und CAVENTOU aus der Droge isoliert wurde. Zur Gewinnung der Droge werden die Bäume gefällt. Da für Neuaufforstung nicht gesorgt wurde, standen die Cinchonabestände in Südamerika bald vor der Ausrottung. Im Laufe des 19. Jahrhunderts wurden deshalb mehrere Forschungsreisen unternommen, einmal zum Studium der Stammpflanzen, der Drogengewinnung, Verarbeitung usw., vor allem aber mit dem Gedanken, Samen oder lebende Pflanzen aus Südamerika herauszuholen. Der Handel mit der Droge war in den Herkunftsländern jedoch staatlich kontrolliert, der Versuch einer Ausfuhr lebender Samen oder Stecklinge wurde schwer bestraft. Schließlich gelang es jedoch HASSKARL auf seiner gefahrvollen Expedition (November 1852 bis Dezember 1854), Samen und Pflanzen aus Südamerika herauszubringen und mit ihnen auf Java die ersten Kulturen anzulegen. Daß HASSKARL nur Arten mit geringem Alkaloidgehalt mitgebracht hatte, zeigte sich erst später. Im Jahre 1865 gelangte LEDGER durch seinen landeskundigen und mit der Cinchona wohlvertrauten Diener MANUEL INCRA MAMANI in den Besitz von Samen der chininreichsten Cinchona Boliviens, der *Cinchona ledgeriana*. Mamani büßte seine Tat mit dem Tode. Kulturen dieser Spezies wurden durch die Engländer in Vorderindien, durch die Holländer auf Java angelegt. Durch mühselige Versuche lernte man die klimatischen Bedürfnisse der Pflanze und ihre Anforderungen an die Kultur kennen. Durch Kreuzung und Pfropfung suchte man zu widerstandsfähigen Sorten mit besonders hohem Alkaloidgehalt zu gelangen. Da sich das Klima Javas für die Cinchonenkultur als sehr günstig erwies, errang das ehemalige Niederländisch-Indien bald eine Monopolstellung für Chinarinde. Vor dem zweiten Weltkrieg lieferte es etwa 90% der Welternte, Vorderindien etwa 10%; Droge aus Südamerika spielte demgegenüber kaum eine Rolle mehr. Mit der Besetzung Indonesiens durch die Japaner im 2. Weltkrieg fiel plötzlich für weite Teile der Welt die gesamte Chininproduktion aus, und dies bei einem erhöhten Bedarf in Kriegszeiten. Man war deshalb gezwungen, neue Chininquellen zu erschließen; so ging man daran, Cinchonakulturen auch in anderen tropischen Gebieten anzulegen, vor allem in Afrika und in der ursprünglichen Heimat der Droge in Südamerika. Heute ist das Monopol Javas für Chinarinde gebrochen. Wurden im Jahre 1938 aus Niederländisch-Indien noch mehr als 10 000 t Rinde exportiert, so brachte Indonesien im Jahre 1954 nur mehr etwa 1000 bis 2000 t Droge auf den Weltmarkt (nach PARIS u. MOYSE-MIGNON, 1955).

Inhaltsstoffe

Aus Chinarinde verschiedener Herkunft sowie aus Rinden von *Remijia*-(„China cuprea") Arten wurden bisher etwa 25 chemisch eng verwandte Alkaloide isoliert. Am wichtigsten sind Chinin, Chinidin, Cinchonin und Cinchonidin. Die genannten Alkaloide zeigen folgendes Aufbauprinzip; sie bestehen also aus einem Chinuclidinkern, der über eine Hydroxymethylenbrücke mit einem Chinolinkern verbunden ist. Bemerkenswert ist ferner die Vinylgruppe am Chinucli-

dinkern. Im Chinin und Chinidin trägt der Chinolinkern an C-6′ eine Methoxylgruppe (R = OCH₃); Cinchonin und Cinchonidin sind unsubstituiert (R = H).

Das Molekül enthält vier asymmetrische Kohlenstoffatome in
den Stellungen 3, 4, 8 und 9.
Theoretisch wären demnach
von jeder Grundreihe 16 Isomere denkbar. In der Natur
sind nur Isomere verwirklicht,
bei denen die C-Atome 8 und 9
beteiligt sind, und zwar gehören
Chinin und Cinchonidin sterisch
zur (—)-Reihe, anderseits Cinchonin und Chinidin zur (+)-
Reihe.

	Substituent an C-6	Sterische Reihe
Chinin	OCH₃	—
Chinidin	OCH₃	+
Cinchonin	H	+
Cinchonidin	H	—

Die Alkaloide sind an und für sich im parenchymatischen Gewebe aller
Pflanzenteile enthalten, doch lagern sie sich bevorzugt in der Rinde ab; und zwar
sowohl in der Stamm- als auch in der Wurzelrinde, wobei die Wurzelrinde in der
Regel den höheren Gesamtalkaloidgehalt aufweist. Die
Droge enthält ferner Chinasäure und Chinagerbsäure,
nebst einem weiteren Catechingerbstoff. Die Gerbstoffe
der Catechingruppe zersetzen sich leicht und bilden
dabei das fast unlösliche Chinarot, das in den roten
Rinden zu etwa 10% enthalten ist. Die Alkaloide sind
in der Droge zum Teil an Gerbstoffe gebunden. Diese
Bindung ist so fest, daß die Droge zuerst mit Säure in
der Wärme behandelt werden muß, bevor die Alkaloide
nach Alkalizusatz quantitativ ausschüttelbar sind.
Schließlich enthält die Droge noch das sehr bittere Chinovin, ein Glykosid der
Triterpensäure Chinovasäure mit der Methylpentose Chinovose.

Anwendung

Die vier Hauptalkaloide Chinin, Chinidin, Cinchonin, und Cinchonidin wirken
praktisch gleichartig; die Unterschiede zwischen einzelnen Stereoisomeren sind
hier nicht so ausgeprägt wie bei anderen Naturstoffen. Angewendet werden die
Reinalkaloide Chinin und Chinidin, sowie die Gesamtdroge.

Die größte Menge des Chinins wird zur Malariabekämpfung gebraucht. Die
Malaria, auch Wechselfieber genannt, ist die verbreitetste Infektionskrankheit
überhaupt; die jährliche Zahl der Todesopfer wurde 1955 auf etwa 2,5 Millionen
geschätzt. Bis zur Einführung wirksamer synthetischer Präparate (1926 Plas-
mochin, 1932 Atebrin) war die Chinarinde bzw. Chinin das einzige Mittel gegen
Malaria. Trotz der Entdeckung verbesserter Mittel wird Chinin auch heute noch
in der Malariabehandlung in großem Ausmaß verwendet.

Die Krankheit wird durch parasitische Protozoen aus der Gattung Plasmodium verursacht. Je nach Spezies des Erregers ist der Krankheitsverlauf unterschiedlich, ebenso die
Empfindlichkeit gegenüber den Arzneimitteln. Übertragen wird der Erreger durch den
Stich infizierter Anopheles-Mücken. Dabei gelangen Sporozoiten des Erregers (Sichelkeime)
in das Blut des Menschen. Die Sporozoiten vermehren sich in den roten Blutkörperchen und

bilden die Schizonten (Merozoiten); diese sind die ungeschlechtlichen Formen des Erregers. Beim Platzen der Erythrozyten gelangen die neu gebildeten Schizonten zusammen mit Giftstoffen in das Blut, wodurch ein Fieberanfall ausgelöst wird. Ein Teil der Schizonten befällt erneut Erythrozyten, ein anderer Teil entwickelt sich zu den Gameten, den geschlechtlichen Formen. Gelangen die Gameten durch den Stich wieder in den Körper von AnophelesMücken, so paaren sie sich dort und bilden schließlich wieder die Sporozoiten.

Chinin ist besonders wirksam gegen die ungeschlechtlichen Formen des Erregers, die Schizonten. Es tötet zwar die Infektionserreger nicht direkt, greift aber hemmend in deren Stoffwechsel ein, wodurch es zu einer Unterdrückung der ungeschlechtlichen Vermehrung und damit zu einem Aufhören der Fieberanfälle kommt. Gegen die Gameten ist Chinin wesentlich weniger wirksam. Neben seiner chemotherapeutischen Wirkung unterdrückt Chinin dank seiner antipyretischen Eigenschaft auch andere Fieberzustände. Mit zahlreichen synthetischen Antipyretika hat es die Eigenschaft gemeinsam, gleichzeitig auch analgetisch zu wirken. Synthetische Antipyretika und Analgetika werden daher gerne mit Chinin kombiniert, besonders bei bestimmten Erkältungskrankheiten wie Grippe, bei Kopfweh und Neuralgien.

Chinin sensibilisiert den Uterus für wehenfördernde Reize. Es kann daher als wehenverstärkendes Mittel dienen.

Auch das Chinidin ist wirksam gegen Malaria, wenn auch schwächer. Der Arzt verwendet es jedoch wegen seiner Wirkung auf das Herz (bei Arrhythmien).

Cortex Cinchonae und daraus bereitete galenische Präparate werden heute nicht mehr als Malaria- und Fiebermittel verwendet. Die Galenika dienen vielmehr als Amara. Dabei kommt neben den Alkaloiden auch das sehr bittere Chinovin zur Wirkung. Wegen des hohen Gerbstoffgehaltes sind diese Zubereitungen aber möglicherweise anderen Bittermitteln unterlegen.

Literatur

BESSLER, O.: Hundert Jahre Chinarindenbaum im Anbau. Planta med. 4, 93—95 (1956). — DIEPGEN, P.: Das Märchen von der Chinarinde. Dtsch. Apoth. Ztg. 92, 740—741 (1952). — KÖLLER, H.: J. K. HASSKARL und seine Arbeit für Java. Dtsch. Apoth. Ztg. 99, 60—63 (1959).

Dichroa (Hydrangea)

Der Mangel an Chinin im zweiten Weltkrieg ließ nicht nur nach weiteren Chininquellen im Pflanzenreich suchen; man hielt auch Ausschau nach anderen Pflanzen mit Antimalariawirkung. Bei Untersuchungen vieler hunderter von Pflanzenarten und Drogen stieß man auf eine chinesische Wurzeldroge. Die Geschichte dieser Droge als Malariamittel reicht bis in das Jahr 200 v. Chr. zurück, wo sie erstmalig in China unter dem Namen Ch'ang Shan erwähnt wird. Als Stammpflanze konnte *Dichroa febrifuga* ermittelt werden. Es handelt sich um eine aus dem tropischen und subtropischen Asien stammende Saxifragazee, die auch bei uns gelegentlich als Zierpflanze gehalten wird. Die Angaben der alten chinesischen Medizin über die Antimalaria-Wirksamkeit von *Dichroa febrifuga* konnten eindeutig bestätigt werden. Aus der Droge wurden mehrere Alkaloide isoliert; darunter erwies sich das Febrifugin als gegen Vogelmalaria etwa 100mal wirksamer als die

Febrifugin

Chinaalkaloide. Es handelt sich um ein Chinazolinderivat. Leider geht diesem Wirkstoff die für eine medizinische Verwendung erforderliche therapeutische Breite ab. Das Febrifugin konnte auch aus *Hydrangea*-Arten isoliert werden. Die bekannteste Art der Gattung *Hydrangea* ist die Hortensie.

Fagara

Die Gattung *Fagara* (*Rutaceae*) ist mit etwa 190 Arten in allen tropischen Ländern verbreitet und liefert von den Eingeborenen verwendete Heilmittel sowie Gebrauchsmittel, z. B. verschiedene Eisenhölzer. Mehrere Arten dieser Gattung sind alkaloidhaltig. Medizinisches Interesse hat allerdings nur die südamerikanische Spezies *Fagara coco* gefunden. Diese Spezies enthält Alkaloide der Furochinolinreihe, wie sie in Rutazeen verbreitet sind. Für eine mögliche medizinische Verwendung schien jedoch lediglich das nicht zu den Furochinolinalkaloiden gehörende α-Fagarin geeignet. Diese Base hat sich später als mit α-Allokryptopin identisch erwiesen, einem Alkaloid, das auch in anderen Pflanzen, wie z. B. in Chelidonium, enthalten ist.

α-Allokryptopin
(α-Fagarin)

β-Fagarin (= Skimmianin)   R = CH₃O
γ-Fagarin   R = H

Die Wirkung des α-Allokryptopins auf die Herztätigkeit ließ es, ähnlich wie Chinidin, zur Behandlung von Herzarrhythmien geeignet erscheinen. Einer praktischen Verwendbarkeit stand jedoch die geringe therapeutische Breite entgegen.

29. Ipecacuanha

Die Drogenbezeichnung Ipecacuanha stammt nach MARTIUS aus dem Wort Pe-caà-goene der brasilianischen Tupisprache. Es soll etwa „brechenerregendes Kraut, das am Wege wächst" bedeuten. Ursprünglich wurden damit andere brechenerregende Pflanzen der *Menispermaceae* bezeichnet. Mit der vorgestellten Verkleinerungssilbe i versehen, als I-pe-ca-goene, bezog es sich auf unsere Radix Ipecacuanhae (nach HUMMEL, Herkunft und Geschichte der pflanzlichen Drogen). Die heutige brasilianische Bezeichnung der Pflanze ist Poaya. Erstmals um das Jahr 1570 von einem damals in Brasilien weilenden portugiesischen Mönch erwähnt, kam die Droge etwa ein Jahrhundert später nach Europa, wo sie sich nach und nach einen festen Platz im Drogenschatz eroberte. Die Droge stammt von Vertretern der Gattung *Cephaëlis*, die zu den *Rubiaceae*, Unterfamilie *Coffeoideae* gerechnet wird.

Im wesentlichen unterscheidet der Handel drei Sorten von Radix Ipecacuanhae: a) die Rio-Ipecacuanha, b) die Cartagena-Ipecacuanha und c) die Johore-Ipecacuanha. Die Stammpflanze der Brasilianischen oder Rio-Ipecacuanha ist *Cephaëlis ipecacuanha* (Syn. *Uragoga ipecacuanha*). Sie stellt eine bis zu 40 cm hohe, immergrüne, strauchartige Pflanze dar mit kleinen weißen Blüten und roten Beerenfrüchten. Man findet sie in den feuchten Wäldern von Brasilien, besonders reichlich in der Provinz Matto Grosso. Die Wurzeln werden von den Sammlern (Poayeros) das ganze Jahr über, mit Ausnahme der Regenzeit, gegraben; drei- bis vierjährige Exemplare sollen die alkaloidreichste Droge liefern. Man gräbt die Pflanzen aus, entfernt die allein brauchbaren Wurzeln und setzt dann meist die Pflanzen wieder ein. Schließlich trocknet man die Droge während zwei bis drei Tagen an der Sonne. Sie kommt über Rio de Janeiro in den Handel.

Die Cartagena Ipecacuanha, auch Nicaragua- oder Panamabrechwurz genannt, ist etwas dicker und hat weniger stark hervortretende Wülste. Ihre Stammpflanze, *Cephaëlis acuminata*, ist beheimatet in den Wäldern von Nordkolumbien bis Panama und Nicaragua. Exportiert wird die Droge aus Columbien, Nicaragua und Costa-Rica. In ihrem Alkaloidgehalt erreicht oder übertrifft die Cartagena-Ipecacuanha die Rio-Sorte; trotzdem lassen sowohl das DAB wie die Ph. Helv. nur die Rio-Droge zu. Bei der Cartagena-Sorte entfällt nämlich ein erheblich höherer Anteil der Alkaloide auf das Cephaelin. Dieses Alkaloid ist jedoch stärker lokal reizend, stärker emetisch und etwa zweimal toxischer als Emetin. Für die industrielle Darstellung von Emetin kann jedoch auch die Cartagena-Ware herangezogen werden, da sich Cephaelin leicht durch Methylierung in Emetin überführen läßt.

Seit 1866 wird *Cephaëlis ipecacuanha* erfolgreich im Staate Selangor (Johore, bei Singapur) kultiviert. Die aus diesen Kulturen stammende Ware bezeichnet der Handel als Johore-Ipecacuanha; sie ist der Rio-Droge ebenbürtig.

Außer den genannten drei Ipecacuanha-Drogen tauchen im Handel gelegentlich noch weitere Sorten auf; in Südamerika bezeichnet man mit dem Namen Ipecacuanha eine ganze Anzahl verschiedener Wurzeln mit emetischen Eigenschaften.

Inhaltsstoffe

Sämtliche Ipecacuanha-Alkaloide gehören, soweit bekannt, dem gleichen biogenetischen Typus an, wie man sich ihn aus 3 Mol. Dihydroxy-phenylalanin, bzw. Prephensäure entstanden denken kann (vgl. hierzu S. 80). Die nahe chemische Verwandtschaft der vier wichtigsten Alkaloide Emetin, Cephaelin, Psychotrin und O-Methyl-psychotrin geht aus den beiden Konstitutionsformeln

Psychotrin	R = H		Cephaelin	R = H
O-Methyl-psychotrin	R = CH₃		**Emetin**	R = CH₃

klar hervor. Das Grundgerüst enthält mehrere optisch aktive Zentren, wodurch die Möglichkeit zur Bildung zahlreicher geometrischer Isomerer gegeben ist. Die genannten vier Alkaloide gehören jedoch alle der nämlichen stereochemischen Reihe an. An der expektorierenden Wirkung ist möglicherweise neben den Alkaloiden noch ein in der Droge enthaltenes Saponin beteiligt.

Anwendung

Radix Ipecacuanhae bzw. Zubereitungen der Droge wurden früher als Brechmittel verwendet. Heute dient die Droge nicht mehr als Emetikum, wohl aber als Expektorans. Aus diesem Grunde werden Drogen bevorzugt, die einen

möglichst niedrigen Anteil der Alkaloide an besonders stark brechenerregendem
Cephaelin aufweisen.

Unter Expektorantien versteht man auswurffördernde Mittel, die Sekrete aus den Bronchien und aus der Luftröhre zu entfernen vermögen. Die wichtigste physiologische Abwehr-
reaktion des Körpers gegen eine Anhäufung von Schleim und Exsudat in den Bronchien ist
der Husten; seine völlige Beseitigung ist daher nicht immer zweckmäßig, vielmehr soll seine
Wirkung durch die Expektorantien unterstützt werden. Die Art des Hustens, sowie Menge
und Konsistenz des Auswurfs geben uns Anhaltspunkte dafür, welche Arten von Expektorantien angezeigt sind oder ob von deren Anwendung abzusehen ist.
Das akute Stadium einer Schleimhautentzündung der oberen Luftwege kann sich in
ganz verschiedenen Symptomen äußern. Bei trockenem Reizhusten ohne Expektoration
(charakteristisch meist für das Anfangsstadium der Bronchitis) wird der Arzt einmal mit
Codein oder mit Schleimdrogen in Teeform durch Ruhigstellung ein Abklingen der Entzündung zu erreichen suchen. Anderseits wird er durch schleimtreibende Expektorantien, wie
Radix Ipecacuanhae, eine Verflüssigung des Bronchialsekretes anstreben. Ein Präparat, das
gleichzeitig die hustenreizmildernde Wirkung des Opiums und die expektorierende Wirkung
der Ipecacuanha besitzt, ist Pulvis Ipecacuanhae opiatus (DAB; Ph. Helv.). Auch
bei anhaltendem trockenem Husten mit mäßigem und zähem Auswurf wird der Arzt gleicherweise vorgehen, wobei zusätzlich auch saponinhaltige Expektorantien zweckmäßig sind.
Liegt dagegen lockerer Husten mit reichlichem und dünnem Auswurf vor (Heilungsstadium
der Bronchitis), dann sind die Expektorantien geradezu kontraindiziert.
Auch bei mehr chronischen Bronchitiden können schleimtreibende Expektorantien
angebracht sein. Doch gelangen hier ferner die sog. entzündungserregenden Hustenmittel
zur Anwendung: innerlich die Kreosotgruppe, äußerlich ätherische Öle in Form von Inhalationen, Linimenten oder Salben, speziell Oleum Eucalypti und Oleum Terebinthinae rectificatum. Entzündungserregende Expektorantien sind nicht indiziert im akuten Stadium der
Schleimhautentzündung (nach MØLLER).

Von den Reinalkaloiden dient das Emetin als Chemotherapeutikum gegen
Amöbendysenterie (Amöbenruhr). Die Amöbenruhr ist vor allem in den Tropen
sehr verbreitet; sie wird hervorgerufen durch die zu den Protozoen gehörende
Entamoeba histolytica. Die auch in Europa heimische Ruhr wird hingegen durch
einen Bazillus (*Bac. dysenteriae*) verursacht. Entamoeba histolytica durchläuft
im Körper im wesentlichen zwei Entwicklungsstadien, ein vegetatives Stadium
und eine Dauerform (Amöbenzysten). Emetin beeinflußt nur die vegetativen
Formen, nicht jedoch die Dauerformen.

Die Alkaloide von Radix Ipecacuanhae wirken lokal reizend. Bei häufigem Umgang mit
der Droge ist daher Vorsicht geboten, es kann zu Bronchitis, Conjunktivitis, bei besonders
empfindlichen Personen zu Asthma führen.

Literatur

GORDONOFF, T.: Physiologie und Pharmakologie des Expectorationsvorganges. Erg. d.
Physiolog. **40**, 53 (1938).

30. Lobelia

Von den etwa 250 Arten der Gattung *Lobelia* sind in Europa nur zwei Arten
heimisch, nämlich die in Mooren und Sümpfen Nord- und Ostdeutschlands
wachsende, weiß blühende *Lobelia dortmanna*, die aber in Österreich und in der
Schweiz fehlt, und die westeuropäische *Lobelia urens*. Die übrigen Arten finden
sich in den heißen und gemäßigten Gebieten aller Weltteile, ausgenommen
Mittel- und Osteuropa und Westasien. Offizinell ist einzig das Kraut von *Lobelia
inflata*. Bei der Stammpflanze handelt es sich um ein meist einjähriges, bis etwa
60 cm hohes Kraut, dessen rauhaariger Stengel mit mehreren Flügelleisten ver-

sehen und am Grunde oft violett angelaufen ist. Der „aufgeblasenen" Kapselfrucht verdankt die Pflanze ihre Artbezeichnung. *Lobelia* wurde die Gattung zu
Ehren von MATHIAS de L'OBEL, einem flämischen Arzt und Botaniker benannt
(1538—1616). *Lobelia inflata* ist beheimatet einmal in östlichen und mittleren
Teilen der USA und Canadas, außerdem in Kamtschatka. Das Genus *Lobelia*
gehört zur Familie der *Campanulaceae-Lobelioideae.* Von einigen Autoren wird
die Unterfamilie auch als selbständige Familie der *Lobeliaceae* betrachtet.

Die Pflanze soll von den Indianern Nordamerikas schon seit langem als Brechmittel verwendet worden sein. Wegen des tabakähnlichen, brennenden Geschmacks hat man ihr den
Namen Indian tobacco gegeben. Auch die verwandte *L. syphilitica* wurde von den Indianern
medizinisch verwendet. Eine Abkochung der Wurzel soll ihnen innerlich und äußerlich gegen
Lues und andere Krankheiten gedient haben. Allgemeiner bekannt wurde die Droge erst
durch den Wunderdoktor SAMUEL THOMSON. In seinem medizinischen „System", niedergelegt im 1807 erschienenen Buch „A New Guide to Health", nimmt Lobelia eine zentrale
Stellung ein. Die Droge wird vor allem als Asthmamittel angepriesen. Mit dieser Indikation
verbreitete sich deren Verwendung später in England und auf dem Kontinent.

Inhaltsstoffe und Verwendung

Herba Lobeliae zeichnet sich durch einen ungewöhnlichen Reichtum an
chemisch nahe verwandten Alkaloiden aus, von denen bisher zwei Dutzend Vertreter isoliert worden sind. Nach den Arbeiten von H. WIELAND u. Mitarb.,
denen wir die Isolierung der meisten Lobelia-Alkaloide, ihre Konstitutionsaufklärung und Synthese verdanken, handelt es sich um Derivate des Piperidins,
bzw. des N-Methyl-piperidins, die in Stellung 2 oder in Stellung 2 und 6 substituiert sind. Je nach der Bindungsart des Sauerstoffes und der Zahl der Substituenten werden die Namen der Alkaloide von folgenden Grundkörpern abgeleitet:

$$\text{H—CH—CH}_2\text{—}\quad \text{Lobelionol}\quad \text{—CH}_2\text{—CO—H}$$
$$\text{OH}$$

$$\text{H—CO—CH}_2\text{—}\quad \text{Lobelidion}\quad \text{—CH}_2\text{—CO—H}$$

$$\text{H—CH—CH}_2\text{—}\quad \text{Lobelidiol}\quad \text{—CH}_2\text{—CH—H}$$
$$\text{OH}\qquad\qquad\qquad\qquad\text{OH}$$

$$\text{H—CO—CH}_2\text{—}\quad \text{Lobelon}$$

$$\text{H—CH—CH}_2\text{—}\quad \text{Lobelol}$$
$$\text{OH}$$

Dem Lobelin kommt die Konstitution eines (—)-cis-8,10-Diphenyllobelionols
zu. Es besitzt drei Isomeriezentren (C-2, C-6 und C-8). In der Natur sind von
den möglichen acht optischen Isomeren nur zwei verwirklicht, nämlich (—)- und
(+)-Lobelin. Diese Stoffe unterscheiden sich lediglich am Asymmetriezentrum
C-8. Die beiden übrigen Zentren heben sich gegenseitig in ihrer Drehung intramolekular auf. Auch die entsprechenden Diphenylderivate des Lobelidions, das
Lobelanin, und des Lobelidiols, das Lobelanidin, finden sich in der Droge. Lobelin, Lobelanin und Lobelanidin, zusammen mit ihren Norderivaten, stellen die

Hauptalkaloide (Lobelingruppe) von Herba Lobeliae dar. Diese Alkaloide haben alle eine ähnliche Wirkung, das wirksamste unter ihnen stellt jedoch das Lobelin dar. Es ist durch eine starke stimulierende Wirkung auf die Atmung ausgezeichnet und wird aus diesem Grunde als Analeptikum für das Atemzentrum bei Asphyxie der Neugeborenen, in Fällen von Kollaps bei Gasvergiftungen und Narkotikavergiftungen verwendet. Im Organismus wird Lobelin und seine Verwandten sehr rasch abgebaut. Bereits bei s. c.-Injektion sind zur Erzielung gleichstarker Wirkung mehrfach höhere Dosen als bei i.v.-Zufuhr erforderlich. Bei oraler Einnahme bleibt Lobelin praktisch unwirksam. Nur ganz massive Dosen vermögen noch eine deutliche Wirkung hervorzubringen. Eine Lobelinwirkung ist daher bei oral verabreichten Drogenzubereitungen nicht zu erwarten. Zur Lobelin-

Lobelin

Lobelanin

Lobelanidin

medikation dienen daher Reinalkaloidpräparate für parenterale Anwendung. Auch Lobelanin und Lobelanidin sind oral kaum wirksam. Man schreibt ihnen bei parenteraler Applikation eine emetische Wirkung zu.

Lobelin hat in vieler Hinsicht nicotinähnliche Wirkung. Von der Beobachtung ausgehend, daß sich diese Wirkungen beider Alkaloide addieren, hat man Nicotinentwöhnungsmittel auf Lobelinbasis geschaffen; sie sollen bei Nicotingenuß Brechreiz und Ekelgefühl erzeugen. (Lobidan, Uni-Chemie, Zürich; Bantron, Carlay Division Campana Corp., Batavia, Ill. USA.)

Außer den Alkaloiden der Lobelingruppe mit ihren zwei Phenylresten enthält die Droge Alkaloide, in denen ein oder beide Phenylreste durch Äthyl- oder Methylgruppen ersetzt sind. An der Wirkung beteiligt sind darunter — soweit bekannt — aber auch jene Basen, die im Piperidinkern eine Doppelbindung enthalten, vor allem das Isolobinin. Auch dem Isolobinin kommt eine atemanregende Wirkung zu; doch tritt diese bei oraler Verabreichung wegen des raschen Abbaus des Alkaloids nicht in Erscheinung. Dagegen zeigt Isolobinin eine sehr ausgesprochene schleimhautreizende Wirkung, die sich schon in sehr verdünnter Lösung im Mund durch Kratzen bemerkbar macht. Diese lokale Schleimhautreizung ist wohl der

Isolobinin
(—)-cis-8-Äthyl-10-phenyldehydrolobelionol

Grund der emetischen und der antiasthmatischen Wirkung oral verabreichter Lobelia-Präparate. Die antiasthmatische Wirkung der Droge und ihrer Zubereitungen wird nämlich als eine reflektorische Folge einer Reizwirkung vom Magen aus aufgefaßt. Sie zeigt sich damit — ganz im Gegensatz zur Lobelinwirkung — ausschließlich bei oraler Einnahme. Somit würde die Wirksamkeit von oral anwendbaren Lobelia-Präparaten von einem möglichst hohen Gehalt an schleimhautreizenden Alkaloiden, nicht aber von Vertretern der Lobelingruppe abhängen.

Auch andere Lobelia-Arten sind lobelinhaltig. Sehr reich an Alkaloiden der Lobelingruppe sind Vertreter des Subgenus *Tupa* (KACZMAREK), darunter *L. tupa* und *L. excelsa* (= *L. salicifolia*) (OCHSNER) der südamerikanischen Flora. Auch die in Westeuropa heimische *L. urens* ist reich an Lobelin (GRÜTTER). Sie enthält ebenfalls schleimhautreizende Alkaloide. *L. syphilitica* ist dagegen lobelinfrei, enthält aber reichlich schleimhautreizende Alkaloide (EGGER). Sofern die antiasthmatische Wirkung von Lobelia tatsächlich als eine reflektorische Folge einer Reizwirkung vom Magen aus aufgefaßt werden kann, sollte sich dieser Effekt auch mit Präparaten von *L. syphilitica* erzielen lassen.

Literatur

GRAUBNER, W., u. G. PETERS: Lobelin und Lobeliaalkaloide, in Handb. d. exp. Pharmakologie, 11. Bd. Berlin/Göttingen/Heidelberg 1955. — KACZMAREK, F., u. E. STEINEGGER: Botanische Klassifizierung und Alkaloidvorkommen in der Gattung Lobelia. Pharm. Acta Helv. **34**, 413—429 (1959). — LENDLE, L., u. R. RICHTER: Pharmakologische Analyse der Brechwirksamkeit und asthmalösenden Wirkung der Lobelia-Tinktur. Klin. Wschr. **28**, 665 (1950).

31. Coffeindrogen

Coffein und die ihm sehr nahestehenden Pflanzenstoffe Theobromin und Theophyllin gehören in die Reihe der Purine. Der Name Purin ist von purum uricum abgeleitet und wurde von E. FISCHER als Gruppenbezeichnung für Stoffe mit dem Grundgerüst der Harnsäure eingeführt. Die Harnsäure ist der am längsten bekannte Vertreter dieser Stoffklasse; sie wurde 1776 von SCHEELE und gleichzeitig auch von BERGMAN in Blasensteinen aufgefunden.

Das Ringsystem des Purins kann formal als ein Pyrimidinring (A) aufgefaßt werden, der mit einem Imidazolring (B) kondensiert ist, wobei die Kohlenstoffatome 4 und 5 beiden Ringen gemeinsam sind.

Coffein, Theobromin und Theophyllin sind Derivate des Xanthins; sie sind durch zwei Sauerstoffatome in Stellung 2 und 6 ausgezeichnet.

Pyrimidin (1,3-Diazin)   Purin   Imidazol

Trotz des Gehaltes an vier N-Atomen sind diese Stoffe nicht basisch. Nicht alle Autoren rechnen sie daher zu den Alkaloiden. Im Gegenteil kommt ihnen

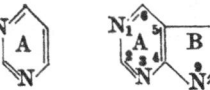

	R_1	R_2	R_3
Xanthin	H	H	H
Theobromin	H	CH$_3$	CH$_3$
Theophyllin	CH$_3$	CH$_3$	H
Coffein	CH$_3$	CH$_3$	CH$_3$

z. T. ein schwach saurer Charakter zu. Von den verschiedenen tautomeren Formen wird die Enolform den schwach sauren Eigenschaften besonders gerecht. Der Pyrimidinring des Xanthins erhält dadurch eine für Benzol charakteristische Struktur. der Doppelbindungen. Einzig beim Coffein ist infolge Methylierung der N-Atome 1,3 und 7 keine Enolbildung möglich; es geht ihm denn auch jeglicher saurer Charakter ab.

Keto-Form   Enol-Form

Xanthin

Coffein kommt im Pflanzenreich verstreut vor, in Gattungen, die keine taxonomische Verwandtschaft miteinander aufweisen: so in einigen Genera bzw.
Spezies aus den Familien der *Rubiaceae* (*Coffea*), der *Theaceae* (*Camellia* = *Thea*),
der *Sapindaceae* (*Paullinia*), der *Aquifoliaceae* (*Ilex*) und der *Sterculiaceae*
(*Theobroma*). Es ist eine bemerkenswerte Tatsache, daß die Naturvölker die in der
Flora ihrer Gebiete vorhandenen coffeinreichen Pflanzen unabhängig voneinander entdeckten und sie als Genußmittel verwendeten. In geringen Mengen
kommt Coffein allerdings noch in einer ganzen Anzahl weiterer Pflanzen vor, so
etwa in *Anona cherimolia* (*Anonaceae*), in *Neea theifera* (*Nyctaginaceae*), in
Erodium cicutarium (*Geraniaceae*) und in *Pleiocarpa tubicina* (*Apocynaceae*).
Dieses im Pflanzenreich verstreute Vorkommen des Coffeins, sowie auch des
Theobromins und des Theophyllins, das keinen Zusammenhang der systematischen Stellung der betreffenden Pflanzen erkennen läßt, wird verständlich,
wenn man bedenkt, daß diese drei pharmazeutisch verwandten Stoffe nur einen
Teil der natürlich vorkommenden Purine darstellen und daß Purinderivate, wie
Guanin und Adenin als Bestandteile der Nuleinsäure im Pflanzenreich ubi-
quitär sind.

Coffein, Theobromin und Theophyllin scheinen in der frischen, lebenden
Pflanze nicht in freier Form vorzukommen; erst durch Fermentation oder durch
den Röstprozeß werden sie in Freiheit gesetzt. Über die genuine Bindungsart ist
relativ wenig bekannt; eine Ausnahme macht das Coffein der frischen Kaffee-
bohnen, aus denen ein Coffein-Chlorogensäure-Kaliumkomplex isoliert werden
konnte, sowie das Coffein der frischen Colanuß, das in Form eines Catechin-
komplexes vorliegt. Man vermutet, daß ganz allgemein in frischen Drogen das
Coffein locker an Zucker, an Phenole, bzw. an Gerbstoffe gebunden vorkommt;
man entnimmt dies insbesondere der folgenden Beobachtung: Coffein zeigt in
der lebenden Pflanze andere Löslichkeitseigenschaften als in der Droge; so läßt
sich beispielsweise stets nur eine geringe Menge Coffein mittels Chloroform aus
frischen Pflanzenteilen extrahieren; die Menge des mittels Chloroform extrahierbaren Coffeins nimmt mit zunehmender Dauer des Fermentations- oder Röst-
prozesses laufend zu.

Die Bedeutung der Coffeindrogen beruht auf ihrer ausgedehnten Verwendung
als Genußmittel und als Arzneimittel. Als Genußmittel verwendet man fast ausschließlich durch Fermentation oder durch andere Verfahren (Rösten) veredelte
Ganzdrogen; wenn auch die Grund- und Hauptwirkung als Stimulans durch die
Purine gegeben ist, so wird diese Wirkung in der Ganzdroge durch die Aroma-
und Röststoffe, aber auch durch die natürlichen Begleitstoffe (Gerbstoffe u. a.)
modifiziert. Für therapeutische Zwecke werden in der Regel die Reinsubstanzen
(Coffein, Theobromin, Theophyllin) bevorzugt.

Coffea

Die coffeinhaltigen *Coffea*-Arten sind Gewächse der Alten Welt, die in weiten
Teilen Afrikas (bes. Abessiniens) beheimatet sind. Es soll nach mündlicher Über-
lieferung der Kaffee in Abessinien schon seit urdenklichen Zeiten getrunken
worden sein. Um so mehr überrascht es, daß weder die Antike, die Griechen oder
die Römer, von dieser Sitte des Kaffeetrinkens Kenntnis erhielten; ebensowenig
erfuhren die europäischen Völker zur Zeit der Kreuzzüge, wo sie mit dem Orient
in enge Berührung kamen, etwas über dieses Genußmittel. Spontan breitete sich

dann im 16. Jahrhundert das Kaffeetrinken vom Orient her über die ganze
übrige Welt aus.

Den ersten deutschsprachigen Bericht über den Kaffee und seine Verwendung finden
wir in einer 1583 erschienenen Reisebeschreibung des Augsburger Arztes LEONHART RAU-
WOLF, der in den Jahren 1573 bis 1578 Kleinasien, Syrien und Persien bereiste. In Konstan-
tinopel war bereits im Jahre 1551 das erste öffentliche Kaffeehaus eingerichtet worden. Das
erste Kaffeehaus auf europäischem Boden war das von Venedig 1645.

Botanisches

Der Kaffeestrauch gehört zur Familie der *Rubiaceae*. Wir kennen heute etwa
25 Arten, die zu der Gattung *Coffea* gehören; die ursprüngliche Heimat aller
dieser Arten ist Afrika. Die wichtigste Spezies, *Coffea arabica*, liefert etwa 90%
der Kaffeewelternte. Man zieht diese Spezies heute in zahlreichen Spielarten. Die
von LINNÉ erstmalig beschriebene Pflanze gehört zur Varietät *typica*; es ist dies
gleichzeitig auch die Varietät, die als erste in Kultur genommen wurde. Unter
natürlichen Verhältnissen wird der arabische Kaffeestrauch 5—6 m hoch; in den
Plantagen werden die Pflanzen stärker beschnitten; sie werden dadurch mehr
strauchig und erleichtern so das Ernten der Früchte.

Neben der Spezies *Coffea arabica* und ihren zahlreichen Varietäten spielen
als Lieferant des Kaffees noch zwei andere Arten eine gewisse Rolle, nämlich
Coffea liberica und *Coffea robusta*.

Coffea liberica ist in der Sierra Leone und in Liberien an der Westküste Afrikas beheimatet. Sie wurde in Kultur genommen, da man sie gegenüber Rostkrankheit, einem Befall
mit *Hemileia vastatrix*, für immun hielt. Die Spezies liefert einen qualitativ minderwertigen
Kaffee, weshalb sie nur mehr in geringem Umfange kultiviert wird.

Coffea robusta ist größer und kräftiger als C. arabica; die Heimat dieser Art ist das
Kongogebiet. C. robusta verträgt das Klima Ostasiens besser als C. arabica, ebenfalls ist sie
weniger empfindlich gegenüber Pflanzenkrankheiten; sie wird daher heute in Ostasien, speziell in Indonesien in größerem Maße kultiviert. Aber auch die Qualität dieses von C. robusta stammenden indonesischen Kaffees bleibt hinter jener des von C. arabica stammenden
südamerikanischen Kaffees zurück.

Der Kaffeestrauch besitzt gegenständig angeordnete Blätter von ledriger,
lorbeerblattartiger Beschaffenheit. In den Blattachseln sitzen in büscheliger Anordnung 4 bis 16 schneeweiße, jasminartig duftende Blüten. Die Frucht ist
eine kugelige Steinfrucht (,,Kaffeekirsche"). In ein widerlich süßes, saftiges
Fruchtfleisch (Mesokarp) sind in der Regel zwei Samen eingebettet. Einsamige
Früchte liefern den sog. Perlkaffee. Die Samen sind von einer Pergamenthaut,
auch Hornschale genannt (Endokarp), umgeben. Die Samenschale ist zart und
dünn; man bezeichnet sie als Silberhaut. Die eigentliche Droge (Semen Coffeae)
besteht aus dem Endosperm und dem Keimling mit geringen Resten der Samenschale.

Bei der Ernteaufbereitung kommt es darauf an, die Samenkerne vom Fruchtfleisch
sowie vom Endokarp und von der Samenschale zu befreien. Hierzu gibt es ein ,,nasses" und
ein ,,trockenes" Aufbereitungsverfahren. Beim hauptsächlich verwendeten nassen Verfahren
werden die frisch geernteten Kaffeekirschen in Quelltanks aufgequollen und hierauf in einem
Walzensystem, dem sog. Pulper, durch Quetschen maschinell vom Fruchtfleisch befreit.
Noch anhaftende Fruchtfleischreste entfernt man durch bakterielle Gärung. Dabei erleidet
aber auch die eigentliche Bohnenmasse Veränderungen, was für die Geschmacksbildung von
entscheidender Bedeutung ist. Im Anschluß daran wird gewaschen und getrocknet. In den
Schälmaschinen wird anschließend durch Druckausübung die Pergamenthülle (Endokarp)

und, soweit möglich, auch das Silberhäutchen (Samenschale) zum Platzen gebracht. Bohnen auf der einen Seite, Silberhäutchen und Pergamenthülle anderseits werden nunmehr durch Abblasen voneinander getrennt. Beim trockenen Verfahren werden die frischen Kaffeekirschen vor der weiteren Bearbeitung zuerst getrocknet.

Die Geschmacksrichtung eines Kaffees wird im wesentlichen von seiner Herkunft bestimmt (botanische Herkunft, Art der Aufbereitung). Gemindert in seiner Qualität kann Kaffee jeder Herkunft sein durch den Gehalt an sog. Fehlbohnen. Dieser Gehalt spielt bei der Beurteilung eines Kaffees eine sehr wichtige Rolle. Fehlbohnen weichen in Form und Farbe, vor allem auch in ihrem Geschmack von der Normalbeschaffenheit ab. Sie werden durch Verlesen ausgeschieden. Durch wenige Fehlbohnen können ganze Partien von Kaffee geschmacklich völlig verdorben werden.

Inhaltsstoffe

Der wichtigste Inhaltsstoff ist das Coffein, das in Mengen von 0,7 bis etwa 2% enthalten sein kann. In ungeröstetem Kaffee kommt es nicht in freier Form, sondern an Chlorogensäure gebunden vor. Chlorogensäure ist ein Ester aus Kaffee- und Chinasäure. Sie hat ihren Namen von der Eigenschaft, daß wässerige Lösungen der Säure, die zunächst farblos sind, sich nach Ammoniakzusatz beim Stehen an der Luft grün verfärben (von $\chi\lambda o\varrho\acute{o}\varsigma$ = grün; $\gamma\varepsilon\nu\acute{a}\omega$ = werden). Chlorogensäure regt die Salzsäurebildung des Magens an, beschleunigt die Darmperistaltik, erhöht die Gallenausscheidung und wirkt zentral erregend. Die Vermutung liegt daher nahe, daß die Chlorogensäure neben dem „Kaffeeöl", das lokal reizend wirkt, für einige unangenehme Nebenwirkungen des Kaffees verantwortlich zu machen ist (CZOK und LANG, 1961). Das sog. Kaffee-Öl, die Summe der mittels Wasserdampf flüchtigen Stoffe, entsteht erst beim Rösten des Kaffees. Es besteht zu etwa 50% aus Furfurol; daneben sind geringe Mengen Valeriansäure, Phenol und Pyridin nachgewiesen worden. Einige der genannten Stoffe, wie z. B. das Furfurol, dürften sich aus den Hemizellulosen der Kaffeebohne gebildet haben.

Coffeinfreier Kaffee

Eine normale Tasse Kaffee enthält etwa 0,1 g Coffein. Dies ist der 15. Teil der maximalen Tagesdosis von 1,5 g. Ein starker Kaffeetrinker kann an diese Maximaldose herankommen. Zeichen eines zu starken Kaffeegenusses sind hochroter Kopf, zitternde Hände, Geschwätzigkeit und Ideenflucht. Viele Menschen empfinden die durch Coffein hervorgerufene Stimulierung als unangenehm, besonders wenn sie sich in Übererregbarkeit, Herzklopfen und Schlaflosigkeit äußert; in sehr seltenen Fällen kann Kaffeetrinken auch eine depressive Phase einleiten. Für solche Menschen kann sog. „Coffeinfreier Kaffee" ein gewisses Bedürfnis sein. Coffeinfreier Kaffee enthält noch bis zu 0,08% Coffein. Er wird hergestellt, indem der Kaffee nach patentierten Verfahren mit leicht flüchtigen Lösungsmitteln (Benzol, Trichloräthylen) behandelt wird.

Die modernen Verfahren der Herstellung von coffeinfreiem Kaffee sind so ausgearbeitet, daß praktisch kein Lösungsmittel in der Kaffeebohne zurückbleibt. Es würde aber billiger sein, wenn es auf biologischem Wege gelänge, einen coffeinfreien Kaffee herzustellen; beispielsweise durch Züchtung coffeinfreier Kaffeesorten oder durch Auffinden verwertbarer coffeinfreier *Coffea*-Arten. Tatsächlich gibt es Spezies, die kein Coffein führen, wie z. B. *C. humboldtiana* und andere Arten Madagaskars (*C. gallienii* und *C. bonnierii*). Es erwies sich aber als unmöglich, die Samen dieser Coffea-Arten an Stelle der auf chemischem Wege coffeinfrei gemachten *C. arabica*-Bohne zu verwenden; die genannten Samen enthalten einen bitteren Stoff, der beim Rösten nicht zerstört wird und der daher den Kaffee ungenießbar macht.

Kaffeekohle (Carbo Coffeae tostae)

Wird der Kaffee überröstet, jedoch nicht vollständig verbrannt, so resultiert ein Produkt, das als Kaffeekohle bezeichnet wird. Man verwendet die Kaffeekohle ähnlich wie Carbo medicinalis zur Entgiftung, beispielsweise bei Gärungsdyspepsien. In der homöopathischen Arzneimittellehre hat sie außerdem noch zahlreiche andere Anwendungsgebiete gefunden: in der Behandlung von Ekzemen und offenen Wunden, bei Zahnfleischblutungen, Anginen usw.

Tee

Der Tee ist das beliebteste und das am weitesten verbreitete aller coffeinhaltigen Getränke: er wird von mehr als der Hälfte der Weltbevölkerung getrunken. Der Teestrauch stammt aus Ostasien; er soll noch heute am Fuße des Himalaya, im nördlichen Indien und im nördlichen Burma wild vorkommen. Die heutigen Hauptanbaugebiete des Teestrauchs sind das tropische und das subtropische Asien: Indien, Ceylon, China, Japan und Java. In neuerer Zeit sind auch größere Pflanzungen in den südlichen Vorbergen des Kaukasus entstanden.

Der Teestrauch gehört taxonomisch in die Gattung *Camellia* aus der Familie der *Theaceae*; er ist somit ein naher Verwandter der bei uns als Zierpflanze gezogenen Kamelie von *Camellia japonica*. Es gibt heute vom Tee zahlreiche Spielarten, die durch Züchtung entstanden sind. Alle diese Sorten lassen sich aber auf zwei Hauptvarietäten zurückführen: auf *Camellia sinensis* var. *bohea* (Chinesischer Tee) und auf *Camellia sinensis* var. *assamica* (Assam-Tee). Die immergrünen Blätter des Teestrauches sind lederartig und glänzend, ohne jeden Geruch. Die jüngsten Blätter sind besonders auf der Unterseite flaumig behaart und erhalten dadurch einen silberigen Glanz.

Bei der Ernte werden für die feinsten Teesorten nur die jungen Schoßspitzen und die obersten Blätter gepflückt; die übrigen Blätter liefern die einfacheren Sorten. Die erste Ernte erfolgt an etwa dreijährigen Pflanzen. Ein Strauch gibt zu dieser Zeit etwa 250 g frische Teeblätter. Die weitere Verarbeitung der Blätter hängt davon ab, ob „grüner" oder „schwarzer" Tee erzielt werden soll. Beim grünen Tee werden die Fermente der frisch geernteten Blätter sofort nach dem Pflücken zerstört. Der grüne Tee wird fast ausschließlich in Asien selbst verbraucht: die Chinesen und die Japaner schätzen ihn besonders hoch ein. Der schwarze Tee wird fermentiert. Die Fermentation ist ein gelenkter Selbstzersetzungsprozeß, wobei sich im wesentlichen Oxydationsvorgänge abspielen. Im einzelnen geht man so vor, daß die geernteten Blätter angewelkt werden; dann rollt man sie und überläßt sie sich selbst, nachdem man sie mit nassen Tüchern bedeckt hat. Erst bei der Fermentation erhält der schwarze Tee sein charakteristisches Aroma.

Inhaltsstoffe

Coffein ist im Teestrauch in einer durchschnittlichen Menge von 1,2—4% enthalten. Beim Genuß einer normalen Tasse Tee, zu deren Herstellung 1—2 g

24*

Blätter verwendet werden, führt man dem Körper 0,03—0,06 g Coffein zu, demnach durchschnittlich weniger als mit einer Tasse Kaffee. Das Coffein ist auch
beim Tee hauptsächlich an Gerbstoff gebunden. Begleitet wird es von einer
ganzen Zahl verwandter Purinstoffe: von Xanthin, Theobromin, Theophyllin
und Adenin (Aminopurin). Am Geschmackswert des Tees ist das Coffein nicht
beteiligt. Der Geschmack ist u. a. mitverursacht durch die wasserdampfflüch-
tigen Stoffe (ätherisches Öl, das sich erst sekundär bei der Fermentation bildet)
und durch die Gerbstoffe. Ein wesentlicher Bestandteil des ätherischen Öles ist
Methylsalicylat. Die Gerbstoffe sind nur unvollkommen erforscht; isoliert
wurden zwei Gallussäureester:

(—)-Epicatechin-3-gallat   R = H
(—)-Epigallocatechin-3-gallat   R = OH

Die Wirkung des Tees, wie auch des Kaffees, ist zum großen Teil eine
Coffeinwirkung. Das Coffein wird aus diesen Getränken rasch resorbiert. Die
Wirkung dieser beiden Genußmittel ist aber nicht ausschließlich durch das
Coffein bedingt; sicher sind daran auch die Geruchsstoffe, die Gerbstoffe, die
Pflanzensäuren, sowie die Flüssigkeitsaufnahme beteiligt. Kaffee und Tee ver-
scheuchen Schlaf und Müdigkeit, erleichtern geistige Tätigkeit und heben die
Stimmung. In nicht übermäßigen Dosen genossen, kommt ihnen keine schäd-
liche Wirkung auf das Herz zu. Personen mit empfindlichem Magen sollen Tee
leichter als Kaffee vertragen.

Kakao

Die Kakaopflanze, *Theobroma cacao* (*Sterculiaceae*), ist beheimatet in Mittelamerika und im tropischen Südamerika. Doch wird sie heute fast in allen hierzu
geeigneten Tropengebieten kultiviert. Die wichtigsten Anbaugebiete finden sich
jedoch im tropischen Westafrika und in Brasilien. Die Bezeichnungen Kakao
sowie auch Schokolade sind aztekischen Bezeichnungen für die Produkte nach-
gebildet. Der Gattungsname der Stammpflanze, Theobroma (vom griech. ϑεός
und βρῶμα = Götterspeise) wurde von LINNÉ geschaffen.

Die Stammpflanze ist ein 6—8 m hoher Baum mit Büscheln von Blüten, die
aus dem Stamm und aus den größeren Zweigen entspringen (Kauliflorie). Aus
den Fruchtknoten entwickeln sich etwa 25 cm lange, gurkenartige Beeren. Nach
der Ernte überläßt man die Früchte einer kurzen Nachreife, öffnet sie dann und
entnimmt die Samen. Die Samen werden fermentiert, d. h. 3—9 Tage enggepackt
sich selbst überlassen: durch die Fermentation erhalten sie erst das feine Aroma,
der ursprünglich vorhandene bittere Geschmack wird gemildert, die Farbe verändert sich von weiß nach braunrot. Nach der Fermentation röstet man die
Samen, was das Aroma weiter verbessert, außerdem die Entfernung der Samenschalen (Kakaoschalen) erleichtert. Die eigentliche Droge besteht demnach
praktisch nur aus dem Keimling, dessen dicke Cotyledonen mit dem Nährgewebe

den Hauptanteil ausmachen. Zur Gewinnung von Kakaomasse, Massa cacaotina, wird das sandig schmeckende Würzelchen des Embryo entfernt und der Rest sehr fein gemahlen. Durch den reichlichen Fettgehalt und die Erwärmung beim Mahlen entsteht ein Brei, der anschließend in Blöcke gegossen wird und die Massa cacaotina darstellt. Diese Kakaomasse enthält 1—2% Theobromin und etwa 0,2—0,3% Coffein. Durch Zusatz von Zucker und Gewürzen wird aus der Kakaomasse die Schokolade hergestellt. Massa cacaotina besteht zur Hälfte aus Kakaobutter, Oleum Cacao (s. S. 380). Die Kakaobutter wird durch Pressen mit hydraulischen Pressen aus den Samenkernen gewonnen. Die Preßrückstände werden zu Kakaopulver vermahlen.

Cola

Reich an Coffein sind die Samen einer weiteren Sterculiazee, die Samen des Cola-Baumes von *Cola nitida* (Vent.) Schott et Endl. und *C. acuminata* (P. Beaur.) Schott et Endl. sowie einiger weiterer Arten. Es handelt sich um Bäume des tropischen Westafrika, die, wie der Kakaobaum, Kauliflorie aufweisen. Sie werden nicht nur in ihrer Heimat, sondern in vielen weiteren Tropengebieten, auf den Westindischen Inseln, in Südamerika, Indien und Ostasien angebaut. Bei der Droge handelt es sich nicht um die ganzen Samen, sondern lediglich um die Samenkerne. Es sind dies die getrockneten Keimlinge, deren weitaus größten Anteil die mit Reservestoffen versehenen Keimblätter ausmachen. Als Semen Colae Ph. Helv. offizinell ist lediglich der Samenkern von *Cola nitida* (syn. *Cola vera* K. Schum.), deren Samen nur zwei Keimblätter aufweisen, während die Samen von *C. acuminata* drei bis fünf Cotyledonen besitzen. Semen Colae enthält 1—3% Coffein neben wenig Theobromin. In frischer Droge sind diese Purinstoffe an Colacatechin gebunden. In getrockneter, nicht stabilisierter Droge ist die Verbindung gespalten: das Coffein liegt in freier Form vor, und das farblose Colacatechin ist weitgehend in rotbraunes Colarot umgewandelt.

Die Eingeborenen verwenden ausschließlich die frische Colanuß. Sie dient ihnen als Anregungsmittel; sie erzeugt Frische und leichte Euphorie und steigert die Leistungsfähigkeit. Die nicht stabilisierte Droge soll weniger wirksam sein und die euphorische Wirkungskomponente soll ihr abgehen. Eine Reihe von Präparaten wird daher mit stabilisierter Droge hergestellt. Semen Colae dient als Stimulans und Tonikum und zur Herstellung von sog. Kräftigungsmitteln.

Guarana

Guarana (Ph. Helv.) stellt mit einem Gehalt von 4—8% die coffeinreichste Droge dar. Sie wird aus den Samen der Sapindazee *Paullinia cupana* gewonnen. Die Stammpflanze ist ein Kletterstrauch, der sich vor allem im Gebiete des Amazonas wild findet. Daneben wird die Pflanze, ähnlich wie der Hopfen, an Stützen kultiviert. Die haselnußgroßen Früchte stellen eine dreifächerige Kapsel dar, in der sich jedoch meist nur ein einziger Same entwickelt. Der Same besteht zur Hauptsache aus den konvexen Cotyledonen. Zur Guaranagewinnung werden diese Cotyledonen geröstet, zerkleinert und anschließend mit Wasser zu einem Brei angestoßen. Dann wird der Brei in die gewünschte Form gebracht und getrocknet. Die Droge kommt meistens in Form von Stangen, gelegentlich auch in Form von Kugeln oder Broten in den Handel. Daneben formen die Einheimischen aus dem Brei auch Tierfiguren.

An Inhaltsbestandteilen ist neben dem Coffein noch der Gehalt an etwa 8%
Gerbstoff der Catechingruppe zu erwähnen. In der Droge ist der vermutlich
nativ vorhandene Coffein-Gerbstoffkomplex gespalten. Das Coffein liegt frei vor
und der wohl zum großen Teil in Gerbstoffrot umgewandelte Catechingerbstoff
dürfte an der dunkelbraunen Farbe der Droge wesentlich beteiligt sein. Die Droge
wird gelegentlich als Anregungsmittel gebraucht; häufiger ist sie jedoch Bestandteil von Kopfwehmitteln. In Brasilien wird Guarana auch als Genußmittel verwendet und die Samen dienen zur Herstellung von erfrischenden Getränken.

Maté

Maté, auch Paraguay-, Parana- oder Jesuitentee genannt, besteht aus den
getrockneten Blättern von *Ilex paraguariensis* St. Hil. und anderen coffeinhaltigen *Ilex*-Arten.

Die Gattung *Ilex* gehört zur Familie der *Aquifoliaceae*. Die Aquifoliazeen, eine kleine
Familie, die lediglich drei Gattungen mit 290 Arten umfaßt, ist in unseren Gegenden durch
die Stechpalme, *Ilex aquifolium*, vertreten. Stechpalmenblätter sollen geringe Mengen von
Theobromin enthalten. Mit Ausnahme von Maté ist die Familie chemisch noch wenig untersucht worden.

Die den Maté liefernden Ilex-Arten finden sich wild in den südlichen Staaten
Brasiliens, in Paraguay und in Nordargentinien. Zur Matégewinnung wird *Ilex
paraguariensis* auch angebaut. Matékulturen großen Stils wurden im 17. Jahrhundert durch die Jesuiten in ihren Indianersiedlungen namentlich im Gebiete
des heutigen Paraguay angelegt; daher rührt die Bezeichnung Jesuiten- oder
Missionstee für die Droge. Bei der Stammpflanze handelt es sich um einen immergrünen, 6—12 m hohen Baum, der in Kulturen zur leichteren Ernte niedrig gehalten wird. Indianer und Mischlinge durchziehen die Wälder und schlagen mit
großen Schlagmessern die Spitzen der Zweige samt den Blättern ab. Das Material wird zunächst zur Halbtrocknung und um das Schwarzwerden zu verhüten, durch Feuer gezogen (Fermentinaktivierung). Man nennt diesen Vorgang
Zapekieren. Dann wird auf Hürden über offenem Holzfeuer während drei bis
vier Tagen getrocknet. Es gibt heute aber auch andere Dörrvorrichtungen: so
läßt man beim „Barbacua-Verfahren" warme Luft durch einen gemauerten
Gang durchstreichen, unterhalb eines Gerüstes mit der Droge; durch Wenden der
Zweige wird für rasche Trocknung Sorge getragen. Bei diesem Verfahren ist der
Dörrprozeß in längstens sechs Stunden beendet. Die Ganzdroge besteht aus
ledrigen, 6—12 cm langen, bis 5 cm breiten, verkehrt-eiförmigen Blättern, die am
Rande etwas gekerbt sind. Bei vollständiger Fermentinaktivierung behält die
Droge die hellgrüne Farbe des frischen Blattes bei. War die Fermentabtötung
unvollständig, dann verfärbt sich das Blatt hell- bis dunkelbraun. Nach dem
Trocknen wird die Droge zerkleinert.

Maté ist das Nationalgetränk in vielen Teilen Südamerikas. Zur Teebereitung
wird die Droge in einem Gefäß mit heißem Wasser übergossen. Als Gefäß diente
früher durchwegs ein ausgehöhlter Flaschenkürbis, der Maté genannt wird. Diese
aus der Inkasprache stammende Bezeichnung für Kürbis ist später auf den Tee
übergegangen. Die Droge selber heißt Yerba Maté (span. Matékraut). Der Tee
wird direkt aus dem Zubereitungsgefäß mit Hilfe der sog. Bombilla genossen. Es
ist dies ein mit einer siebartig verschlossenen Erweiterung versehenes Röhrchen,
durch das der Tee gesaugt wird, das aber die Blattstückchen nicht durchtreten

läßt. Maté enthält etwa 1% Coffein, neben wenig Theobromin. In zapekierter Droge ist das Coffein zu etwa 50% an Gerbstoff gebunden, in fermentierter Droge ist es dagegen vollständig frei. Dem Maté wird eine erfrischende, anregende Wirkung nachgesagt, die jedoch nicht zu Schlaflosigkeit führen soll. Der ungewohnte, herbe, etwas rauchige Geschmack des Maté ist wohl dafür verantwortlich, daß er sich in Europa gegen den wesentlich teureren Schwarztee nicht durchzusetzen vermochte.

Literatur

ESDORN, I.: Die Nutzpflanzen der Tropen und Subtropen der Weltwirtschaft, Stuttgart 1961. — KURSANOW, A. L.: Synthese und Umwandlung der Gerbstoffe in der Teepflanze, Berlin 1954. — SCHLEINKOFER, O. F.: Der Tee, Hamburg 1956. — SÖHN, G.: Kleine Kaffee-Kunde, Hamburg 1957.

IX. Fette, Öle und weitere Lipoide

1. Fette und Öle

Allgemeines

Die Bezeichnungen „Fette" und „Öle" sind der Alltagssprache entnommen. Öle sind bei gewöhnlicher Zimmertemperatur flüssig, Fette hingegen stellen halbfeste Massen dar. Es handelt sich um Produkte pflanzlicher (oder tierischer) Herkunft, die zur Hauptsache aus Glyceriden bestehen, denen geringe Mengen anderer „Lipoide" wie Sterine, Lecithin, fettlösliche Vitamine oder natürliche Antioxydantien beigemengt sein können.

Die Glyceride sind Ester des dreiwertigen Alkohols Glycerin (G = Glycerinrest) mit Fettsäuren (F = Fettsäure-Radikal). In der Regel sind dabei alle drei Hydroxygruppen des Glycerins vollständig verestert (Triglyceride); unvollständig veresterte Mono- und Diglyceride kommen in natürlichen Fetten so gut wie nicht vor. Sind in einem Triglycerid die drei Fettsäurereste identisch

$$G\diagdown_F^{OH\, OH}\qquad G\diagdown_F^{OH\, F}\qquad G\diagdown_F^{F\, F}$$

Monoglycerid   Diglycerid   Triglycerid

$(F_1 = F_2 = F_3)$, dann spricht man von einem einfachen Triglycerid, sind sie verschieden, von Mischglyceriden. Nicht zuletzt ist es die große Zahl von Mischglyceriden, welche zu der großen Mannigfaltigkeit der pflanzlichen Fette beiträgt. Zwei verschiedene Fettsäuren (F_1, F_2) können bereits zum Aufbau von sechs isomeren Triglyceriden führen. Mit zunehmender Zahl an Fettsäuren steigt die Zahl der theoretisch möglichen Glyceride sehr rasch nach der Formel $\dfrac{n^3 + n^2}{2}$.

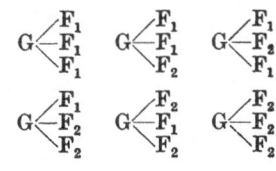

Da etwa fünfzig Fettsäuren bekannt sind, so sind mehr als 60 000 Triglyceride denkbar. Aber nur eine kleine Zahl der theoretisch möglichen Glyceride ist in der Natur verwirklicht. Zum ganz überwiegenden Teil sind es Rein- und Mischglyceride von drei Fettsäuren, die immer wieder als Hauptbestandteile pflanzlicher Fette angetroffen werden, nämlich Glyceride der Ölsäure, der Linolsäure und der Palimitinsäure. Die Öl- und die Linolsäure gehören in die Gruppe der ungesättigten Fettsäuren. Beide besitzen sie dieselbe Kettenlänge von 18 Kohlenstoffatomen; die Ölsäure hat eine Doppelbindung im Molekül, die Linolsäure zwei Doppelbindungen. Man hat sich ausgerechnet, daß von der gesamten Welternte an Pflanzenfetten mehr als ein Drittel allein auf Glyceride der Ölsäure entfällt, und ein weiteres Drittel auf die der Linolsäure. In der Reihe der gesättigten Fettsäuren stehen an der Spitze der Häufigkeitsliste die Palmitin- und die Stearinsäure. Einige weitere der häufiger vorkommenden Fettsäuren sind in der nachfolgenden Tabelle aufgeführt.

Daß die Eigenschaften der Fette zum wesentlichen Teil von den Eigenschaften der sie aufbauenden Fettsäuren abhängen werden, läßt sich bereits vermuten, wenn man die Molekulargewichte der Säuren und der Glyceride vergleicht. Die Molekulargewichte der Säuren schwanken zwischen 650 und 970, das Molekulargewicht des Glycerins beträgt 92; daher entfallen auf die Fettsäuren bis zu 90% des Gesamtgewichtes. Ungesättigte Fettsäuren haben einen niedrigeren Schmelzpunkt als entsprechende gesättigte Fettsäuren; daher neigen Fette mit einem hohen Anteil an Glyceriden der ungesättigten Fettsäuren dazu, bei Zimmertemperatur flüssig zu sein. Ferner sind die Glyceride der gesättigten Säuren an der Luft relativ beständig, diejenigen der ungesättigten verändern sich mehr oder weniger rasch, und zwar in Abhängigkeit von der Zahl der Doppelbindungen. Das „Trocknen" bestimmter Öle (z. B. des Leinöls), die Grundlage der Firnisfabrikation, ist eine rasche Oxydation an der Luft, gefolgt von Polymerisation und Verharzung. Allerdings lassen sich die Eigenschaften der Fette keineswegs vollständig aus denen der sie aufbauenden Fettsäuren ablesen;

Die häufiger vorkommenden Fettsäuren

Zahl der C-Atome	Name der Säure	Beispiele für Vorkommen
	a) Gesättigte Fettsäuren $CH_3 \cdot (CH_2)_n \cdot COOH$	
10	Caprinsäure (Decansäure)	Kokosfett (Cocos nucifera)
12	Laurinsäure (Dodecansre.)	Kokosfett, Palmkernöl (Samen von Elaeis guineensis)
14	Myristicinsäure (Tetradecansre.)	Samenfette der Myristicaceae (z. B. Semen Myristicae)
16	Palmitinsäure (Hexadecansre.)	Palmöl (Öl aus dem Fruchtfleisch von Elaeis guinensis)
18	Stearinsäure (Octadecansre.)	Kakaobutter
20	Arachidinsäure (Eicosansre.)	Erdnußöl
	b) Ungesättigte Fettsäuren mit einer Doppelbindung $C_nH_{2n-2}O_2$	
18	Petroselinsäure (6-Octadecensre.)	Samenfette der Petersilie und anderer Umbelliferen
18	Ölsäure (9-Octadecenylsre.)	in nahezu sämtlichen Fetten
22	Erucasäure (13-Docosenylsre.)	Samenöle der Cruciferae
	c) Säuren mit mehr als einer Doppelbindung	
18	Linolsäure (9,12-Octodecadiensre.)	weit verbreitet, in besonders hohen Konzentrationen im Baumwollöl
18	Linolensäure (9,12,15-Octadecatriensre.)	in vielen trocknenden Ölen, z. B. im Leinöl

beispielsweise ähneln sich Kakaobutter (Ol. Cacao) und Hammeltalg in ihrer Fettsäurenzusammensetzung, während sie die bloße Sinnesprüfung als sehr verschieden wertet.

Fette bestehen nicht ausschließlich aus Glyceriden. Der „Nicht-Glycerid-Anteil" macht in den nicht eigens raffinierten Ölen des Handels etwa 5% aus, er sinkt in den hochgereinigten Ölen oft weit unter 2%. Die Nicht-Glyceride setzen sich aus wechselnden Mengen Phosphatiden und Lecithinen zusammen, ferner aus dem „Unverseifbaren", einem Gemisch aus Phytosterinen, Kohlenwasserstoffen, fettlöslichen Vitaminen, Farb- und Geruchsstoffen.

a) Vorkommen

Die Fette sind (neben den Kohlenhydraten und den Eiweißen) eine der drei Hauptklassen organischer Verbindungen, an welche die Lebensvorgänge in besonderer Weise geknüpft sind. Daher wird Fett von allen Pflanzen gebildet. Allerdings: in welcher Konzentration das Fett gespeichert wird, wo es lokalisiert ist und welche nähere chemische Zusammensetzung es aufweist, das sind von Art zu Art wechselnde, artspezifische Eigenschaften.

Grundsätzlich können alle Pflanzenorgane einschließlich Stamm, Blatt, Wurzel und Blüte Fett enthalten. Es kann aber als Regel gelten, daß die Fette — es handelt sich um Reservesubstanzen der Pflanze — in höheren Konzentrationen nur in Früchten und Samen gespeichert werden. Während z. B. Blätter Fett in Konzentrationen von 0,5 bis höchstens 5% enthalten, bestehen Früchte oder Samen nicht selten zur Hälfte aus diesem Produkt. Der Ölgehalt der in Europa kultivierten Ölpflanzen schwankt zwischen 20% (Früchte der Sonnenblume) und 60%(Rizinussamen). Nach den bisherigen Untersuchungen enthalten mehr als drei Viertel aller höheren Pflanzen in ihren Samen Fett als Hauptreservestoff, nur in einem Viertel überwiegt Stärke und Eiweiß mengenmäßig. Bis zu einem gewissen Maße ist die Höhe des Fettgehaltes ein Familienmerkmal. Durch besonders ölreiche Samen zeichnen sich die Familien aus den Ordnungen der *Fagales* und der *Urticales* aus, während die der *Centrospermae* hingegen besonders fettarm sind. Zu den fettarmen Früchten gehören ferner Gramineenfrüchte wie Hafer, Roggen, Weizen, Reis und Gerste, ebenso die meisten Leguminosen (z. B. Erbsen und Bohnen).

Lokalisiert ist das Öl entweder im Fruchtfleisch (z. B. bei der Olive und der Ölpalme) oder im Samen. Samenöle sind die wirtschaftlich weitaus wichtigeren. Innerhalb des Samens wiederum ist es entweder bevorzugt das Endosperm oder der Embryo, welche Öl führen. Das Mandelöl z. B. stammt aus dem Keimling; der Samen ist bei den Prunus-Arten endospermlos. Zur Gewinnung des Mais- oder Weizenkeimöls jedoch wird der winzige Embryo mechanisch vom viel mäch-

Tabelle 377/3.

Anteil der Fettsäuren in Ölen aus verschiedenen Organen (Pericarp und Samen) derselben Pflanze (Elaeis Guineensis) (nach E. W. ECKEY)

Fettsäuren (in Prozent der Gesamtfettsäuren)	Palmöl (Fruchtfleisch)	Palmkernöl (Samen)
Caprylsäure	—	3—4
Caprinsäure	—	3—7
Laurinsäure	Spuren	46—52
Myristicinsäure	1—4	14—17
Palmitinsäure	32—46	6—9
Stearinsäure	2—6	1—3

tigeren ölarmen Endosperm abgetrennt, ehe das Öl abgepreßt wird. In vielen
weiteren Fällen schließlich enthalten Endosperm und Embryo gleichermaßen
fettes Öl.

Die Öle aus den verschiedenen Organen bzw. Organteilen ein und derselben
Pflanzenspezies müssen ihrer chemischen Zusammensetzung nach einander
durchaus nicht ähnlich sein. Im Gegenteil, in einigen Fällen ähneln Öle aus nicht
verwandten Pflanzen einander stärker als Öle
derselben Pflanze, aber von verschiedenen
Organen gewonnen. Ein bekanntes Beispiel
dafür ist das Palmöl und das Palmkernöl (s.
Tab. 377/3). Beide Öle gewinnt man aus der
Frucht der Ölpalme *Elaeis guineensis*: das
Palmöl aus dem Fruchtfleisch (Mesokarp), das
Palmkernöl aus den Palmkernen (Samen).

Tabelle 378/4.
Jährliche Weltproduktion an
pflanzlichen Fetten
(in Millionen Tonnen; Schätzungen
des Jahres 1951, nach E. W. ECKEY)

	Tonnen × 10⁶
Kokosfett	2,1
Erdnußöl	1,8
Sojabohnenöl	1,7
Baumwollöl	1,7
Rapsöl	1,5
Olivenöl	1,3
Palmöl	1,1
Leinöl	1,0
Sonnenblumenöl	0,9
Sesamöl	0,7

Wie schon erwähnt, gehören die Fette ihrer
Verbreitung nach zu den ubiquitären Pflanzenstoffen. Zwar kommen daher potentiell eine
sehr große Zahl von Pflanzen als technisch
nutzbare Ölpflanzen in Betracht; tatsächlich
sind es aber relativ wenige Pflanzen, welche
die wirtschaftlich wichtigen Öle des Welt-
marktes liefern (s. Tab. 378/4). Zu diesen
bedeutenden Ölpflanzen gehören sowohl kurz-
lebige Pflanzen (Lein, Erdnuß, Sojabohne, Baumwolle) als auch Bäume (Olive,
Kokos- und Ölpalme).

b) Gewinnung

Das bekannteste und zugleich älteste Verfahren zur Gewinnung pflanzlicher
Öle ist das Auspressen. Auspressen bei normaler Temperatur liefert ausgezeichnete Öle, die Ausbeute an Öl steigt jedoch, wenn Wärme angewendet wird; in
diesem Falle wird die Saat durch heißen Wasserdampf stark erwärmt und erst
hierauf in die Presse gebracht. Wenn in mehreren Stufen ausgepreßt wird, oder
wenn zunächst kalt und dann heiß gepreßt wird, so sind die ersten Öle jeweils die
qualitativ besseren; es ist diejenige Qualität, welche die Arzneibücher von den
offizinellen Ölen fordern. Das ausfließende Öl weist allerlei Verunreinigungen auf.
Die einzige Möglichkeit, unerwünschte Begleitstoffe zu entfernen, bestand
früher im Kolieren und Ablagern. Die moderne Technik kennt heute andere Verfahren des Raffinierens, wobei die Einzelheiten der Methode dem jeweiligen Öl
angepaßt sind: Reinigen durch Behandeln mit Alkali, mit Säuren, mit Lösungsmitteln, mit Wasserdampf oder Aktiverden.

Weitere Verfahren zur Ölgewinnung sind das Auskochen mit Wasser und das
Extrahieren mit Fettlösungsmitteln. Die zweite Methode ist weitaus wichtiger;
als Lösungsmittel dienen die leichtsiedenden Kohlenwasserstoffe. Auch Verfahren, die Auspressen und Extraktion kombinieren, werden geübt. Bei Ölen, die
als Ausgangsstoffe für Therapeutika verwendet werden (Weizenkeimöle, Mais-
keimöle u. a.) beschränkt man sich jedoch nach wie vor auf das Auspressen allein.

c) Verwendung

Die pflanzlichen Öle sind in erster Linie wichtig als Nahrungsmittel. Pharmakologisch sind die meisten Öle indifferente Körper. Bei äußerlicher Anwendung wirken die Öle abdeckend und reizmildernd. Das trifft nicht für ranzige Öle zu, die im Gegenteil örtlich entzündungserregend wirken. Innerlich können die Öle, wenn sie in größeren Mengen genommen werden und soweit sie dann vom Körper nicht verarbeitet werden, schwache Abführwirkung entfalten. Ferner regen Öle, besonders trifft das für das Olivenöl zu, die Gallensekretion an: Oleum Olivarum ist eines der bekanntesten Cholagoga. Da die Öle konzentrierte Nahrungsmittel darstellen, wobei sie auf Gewichtseinheiten umgerechnet etwa zweimal soviel Kalorien liefern als die Kohlenhydrate, verarbeitet man fettreiche Samen in die sog. Roborantia. Therapeutisches Interesse haben ferner einige Öle als Träger fettlöslicher Vitamine (Vitamin A, D, E, F). Schließlich gibt es dann noch eine Gruppe von Ölen, die in ihrer Zusammensetzung von den Speiseölen stärker abweichen und die durch auffallende Wirkungen gekennzeichnet sind. Hierher gehören Öle mit Glyceriden aus substituierten Säuren: hydroxy-substituierten Säuren wie im Oleum Ricini oder zyklischen Säuren wie im Chaulmoogra-Öl.

Chaulmoograöl (Oleum Hydnocarpi)

Das aus den Samen verschiedener *Flacourtiaceae* gepreßte Öl wird seit Jahrhunderten in Ostasien zur Behandlung von Hautkrankheiten, von Lepra und als Anthelmintikum verwendet; die chemotherapeutischen Eigenschaften des Öles, speziell gegenüber *Mycobacterium leprae* und *M. tuberculosis*, fanden auch in der modernen Arzneimittelforschung große Beachtung. Die Flacourtiazeen sind Bäume und Sträucher des tropischen Asiens und Afrikas. Verwandt sind sie mit den Buxazeen.

Das medizinisch verwendete Chaulmoograöl ist des fette Öl reifer Samen von *Taraktogenos kurzii* und einiger *Hydnocarpus*-Arten. Ursprünglich wurde zur Ölgewinnung nur die zuerst erwähnte Art herangezogen. *Taraktogenos kurzii* ist ein Baum der dichten Wälder Burmas; das Sammeln der Samen in den Dschungeln und die Schwierigkeit des Transportes von dort haben dazu beigetragen, daß das Öl aus Taraktogenos fast vollständig durch Öle aus Hydnocarpus-Arten verdrängt wurde. Es gibt an die 30 Hydnocarpus-Arten, deren Samen alle die therapeutisch wertvollen Fettsäuren enthalten. Die Öle von *H. wightiana* und von *H. anthelmintica* zieht man jedoch den Ölen der anderen Arten vor, da sie nach entsprechender Aufarbeitung (Veresterung und Fraktionierung) am raschesten zu chemisch reinen, einheitlichen Produkten (Äthyl-Hydroxycarpol) führen. *H. wightiana* kommt weit verbreitet im südwestlichen Indien vor, *H. anthelmintia* in Siam, Kambodscha und Cochin-China. Die Früchte dieser Hydnocarpus-Arten enthalten, in ein Fruchtmus eingebettet, mehrere elliptische, etwa 1 cm lange Samen. Das Öl wird aus den enthülsten Samen kalt ausgepreßt.

Das gelblich-weiße Öl hat butterartige Konsistenz, es riecht eigenartig und schmeckt brennend. Zu etwa 95% besteht es aus Glyceriden der Hydnocarpus- und Chaulmoograsäure.

Die Hydnocarpussäure ist eine Säure mit 16 Kohlenstoffatomen und einer Doppelbindung

$$
\begin{array}{c}
CH_2 \\
H_2C \qquad CH-(CH_2)_n \cdot COOH \\
HC = CH
\end{array}
$$

n = 10, Hydnocarpussäure
n = 12, Chaulmoograsäure

im Molekül; abweichend von den üblichen Fettsäuren, die geradekettig sind, ist sie endständig durch eine Cyclopentenylgruppe substituiert. Die Chaulmoograsäure ist das C_{18}-Homologe der Hydnocarpussäure. Neben den genannten Säuren kommen im Ol. Hydnocarpi noch geringe Mengen niederer Homologe der Hydnocarpussäure vor.

Chaulmoograöl ist als Speiseöl ungeeignet, da es den Magen-Darmkanal reizt und Brechen hervorruft. Das Öl wird ausschließlich medizinisch verwendet, wobei die erwähnten gastrointestinalen Reizwirkungen die therapeutische Verwendung erheblich erschweren. Eine geeignete Applikationsform fand man durch die Überführung der Säuren in die entsprechenden Äthylester, die parenteral verwendbar sind. Die Säuren besitzen eine spezifische Toxizität gegenüber *Mycobacterium leprae* und *M. tuberculosis*. In vitro sind sie im Vergleich mit Phenol etwa 10fach wirksamer. Doch scheinen bei der klinischen Behandlung der Lepra und der Hauttuberkulose die Erfolge nicht gleichermaßen überzeugend zu sein.

Erdnußöl (Oleum Arachidis)

Das Erdnußöl stammt von *Arachis hypogaea* (*Leguminosae-Papilionaceae*). Der Artname „hypogaea" weist ebenso wie die deutsche Bezeichnung „Erdnuß" auf die morphologische Eigentümlichkeit hin, daß die Früchte in der Erde heranreifen (Geokarpie). Bei der Stammpflanze handelt es sich um ein einjähriges Kraut mit niederliegenden Sprossen und mit Blättern, die an unseren Klee erinnern. Die Frucht — morphologisch eine Hülsenfrucht, wie für die ganze Familie typisch — weicht in Bau und Entwicklung von den Hülsenfrüchten etwas ab. Sobald die unscheinbaren gelben Papilionazeenblüten befruchtet sind, wächst der Gynophor dem Boden zu, und es entwickelt sich die junge Frucht im Boden weiter. Bei der Reife bestehen die Erdnüsse aus einem derbfasrigen Perikarp, das meist zwei Samen umschließt, die von einer papierenen Samenschale eingehüllt sind. Kultiviert wird die Erdnuß hauptsächlich in Indien, China, Westafrika und in den USA.

Der produzierten Menge nach steht das Erdnußöl mit an der Spitze der vegetabilischen Öle. Es ist ein ausgezeichnetes Speiseöl, das außerordentlich wenig Nicht-Glyceride (Unverseifbares) enthält. Die das Öl bildenden Glyceride enthalten — wie viele andere Öle auch — als Hauptbestandteile die Ölsäure, die Linolsäure und die Palmitinsäure. Eigentümlich, für das Erdnußöl typisch, ist ein relativ hoher Anteil (6—7%) an gesättigten Fettsäuren größerer Kettenlänge mit 20, 22 und 24 Kohlenstoffatomen.

Kakaobutter (Oleum Cacao)

Die Kakaobutter ist ein Nebenprodukt bei der Verarbeitung der Kakaobohnen (s. S. 372) zu Kakaopulver. Nach der Fermentation werden die Samen geröstet und von der brüchig gewordenen Samenschale befreit. Man preßt die Samenkerne (Embryonen) mit hydraulischen Pressen aus, sammelt das Fett, während der Preßkuchen zu Kakaopulver vermahlen wird.

Unter den vegetabilischen Fetten nimmt die Kakaobutter eine Ausnahmestellung ein: Sie ist eine harte, spröde Masse, die dicht unterhalb der Körpertemperatur (32—35 °C) ziemlich scharf schmilzt. Wegen dieser physikalischen Eigenschaften ist die Kakaobutter ausgezeichnet als Grundmasse für Suppositorien und Globuli geeignet. Hinzu kommt, daß sie praktisch nicht ranzig wird. Das relativ kleine Schmelzintervall beruht darauf, daß die Kakaobutter keine so komplexe Mischung zahlreicher Glyceride darstellt wie andere Fette und Öle. Über die Hälfte ($\sim 57\%$) der Gesamtglyceride entfällt auf eine einzelne, definierte Verbindung: auf das Oleo-palmito-stearin. Ein weiteres Viertel entfällt auf analog gebaute Glyceride, in denen also pro Mol Glycerid 2 Radikale auf eine gesättigte und 1 Radikal auf eine ungesättigte Fettsäure entfallen (22% Oleodistearin, 4% Oleodipalmitin).

Kokosfett (Oleum Cocos)

Das Kokosfett teilt mit der Kakaobutter die Eigentümlichkeit, innerhalb eines engen Temperaturintervalls vom festen in den flüssigen Zustand überzugehen; der Schmelzpunkt (24 °C) ist hier sogar noch schärfer. Etwa 90% der Gesamtfettsäuren entfallen auf gesättigte Fettsäuren, überwiegend Laurinsäuren; die das Kokosfett aufbauenden Glyceride haben annähernd den gleichen Schmelzpunkt. Kokosfett hat als Rohstoff kaum pharmazeutische Bedeutung, es ist aber das wichtigste Fett vom weltwirtschaftlichen Standpunkt aus.

Gewonnen wird das Kokosfett aus der Kopra, dem „festen" Endosperm der Kokosnuß, durch Auspressen bei höherer Temperatur. Die Stammpflanze, die Kokospalme, *Cocos nucifera* (*Palmae*) ist die einzige Art ihrer Gattung. Sie wächst entlang den Küstengebieten der tropischen Länder (Indien, Ceylon, Indonesien, Philippinen, Malaya, Südsee-Inseln u. a.). Es handelt sich um einen schlanken Baum, der bis 30 m hoch wird, und der gekrönt ist von einer Rosette aus 20—30 Fiederblättern von mehreren (2—4) Metern Länge. Die als Kokosnüsse bekannten Früchte sind sehr große Steinfrüchte, deren Fruchthülle in einen äußeren faserigen und in einen inneren harten Teil differenziert ist; der Same selbst ist hohl und besteht hauptsächlich aus Endosperm; die Höhlung ist teilweise mit „Kokosmilch" ausgefüllt, die botanisch als ein Teil („flüssiger" Teil) des Endosperms aufgefaßt wird. Der „feste" Teil des Endosperms (die „eigentliche Kokosnuß" des täglichen Sprachgebrauches) ist der wertvollste Teil der Frucht. Getrocknet wird sie als Kopra bezeichnet und bildet ein wichtiges Handelsprodukt. Kopra enthält 63—68% Fett. Die größten Mengen an Kokosfett verbrauchen Seifen- und Kerzenindustrie. Es ist aber auch wichtiger Rohstoff für die Speisefettfabrikation.

Leinöl (Oleum Lini)

Der Lein oder Flachs, der zur Fasergewinnung gezogen wird und der als Ölfrucht gebraucht wird, beide gehören zwar zu derselben Spezies *Linum usitatissimum*, jedoch zu verschiedenen Varietäten. Als Faserpflanze wählt man Rassen, die sich wenig verzweigen und einen möglichst langen Stengel besitzen; beim Saatlein zur Samen- bzw. Ölgewinnung ziehlt man auf reiche Blütenbildung und wählt daher sich stark verzweigende Rassen. *Linum usitatissimum* gehört zu den *Linaceae*, einer kleinen Pflanzenfamilie von Kräutern und Sträuchern mit verwandtschaftlichen Beziehungen zu den *Erythroxylaceae* (Ordnung: *Geraniales*). Die Familie umfaßt 9 Gattungen mit 150 Arten, von denen über die Hälfte allein zur Gattung *Linum* gehören. Die Früchte sind aus fünf Fruchtblättern entstandene Kapseln, die durch Scheidewände zehnfächrig sind, jedes Fach enthält einen Samen (s. Semen Lini S. 134).

Leinsamen enthalten etwa 30—40% fettes Öl. Die Arzneibücher fordern wie üblich ein Öl, das bei normaler Zimmertemperatur ausgepreßt wurde. Leinöl ist dadurch charakterisiert, daß es bei Raumtemperatur leichter beweglich (weniger viskos) ist als viele andere Pflanzenöle, und daß es einen besonders hohen Anteil an ungesättigten Fettsäuren enthält. Wegen des stark ungesättigten Charakters reagiert das Öl an der Luft rasch mit Sauerstoff; Leinöl ist der Prototyp der sog. trocknenden Öle, die, in dünner Schicht aufgetragen, einen gleichmäßigen, festen Film ergeben. Die charakteristische Säure der Leinölglyceride ist die Linolensäure; weiterhin kommen vor Ölsäure und geringere Mengen (zwischen 5% und 17%) gesättigte Fettsäuren.

Die Linolensäure (9,12,15-Oktadecatriensäure) hat drei Doppelbindungen im Molekül, weshalb insgesamt 8 Isomere existieren können; bisher wurde in Leinölen, ganz gleich welcher Herkunft, immer nur ein und dieselbe Säure gefunden, deren Aufbau in der Pflanze offensichtlich stereochemisch selektiv erfolgt.

Oleum Lini ist ein Bestandteil einiger Salben und Linimente; früher viel verwendet wurde das Brandliniment, eine Mischung aus Leinöl mit Kalkwasser, die zusammen eine gut haltbare Emulsion liefern.

Leinöl und andere chemisch ähnlich zusammengesetzte Öle verwendet man heute u. a. unter der Bezeichnung „Vitamin F"; verschiedenartige Indikationen, z. B. Ekzeme und Verbrennungen, Milchschorf der Kinder, Psoriasis, werden angegeben.

Der chemischen Konstitution nach handelt es sich bei den Vitaminen F um ungesättigte Fettsäuren mit mehr als zwei Doppelbindungen im Molekül. Die wichtigsten sind die Linolsäure, die Linolensäure und die Arachidonsäure. In mehr oder weniger hohen Konzentrationen kommen sie in allen vegetabilischen Fetten vor, besonders reichlich im Weizenkeimöl, im Leinöl, im Erdnuß- und im Olivenöl.

Wie bei Stoffen mit dieser weiten Verbreitung zu erwarten ist, sind auffallende Mangelerkrankungen beim Menschen nicht bekannt. Die Entdeckung des Vitamin F geht auf die rein akademische Frage zurück, ob der menschliche und der tierische Organismus ohne jegliche Zufuhr von Fett auskommen können. Das körpereigene Fett wird bekanntlich aus Kohlenhydraten aufgebaut. An Versuchstieren wie Hunden und Ratten sah man jedoch, daß eine minimale Fettzufuhr notwendig ist. Werden die Tiere völlig fettfrei ernährt, dann zeigen sie nach Monaten Haut- und Haarkleidveränderungen, Nierenkrankheiten und einige andere Mangelsymptome. Nähere Untersuchungen ergaben dann, daß es nicht auf eine Fettzufuhr an und für sich ankommt, um diese experimentell erzeugten Ausfallserscheinungen zu beheben; wesentlich ist vielmehr: das Fett muß hochungesättigte Fettsäuren vom Typus der Linolensäure enthalten. Den täglichen Bedarf des Menschen an Vitamin F schätzt man auf 25 mg.

Demnach scheinen die ungesättigten Fettsäuren eine wichtige physiologische Rolle zu spielen, über die im einzelnen noch wenig bekannt ist. Die therapeutische Anwendung der zahlreichen auf dem Markt befindlichen Vitamin F-Präparate erfolgt empirisch. Ausgangsmaterial für diese Präparate sind neben Leinöl hauptsächlich Getreidekeimöle.

Weizenkeimöl

Weizenkeimöl ist ein Nebenprodukt der Müllerei: Man gewinnt es durch Auspressen oder durch Extraktion aus den Embryonen der Weizenkörner. Der Weizen selbst ist sehr fettarm. Die Ölgewinnung wurde erst lohnend, als Verfahren gefunden wurden, den relativ fettreichen Teil der Weizenfrucht, eben den Keimling, mechanisch abzutrennen. Die modernen Mahlprozesse sind so angelegt, daß sich außer Mehl und Kleie zusätzlich die Embryonen als eine besondere Fraktion anreichern.

Die Weizenkörner stellen wie alle Getreidefrüchte sog. Karyopsen dar, Schließfrüchte, bei denen Frucht- und Samenschale zu einem einheitlichen

Gewebe verwachsen sind. Die Samen- bzw. Fruchtschale umschließt ein mächtiges Endosperm und einen kleinen, unscheinbaren Embryo. Die äußerste Zellschicht des Endosperms bezeichnet man als Kleber- oder Aleuronschicht; sie ist eiweißreich und enthält die Eiweißverbindungen in Form der sog. Aleuronkörner. Die darunter liegenden Zellreihen des Endosperms sind mit Stärkekörnern angefüllt. Gewichtsmäßig fallen 84% des Weizenkorns auf das Endosperm, 14% auf Frucht- und Samenschale und bloß 2% auf den Keimling.

Der Fettgehalt der Keimlingsfraktion schwankt zwischen 7—12%. Der Hauptanteil ($\sim 85\%$) der Gesamtfettsäuren des Weizenkeimöls sind ungesättigte Fettsäuren: Linolsäure ($\sim 53\%$), Ölsäure ($\sim 25\%$) und Linolensäure ($\sim 6\%$). Weizenkeimöl ist ferner reich an Vitamin E.

Maiskeimöl

Maiskeimöl ist billiger als Weizenkeimöl. Es fällt in größeren Mengen an, da beim Mais, *Zea mays* (*Gramineae*), der Fettgehalt des Kornes höher ist ($\sim 5\%$) und der Embryo einen gewichtsmäßig höheren Anteil des Gesamtkornes ausmacht. Auf die Linol- und die Ölsäure entfällt der Hauptanteil der Gesamtfettsäuren.

Öl von Carthamus tinctorius

Carthamus tinctorius (*Compositae*) oder Saflor wird seit den ältesten Zeiten als Farbstoffpflanze und als Ölpflanze kultiviert. Früher zum Färben von Seide und Baumwolle viel verwendet, hat nur die Ölfrucht der Pflanze (Achänen) lokale Bedeutung. Das Öl gehört zu den trocknenden Ölen; der stark ungesättigte Charakter des Öles beruht hauptsächlich auf dem Gehalt an Linolsäure ($\sim 75\%$ der Gesamtfettsäuren). Das Öl trifft man als Bestandteil von Vitamin F-Präparaten.

Mandelöl (Oleum Amygdalarum)

Die Früchte des Mandelbaumes, *Prunus amygdalus* (*Rosaceae*), sind Steinfrüchte; abweichend von den anderen *Prunoideae* wie Aprikosen, Pflaumen, Pfirsichen und Kirschen ist das Mesokarp der Mandel trocken und ledrig und öffnet sich bei der Reife. Der Mandelbaum wird in zahlreichen Varietäten gezogen, die man in zwei Hauptgruppen gliedern kann: in süße und in bittere Mandeln. Der Unterschied beruht auf dem Fehlen oder Vorkommen von Amygadalin (s. S. 244). Zur Ölgewinnung können beide Mandelsorten herangezogen werden; in Wirklichkeit kommen nur die bitteren Mandeln in Frage, da süße Mandeln ein viel zu kostbares Handelsprodukt darstellen. Mandelöl ist ohnehin eines der teuersten Öle, das als Speiseöl, aber auch als Bestandteil von Kosmetika sehr geschätzt wird. Die wichtigsten Anbaugebiete für Mandeln sind Italien, Spanien, Portugal, Frankreich, Griechenland, Iran und Marokko.

Der Ölgehalt der bitteren Mandeln wechselt stark; im Mittel liegt er bei 40—55%. Die Glyceride des Mandelöls sind hauptsächlich aus Ölsäure und Linolsäure aufgebaut; geringere Anteile an Myristicin- und an Palmitinsäure treten demgegenüber zurück.

Aprikosen- und Pfirsichkernöl (Oleum Persicarum)

Dem Mandelöl in allen seinen Eigenschaften sehr ähnlich ist das sog. Oleum Persicarum. Unter dieser pharmazeutischen Bezeichnung versteht man das fette Öl der Samen der Aprikose (*Prunus armeniaca*) und des Pfirsichs (*Prunus persica*). Der Pfirsich ist ein Baum oder Strauch mit den Blütenmerkmalen der Gattung Prunus (mittelständiger Fruchtknoten, Kelch und Krone fünfzählig, 20—30 Staubblätter); die kugeligen, seidig behaarten Früchte haben einen sehr dickschaligen, faltigrunzeligen Steinkern. Die Früchte der Aprikose haben teils Ähnlichkeit mit denen des Pfirsichs, teils mit denen der Pflaume.

Olivenöl (Oleum Olivarum)

Die Früchte des Ölbaumes, *Olea europaea* (*Oleaceae*), sind Steinfrüchte von der Größe einer Kirsche. Bei der Olive findet sich abweichend das meiste Öl im fleischigen Mesokarp, nicht im Steinkern wie bei den früher besprochenen Ölfrüchten. Zur Gewinnung feinster Olivenöle wird das Fruchtfleisch von den Steinkernen abgetrennt, bevor man auspreßt. Die Regel ist allerding, Kern- und Fruchtfleisch nicht eigens zu trennen; die Charakteristik des Öles ändert sich dadurch nur wenig, da das fette Öl des Fruchtfleisches und das des Samens so ziemlich die gleiche chemische Zusammensetzung aufweisen.

Der Ölbaum wird in zahlreichen Kulturvarietäten im Mittelmeergebiet sowie in Ländern ähnlichen Klimas (Südafrika, Kalifornien, Australien) gezogen. Es handelt sich um einen kleinen, immergrünen Baum, der durch seinen knorrigen, vielfach gedrehten Stamm und durch die grausilberne Behaarung der Blätter an Weiden erinnert. Der Ölbaum wächst sehr langsam. Die ersten Früchte setzt er in einem Alter von etwa 10 Jahren an; weitere zwei Jahrzehnte sind notwendig, bis die Ernten voll ergiebig werden. Bäume, die 100 Jahre alt sind und darüber, sind in den Kulturen keine Seltenheit.

Olivenöl enthält hauptsächlich Glyceride der Ölsäuren, die über 75% der Gesamtfettsäuren ausmacht. Neben Glyceriden der Palmitin- und der Linolsäure kommen auch geringe Mengen freier Fettsäuren vor. Der Gehalt des Öles an diesen freien Fettsäuren ist eine Art Maßstab für die Güte des Öles, da die zweite und dritte Pressung mit ihren energischen Bedingungen (Temperatur, Druck) Öle höheren Säuregehaltes mit entsprechend strengerem Geschmack liefern.

In erster Linie ist Olivenöl ein sehr begehrtes Speiseöl. Die medizinisch-pharmazeutische Verwendung beschränkt sich auf die eines Arzneiträgers. Auf die cholekinetische Wirkung wurde schon im allgemeinen Teil (s. S. 379) hingewiesen.

Rapsöl (Oleum Rapae)

Zur Herstellung des Rapsöles verwendet man die Samen des Rapses, des Rübsens oder Mischungen der beiden Samen. Der Raps, *Brassica napus oleifera*, ist eng mit der Kohlrübe verwandt und von ihr dadurch unterschieden, daß die Pfahlwurzel nur schwach verdickt ist. Der Rübsen, *Brassica rapa oleifera*, hingegen steht der weißen Rübe nahe. Die Öle der beiden Pflanzen gleichen einander so sehr, daß sie nicht als eigene Handelssorten unterschieden werden.

Die für die ganze Familie der *Cruciferae* typische Fruchtform findet sich auch hier innerhalb der Gattung *Brassica* wieder: Schoten, deren falsche Scheidewände mit zahlreichen endospermlosen Samen besetzt sind. Der durchschnittliche Ölgehalt der Samen liegt etwa bei 40%. Charakterisiert ist das Öl durch einen hohen Anteil an Erucasäure: durchschnittlich stellt sie die Hälfte der am Aufbau der Glyceride beteiligten Fettsäuren. Neben dieser aus 22 Kohlenstoffatomen bestehenden Fettsäure sind dann noch die üblichen C_{18}-Säuren ent-

halten, und zwar die Linolensäure (7—9%), die Linolsäure (12—16%) und die Ölsäure (12—18%).

Rizinusöl (Oleum Ricini)

Ricinus communis wird seit den ältesten Zeiten kultiviert; im Altertum wurde das Öl der
Rizinussamen als Brennöl verwendet. Die Verwendung des Rizinusöls als Abführmittel kam
hingegen erst im 18. Jahrhundert auf.

Ricinus communis ist eine sehr variable Pflanze: in gemäßigten Gegenden mit
Winterfrösten ist die einjährig, im subtropischen Klima wächst sie baum- oder
strauchartig, und erreicht gelegentlich Höhen bis zu 10 m. Wie bei allen *Euphorbiaceae* wird der Fruchtknoten aus drei Fruchtblättern gebildet; bei der Reife umschließt die dreifächerige Kapsel drei Samen. Gewichtsmäßig entfällt die Hauptmasse des Samens auf das mächtige Endosperm, das einen kleinen Embryo umschließt. Etwa zwei Drittel des Endosperms bestehen aus fettem Öl.

Für pharmazeutische Zwecke ist ausschließlich das kalt gepreßte Öl zugelassen. Wird bei höheren Temperaturen ausgepreßt, dann gelangen nennenswerte Mengen eines giftigen Eiweißstoffes, des Ricins, in das Öl. Aus den für die
medizinische Verwendung vorgesehenen Ölen entfernt man Spuren des Tox-
albumins, indem man sie mit Wasser auskocht.

Toxische Eiweiße vom Typus des Ricins kommen außer in *Ricinus* auch
noch in *Croton tiglium* vor, dann besonders in Leguminosen-Samen, wie in denen
von *Abrus precatorius*, *Robinia pseudacacia* und *Phaseolus*. Das Eiweiß in *Phaseolus* ist allerdings von geringerer Toxicität. Durch den Gehalt an Ricin wirken
6 Samen tödlich für Kinder, etwa 20 für Erwachsene; 3 Samen verursachen
bereits schwere Gastroenteritis mit anhaltendem Erbrechen, Koliken und blu-
tige Diarrhöen. Die ersten Symptome pflegen erst nach einigen Tagen nach
Aufnahme der Samen aufzutreten. Ricin ist der chemischen Natur nach ein
echter Eiweißkörper; man konnte Präparationen gewinnen, von denen 0,5 mg
für 1 kg Ratten tödlich waren. Ähnlich wie gegen Bakterientoxine lassen sich
die Tiere auch gegen diese Phytalbumine immunisieren.

Auffallend am Rizinusöl ist seine relativ gute Löslichkeit in Alkohol und seine
hohe Viskosität. Man führt diese Eigenschaften auf den Hydroxylgehalt der
Ricinolsäure zurück, welche die
Hauptsäure der das Rizinusöl
bildenden Glyceride ist. Dem
chemischen Aufbau nach läßt
sich die Ricinolsäure als das 12-
Hydroxyderivat der Ölsäure auffassen. Die Ricinolsäure stellt
91—95% der Gesamtfettsäuren

$$CH_3 \cdot (CH_2)_5 \cdot \overset{12}{CH_2} \cdot \overset{11}{CH_2} \cdot \overset{10}{CH} = \overset{9}{CH}(CH_2)_7 \cdot COOH$$
Ölsäure

$$CH_3 \cdot (CH_2)_5 \cdot \underset{OH}{CH} \cdot CH_2 \cdot CH = CH(CH_2)_7 \cdot COOH$$
Ricinolsäure

des Rizinusöls; 4—5% entfallen auf die Linolsäure und ein auffallend geringer
Anteil von etwa 1% auf gesättigte Fettsäuren.

Rizinusöl wird hauptsächlich in der Technik verwendet. Die hohe Viskosität
in Verbindung mit der guten Löslichkeit in Äthanol macht das Öl zu einem geeigneten und erwünschten Zusatz für zahlreiche Kosmetika (Haarbrillantinen,
Pflegemittel für Augenwimpern u. a.).

Oleum Ricini ist — innerlich genommen — ein sehr sicher wirkendes Abführmittel; nach Einnahme der therapeutischen Dosis von 15—30 g Öl tritt die Wir-

kung innerhalb von zwei bis vier Stunden ein, also sehr rasch im Vergleich zu den meisten anderen Abführmitteln. Es entfaltet seine Wirkung nicht erst in den unteren Darmabschnitten, sondern bereits im Dünndarm. Das Öl selbst (d. h. die intakten Glyceride) ist unwirksam; die Wirkstoffe bilden sich erst sekundär eben im Dünndarm, wodurch es auch verständlich wird, daß die Passage des Mittels durch den Magen ohne Reizerscheinungen ertragen wird. Der eigentliche Wirkstoff, der sich bildet, ist die freie Ricinolsäure, eine lokal reizende Substanz. Freigesetzt wird sie aus den Glyceriden durch die verseifende Wirkung der Lipasen des Dünndarmes.

Ricinusöl verteilt sich beim Schlucken im ganzen Mund, so daß es nicht gerne eingenommen wird. Die Applikationsform von Oleum Ricini in Gelatinekapseln ist kaum vorteilhafter: eine einzelne Kapsel kann wenig mehr als 1 ml Öl enthalten, so daß es schwierig ist, eine wirksame Dosis (15—30 g) einzunehmen. Als Geschmackskorrigentien für Oleum Ricini werden Pfefferminz- oder Zitronenöl genannt; auch Spülen des Mundes mit hochprozentigen Alkoholika (Änderung der Oberflächenspannung) vor dem Einnehmen oder Nachessen von etwas Brot erleichtern die Applikation.

Krotonöl (Oleum Crotonis)

Krotonöl ist das durch Auspressen aus den Samen von *Croton tiglium* gewonnene fette Öl. Die Stammpflanze, eine *Euphorbiaceae*, ist ein kleiner, immergrüner Baum des tropischen Asiens. Die Frucht ist eine Kapsel mit drei ellipsoidischen Samen, die an Rizinussamen erinnern, wenn man von der dunkelbraunen Färbung absieht. Die Samen enthalten 50—60% Öl, das in üblicher Weise durch Auspressung oder durch Extrahieren gewonnen wird. Die Glyceride des Krotonöles bestehen keineswegs aus auffallenden Fettsäuren: sie enthalten Ölsäure, Linolsäure und Myristicinsäure. Die auffallende und drastische Wirkung des Krotonöles hat mit dem eigentlichen Öl, d. h. mit den Glyceriden, nichts zu tun; die Wirkung ist an bestimmte Begleitstoffe des Öles geknüpft, die ihrer chemischen Zusammensetzung nach noch nicht gründlich bekannt sind; die harzartigen Giftstoffe belegt man mit der Bezeichnung Phorbol. Krotonöl ist das am heftigsten wirkende aller Abführmittel. Da selbst die vorsichtigste Applikation zu schweren Darmentzündungen führen kann, ist seine Anwendung in der Humanmedizin ganz fallengelassen worden. Unter Phantasienamen ist es Bestandteil einiger Patentmedizinen der Veterinärmedizin. Gelegentlich braucht man es als Reagenz in der Pharmakologie zur Testung entzündungswidriger Pharmaka. Wegen der drastischen Wirkung als Purgans und als Vesikans ist im Umgang mit Krotonöl größte Sorgfalt geboten.

Sesamöl (Oleum Sesami)

Vermutlich ist die Sesampflanze die älteste in Kultur genommene Ölpflanze des Menschen. Historisches Zentrum der Kultur ist Indien. *Sesamum indicum* gehört in die Familie der *Scrophulariaceae*, und zwar erinnert Sesam im Aussehen an unseren Fingerhut. Es handelt sich um eine krautige Pflanze mit vierfächerigen Kapselfrüchten und sehr kleinen Samen (Samengewicht 2—4 mg). Sesamöl gehört zu den besten Speiseölen. Die pharmazeutische Verwendung ist nicht nennenswert.

Sojabohnenöl

Die Sojabohne ist reich an Eiweiß, an Fett und an Lecithin. Sie wird daher seit den ältesten Zeiten kultiviert und zu den verschiedensten Lebensmitteln verarbeitet: Unreife Samen liefern ein Gemüse, gemahlene Bohnen eine Art Milch, gekocht und vergoren durch *Aspergillus oryzae* die in ganz Asien bekannte

Shoju-Sauce. Die Verwendung der Sojabohnen als Ölfrucht ist relativ neueren Datums.

Die Stammpflanze, *Soja hispida* (=*Glycine hispida*) gehört zur Familie der *Leguminosae*; solange die Pflanzen jung sind, erinnern sie an gewöhnliche Bohnen, später werden sie größer und aufrechter. Die Frucht ist eine etwa 10 cm große, behaarte Hülse, in der 2—4-kugelige Samen vorkommen. Neben ∼ 40% Eiweiß enthalten die Samen 13—26% Öl. Als Nebenprodukt der technischen Ölgewinnung fallen große Mengen Pflanzenlecithin (Sojabohnenlecithin) an, das daher ein wohlfeiles Produkt darstellt.

2. Weitere Lipoide

Die Fette und fetten Öle gehören in die Naturstoffklasse der Lipoide. Man verstand unter Lipoiden ursprünglich alle Inhaltsstoffe pflanzlicher und tierischer Organismen, welche in Wasser unlöslich sind, sich dagegen gut in Fettlösungsmitteln lösen wie in Äther, Chloroform und Benzol. Inzwischen hat man Naturstoffe entdeckt, welche in ihrer Konstitution den bisher bekannten Lipoiden sehr nahe stehen, im Molekül aber polare Gruppen enthalten, wodurch sich ihre Lösungseigenschaften ändern, einige sogar löslich in Wasser werden (z. B. viele Phospholipoide). Der chemischen Konstitution nach handelt es sich bei den Lipoiden um Verbindungen, die sich von einem *aliphatischen Kohlenwasserstoff* größerer Kettenlänge ableiten: es kann sich um funktionelle Derivate handeln wie Säuren, Alkohole, Amine, Aminoalkohole und Aldehyde; in anderen Fällen (z. B. den Steroiden) ist die Kohlenwasserstoffkette zyklisiert.

In der Biochemie werden die Lipoide nach verschiedenen Gesichtspunkten weiter unterteilt, z. B. in einfache und zusammengesetzte Lipoide usw. Im folgenden wird keines dieser Einteilungs-Schemata übernommen, weil nur ein relativ kleiner Teil der Lipoide von medizinisch-therapeutischem oder von pharmazeutischem Interesse ist. Die Gruppe der Neutralfette (Fette und Öle) wurden im vorhergehenden Absatz bereits besprochen. Den Neutralfetten am nächsten stehen dann die Wachse. Von den Phospholipoiden ist das pflanzliche Lecithin von Interesse, aus der Gruppe der Phytosterine das Sitosterin. Aus der Reihe der übrigen Lipoide werden einige Substanzen mit Vitamincharakter (Carotinoide, Vitamin D, E, K) herausgegriffen und kurze Hinweise gebracht.

Wachse

Wachs nannte man alle Produkte, die ähnliche Eigenschaften haben wie das allgemein bekannte Bienenwachs. Derartige Produkte sind im Pflanzenreich weit verbreitet, in erster Linie als epidermale *Ausscheidungen* auf der Oberfläche von Blättern, Stengeln und Früchten; Wachse als *Zell-Inhaltsbestandteile* sind selten (z. B. das Wachs in einigen Kohlarten, wo es Bestandteil des Plasmas ist). Man deutet die Wachsablagerungen der Kutikula als Verdunstungsschutz: der zusammenhängende Wachsfilm auf der Blattoberfläche erlaubt es der Pflanze, auch während längerer Trockenperioden die Feuchtigkeit festzuhalten. Wie zu erwarten, sind es daher auch Pflanzen heißer, trockener Zonen, welche auf Gewichtseinheiten bezogen das meiste Wachs produzieren.

Der chemischen Zusammensetzung nach stellen die Wachse in den meisten Fällen derartig komplizierte Gemische dar, daß eine vollständige Analyse bisher nicht möglich war; auf der anderen Seite gibt es Beispiele, daß Wachse nahezu vollständig aus nur einem Bestandteil bestehen. Soweit die bisherigen chemischen Untersuchungen Verallgemeinerungen erlauben, läßt sich über die chemische Zusammensetzung der Wachse das Folgende sagen: sie sind Gemische von Estern höherer Alkohole mit höheren Fettsäuren. Die Alkoholkomponente ist meist ein aliphatischer Alkohol mit einer geraden Zahl von Kohlenwasserstoffatomen und einer Kettenlänge C_{14} bis C_{36}; bisher am häufigsten gefunden wurde der n-Hexadecylalkohol (Cetylalkohol) $CH_3(CH_2)_{14} \cdot CH_2OH$ und der n-Octadecylalkohol $CH_3(CH_2)_{16} \cdot CH_2OH$. Die Säurekomponente der Wachsester ist von ähnlicher Kettenlänge; Palmitin-, Öl-, und Stearinsäure sind häufig. Neben diesen Estern kommen als Bestandteile der Wachse Sterinester, freie Fettsäuren, Sterine und Kohlenwasserstoffe vor.

Das technisch wichtigste Pflanzenwachs ist das Carnaubawachs. Es findet sich als Überzug über die Blätter einer amerikanischen Palmenart (*Copernicia cerifera*), die in den trockenen, öden Landstrichen des nordöstlichen Brasiliens wild vorkommt. Die Zahl der ausbeutungsfähigen Pflanzenexemplare schätzt man auf 75--100 Millionen; von jeder Pflanze können aber jährlich höchstens zwanzig Blätter geschnitten werden, die durchschnittlich 100 g Wachs ($\sim$ 5 g/pro Blatt) liefern. Die Blätter werden sorgfältig getrocknet und die Wachsschuppen dann mechanisch abgeklopft; der Wachsstaub wird geschmolzen, filtriert und nach dem Festwerden in Stücke gebrochen. Chemisch besteht Carnaubawachs aus Mischungen verschiedener Ester der allgemeinen Formel $CH_3(CH_2)_n COO(CH_2)_{n+1} CH_3$, wobei n eine gerade Zahl zwischen 22 und 32 ist; ferner enthält Carnaubawachs Kohlenwasserstoffe verschiedener Kettenlänge von C_{25} bis C_{31} und einer ungeraden Zahl von Kohlenstoffatomen.

Zum Vergleich sei kurz auf die Zusammensetzung typischer Wachse tierischer Herkunft hingewiesen. WALRAT (Cetaceum) besteht zur Hauptsache aus

Cetyllaurat $CH_3(CH_2)_{10}COO(CH_2)_{15}CH_3$ und Cetylpalmitat $CH_3(CH_2)_{14}COO(CH_2)_{15}CH_3$.

Bienenwachs besteht aus Estern der geradekettigen C_{26} und C_{28}-Säuren mit unverzweigten primären Alkoholen der Kettenlängen C_{26} und C_{28}.

Adeps Lanae oder Wollfett ist eine sehr komplizierte Mischung typischer Wachsester, freier Alkohole und freier Säuren. Ein erheblicher Prozentsatz der Säuren ist abweichend verzweigtkettig und von ungerader Zahl an Kohlenstoffatomen; auch normale und verzweigte α-Hydroxysäuren kommen vor.

Lecithin

Lecithin ist eine Sammelbezeichnung für eine Gruppe von Lipoiden, welche Phosphor und Stickstoff im Molekül enthalten. Grundbaustein der Lecithine ist das Glycerin mit seinen drei Hydroxygruppen; abweichend von den Neutralfetten sind nur zwei Hydroxyle mit Fettsäuren, (Ölsäure, Stearinsäure, u. a.) verestert, die dritte ist mit Phosphorsäure verknüpft, die ihrerseits wieder mit Cholin verestert ist.

CH_2—O—Fettsäure
|
CH—O—Fettsäure
|
CH_2—O—Phosphorsäure-Cholin

Bauprinzip der Lecithine

Cholin $[(CH_3)_3N \cdot CH_2 \cdot CH_2 \cdot OH]^+OH^-$ erhielt seinen Namen von der griechischen Bezeichnung für Galle ($\chi o \lambda \acute{\eta}$): es war als Bestandteil der Ochsengalle im Jahre 1849 erstmals isoliert worden. Es ist eine farblose hygroskopische Flüssigkeit. Als Baustein der Lecithine und anderer Phospholipoide ist es ein lebensnotwendiger Nahrungsbestandteil. Derivate des Cholins, speziell des Acetylcholins, spielen eine große Rolle im physiologischen Mechanismus der Nervenimpulsübertragung.

Lecithine findet man in allen lebenden Geweben tierischer und pflanzlicher Herkunft. Das im Handel erhältliche Lecithin, welches der therapeutischen Verwendung zugeführt wird, stammt entweder aus Hühnereiern (Lecithinum ex ovo) oder es wird aus Sojabohnen oder Mais gewonnen. Pflanzliches Lecithin ist billig, da es in großen Mengen bei der technischen Gewinnung der fetten Öle als Nebenprodukt anfällt. Diese Lecithine sind bei normaler Zimmertemperatur salbenartige, halbfeste Massen. Das hauptsächlich verwendete Sojabohnenlecithin enthält etwa 2% Phosphor; von den esterartig gebundenen Fettsäuren entfallen 55% auf die Linolsäure, 12% auf die Palmitinsäure, 10% auf die Ölsäure.

Das meiste Lecithin verbraucht die Lebensmittelindustrie und die pharmazeutische Industrie für technische Zwecke, da es einen ausgezeichneten, zudem leicht verdaubaren Emulgator natürlicher Herkunft darstellt (Margarineherstellung, pharmazeutische Emulsionen). Lecithin ist aber nicht nur ein Hilfsmittel in der pharmazeutischen Technologie; es ist Bestandteil zahlreicher Industriepräparate, die bei den unterschiedlichsten Indikationsstellungen empfohlen werden. So ist es häufiger Bestandteil von „Roborantien" und „Nervenstärkungsmitteln", die früher empfohlen wurden bei allgemeiner körperlicher Schwäche, bei Tuberkulose, Neurasthenie, Psychosen usw. Mitbestimmend für diese Verwendung war anscheinend die Überlegung, die erhöhte Zufuhr von Stoffen, die natürlicherweise Bestandteile wichtigster Organe wie Nerven und Gehirn sind, müßte eine ungewöhnlich kräftigende Wirkung haben. Die vorhandene Literatur über einen ungewöhnlichen oder besonderen Nährwert der Lecithine ist aber widersprechend. Lecithin ist ferner der Hauptbestandteil in einer weiteren Gruppe von Präparaten, die ihrer lipotropen Wirkung wegen bei bestimmten Erkrankungen der Leber und des Fettstoffwechsels indiziert sind.

Lipotrop (vom griechischen λίπος Fett und τρέπειν treiben) nennt man Stoffe, welche einer überhöhten Anhäufung von Fetten in der Leber entgegenwirken, und bewirken, daß die Fette vom zirkulierenden Blutstrom abtransportiert werden. Zu den lipotropen Stoffen gehört in erster Linie das Cholin selbst, dann aber gehören dazu alle cholinliefernden Stoffe, mögen sie nun höheres oder niedrigeres Molekulargewicht als das Cholin haben. Der wichtigste Vertreter der erstgenannten Gruppe ist das zuvor besprochene Lecithin. Zu den Cholinbildern niederen Molekulargewichtes gehören Substanzen mit „labilen Methylgruppen" (Methyldonatoren), da der Körper bei hinreichendem Angebot von Methyl das Cholin aus 2-Aminoäthanol synthetisieren kann. Methionin und Betain sind Vertreter dieser Gruppe von lipotropen Stoffen.

$$CH_3 \cdot SCH_2 \cdot CH_2 \cdot CH \cdot COOH$$
$$| $$
$$N_2H$$

Methionin

$$(CH_3)_3\overset{+}{N} \cdot CH_2 \cdot COO^-$$

Betain

Lecithin und die anderen lipotropen Stoffe werden klinisch zur Behandlung von Leberzirrhose und anderer pathologischer Zustände verwendet, welche mit einer Fettinfiltration der Leber einhergehen.

Sterine

Die Sterine gehören in die große Klasse von Naturstoffen mit dem tetrazyklischen Molekülskelet des hydrierten Cyclopentano-Phenanthrens (s. S. 206). Von anderen Vertretern der Klasse unterscheiden sie sich durch die aliphatische verzweigte Seitenkette variierender Länge am Kohlenstoffatom C^{-17}. Eingeteilt werden sie nach ihrem Vorkommen in die Zoosterine, die Phytosterine und die Mykosterine. Bei den meisten Sterinen tierischer Herkunft ist die Kohlenstoffseitenkette 8gliedrig; bei den Sterinen der grünen Pflanzen besteht sie aus 10, bei denen der Pilze meist aus 9 Kohlenstoffatomen.

Der bekannteste Vertreter der Zoosterine ist das Cholesterin, das schon im Jahre 1769 aus Gallensteinen isoliert worden war. Es wird bei Warmblütern als regelmäßiger Zellbestandteil gefunden, bei niederen Meerestieren (z. B. den Schwämmen) scheint es zu fehlen. Es kommt frei vor, aber auch in esterartiger Bindung verknüpft mit Fettsäuren. Beim Menschen ist reich an Cholesterin das Nervengewebe, die Leber, Fettgewebe; im Blute beträgt der durchschnittliche Gehalt 150—200 mg/100ml. Es wird für denkbar gehalten, daß das Cholesterin in engem biogenetischem Zusammenhange mit den Steriodhormonen (Sexualhormonen und Nebennierenrindenhormonen) steht, vielleicht sogar deren biologische Vorstufe darstellt. Dem menschlichen Organismus wird es mit der Nahrung in unterschiedlichen Mengen zugeführt, am meisten wohl mit dem Eigelb, das rund 1,7% Cholesterin enthält. Das größte medizinische Interesse erlangte das Cholesterin, seitdem man einen höheren Spiegel im Blute und eine erhöhte Ablagerung in Zusammenhang bringt mit Stoffwechsel- und mit Gefäßerkrankungen, insbesondere auch mit der Arterienverkalkung. Obwohl das Wesentliche des Zusammentreffens von Hypercholesterolämie und Gefäßkrankheiten noch nicht erkannt wurde, wurden Arzneimittel entwickelt, welche den Cholesterinspiegel des Blutes senken, eine erhöhte Ausscheidung des Cholesterins bewirken sollen. Von Pflanzenstoffen wird das u. a. phenolischen Inhaltsstoffen der Artischocke (s. S. 537) nachgesagt. In größerem Umfange klinisch angewendet wurden jedoch einige pflanzliche Sterine (hauptsächlich β-Sitosterin), die mit dem Cholesterin chemisch verwandt sind; vielleicht war für die Verwendung der Gedanke einer kompetitiven Hemmung der Cholesterinresorption durch die Wand des Gastrointestinaltraktes leitend.

Cholesterin

β-Sitosterin

Stigmasterin

Ergosterin

a) Sitosterin

Sitosterin ist das im Pflanzenreich am weitesten verbreitete Sterin. In besonders hohen Konzentrationen findet es sich in den Getreidekeimölen (s. S. 382). Bei der Herstellung des fetten Öles aus Mais oder Hirse fällt es als Nebenprodukt an.

Der unverseifbare Anteil des Maisöles macht 1—3% des Gesamtöles aus, wovon der Hauptanteil auf die Sterine entfällt. Die kristallisierbare Sterinfraktion ist jedoch uneinheitlich und besteht hauptsächlich aus drei isomeren Sitosterinen, die als α-, β- und γ-Sitosterin bezeichnet werden, und aus Dihydrositosterin. Im Dihydrositosterin ist die Doppelbindung im Ring B des Steringerüstes abgesättigt (über Maisöl s. S. 383).

Hirse ist eine Sammelbezeichnung für eine ganze Reihe von Getreidepflanzen aus den verschiedensten Gattungen; so unterscheidet man die echte oder deutsche Hirse (Panicum miliaceum), die italienische Hirse (*Setaria italica*) und die gemeine Mohrenhirse (*Sorghum vulgare = Andropogon sorghum*), die mit dem Zuckerrohr verwandt ist (*Saccharum officinarum*); eine in Afrika angebaute Hirse ist die Negerhirse (*Pennisetum typhoideum*). Wenn wie im folgenden, nur von Hirse gesprochen wird. so ist an *Sorghum vulgare* gedacht, die wiederum in zahlreichen Rassen bekannt ist. Eine der wertvollsten Eigenschaften der Hirse ist es, daß sie auch längere Trocken- und Hitzeperioden überdauern kann; aus diesem Grund verdrängt die Hirse den Mais in den Anbaugebieten der großen Ebenen der USA. Obwohl äußerlich keine großen Ähnlichkeiten zwischen Mais und Hirse vorliegen, so ähneln sich beide sehr in der chemischen Zusammensetzung der Früchte. Der Hauptanteil entfällt auf das stärkereiche Endosperm, während das Fett fast nur im Keimling lokalisiert ist; ferner sind Zusammensetzung und Eigenschaften der Öle gleich.

Sitosterin ist kein einheitlicher chemischer Körper. Viele der kristallinen und daher zunächst für einheitlich angesehenen „Sitosterine" wurden inzwischen in Komponenten zerlegt (α-, β-, γ-, δ-, α_1-, α_2-, und α_3-Sitosterin), die sich im Hydrierungsgrad oder durch die räumliche Anordnung von Substituenten voneinander unterscheiden. So enthält α-Sitosterin eine zusätzliche Doppelbindung abweichend vom β-Sitosterin, das nur eine Doppelbindung im Sterangerüst enthält. β- und γ-Sitosterin wiederum unterscheiden sich lediglich durch die räumliche Orientierung der Äthylgruppe in der Seitenkette. In den Gramineen-Ölen kommen alle drei genannten Sitosterine vor; überwiegend β-Sitosterin ist im Baumwollöl enthalten, während das Sojabohnenöl das γ-Isomere enthält. Die pharmazeutischen Sitosterinpräparate bestanden hauptsächlich aus β-Sitosterin (80—90%) neben geringeren Anteilen (10—20%) Dihydro-β-Sitosterin. In oralen Tagesdosen bis zu 9 g wurde die therapeutische Verwendung vorgeschlagen bei Zuständen, welche eine Senkung des Cholesterinspiegels angezeigt erscheinen lassen (z. B. bei Diabetes mellitus, Hyperthyreoidismus); ob es bei Gefäßerkrankungen von irgendeinem Nutzen ist, dafür scheinen noch keine Beweise erbracht.

b) *Stigmasterin*

Stigmasterin unterscheidet sich vom β-Sitosterin dadurch, daß es in der Seitenkette zusätzlich eine Doppelbindung trägt. Es ist bei höheren Pflanzen weit verbreitet, wenn es auch der Häufigkeit des Vorkommens nach hinter dem „Sitosterin" zurückbleibt. Es scheint besonders oft in Leguminosensamen angetroffen zu werden: die Kalabarbohnen (von Physostigma venenosum) und die Gartenbohnen (Phaseolus vulgaris) waren die ersten Quellen für die Gewinnung dieses Phytosterins (O. HESSE, 1878); auch im unverseifbaren Anteil des Sojabohnenöls (s. S. 386) ist es enthalten.

Wie für die Zoosterine der typische Vertreter das Cholesterin ist, für die Phytosterine der grünen Pflanzen das Sitosterin, so ist für die chlorophyllosen Kryptogamen das Vorkommen von Ergosterin charakteristisch. Entdeckt wurde dieses Mykosterin erstmalig in Secale cornutum. Die wohlfeile Quelle für seine technische Darstellung ist aber heute die Hefe. Seine medizinisch-pharmazeutische Bedeutung liegt darin, daß es ein Provitamin D darstellt (s. S. 512).

Vitamin A — Carotinoide als Provitamine

Die Carotinoide sind in der Natur ubiquitär verbreitete Farbstoffe, die sich in ihrer Existenz durch ihre auffallende gelbe bis rote Pigmentierung zu erkennen geben. Nahe an die 100 dieser Pigmente sind bekannt, gut charakterisiert und meist auch der Konstitution und Konfiguration nach bekannt. Eine kleine Zahl dieser natürlichen Farbstoffe — es müssen besondere Konstitutionseigentümlichkeiten gegeben sein — hat die Eigenschaft, im tierischen Organismus zu physiologisch hochwirksamen Verbindungen abgebaut zu werden, die unter der Bezeichnung Vitamin A bekannt sind. Die A-Vitamine, bei normaler Zimmertemperatur schwach gelbliche Flüssigkeiten, haben keine derartigen auffallenden physikalischen Eigenschaften wie die Carotinoide; man entdeckte sie wesentlich später, da sie an Hand langwieriger Tierversuche angereichert und isoliert werden mußten. Während die Carotinoide einschließlich der als Provitamine wirksamen im Pflanzenreich *und* im Tierreich vorkommen, können die eigentlichen A-Vitamine nur aus tierischem Material isoliert werden. In ihrer Wirkung als akzessorische Nahrungsfaktoren gaben sich die A-Vitamine im Tierexperiment dadurch zu erkennen, daß sie Wachstumsstillstand der Tiere zu heilen vermögen. Erste Vitamin-Mangelsymptome beim Menschen sind eine charakteristische Augenerkrankung (Xerophthalmie) und Hautschädigungen.

a) Vitamin A

Die A-Vitamine gehören chemisch in die Gruppe der Diterpene (s. S. 401), und zwar sind sie Polyenalkohole, deren Doppelbindungen ·bei den beiden wichtigen Vitaminen A_1 und A_2 sämtliche trans-ständig angeordnet sind. Ein Monocis-Isomeres, das sog. Neovitamin A, ist häufiger Begleitstoff, findet sich aber nur in geringen Konzentrationen. Vitamin A_1 hat eine Doppelbindung weniger im Molekül als Vitamin A_2. In der Verteilung der beiden Vitamine über das Tier-

Vitamin A_1 (Retinol)   Vitamin A_2 (3-Dehydroretinol)

reich treten Regelmäßigkeiten in Erscheinung: A_1 ist das Hauptvitamin in der Leber von Salzwasserfischen, A_2 das in der Leber von Süßwasserfischen. Fischleberöle (z. B. von Dorsch, Heilbutt und Thunfisch) sind auch industrielles Ausgangsmaterial zur Gewinnung von Vitamin-A-Konzentraten, wobei ein Begleitvitamin, das Vitamin D_3, einen zusätzlichen erwünschten Wirkstoff darstellt.

b) Allgemeines über Carotinoide

Die Carotinoide zeigen in ihrem Aufbau die folgenden Eigentümlichkeiten: 1. Sie sind aus Isopreneinheiten aufgebaut, und zwar in den weitaus meisten Fällen aus acht Isoprenen, so daß die Carotinoide Tetraterpene darstellen; 2. nicht alle dieser acht Isoprenbausteine sind regulär (durch „Kopf-Schwanz-Kondensation" s. S. 400) miteinander verknüpft, sondern nur jeweils vier, so daß formal das Molekül in zwei gleichlange (C_{20}) Hälften zerfällt; die beiden Hälften selbst weisen irreguläre („Schwanz-Schwanz-Kondensation") Verknüpfung auf; 3. das chromophore System enthält zahlreiche konjugierte Kohlenstoff-Doppelbindungen; die Farbe hängt von der Zahl der Doppelbindungen ab; mindestens 6 bis 7 müssen vorhanden sein, damit der Körper als gelb erscheint.

Im Gegensatz zu den ebenfalls gelb gefärbten Pflanzenfarbstoffen der Flavonreihe (besonders den Chalkonen und Auronen) sind die meisten Carotinoide in Wasser unlöslich; sie liegen in der Pflanze deswegen nicht im Zellsaft gelöst vor, sondern finden sich in der Regel

Molekülzentrum

Lycopin $C_{40}H_{82}$ (aliphatischer Kohlenwasserstoff mit 11 konjugierten
und 2 isolierten Doppelbindungen):
Aufbau aus zwei gleichlangen, irregulär verknüpften Molekülhälften

in den Chromatophoren. Carotinoide finden sich in sämtlichen Pflanzenorganen und in allen Zweigen des Pflanzensystems, angefangen von Bakterien, Pilzen und Algen bis zu den hochentwickelten Mono- und Dikotyledonen. Einige Vertreter kommen über das ganze Pflanzenreich verbreitet vor, andere sind seltener und beschränken sich auf ein kleineres Taxon.

Nach methodischen Gesichtspunkten unterteilt man seit jeher die Carotinoide in hypophasische und in epiphasische, je nachdem, ob sie beim Trennungsgang sich in Petroläther oder in 95proz. wässerigem Methanol anreichern, zwei nicht mischbaren Lösungsmitteln, zwischen denen sie verteilt werden. Eine weitere Gruppe ist zunächst epiphasisch, nach Verseifen mit Laugen jedoch hypophasisch. Diese physikalisch-chemischen Eigenschaften der natürlichen Carotinoide sind ein Ausdruck konstitutioneller Eigentümlichkeiten, die einer weiteren Einteilung der Carotinoide zugrunde gelegt werden können. Dementsprechend unterscheidet man: Carotinoid-Kohlenwasserstoffe, Xanthophylle (oder sauerstoffhaltige Carotinoide) und Xanthophyllester (oder Farbwachse).

Zu den Carotinoid-Kohlenwasserstoffen gehören das Lycopin und α-, β-, γ-Carotin. Lycopin, der auffallende Farbstoff der Tomaten kommt oft und reichlich in reifen Früchten vor. Chemisch gehört es zu den rein aliphatischen Carotinoiden, im Gegensatz zu den Carotinen im engeren Sinne (α-Carotin, β-Carotin, γ-Carotin), welche aliphatisch-alizyklisch sind (Näheres über Carotin siehe im nächsten Abschnitt „Vitamin-A-Vorstufen").

Die Xanthophylle enthalten eine oder mehrere Hydroxygruppen im Molekül, manchesmal neben anderen Sauerstofffunktionen (Ketogruppen, Ätherbindungen). Sie sind daher besser in 95proz. wässerigem Methanol löslich als in Petroläther (hypophasisch). Der typische Vertreter der Reihe ist das Xanthophyll selbst, das auch als Lutein bezeichnet wird. Zusammen mit Chlorophyll und mit α- und β-Carotin kommt es anscheinend in allen grünen Blättern vor; ferner ist es häufiges Pigment roter oder gelber Blüten, hier nicht selten in veresterter Form (z. B. als Helenien = Dipalmitinsäureester). Während Lutein ein typisches ubiquitäres Xanthophyll darstellt, ist das Capsanthin ein Beispiel für ein taxonspezifisches Pigment; es wurde bisher nur in der Gattung Capsicum und Lilium gefunden. Eine der Sauerstofffunktionen des Capsanthins ist eine Ketogruppe. Epoxydisch gebundenes O liegt im Violaxanthin vor, das als Di-epoxyd des Zeaxanthins betrachtet werden kann. Zeaxanthin, ein dem Lutein isomeres Xanthophyll, ist frei und verestert im Pflanzenreich weit verbreitet, wenn es auch in der Häufigkeit des Vorkommens hinter dem Lutein zurückbleibt. Größere Mengen Zeaxanthin enthalten, wie der Name kennzeichnet, die Körnerfrüchte des Mais (*Zea mays*). Violaxanthin hat ähnlich weite Verbreitung; erstmalig isoliert wurde es aus gelben Stiefmütterchen (*Viola tricolor*). Die an Sauerstoff ärmste Verbindung der Xantho-

Kryptoxanthin (4-Hydroxy-ß-carotin)

Lutein (Xanthophyll)

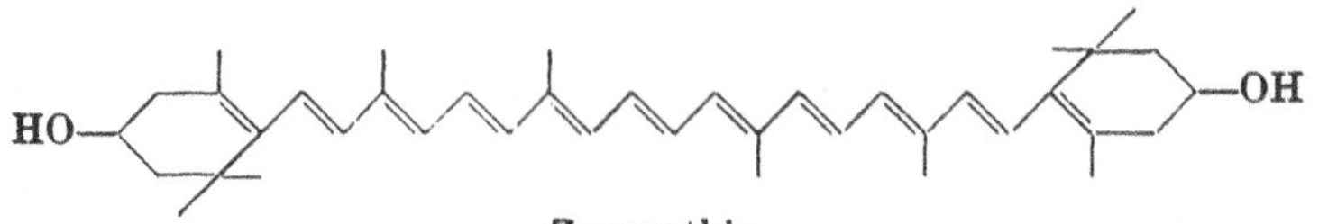

Zeaxanthin

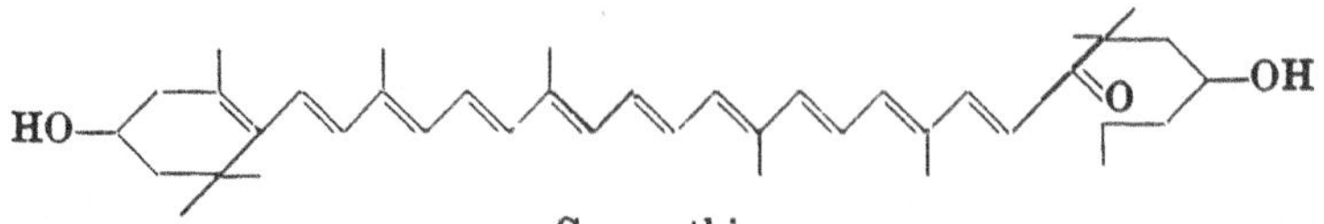

Capsanthin

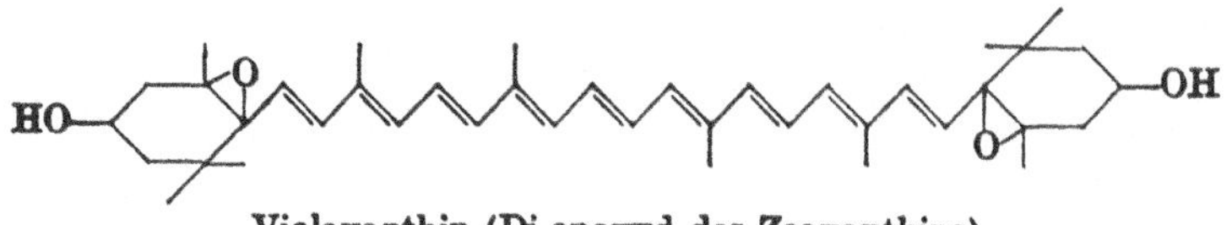

Violaxanthin (Di-epoxyd des Zeaxanthins)

Einige häufiger vorkommende Xanthophylle

phyllreihe ist das Kryptoxanthin; in Löslichkeits- und Verteilungseigenschaften erinnert es schon an die Carotin-Kohlenwasserstoffe, besonders an das β-Carotin, und es teilt mit letzterem zusätzlich die Eigenschaft, Vitamin-A-Wirkung zu besitzen.

c) Carotinoide als Vitamin-A-Vorstufen

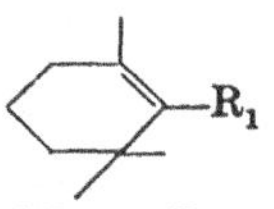

Das chemische Charakteristikum der A-Vitamine ist ein sechsgliedriger Ring wie er im β-Ionon (s. S. 460) vorliegt und die ungesättigte Seitenkette, die endständig zum Alkohol oxydiert ist. In erster Näherung läßt sich sagen, daß nur Carotinoide mit den beiden Merkmalen des β-Iononringes und der ungesättigten Seitenkette im menschlichen Organismus in Vitamin A überführbar sind. Die wichtigsten Carotinoide, die als Vitamin-A-Vorstufen fungieren, sind die drei isomeren Carotinoide: α-Carotin, β-Carotin und γ-Carotin. Wie ersichtlich enthalten sie einen, das β-Carotin zwei *unsubstituierte* β-Iononringe im Molekül; hydroxysubstituierte β-Iononringe, wie sie in mehreren Xanthophyllen und Xanthophyllestern (Lutein, Helenien, Zeaxanthin) vorliegen, haben keine Provitamin-A-Wirkung. Inzwischen sind Ausnahmen bekannt geworden, so das Kryptoxanthin (4-Hydroxy-β-carotin).

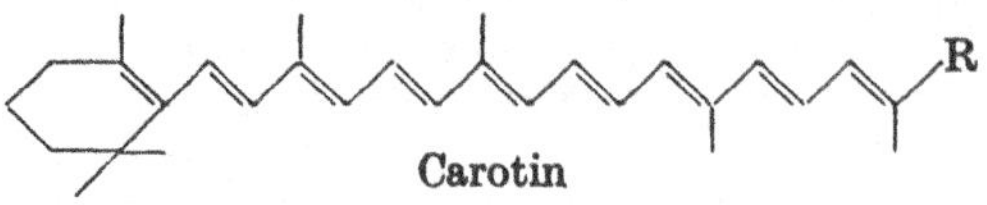

β-Ionen-Rest

Carotin

$R = $

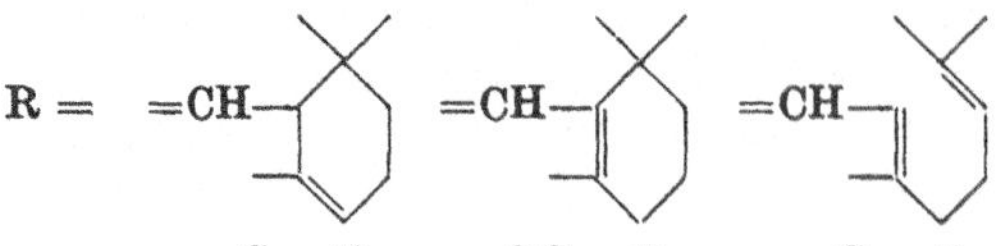

α-Carotin β-Carotin γ-Carotin

Die Carotine sind im Pflanzenreich weit verbreitet. So enthalten alle grünen Pflanzenteile β-Carotin, wo es die Chlorophylle, das Xanthophyll und oft auch das α-Carotin begleitet. In hohen Konzentrationen ist es in der Karotte, *Daucus carota*, enthalten. Während das α-Carotin fast immer zusammen mit β-Carotin vorkommt, gehört das dritte Carotin-Isomere, das γ-Carotin, zu den seltenen Pigmenten; es wurde in geringen Konzentrationen als Begleitcarotin in Möhren, in *Crocus sativus* und in einigen *Rosa*-Arten (Früchten) gefunden.

Das wirtschaftlichste Ausgangsmaterial für pflanzliche Provitamin-A-haltige Diätetika sind die Möhren. Die Möhre, *Daucus carota* L. ssp. *sativa* (*Umbelliferae*), ist eine sehr alte Kulturpflanze, die heute in zahlreichen Spielarten gezogen wird (Karotten, Riesenmöhren usw.). Der verwendete Pflanzenteil stellt eine fleischig verdickte Rübe dar, an deren Bildung Hypokotyl und die Primärwurzel beteiligt ist. Die frische Rübe enthält 10—20 mg Carotin/pro 100 g.

d) Verwendung von Vitamin A- und Provitamin A-Präparaten

Vitamin-A-Präparate und Provitamin-A-Präparate werden bei Anzeichen von Mangelsymptomen therapeutisch verwendet. Ein erstes charakteristisches Symptom ist mangelndes Adaptationsvermögen des Auges oder Nachtblindheit. Das ist verständlich, da Vitamin A einen unerläßlichen Baustein für den Aufbau der Sehfarbstoffe darstellt.

Das Netzhaut-Stoffwechselgeschehen konnte bisher allerdings nur teilweise geklärt werden. Immerhin weiß man, daß neben den genannten Vitamin A und neben Vitamin B_2 (Lactoflavin) auch bestimmte Carotinoide eine Rolle spielen. Carotinoide sind demnach nicht nur indirekt — als Vorstufe von Vitamin A — für den Sehvorgang von Bedeutung, vielmehr können sie auch unmittelbare Teilfaktoren im sog. Sehpurpurstoffwechsel sein.

Das Sehvermögen der Wirbeltiere und des Menschen bei schwachem Lichte (Nachtsichtigkeit) ist durch die Reaktionsfähigkeit der Zapfen sowie des Pigmentepithels der Netzhaut bedingt. Sie ermöglichen das farblose „Dämmerungssehen" durch den in ihnen enthaltenen Sehpurpur. Für den Aufbau des Sehpurpurs ist das Carotinoid Lutein entscheidend wichtig, das daher dem Organismus in ausreichenden Mengen zur Verfügung stehen muß; allerdings kann Lutein (bzw. dessen Ester, das Helenien) beim Aufbau des Sehpurpurs seine volle Wirksamkeit nur dann entfalten, wenn der Körper gleichzeitig über einen ausreichenden Bestand an Vitamin A verfügt. Es liegen klinische Untersuchungen darüber vor, daß eine entscheidende Verbesserung der Dämmerungs-Sehleistung durch Zufuhr selbst hoher Dosen von Vitamin A allein oder von Helenien allein sich nicht erzielen läßt, anscheinend aber sehr wohl durch kombinierte Anwendung beider Substanzen.

Außer den eigentlichen Vitamin-A-Präparaten wurden zur Verbesserung des Adaptationsvermögens die Verwendung von Helenien oder von Kombinationspräparaten der beiden Substanzen vorgeschlagen und entsprechende Pharmazeutika entwickelt. Helenien ist der Palmitinsäureester des Luteins. Erstmals als Pigment der Blütenblätter von Helenium autumnale aufgefunden, wurde es inzwischen in vielen anderen Pflanzen nachgewiesen. Technisch verwertbar zur Heleniengewinnung sind die Blütenköpfe der bei uns als Zierpflanzen gezogenen Tagetes-Arten (Familie: *Compositae*). Die Wiederherstellung der gestörten Nachtsehschärfe ist für viele Berufe wichtig, so z. B. für Kraftfahrer, Lokomotivführer.

Vitamin D

Vitamin D nannte man ursprünglich den Faktor im Lebertran, der für dessen antirachitische Wirkung verantwortlich ist. Man nennt heute mehrere derartige antirachitische Prinzipien, welche den Calciumstoffwechsel beeinflussen. Sie sind alle chemisch mit den Steroiden verwandt, ohne aber strenggenommen Steroide darzustellen, da der Ring B des Sterangerüstes geöffnet ist. Das ursprüngliche antirachitische Prinzip des Lebertrans ist heute unter der Bezeichnung Vitamin D_3 bekannt. Vitamin D_3 kommt in größeren Mengen nur in Fischleberölen vor, in geringen Konzentrationen ist es in tierischen Geweben weit verbreitet. Im Pflanzenreich fehlt das Vitamin D praktisch vollständig; dagegen beherbergt das Pflanzenreich Vorstufen des Vitamin D (Provitamine D), welche unter bestimmten Bedingungen in die eigentlichen D-Vitamine überführbar sind. Das bekannteste derartige pflanzliche Produkt ist das Ergosterin (s. S. 390), das besonders aus Hefe leicht zugänglich ist. Die Aktivierung des Ergosterins erfolgt durch Bestrahlen mit ultraviolettem Licht außerhalb des Körpers. Es bilden sich mehrere Bestrahlungsprodukte, unter ihnen das Vitamin D_2 (= Calciferol) und Tachysterol. Calciferol unterscheidet sich vom Vitamin D_3 durch den Bau der

Seitenkette am Kohlenstoffatom C-17: die des Vitamin D_2 ist identisch mit der des Ergosterins, die des Vitamin D_3 entspricht dem Cholesterin. Die Bedeutung eines zweiten Bestrahlungsproduktes, des Tachysterins, liegt darin, daß es leicht partialsynthetisch in Dihydro-Tachysterin überführbar ist. Dihydro-Tachysterin (A. T. 10®) hat nur geringe antirachitische Wirkung, besitzt aber in ausgesprochenem Maße die Fähigkeit den Blutcalciumspiegel zu erhöhen. Es wird therapeutisch bei bestimmten Erkrankungen der Nebenschilddrüse verwendet, wenn es darauf ankommt, die Konzentration an ionisch gebundenem Calcium im Blute zu erhöhen. Dihydro-Tachysterin gleicht im chemischen Aufbau dem Vitamin D_2 mit dem einen Unterschied, daß dessen Methylengruppe am C-10 zur Methylgruppe reduziert ist.

Vitamin E

Neben Nahrungsstoffen und neben den bekannten akzessorischen Nahrungsbestandteilen muß die Versuchsdiät bei Ratten einen weiteren Nahrungsfaktor enthalten, damit normale Vermehrung erfolgt. Diesen Ratten-Antisterilitätsfaktor nannte man Vitamin E. Welche Rolle das Vitamin E in der Humanphysiologie spielt, ist nicht bekannt, jedenfalls scheint Übereinstimmung darüber zu bestehen, daß das Vitamin E zur Behandlung der Sterilität beim Menschen wertlos ist.

Vitamin E ist wiederum eine Sammelbezeichnung für eine Gruppe, die mehrere Einzelvitamine (die sog. Tocopherole) umfaßt. Formelmäßig ist das α-Tocopherol wiedergegeben. Es handelt sich um ein substituiertes Chroman mit einer isoprenoiden gesättigten Seitenkette; α-Tocopherol ist zudem ein Phenol mit drei Methylsubstituenten. Vitamin E kommt in allen grünen Pflanzen vor, besonders angereichert als Bestandteil der pflanzlichen fetten Öle (Weizenkeimöl, Sojabohnenöl, Baumwollöl, Erdnußöl u. a.). Seine wertvollste Eigenschaft ist die eines Antioxydans: so verhindert es in Lösungen die oxydative Zersetzung von Vitamin A und es hemmt das Ranzigwerden fetter Öle. Das Vorkommen von Vitamin E in fetten Ölen ist der Hauptgrund dafür, daß weniger stark gereinigte Öle besser haltbar sind als die hochgereinigten, damit auch vitaminfreien Öle.

Auffallend beim Vitamin E ist seine geringe biologische Wirkungsspezifität in Abhängigkeit von der Konstitution: neben den natürlichen Tocopherolen erwiesen sich zahlreiche weitere Chromon- und Chromanderivate als aktiv, ferner einige Cumarin- und Cumaronabkömmlinge und bestimmte einfachere Phenole.

Vitamin K

Man kennt zwei natürliche Vitamine mit Vitamin-K-Wirkung und unterscheidet sie wie üblich durch die Indizierung als Vitamin K_1 und Vitamin K_2. Beide sind sie chemisch eng miteinander verwandt, indem das Ringsystem des 2-Methyl-naphthochinons gemeinsam ist; die Unterschiede betreffen die aliphatische isoprenoide Seitenkette am Kohlenstoffatom C-3, die beim Vitamin K_1 aus 4 Isoprenresten (= Phytolrest) und beim Vitamin K_2 aus 6 Isoprenen (= Difarnesylrest) aufgebaut ist. Vitamin K_1 kommt in allen grünen Pflanzen vor, während Vitamin K_2 von vielen Bakterien synthetisiert wird. Wegen des gemeinsamen Vorkommens von K_1 mit dem Chlorophyll in den Chloroplasten der grünen Blätter bezeichnet man es auch als Phyllochinon. Leicht zugänglich ist das Phyllochinon durch Extrahieren der Luzernenblätter, *Medicago sativa* (Fam.: *Leguminosae-Papilionatae*) mit lipophilen Lösungsmitteln. Vitamin K ist in der Natur so weit verbreitet, daß beim Menschen Mangelerkrankungen äußerst selten sind: der Bedarf wird

Vitamin K_1 (Phyllochinon)
$(C_{31}H_{46}O_2)$: R = Phytolrest
Vitamin K_2 (Farnochinon)
$(C_{41}H_{56}O_2)$: R = Difarnesylrest

gedeckt durch die Zufuhr von grünen Blattgemüsen, ferner dadurch, daß die Mikroorganismen der Darmflora die Verbindung synthetisieren. Es gibt aber Krankheiten, besonders solche der Leber, die einen Vitamin-K-Mangel zur Folge haben. Für die Mangelerkrankungen sind kennzeichnend Senkung des Prothrombinspiegels, Verlängerung der Blutgerinnungszeit, Neigung zu subkutanen und intramuskulären Hämorrhagien.

Neben den K-Vitaminen gibt es eine große Anzahl anderer chemischer Verbindungen welche gleichermaßen antihämorrhagisch wirken. Nimmt man die Förderung der Prothrombinbildung (bezogen auf die Gewichtseinheit) als Maß, dann gibt es Substanzen, welche die natürlichen Vitamine an Wirksamkeit sogar übertreffen. In erster Linie handelt es sich um rein synthetische Verbindungen, die aber hier nicht näher betrachtet werden. Die Frage ist, ob sich auch noch unter den Naphthochinonen der Pflanzenwelt Vertreter mit Vitamin-K-Wirkung befinden, und ob der eine oder andere als Drogenwirkstoff in Frage kommt.

Naphthochinone sind im Pflanzenreich in nicht so großer Mannigfaltigkeit vertreten wie die trizyklischen Anthrachinone. Die bekanntesten Vertreter sind das Juglon (5-Hydroxy-1,4-naphthochinon) der Walnußblätter, das Lawson

Juglon   Lawson   Plumbagin (Droseron)

(2-Hydroxy-1,4-naphthochinon) der Hennablätter und das Plumbagin verschiedener Plumbago-Arten. Nennenswerte antihämorrhagische Aktivität hat nur das zuletztgenannte Plumbagin, das als 2-Methyl-5-hydroxy-1,4-naphthochinon eine Methylgruppe in der gleichen Stellung trägt wie die K-Vitamine. Fehlen der Methylgruppe bringt die biologische Aktivität fast ganz zum Verschwinden, wenn sie sich auch beim Juglon und beim Lawson noch angedeutet findet. Zur Auslösung desselben antihämorrhagischen Effektes sind an Dosen erforderlich: Vitamin K_1 (1 g), Plumbagin (400 g), Juglon (über 1000 g), Lawson (etwa 1000 g) (zit. bei H. J. DEUEL, 1951).

Juglon findet sich in den Blättern und in den unreifen Fruchtschalen des Walnußbaumes (*Juglans regia*) in einer glykosidisch gebundenen, farblosen Vorstufe (s. S. 145). Juglon selbst stellt ein gelb gefärbtes Pigment dar: es verfärbt die Haut intensiv braun und ist die Ursache für die Braunfärbung der Hände beim Nußschälen. Die sog. „Nußextraktfarben" des Handels hingegen haben mit dem Juglon nichts zu tun, meist handelt es sich dabei um Kunstprodukte wenig bekannter Zusammensetzung (Cu- und Fe-Salze, Pyrogallol u. a.).

Eng verwandt mit dem Juglon ist das Plumbagin, das gelbe Pigment aus den Wurzeln von Plumbago-Arten. *Plumbago* ist eine aus 12 Arten sich zusammensetzende Gattung aus der Familie der *Plumbaginaceae*, Stauden, Sträuchern und Halbsträuchern der Tropen. Auch Plumbagin färbt die Haut dunkel. Es wirkt antibiotisch auf Strepto-, Staphylo- und Pneumokokken; die antibiotische Wirkung wird praktisch-therapeutisch nicht ausgenutzt, wenn auch zahlreiche Plumbago-Arten in weiten Teilen Asiens, besonders Indiens, in der Volksheilkunde eine große Rolle spielen. Die Wurzelrinde z. B. von *Plumbago rosea* wird lokal, ähnlich unseren Canthariden, als Vesikans gegen Rheumatismus verwendet. *Plumbago zeylanica* wirkt ebenfalls stark lokal reizend; die Wurzelrinde der Pflanze ist in Indien als gefährliches Abortivum bekannt.

Eine synonyme Bezeichnung für Plumbagin ist Droseron, das seinen Namen von der weiten Verbreitung in der Gattung *Drosera* herleitet, einer etwa 90 Arten umfassenden Gattung von fleischfressenden Pflanzen. Die Volksmedizin verwendet *Drosera rotundifolia* als Antitussivum; die Droge gilt als lindernd bei Keuchhusten. Es fällt in diesem Zusammenhange auf, daß auch dem Vitamin K selbst ein günstiger Einfluß auf den Verlauf des Keuchhustens nachgesagt wird und daß eine Reihe positiver klinischer Urteile über die Pertussis-Therapie mit Vitamin K vorliegen. Nach T. GORDONOFF (1951) wirkt Droseron spasmolytisch, woraus sich die günstige Wirkung bei Hustenkrämpfen erklären läßt.

Das Lawson (2-Hydroxy-1,4-naphthochinon) ist eines der färbenden Prinzipien der Henna. Der Hennastrauch wächst wild in Ägypten, Arabien, Persien und Indien. Man verwendet Henna zum Färben der Haare, der Fuß- und Zehennägel.

Literatur

BAILEY, A. E.: Industrial Oil and Fat Products, New York 1945. — BENNET, H.: Commercial Waxes, New York 1956. — BERGMANN, W.: Sterols in: Progress in the Chemistry of Fats and other Lipids, vol. 1; Herausgeber: R. T. HOLMAN, W. O. LUNDBERG u. T. MALKIN, London 1952. — DAM, H.: The Biochemistry of Fat-soluble Vitamins in: Progress in the Chemistry of Fats and other Lipids, vol. 3; Herausgeber: R. T. HOLMAN, W. O. LUNDBERG u. T. MALKIN, London/New York 1955. — DEUEL, H. J.: The Lipids, 3 Bände, New York 1955. — ECKEY, E. W.: Vegetable Fats and Oils, New York 1954. — FIESER, L. F., u. M. FIESER: Steroids, New York/London 1959. — GOODWIN, T. W.: The Comparative Biochemistry of the Carotinoids, London 1952. — HANAHAN, D. J.: Lipid Chemistry, New York/London 1960. — HOFFMAN, W. S.: The Biochemistry of Clinical Medicine, Chicago 1954. — HILDITSCH, T. P.: The chemical constitution of natural fats, New York 1947. — JAMIESON, G. S.: Vegetable Fats and Oils, Their Chemistry, Production, and Utilisation for Edible, Medicinal and Technical Purposes, New York 1943. — KARRER, P., u. E. JUCKER: Carotinoide, Basel 1948. — KLYNE, W.: The Chemistry of the

Steroids, London/New York 1957. — KIRSCHENBAUER, H. G.: Fats and Oils, an outline of their Chemistry and Technology, New York 1944. — MARKLEY, K. S.: Fatty acids, their Chemistry and physical properties, New York/London 1947. — MATZ, S. A.: The Chemistry and Technology of Cereals as Food and Feed, Westport, Conn. 1959. — PAGE, J. H.: Chemistry of Lipids as related to Atherosclerosis. Springfield Ill. 1957. — ROSEN-BERG, H. R.: Chemistry and Physiology of the Vitamins, New York 1945. — SCHMAL-FUSS, K.: Die wirtschaftliche Bedeutung der Pflanzenfette und Fettpflanzen, in: Handbuch der Pflanzenphysiologie, Herausgeber: W. Ruhland, Bd. 7, Berlin/Göttingen/Heidelberg 1957. — SCHOPFER, W. H.: Plants and Vitamins, Waltham, Mass. 1943. — TSUNG-MIN LIN and K. K. CHEN: Cholesterol and its relation to Atherosclerosis in: Fortschritte der Arzneimittelforschung, Basel 1959. — WITTCOFF, H.: The Phosphatides, New York 1951.

X. Ätherische Öle, Harze und Balsame

1. Allgemeines über ätherische Öle

Zur Begriffsbestimmung

Viele Pflanzen zeichnen sich durch einen charakteristischen Geruch aus, der meist angenehm, seltener unangenehm ist. Das Auftreten des Geruchs hängt eng zusammen mit einer auffallenden physikalischen Eigenschaft bestimmter Pflanzeninhaltsstoffe: ihrer leichten Flüchtigkeit[1]. Auch das älteste Verfahren zur Abtrennung der Geruchsträger von den übrigen Pflanzenstoffen beruht auf dieser Eigenschaft ihrer Flüchtigkeit; unterwirft man „aromatische" Pflanzen einer Wasserdampfdestillation, so trennt sich der Überlauf in Wasser und in ein mit Wasser nicht mischbares Stoffgemisch von ölartiger Konsistenz, das als Ätherisches Öl bezeichnet wird. Unter dem technologischen Begriff Ätherische Öle faßt man demnach Naturprodukte zusammen, die sich in folgender Weise kennzeichnen lassen: Ätherische Öle sind flüchtige, stark riechende Stoffgemische von ölartiger Konsistenz, die in Wasser schwer löslich sind und aus pflanzlichen Ausgangsstoffen dargestellt werden.

Zusammensetzung

Ein ätherisches Öl setzt sich in der Regel aus einer Vielzahl von chemischen Verbindungen zusammen. Bis zu fünfzig Einzelbestandteile wurden nachgewiesen; doch kann bei manchen Ölen einer der Bestandteile mengenmäßig so überwiegen, daß der Gesamtcharakter des Öles — seine geruchlichen Qualitäten, seine chemischen und physikalischen Eigenschaften, sowie seine pharmakologischen Wirkungen — weitgehend von dem Hauptbestandteil allein bestimmt werden. Bisher wurden über 500 definierte chemische Verbindungen als Bestandteile ätherischer Öle nachgewiesen. Sie gehören den unterschiedlichsten Klassen von organischen Verbindungen an: den Kohlenwasserstoffen, Alkoholen, Phenolen, Ketonen, Säuren, Estern, Lactonen. Sehen wir von einer Einteilung nach funktionellen Gruppen ab, so lassen sich die Bestandteile ätherischer Öle dem Aufbauprinzip ihres Kohlenstoffskeletes nach in drei Hauptgruppen einteilen:

a) Bestandteile mit dem Aufbauprinzip der Terpene;
b) Phenylpropanabkömmlinge;
c) Sonstige Bestandteile.

---

[1] Flüchtigkeit ist gleichbedeutend damit, daß die Substanz einen meßbaren Siedepunkt und nachweisbaren Dampfdruck besitzt.

a) Bestandteile mit dem Aufbauprinzip der Terpene

Den Begriff „Terpene" erstmalig verwendet zu haben, wird allgemein KEKULÉ zugeschrieben. Der Name leitet sich ab vom Terpentinöl, das schon sehr früh eingehend chemisch untersucht wurde: Bereits im Jahre 1818 wurde richtig erkannt, daß es die Elemente Kohlenstoff und Wasserstoff im Verhältnis 5:8 enthält.

$$CH_2=\overset{\overset{\displaystyle CH_3}{|}}{C}-CH=CH_2$$

Isopren

Die Stammverbindungen der Terpene sind Kohlenwasserstoffe, die man sich formal aus dem Vielfachen eines Isoprenbausteines der Bruttoformel C_5H_8 abgeleitet denken kann (Isoprenregel nach WALLACH und RUZICKA). In zweierlei Weise können sich diese Isopreneinheiten zu Ketten zusammenlagern: Einmal kann das Kohlenstoffatom C-4 der einen Einheit (der „Kopf") mit dem Kohlenstoffatom C-1 (dem „Schwanz") der nächsten verknüpft sein; daneben finden wir — wenn auch seltener — Terpene, bei denen jeweils die beiden kopfständigen C-Atome miteinander verbunden sind (Schema 1).

(a)
C—C—C—C - - - - C—C—C—C
Kopf   Schwanz

(b)
C—C—C—C - - - - C—C—C—C
Kopf   Kopf

Verknüpfung von Isopren-Bausteinen:
(a) regelmäßig, (b) unregelmäßig

Die große Mannigfaltigkeit der Terpene beruht darauf, daß sie nicht bloß als offenkettige Verbindungen vorkommen, daß sie vielmehr zu verschiedenartigen ringförmigen Verbindungen zyklisiert sind; je nach Zyklisierungsgrad spricht man von Mono-, bi-, trizyklischen usw. Terpenen. Innerhalb jeder der genannten Reihen ergibt sich eine weitere Variationsmöglichkeit durch Zahl und Stellung von Doppelbindungen und Sauerstoffunktionen, so existieren beispielsweise allein 14 strukturisomere Menthadiene.

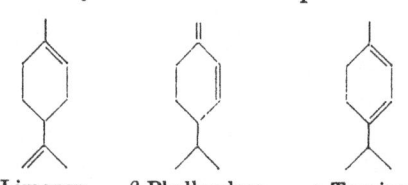

Limonen   β-Phellandren   α-Terpinen
Drei von insgesamt 14 natürlich vorkommenden strukturisomeren Menthadienen

Von den verschiedenen Zyklisierungsmöglichkeiten des offenkettigen Sesquiterpen-Skeletes sind in der Natur häufig verwirklicht die bizyklischen Sesquiterpene vom Eudesmol-Typus und vom Azulen-Typus. Das Ringsystem des Eudesmols besitzen u. a. das Santonin und zahlreiche Bestandteile aus Kompo-

aliphat. Sesquiterpen
(Farnesol-Typus)

Eudesmol-Typ
(Ringskelet des Santonins,
Artemisins, Alantolactons,
Selinens u. a.)

Guajazulen-Typ
(Bestandteile der Blauöle
der Kamille,
Scharfgabe u. a.)

Ableitung einiger Typen von bizyklischen Sesquiterpenen

Aufbauschema der Terpene und Terpenoide (nach W. SANDERMANN, 1960)

Terpenverbindung	Summenformel der Stammverbindung	Zahl der C_5-Bausteine	Grundskelet	Beispiele
Isopentan- („Prenyl"-Rest)	C_5H_{10}	$1 \times C_5$		In Hopfenharzsäuren, Cumarinen usw.
Monoterpene (= „Terpene" schlechthin)	$C_{10}H_{16}$	$2 \times C_5$		α- und β-Pinen und andere Terpene. In Terpentinölen
Sesquiterpene	$C_{15}H_{24}$	$3 \times C_5$		Bestandteil vieler äther. Öle (des Terpentinöls) von Balsamen u. Harzen
Diterpene	$C_{20}H_{24}$	$4 \times C_5$		Harzsäuren der Koniferen, der Kopale und vieler anderer Harze. Hydriert als Phytol des Chlorophylls, dehydriert als Vitamin A
Triterpene	$C_{30}H_{48}$	$6 \times C_5$ $= 2 \times C_{15}$		Als Derivate in vielen Harzen (Elemi, Benzoe, Weihrauchharz, Dammar usw.)
Tetraterpene	$C_{40}H_{60}$	$8 \times C_5$ $= 2 \times C_{20}$		Dehydriert als Carotinoide
Polyterpene		$x \times C_5$		Kautschukarten

sitenölen wie das Artemisin (γ-Hydroxy-Santonin) und das Alantolacton; am weitesten verbreitet ist jedoch aus dieser Gruppe das Selinen, das beispielsweise im Sellerieöl und in den ätherischen Ölen von Kubeben und Galbanum enthalten ist. In den genannten Verbindungen vom Eudesmol-Typus erfolgt der Ringschluß so, daß zwei sechsgliedrige Ringe sich bilden. Anders bei den Azulenen, der pharmakognostisch wichtigsten Gruppe von Sesquiterpenen; diese Gruppe von blau gefärbten

Beispiele für Monoterpene mit verschiedenem Zyklisierungsgrad

Azyklisch	Monozyklisch	Bizyklisch	Trizyklisch
Geraniol	Menthol	Campher	Trizyklen

Kohlenwasserstoffen kann man sich formal vom offenkettigen Sesquiterpen abgeleitet denken, indem C-C=Bindungen so ausgebildet sind, daß Verbindungen mit einem sieben- und einem fünfgliedrigem Ringsystem entstehen.

b) Phenylpropankörper

Eine zweite wichtige Gruppe von Bestandteilen ätherischer Öle stellen Benzolderivate mit einer unverzweigten Propylseitenkette dar. Der aromatische Ring ist durch Hydroxy-, Methoxy- und Methylendioxy-Gruppen substituiert; die Propylseitenkette enthält vielfach eine Doppelbindung in β-γ-Stellung, selten in α-β-Stellung.

Eugenol
(Ol. Caryophylli)

Safrol
(Öle von Cinnamomum-
u. Illicium-Arten)

Myristicin
(Öl von Myristica fra-
grans, Anethum graveolens,
Petroselinum sativum u. a.)

Einige Phenylpropankörper

c) Sonstige Bestandteile

Als weitere Bestandteile ätherischer Öle treten geradekettige Kohlenwasserstoffe und deren Sauerstoffderivate auf. Die einfachste Verbindung dieser Art ist das n-Heptan, das bis zu 90% im ätherischen Öl einiger Pinusarten (*P. jeffreyi* Balfour in A. Murr und *P. sabiniana* Douglas) vorkommt; ähnlich enthält das ätherische Öl von *Ruta graveolens* L. bis zu 90% Methyl-n-nonylketon. Höhere paraffinähnliche Kohlenwasserstoffe mit 15—30 Kohlenstoffatomen neigen dazu, aus dem Öl in der Kälte oder bei längerer Lagerung auszukristallisieren; man nennt sie Stearoptene.

Schließlich sind dann noch S- oder N-haltige Verbindungen zu erwähnen, die sich allerdings in ihrer Verbreitung auf wenig Öle beschränken; Vertreter dieser Verbindungstypen, die sich auf wenige Arten beschränken, sind die widerlich riechenden Sulfide aus Ferula-Arten, die Anthranilsäurederivate und Indol in den Ölen von Orangenblüten und Jasmin, und die Acetylenderivate in Kompositen- und Umbelliferen-Ölen.

Vorkommen

Die Fähigkeit, ätherische Öle zu bilden und in bestimmten Idioblasten oder Behältern zu speichern, ist im Pflanzenreich nicht allgemein verbreitet. Sie beschränkt sich auf bestimmte Verwandtschaftsgruppen, hauptsächlich auf einige Familien der Gymnospermen und Angiospermen: Von 295 Familien, die bisher auf das Vorkommen von ätherischem Öl geprüft wurden, enthielten 87 Familien (d. s. etwa 30%) ölführende Arten. Fast durchweg führen die Arten der *Pina-*

ceae, der *Zingiberaceae*, der *Lauraceae*, der *Rutaceae*, der *Myrtaceae*, der *Labiatae* und der *Umbelliferae* ätherisches Öl. Weshalb sich das gehäufte Auftreten auf Pflanzenfamilien beschränkt, die miteinander keinen engeren phylogenetischen Zusammenhang zeigen, ist — da das Ergebnis einer langen Evolution, d. h. geschichtlichen Entwicklung — der experimentellen naturwissenschaftlichen Behandlung unzugänglich. Ebenso fehlt eine befriedigende Erklärung für die phytochemische Regel, daß alkaloidreiche Pflanzen höchst selten ätherisches Öl ausbilden.

Die Pflanze lagert das ätherische Öl an ganz bestimmten Stellen ihres Organismus — und soweit bekannt, i r r e v e r s i b e l — ab. Diese Behälter des ätherischen Öles werden oft als Sekretbehälter bezeichnet, heute meist als Drüsen, um eine Aussage über den Sekret- oder Exkretcharakter der Inhaltsstoffe zu umgehen. Die Drüsen sind in der Regel histologisch gut erkennbar, ihr anatomischer Bau ist für ganze Familien oder für Gattungen charakteristisch, so daß sie ein wertvolles diagnostisches Hilfsmittel bei der mikroskopischen Drogenuntersuchung darstellen. Je nachdem ob es sich bei den Drüsen um Gebilde der Epidermis handelt oder ob sie im Inneren der Gewebe liegen, teilt man sie ein in Hautdrüsen und in Innere Drüsen.

H a u t d r ü s e n. Im einfachsten Falle vergrößern Epidermiszellen ihre Oberfläche durch Ausbildung der sog. Papillen; es trifft das hauptsächlich für Blütenblätter, z. B. die Flores Rosae oder Convallaria majalis, zu, bei denen dann die Duftstoffe in den Papillen diffus verteilt sind. Am häufigsten sind aber Drüsen, die Anhangsgebilde der Epidermis darstellen: Drüsenhaare, Drüsenzotten und Drüsenschuppen. Lokalisiert ist hier das ätherische Öl zwischen Kutikula und Epidermis-Außenwand der sezernierenden Zellen.

Die i n n e r e n D r ü s e n stellen im einfachsten Falle Ölzellen dar, die in das Grundgewebe eingestreut sind und deren Wände verkorkt sind. Ölzellen sind charakteristisch für die *Araceae* (Rhizoma Calami), die *Zingiberaceae*, die *Piperaceae*, die *Lauraceae* (Cort. Cinnamomi), die *Magnoliaceae* u. a. Ölzellen unterscheiden sich in ihrer Größe nur unbedeutend von den sie umgebenden parenchymatischen Zellen des Gewebes; im Gegensatz zu den Ölbehältern und den Ölgängen. Die Ölbehälter (entspr. den früheren Sekreträumen) sind kugelige Gebilde, die nicht selten schon mit bloßem Auge sichtbar sind, beispielsweise in der Fruchtschale von Zitronen und Orangen. Ölbehälter sind kennzeichnend für die *Myrtaceae*, die *Rutaceae* oder die *Hypericaceae*. Ölgänge können als langgestreckte Ölbehälter aufgefaßt werden; im Querschnitt können sie von den kugeligen Ölbehältern nicht unterschieden werden, erst ein Längsschnitt läßt die langgestreckte Form, die an Milchröhren erinnert, deutlich erkennen. Typische Beispiele für Ölgänge sind die „Sekretgänge" der Umbelliferen oder die Öl- bzw. Harzkanäle der Koniferen.

Ölbehälter und Ölgänge entstehen auf dreierlei Weise: schizogen, lysigen oder schizolysigen. Die schizogenen (griechisch σχίξειν = spalten, auseinanderteilen) Behälter entstehen aus einer einzelnen Interzellulare, die sich zu einem Hohlraum in dem Maße vergrößert, wie die sie umgebenden Zellen heranwachsen; in diesen sich bildenden Spalt sezernieren die angrenzenden Zellen (die Epithelzellen) das Öl. Schizogenen Ursprungs sind die Ölbehälter der Myrtazeen und die Ölgänge der Umbelliferen; mikroskopisch erkennt man sie an ihren glatten Wandungen. Die lysigenen Räume entstehen, wie das auch die Bezeichnung ausdrücken will (griechisch λύειν = auflösen), durch Zerstörungsvorgänge, die von einer Zelle ihren Ausgang nehmen: Teilt sich diese Zelle nach verschiedenen Richtungen hin,

26*

so entstcht zunächst ein interzellularenfreier Gewebekomplex, dessen Zellmembranen sich aufzulösen beginnen. Lysigen entstehen z. B. die gegliederten Milchröhren, doch scheint der Fall rein lysigener Entstehung selten zu sein; sehr schwer abzugrenzen ist die lysigene Bildung von der schizo-lysigenen: In diesem Falle sollen sich zunächst Hohlräume bilden wie im Falle reiner Schizogenie, erst hierauf soll dann die Auflösung von Zellwänden der angrenzenden Zellen einsetzen. Da eine anfängliche schizogene Bildung, der lysigene Vorgänge folgen, sehr schwer zu beobachten und nachzuweisen ist, so wird für den gleichen Fall von dem einen Autor eine lysigene, vom anderen eine schizo-lysigene Entstehung angenommen. Das trifft beispielsweise zu für die Entstehung der Ölräume der Rutazeenfrüchte; diese Ölräume lysigenen bzw. schizo-lysigenen Ursprungs fallen unter dem Mikroskop manchmal dadurch auf, daß noch Plasmareste und Membranfetzen sichtbar sind.

Gewinnung

Das älteste Verfahren, Duftstoffe anzureichern und zu konservieren, bestand darin, aromatische Pflanzen mit fetten Ölen zu extrahieren; diese Kunst war in der Antike hoch entwickelt und es widmet ihr bereits THEOPHRAST (geb. 370 v. Chr.) eine eigene Schrift. In veränderter Form wird diese Methode heute noch in Grasse (Südfrankreich) geübt, und zwar in Form der Kaltextraktion (Enfleurage) oder unter Anwendung von Wärme (Mazeration). Des Enfleurageverfahrens bedient man sich nur bei einer kleinen Gruppe von wertvollen Blüten (Jasmin, Tuberose), die nur geringe Mengen an Öl enthalten, aber durch die physiologische Eigentümlichkeit ausgezeichnet sind, noch während der Enfleurage fortlaufend neues Öl zu produzieren. Die frisch gepflückten Blüten werden auf die Oberfläche besonders präparierter Fette gestreut (Rindertalg und Schweinefett) und nach 24—72 Stunden durch neue Blüten ersetzt. Allmählich sättigt sich das Fett mit Blütenöl; man knetet das Fett mit Alkohol durch, zieht den Alkohol im Vakuum ab und erhält dann ein Blütenöl, das in seinen geruchlichen Qualitäten den Duftstoffen der lebenden Pflanze sehr nahe kommt. Eine andere Gruppe von Blüten, wie Rosen, Nelken, Hyazinthen geben bei diesem Enfleurageverfahren schlechte Ausbeuten, da die Produktion an Duftstoffen im Augenblick des Pflückens aufhört, man arbeitet sie daher nach dem einfacheren Mazerationsverfahren auf: Frische Blüten werden mit geruchfreien Fetten (meist Schweinefett) eine Viertelstunde unter Rühren auf 50—80 °C erhitzt; nach der Extraktion wird das Fett mittels hydraulischer Pressen oder durch Zentrifugen von den Pflanzenteilen befreit, mit Alkohol werden die Riechstoffe wiederum dem Fett entzogen und der Alkoholextrakt auf ein kleines Volumen eingeengt.

Diese Verfahren werden heute nur noch wenig geübt und wurden weitgehend ersetzt durch Extraktionsverfahren mit leicht flüchtigen Lösungsmitteln — in der Regel Petroläther. Frische Blüten gelangen in besondere Extraktoren, wo sie in einem kontinuierlichen Prozeß kalt extrahiert werden. Durch das Lösungsmittel werden neben den Duftstoffen auch Wachse und Pflanzenfette mit herausgelöst, weshalb nach dem Abziehen des Extraktionsmediums (im Vakuum bei möglichst niederen Temperaturen) die erhaltenen „Essences concrètes" von halbfester, butterweicher Konsistenz sind. Durch Waschen mit absolutem Alkohol kann das ätherische Öl daraus extrahiert und weiter konzentriert werden.

Gewinnung von ätherischen Ölen nach einem Extraktionsverfahren sind beschränkt auf die Fälle, in denen es darauf ankommt, empfindliche Duftstoffe unverändert zu erhalten und in denen die Menge an ätherischem Öl so gering ist, daß die Wasserdampfdestillation keine Ausbeuten an Öl liefert, höchstens aromatische Wässer.

Das wichtigste Verfahren zur Darstellung von ätherischen Ölen, insbesondere auch von pharmazeutisch verwendeten Ölen, ist die Wasserdampfdestillation. Das Verfahren ist auch in großtechnischem Maßstab billig durchführbar. Früher wurden die Pflanzenteile einfach mit Wasser übergossen und die Destillationsblase durch direkte Feuerung erhitzt. Die modernen Betriebe destillieren mit gespanntem Wasserdampf.

Die meisten Bestandteile von ätherischen Ölen haben einen Siedepunkt zwischen 150 bis 300 °C; wollte man daher ätherische Öle ohne Hilfe von Wasserdampf unmittelbar durch Destillation aus zerkleinertem Pflanzenmaterial gewinnen, so wären Temperaturen erforderlich, bei denen die empfindlichen Substanzen zerstört oder verharzen würden. Mittels Wasserdampf gehen auch die hochsiedenden Anteile von ätherischen Ölen bei etwa 96 °C (760 mm Hg-Druck) über; dafür ist entscheidend, daß die ätherischen Öle in Wasser nicht löslich sind; würden die ätherischen Öle mit Wasser unbeschränkt mischbare Stoffgemische darstellen, so läge insgesamt ein homogenes (einphasiges) Flüssigkeitsgemisch vor, dessen Einzelkomponenten bekanntlich in einem breiten Temperaturintervall fraktioniert destillieren, sofern sie nicht azeotrope Gemische darstellen. Außerdem schließt der Wasserdampf die Pflanzenteile auf und es werden vielfach erst dadurch die in endogenen Ölbehältern eingeschlossenen Ölbestandteile dem Abtransport zugänglich. Die durch Wasserdampfdestillation gewonnenen ätherischen Öle kommen in ihren geruchlichen Qualitäten den genuinen Pflanzenduftstoffen nicht so nahe wie die Extraktionsöle; das trifft insbesondere dort zu, wo Ester vorliegen, die durch die Wirkung des Wasserdampfes verseift werden.

Für bestimmte Öle sind dann noch mechanische Verfahren zur Gewinnung üblich. Durch Auspressen von Früchten bzw. Fruchtschalen gewinnt man das Ol. Lauri, insbesondere aber die Citrus- oder Agrumen-Öle. Die Schalen der Agrumen enthalten Wasser, so daß beim Auspressen ein Wasser-Öl-Gemisch resultiert, das durch Pektine emulgiert ist. Die weitere Aufarbeitung besteht darin, das Öl durch Destillation, Filtrieren oder Zentrifugieren abzutrennen.

Verwendung

Die weltwirtschaftliche Bedeutung der ätherischen Öle beruht auf ihrer ausgiebigen Verwendung in der Parfümerie und Kosmetik sowie in der Lebensmittelindustrie (als Essenzen, Geschmackstoffe und Gewürze); demgegenüber tritt ihre Verwendung in der Pharmazie zurück.

Arzneilich verwendet werden: Ganzdrogen, deren Hauptwirkstoffe ätherische Öle sind, die eigentlichen ätherischen Öle und aus Ölen isolierte Reinstoffe. In einigen Fällen sind Ganzdrogen, Öl und Einzelstoffe nebeneinander offizinell: z. B. Folia Menth. pip. — Oleum Menth. pip. — Menthol, Herba Thymi — Oleum Thymi — Thymol. Die Anwendungsgebiete von Droge, Öl und Reinsubstanz müssen sich durchaus nicht decken. Den isolierten Wirkstoff zieht man vor, wenn es auf eine genaue Dosierung ankommt oder wenn Begleitstoffe des Öles bzw. der Droge der Anwendung hinderlich sind.

Das stark wirkende Ascaridol läßt sich leicht gravimetrisch einstellen; Oleum Chenopodii mit seinem wechselnden Ascaridolgehalt muß chemisch oder biologisch standardisiert werden; früher erschwerten die unexakte Dosierung und der schlechte Geschmack großer Teemengen eine erfolgreiche Wurmkur außerordentlich. Als juckreizstillendes Mittel zieht man das reine Menthol dem Ol. Menth. pip. wegen der geringeren Geruchsbelästigung vor. Ähnlich besitzt reines Eucalyptol in der Inhalationstherapie vor dem Ol. Eucalypti den Vorzug, frei von hustenreizenden Begleit-Terpenen zu sein.

Zielt man hingegen auf die Anwendung als Geruchs- oder Geschmackskorrigens, so sind die ätherischen Öle den Einzelbestandteilen überlegen; denn gerade komplexe Gemenge zahlreicher Einzelstoffe sind in ihren geruchlichen Qualitäten — wie die alltägliche Erfahrung der Parfümeriekomposition zeigt — einer Einzelkomponente überlegen. Die Ganzdroge schließlich spielt in der Therapie immer dann eine Rolle, wenn neben dem ätherischen Öl noch weitere, mit Wasserdampf nicht flüchtige Drogeninhaltsstoffe an der Drogen-Gesamtwirkung mit beteiligt sind: z. B. adstringierende Gerbstoffe in Folia Salviae und Folia Menthae piperitae, spasmolytisch wirksame Glykoside in den Flores Chamomillae oder Bitterstoffe in Pericarpium Aurantii. Weiterhin wird die Ganzdroge dann verwendet, wenn der spezifische Wirkstoff noch unbekannt und die

Rolle des ätherischen Öles noch nicht geklärt ist; das trifft besonders auf volksmedizinisch verwendete Drogen zu wie z. B. Arnica montana, Flores Tiliae,
Radix Valerianae u. a. m.

Der chemischen Heterogenität der ätherischen Öle entsprechen die sehr vielfältigen Anwendungsgebiete. Die wichtigsten Anwendungsgebiete gründen sich
auf die lokalen Wirkungen auf Haut und Schleimhäute, sie beruhen ferner auf
Wirkungen gegenüber Infektionserregern und Parasiten; einige Öle beeinflussen
die glatte Muskulatur und die innere Sekretion.

1. Anwendung als Hautreizmittel. Ätherische Öle, besonders Öle mit
hohen Gehalten an Carvacrol, Citral, Citronellal, Pinen und Limonen, rufen auf
der Haut eine Reihe von Veränderungen hervor: Kommt es zu Rötung und
Wärmegefühl, so spricht man von Rubefacientia; Vesikantia führen als Zeichen
stärkerer Reizwirkung zu Entzündungen und Blasenbildung. Rubefacientia wie
Ol. Terebinthinae, Ol. Gaultheriae, Ol. Rosmarini, Campher, Thymol sind Bestandteile der zahlreichen Salben und Linimente gegen rheumatische und neuralgische Schmerzen. Rötung und Wärmegefühl zeigen eine stärkere Durchblutung
der Haut an, wozu aber auch die mechanische Wirkung der Massage beiträgt.

2. Anwendung als Expektorantien. Inhalationen bestimmter ätherischer Öle sollen bei Bronchitis durch ihre Reizwirkung eine Reaktion im Sinne
einer Heilungstendenz auslösen. Diese Gruppe von Expektorantien kann man als
aromatische Expektorantien bezeichnen; sie werden vertreten durch Terpinum
hydratum, Oleum Pini pumilionis, Oleum Eucalypti und Oleum Menthae
piperitae. Innerlich angewendet werden aromatische Expektorantien teilweise
durch die Lungen ausgeschieden, gelangen demnach erst indirekt an den
Wirkungsort. Zur peroralen Applikation eignen sich neben den obengenannten
Ölen Herba und Extractum Thymi, Fructus und Oleum Foeniculi, Fructus und
Oleum Anisi[1].

Bei infektiösen Erkrankungen der Luftwege ist neben der expektorierenden
Wirkung die schwach antiseptische Wirkung dieser Öle vorteilhaft.

3. Anwendung als Gewürze und Stomachika. Einige Öldrogen steigern
nach innerlicher Anwendung durch schwache Reizwirkung auf die Schleimhäute
des Magens die Magensaftsekretion und die Magenbewegungen. Diese Wirkung
kommt aber nicht ausschließlich durch lokale Reizwirkung zustande, auch
Geruch und Geschmack der Öldrogen sind reflektorisch an der appetitanregenden
und verdauungsfördernden Wirkung mitbeteiligt. Man bezeichnet diese Gruppe
der Stomachika auch als Aromatika; wenn sie neben ätherischen Ölen auch noch
scharf schmeckende Prinzipien oder Bitterstoffe enthalten, nennt man sie Acria-
Aromatika bzw. Amara-Aromatika. Medizinisch verwendet man diese Drogen als
verdauungsfördernde Stomachika selten, häufiger als bloße Geruchs- und
Geschmackskorrigentien. Es gehören hierher auch die aromatischen und scharf
schmeckenden Gewürze, die in Küche und Lebensmittelindustrie verwendet
werden.

4. Anwendung als Karminativa. Bestimmte ätherische Öle beeinflussen
die glatte Muskulatur des Magen-Darm-Traktes: Sie steigern Tonus und Moti-
lität oder sie wirken erschlaffend (spasmolytisch). Diese Wirkungen kommen bei

---

[1] In die gleiche therapeutische Gruppe der aromatischen Expektorantien gehört aus der
Reihe der Balsame Balsamum tolutanum.

der Anwendung zahlreicher Drogen als Karminativa zur Geltung, doch trägt auch eine gewisse „Darmdesinfektion" der ätherischen Öle zu deren karminativer Gesamtwirkung bei. Wie die Wirkung der Karminativa zustande kommt, ist im einzelnen nicht näher bekannt. Meist versteht man unter Karminativa Drogen, die bewirken, daß im Darmkanal sich ansammelnde Gase leichter abgehen und kolikartige Schmerzen nachlassen. Neben den Flores Chamomillae zählen zu den Karminativa aromatische Vertreter der *Labiatae* (Folia Menthae piperitae, Herba Origani) und der *Umbelliferae* (Fructus Carvi, Fructus Anisi, Fructus Foeniculi Fructus Coriandri); schwächer karminativ wirken Drogen mit scharf oder bitter schmeckenden Stoffen wie Rhizoma Calami, Rhizoma Zingiberis, Rhizoma Galangae oder Fructus Piperis.

Vielleicht trägt zu dem karminativen Gesamteffekt einiger Drogen auch deren Gallenwirkung bei: Eindeutige cholagoge Wirkung kommt dem Oleum Menthae und der Rhizoma Curcumae zu.

5. **Anwendung als Diuretika.** Nach der Resorption wird der Hauptteil der ätherischen Öle durch die Nieren ausgeschieden. Dabei führt die milde Reizung der Nieren zu vermehrter Harnabgabe (Diurese), toxische Dosen verursachen hingegen Anurie. Als aromatische Diuretika gelten: Fructus und Oleum Juniperi, Radix Levistici und Fructus Petroselini.

6. **Emmenagoga und Abortiva.** Zahlreiche Drogen mit ätherischen Ölen gelten seit ältester Zeit als Abortiva, in erster Linie Apiol, Oleum Petroselini, Oleum Sabinae, Oleum Juniperi und Oleum Rutae; dann Gewürze wie Semen Myristicae, Flores Caryophylli, Cortex Cinnamomi, Rosmarin, Safran und Lorbeerblätter. Toxische Dosen der Öle, die das Leben der Mutter in jedem Falle gefährden, führen zu allgemeinen Entzündungen der Unterleibsorgane und des Gastro-Intestinaltraktes. Gelegentlich verwendet man diese Drogen in schwacher Dosierung, wobei sie eine mildere Wirkung entfalten, gegen Amenorrhoe und Dysmenorrhöe (z. B. Apiol, Eumenol E. W. = Auszug aus einer chinesischen Angelica-Art, Cort. Gossypii radicis).

7. **Anwendung gegen Infektionserreger und Parasiten.** Uralt ist die Verwendung ätherischer Öle als Antiseptika und Desinfizientia: Die Ägypter konservierten ihre Mumien mit aromatischen Drogen, die Babylonier würzten ihre Speisen zur besseren Haltbarkeit, und bis ins Mittelalter brannte man bei Epidemien duftendes Räucherwerk ab; die Zersetzung von Lebensmitteln (Gärung, Fäulnis, Schimmelbildung) ließ sich durch aromatische Pflanzen wie Ysop, Satureja, Thymus, Origanum unterdrücken — sie galten als „antidämonische Pflanzen"[1]. Ebenso bekannt war den alten Ärzten die Behandlung lokaler Infektionen mit bestimmten Gewürzen und Kräutern: Das Alte Testament erwähnt eine Salbe aus Myrrhe, Zimt, Kalmus und Cassia mit Olivenöl. Heute kommt den ätherischen Ölen als Anitseptika und Desinfizientia nur eine zweitrangige Bedeutung zu: Einige wenige behaupten sich als Mittel zur Zahnbehandlung und Mundpflege, als Harnantiseptika, als Anthelmintika und Repellantia[2].

Man unterscheidet zwischen Desinfektionsmitteln (Desinfizientia) und Antiseptika. Desinfizientia sollen innerhalb einer bestimmten Einwirkungszeit zum Tod der Bakterien führen; Antiseptika verhindern lediglich Wachstum und Vermehrung der Erreger. Als stark

---

[1] Siehe hierzu F. EICHHOLTZ, Die toxische Gesamtsituation auf dem Gebiete menschlicher Ernährung. Berlin/Göttingen/Heidelberg 1956.

[2] Zur Wundbehandlung benutzt man an aromatischen Drogen nur noch Balsamum peruvianum (s. S. 465).

antiseptisch wirksam gelten die Carvacrol-haltigen Drogen, dann die Drogen mit Cineol, mit Thymol und mit Eugenol als Hauptbestandteilen des Öles.

Zur Desinfektion kariöser Zähne verwendet der Zahnarzt Nelkenöl, Zimtöl oder Eugenol; sie wirken außerdem schmerzstillend durch Anästhesie des Zahnnerves (daher auch Hauptbestandteil der sog. „Zahntropfen"). Zahnpasten, Mundwässer und Gurgelmittel enthalten regelmäßig ätherische Öle: Menthol, Ol. Menth. pip., Ol. Eucalypti, Thymol, Salbei, Myrrhe.

Die antiseptische Wirkung nutzt man weiterhin bei infektiösen Erkrankungen der Harnwege aus. Harnantiseptika wie Oleum Santali, Rhizoma Kawa-Kawa, Folia Matico und Terpinum hydratum gelten als Adjuvantia bei subakuter und chronischer Urethritis; Folia Bucco außerdem bei Zystitis.

Einige ätherische Öle bzw. Terpene wirken antiparasitär. Oleum Chenopodii, Ascaridol, Santonin und Thymol sind bekannte Anthelmintika. Die Wirkung anderer Öle erstreckt sich auch auf Ektoparasiten wie Läuse und Krätzmilben (Oleum Anisi, Eugenol und Balsamum peruvianum sind hier zu nennen).

Repellantia sollen Insekten fernhalten, ohne daß sie durch diese Stoffe getötet werden müssen. Cassia-Öl, Campher, Terpentinöl, Zimt-, Pfefferminz-, Nelken-, Citronell-Öl oder Gemische der genannten Öle werden gebraucht. Nachteilig bei der Anwendung sind der starke Geruch, die kurze Wirkungsdauer und häufige allergische Hautreaktionen. Folia Patchouli schützen Kleider vor Mottenfraß.

Eigenschaften

Bei gewöhnlicher Zimmertemperatur sind die ätherischen Öle fast durchwegs flüssig, einige wie das Rosen- und Anisöl erstarren teilweise. Sie sind flüchtig, eine Eigenschaft, auf die sich eine einfache Prüfung der Arzneibücher gründet, wonach ein durch ätherische Öle erzeugter „Fettfleck" auf Filtrierpapier durch Verdunsten restlos verschwindet im Gegensatz zu den fetten, nicht flüchtigen Ölen. Das spezifische Gewicht ist meist kleiner als 1, daher schwimmen Ätherische Öle auf Wasser; doch bilden Öle mit hohen Gehalten an aromatischen und S-haltigen Verbindungen Ausnahmen (Oleum Cinnamomi, Oleum Caryophylli, Oleum Sinapis). Weitere auffallende physikalische Eigenschaften Ätherischer Öle sind (die meist vorhandene) optische Aktivität und — je nach Gehalt an Bestandteilen mit Doppel- und Dreifachbindungen — hohes Lichtbrechungsvermögen. In lipophilen Lösungsmitteln sind ätherische Öle leicht löslich, sehr schwer hingegen in Wasser[1]. In reinem Zustande sind sie meist farblos bis schwach gelblich; von Natur aus gelbbraun ist von den offizinellen Ölen das Nelkenöl, grün oder blau gefärbt sind die azulenhaltigen Öle. Die ätherischen Öle zeichnen sich durch intensiven Geruch und Geschmack aus; z. B. ist Jonon noch in einer Konzentration von 10^{-7} g/l Luft geruchlich nachweisbar, Oleum Menthae piperitae ist noch in der Verdünnung 1:4 Millionen durch den Geschmack feststellbar.

Bei längerer, insbesondere bei unsachgemäßer Aufbewahrung verändern viele ätherischen Öle ihre Eigenschaften: Bereits durch eine Sinnesprüfung erkennbar sind Dunkelwerden der Öle, das Verharzen (Zunahme der Dichte) und Veränderungen des Geruches. Welche Änderungen beim Lagern, die nicht selten einem Verderben gleichkommen, vor sich gehen, ist in Einzelheiten nicht ge-

---

[1] In der Rezeptur rechnet man, daß sich 1 Tropfen in 200 ml Wasser löst.

klärt: Gewöhnlich nennt man Autoxydationen, Polymerisationen, Esterhydrolysen. Auf jeden Fall begünstigen Feuchtigkeit, Wärme, Luftsauerstoff und Licht chemische Reaktionen, die an Ölbestandteilen sich vollziehen können, die aber ansonsten von der Reaktionsfähigkeit der Einzelbestandteile abhängen und daher von Öl zu Öl verschiedenartig sein werden. Am stärksten zum Verderb neigen Öle mit einem hohen Gehalt an ungesättigten Terpenkohlenwasserstoffen (alle Citrusöle, Koniferenöle), wohl hauptsächlich dadurch, daß die ungesättigten Terpenkohlenwasserstoffe sich leicht autoxydieren, den Sauerstoff auf andere Ölbestandteile übertragen und ganze Kettenreaktionen in Gang setzen. Der Grundgeruch frischer Öle wird dadurch oft grundlegend geändert; so nehmen Citrusöle gerne einen terpentinartigen Geruch an.

Da sich die Terpenkohlenwasserstoffe selbst an der „Riechwirkung" frischer Öle nur wenig beteiligen, ist man dazu übergegangen, sog. terpenfreie Öle herzustellen, die nach W. TREIBS richtiger als kohlenwasserstoffarme Öle zu bezeichnen wären. Die terpenfreien Öle sind haltbarer und überdies feiner in ihren geruchlichen Eigenschaften.

Bei Ölen mit hohem Estergehalt (Oleum Bergamottae, Oleum Lavandulae) nimmt mit der Lagerung der Säuregehalt zu infolge partieller Verseifung der Ester. Auch Öle mit aldehydischen und phenolischen Bestandteilen neigen zu Veränderungen, während Öle mit Alkoholen als Hauptbestandteil (Oleum Geranii) relativ sehr gut haltbar sind. In der Apotheke werden ätherische Öle am besten in kleinen, gefüllten, gut verschließbaren und vor Licht geschützten Gefäßen aufbewahrt. Auch wird in einigen Fällen ein geringer Zusatz von absolutem Äthanol für vorteilhaft gehalten; doch muß bei der Abgage die Verdünnung berücksichtigt werden.

Prüfung und Wertbestimmung

Drogen, deren Hauptwirkstoffe ätherische Öle sind, müssen zunächst an Hand ihrer morphologischen Merkmale auf Identität geprüft werden. Diese makro- und mikroskopischen Prüfungsmethoden werden ausführlich in Lehrbüchern der pharmakognostischen Praktika beschrieben und können hier nicht näher erörtert werden. Es muß aber hier auf die Grenzen der morphologisch-anatomischen Untersuchungsmethoden hingewiesen werden: Die Zuordnung einer Droge zu einer bestimmten Spezies von Stammpflanze schließt noch keine Aussage ein über die qualitative Zusammensetzung des in ihr enthaltenen Öles. Nicht selten gibt es Arten, die in mehrere chemische Rassen zerfallen, die sich also nicht morphologisch unterscheiden, vielmehr durch Art- und Mengenverhältnis ihrer Inhaltsstoffe.

Der Kampferbaum (*Cinnamomum camphora* Nees & Eberm.) läßt sich bei morphologischer Gleichheit in drei chemische Rassen gliedern. Die eine Varietät enthält Campher, die zweite bildet vorwiegend Cineol, die dritte schließlich Linalool aus. Bei *Eucalyptus dives* Schauer wurden vier verschiedene chemische Rassen nachgewiesen: Der Grundtyp der Art ist dadurch gekennzeichnet, daß er viel Piperiton neben wenig Phellandren enthält und frei von Cineol ist; die Variante A enthält ebenfalls kaum Cineol, jedoch in großen Mengen Phellandren. Die chemischen Rassen B und C schließlich zeichnen sich vor den erstgenannten dadurch aus, daß sie praktisch kein Phellandren bilden. Normen für einen Mindestgehalt der Öle an bestimmten Stoffen stellen die Arzneibücher aber nur für die eigentlichen Olea aetherea auf; für die Drogen werden nur Mindestgehalte an Gesamtöl gefordert.

Zur quantitativen Bestimmung des ätherischen Öles in Drogen stehen mehrere Methoden zur Verfügung. Das veraltete DAB 6 kennt die gravimetrische Methode. Aus der Droge wird das ätherische Öl durch Wasserdampf übergetrieben, mit dem Destillat aufgefangen und nach Zusatz von Kochsalz bis zur Sättigung mit Pentan (Kp. 32°) ausgeschüttelt. Das Pentan wird abgedunstet, die letzten Reste müssen durch Einblasen von Luft entfernt werden. Ein großer Nachteil dieser Methode besteht darin, daß die letzten Reste Pentan nur schwer verjagt werden können, ohne daß gleichzeitig niedrig siedende Bestandteile des zu bestimmenden Öles verloren gehen. Der Rückstand wird gewogen.

Die heute allgemein verwendete Methode besteht hingegen darin, das im Destillat abgeschiedene Öl volumetrisch zu messen.

Auch die volumetrische Methode stellt eine „Konventionsmethode" dar, d. h. die mit ihr erzielten Ergebnisse geben nicht den tatsächlichen Gehalt der Droge an ätherischem Öl an; sie sind abhängig von den näheren Versuchsbedingungen, die streng eingehalten werden müssen, um reproduzierbare Werte zu erhalten. Die wichtigsten derartigen Faktoren sind Zerkleinerungsart der Droge, Art der Droge (ob innere oder äußere Öldrüsen), Destillationsdauer und Konstruktion der benutzten Apparatur. Die modernen Apparaturen — es existieren zahlreiche Typen — arbeiten meist kontinuierlich, d. h. das Destillatwasser wird im Kreislauf wieder zur Dampferzeugung benutzt; auch bei längerer Destillationsdauer bleibt so das Verhältnis Öl/Destillationswasser in einem günstigen Verhältnis, was günstig ist zur Bestimmung von Ölen mit schwer flüchtigen und merklich wasserlöslichen Anteilen.

Die Qualitätsprüfung und Analyse der eigentlichen Olea aetherea erfordert ein hohes Maß an Erfahrung. Die Prüfungsmethoden der Arzneibücher schließen in der Regel nur grobe Verfälschungen aus wie das Strecken teurer Öle mit Lösungsmitteln (Wasser, Weingeist, Chloroform, Terpentinöl, fettem Öl, künstlichen Estern). Die Erstarrungspunkte und Siedepunkte der Öle, ihr spezifisches Gewicht und ihre Löslichkeit in Äthanol liefern erste Hinweise auf Verfälschungsmöglichkeiten. Häufiger sind aber Verfälschungen, die sich nicht durch Änderungen in den physikalisch-chemischen Konstanten ohne weiteres bemerkbar machen: so der Zusatz von Ölen anderer Provenienz, von Bestandteilen billiger Öle oder von synthetischen Substanzen (Geraniol bzw. Palmarosaöl zu Rosenöl, von Terpenen zu Citrusölen u. a.). Die Sinnesprüfung ist daher zur Qualitätsbeurteilung von Ölen oft unerläßlich. Andere Wertschwankungen haben ihre Ursache nicht in künstlichen Manipulationen mit den fertigen Ölen, sondern bereits in der Qualität der Ausgangsdroge. Gerade bei einigen pharmazeutisch verwendeten Ölen (Oleum Thymi, Oleum Foeniculi, Oleum Cinnamomi) ist die Ausgangsdroge nicht immer einheitlich, wenn verwandte Arten (Thymus) oder Unterarten mitdestilliert werden und dann Öle unerwünschter Zusammensetzung liefern. Durch analytische Bestimmung des Aldehydgehaltes, der Menge an freien Phenolen oder der Ester können außer der Norm liegende Öle von einer pharmazeutischen Verwendung ausgeschlossen werden.

2. Allgemeines über pflanzliche Harze und Balsame

Der Begriff „Harz" — der Alltagssprache entlehnt — läßt sich wissenschaftlich nicht einwandfrei umgrenzen. Ihren physikalischen Eigenschaften und ihrer chemischen Zusammensetzung nach bilden die Harze eine heterogene Gruppe von Pflanzenprodukten; sie haben andererseits eine Reihe von Eigenschaften gemeinsam, so daß sie in der Praxis durchaus als eine zusammengehörige Gruppe erkennbar sind. Sie lösen sich schwer in Wasser, leicht in lipophilen

Lösungsmitteln. Sie sind amorph und strukturlos, erweichen beim Erwärmen zunächst, um später zu einer mehr oder weniger klaren, zäh-klebrigen Flüssigkeit zu schmelzen; sie brennen mit rußender Flamme und sind gegenüber chemischen Agenzien oft auffallend resistent. Der chemischen Natur ihrer Bestandteile nach bestehen zwischen Harzen und ätherischen Ölen biogenetische Beziehungen, da die typischen Harze ebenfalls Gemische von Terpenen oder Phenylpropanderivaten darstellen. Auch physiologisch ist die Grenze zwischen ätherischen Ölen und Harzen fließend: die Harze stellen pflanzliche Exkrete dar, die nicht wieder in den Stoffwechsel einbezogen, sondern endgültig in Harzräumen oder Harzgängen abgeschieden werden; schizo-lysigene Entstehung herrscht vor, und zwar kommt es zur Bildung vielfach miteinander anastomosierender Systeme von Harzräumen. Der technologische Begriff Harze schließt ein, daß diese Produkte einem typischen „Harzfluß" ihre Entstehung verdanken. Damit es zu einem ergiebigen Harzfluß kommt, dessen technische Ausbeutung lohnt, müssen folgende Bedingungen zusammentreffen: 1. Die betreffende Pflanze muß genügend Harz produzieren, sie muß 2. gleichzeitig auch genügende Mengen von ätherischen Ölen oder flüssigen Aromaten bilden, in denen die eigentlichen Harze gelöst oder emulgiert sind, da nur so eine fließfähige Masse („der Balsam") entsteht; und 3. müssen die Harzkanäle anastomosieren, denn nur dann werden nach einer Verletzung der Bäume nicht bloß die tatsächlich verletzten Harzgänge entleert, sondern es werden auch der Verletzungsstelle entfernt liegende Gewebe mit einbezogen.

Wo eine dieser genannten Bedingungen fehlt, kommt es zu keinem typischen Harzfluß; die Exkrete bleiben innerhalb der Gewebe liegen und können nicht durch Verwundung der Pflanze gewonnen werden, sondern nur durch Extraktion der „harzhaltigen" Pflanzenteile mit geeigneten Lösungsmitteln. Derartige harzartige Extraktivstoffe von Pflanzen lassen sich aus einer außerordentlich großen Zahl von Pflanzen gewinnen. Oft wird der Begriff Harze nicht bloß erweitert auf Extraktivstoffe von gleicher oder ähnlicher chemischer Zusammensetzung wie die eigentlichen Harze gebraucht; oft sehen wir als Harze alle pflanzlichen Extraktivstoffe bezeichnet, deren Zerlegung in kristallisierende Einzelkomponenten noch nicht gelungen ist; Harz ist hier zu einem gleichbedeutenden Ausdruck geworden für amorphes Gemisch, das keine oder wenig Neigung zur Kristallisation zeigt.

Verwunden, Anzapfen oder Anschwelen von Pflanzen, meistens von Bäumen, gehört in irgendeiner Form zur Harzgewinnung. Es handelt sich bei diesen mechanischen Prozeduren aber um kein bloßes Sammeln des schon vorgebildeten Pflanzenexkretes; durch fortgesetzte und meist recht tiefgreifende Verletzung des Stammes kommt es nicht selten zu einer Neubildung von Harz und von Sammelräumen; in manchen Fällen wird durch eine Verletzung die Bildung von Harz und Harzkanälen überhaupt erst eingeleitet. Die aus den verletzten Geweben austretenden Produkte sind von sirupartiger Konsistenz und man bezeichnet sie als Balsame: Verdunsten die leichtflüchtigen Anteile (ätherische Öle, flüssige Ester) an der Luft oder trennt man sie — wie im Falle des Kolophoniums — durch Destillation ab, so bleiben die Harze zurück; die eigentlichen Balsame behalten ihre zähflüssige Konsistenz bei.

Vorkommen: Pflanzen, die zur Harzgewinnung herangezogen werden, finden wir über das ganze Pflanzensystem verstreut bei Koniferen, bei Mono- und bei Dikotyledonen. Harzliefernde Pflanzen sind selten in Familien mit krautigen Gewächsen, etwa bei Labiaten, Skrophulariazeen, Verbenazeen, Ranunkulazeen

u. a. Folgende Harze werden pharmazeutisch verwendet:

Pinaceae:	Kolophonium, Kanadabalsam,
Burseraceae:	Weihrauch, Myrrhe, Elemi,
Styracaceae:	Benzoe,
Anacardiaceae:	Mastix,
Leguminosae:	Peru- und Tolu-Balsam,
Umbelliferae:	Asa foetida, Galbanum, Ammoniacum.

3. Hautreizende Mittel

Hautreizmittel verursachen, auf der Haut eingerieben, unter schmerzhaften Empfindungen eine mehr oder weniger starke Hautrötung oder Hautentzündung. Man will durch den Reiz aber weniger auf die Haut selbst einwirken, als vielmehr bestimmte Fernwirkungen erzielen, d. h. die Funktionen tiefer oder ferner gelegener Organe beeinflussen, insbesondere neuralgische und rheumatische Schmerzen lindern.

Das Verfahren, bei bestimmten inneren Erkrankungen Hautreizmittel anzuwenden, ist uralt. Abnahme der Entzündung an applikationsfernen Körperstellen, Nachlassen der Schmerzen, so glaubte man früher, beruhen auf einer Anämie, da das Blut zu den behandelten hyperämischen Hautpartien abfließe. Von dieser Vorstellung ausgehend nannte man die Hautreizmittel auch „ableitende Mittel" oder „Derivantia". Die moderne Medizin erklärt dieses „Ableiten" einer funktionellen oder organischen Störung tiefer gelegener Körperpartien auf die Haut mit Reflexphänomenen.

Das einfachste und am häufigsten verwendete Hautreizmittel ist Wärme (als Thermotherapie mit Wärmeflaschen, Heizkissen oder durch Licht- und Strahlenbehandlung). Sieht man von den Capsicumpräparaten und von den chloroformhaltigen Einreibemitteln ab, so sind es heute bloß noch ein paar ätherische Öle, die man als Hautreizmittel verwendet; gegen früher ist die Verwendung von Derivantia heute sehr eingeschränkt.

Terpentin, Terpentinöl und Kolophonium

Terpentin. Unter Terpentin versteht man in einem weiten Sinne den bei der Verwundung von Koniferen-Stämmen ausfließenden Balsam. Sämtliche Nadelholzarten liefern Balsame bzw. Terpentine, allerdings unterschiedlich sowohl der chemischen Zusammensetzung nach als auch in den physikalischen Eigenschaften. Für die pharmazeutisch verwendeten Terpentinsorten (z. B. für gewöhnliches Terpentin, Lärchenterpentin, Venetianisches Terpentin, Kanadabalsam u. a. m.) geben die Arzneibücher nähere Bestimmungen insbesondere auch hinsichtlich der botanischen Herkunft. Unter Terpentin schlechthin (= Terebinthina) versteht man den Balsam bestimmter Pinus-Arten.

Man kennt gegen 80 Pinusarten, darunter die im Mittelmeergebiet heimische Pinie (*Pinus pinea* L.), die gemeine Kiefer (*P. sylvestris* L.) der Sandböden Deutschlands und die Zwergkiefer (*P. mugo* Turra [= *P. montana* Miller]) der Alpen und anderer höherer Gebirge Europas. Für die Terpentinöl-Gewinnung im großen Maßstab kommen aber nur ein paar wenige Arten in Frage. Über die Hälfte der Weltproduktion liefern allein die USA, wo *Pinus palustris* Mill., *P. caribaea* Morelet, *P. taeda* L. und *P. sabiniana* Douglas ausgebeutet werden. In der Erzeugung an zweiter Stelle liegt Frankreich mit Kulturen von *Pinus pinaster* Ait. in den Küstenregionen seiner südlichen Landesteile. In nordischen

Ländern, Schweden, Finnland, in der UdSSR und in Deutschland zieht man *Pinus sylvestris* L., in Österreich *Pinus nigra* Arnold zur Gewinnung heran.

In der unverletzten Pflanze befindet sich der Terpentinbalsam in schizogenen Exkretgängen von Rinde und Holz, die sich nach künstlich dem Baum beigebrachten Verwundungen entleeren. Dieser sog. primäre Harzfluß ist allerdings wenig ergiebig und er versiegt bald; nach etwa 14 Tagen aber — wenn sich als Folge des Wundreizes oberhalb der Wundstelle Neuholz mit vielen neuen Harzgängen gebildet hat — beginnt der Balsam erneut und reichlich zu fließen. In der Praxis geht man gewöhnlich so vor, daß man eine bestimmte Fläche des auszubeutenden Baumes von der Rinde und den äußeren Anteilen des Splintholzes entblößt und an der Basis der Wundstelle eine Zinkrinne fixiert, um für den langsam herabrinnenden Balsam eine Führung in ein unterhängendes Tongefäß zu haben. Die Wundfläche wird laufend erweitert, um zur Bildung immer neuer Exkretgänge anzuregen. Zahlreiche Modifikationen dieses Verfahrens der Terpentingewinnung sind bekannt, so die Methode, den Exkretfluß durch Mineralsäuren zu stimulieren, wodurch das Setzen mechanischer Wunden eingespart wird. Das Roh-Terpentin ist dickflüssig und mit körnigen Ausscheidungen von Harzsäuren durchsetzt; als Verunreinigungen enthält es Wasser, Pflanzenteile, Insekten und mineralische Bestandteile. Durch Verflüssigen in der Wärme, Dekantieren und Filtrieren wird es weiter gereinigt und bildet dann das Terebinthina der Arzneibücher. Das Terebinthina der verschiedenen Pharmakopoen unterscheidet sich in Abhängigkeit von der botanischen Herkunft und den angewandten Gewinnungs- und Reinigungsverfahren.

Wie jeder andere Balsam auch, so läßt sich Terpentin in eine mittels Wasserdampf flüchtige Fraktion und in eine nichtflüchtige Komponente zerlegen, die im vorliegenden Falle als Terpentinöl und als Kolophonium bezeichnet werden.

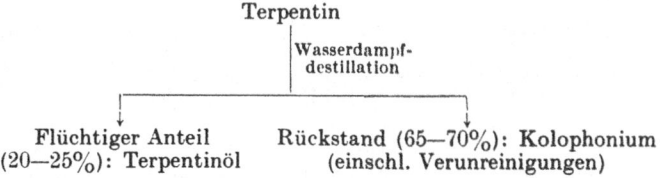

Terpentin

Wasserdampfdestillation

Flüchtiger Anteil (20—25%): Terpentinöl

Rückstand (65—70%): Kolophonium (einschl. Verunreinigungen)

Die wirtschaftliche Bedeutung des Terpentins liegt gerade darin, daß es das Ausgangsprodukt für Terpentinöl ist. Pharmazeutisch ist Terebinthina eine nicht sehr wichtige Droge; er findet Verwendung als Bestandteil sog. Furunkelsalben (z. B. der Unguentum basilicum DAB 6.) und einiger Pflaster.

Andere Terpentine: Terebinthina laricina (= Terebinthina veneta) ist der Balsam der Lärche *Larix decidua* Mill. 15% entfallen durchschnittlich auf den flüchtigen Anteil, der wiederum zur Hauptsache aus Pinen besteht. Der angenehme balsamische Geruch des Lärchenterpentins beruht auf seinem relativ hohen Gehalt an Borneol. Äußerlich unterscheidet sich Lärchenterpentin von gewöhnlichem Terpentin bereits dadurch, daß sich keine körnigen Massen abscheiden, weshalb man von einem sog. Fein-Terpentin spricht.

Zu den Feinterpentinen gehört auch der Kanadabalsam, der Harzbalsam der amerikanischen Tannenart *Abies balsamea* (L.) Mill. In Europa kennt man den Kanadabalsam bloß als Hilfsmittel der mikroskopischen Technik (Ölimmersion), in Nordamerika spielt er darüber hinaus in der Volksmedizin eine gewisse Rolle, und zwar äußerlich zur Wundbehandlung und innerlich bei Erkältungskrankheiten.

Terpentinöl. Die Pharmakopöen verstehen unter Terpentinöl bzw. Oleum Terebinthinae die durch Wasserdampf — in der Regel unter vermindertem Druck

— aus Terpentin gewonnenen Öle. Diese aus Terpentinbalsamen erhaltenen Öle bezeichnet der Handel als „balsamische Terpentinöle" und stellt sie den sog. „Holz-Terpentinölen" gegenüber.

Bei den Koniferen sind die Harzgänge in der unverletzten Pflanze schon vorgebildet (primäre Harzgänge, s. oben unter Terpentin), auch wenn sie sich im Neuholz nach Verletzung vermehrt bilden. Das in den primären Harzgängen abgelagerte Öl sollte sich — so darf man erwarten — auch durch direktes Extrahieren oder Destillieren gewinnen lassen, nach Verfahren, wie sie zur Gewinnung ätherischer Öle sonst allgemein üblich sind. Man nennt Terpentinöle, die nicht auf dem Umwege über die Terpentinbalsame erhalten werden, die man vielmehr aus toten Stümpfen oder Ästen der Nadelbäume durch ein kombiniertes Extraktions- und Destillationsverfahren erhält, Holz-Terpentinöle. In der industriellen Technik spielen Holz-Terpentinöle eine zunehmende Rolle, entsprechend den Arzneibuch-Vorschriften sind sie aber von der pharmazeutisch-medizinischen Verwendung ausgeschlossen.

Von einem Terpentinöl, das den Anforderungen der Pharmakopöen entsprechen soll, wird verlangt, daß es als Hauptbestandteil das bizyklische Monoterpen α-Pinen (zu 60% bis zu 96%) enthält neben wechselnden Mengen β-Pinen und anderen Begleitterpenen. Diesen Bedingungen genügen die balsamischen Öle französischer, amerikanischer und österreichischer Herkunft, nicht aber das von *Pinus sylvestris* L. stammende Öl nordischer, russischer oder deutscher Provenienz. In Pinus sylvestris-Ölen kann Pinen zwar enthalten sein (etwa 15%), die Hauptmasse des Öles bilden jedoch andere Terpene wie Δ^3-Caren, Cymol und Campher; Geruch, Geschmack und pharmakologische Eigenschaften sind dementsprechend abweichend.

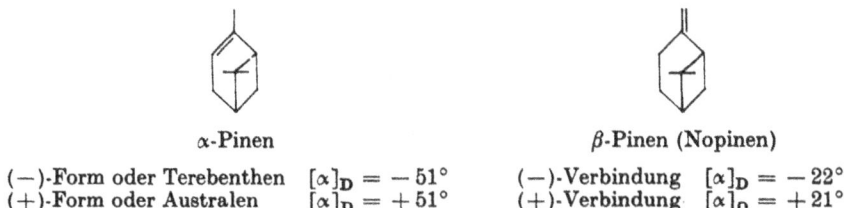

α-Pinen		β-Pinen (Nopinen)
(—)-Form oder Terebenthen $[\alpha]_D = -51°$		(—)-Verbindung $[\alpha]_D = -22°$
(+)-Form oder Australen $[\alpha]_D = +51°$		(+)-Verbindung $[\alpha]_D = +21°$

α-Pinen und β-Pinen unterscheiden sich durch die Lage der Doppelbindung. Beide Verbindungen kommen in der Natur in einer linksdrehenden (—)-Form und in einer rechtsdrehenden (+)-Form vor. Da das α-Pinen den Charakter der Terpentinöle bestimmt, so hängt der Drehsinn des Terpentinöles davon ab, ob (—)-α-Pinen oder ob (+)-α-Pinen im Gemenge überwiegt. Das α-Pinen der Öle amerikanischer Herkunft ist überwiegend rechtsdrehend, das europäischer (hauptsächlich französischer) Öle linksdrehend. Wenn einige Pharmakopöeen die Drehwerte der Öle bestimmen lassen, so wollen sie Aussagen über die Provenienz der Öle ermöglichen. Die Ph. H. V beispielsweise fordert Öle mit negativer optischer Drehung (also Öle französischer Provenienz), das DAB 6 läßt einen weiten Spielraum von Werten zwischen $[\alpha]_D = +15°$ und $[\alpha]_D = -40°$.

Das α-Pinen besitzt zwei Asymmetriezentren im Molekül, so daß 2^2, also vier optisch aktive α-Pinene möglich scheinen. Die beiden Kohlenstoffatome sind aber Teil eines bizyklischen Ringsystems, und bei räumlicher Betrachtung (etwa im Modell) zeigt sich, daß sie nicht voneinander unabhängig sind: Die räumliche Anordnung des einen Atoms bestimmt zwangsläufig diejenige des zweiten. Die Isomerenzahl ist demnach herabgesetzt; es können sich nur zwei spiegelbildisomere Formen ausbilden, die auch beide in der Natur vorkommen: als Terebenthen und als Australen.

Frisch destilliertes Terpentinöl ist farblos und reagiert neutral. Es besitzt aber in hohem Grade die Eigenschaft autoxydabel zu sein: Die zunächst wasserklare Flüssigkeit wird trübe, gelblich verfärbt und dicker in der Konsistenz. Dabei bilden sich sauer reagierende Reaktionsprodukte neben organischen Peroxyden und Wasserstoffsuperoxyd. Einige dieser Reaktionen wurden näher studiert. So nimmt das α-Pinen zunächst Luftsauerstoff auf und bildet primär Peroxyde, die unter Abgabe eines Teiles des Sauerstoffs in einfache Oxyde zerfallen; z. B. wurde aus französischem Terpentinöl als Reaktionsprodukt der Luftoxydation Verbenol isoliert. In Gegenwart von Wasser (Luftfeuchtigkeit) erscheint als Endprodukt der Autoxadation das Pinolhydrat, das sich aus alt gelagertem Terpentinöl in Kristallen abscheiden kann. Die beiden optisch aktiven Formen des Pinolhydrates bezeichnet man als Sobrerole: (—)-Sobrerol erhielt man aus amerikanischem, das enantiomorphe (+)-Sobrerol aus französischem Terpentinöl. Bei dieser Bildung von Pinolhydrat aus α-Pinen wurde demnach der Cyclobutanring oxydativ geöffnet unter Aufnahme zweier Hydroxygruppen und unter Ausbildung eines monozyklischen p-Menthanderivates.

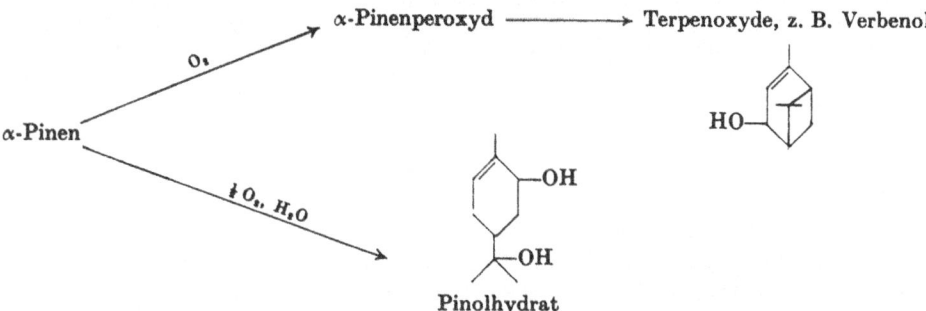

Pinolhydrat

(als Racemat oder als (—)- bzw. als (+)-Sobrerol je nach Konfiguration des im Terpentinöl primär vorliegenden Pinens)

Die Peroxyde verleihen dem Terpentinöl seine bekannten bleichenden Eigenschaften: beispielsweise wird der Korkverschluß von Terpentinölflaschen angegriffen; als Zusatz zu Waschpulvern und zu Seifen wird die Wirkung auch praktisch ausgenutzt. Nicht zuletzt sind es die Peroxyde, die auch für die hautreizenden Eigenschaften des Terpentinöls, also für seine therapeutische Verwendung, mit verantwortlich sind.

Terpentinöl ist ein ausgezeichnetes Rubefaziens; es wird als Bestandteil von hautreizenden Pflastern, Salben und Linimenten viel verwendet, so bei Lumbago, Arthritis, rheumatischen Schmerzen, Neuralgien und Bronchitiden. Lösungen in Olivenöl — intramuskulär oder subkutan appliziert — verwendet man in der unspezifischen Therapie, beispielsweise um den Körper gegen Infektionen widerstandsfähiger zu machen.

Für die innerliche Verwendung muß besonders gereinigtes Terpentinöl, ein Oleum Terebinthinae rectificatum, verwendet werden. Allerdings wird die innerliche Anwendung nicht mehr häufig geübt. Früher war Terpentinöl regelmäßig Hauptbestandteil von Inhalaten, die gegen chronische Bronchitiden verwendet wurden; wegen schädlicher Nebenwirkungen, besonders auf die Niere, ersetzt man es heute lieber durch Latschenkieferöl (Oleum Pini pumilionis) und durch Eucalyptusöl (Oleum Eucalypti). In der Volksmedizin gilt Terpentinöl als Mittel gegen Gallenkoliken.

Kolophonium. Darunter versteht man den bei der Terpentinöldestillation zurückbleibenden und durch Schmelzen geklärten

Abietinsäure

Teil der Terebinthina. Kolophonium besteht zur Hauptsache aus einem Gemenge mehrerer nahe verwandter Diterpensäuren, die teilweise chemisch ziemlich instabil sind. Am längsten bekannt ist die Abietinsäure. Der größte Teil des Kolophoniums dient technischen Zwecken. Pharmazeutisch dient es als Zusatz zu schwach hautreizenden Pflastern und Salben, auch zu Harzlösungen, die zur Fixation von Wundverbänden bestimmt sind.

Camphora

Der natürliche Campher stellt eine Teilfraktion — und zwar den bei Zimmertemperatur festen Anteil — dar des aus *Cinnamomum camphora* Nees & Eberm. destillierten ätherischen Öles.

Die Campher führenden Bäume, Arten der Familie der *Lauraceae*, wurden ursprünglich (von Nees und Esenbeck) in der Gattung Camphora zusammengefaßt, später aber zur Gattung Cinnamomum gezogen. In der Zusammensetzung ihrer Öle zeichnen sich die Arten dieser Gattung dadurch aus, daß sie Terpenderivate und Phenylpropanderivate nebeneinander enthalten. Welche Stoffklasse dabei überwiegt, hängt von genetischen Faktoren ab. Aber nicht nur von Art zu Art variiert die Zusammensetzung, oft ist das Verhältnis Phenylpropan zu Terpen verschieden von Organ zu Organ derselben Pflanze. Dazu ein Beispiel: Das aus der Wurzel von *Cinnamomum camphora* Nees & Eberm. destillierte Öl enthält weniger Campher, dagegen viel Safrol, während der Camphergehalt im Öl der oberirdischen Stämme überwiegt; Blätteröl enthält, je nach Provenienz und Entwicklungsstadium der Blätter, einen stark variierenden Campheranteil von 10—75%. Bei *Cinnamomum zeylanicum* Nees findet man jedoch im Wurzelöl viel Campher, während das Öl der Sproßrinde zumindest zu zwei Dritteln aus Zimtaldehyd besteht.

Cinnamomum camphora Nees & Eberm, ist ein schöner, bis 40 m hoher Baum mit immergrünen, ledrigen und aromatisch duftenden Blättern. Beheimatet ist die Art in den Küstengebieten Ostasiens. Führend in der Erzeugung von Naturcampher ist Formosa, gefolgt von Japan mit seinen Campherbaum-Beständen auf Kyushu, der südlichsten der japanischen Inseln. Der Campher ist in den Ölzellen sämtlicher Organe des Baumes enthalten, jedoch in jungen Zellen zunächst nur in geringen Mengen; mit zunehmendem Alter der Organe verändert sich die Zusammensetzung des Öles, und zwar bildet sich immer mehr Campher aus auf Kosten anderer Ölbestandteile, vermutlich des Borneols. Wirtschaftlich, zur technischen Gewinnung lohnend, ist nur das Holz von Stamm und Wurzel alter (50 bis 60 Jahre) Bäume. Man fällt die Bäume, zerkleinert das Holz und unterwirft es der Wasserdestillation. Aus dem Öl scheidet sich ein Teil des Camphers unmittelbar aus; ein weiterer Anteil an Campher fällt bei der fraktionierten Destillation des Restöles an.

Genuines Campheröl besteht nur etwa zur Hälfte aus Campher; zahlreiche weitere Inhaltsbestandteile wurden nachgewiesen wie Safrol, Acetaldehyd, Terpineol, Eugenol, Cineol, Pinen, Phellandren, Dipenten und Cadinen. Die Begleitterpene fallen bei der Camphergewinnung als Nebenprodukte an; dadurch, daß man sie ebenfalls technisch verwertet, ist es gelungen, die Produktion von Naturcampher gegenüber dem Synthesecampher konkurrenzfähig zu erhalten.

Campher ist ein Keton aus der Reihe der monozyklischen Monoterpene. In der Natur kommt es sowohl in einer rechtsdrehenden als auch linksdrehenden Form vor. Laurazeencampher ist rechtsdrehend, im Gegensatz zum Camphervorkommen einiger Kompositen. Ansonsten findet sich Camphervorkommen weit verstreut über des Pflanzenreich, gehäuft in zahlreichen ätherischen Ölen von Laurazeen, Labiaten und Kompositen. Technisch nutzbar sind u. a. der Campher von *Dryobalanops*

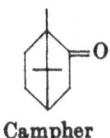

Campher

aromatica Gärtn., einer Dipterokarpazee aus Sumatra, Nordborneo und Süd-malakka, und von *Ocimum canum* Sims, einer Labiate aus tropischen Gegenden der Alten Welt.

Campher gehört zu den immer wiederkehrenden Bestandteilen der vielen populären Linimente zu Einreibungen bei rheumatischen Schmerzen, Neural-gien, Entzündungen und Kontusionen. Demgegenüber tritt die Verwendung bei akuter Rhinitis und Konjunktivitis oder seine innerliche Verwendung als An-aleptikum, Sekretolytikum und Antiaphrodisiakum zurück.

Senföl

Zerkaut man frische Senfsamen, so schmecken sie zunächst mild und es dauert einige Zeit, ehe der bekannte, brennend scharfe Geschmack nach Senf auf-tritt. Die stoffliche Ursache dieses bekannten Vorganges untersuchten F. Bou-ton und P. J. Robiquet schon im Jahre 1831; sie fanden das Auftreten flüch-tiger Scharfstoffe an die Anwesenheit von Wasser geknüpft. Wie man heute weiß, stellt die indifferente Vorstufe der Droge ein schwefelhaltiges Glykosid dar, das man Sinigrin nannte, und der Aktivierungsprozeß besteht in einer Art Gä-rung, katalysiert durch ein pflanzeneigenes Ferment, die Myrosinase (= Myro-sin).

Das Sinigrin ist nicht der einzige Vertreter der sog. senfölliefernden Glyko-side; in Kruciferen und in den verwandten Tropaeolazeen fand man eine Reihe homologer Inhaltsstoffe. Sie beanspruchen ihrer antiseptischen Wirkung wegen (als „Antibiotika aus höheren Pflanzen") medizinisches Interesse. Die freie Senfölkomponente der einzelnen Senfölglykoside wirkt lokal reizend, so auch die des Sinigrins, das Allylsenföl oder Senföl schlechthin (Oleum Sinapis). Die Sonderstellung des Allylsenföles beruht auf seiner leichten Flüchtigkeit, weshalb es sich genau so wie ein ätherisches Öl durch Wasserdampfdestillation aus zer-kleinerter Droge gewinnen läßt. Es ist auch synthetisch zugänglich und Natur- und Syntheseprodukt sind von den meisten Pharmakopöen in gleicher Weise zugelassen.

Herkunft. Ausgangsprodukte zur Gewinnung des natürlichen Senföles sind die Samen von *Brassica nigra* Koch oder von *Brassica juncea* Czernjaëw & Cosson. Brassica nigra oder schwarzer Senf gehört dem europäisch-asiatischen Floren-gebiet an und wird zur Gewinnung heute in nahezu sämtlichen Ländern der Erde (besonders in Holland, Italien, der Levante und in Chile) angebaut; Brassica juncea, der sog. Sarepta-Senf, ist in Asien heimisch, wird aber heute außer in Indien und in Südrußland auch in Ostindien und in Nordamerika kultiviert. Die Samen werden gemahlen und durch Pressen unter hydraulischem Druck zunächst entfettet. Der Preßkuchen wird dann mit lauwarmem Wasser ange-rührt und der Gärung überlassen. Die bei der Fermentation sich bildenden flüch-tigen Stoffe, in der Hauptsache Allylsenföl, werden durch Wasserdämpfe über-getrieben.

$$CH_2{=}CH{-}CH_2{-}C{\Big\langle}{}^{S\text{-glucosid}}_{N{-}O{-}SO_3K} \quad \rightarrow \quad \text{D-Glucose} \; +$$

$$\left[CH_2{=}CH{-}CH_2{-}C{\Big\langle}{}^{SH}_{N{-}O{-}SO_3K}\right] \rightarrow CH_2{=}CH{-}CH_2{-}N{=}C{=}S \; + \; KHSO_4$$
$$\text{Allylsenföl}$$

Diese Spaltung des Sinigrins in Allyl-Senföl, technisch ein so leicht durchzuführender Vorgang, verläuft dem chemischen Reaktionsmechanismus nach durchaus nicht übersichtlich und glatt. Sinigrin ist ein Thioglukosid, d. h. das glykosidische Kohlenstoffatom der D-Glucose ist über ein Schwefelatom mit dem Molekülrest verbunden; gewöhnliche Glykosidasen können daher die Bindung nicht aufspalten, die nur von einem ganz spezifischen Ferment, der eben erwähnten Myrosinase, angegriffen werden kann. Hinzu kommt, daß das aglykonische Spaltprodukt der Myrosinasewirkung nicht beständig ist, sondern spontan in Kaliumbisulfat und in Allylsenföl zerfällt. Nach neuen Arbeiten (ETTLINGER u. LUNDEEN, 1950) besteht die Myrosinasewirkung aber nicht in dieser einfachen Abspaltung der D-Glucose, sondern zusätzlich in einer Umlagerung des Moleküls nach Art der sog. Lossen-Umlagerung: Das genuine Sinigrin — und das gilt sinngemäß auch für die anderen senfölliefernden Glykoside — enthält nicht die Atomgruppierung $R\!-\!N\!=\!C\!\!<^{SH}_{OH}$ von Monothiocarbaminsäuren im Molekül, sondern die isomere Anordnung $R\!-\!C\!\!<^{SH}_{N\!-\!OH}$ von Derivaten des Hydroxylamins.

$$C\!\!<^{OSO_3K}_{S\!-\!glucosid}_{N\!-\!R} \qquad C\!\!<^{N\!-\!O\!-\!SO_3K}_{S\!-\!glucosid}_{R}$$

Sinigrin

GADAMER (1898)   ETTLINGER und LUNDEEN (1956)

Die moderne Formel für das Sinigrin erklärt zwanglos, warum gleichzeitig Nitrile als Nebenprodukte des natürlichen Senföles auftreten. Als weitere Nebenprodukte der Myrosinasewirkung bilden sich ferner Alkylrhodanide, und zwar in hoher Konzentration dann, wenn die Fermentation in der Kälte durchgeführt wird; sie verdanken ihre Entstehung ebenfalls einer fermentativen Umlagerung bei der Spaltung der Senfölglykoside.

$$R\!-\!C\!\!<^{N\!-\!O\!-\!SO_3^-}_{S\!-\!glucosid}$$

nicht fermentativ → 1. $R\!-\!C\!\equiv\!N$

Myrosinase (in der Wärme) → 2. $R\!-\!N\!=\!C\!=\!S$

Myrosinase (in der Kälte) → 3. $R\!-\!S\!-\!C\!\equiv\!N \rightarrow SCN'$

Senföl ist ein rasch und energisch wirkendes Hautreizmittel. Es ist der wirksame Bestandteilen in Salben, Pflastern und Linimenten gegen rheumatische und neuralgische Schmerzen; früher war es ferner ein viel gebrauchtes Derivans bei Bronchitis und Pneumonie. Senföl gehört zu den vorsichtig aufzubewahrenden Arzneimitteln; bei Anwendung zu hoher Konzentrationen oder bei zu langer Einwirkungsdauer ruft es auf der Haut stechende Schmerzen und intensives Brennen hervor, und es kann schließlich zu Eiterungen und irreversiblen Schädigungen des Gewebes kommen.

Außer der Reinsubstanz stehen noch das Senfmehl (Semen Sinapis pulveratum) und das Senfpapier (Charta sinapisata) zur Verfügung, deren Verwendung allerdings heute sehr eingeschränkt ist.

Senfmehl besteht aus pulverisierten und durch Auspressen von dem fetten Öl befreiten Senfsamen. Man brauchte es früher viel für Kataplasmen (Senf-packungen) und Bäder, wobei nach POULSSON die Kur oft schlimmer war als die Krankheit. Unter Charta sinapisata (Senfpapiere, Senfpflaster) versteht man ein Papier, das mit gepulvertem, vom fetten Öl gefreiten schwarzen Senf überzogen ist; vor der Anwendung wird es etwa 2 Min. in warmem Wasser aufgeweicht, nicht aber in Wasser über 45 °C, da sonst die Gefahr der Myrosinaseinaktivie-rung besteht und das wirksame Senföl aus der glykosidischen Bindung nicht frei-gesetzt wird. Im allgemeinen beläßt man ein Senfpflaster nicht länger als 15 Min. auf der Haut, da sich die Haut nur röten, es aber zu keinen schmerzhaften Ent-zündungen kommen soll. (Andere hautreizende Pflaster wie Belladonna- oder Capsicum-Pflaster können hingegen lange Zeit auf der Applikationsstelle ver-bleiben.)

Cantharides

Die Verwendung der Kanthariden als Arzneimittel ist uralt. Im Altertum dienten sie innerlich als Laxans, als Diuretikum und als Aphrodisiakum. Ihre äußerliche Anwendung als Vesikans finden wir erst im 11. Jahrhundert zum erstenmal beschrieben. Die Isolierung des wirksamen Prinzips der Droge, des Cantharidins, gelang schon im Jahre 1812.

Die Droge besteht aus den getrockneten, völlig entwickelten „spanischen Fliegen", d. i. *Lytta vesicatoria* (*Meloideae*), mit einem Cantharidingehalt von mindestens 0,7%. Die Bezeichnung „spanische Fliegen" ist wenig zutreffend, da sie weder auf die Herkunft noch auf die systematische Einordnung hinweist.

Die Droge gehört nicht in die Reihe der Fliegen, sondern zu den Käfern (den Coleopte-ren), die mit mehr als 250 000 Arten über die ganze Erde verbreitet sind. Viele Käfer sondern bei Gefahr stinkende oder ätzende Stoffe ab oder spritzen sie mit ihrem Blute aus, wodurch sie eine gewisse Schutzwirkung gegenüber natürlichen Feinden erzielen. Die bekannteste und am besten untersuchte Verbindung dieser Art ist das bei den Mehlkäfern (den *Meloideae*) vorkommende Cantharidin.

Lytta vesicatoria kommt nicht bloß in Spanien verbreitet vor, sondern in ganz Süd- und Mitteleuropa und in Asien. Die Tiere, die oft in riesiger Zahl auftreten, ernähren sich von Oleazeenblättern (z. B. von *Fraxinus*, *Olea*, *Syringa* und *Ligustrum*), ferner von Kaprifo-liazeen (z. B. von *Sambucus*). Sie geben sich durch ihren widerlichen Geruch zu erkennen. Das Einsammeln der Käfer zur Drogengewinnung geschieht folgendermaßen: Man legt am frühen Morgen, wenn die Käfer noch starr sind, Tücher unter die befallenen Bäume — die Käfer treten oft in großen Schwärmen auf — und schüttelt die Käfer herunter; dann bringt man sie in Büchsen oder Gläser, tötet sie mittels Schwefelkohlenstoff, Chloroform oder Ben-zin und trocknet sie bei Temperaturen, die 40 °C nicht überschreiten dürfen.

Als Cantharidin-Droge werden bei uns fast ausschließlich Exemplare von *Lytta vesicatoria* verwendet. Cantharidin kommt aber noch in zahlreichen anderen Käferarten vor und so gelangen gelegentlich als Ersatz oder Verwechs-lung andere Herkünfte in den Handel, z. B. braune Kanthariden von *Mylabris cichorii*. Lokalisiert innerhalb des tierischen Organismus ist das Cantharidin hauptsächlich in der Blutflüssigkeit und in den Neben-drüsen des männlichen Geschlechtsapparates.

Chemisch ist das Cantharidin das Säureanhydrid einer Hexa-hydrophthalsäure; formal kann es aufgefaßt werden als ein Mono-terpen, entstanden durch unregelmäßige („Kopf-Kopf-Verknüp-fung") zweier Hemiterpene.

Cantharidin

Anwendung. Cantharidin ist ein intensiv wirksames Pharmakon; auf gesunder Haut entwickelt sich eine sehr heftige Entzündung. Da aber Cantharidin nur mit den oberflächlichen Hautschichten in Berührung kommt, heilen die gebildeten Blasen rasch und ohne störende Narben. Diese energische, aber oberflächliche Wirkung macht die Kanthariden zu einem brauchbaren Vesikans, das aber wegen seiner Toxizität stets mit Vorsicht und unter ärztlicher Kontrolle zur Anwendung kommen soll. Innerlich führen schon geringe Mengen (5 mg Cantharidin) zu schweren Nierenschädigungen, die zu einem völligen Untergang des gesamten Kanälchensystems der Niere führen können. Ferner tritt eine heftige Reizung des Uro-Genital-Traktes ein; dies erklärt die mißbräuchliche Verwendung von spanischen Fliegen als Aphrodisiakum und als Abortivum, was immer wieder zu Vergiftungen mit tödlichem Ausgang geführt hat.

4. Ätherische Öle, die als Hustenmittel verwendet werden

Husten und Verschleimung sind die häufigsten Symptome von Erkrankungen der Atmungsorgane. Je nach der Art der Erkrankung wählt der Arzt ein Mittel, das den Hustenreiz dämpft, das die Sekrete verflüssigt oder das die Schleimsekretion einschränkt. Die als Hustenmittel verwendeten Drogen sind keineswegs eine pharmakodynamisch einheitliche Drogengruppe; sie geben sich auch nicht durch einen gleichen oder ähnlichen Typus von Inhaltsbestandteilen als zusammengehörig zu erkennen. Neben ätherischen Ölen kommen noch Schleime, Saponine und Alkaloide als Wirkstoffe in Frage. Verwendet werden sie seit den ältesten Zeiten bis heute auf empirischer Grundlage; ihr therapeutischer Wert ist nicht immer klar zu erkennen oder zu begründen.

Die als Expektorantien bzw. als Hustenmittel verwendeten ätherischen Öle lassen sich in zwei Gruppen einteilen:

1. Anis, Fenchel und Thymian wirken hauptsächlich sekretolytisch; zäher, dicker Schleim soll verflüssigt werden;

2. Oleum Eucalypti, Oleum Pini pumilionis, Terebinthina und andere lokal reizende Öle wirken sekretionsmindernd. Sie sind vor allem bei chronisch entzündlichen Vorgängen im Bereiche der Atemwege angezeigt.

Anisum

Anis gehört zu den ältesten Drogen und Gewürzen; bereits Dioskurides, Theophrast und Plinius beschreiben ihn eingehend. Die antiken Ärzte benutzten ihn als Magenmittel; heute ist er als Expektorans und als Karminativum geschätzt. Das Anisöl spielt eine Rolle in der Geschichte der modernen Arzneimittelforschung auf der Suche nach synthetisch zugänglichen Stoffen mit östrogener Wirksamkeit. Anisöl wirkt östrogen, was nicht zusammenzustimmen scheint mit den im Volke dem Anis nachgesagten galaktagogen Effekten.

Die Stammpflanze des Anis, *Pimpinella anisum* L., ist eine einjährige, zur Familie der Umbelliferen gehörende Pflanze. Beheimatet im Orient wird sie heute in vielen Ländern Europas, Nordafrikas und Asiens kultiviert. Verwendet werden die graugrünen, fein gerippten, etwa 2 mm langen Früchte der Pflanze (Fructus Anisi) und das aus ihnen destillierte ätherische Öl (Oleum Anisi). Je nach Provenienz variieren die Früchte in Größe, Aussehen und im Ölgehalt.

Die Anisfrüchte enthalten neben ubiquitären Bestandteilen wie fettem Öl (etwa 30%), Proteinen und Zuckern im Durchschnitt etwa 1,5% ätherisches Öl. Die chemische Zusammensetzung des Öles ist einfach: Hauptbestandteil und gleichzeitiger Geruchsträger ist das Anethol (zwischen 80 bis 90% des Gesamtöles ausmachend); begleitet wird es von einer isomeren Verbindung, dem Methyl-chavicol, sowie von geringen Anteilen Anisketon und Anissäure.

Wegen des hohen Anetholgehaltes stellt frisches Anisöl eine in der Kälte kristallinisch erstarrende, bei 15°C schmelzende Masse dar. Bei längerem Stehen an der Luft und unter dem Einfluß von Licht verändert es seine Eigenschaften: Es verliert seine Fähigkeit zu kristallisieren, die Dichte nimmt zu und der Brechungs-index ab. Die Änderungen in den physika-lischen Konstanten sind der Ausdruck für chemische Umwandlung mannigfachster Art. Aus dem Anethol bildet sich oxydativ Anis-aldehyd, der sich zu Dianisoin weiter kon-densiert; Anethol selbst kondensiert sich zu Dianethol, einem Diphenyläthon- bzw. Stilbenabkömmling. Dianethol ist nichts anderes als das Dimethylderivat des Stilböstrols (Cyrens), der ersten syn-thetischen Verbindung mit Wirkungen der östrogenen Hormone, die sich auch

Veränderungen des Anisöles unter dem Einfluß von Licht und von Luftsauerstoff

für die therapeutische Anwendung eignete (DODDS u. Mitarb. 1938). Das Vor-kommen von Dianethol im Oleum Anisi bedingt die östrogene Wirksamkeit des Öles, erhöht aber gleichzeitig auch seine Toxizität.

Verwendet wird Anis — z. B. in den Species pectorales oder als Bestandteil des Liquor Ammonii anisatus — als sekretolytisches Expektorans. Auch als Kar-minativum und Antispasmodikum scheint die Droge brauchbar, und sie wird da-her nicht selten laxativ wirkenden Kombinationspräparaten zugesetzt, um etwa-igen Nebenwirkungen der Abführmittel (Bauchgrimmen) vorzubeugen. In zahl-reichen Industriepräparaten, die für die perorale Anwendung bestimmt sind, erfüllt Anisöl die Funktion eines Geschmackskorrigens.

Verwandte Drogen

Anisum stellatum. Echtes Anisöl gehört zu den Drogen, die nicht immer in hinreichender Menge zu beschaffen sind; ein Teil des Bedarfes an Anisöl wird durch das Sternanisöl (Oleum Anisi stellati) gedeckt. Beide Produkte werden im allgemeinen als gleichwertig angesehen. Auffallend ist, daß zwei Pflanzen, Pimpinella anisum und *Illicium verum* Hook. f., die taxonomisch zu ganz verschiedenen Ordnungen des Pflanzensystems gehören, sich in der chemischen Zusammensetzung ihrer ätherischen Öle so weitgehend gleichen.

Die Stammpflanze, *Illicium verum* Hook. f., eine Magnoliazee, ist ein Baum von 8 bis 15 m Höhe, der in mehreren Ländern Ostasiens wild und kultiviert vorkommt. In seiner Silhouette erinnert der Baum an unsere Pappel, durch seine weiße Rinde an die Birke. Wie bei allen holzigen Polycarpicae kommen auch bei den Magnoliazeen und so auch bei Illicium die ätherischen Öle in Ölzellen lokalisiert vor. Zur Destillation des Sternanisöles verwendet man die Balgfrüchte des Baumes, genauer die Sammelfrüchte, die aus acht braunen Einzel-Balgfrüchten bestehen und rosettenförmig um eine zentrale Säule angeordnet sind.

Hauptbestandteil des Sternanis-Öles ist ebenfalls mit über 90% vom Gesamtanteil das Anethol; allerdings kommen, abweichend vom echten Anisöl, Terpene wie (+)-α-Pinen, Δ³-Caren, α-Terpineol als weitere Begleiter im Öle vor; daher erreicht das Sternanisöl in seinen geruchlichen Qualitäten nicht ganz das Umbelliferenöl, das ein feineres Aroma aufweist (und dem Preis nach allerdings teurer ist). Sternanisöl wird gerne zu reinem Anethol weiter verarbeitet, wodurch Geruch und Geschmack verbessert werden.

Foeniculum

Unter Fenchel, den Fructus Foeniculi der Arzneibücher, versteht man die getrockneten reifen Früchte verschiedener Kulturvarietäten von *Foeniculum vulgare* Mill. (Familie: *Umbelliferae*). Die Stammpflanzen sind ausdauernde Kräuter, die im Mittelmeerraume beheimatet sind, heutzutage aber auch in zahlreichen weiteren Ländern kultiviert werden. Fenchel ist eine uralte Kulturpflanze, die bereits im alten Ägypten angebaut worden ist; wie bei allen Kulturpflanzen haben sich schon in früher Zeit zahlreiche Kulturrassen herausgebildet, die sich morphologisch — z. B. durch die Größe der Früchte — aber auch chemisch in der Zusammensetzung des Öles voneinander stark unterscheiden können. Die chemischen Unterschiede werden oft schon durch Geruch und Geschmack allein erfaßt: Fenchel kann rein süß schmecken und sehr stark an Anis erinnern (Sorte: Foeniculum dulce); in der den Anforderungen des DAB 6 entsprechenden Apothekenware kommt zusätzlich ein bitterer und campherähnlicher Geschmack zum Durchbruch; schließlich gibt es Sorten, die einen unangenehm scharfen, fast beißenden Geschmack aufweisen. Im Durchschnitt enthält das ätherische Öl des DAB-Fenchels 50% Anethol, wodurch die Ähnlichkeit seines Aromas mit dem des Anisöles erklärlich ist; der etwas bittere und campherähnliche Geschmack bestimmter Fenchelsorten wird durch das Fenchon bedingt.

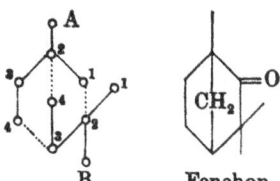

Fenchon

Fenchon gehört in die Gruppe der bizyklischen Monoterpene. Abweichend von dem normalen Aufbauprinzip der Terpene zeigt Fenchon einen unregelmäßigen Aufbau: Die beiden Hemiterpenreste sind nicht über die beiden Kohlenstoffatome C-1 zu 4-C miteinander verknüpft, vielmehr erfolgte Kondensation von C-2 zu C-4.

Die folgende Tabelle gibt eine kurze Übersicht über die Variabilität des Fenchongehaltes und der Fruchtlänge von Fenchel verschiedener Provenienz.

Die meisten Arzneibücher geben keine näheren Vorschriften über die Analyse des ätherischen Öles selbst; die Arzneibücher suchen unerwünschte Sorten durch morphologische Prüfung auszuschließen, da morphologische Merkmale wie Länge der Frucht durchaus mit chemischen Merkmalen wie Fenchongehalt korreliert sein können.

Variabilität einiger Fenchelsorten (nach KARSTEN-OLTMANNS, *1909, verändert)*

Herkunft	Länge der Frucht	Ölgehalt %	Fenchongehalt %
französische	7— 8 mm	2,1	0,0
deutsche	8—10 mm	4,7	22,5
persische	6— 7 mm	1,7	3,4
japanische	3— 4 mm	2,7	10,2

Fenchel wird besonders in der Kinderpraxis als Expektorans verwendet (als Fenchelhonig, Fenchelsirup, Anis-Fenchel-Bonbons u. a.), in Teeform und als Elaeosacchara außerdem als Karminativum.

Thymus

Thymian gehört, in Form offizineller oder industriell hergestellter Galenika, zu den beliebtesten sekretolytischen Hustenmitteln. Seine Wirkung läßt sich durch das Vorkommen des thymolhaltigen ätherischen Öles allein nicht erklären; ein chemisch noch unbekanntes, spasmolytisch wirksames Prinzip, das in der frischen Droge anscheinend in höheren Konzentrationen vorliegt, trägt zu der Gesamtwirkung — besonders auch bei Pertussis — bei (L. LENDLE, 1936/37). Daher läßt sich (als Expektorans) ein Gesamtdrogenauszug nicht ersetzen durch das Oleum Thymi oder durch den Reinstoff Thymol.

Thymus vulgaris L., ein mehrjähriger, 20—30 cm hoher Halbstrauch aus der Familie der Labiaten, ist in den Mittelmeerländern beheimatet, wo er in den trockenen Macchien größere geschlossene Standorte bildet; in der Kultur gedeiht er auch nördlich der Alpen, so in Frankreich, Deutschland, selbst noch in Norwegen.

Als Droge verwendet man die getrockneten Blätter der Pflanze (Fol. Thymi Ph. Helv. V), die Herba Thymi DAB 6 enthalten neben den Blättern auch die abgestreiften Blüten. Die Droge riecht kräftig nach Thymol und schmeckt aromatischbitter. Neben Gerbstoffen, Bitterstoffen und anderen schlecht charakterisierten Inhaltsbestandteilen enthält sie wechselnde Mengen (0,7%—5%) ätherisches Öl, das zu 20—50% aus Thymol und zu je 15% aus Cymol, Linalool und Borneol besteht; je nach Provenienz der Droge kann Thymol mehr oder weniger durch das isomere Carvacrol ersetzt sein. Pharmakologische Untersuchungen machen wahrscheinlich, daß außerdem nicht flüchtige, spasmolytisch wirksame

Thymol   Carvacrol   p-Cymol

Stoffe vorkommen, sowie mit Thymol nicht identische, stark bakterizide (antibiotische) Substanzen (BENIGNI, 1948); phytochemische Untersuchungen über die Eigenschaften dieser Inhaltsstoffe, die zu der Drogengesamtwirkung beitragen, liegen bisher nicht vor. Thymian ist seit jeher ein beliebter Bestandteil von Hustensäften; Präparate wie Extr. Thymi fluidum, Sirupus Thymi comp., Thymipin u. a. gelten als schleimlösende Expektorantien bei akuten Bronchial- und Kehlkopfkatarrhen, ferner als krampflindernde Mittel bei Keuchhusten.

Das Oleum Thymi (aethereum) der Arzneibücher soll aus der offizinellen Droge destilliert werden, demnach als Hauptbestandteil und als den Wert des Öles bestimmenden Bestandteil Thymol (20—48%) enthalten. Die Thymianöle des Handels zeigen aber erhebliche Schwankungen der Zusammensetzung, die sich vor allem darin ausprägen, daß Carvacrol Hauptbestandteil ist. Die Unterschiede in der chemischen Zusammensetzung der Öle haben hauptsächlich zwei Ursachen: 1. Thymus vulgaris spaltet in mehrere Unterarten und Formen auf, die morphologisch, aber auch chemisch different sind; 2. in einigen Ländern — besonders in Spanien und in Marokko — unterwirft man nicht die kultivierten und damit botanisch bekannten Pflanzen der Destillation, sondern wild gesammelte Pflanzen, unter denen sich außer Thymus vulgaris auch andere Thymus-Arten befinden. In Spanien allein kommen etwa 30—40 verschiedene Thymus-Arten und -Varietäten vor; bevorzugt wird zur Destillation des spanischen Oleum Thymi der weißblühende *Thymus zygis* L., var. *gracilis* verwendet, was zwar zu einem Öl mit einem hohen Gesamtphenolgehalt (50—70%) führt, dessen Phenolanteil aber fast ganz auf Carvacrol entfällt.

Eine quantitative Bestimmung des Thymols im Oleum Thymi schreiben die Arzneibücher nicht vor. Für praktische Zwecke ist es hinreichend, qualitativ zu prüfen, ob die isolierten Phenole kristallisieren (Thymol) oder flüssig bleiben (Carvacrol). Der Gesamtphenolgehalt wird hingegen quantitativ bestimmt, um grobe Verfälschungen — am häufigsten mit Terpentinöl — auszuschließen.

Oleum Thymi wirkt stark keimtötend; es findet daher ziemlich ausgedehnte Verwendung als nicht unangenehm riechendes Desinfiziens und Antiseptikum in Gurgel-, Mund- und Rasierwässern. Auch die örtlich reizenden Eigenschaften werden als Rubefaziens ausgenutzt: In Salben und anderen Einreibungsmitteln (z. B. im Linimentum und im Spiritus saponato-camphoratus, Mixtura oleosa balsamica).

Thymol. Thymol (= Thymolum) kann aus thymolhaltigem Oleum Thymi gewonnen werden. Der Hauptanteil von Thymol natürlicher Herkunft stammt aber von Früchten (Ajowanfrüchten) einer kleinen in Indien und Persien beheimateten Umbellifere, *Carum copticum* Benth. & Hook. Thymol ist ansonsten noch in zahlreichen weiteren Pflanzen, besonders in Labiaten enthalten: in *Thymus zygis, Ocimum gratissimum* L., *Monarda punctata* L., *Mosla japonica* Maxim. u. a. In gleicher Weise wie natürliches Thymol kann pharmazeutisch das partialsynthetisch dargestellte Thymol verwendet werden. Es ist leicht zugänglich durch Dehydrierung von Piperiton (s. unter Eucalyptus S. 428). Thymol hemmt das Wachstum von Bakterien, von Hefen und Schimmelpilzen, weshalb es in der Laboratoriumspraxis zur Konservierung von Harn und anderen leicht verderblichen Untersuchungsmaterialien verwendet wird. Die medizinische Verwendung ist unbedeutend: früher als Bestandteil einiger Wurmmittel, heute gelegentlich in wässeriger oder alkoholischer Lösung oder in Salben in der Dermatologie; Thymolspiritus bei Pruritus. Längere Anwendung von Thymol (z. B. in Form kosmetischer Präparate wie Mundwässer und Zahnpasten) oder anderer thymolhaltiger Medikamente (Hustenmittel) kann zu Schädigungen der Schilddrüse (Thyreotoxikosen) führen.

Verwandte Drogen. Herba Serpylli besteht aus den getrockneten blühenden Sprossen von *Thymus serpyllum* L. (Familie: *Labiatae*). Im Gegensatz zu Thymus vulgaris ist Thymus serpyllum nördlich der Alpen, im ganzen ge-

mäßigten Eurasien verbreitet. Es handelt sich um eine robuste, sehr anpassungs-
fähige Pflanze, die bis in Höhen von 3000 m hinaufsteigt. Diese Mannigfaltigkeit
der Standorte macht es wahrscheinlich, daß mehrere Varietäten existieren.
Tatsächlich umfaßt das Taxon Thymus serpyllum als Sammelart viele Arten, die
wieder in Unterarten aufgeteilt werden und die untereinander bastardisieren.
Die Unterteilung folgt zwar morphologischen Merkmalen, doch gehen quantitative und qualitative Unterschiede in der Ölführung damit parallel. Die in
Mitteleuropa häufigsten Rassen enthalten als integrierenden Bestandteil Cymol
neben Carvacrol und wenig Thymol; andere Rassen enthalten
Citral und Pinen. Der Quendel ist gelegentlicher Bestandteil
expektorierend wirkender Medizinen, so des Sir. Ipecac. comp.
und der Spec. aromaticae.

Herba Marrubii. Marrubium oder Andorn von *Marrubium vulgare* L. aus der Familie der *Labiatae* gilt in der Volksmedizin als ein
besonders wirksames Expektorans. Die sekretionsfördernden Eigenschaften dieser Droge beruhen anscheinend weniger auf dem Gehalt
an ätherischem Öl, über dessen chemische Zusammensetzung nichts
Näheres bekannt ist; als Hauptträger der Wirkung sieht man das   Marrubiin
Marrubiin an, ein Lacton der Diterpenreihe.

Ein weiteres altes Volksmittel gegen Verschleimung der Atmungsorgane, gegen Husten,
Bronchitis und Keuchhusten ist die Alantwurzel, die Radix Helenii von *Inula helenium* L.
(Familie: *Compositae*). Der den Hustenreiz lindernde Wirkstoff der
Droge ist der Alantcampher (= Helenin), der kristallinische, bei Zimmertemperatur feste Anteil des ätherischen Öles, das in Mengen von 1—3%
in der Droge enthalten ist. Der Alantcampher ist ein Gemisch mindestens dreier Lactone; am besten untersucht ist das Alantolacton,
das der Sesquiterpenreihe vom Eudesmoltypus angehört. Alantolacton   Alantolakton
ist demnach im chemischen Aufbau eng mit dem Santonin verwandt;
es besitzt ebenfalls wurmwidrige Eigenschaften. Neuerdings ist der Alantcampher Bestandteil einiger industriell hergestellter Expektorantia.

Eucalyptus

Im Jahre 1788 belegte HERETIER eine Gattung australischer Holzgewächse
mit dem Namen Eucalyptus. Die Gattungsbezeichnung (vom gr. εὖ = wohl und
καλύπτειν = bedecken) soll auf ein hervorstechendes Merkmal hinweisen: Die
Blütenblätter der Eu.-Arten sind zu einem starkwandigen, deckelförmigen
Gebilde verwachsen, das allerdings später von den sich streckenden Staubblättern abgeworfen wird.

Die Gattung *Eucalyptus* ist eine der 73 Gattungen, welche die Familie der *Myrtaceae* bilden. Die Mehrzahl der Myrtazeen kommt in Asien, Australien und im tropischen Amerika
vor; in Europa beheimatet ist lediglich *Myrtus communis*. Es handelt sich durchweg um
Bäume und Sträucher mit einfachen, meist ganzrandigen Blättern; die Blätter enthalten
Ölräume schizolysigenen Ursprungs und erscheinen daher durchscheinend punktiert.
Durch das Vorkommen von ätherischen Ölen ist die Familie gut gekennzeichnet. Wir finden
eine ganze Anzahl von Vertretern, die als Gewürzpflanzen und als aromatische Drogen verwendet werden. Neben ätherischen Ölen werden vielfach auch Gerbstoffe vom Catechin-
typus in höheren Konzentrationen gebildet, ebenso Flavone. Die pharmazeutisch wichtigste
Gattung ist Eucalyptus.

Die etwa 170 in der Gattung Eucalyptus zusammengefaßten Arten sind in Australien
und Tasmanien beheimatet, wo sie drei Viertel der gesamten Flora bilden. Die Gattung umfaßt hauptsächlich immergrüne Bäume, darunter einige mit Riesenwuchs wie *Eucalyptus
amygdalina* Labill. (bis 150 m hoch werdend). Wo immer das Klima es gestattet, werden
Eu.-Arten auch außerhalb Australiens gerne kultiviert; sie sind sehr raschwüchsig und lie-

fern bald und mühelos Ertrag. *Eu. globulus* Labill. z. B. erreicht binnen sechs Jahren eine Höhe von 20 m und einen Stammumfang von 1,2 m. Wegen der energischen Transpiration kultiviert man Eu.-Arten in wasser- und sumpfreichen Gegenden zur Trockenlegung. Fast alle Eu.-Arten liefern einen roten gerbstoffhaltigen Saft, der nach dem Eintrocknen das sog. australische Kino liefert. Die Blätter der Eu.-Arten sind dimorph: Die Jugendblätter sind eiförmig und ungestielt, häufig mit einer Wachsschicht überzogen; die Folgeblätter dagegen sind gestielt, schmäler und dicker. Die spezielle Form der beiden Blattarten wechselt selbstverständlich von Art zu Art. Im Mesophyll enthalten die Blätter Ölbehälter; zur Ölgewinnung können beide Blattarten herangezogen werden.

Während die Gattung Eucalyptus taxonomisch gut charakterisiert ist, besteht über die morphologische Abgrenzung und systematische Stellung der Arten innerhalb der Gattung keine Übereinstimmung: Einzelne Autoren untergliedern die Gattung in 170 Arten, andere bilden 300 Arten; ein und dieselbe Art ist oft unter mehreren Synonymen beschrieben. Vermutlich sind auch durch Bastardisierung ursprüngliche Artcharaktere verwischt, so daß die Deutung, ob eine Hauptart oder eine Zwischenart vorliegt, schwierig ist. Im Jahre 1896 versuchten daher BAKER und SMITH chemische Merkmale zur besseren Charakterisierung der einzelnen Arten heranzuziehen; sie prüften, ob die Inhaltsstoffe der jeweiligen Öle besser zur taxonomischen Gliederung der Gattung und zur Artumgrenzung geeignet seien als die morphologischen Charakteristika. Die eingehenden vergleichend-phytochemischen Untersuchungen der Eu.-Arten zeigten aber im Gegenteil, daß phytochemische Merkmale noch weniger artkonstant sind als morphologische. Diese Ausbildung sog. chemischer Rassen sei am Beispiel von *Eu. dives* näher erläutert.

An einem bestimmten Standort in Australien fand man dicht nebeneinander zwei Gruppen von Bäumen, die äußerlich morphologisch keinerlei Unterschiede aufwiesen — offensichtlich also Individuen derselben Art darstellten —, durch den bloßen Geruch sich aber voneinander unterschieden. Die nähere Analyse ergab folgendes: Im Öl der einen Gruppe war bevorzugt Phellandren enthalten, im Öl der zweiten Gruppe hingegen Cineol. Nach diesen vorläufigen Befunden untersuchte man systematisch Bäume weiterer Standorte; zusammenfassend ergab sich, daß von Eu. dives insgesamt vier chemische Varietäten existieren. Der Grundtyp der Art, der sich am häufigsten vorfindet, ist dadurch gekennzeichnet, daß er kein Cineol enthält, dafür Piperiton neben wenig Phellandren; die Varietät A enthält ebenfalls kein Cineol, vielmehr überwiegend Phellandren. Die Varietäten B und C schließlich zeichnen sich vor den zuerst genannten dadurch aus, daß ihnen Phellandren fehlt (s. Tabelle).

Die chemischen Bestandteile der ätherischen Öle von Eucalyptus dives [PENFOLD u. MORRISON, J. Proc. Roy. Soc. N. S. Wales **61**, 54 (1927)]

Bestandteil	Varietät			
	Grundtyp	A	B	C
Piperiton	45—53%	5%	10—20%	< 5%
Cineol	—	—	25—45%	68—75%
Phellandren	20—30%	60—80%	—	—

Wir entnehmen dem Beispiel: Individuen, die der gleichen Art angehören, können sich trotz morphologischer Gleichheit nach Art und Menge ihrer Inhaltsstoffe voneinander unterscheiden. Man spricht in diesem Zusammenhange von der Existenz „chemischer Rassen". Im vorliegenden Falle dürften sich die physiologischen Formen (chemischen Rassen) durch Hybridisierung herausgebildet haben. Nicht verwechseln darf man Unterschiede der chemischen Zusammensetzung von Pflanzen ein und derselben Art, die genetisch bedingt sind, mit denen, die auf entwicklungsperiodische Schwankungen zurückzuführen sind. Eine Pflanze kann — in verschiedenen Entwicklungsstadien geerntet — ebenfalls Unterschiede in der chemischen Zusammensetzung aufweisen; so wissen wir z. B. von *Eu. cneorifolia* DC., daß mit zunehmendem Alter der Blätter immer mehr Phellandren und Cymol in die oxydierten Terpene Phellandral und Cuminal umgewandelt werden; bei *Eu. globulus* soll der Cineolgehalt in den ersten Monaten des Jahres am höchsten sein, im Juni—Juli ein Minimum erreichen, um dann wieder anzusteigen.

Fol. Eucalypti. Die Droge besteht nur aus den sichelförmigen und gestielten Folgeblättern, nicht aus den ovalen Jugendblättern, von *Eu. globulus* Labill. Die Stammpflanze, ein schnellwüchsiger Riesenbaum, ist ursprünglich in Tasmanien beheimatet, wird aber heute in vielen Ländern der Erde kultiviert, z. B. in Südspanien, auf dem Balkan, in Afrika, Kalifornien und Brasilien. Hauptproduktionsgebiete für Droge und Öl sind Spanien und Portugal, Brasilien und Belgisch-Kongo. Die Blätter enthalten 1,5—3% ätherisches Öl; daneben viel Gerbstoff. Die Droge selbst wird heute kaum noch therapeutisch verwendet; die frischen Blätter dienen zur Gewinnung des ätherischen Öles.

Oleum Eucalypti. Die unter dieser Bezeichnung in den Handel kommenden Öle stellen meist Gemische dar aus Ölen, die von den verschiedenen Eu.-Arten (*Eu. globulus* Labill., *smithii* R. T. Baker, *polybractea* R. T. Baker u. a., s. oben) stammen. Gewonnen werden diese Öle durch Wasserdampfdestillation der frischen Blätter. Das frisch destillierte, nicht weiter fraktionierte Öl enthält neben Cineol (mindestens 70%) mehrere aliphatische Alkohole und Aldehyde wie Isoamylalkohol, Butyraldehyd, Valeraldehyd, Capronaldehyd; daher ist es nicht ohne weiteres zur medizinischen Verwendung geeignet, da die genannten Aldehyde zum Husten reizen. Durch Rektifikation entfernt man den Hauptteil der stark reizenden Stoffe, doch gelingt das nicht quantitativ; deshalb ist in der Inhalations-Therapie der aus dem Öl isolierte Reinstoff Cineol (= Eucalyptol) dem Oleum Eucalypti vorzuziehen. Neben Cineol und den soeben erwähnten Aldehyden enthält Eucalyptusöl eine ganze Reihe von begleitenden Monoterpenen (s. unten) und Sesquiterpene (z. B. Eudesmol, Globulol, Guajazulen).

Eucalyptolum (= Cineol). Eucalyptol gewinnt man durch Ausfrieren mittels Kältemischung aus cineolhaltigen Eucalyptus-Ölen. Die Substanz stellt eine bei Zimmertemperatur flüssige, unter 0 °C erstarrende Masse dar, die campherartig riecht. Eucalyptol verwendet man in gleicher Weise wie Oleum Eucalypti zu Inhalationen bei Asthma und bei entzündlichen Erkrankungen der Bronchialschleimhaut, auch zu reizenden Einreibungen bei Erkältungskrankheiten und Bronchitis. Bei entzündlicher Erkrankung der Nase und des Rachens werden Eucalyptol und Oleum Eucalypti in Form von Nasenölen oder Salben appliziert. Nasenöle sollen nicht zu hochprozentig sein, höchstens 1% Cineol enthalten; langdauernde Anwendung kann zu Schädigungen führen. Gelegentlich sind die beiden Präparate Bestandteile von Einreibungen gegen rheumatische Affektionen.

α-Pinen   Myrtenol   Myrtenal

Verbenon   Pinocarvon   Pinocarveol

Cineol   α-Terpineol   Carvon

Die Mehrzahl der Arten enthält Cineol (= Eucalyptol), allerdings in sehr wechselnden Mengen von etwa 1%—95% des Gesamtöles. Öle, die unter der Bezeichnung Oleum Eucalypti in den Handel kommen und für die medizinische Verwendung bestimmt sind, müssen mindestens 70% Cineol enthalten und möglichst frei von Phellandren sein; diesen Bedingungen genügen die Öle von *Eu. globulus* Labill., *Eu. smithii* R. T. Baker, *Eu. polybractea* R. T. Baker, *Eu. viridis* R. T. Baker u. a. Andere Eu.-Arten liefern Öle mit hohen Gehalten an Citral, Citronellal oder Geraniolacetat; sie duften angenehm und werden daher in der Parfümindustrie verwendet, so *Eu. macarthuri* Deane & Maiden, *Eu. citriodora* Hook. Von pharmazeutischer Bedeutung sind dann aber vor allem die Öle, die sich durch einen hohen Piperitongehalt auszeichnen. Piperiton, ein pfefferminzartig riechendes Terpen, läßt sich durch Oxydation mittels Eisenchlorid leicht in Thymol überführen, durch Hydrierung mit Wasserstoff andererseits in Menthol; die Hauptmenge des heute verwendeten Thymols und Menthols wird nach diesem partialsynthetischen Verfahren aus Piperiton dargestellt. Piperiton ist Hauptbestandteil in den Ölen von *Eu. dives* Schauer, von *Eu. amygdalina* Labill., Var. „A" und von *Eu. numerosa* Maiden.

Die Bestandteile der ätherischen Öle von Eu.-Arten. Die folgende Tabelle gibt eine Übersicht über einige Terpene, die als Hauptbestandteile von Eu.-Arten häufig auftreten. Die Mehrzahl der Arten enthält

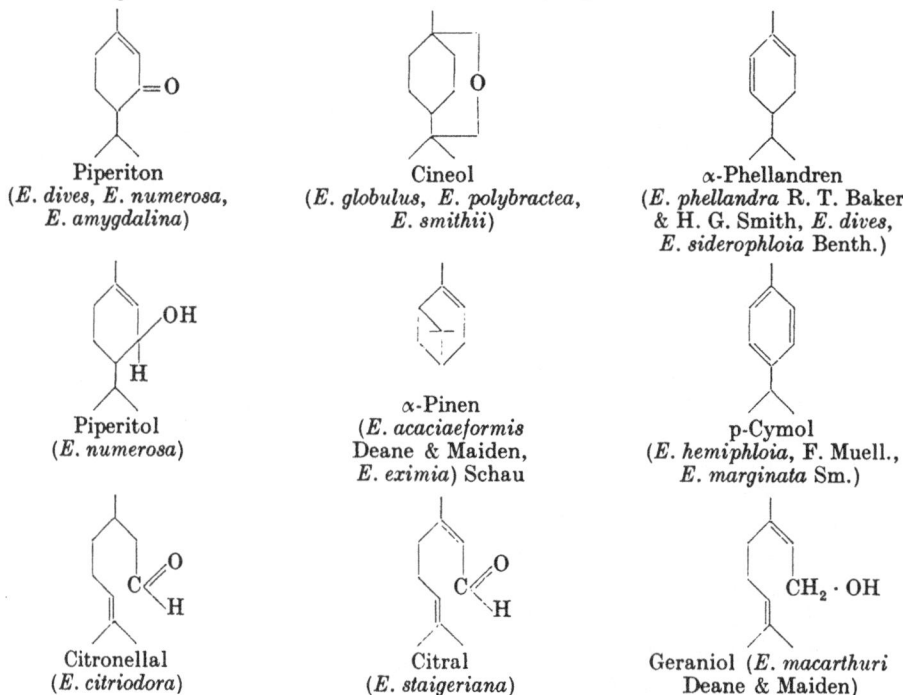

Ätherische Öle aus Eucalyptus-Arten: Hauptbestandteil und Vorkommen

Oleum Cajeputi. Dieses Öl schließt sich in der Zusammensetzung und Wirkung eng an das Oleum Eucalypti an. Zur Gewinnung destilliert man frische Zweige und Blätter bestimmter Varietäten von *Melaleuca leucadendron* L., in Australien, den Philippinen und in Ostindien beheimateten Bäumen. Cajeput-Öl, das zur Hauptsache aus Cineol besteht, verwendet man in Europa selten.

Cajeput- und Eucalyptusöl sind nicht die einzigen Öle mit Cineol als Hauptbestandteil. Auch außerhalb der Familie der *Myrtaceae* ist Cineol ziemlich häufig: so kommt es vor in den Ölen von *Artemisia cina* Berg, *Salvia officinalis* L., *Rosmarinus officinalis* L. sowie in mehreren Zingiberazeen.

Balsamum tolutanum

Den Tolubalsam gewinnt man von *Myroxylon balsamum* Harms *var. genuinum* (Baill. Familie: *Leguminosae*). Nach A. Tschirch stellen die den Tolubalsam liefernden Bäume bloße physiologische Varietäten (chemische Rassen) dar und gehören zur gleichen Art wie die den Perubalsam liefernden Pflanzen. Wildbestände der Bäume finden sich nur in einem kleinen Gebiet, in den Wäldern der Provinz Tolu (in Columbien) entlang des Magdalenenstromes und des Cauca. Um den Balsam zu gewinnen, macht man in den Baum tiefe V-förmige Einschnitte und fängt den ausfließenden Balsam in kleinen tassenartigen Gefäßen auf, die unterhalb der Wundstelle angebracht werden. Bis zu 20 Wundstellen können einem einzelnen Baum gleichzeitig beigebracht und ausgebeutet werden. Tolubalsam, eine halbfeste, zähe Masse, erinnert im Geruch an Vanille. Die chemischen Bestandteile sind wenig untersucht, was besonders für den harzigen Anteil gilt, der etwa 80% des Balsams ausmacht. An definierten Inhaltsstoffen wurden Benzylbenzoat, Benzylcinnamat und Spuren von Vanillin nachgewiesen. Tolubalsam verarbeitet man zu Hustenpastillen, die gegen chronische Bronchitis empfohlen werden.

Oleum Pini pumilionis

Oleum Pini pumilionis, das Latschenkiefernöl, ist das Destillationsöl frischer Zweige und jüngerer Äste der Latschenkiefer, *Pinus mugo* Turro *var. pumilio* (Haenke) Zenari. Hauptproduktionsgebiete sind die Alpenländer: Südtirol, Nordtirol und Oberbayern. Oleum Pini pumilionis ist eine farblose, angenehm riechende Flüssigkeit. Der Träger des typischen „Fichtennadelgeruchs" ist das Bornylacetat. Ansonsten ist die Zusammensetzung ziemlich komplex, u. a. wurde isoliert oder nachgewiesen: (—)-α-Pinen, β-Pinen, Limonen, Anisaldehyd, Phellandren und stark riechende Carbonylverbindungen nicht näher bekannter Konstitution. Man verwendet Latschenkiefernöl ganz ähnlich wie Eucalyptusöl. Die Gefahr von Nebenwirkungen scheint — wohl wegen des geringeren Gehaltes an Pinen — bei der Verwendung von Latschenkiefernöl geringer zu sein, als bei der des sonst recht ähnlichen Terpentinöls.

Latschenkiefernöl gehört in die Gruppe der sog. Fichtennadelöle, worunter man Destillate aus frischen Nadeln und Zweigen oder Fruchtzapfen von *Picea-*, *Larix-* und *Pinus-*Arten versteht. Auch die Fichtennadelöle können als Hautreizmittel und als Expektorans verwendet werden; man nimmt sie gerne als Badezusätze sowie zur Herstellung von Essenzen, die zur Geruchsverbesserung der Luft in Räumlichkeiten bestimmt sind.

5. Gewürze und Stomachika

Der Körper ist nur dann imstande, die zugeführte Nahrung normal zu verdauen, wenn genügend Magensaft gebildet und sezerniert wird. Bei einer Unter-

produktion an Magensaft und damit an Salzsäure und Verdauungsfermenten
bleibt die Nahrung im Verdauungskanal länger als notwendig liegen, sie kann in
Gärung geraten; Dyspepsie, Meteorismus und Obstipation werden dann begünstigt. In der Regel wird die Sekretion des Magensaftes durch das Verlangen
nach Speise ausgelöst — man spricht vom „Appetitsaft". Es gehört aber zu einer
sinnvollen Diätetik, auch mit den Speisen selbst genügend Magensaftlocker zu-
zuführen. Magensaftlocker können einmal integrierende Bestandteile der Speise
selbst sein, wie beispielsweise die Extraktivstoffe des Fleisches oder die Röst-
produkte. Die wichtigsten Magensaftlocker sind aber die Gewürze. Sie erhöhen
den Wohlgeschmack der Speisen, sie regen damit den Appetit an und fördern
damit die Magensaftsekretion und die Verdauung. Gewürze enthalten aromatische oder scharfschmeckende Stoffe; durchweg handelt es sich um Pflanzenteile,
und zwar morphologisch der verschiedensten Art: um Wurzeln, Rinden, Blätter,
Kräuter, Blüten oder Blütenteile, Früchte oder Samen. Gibt man die Gewürze
nicht als würzende Zutaten zur täglichen Nahrung, appliziert man sie vielmehr
in therapeutischer Absicht in Form einer Arznei, um Verdauung und Appetit zu
fördern, dann spricht man von Stomachika.

Allerdings decken sich die Begriffe Gewürz und Stomachikum nicht ganz. Beispielsweise
gibt es einige Bittermittel (z. B. Lignum Quassiae, Radix Colombo), die zwar als bittere
Stomachika therapeutisch verwendet werden, die aber kaum als Gewürze anzusprechen
sind.

Piper

Man unterscheidet im Handel zwischen Fructus Piperis nigri (dem schwarzen
Pfeffer) und Fructus Piperis albi (dem weißen Pfeffer). Beide Drogen stellen die
Steinfrüchte ein- und derselben Pflanze dar, und zwar des im südlichen Indien
heimischen, heute in den gesamten Tropen kultivierten Kletterstrauches *Piper
nigrum* L. Die Pfefferpflanze wird ähnlich wie bei uns der Hopfen an Stangen
gezogen; ihre kleinen weißen, an einer Ähre sitzenden Blüten entwickeln sich
nach der Befruchtung zu beerenähnlichen Steinfrüchten, die zunächst grün sind,
bei der Reife rot und schließlich gelb werden. Der schwarze Pfeffer ist die unreife, noch grüne, beim Trocknen durch Schrumpfung gerunzelte Frucht. Der
weiße Pfeffer ist die reife, nach einem zwei- bis dreitägigen Fermentationsvor-
gang von der äußeren Fruchtschale befreite und getrocknete Frucht.

Bauprinzip von Chavicin und Piperin

Der aromatische Geruch des
Pfeffers beruht auf seinem Gehalt
an ätherischem Öl, in dem zahlreiche Terpene nachgewiesen wurden wie α- und β-Pinen, (+)-Limo-
nen, (—)-α-Phellandren. Nicht
geknüpft hingegen an die wasserdampfflüchtige Fraktion der Droge ist der
charakteristische scharfe Pfeffergeschmack: Pfefferöl schmeckt nicht brennend.
Der scharfe Geschmack ist hauptsächlich auf den Gehalt an Chavicin zurückzuführen.

Chavicin ist stereoisomer mit dem Piperin. Die beiden Verbindungen lassen sich als un-
symmetrisch substituierte Diene auffassen. Die Theorie läßt für derartige Diene insgesamt
vier Stereoisomere erwarten (αβ-trans-γδ-trans; αβ-cis-γδ-trans; αβ-cis-γδ-cis; αβ-trans-γδ-
trans). Die Trans-trans-Form ist die thermodynamisch stabilste; sie konnte dem in der Droge
mengenmäßig vorherrschenden Piperin zugeordnet werden. Piperin selbst ist — im Gegen-

satz zum Chavicin mit cis-cis-Anordnung der Substituenten — zumindest in fester Substanz auf die Zunge gebracht, nicht wesentlich scharf schmeckend; allerdings wird der Geschmack intensiviert, wenn man es in alkoholischer Lösung oder in Pfefferöl emulgiert aufbringt.

Chavicin   Piperin

R = Methylendioxyphenyl

Pfeffer ist ein viel verwendetes Gewürz. Die pharmazeutische Bedeutung ist gering; früher verwendete man ihn in der Heilkunde als Karminativum, als Expektorans und als Fiebermittel. Chavicin hat die Eigenschaft, in spezifischer Weise die sensiblen Nervenendigungen, welche die Empfindung „warm" vermitteln, zu erregen; damit ist Chavicin eine Art Antagonist des Menthols, das spezifisch die Kaltrezeptoren erregt. Den heute obsoleten Pilulae asiaticae DAB 6 wurden Fructus Piperis nigri zugesetzt, um eine Schimmelbildung zu verhindern; der antimykotische Bestandteil ist nicht bekannt.

Ingwer

In Indien und in China gehörte Ingwer seit jeher zu den am höchsten geschätzten Gewürzen. Bereits im Altertum erreichte er auf dem Seewege durch Vermittlung der Araber die antike Kulturwelt, Griechenland und Rom. Zu Beginn der Neuzeit verpflanzten ihn die Spanier in die Neue Welt: nach Jamaika auf die Westindischen Inseln; schon um 1550 kam ein beträchtlicher Teil der Handelsware aus den Tropengegenden Amerikas. Ingwer ist nur als Kulturpflanze bekannt; seine Kultur wird in den meisten Ländern der Erde mit tropischem oder subtropischem Klima betrieben. Die einzelnen Herkünfte unterscheiden sich etwas in ihrer Qualität: Als bester Ingwer gilt der auf Jamaika gezogene, dem aber der indische Cochiningwer mit seiner zitronenartigen Geruchsnote kaum nachsteht; afrikanischer Ingwer ist zwar am ölreichsten und geschmacklich am schärfsten, doch weniger delikat; Japaningwer weicht im Aroma stark ab.

Ingwer gehört zu den am häufigsten verwendeten Gewürzen: für Backwaren, für eingemachte Früchte, als Konfekt, zur Bereitung des Ingwerbieres, von Aperitifs und Likören, für Suppen, Saucen und als Curry-Bestandteil. Besonders geschätzt wird Ingwer in heißen Gegenden, denn nach Einnahme von Ingwer kommt es zunächst zu einer Erweiterung der peripheren Blutkapillaren und zu vermehrter Schweißsekretion, später zu Kältegefühl auf der Haut.

Der Gewürzhandel versteht unter Ingwer den geschälten (d. h. von den äußeren Gewebsschichten befreiten) oder den ungeschälten Wurzelstock von *Zingiber officinale* Roscoe: Je nach Herkunftsland unterscheidet der Handel Jamaika-Ingwer, Cochin-Ingwer, afrikanischen Ingwer und Japan-Ingwer. Unter der Bezeichnung Rhizoma Zingiberis fordert das DAB 6 ausschließlich Jamaika-Ingwer, eine Sorte, die geschält in den Handel kommt und die geschmacklich am meisten geschätzt wird.

Zingiber ist eine Pflanzengattung aus der Familie der *Zingiberaceae*, die 24 Gattungen mit etwa 300 Arten (davon etwa 20 Zingiber-Arten) umfaßt. Die Zingiberazeen sind im tropischen Asien beheimatet; in allen Pflanzenteilen enthalten sie Ölzellen mit ätherischem Öl, einige auch mit scharfschmeckenden Prinzipien. Die wichtigste Gattung der Familie, die Gattung Zingiber, umfaßt Gewächse mit knolligen verzweigten Rhizomen und beblätterten Stengeln; die Blüten stehen meist ährenförmig angeordnet; der Blütenbau ist dreizählig; aus dem dreifächerigen Fruchtknoten mit fadenförmigem Griffel entwickelt sich nach der Befruchtung eine mehrsamige, unregelmäßig aufspringende Kapsel (s. hierzu Fructus Cardamomi).

Ingwer zeichnet sich durch einen angenehm aromatischen Geruch und durch einen brennend-scharfen Geschmack aus. Das Aroma verdankt er seinem Gehalt an ätherischem Öl, das in Mengen zwischen 0,25—0,3% enthalten ist: Bestandteile des Öles sind verschiedene Terpene wie Phellandren, Cineol, Citral, Borneol u. a. Der scharfe Geschmack des Ingwers beruht auf Prinzipien, die sich in der harzartigen Fraktion befinden, auf dem sog. Gingerol. Gingerol ist ein Gemisch mehrerer homologer Phenole nebenstehender Konstitution. An weiteren scharf schmeckenden Stoffen wurde Shogaol isoliert; außerdem Zingeron.

Bestandteile des Gingerols

$n = 3$, 4 oder 5

Shogaol

Zingeron

Rhizoma Zingiberis ist ein Vertreter der Acria-Aromatika. In Form der Tinctura Zingiberis wird Ingwer pharmazeutisch als Stomachikum verwendet.

Verwandte Drogen

Rhizoma Zedoariae oder Zittwer besteht aus den getrockneten Querscheiben oder Längsvierteln der knolligen Teile des Wurzelstockes von *Curcuma zedoaria* Roscoe, einer in Südasien und Madagaskar angebauten Pflanze (Familie: *Zingiberaceae*). Zittwer hat bei uns als Gewürz nur eine geringe Bedeutung. Auch die Arzneibuchdroge wird nur noch selten, z. B. als Bestandteil der Tinctura amara, als Stomachikum verwendet.

Rhizoma Galangae oder Galgant besteht aus dem getrockneten Wurzelstock von *Alpinia officinarum* Hance, einer dem Ingwer ähnlichen Pflanze, die vorwiegend in Siam angebaut wird. *Alpinia* gehört ebenfalls zur Familie der *Zingiberaceae*. Der Geruch des Galgants ähnelt dem des Ingwer. Als Gewürz findet Galgant nur selten Anwendung, doch wird er zuweilen zur Verfälschung anderer Gewürze benutzt. Rhizoma Galangae ist Bestandteil der Tinctura aromatica.

Kardamomen

Als Kardamomen bezeichnet man eine ganze Reihe aromatischer Kapselfrüchte von Arten der Gattung *Elettaria* (Familie: *Zingiberaceae*). In den europäischen Handel gelangen hauptsächlich zwei Sorten von Kardamomen: die kleinen oder Malabarkardamomen von *Elettaria cardamomum* Maton und die langen oder Ceylon-Kardamomen von der Varietät *Elettaria cardamomum* var. *β-major*. Die Pharmakopöen legen fest, daß unter Fructus Cardamomi nur die zuerst genannte Sorte, die Malabarkardamomen, offizinell sein sollen. Malabarkardamomen sammelt man von wildwachsenden Pflanzen Malabars, Myores und angrenzender Gebiete Indiens; zur Hauptsache kultiviert man sie heute in Ceylon und in Guatemala.

Die Kardamomenfrucht ist eine dreifächerige Kapsel, die von Sorte zu Sorte der Form und Größe nach wechselt. Jedes Fach enthält durchschnittlich fünf Samen, die von einem zarten Häutchen (dem Arillus) umgeben sind, durch den die Samen jedes einzelnen Faches paketartig miteinander verkleben. Da die Früchte morphologisch besser gekennzeichnet sind als die Samen, lassen sich falsche und minderwertige Kardamomensorten leichter erkennen, wenn die ganzen Früchte zur Beurteilung vorliegen. Daher lassen die meisten Pharmakopöen die Früchte (Fructus Cardamomi), nicht die Samen (Semen Cardamomi), verwenden, obwohl es bei der Anwendung nur auf das ätherische Öl ankommt, das in der Samenschale lokalisiert ist. Überdies bildet die Fruchtwand einen sehr wirksamen Verdunstungsschutz für das Öl; werden die bloßen Samen aufbewahrt, so verlieren sie rasch einen Teil des Öles, und zwar etwa ein Drittel innerhalb von acht Monaten. Um ein Aufspringen der Kapsel zu verhindern, sammelt man Kardamomen kurz vor der Reife, wenn die Farbe sich eben von Grün nach Gelb verändert.

Kardamomen gehören zu den feinsten Gewürzen. Das feine Aroma kommt in den bisherigen Ergebnissen der chemischen Analyse nur unvollständig zum Ausdruck: man fand als Hauptbestandteile des Kardamomenöles α-Terpinen und (+)-α-Terpineol (frei und als Azetat), monozyklische Terpene also mit weiter Verbreitung; nachgewiesen wurde ferner Cineol. Das Kardamomenöl ist ziemlich unbeständig und verliert sein Aroma beim Lagern selbst unter Luftabschluß.

Kalmus

Unter Kalmus, pharmazeutisch Rhizoma Calami, versteht man den getrockneten und geschälten Wurzelstock von *Acorus calamus* L., einer an Gewässern bei uns wildwachsenden Pflanze. Von Acorus calamus L. gibt es verschiedene Zytotypen, die sich in der Zahl der Chromosomensätze unterscheiden: die diploiden Populationen Nordamerikas, Osteuropas und Asiens und die Tetraploiden Ostasiens, die beide fruchtbar sind; die Triploiden Europas dagegen vermehren sich rein vegetativ. Als Seltenheit kam die Pflanze im 16. Jahrhundert nach Europa, wo sie in Gärten gezogen wurde, doch rasch verwilderte.

Kalmus gehört zur Familie der *Araceae*, in der etwa 900, meist tropische, Arten zusammengefaßt sind. Es handelt sich um ausdauernde Kräuter mit einem meist knolligen Rhizom (Acorus calamus hingegen besitzt einen waagerecht kriechenden Wurzelstock) und grundständigen, langgestielten, saftigen Blättern; ein bauchiges Scheidenblatt umhüllt ganz oder teilweise einen Kolben von verschiedener Gestalt. Das wichtigste phytochemische Merkmal der Familie ist das Vorkommen von flüchtigen Scharfstoffen, oft mit heftiger örtlicher Reizwirkung. Beispielsweise enthält Arum maculatum das Aroin, einen seiner chemischen Konstitution nach unbekannten Stoff, der die Eigenschaft hat, auf der Haut Brennen, Rötung und Entzündung zu erzeugen, innerlich zur Lähmung des Zentralnervensystems zu führen. Arum maculatum, aber auch viele andere Arazeen, besitzen demnach erhebliches toxicologisches Interesse; mehrere Vergiftungen durch die süß schmeckenden Früchte oder die ähnlich wie Sauerampfer schmeckenden Blätter wurden beobachtet. Zeichen einer erheblichen Vergiftung dürfte auch die von *Caladium seguinum* Vent. beschriebene „pharmakologische Sterilisierung" sein: Ursprünglich von den Eingeborenen Südamerikas zur Erzeugung von Sterilität benutzt, wurde diese Wirkung nunmehr auch tierexperimentell bestätigt (MADAUS und KOCH, 1941). In der Homöopathie verwendet man Caladium gegen Impotenz. Der Scharfstoff von Acorus calamus ist das Asaron, ebenfalls ein Pflanzenstoff von erheblicher Toxizität; Vergiftungen durch Rhizoma Calami wurden bisher aber nicht beobachtet, offenbar ist die Konzentration in der getrockneten Droge zu gering.

Asaron

Hauptwirkstoff von Rhizoma Calami ist das ätherische Öl (1,5—3,5%), das als Hauptbestandteil Asaron enthält, einen Phenylpropankörper von brennend-scharfem, pfefferartigem Geschmack. Weiterhin enthält das Rhizom Bitter- und Gerbstoffe. Kalmus ist ein volkstümliches Stomachikum, das in die Gruppe der Amara-Aromatika gehört.

Myristica

Myristica fragrans Houtt. ist ein immergrüner, dicht belaubter Baum mit getrenntgeschlechtigen, angenehm duftenden, kleinen Blüten aus der Familie der *Myristicaceae*. Die äußerlich einer Aprikose ähnliche Frucht des Muskatnuß-baumes spaltet sich bei der Reife in zwei Hälften und läßt im lederartig-derben Fruchtfleisch den mit einem leuchtend roten Samenmantel (Arillus) bedeckten Samen erkennen. Diese Kapselfrucht des Muskatbaumes liefert die folgenden Drogen: 1. die echte Muskatnuß oder Semen Myristicae, 2. die Muskat-blüte oder Macis, 3. die Muskatbutter oder Oleum Nucistae und 4. das ätherische Muskatöl oder Oleum Myristicae aethereum. In mehreren Varietäten wird der Muskatbaum auf den Molukken, auf Sumatra, Penang, Java und Ceylon kultiviert; ein Teil der Droge kommt heute von Kulturen auf den westindischen Inseln.

Zum Herrichten der Muskatnüsse und der Muskatblüte pflückt man die Früchte und schält aus dem Fruchtfleisch den Samen heraus. Der Arillus wird sorgfältig mit den Fingern abgezogen und an der Sonne getrocknet. Die Samen werden nach Ablösen des Arillus über Feuer getrocknet, damit sie sich mit Knüppeln leicht aufschlagen lassen. Die Kerne werden gesammelt. Demnach bestehen Muskatnüsse nicht aus den vollständigen Samen, sondern aus den Samenkernen (mit Endosperm, Perisperm und kleinem unscheinbarem Embryo). Ostindische Muskatnuß kommt gekalkt, westindische ungekalkt in den Handel. Ursprüng-lich, zur Zeit des holländischen Gewürzmonopols, verhinderte man durch das Kalken den Export keimfähiger Samen; es wurde beibehalten, weil man einen gewissen Schutz gegen Schädlingsbefall erzielen kann.

Die Muskatnüsse enthalten 25—40% fettes Öl, das durch Pressen oder durch Extraktion in üblicher Art und Weise gewonnen wird. Es handelt sich um eine gelbe, aromatisch riechende Masse von butterartiger Konsistenz, die als Oleum Nucistae oder Muskatbutter bezeichnet wird. Ähnlich dem Oleum Lauri stellt auch das Oleum Nucistae ein Gemisch von fettem und ätherischem Öl dar. Charakteristisch für das fette Öl ist der hohe Anteil an dem Triglycerid der Myri-stinsäure CH_3—$(CH_2)_{12}$—COOH (75% der Gesamtglyceride ausmachend). Mus-katnüsse enthalten ferner beträchtliche Mengen an Proteinen und Stärke. Äthe-risches Öl, das den Gewürzcharakter der Droge bedingt, ist in Mengen zwischen 8 und 15% enthalten. Das ätherische Öl läßt sich durch Wasserdampfdestillation abtrennen und liefert das Oleum Myri-sticae (aethereum), das neben ubiqui-tären Terpenen (Eugenol, Isoeugenol, Geraniol, Safrol, Borneol u. a.) als charakteristischen Bestandteil Myri-sticin enthält. Myristicin macht nur einen Bruchteil des ätherischen Öles aus (etwa 4%); es ist jedoch das toxische Prinzip der Muskatnuß und des Muskatnußöles.

Myristicin   Apiol

Myristicin (4-Allyl-6-methoxy-1,2-methylendioxybenzol) gehört zu den Phenylpropankörpern und ist eng mit dem Apiol verwandt. Außer im Öl der Muskatnuß ist es Bestandteil des Macis. In Ölen einiger Umbelliferen, im Petersilien- und im Dillkraut-Öl kommen die beiden Phenylpropankörper vergesellschaftet vor.

Muskatnuß und Macis stehen in manchen Gegenden im Rufe eines Abortivums. Vor allem auf dem Gehalt an Myristicin beruhen die schweren Vergiftungserscheinungen (selbst tödlich verlaufende) nach Überdosierung: schon ein halber Samenkern kann vergiften. Muskatnüsse und Macis werden gegenwärtig nur noch als Gewürze verwendet. Auch Oleum Nucistae und Oleum Myristicae aethereum werden pharmazeutisch kaum noch verwendet.

Cinnamomum

Unter Zimt im weiten Sinne versteht man die zumeist von der Außenrinde befreiten Rinden der Äste und Wurzelschößlinge mehrerer Cinnamomum-Arten.

Cinnamomum ist eine Pflanzengattung aus der Familie der *Lauraceae*, in der immergrüne Holzgewächse mit meist dreinervigen Blättern zusammengefaßt sind. Die Familie selbst umfaßt 40 Gattungen mit etwa 1000 Arten von tropischen Bäumen und Sträuchern. Alle Laurazeen bilden Ölzellen aus; sie sind ferner durch Schleimzellen ausgezeichnet, wodurch sie sich anatomisch und phytochemisch von verwandten ölführenden Familien unterscheiden.

Es befinden sich sehr unterschiedliche Sorten von Zimt im Handel, von denen sich oft nur schwer angeben läßt, zu welcher Cinnamomum-Art sie genau gehören. Die für den Welthandel als Zimtlieferanten hauptsächlich in Frage kommenden Arten sind *C. zeylanicum* Nees (liefert den Ceylonzimt), *C. cassia* Blume (chinesischer Zimt), *C. burmanni* Blume (Javazimt) und *C. loureirii* Nees (Saigonzimt). Die Güte der Droge hängt nicht allein von der Artzugehörigkeit der Stammpflanze ab, sie wird weitgehend mitbestimmt vom Alter des Baumes, vom Klima, vom Standort und von den Sammel- und Aufbereitungsmethoden. Um einigermaßen gleichmäßige und auch preiswerte Produkte (Zimtpulver) auf den Markt zu bringen, wählt der Gewürzhandel meist den Weg — ähnlich wie beim Tabak und beim Kaffee —, die verschiedenen Herkünfte zu mischen. Die Pharmakopöen dagegen fordern einheitliche Droge: sie schreiben die botanische Abstammung, die geographische Herkunft, die Art der Herrichtung sowie Gütegrade für die offizinellen Zimtsorten vor. Pharmakopöen der europäischen Länder haben den Ceylonzimt aufgenommen (Cort. Cinnamomi zeylanici), worunter man ausschließlich die von der Außenrinde befreite Zweigrinde junger Triebe von C. zeylanicum versteht; gefordert wird ferner, daß Ceylonzimt von Pflanzen stammt, die auf Ceylon kultiviert werden. Offizinell in einigen Ländern ist daneben noch der chinesische Zimt (Cort. Cinnamomi Cassiae; Cort. Cinnamomi chinensis Ph. Helv. V) und der Saigonzimt (U. S. P.).

Cinnamomum zeylanicum Nees ist ein immergrüner Baum mit schönen lederartigen Blättern und rispig angeordneten, gelben Blüten. In den Kulturen wird die Pflanze zurückgeschnitten, um sie strauchartig, niedrig zu halten; durch das Abschneiden des Hauptstammes erzielt man, daß sich mehr lange, dünne Triebe entwickeln, welche die beste Droge liefern. Die Rinde dieser Triebe wird mit dem Messer abgelöst und von den Rindenstückchen das äußere Gewebe bis auf den Steinzellenring abgeschabt. Beim Trocknen verfärbt sich die ursprünglich helle Rinde braunrot, offenbar infolge enzymatischer Phlobaphenbildung aus reichlich vorhandenem Zimtgerbstoff.

28*

Cinnamomum cassia Blume kultiviert man im südlichen China, besonders in den Provinzen Kwangsi und Kwantung. Geerntet wird die Rinde sechs bis zehn Jahre alter Bäume, und zwar wird abweichend vom Ceylonzimt die gesamte Stammrinde mitgeerntet, die natürlich bereits einen starken Korkmantel angesetzt hat. Nur die äußerste Korkschicht wird abgeschabt. Als Cassia vera bezeichnet man chinesischen Zimt guter Qualität zum Unterschied von Cassia lignea, eine Handels- und Sammelbezeichnung für chinesische Zimtsorten geringer Güte. Die Hauptmenge des unter der Bezeichnung „Cassia vera" gehandelten Zimtes stammt heute aber nicht von C. cassia, sondern von anderen C.-Arten, vermutlich von C. burmanni ab.

Cinnamomum loureirii Nees, die Pflanze, die den Saigonzimt liefert, ist in China und Japan beheimatet. Gesammelt wird Saigonzimt hauptsächlich in den gebirgigen Gegenden von Annam (ehem. Französisch-Indochina). Benannt ist die Zimtsorte nach Saigon, dem Hauptausfuhrhafen in Cochin-China.

Neben Schleim, neben Gerb- und Farbstoffen enthalten Zimtrinden in wechselnden Mengen von 0,4% bis etwa 8% ätherisches Öl, dessen Zusammensetzung je nach Sorte schwankt, immer aber Zimtaldehyd als Hauptbestandteil enthält. Das ätherische Öl der Ceylon- und der Chinazimtrinden ist auch als solches offizinell: Oleum Cinnamomi DAB 6, Oleum Cinnamomi ceylanici PhH V und Aetheroleum Cinnamomi PhAustr. 9 stammen von Ceylonzimtrinden; das Oleum Cassiae destilliert man aus C. cassia. Alle Öle, besonders aber die Cassia-Öle enthalten vielfach Öl beigemengt, das nicht aus der Rinde, sondern aus Blättern der Stammpflanze gewonnen worden ist; da die Zusammensetzung von Rinden- und Blatt-Öl sehr unterschiedlich ist, so ist der Zusatz von Blätteröl als eine Verfälschung anzusehen. Der Zusatz gibt sich chemisch in erster Linie durch Erhöhung des Eugenolgehaltes zu erkennen, wobei sich auch die Geruchsnote des Öles nach „Nelkenöl" hin verschiebt.

Als Bestandteile von Oleum Cinnamomi zeylanici wurden u. a. nachgewiesen: Zimtaldehyd (65—75%), Dihydrozimtaldehyd, Benzaldeyd, Eugenol, Cuminal und viele weitere Nebenbestandteile (Methyl-n-amylketon, Furfural, α-Pinen, Phellandren, Cymol, Nonylaldehyd, Linalool, Caryophyllen).

Zimtaldehyd   Dihydrozimtaldehyd   Benzaldehyd   Eugenol   Cuminal

Das Öl der chinesischen Zimtrinde enthält zwar mehr Zimtaldehyd (bis zu 90%); durch das Vorkommen von Methyl-o-cumaraldehyd erhalten Cassia-Öle aber einen eigentümlichen Nebengeruch.

Zimtrinden verwendet man ausgiebig als Gewürz. In der Medizin und Pharmazie verwendet man Drogen, Öle und daraus hergestellte Galenika als Geschmacks- und Geruchskorrigentien. In der Volksmedizin gilt Zimtöl (in Form sog. „Zimttropfen") als Antidysmenorrhoikum.

Methyl-o-Cumaraldehyd

Crocus (Safran)

Die Droge besteht aus den getrockneten Narbenschenkeln von *Crocus sativus* L. (Familie: *Iridaceae*).

Die *Iridaceae* sind perennierende Kräuter mit meist knolligen oder auch zwiebelartigen Rhizomen und meist schwertförmigen Blättern. Die Duftstoffe der Iridaceae finden sich innerhalb des Gewebes nicht in differenzierten, idioblastischen Ölbehältern lokalisiert; sie liegen diffus verteilt vor, und zwar in geruchlosen Vorstufen. Der eigentliche Duftstoff bildet sich erst sekundär während der Trocknung und Lagerung.

Crocus sativus, eine Pflanze, die seit Jahrtausenden kultiviert wird, existiert heute nur noch als Kulturform. Sie fruktifiziert niemals, weshalb man sie vegetativ durch Zwiebeln vermehrt. Handelsware kommt hauptsächlich aus Spanien. Safran ist dunkelorangerot, er riecht kräftig (etwas an Jodoform erinnernd) und

schmeckt gewürzhaft bitter. Farbstoff, Geschmacks- und Geruchsstoff des Safrans liegen in einer gemeinsamen genuinen Vorstufe, dem Protocrocin vor; beim Trocknen der Narben zerfällt Protocrocin in 1 Mol Crocin und in 2 Mol Picrocrocin, das seinerseits nach Abspaltung von D-Glucose in Safranal übergeht.

Safran enthält neben den erwähnten Farbstoffen Crocin und Crocetin noch mehrere verwandte Pigmente wie Carotin, Lycopin und Zeaxanthin. Auf dem Vorkommen dieser Pigmente beruht die von einigen Arzneibüchern vorgeschriebene Identitätsprüfung des Safrans mit konz. Schwefelsäure: Carotinoide verfärben sich unter diesen Bedingungen intensiv blau. Längere Zeit aufbewahrter sowie schlecht gelagerter Safran verbleicht, er verliert den würzigen Geruch und Geschmack und büßt infolge Verflüchtigung des Öles seine Wirksamkeit ein.

Frischer Safran soll angeblich sedativ und antispasmodisch wirksam sein. Im Volke gilt er außerdem als Abortivum. Pharmazeutisch wird er sehr selten als Geruchs- und Geschmackskorrigens, auch als Färbemittel für galenische Präparate verwendet. Den meisten Safran braucht man als Küchengewürz.

6. Karminativa

Der Begriff Karminativum ist nicht exakt zu fassen. Seit altersher versteht man darunter in erster Linie „blähungstreibende Mittel". Sie sollen Beschwerden, die nach reichlichem Genuß von leicht gärenden Speisen auftreten, beheben; oft werden karminativ wirkende Gewürze wie Kümmel, Koriander oder Wacholderbeeren derartigen Speisen (Kohlarten, Sauerkraut, frischem Brot) schon von vornherein zugesetzt. Die wichtigsten karminativ wirkenden Drogen sind Kamille, Kümmel und Pfefferminze und die Acria-Aromatika der Zingiberazeen. Blähungen sind besonders häufig bei Säuglingen, hervorgerufen durch Säure,

unverdaute Milch und gärenden Darminhalt; als Hausmittel gelten hier innerlich Fenchel-
tee und Kamille, äußerlich Salben mit Oleum Lauri als Hauptbestandteil (Ungt. carmina-
tivum, Ungt. aromaticum). Der Wirkungsmechanismus der Karminativa ist nicht klarge-
stellt. Möglicherweise regen sie die Darmperistaltik an und beeinflussen die Darmflora; aber
auch der galletreibende Effekt zahlreicher ätherischer Öle (besonders des Oleum Menth. pip.,
des Öles von Curcuma, Anis und Fenchel) trägt zu der karminativen Gesamtwirkung einiger
Drogen bei.

Chamomilla

Die Kamille ist eines der beliebtesten Hausmittel; man wendet sie im Volke gegen eine
ganze Reihe von kleineren Leiden an, in erster Linie als Karminativum gegen verschiedene
Magen- und Darmstörungen und als Spasmolytikum gegen Menstruationsbeschwerden.
Vielleicht steht der Gattungsname der Droge (lat. matrix) mit der zuletzt erwähnten Verwendung in Zusammenhang. Das ätherische Öl der Kamille gehört zu den wenigen ätherischen Ölen, die nicht lokal reizend, sondern entzündungshemmend wirken, worauf sich die
ausgedehnte therapeutische Verwendung als Spülmittel in der Wundbehandlung gründet.
Wie wenige Drogen sonst wurde die Kamille intensiv auf wirksame Bestandteile hin untersucht. Die spasmolytische Wirkung wird dem Gehalt der Droge an Flavonglykosiden und an
Cumarinen zugeschrieben; das antiphlogistische (antiallergische) Prinzip steht in Zusammenhang mit dem Vorkommen eines blau gefärbten Blütenöles, doch herrscht noch keine
Klarheit darüber, ob das blaue Chamazulen selbst oder ob ein Zersetzungsprodukt dieses
Azulens das eigentlich wirksame Agens darstellt.

Kamillenblüten (Flos bzw. Flores Chamomillae) bestehen aus den
getrockneten Blütenköpfchen von *Matricaria chamomilla* L., einem einjährigen
Kraut aus der Familie der *Compositae*.

Man kennt mehr als 20 — nach anderen Autoren mehr als 50 — verschiedene *Matricaria*-
Arten, die in den gemäßigten Zonen der Alten Welt und in Südafrika heimisch sind. In
Deutschland kommt außer der offizinellen Matricaria chamomilla als einzige weitere Art
die *Matricaria matricarioides Porter* (= *M. discoidea* DC.) vor.

Matricaria chamomilla ist über ganz Europa und weite Teile Asiens verbreitet und wächst als Ruderalpflanze auf Äckern, an Feldrainen und Wegrändern
sowie auf Brachland. Die 20—50 cm hohe Pflanze trägt an dem aufrechten,
ziemlich stark verzweigten Stengel doppelfiederteilige Blätter und an den Enden
der Äste Blütenköpfchen mit weißen Zungen- und gelben Röhrenblüten; der Blütenboden ist kegelförmig gewölbt und ebenso wie der obere Teil des Blütenstieles
im Inneren hohl. Durch dieses Kennzeichen des hohlen Blütenbodens unterscheidet sich die echte Kamille von ähnlichen Kompositen, insbesondere von *Anthemis*-
Arten, die volkstümlich auch als Kamillen bezeichnet werden. Die Droge stammt
von wild gewachsenen Kamillen, teilweise aus Kulturen; der Hauptteil der
Handelsware kommt aus Ungarn, Jugoslawien, Bulgarien, Belgien, Deutschland
und Argentinien. Das weite Verbreitungsareal der Kamille läßt mehrere Varietäten erwarten, die nach Art und Menge ihrer Inhaltsstoffe unterschiedlich sind:
so wurden u. a. im Handel Kamillen angetroffen, die bei der Destillation kein
Chamazulen enthaltendes, blaues Öl lieferten, sondern blaugrün bis grün gefärbte, lipophile Destillationsprodukte. Im Durchschnitt ist der prozentuale
Gehalt an Gesamtazulen der Drogen, die aus Südosteuropa eingeführt werden,
geringer als bei Kamillen, die in Deutschland, der Schweiz oder Holland gesammelt wurden.

Kamillen riechen kräftig aromatisch und schmecken würzig und bitter.
Neben ubiquitären Inhaltsstoffen wie Zucker, Sterinen und Fettsäuren interessiert zunächst der Geruchsträger der Droge, das Kamillenöl (etwa 0,5%).

Frisch destilliertes Öl stellt eine tiefblau gefärbte Flüssigkeit mit dem charakteristischen Geruch der Droge dar. Die Zusammensetzung des Öles ist nicht vollständig bekannt: Neben einem hohen Anteil an Paraffinen und Sesquiterpenen vom Cadinentypus (etwa 10% ausmachend) fallen saure Bestandteile auf, insbesondere die Caprinsäure $C_{10}H_{20}O_2$, vermutlich ein bei der Destillation entstandenes Kunstprodukt aus genuinem Matricaria-Ester (s. unter M. inodora). Wichtigster Bestandteil des Öles ist das Chamazulen, das in sehr wechselnden Mengen von 1—15% enthalten ist. Auch Chamazulen ist ein Sekundärprodukt, das erst bei der Destillation, bzw. bei der Aufbereitung der ätherischen Öle aus farblosen, nicht flüchtigen Vorstufen entsteht. Daß Azulen nicht in freier Form in der Pflanze vorliegen kann, zeigt sich dadurch, daß Extraktionsöle aus frischen Kamillenblüten stets gelb oder schwach grün, niemals aber blau gefärbt sind. Der Mechanismus der Chamazulenbildung konnte in den letzten Jahren geklärt werden (ŠORM und Mitarb. 1954; STAHL 1954). Darnach liegt in der Pflanze als genuine Muttersubstanz des Chamazulens das Matrizin vor, eine farblose, kristalline Substanz; Matrizin ist ein Sesquiterpenderivat mit dem Kohlenstoffgerüst der Azulene, dem Cyclopentano-cycloheptanringsystem, aber ohne deren durchkonjugiertes System von Doppelbindungen. Während dieser farblose Azulenbildner in alkalischem Milieu beständig ist, ist er sehr empfindlich gegenüber Säuren und zersetzt sich beim Erwärmen der wässerigen, sauer reagierenden Kamillenauszüge bzw. Destillationsansätze rasch unter Blaufärbung: Die Dehydratisierung, begleitet von einer Aufspaltung der Lactongruppe und einer Abspaltung des Acetylrestes, führt über mehrere Zwischenstufen zu der bereits tief blau gefärbten Chamazulencarbonsäure, die ihrerseits ebenfalls instabil ist und bereits bei Zimmertemperatur decarboxyliert und in das wasserdampfflüchtige Chamazulen übergeht.

Matrizin

Chamazulencarbonsäure

$-CO_2$

Chamazulen

Zwar ist Chamazulen eine gegenüber Sauerstoff und Licht recht stabile Verbindung; in wässerigen oder alkoholischen Zubereitungen, die Kamillen bzw. Chamazulen enthalten, ist es aber wenig haltbar und läßt sich oft schon nach wenigen Tagen der Lagerung nicht mehr nachweisen.

Histochemische Untersuchungen zeigten, daß der Azulenbildner im Öl der Drüsenhaare lokalisiert ist, nicht aber in den schizogenen Sekretbehältern des Blütenbodens. Die Etagenhaare finden sich am Fruchtknoten und auf den Korollenblättern. Isoliert man daher mechanisch den Blütenboden und unterwirft man das Gewebe der Wasserdampfdestillation, dann erhält man ein chamazulenfreies, grünes Öl. Vermutlich handelt es sich bei dem grünen Terpenochrom um ein dem Chamazulen nahe stehendes Azulenderivat. Wie schon erwähnt, liefern ungarische Kamillen blaugrün bis grün gefärbte Öle, enthalten demnach die grüne Verbindung in höherer Konzentration.

Von den nicht flüchtigen Inhaltsstoffen der Kamille ist an erster Stelle das Apigenin (5. 7. 4'-Trihydroxyflavon) zu nennen, das frei und als 7-D-Glucosid in der Droge vorkommt. Man hat versucht, den flavonoiden Inhaltsbestandteilen die spasmolytische Wirkung der Gesamtdroge zuzuordnen. Im Vergleich mit typischen Spasmolytika, etwa mit Papaverin, ist die krampflösende Wirkung der Flavonoide gering (in vitro $1 : 10^{-2}$ bis $1 : 10^{-3}$; Pavaperin: Flavonoideffekt); zudem kommen die Flavonoide in der Kamille in nicht sehr hohen Konzentrationen vor (etwa 0,1%). Ob die üblichen Kamillenzubereitungen Flavonoide in Konzentrationen enthalten, die einen therapeutischen Effekt erwarten lassen, ist

Apigenin

Umbelliferon; R = H
Herniarin;   R = CH$_3$

nicht eingehend geprüft worden. Als weitere Träger der spasmolytischen Wirkung der Kamillenblüten kommen möglicherweise Cumarine (Umbelliferon. Herniarin) und nach O. GESSNER ein nicht weiter charakterisierter Bitterstoff in Frage.

Die Kamille gilt als karminativ wirksam, als krampfstillend und entzündungshemmend. Ihre Anwendung — als Infus, als Tinktur, als Fluidextrakt oder in Form der zahlreichen pharmazeutischen Spezialitäten — ist sehr verschiedenartig: Bei Spasmen, Koliken und Entzündungen des Magen-Darm-Kanales innerlich; äußerlich zu Bädern, Spülungen, auch als Salbe, zur Behandlung von Wunden, Entzündungen der Haut und der Schleimhäute.

Verwandte Drogen

Chamomilla romana. Die sog. römische Kamille (Fl. Chamomillae romanae), stammt von *Anthemis nobilis* L., einer krautigen Komposite, die mit den unterirdischen Organen überwintert. Kultiviert wird sie hauptsächlich in Frankreich, Belgien und England. Römische Kamille enthält ähnliche therapeutische Prinzipien wie Matricaria chamomilla, insbesondere auch Chamazulen, Cumarin- und Flavonglykoside. Das ätherische Öl der römischen Kamille weicht — wenn wir vom Chamazulen absehen — ansonsten vom Oleum Chamomillae stark ab, denn die mengenmäßig vorherrschenden Hauptbestandteile bilden verschiedene Ester der Angelicasäure. Römische Kamille wird in Westeuropa arzneilich wie unsere offizinelle Kamille verwendet. Besonders geschätzt wird sie als Spasmolytikum bei spastischen Zuständen im Magen-Darm-Kanal und bei Dysmenorrhöe. Im Volke nimmt man sie gelegentlich als Haarwaschmittel zum Aufhellen nachgedunkelter blonder Haare.

CH$_3$—C—H
‖
CH$_3$—C—COOH
Angelicasäure

Matricaria matricarioides Porter. Die strahlenlose Kamille ist ursprünglich in Ostasien und im westlichen Nordamerika beheimatet. Sie trat in Europa zuerst vereinzelt auf, wurde im Jahre 1852 bei Berlin beobachtet und verbreitete sich dann als Ruderalpflanze über ganz Europa. Von der offizinellen Kamille unterscheidet sie sich am auffallendsten durch das gänzliche Fehlen der weißen Zungenblüten. Die strahlenlose Kamille riecht ähnlich angenehm, doch fehlt dem ätherischen Öl das Chamazulen. In den Ursprungsländern der Pflanze verwendet man sie ähnlich und bei ähnlichen Indikationen wie echte Kamille, besonders gern als Karminativum und Spasmolytikum.

Verwechslungen. Verwechslungen der echten Kamille sind möglich mit Anthemis-Arten, so besonders mit *Anthemis arvensis* L., der Ackerkamille, und mit *Matricaria maritima* L. (= *M. inodora* L. = *Chrysanthemum inodorum* L.). Diese zuletzt erwähnte Art, die gelegentlich in Skandinavien als Kamillenersatzmittel verwendet wird, liefert bei der Destillation ein Öl von unangenehmem Geruch; als Bestandteil des Öles wurde ein Ester isoliert, der eine Kohlenstoff-Dreifachbindung im Molekül enthält und von SÖRENSEN u. Mitarb.

$$H_3C \cdot CH = CH \cdot C \equiv C \cdot C \equiv C \cdot CH \equiv CH \cdot COOCH_3 \qquad H_3C(CH_2)_8 \cdot COOH$$

Matricariaester   Caprinsäure

als Matricaria-Ester bezeichnet wurde. Die Verbindung ist sehr labil und es wird vermutet, daß durch Absättigung sich daraus leicht Caprinsäure bildet, die auch als Bestandteil des Kamillenöles bekannt ist.

Mentha piperita

Unter Fol. Menthae piperitae versteht man die getrockneten Blätter von Mentha piperita, einer Kulturform, die durch Bastardisierung aus anderen Mentha-Arten hervorgegangen ist und sich durch das phytochemische Merkmal der Mentholführung auszeichnet.

Taxonomische Einordnung. Die taxonomisch schwer zu gliedernde Gattung *Mentha* gehört zur Familie der *Labiatae*. Die Labiaten ihrerseits bilden eine der artenreichsten Familien der Angiospermen: man kennt gegen 3200 in 200 Gattungen gegliederte Arten. Sie sind über die ganze Erde verstreut, gehören jedoch hauptsächlich den wärmeren Gegenden der gemäßigten Zonen an. Die Lippenblütler sind vorherrschend Kräuter. Einige (wie Rosmarin) stellen Halbsträucher dar; Vertreter mit baumartigem Wuchs (wie die Hyptis-Arten) sind selten. Von den morphologischen Merkmalen sind hervorzuheben: der vierkantige Stengel, die dekussierte Blattstellung und der typische Bau der Lippenblüte; die Frucht stellt eine in vier einsamige Nüßchen zerfallende Spaltfrucht dar. Anatomisch sind sie gekennzeichnet durch die Drüsenhaare, die mechanischen Haare und durch den Bau der Spaltöffnungen. Die Drüsenhaare sind als Drüsenschuppen ausgebildet; eine kurze Stielzelle trägt 6 bis 8 in einer Ebene rosettenförmig angeordnete sezernierende Zellen mit einer durch das Exkret blasig aufgehobenen Kutikula. Drüsenschuppen finden sich gewöhnlich nur auf der Blattunterseite, in geringerer Anzahl auch auf dem Blattstiel und auf dem Stengel. Typisch ist der Bau der Spaltöffnungen: Die beiden Nebenzellen sind quer zur Längsachse des Spaltes angeordnet. Die beschriebenen anatomischen Merkmale sind mehr oder weniger für sämtliche Arten der Familie zutreffend. Zur Unterscheidung innerhalb der Familie werden bei der pharmakognostisch-mikroskopischen Analyse die — in ihrer Form sehr vielfältig und oft für eine Species typischen — mechanischen Haare herangezogen. Sie sind in der Regel zartwandig, mehrzellig, zugespitzt und weisen oft Mizellarzeichnung auf.

Die von den Drüsen sezernierten ätherischen Öle verleihen den Labiaten einen mehr oder weniger intensiven, bald angenehmen, bald unangenehmen Geruch. Dem Vorkommen von ätherischem Öl verdanken zahlreiche Labiaten ihre Verwendung als Küchengewürze, in der Medizin als Stomachika oder als Karminativa. Die ätherischen Öle der Labiaten bestehen zum großen Teil — ähnlich denen anderer Pflanzenfamilien, beispielsweise denen der Kompositen, der Umbelliferen oder Koniferen — aus cyclischen Monoterpenen: Bemerkenswert ist höchstens das gehäufte Vorkommen an monocyclischen Monoterpenen mit einer Sauerstofffunktion am Kohlenstoffatom C-3, von Verbindungen also wie Menthol, Menthon, Pulegon und Thymol. Die therapeutische Anwendung einiger Labiaten beruht aber nicht allein auf ihrem Gehalt an ätherischem Öl; Bitterstoffe und Gerbstoffe, die in der Familie weit verbreitet vorkommen, können die Gesamtwirkung der Drogen modifizieren. Die Neigung, Alkaloide zu bilden und zu speichern, scheint in der Familie nicht ausgeprägt zu sein. Bei den ,,Alkaloiden'' der Stachys-, Galeopsis- und Leonurus-Arten scheint es sich um einfachere Basen zu handeln, die mehr den biogenen Aminen zuzurechnen sind.

Zur Entstehung der verschiedenen Kulturformen von Mentha piperita. Die Gattung *Mentha* umfaßt ungefähr 15 Arten. Zu einem Subgenus *Menthastrum* faßt man folgende vier Arten zusammen: *M. arvensis* L., *M.*

aquatica L., *M. longifolia* (L.) Huds., und *M. rotundifolia* Huds. Die genannten Arten haben die auffallende Eigenschaft, miteinander kreuzbar zu sein; diese Bastardisierung nun führte zu einem großen Formenschwarm verschiedenster Minzen, die taxonomisch zu ordnen außerordentlich schwierig ist. Auch die Pfefferminze ist ein solcher Bastard, der aber wohl in der Kultur entstanden ist. Nach R. Hegnauer (1955) könnte M. piperita folgendermaßen entstanden sein: Als stark aromatische Pflanzen wurden M. longifolia, M. rotundifolia und M. aquatica bereits im Altertum in Gärten kultiviert. Im Mittelalter setzten Mönche die Kultur in den Klostergärten fort. Bei der Neigung der kultivierten Arten zur Hybridisation konnten in den Kulturen leicht Bastarde entstehen, deren Geruch und Geschmack von denen der Eltern stark abweicht. Da die Minzen aber gerade des Aromas wegen gezogen werden, hat zweifellos seit Jahrhunderten eine gewisse Selektion stattgefunden: unerwünschte Kombinationen wurden entfernt und erwünschte, wie die mentholhaltigen, gepflegt.

Bei dieser Art und Weise der Entstehung liegt die Vermutung sehr nahe, daß die Pfefferminze an mehreren Stellen unabhängig durch Bastardisierung aus den drei Stammeltern entstand. Dazu paßt sehr gut die Tatsache, daß in verschiedenen Ländern unterschiedliche Sorten von Pfefferminze mit deutlich abweichendem Habitus gebaut werden; je nach Varietät brechen die Charaktere der einen oder anderen Stammform stärker durch. So findet man Pfefferminzen, die mehr dem einen Elter M. aquatica, andere, die mehr der M. viridis (Bastard zwischen M. rotundifolia × M. longifolia) nahe stehen. Gleicherweise sind auch die Inhaltsbestandteile verschieden und dadurch bedingt die geruchlichen Qualitäten. Besonders wertvoll sind jene Bastarde, die sich der M. aquatica nähern, während jene mit größerer Anlehnung an M. viridis eher unerwünschte Eigenschaften — scharfes, krauseminzartiges Aroma nach Carvon und Pulegon — aufweisen. Dazwischen gibt es natürlich zahlreiche Übergänge, die man auch taxonomisch zu gliedern und zu ordnen versucht hat. Jener Gruppe, die sich mehr der M. aquatica nähert, und die man als subspec. eupiperita bezeichnet hat, gehören die offizinellen Pfefferminzsorten an. Innerhalb dieser Subspecies spielt dann die varietas officinalis eine große Rolle, von der zwei verschiedene Formen kultiviert werden, die sich durch den Gehalt von Anthocyan äußerlich sichtbar unterscheiden: nämlich die f. rubescens mit rötlich anlaufenden Stengeln und Blättern („black mint") und die f. pallescens mit rein grünen Blattstielen und Blättern („white mint"). Die beiden zuletzt erwähnten Formen unterscheiden sich quantitativ im Ölgehalt, aber auch in der Zusammensetzung des Öles: Die Sorte „black mint" ist reicher an Öl mit einem höheren Gehalt an freiem Menthol verglichen mit der Sorte „white mint". Die berühmte Mitcham-Minze, die englische Minze aus den großen Kulturen bei Mitcham (östlich von London), gehört zum Formenkreis um rubescens. Der Typus Mitchamminze wird heute auch außerhalb Englands viel kultiviert. Die Pharmakopöen legen sich nicht auf eine bestimmte Form oder Varietät fest, sie fordern nur, Blätter, die nach Pulegon oder Carvon riechen, nicht als Arzneibuchware zuzulassen.

Vom phytochemischen Standpunkt aus ist die Pfefferminze dadurch charakterisiert, daß sie Menthol zu bilden und zu speichern vermag. Den Stammeltern der M. piperita, so wie wir sie heute kennen, geht dieses Merkmal der Mentholführung ab. Es ist bis heute ungeklärt, ob Mentholsynthese und Speicherung Folgen der Hybridisation sind; denkbar wäre es auch, daß eine ausgestorbene

mentholführende Varietät eines Stammelter das Merkmal „Mentholführung"
weiter vererbte. Jedenfalls ist es bis heute nicht gelungen, eine Pfefferminze
durch künstliche, kontrollierte Bastardisierung aus den Eltern zu züchten.

Kultur, Ernte. Mit ihrer Bastardnatur hängt es zusammen, daß man die
Pfefferminze nur vegetativ durch Ausläufer oder Kopfstecklinge vermehren
kann; bei der Vermehrung aus Samen spaltet sich die Pfefferminze nach den Ver-
erbungsregeln in Formen auf, die vom Typ der offizinellen Pfefferminze stark abweichen. In den Kulturen achtet man daher streng darauf, daß keine Samen aus-
keimen, da sonst mentholfreie Formen überhand nehmen würden (Degenerieren
der Pfefferminze). Abgesehen davon ist die Pflanze wenig fruchtbar und nur ein
Bruchteil der ausgebildeten Samen ist keimfähig.

Geerntet wird M. piperita während der Blütezeit; zu Beginn der Blüte ist der
relative Gehalt an ätherischem Öl am höchsten. Man mäht sie meist mit dem
Grasmäher und trocknet vorsichtig, möglichst nicht in der prallen Sonne, um
Verlust an Öl durch Verdunsten zu vermeiden. Die augenblicklich am meisten
geschätzte Züchtung stammt aus England (die oben erwähnte Mitchamminze).
Kulturen finden sich ferner in den USA (South Bend, Indiana), in Bulgarien,
Ungarn und Jugoslawien.

Inhaltsbestandteile. Die Fol. Menthae piperitae enthalten 1—2% ätherisches Öl, ferner 6—12% Gerbstoffe und Bitterstoffe.

Oleum Menthae piperitae. Pfefferminzöl wird aus frischem oder angewelktem,
seltener aus getrocknetem Kraut der verschiedenen Kulturvarietäten von M.
piperita gewonnen. Der Handel unterscheidet die Öle nach Herkunftsgebieten;
wichtig sind die englischen Mitcham-Öle und die Öle amerikanischer Produktion;
die in Deutschland (Bayern Thüringen) destillierten Öle sind qualitativ hervor-
ragend, spielen aber mengen- und wertmäßig im Welthandel keine Rolle. Der
Hauptbestandteil des Pfefferminzöles ist D(—)-Menthol, das nicht in Konzentrationen unter 50% enthalten sein darf. Menthol liegt frei, teilweise aber auch
mit Essig- und Valeriansäure verestert vor (durchschnittlicher Gehalt an Estermenthol: 5—11%). Begleitet wird D(—)-Menthol vom zugehörigen Keton, dem
(—)-Menthon, das zu etwa 10% im Öl enthalten ist. An weiteren Bestandteilen
wurden aus dem Öl isoliert: Phellandren, α-Pinen, Cineol, Acetaldehyd, Amyl-
alkohol und zwei Verbindungen (Jasmon und Menthofuran), auf die noch näher
eingegangen wird.

Die für die Verwendung des Pfefferminzöles wichtigsten Eigenschaften sind
Feinheit des Geruchs und Geschmacks. Diese Qualitätsmerkmale hängen nicht
vom Mentholgehalt des Öles allein ab; das japanische Pfefferminzöl beispielsweise wird trotz seines hohen Gesamtmentholgehaltes (über 90%) von den
meisten Pharmakopöen abgelehnt, weil es einen unangenehmen bitteren
Geschmack aufweist. Die folgenden drei Faktoren scheinen für eine gute Qualität des Pfefferminzöles entscheidend zu sein: 1. Das Verhältnis Estermenthol zu
freiem Menthol, 2. Vorkommen bestimmter Begleitstoffe, vor
allem des Jasmons, und 3. niedriger Gehalt an Menthofuran.

Für die Geruchs- und Geschmacksqualität ist, wie erwähnt,
zunächst einmal das Verhältnis von freiem zu gebundenem
Menthol wichtig: Als Regel kann gelten, daß der Wert des Öles

Jasmon

mit dem Gehalt an Estermenthol steigt. Ausschlaggebend aber für die bekannten
Geruchs- und Geschmackseigentümlichkeiten echter Pfefferminzöle scheint das

Vorkommen von Jasmon zu sein, einer Verbindung, die zwar in der geringen Konzentration unter 0,1% vorliegt, die aber — vielleicht zusammen mit einigen anderen bloß in Spuren vorkommenden Begleitstoffen — bewirkt, daß das Öl süß und angenehm wirkt. Eine weitere Bedingung für ein wertvolles Öl ist eine möglichst geringe Konzentration an Menthofuran. Menthofuran riecht scharf und wenig angenehm. Der Gehalt in den Ölen steigt an, wenn die Ausgangsdroge von der Gallmilbe Eriophyes menthae befallen wird; offenbar bewirkt die Milbe einen teilweisen Abbau des Menthols und dessen Umbau zu Menthofuran. Menthofuran (4, 5, 6, 7-Tetrahydro-3, 6-dimethylbenzofuran) kann als Benzofuran- oder als Cumaranderivat aufgefaßt werden; die Formelbilder zeigen seine nahe Verwandtschaft zum Menthol. Menthofuran seinerseits ist autoxydabel und geht unter dem Einfluß von Licht und Luft in ein hydroxyliertes Derivat über, eine Reaktion, die im Öl der Drüsenköpfchen schon mit der Ernte der Droge einsetzt.

Menthol. Menthol wird entweder aus mentholhaltigen Pfefferminzölen isoliert oder es wird partialsynthetisch aus Thymol, aus Piperiton oder aus verwandten Monoterpenen dargestellt. Das DAB 6 und die Ph. Helv. lassen unter der Bezeichnung „Mentholum" nur das natürlich vorkommende linksdrehende D(—)-Menthol zu; andere Pharmakopöen erlauben daneben die Verwendung des partialsynthetischen (+)-Menthols.

α) **Linksmenthol.** Das wichtigste Ausgangsprodukt zur Gewinnung von (—)-Menthol ist japanisches oder chinesisches Pfefferminzöl. Die japanische Pfefferminze, aus der diese Öle destilliert werden, Mentha arvensis forma piperascens, wird seit vielen Jahrhunderten in Japan kultiviert. Neuerdings wird japanische Minze in Kalifornien und in Brasilien angebaut und beide Länder produzieren bereits beträchtliche Mengen Menthol; nach wie vor ist aber Japan in der Erzeugung natürlichen Menthols führend. Die Geruchsqualitäten der aus M. arvensis f. piperascens destillierten Öle ist gering, doch eignen sie sich wegen ihres ausnehmend hohen Mentholgehaltes ausgezeichnet zur Mentholherstellung.

Kristallines (—)-Menthol fällt beim Abkühlen der Öle auf tiefe Temperaturen in einer Ausbeute von etwa 40% an; es bleibt ein mentholärmeres Öl zurück, das aber immer noch zur Hälfte etwa aus Menthol besteht und daher pharmazeutisch (z. B. als Po-Ho-Öl) oder in der Kosmetik ähnlich wie Oleum Menthae pip. verwendet wird.

β) Ausgangsstoffe für **synthetische Menthole** sind Thymol, Piperiton (s. unter Eucalyptus), Pulegon (aus Mentha pulegium) und Menthon; weitere

| Thymol | Menthon | Pulegon | Piperiton | α-Phellandren |

Teilsynthesen wurden ausgearbeitet mit Phellandren, Citronellal und α-Pinen als Ausgangsstoffen. Die Überführung der genannten Verbindungen zu Menthol läßt sich sterisch nicht derart leiten, daß ausschließlich (±)-Menthol gebildet wird; je nach Ausgangsprodukt und Verfahren entstehen als Nebenprodukte wechselnde Mengen isomerer Menthole. Das Mentholmolekül enthält drei asymmetrische C-Atome und läßt daher $2^3 = 8$ stereoisomere Formen bzw. vier diastereomere Antipodenpaare erwarten, die als Menthol, Neomenthol, Isomenthol und Neoisomenthol bezeichnet werden.

Menthol   Iso-Menthol

Neo-Menthol   Neo-isomenthol

Die Geruchs- und Geschmacksqualitäten der genannten isomeren Mentholderivate sind unterschiedlich; Neomenthol beispielsweise riecht nicht pfefferminzartig erfrischend, sondern unangenehm dumpfig. Durch hartnäckig anhaftende Verunreinigungen mit Neo- und Isomentholen soll synthetisch gewonnenes (±)-Menthol dem natürlichen und offizinellen (—)-Menthol unterlegen sein. Neomenthol, und zwar rechtsdrehendes (+)-Neomenthol kommt im übrigen auch in der Natur vor; man hat es in Ausbeuten von etwa 1% aus Pfefferminzölen amerikanischer und japanischer Provenienz isolieren können.

Menthol, Neomenthol, Isomenthol und Neoisomenthol kommen in je zwei spiegelbildlichen Formen vor, die je nach dem ob sie die Ebene des polarisierten Lichtes nach links oder rechts drehen, als (—)-Verbindung oder als (+)-Verbindung bezeichnet werden; die weiterhin existierende optisch aktive Racemverbindung wird als (±)-Verbindung bezeichnet. Für das die Methylengruppe tragende C-Atom 1 ist es gelungen, eine konfigurative Zuordnung vorzunehmen und mit dem C-Atom 4 in Verbindung zu bringen (Cis-Menthanreihe, Trans-Menthanreihe). Das aus dem natürlichen Pfefferminzöl isolierte (—)-Menthol hat die D-Konfiguration, was vereinbarungsgemäß aussagt, daß dem asymmetrischen C-Atom 1 dieselbe Konfiguration wie dem D(+)-Glycerinaldehyd zukommt.

Trans-Menthanreihe   Cis-Menthanreihe
(Menthol, Neomenthol)   (Isomenthol, Neoisomenthol)

Ihrer Wirkung nach scheinen (—)-Menthol, (+)-Menthol und Racemat gleichwertig zu sein; allerdings liegen Angaben vor, in der Kühlwirkung und in geschmacklicher und geruchlicher Hinsicht sei das (+)-Menthol dem natürlichen (—)-Menthol unterlegen, was bei der therapeutischen Anwendung aber nur von sekundärer Bedeutung ist.

Anwendung: Die therapeutische Verwendung der Pfefferminzblätter (meist als Infus) beruht auf ihrem Gehalt an ätherischem Öl; die Wirkung der Gesamtdroge ist aber nicht völlig gleichzusetzen der des ätherischen Öls oder der des reinen Menthols; Gerbstoffe, Bitterstoffe und andere unbekannte Drogen-Inhaltsstoffe sind an der Gesamtwirkung der Droge mit beteiligt. Die Folia Menthae piperitae dienen als appetitanregendes Mittel, als Karminativum und gegen Erkrankungen der Galle.

Das ätherische Öl zeigt spasmolytische Wirkung, es entwickelt antiseptische Eigenschaften, es ist ferner ein ausgesprochenes Cholagogum. Das Oleum Menthae piperitae spielt in der Pharmazie, wo es hauptsächlich als Geruchs- und Geschmackskorrigens verwendet wird, nur eine untergeordnete Rolle. Den Hauptanteil des Produktes verarbeitet die kosmetische Industrie (Zahnpasten, Mundwässer usw.).

Der Reinstoff Menthol: Reibt man Menthol in die Haut ein, so empfindet man zunächst ein kühlendes, erfrischendes Gefühl, später ein leichtes Prickeln und Brennen. Der kühlende Effekt ist nicht physikalischer Art ähnlich dem, wenn Äther oder Äthylchlorid auf der Haut verdunsten; durch die Mentholapplikation wird der Haut keine Wärme entzogen, die Hauttemperatur bleibt normal, eher noch wird sie leicht erhöht. Man erklärt sich diese kühlende Mentholwirkung mit einer spezifischen Erregung der für die Aufnahme der Kälteempfindung maßgeblichen Nervenendigungen; die wärmeempfindlichen Nerven werden von der Wirkung geringer betroffen. In diesem Zusammenhang sei daran erinnert, daß es für die Auslösung von Kalt- und Warmempfinden zwei verschiedene Empfängerarten gibt, Kaltrezeptoren und Warmrezeptoren. Kaltrezeptoren finden wir nicht nur auf der Haut der Körperoberfläche, sondern auch auf einigen Schleimhautpartien; daher beeinflußt Menthol die Schleimhaut in gleicher Weise. Menthol wirkt daneben auch schwach anaesthesierend und stellt demnach ein oberflächlich wirkendes Analgetikum dar. In Einreibungen, wie Salben und Balsamen, dient es häufig zur Stillung von Juckreiz und wird gelegentlich auch gegen Neuralgien versucht; in Schnupfpulvern soll es die Sekretion der Schleimhäute vermindern, auch in Form der Migränestifte wird es gelegentlich angewendet.

Mentha crispa

Unter dem Namen Mentha crispa faßt man mehrere kultivierte Mentha-Arten bzw. Formen oder Bastarde zusammen, die als gemeinsames morphologisches Merkmal „krause" Blätter besitzen und einen charakteristischen „kräuse-minzartigen" Geruch aufweisen. Als Träger des Krauseminzegeruches gilt vor allem das Acetat des Dihydrocuminalkohols neben Dihydrocarveolacetat und Carvon.

Seit Jahrhunderten werden Mentha-Arten auf physiologisch-chemische Merkmale krauseminzartiger Inhaltsstoffe gezüchtet; dieses Merkmal ist nicht charakteristisch für nur eine einzige Art und Rasse, es tritt innerhalb der Gattung Mentha mehrfach auf; schon daraus wird verständlich, warum es sich bei der „Species" Mentha crispa um eine recht uneinheitliche künstliche Art handelt; hinzu kommt — ähnlich wie bei Mentha piperita — die Neigung zu bastardisieren. Die sehr heterogene Abstammung der Mentha crispa macht begreiflich, daß große morphologische Unterschiede der Krauseminzen existieren, die natürlich mit chemischen Unterschieden, auch in der Zusammensetzung des Öles, korelliert sind. Die im Handel erhältlichen Öle unterteilt man nach ihrer Provenienz.

Droge und Öl verwendet man ähnlich wie Pfefferminze — allerdings in sehr bescheidenem Umfange — als Karminativum und Geschmackskorrigens.

Carum Carvi

Der zur Familie der *Umbelliferae* gehörende Gemeine Kümmel, *Carum carvi*, wächst auf Wiesen und Triften in ganz Europa wild; die Droge, Fructus Carvi, besteht aus reifen Früchten der meist in Kulturen gezogenen Pflanze. Am meisten geschätzt ist holländischer Kümmel. Kümmel riecht und schmeckt eigentümlich gewürzhaft; er ist ein beliebtes Gewürz an Speisen, für Brot, Käse und Spirituosen. Geruch und Geschmack der Droge beruhen auf dem Gehalt an ätherischem Öl, dem auch die therapeutischen Wirkungen der Droge zuzuschreiben sind.

Das O l e u m   C a r v i enthält durchschnittlich 50% (+)-Carvon; daneben (—)-Limonen und kleine Mengen Carveol und Dihydrocarvon.

Fructus Carvi und Oleum Carvi wirken spasmolytisch bei spastischen Zuständen im Bereich des Magen-Darmkanals und der Gallenwege; sie werden als Karminativa innerlich verwendet.

(+)-Carvon   (—)-Limonen
(50—60%)

Hauptbestandteile
des Oleum Carvi

Coriandrum

Trotz der andersartigen Zusammensetzung des ätherischen Öles wird Koriander ähnlich wie Kümmel als Karminativum, Spasmolytikum und Stomachikum verwendet; auch die äußerliche Anwendung („Karmelitergeist") bei Rheuma und Gelenkleiden ist gebräuchlich.

Heimat der ein- oder zweijährigen Pflanze, *Coriandrum sativum* L. (Familie: *Umbelliferae*), ist das Mittelmeergebiet und der Orient; kultiviert wird sie in zahlreichen Ländern, besonders in Südrußland. Das ätherische Öl der Korianderfrüchte enthält als Hauptbestandteil (zu 60—70%) (+)-Linalool, neben x-Pinen, α- und γ-Terpinen und anderen Terpenen.

Curcuma

Curcuma vereinigt in sich die Eigenschaften eines Farbstoffes, eines Gewürzes und eines Arzneimittels. Die Droge besteht aus den besonders hergerichteten Rhizomteilen der im wärmeren Südasien kultivierten *Curcuma longa* L. Der Wurzelstock wird gegraben und gereinigt; das von einer dicken Korkschicht umgebene lebende Gewebe des Rhizoms gibt das Wasser nur sehr schwer ab, weshalb das Rhizom zunächst gebrüht wird. Beim Brühen verkleistert die reichlich vorhandene Stärke und die Droge erhält dadurch ihre bekannte hornartige Beschaffenheit; zugleich treten gelbe Pigmente aus den Sekretzellen in das umliegende Gewebe aus, weshalb — anders als beim lebenden Rhizom — die Bruchfläche der Handelsdroge gleichmäßig gelb erscheint.

Die Droge besteht bald aus mehr fingerförmigen, bald mehr aus knollenförmigen Stücken, die als Curcuma longa und als Curcuma rotunda unterschieden werden. Ihr Geschmack ist ingwerartig brennend, bitter und würzig.

Zwei Gruppen von Inhaltsbestandteilen sind eingehender untersucht worden: die Bestandteile des Öles und die Zusammensetzung der gelben Pigmente. Unterwirft man die Droge einer Wasserdampfdestillation, so erhält man ein gelbliches Öl, das hauptsächlich ketonische Sesquiterpene enthält, so ein alizyklisches Keton Turmeron und das aromatische ar-Turmeron. Begleitet werden die ketonischen Sesquiterpene, die etwa 65% des Gesamtöles ausmachen, von dem Sesquiterpenkohlenwasserstoff Zingiberen, auf den etwa 25% entfallen. Die gelbe Farbe des Curcumarhizoms beruht auf dem Gehalt der Droge an

ar-Turmeron   Turmeron   Zingiberen
Die Hauptbestandteile des ätherischen Öles von Curcuma longa

Curcumin (= Diferuloylmethan) und weiteren curcuminähnlichen Pigmenten, von denen bisher p.p′-Dioxydicinnamoylmethan und p-Oxycinnamoyl-feruloylmethan in reiner Form isoliert wurden.

Curcumin; $R_1 = R_2 = OCH_3$
Dihydroxy-dicinnamoylmethan; $R_1 = R_2 = H$
Hydroxycinnamoyl-feruloylmethan; $R_1 = OCH_3$; $R_2 = H$

. Curcuma dient zum Würzen, seltener zum Färben von Lebensmitteln wie Käse oder Senf. Die Droge ist Hauptbestandteil des sog. Curry; dieses viel verwendete Gewürz ist eine Mischung aus Curcuma mit zahlreichen weiteren Gewürzen wie Koriander, Zimt, Ingwer, Cayenne-Pfeffer, Nelken und Muskat. Die Zusammensetzung des Curry-Pulvers wechselt je nach Art der zu würzenden Speise. Arzneilich wird Curcuma longa bei Leber- und Galleleiden verwendet; häufiger gebraucht man als Cholagogum allerdings das Rhizom einer anderen, nahe verwandten Curcuma-Art, die indonesische Temoe Lawak.

Temoe Lawak

Als Temoe Lawak (oder als Tewon Lawa) verwenden die Malayen seit Jahrhunderten den Preßsaft des frischen Wurzelstockes von Curcuma xanthorrhiza D. Dietr. als Mittel gegen Erkrankungen von Leber und Galle. Durch die Holländer kam die Droge nach Europa. Sie ist heute Bestandteil mehrerer Teemischungen und pharmazeutischer Spezialitäten, die als Cholagoga deklariert sind.

Morphologisch sowie der chemischen Natur der Hauptbestandteile nach ähnelt Curcuma xanthorrhiza weitgehend der Curcuma longa. Sie gelangt getrocknet und in Scheiben geschnitten in den Handel. Die Farbe ist ockergelb, der Geruch eigentümlich aromatisch. Temoe Lawak gehört zu den aromatischen Cholagoga, die sowohl cholekinetisch als auch choleretisch wirken. Die cholekinetischen Prinzipien der Droge sind mit den gelben Pigmenten der Droge identisch: mit dem Curcumin und den analog gebauten Curcuminoiden. Das choleretische Prinzip hingegen ist wasserdampfflüchtig und bildet eine Fraktion des ätherischen Öles.

Bei den galletreibenden Mitteln (Cholagoga) unterscheidet man gewöhnlich zwei Gruppen: 1. Mittel, welche die Gallenblase entleeren (= Cholekinetika); 2. Mittel, welche die Gallensekretion, d. h. eine Mehrbildung von Galle in der Leber fördern (= Choleretika). Das Hypophysenhinterlappen-Hormon Vasopressin ist ein charakteristischer Vertreter der Cholekinetika; es wirkt durch direkten muskulären Angriff kontrahierend auf die Gallenblase. Auch Eigelb und Olivenöl bewirken heftige Gallenblasenentleerung. Zu den Choleretika gehören die Gallensäuren und ihre Salze.

Die cholekinetische Wirkung des Curcumins ist wenig strukturspezifisch; eine ganze Reihe einfacher Phenole, wie die Ferulasäure oder die Dihydro-ferulasäure sind ähnlich wirksam.

$$HO-\langle\rangle-CH{=}CH{-}COOH$$
$$CH_3O$$
Ferulasäure

Pflanzenstoffe mit echter choleretischer Wirkung gibt es wenige: man sagt derartige Effekte einigen ätherischen Ölen, beispielsweise dem Pfefferminz- und dem Kamillenöl nach, besonders aber dem Öl der Temoe Lawak.

Der mengenmäßig vorherrschende, therapeutisch aber wenig interessante Bestandteil des ätherischen Öles ist das Cyclo-isopropenmyrcen. In Mengen von etwa 5% isolierte man p-Toluylmethylcarbinol, einen einfachen aromatischen Alkohol, der ausgeprägt choleretisch wirksam sein soll.

$$CH_3-\langle\rangle-CH{-}CH_3$$
$$OH$$
p-Toluylmethylcarbinol   Cyclo-isopropenmyrcen

p-Toluylmethylcarbinol und ähnlich strukturierte aromatische Alkohole sind leicht synthetisch zugänglich und es lag daher nahe, entsprechende synthetische Reinpräparate zu entwickeln. Die praktische Verwendung scheint ihre Brauchbarkeit in Frage gestellt zu haben, weshalb wohl auch die Frage nach der Wirkung der Temoe Lawak einer erneuten Bearbeitung bedarf.

Allium sativum

Knoblauch verwendet man seit Jahrtausenden als Gewürz; er spielte in der Diät der alten Kulturvölker eine große Rolle, bei den Ägyptern, den Indern und Phöniziern gleichermaßen wie bei den Römern, Griechen und Germanen. Seit den ältesten Zeiten schreibt man aber dem Knoblauch auch heilende Kräfte gegenüber den verschiedenartigsten Krankheiten zu. Man benutzte ihn viel bei Erkrankungen der Atemwege, so bei chronischer Bronchitis, bei Bronchial-asthma und Keuchhusten. Man sah ferner im Knoblauch eine Art inneres Antiseptikum, ein Vorbeugungs- und Heilmittel gegen Erkrankungen der Verdauungsorgane. MATTHIOLUS empfiehlt ihn (i. J. 1626) gegen Magenweh, Flatulenz und Kolik. Noch heute steht im Vordergrunde der wissenschaftlichen Knoblauchtherapie die Behandlung infektiöser Magen- und Darmerkrankungen; diese Anwendung des Knoblauchs als eines Karminativums erfolgt auf rationeller Grundlage, seitdem es gelungen ist, das Vorkommen antibakterieller Prinzipien in der Droge nachzuweisen und die Wirkstoffe zu isolieren.

Die meisten aus Knoblauch hergestellten Industriepräparate scheinen ihre Existenz aber dem Rufe des Knoblauchs zu verdanken, er sei wirksam gegen Arteriosklerose und gegen essentielle Hypertonie („lebensverlängernde" Wirkung von Knoblauch). Blutdruckabnahme nach peroralen Alliumgaben scheint tierexperimentell nachweisbar zu sein; es ist aber nicht bekannt, welchem Inhaltsbestandteil diese Wirkung zuzuordnen ist. Die folgende Abhandlung beschränkt sich darauf, den Knoblauch als ein antibakteriell wirksames Karminativum herauszustellen.

Stammpflanze des Knoblauchs ist die im Orient beheimatete Liliazee *Allium sativum* L.; eine der über 300 Allium-Arten. Die Droge, der eigentliche Knoblauch (pharmazeutisch: Bulbus Allii sativi), besteht aus den zusammengesetzten Zwiebeln der Pflanze: Eine länglich-eiförmige Hauptzwiebel ist von 6—15 Nebenzwiebeln („Zehen") umgeben, die alle einem flachen Zwiebelkuchen aufsitzen; der Basis des Zwiebelkuchens entspringen zahlreiche Würzelchen; Haupt- und Nebenzwiebel sind von einer gemeinsamen Membran umgeben.

In durchschnittlichen Ausbeuten von 0,1% liefert Knoblauch ein äußerst unangenehm riechendes Öl. Der Geruchsträger entwickelt sich offensichtlich erst sekundär beim Destillieren, denn den frischen, unverletzten Zwiebeln ist der durchdringende, charakteristische Knoblauchgeruch nicht eigen. Die geruchlose Vorstufe des Knoblaucharomas ist gleichzeitig auch die genuine Muttersubstanz des antibakteriellen Prinzips, des Allicins. Die geruchlose Vorstufe, die man als Alliin bezeichnet, stellt eine wasserlösliche, kristallisierbare Substanz dar, die wie erwähnt keine antibakterielle Wirksamkeit zeigt. Werden die Zellen des Knoblauchs verletzt, etwa beim Zerreiben der Droge, so schafft man Bedingungen, daß ein Ferment Alliinase auf das Alliin einwirken kann: Alliin wird dabei zum bacterizid wirksamen Allicin abgebaut. Auch Allicin seinerseits ist wenig stabil; unter dem Einfluß von Wasser und Luftsauerstoff — beispielsweise auch unter den üblichen Bedingungen der Wasserdampfdestillation — bilden sich aus dem wasserlöslichen Allicin ölartige Sekundärprodukte mit dem abstoßenden Geruch nach Knoblauch; der chemischen Konstitution nach handelt es sich bei den flüchtigen Produkten um Diallyl-disulfid und andere Sulfide der allgemeinen Formel $C_3H_5\text{-}S_n\text{-}C_3H_5$.

Alliin $\xrightarrow{\text{Alliinase}}$ Allicin
(farb- und geruchlose Nadeln;   (Träger der bakteriziden
inaktiv gegenüber Staphylococcus)   Wirkung des Knoblauchs)

$\downarrow$ Luftsauerstoff

Diallyldisulfid und ähnliche
Sufide mit dem durchdringenden
Geruch des Knoblauchs

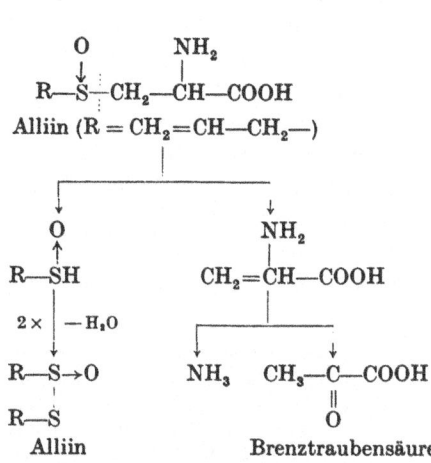

Enzymatische Spaltung des Alliins nach
A. STOLL und E. SEEBECK (1949)

Alliin läßt sich als ein Derivat der Aminosäure Cystein auffassen, und zwar als das S-Allyl-cysteinsulfoxyd. Formelmäßig verläuft sein enzymatischer Abbau zum Allicin wie nebenstehend.

Allicin ist noch in Verdünnungen 1:100000 gegen zahlreiche pathogene, grampositive und gramnegative Bakterien wirksam. Zumindest in vitro übertrifft es demnach die entwicklungshemmende Wirkung von Phenol oder Sublimat um das Mehrfache. Wegen seiner fäulnis- aber auch gärungswidrigen Eigenschaft verwendet man Allicin enthaltende Präparate gegen Gärungsdyspepsien, sowie akute und chronische

Darminfektionen. Knoblauch ist ferner ein brauchbares Karminativum: neben der darmdesinfizierenden Wirkung kommt hier zusätzlich die choleretische und die spasmolytische Wirkung des Knoblauchöles zur Geltung.

Ganzdroge, Allicin und Knoblauchöl wirken antimykotisch, beispielsweise gegenüber Epidermophyton interdigitale, dem weit verbreiteten Hautpilz. Die S-haltigen Lauchöle sind geradezu die Modellsubstanzen für eine ganze Reihe synthetischer Antimykotika geworden.

Im Knoblauch wurden eine ganze Reihe weiterer Inhaltsstoffe nachgewiesen, so verschiedene Vitamine (A, B_1, B_2, Nicotinsäureamid, C) und schließlich noch Stoffe mit der Wirkung männlicher und weiblicher Sexualhormone. Man hat natürlich versucht, die ausgiebige Verwendung von Knoblauch in der Laienmedizin (z. B. gegen zu hohen Blutdruck, gegen arteriosklerotische Beschwerden) gerade auch mit dem Vorkommen dieser „Biokatalysatoren" in Zusammenhang zu bringen. Ansonsten ist das Vorkommen von Substanzen mit östrogener Wirkung im Pflanzenreich keine Seltenheit (s. S. 543); auch die gewöhnlichen Tulpenzwiebeln (von Tulipa-Arten aus der Familie der Liliaceae) enthalten pflanzliche Zoohormone.

Da man Knoblauch als Infus oder als Kaltmazerat seines widerlichen Geschmackes wegen nicht gerne einnimmt, hat die Industrie verschiedene Präparate entwickelt, in denen der unangenehme Geruch und Geschmack überdeckt sind und die Applikation damit erleichtert ist. Die Ausatmungsluft nimmt aber bald nach Einnahme den charakteristischen Geruch von Knoblauchessern an, da die Öle resorbiert und teilweise durch die Lungen ausgeschieden werden.

Allium cepa

(Küchenzwiebel)

Ein ähnliches Hausmittel und zugleich Gewürz wie der Knoblauch ist die gewöhnliche Küchenzwiebel, *Allium cepa* L. (Familie: *Liliaceae*). Als Kulturpflanze wird sie heute praktisch auf der gesamten Erdoberfläche gezogen; wild wachsende Pflanzen findet man noch in Belutschistan, Afghanistan und Turkestan.

Die Küchenzwiebel enthält chemisch dem Alliin nahestehende Substanzen, u. a. das Dihydro-alliin und das analoge S-methyl-cystein-sulfoxyd, welche bei der fermentativen Spaltung die entsprechenden dem Allicin analogen Thiosulfinsäureester liefern, die Inhaltsbestandteile mit bakteriostatischer Wirksamkeit. Zum Unterschied vom Knoblauch enthält die Küchenzwiebel ein tränenerregendes Prinzip, den Thiopropionaldehyd, eine Substanz, die nicht genuin in der Zwiebel vorliegt, die man sich vielmehr aus einer instabilen Zwischenstufe der Dihydroalliin-Spaltung entstanden denkt.

$$CH_3-CH_2-C\diagdown\genfrac{}{}{0pt}{}{S}{H}$$

Thiopropionaldehyd

7. Ätherische Öle, die als Diuretika verwendet werden

Diuretika sind Arzneimittel, die eine erhöhte Ausscheidung von Wasser, von Salzen und von Stoffwechselprodukten bewirken sollen. Vermehrte Harnbildung wird angestrebt, wenn es darauf ankommt, auf krankhafte Wasseransammlung im Körper einzuwirken. Dem Arzt stehen sehr verschiedenartige Diuretika zur Verfügung, so vor allem die Purinderivate, die Digitaloide und die organischen Quecksilberpräparate. Diesen teilweise stark wirksamen Substanzen gegenüber tritt die Bedeutung der übrigen Diuretika zurück; sie haben, wie die meisten pflanzlichen Diuretika, nur den Charakter von Adjuvantia. Die chemische Natur der Wirkstoffe oder die Wirkungsmechanismen sind nur in seltenen Fällen bekannt: In einigen Fällen wird es sich vielleicht um eine bloße Wasserdiurese handeln, in anderen (Stigmata Maidis?) um eine Wirkung der reichlich vorhandenen Kaliumsalze; eine andere Gruppe wiederum zeichnet sich durch einen hohen Gehalt an Saponinen (Herniaria) oder von Flavonoiden (Betula) aus. Einige der heute noch verwendeten pflanzlichen Diuretika enthalten als wirksame Bestandteile ätherisches Öl. Vertreter dieser Gruppe sind Petroselinum, Levisticum, Juniperus und Sassafras. Die ätherischen Öle wirken hauptsächlich durch Erregung der sezernierenden Nierenepithelien. Bei zu starker Reizung — etwa bei Überdosierung — können die Nieren geschädigt werden.

Juniperus

Als Juniperus wird eine etwa 40 Arten umfassende Gattung aus der Familie der *Cupressaceae* bezeichnet, aromatische, immergrüne Sträucher oder Bäume. Offizinell sind die Früchte von *Juniperus communis*, dem gemeinen Wacholder, der in zahlreichen Unterarten auf der ganzen nördlichen Erdhälfte weit verbreitet vorkommt. Es handelt sich um ein strauchartiges Gewächs, das in der Regel 1—2 m hoch wird, gelegentlich aber eine Höhe von 10 m erreicht. Eigentümlich ist die „Frucht"-bildung des Wacholders. Abweichend von den Verhältnissen bei den Pinaceae sind die „Frucht"stände nicht zapfenartig, vielmehr verwachsen nach der Befruchtung drei „Fruchtblätter" mit je einer Samenanlage zu einem beerenartigen Gebilde, den Wacholderbeeren oder Fruct. Juniperi.

Neben der Ganzdroge (den Fr. Juniperi) sind das aus den Früchten destillierte Öl (Oleum Juniperi) und der eingedickte wässerige Extrakt (Succus Juniperi inspissatus) gebräuchlich.

Die **Fructus Juniperi** können bis zu 33% Invertzucker enthalten. Der Gehalt der Droge an ätherischem Öl schwankt je nach Provenienz zwischen 0,2 und 2,3%. Frisch destilliertes Wacholderöl hat einen eigenartigen Geruch, es ist zunächst farblos, verharzt jedoch ziemlich rasch unter Verfärbung. Im großen und ganzen erinnert das Wacholderöl in seiner Zusammensetzung — Hauptbestandteil ist das α-Pinen — und in seiner Wirkung an das Terpentinöl; doch soll der Einfluß auf die Nierentätigkeit, die diuretische Wirkung also, hervortretender sein.

Droge, ätherisches Öl, Extrakte und andere für die innerliche Verwendung bestimmte Zubereitungen werden in der Volksmedizin als Diuretika verwendet. Sie sollen jedoch nur bei bestimmten Formen von Hydrops gebraucht werden, da das ätherische Öl lokal reizend wirkt und bei entzündlichen Zuständen der Niere dieses Organ schädigt.

Das **Oleum Juniperi** verwendet man auch äußerlich, z. B. als Spiritus Juniperi für Einreibungen.

Viel verwendet wird das Öl schließlich in der Spirituosen-Industrie zur Herstellung von Schnäpsen (wie Steinhäger, Genever u. a.).

Levisticum

Levisticum officinale (Familie: *Umbelliferae*) ist eine krautartige, bis 2 m hohe Pflanze, die wahrscheinlich aus Südwestasien stammt, aber heute in einem großen Teil Europas und Nordamerikas kultiviert wird. Alle Teile der Pflanze riechen aromatisch, an Sellerie erinnernd. Als Suppengewürz verwendet man die oberirdischen Teile der Pflanze, während die Droge, die Radix Levistici, aus dem getrockneten Wurzelstock und Wurzeln besteht. Radix Levistici enthält 0,6 bis

1,0% ätherisches Öl, den für die therapeutische Verwendung wichtigsten Inhaltsstoff. Das Öl wiederum besteht hauptsächlich aus mehreren untereinander verwandten Lactonen, den sog. Butyl-phthaliden und deren Hydroxyderivaten. Ein bekannter Vertreter dieser Reihe, der sich in einer ganzen Anzahl von Umbelliferen vorfindet, ist das n-Butylphthalid. Es sind diese Phthalide, die dem Liebstöckl den bekannten Geruch verleihen. Radix Levistici ist Bestandteil von Teegemischen, die als Diuretika wirken sollen.

$$CH_2-CH_2-CH_2-CH_3$$

n-Butylphthalid

Petroselinum und Apiol

Die Petersilie, *Petroselinum sativum* (Familie: *Umbelliferae*) ist eine bekannte, schon im Altertum hochgeschätzte Gewürzpflanze, von der mehrere Gartenformen existieren. Zum Würzen nimmt man die Blätter der Pflanze, auch die Wurzel; die Früchte setzt man diuretisch wirkenden Teemischungen zu oder man verwendet sie als Ausgangsmaterial zur Gewinnung des Oleum Petroselini bzw. des Apiols.

Fructus Petroselini enthalten 2—7% ätherisches Öl, dessen nähere Zusammensetzung mit der Provenienz der Ausgangsdroge und der Sorte stark wechselt. Petersilienöl deutscher Herkunft enthält als Hauptbestandteile Apiol und Pinen, in Ölen französischer Provenienz ist Apiol weitgehend durch Myristicin ersetzt. Apiol und Myristicin gehören in die Gruppe der Phenylpropankörper. Myristicin, das zuerst aus Muskatnüssen (s. S. 434) isoliert wurde, ist bei Zimmertemperatur flüssig; Apiol als Reinsubstanz ist dagegen eine in farblosen Nadeln kristallisierende Substanz (Schmp. 30°). Die Bezeichnung Apiol ist aber nicht eindeutig: die gleiche Bezeichnung tragen auch Handelsprodukte, die bloße Extraktivrückstände weingeistiger oder ätherischer Auszüge von Petersilienfrüchten darstellen, wechselnde Gemische also aus Apiol, Myristicin, fettem Öl, Chlorophyll, Lipoiden u. a. m. Ferner gibt es Apiolpräparate, die in ihrer Zusammensetzung dem Oleum Petroselini entsprechen.

Die Fructus und das Oleum Petroselini sind kräftige Diuretika. Apiol und Myristicin wirken kräftig uteruserregend, weshalb Oleum Petroselini bei Menstruationsstörungen, mißbräuchlich als Abortivum, verwendet wird.

8. Geruchs- und Geschmackskorrigentien
Drogen und Öle der Gattung Citrus
a) Zur Botanik der Gattung Citrus

Citrus ist eine Gattung der *Rutaceae*, und zwar der Unterfamilie der *Aurantioideae*. Citrus-Arten zieht man hauptsächlich ihrer Früchte wegen, die auch als „Agrumenfrüchte" bezeichnet werden.

Insgesamt umfaßt die Familie der Rutaceae etwa 1600 Arten, die wiederum zu etwa 140 Gattungen zusammengefaßt werden. Die verschiedenen Gattungen stellt ENGLER der Fruchtform nach zu sechs Unterfamilien zusammen, wobei die Aurantioideae durch Beerenfrüchte sich auszeichnen. Allen Rutazeen gemeinsame Merkmale sind die vier- bis fünfzähligen Blüten mit ring- oder napfförmigen Drüsenpolstern zwischen den Staubblättern und den Fruchtknoten (intrastami-

nale Diskusbildung); charakteristisch sind ferner die großen Ölräume im Grundgewebe der vegetativen Organe, Ablagerungsstätten für das ätherische Öl. Rutazeen sind hauptsächlich Holzgewächse; Verbreitungsschwerpunkt hinsichtlich
des Artenreichtums ist Australien und Südafrika.

Die Agrumen selbst stellen dornige aromatische Sträucher oder kleine, bis
5 m hohe Bäume dar. Die immergrünen Blätter sind ledrig, kahl und durchscheinend punktiert (Ölräume); der Blattstiel ist vielfach blattartig verbreitert
(geflügelter Stiel). Die Fruchtform ist eine abgewandelte Beere: An ein gelb bis
rotorange gefärbtes, drüsenreiches Exokarp (Flavedoschicht) schließt sich ein
farbloses, schwammiges Endokarp (Albedoschicht), während ein Mesokarp fehlt;
der Innenseite der Fruchtwand entspringen schlauchartige Emergenzen, die mit
einem saftreichen Gewebe gefüllt sind. Bei einigen Agrumen wie der Zitronat-
Zitrone fehlt das Fruchtfleisch fast ganz, wofür dann die Schale (das Perikarp)
besonders dick ist. Zwischen den schlauchartigen Zotten finden sich die Samen.
Wie bei allen alten Kulturpflanzen des Menschen ist eine Systematik der Gattung
Citrus schwierig, da sich unter dem Einfluß des Menschen bei der Züchtung
(Auslese bestimmter Mutanten, Hybridisation usw.) die ursprünglichen Artcharaktere verwischt haben. Einige Arten, Unterarten und Rassen werden im
folgenden, soweit sie Drogen oder andere medizinisch verwendete Produkte
liefern, aufgezählt.

Citrus aurantium L., die Orange im weitesten Sinne. Von ihr sind mehrere
Unterarten bekannt, so die subspecies amara, die bittere Orange oder Pomeranze,
eine Form mit bitterer Fruchtschale und mit saurem Fruchtfleisch. Man gewinnt
von dieser Unterart die folgenden Drogen und ätherischen Öle: Folia Aurantii,
Fruct. Aurantii immaturi, Pericarpium Aurantii (= Flavedo Aurantii amari) und
Flores Aurantii, Oleum Aurantii floris (Orangenblüten- oder Neroli-Öl), Oleum
Petitgrain (Petitgrainöl) und Oleum Aurantii amari (bitteres Pomeranzenöl).
Eine weitere Unterart, Citrus aurantium subspecies sinensis, liefert die Apfelsinen oder süße Orangen, an Drogen die Flavedo Aurantii dulcis recens der Ph.
Helv. und das Oleum Aurantii dulcis (das süße Orangenschalenöl). Citrus au-
rantium, subspecies bergamia, die Bergamotte, ist gekennzeichnet durch ihre
blaßgelben Früchte mit saurem Fruchtfleisch; aus den frischen Fruchtschalen
gewinnt man das Oleum Bergamottae (Bergamotteöl).

Citrus medica L., die Zitrone im weitesten Sinne. Die Früchte sind mehr
oder weniger zitzenförmig zugespitzt. Die bekannteste Unterart ist Citrus medica
subspecies limonum, die eigentliche Zitrone. Durch Auspressen der frischen
Zitronenschalen gewinnt man das Oleum Citri (das Zitronenöl). Die Flavedoschicht frischer Zitronen ist offizinelles Präparat der Ph. Helv. V (Flavedo Citri
recens); getrocknet bildet sie das Pericarpium Citri DAB 6.

Viele weitere Agrumenfrüchte werden kultiviert, beanspruchen allerdings
kein pharmazeutisches Interesse: so die Grapefruit (Citrus aurantium subspec.
decumana), die Zitronat-Zitrone (Citrus medica subspec. genuina var. macrocarpa) oder die Mandarine (Citrus nobilis).

b) Allgemeines über Inhaltsstoffe von Agrumenfrüchten

Die ledrige Flavedoschicht enthält reichlich ätherisches Öl. Die Gelb- oder
Orangerot-Färbung beruht auf wechselnden Gehalten an verschiedenen Caro-
tionoiden. Beispielsweise wurden aus dem Perikarp von Citrus aurantium fol-

gende Carotinoide isoliert: β-Carotin, Lycopin, Kryptoxanthin, Xanthophyll, Violaxanthin, Zeaxanthin, β-Citraurin und Citroxanthin. Das zuletzt aufgezählte Carotinoid scheint artspezifisch zu sein; es besitzt aldehydische Natur und enthält abweichend nur 30 Kohlenstoffatome im Molekül, weshalb man es für eine Art „physiologisches Abbauprodukt" eines anderen Carotinoids hält. Die Albedoschicht besteht aus Cellulose, aus Hemicellulosen, Ligninen, Pektinen, Pentosanen, Flavonoiden, Bitterstoffen und Mineralsalzen. Das Fruchtfleisch der Emergenzen enthält u. a. Ascorbinsäure, Citronensäure neben anderen Fruchtsäuren. Die Samenkerne setzen sich außer aus Gerüstsubstanzen zur Hauptsache aus fettem Öl zusammen.

Flavonoide Substanzen kommen sowohl im Fruchtfleisch vor als auch im gesamten Perikarp, wobei es den Anschein hat, als würden die mehr lipophilen Vertreter der Reihe bevorzugt im Perikarp, die mehr hydrophilen (hydroxylgruppenreichen) Flavonoide bevorzugt im Fruchtfleisch gespeichert werden. Zu den mehr hydrophilen Vertretern gehören Glykoside wie das Naringin, das Poncirin, das Citrifoliosid und das Eriodictin, durchweg Flavanone mit zumindest einer freien Hydroxylgruppe und mit einer Hydroxygruppe am Kohlenstoffatom C—7, die glykosidisch mit ein oder mit zwei Molen Zucker verknüpft ist.

R$_1$	R$_2$	Name	Vorkommen
OH	H	Naringin	C. decumana,
			C. aurantium
OCH$_3$	H	Poncirin	C. tachibana
OCH$_3$	H	Citrifoliosid	C. trifoliata
		(diastereomer	
		mit Poncirin)	
OH	OH	Eriodictin	C. medica

Die zweite Gruppe von Agrumenflavonen fällt dadurch auf, daß sie nicht an Zucker gebunden vorliegen und daß sie hoch methyliert sind. Sie gelangen beim Auspressen der ätherischen Öle teilweise mit in die Ölfraktion, weshalb man sie als Begleitstoffe von Agrumenölen antreffen kann.

Methoxyl	Name	Vorkommen
3, 5, 6, 7, 4'	Tangeretin	Citrus nobilis
		var. deliciosa
3, 6, 7, 8, 4'	Auranetin	C. aurantium
5, 6, 7, 8, 3', 4'	Nobiletin	C. nobilis
5, 6, 7, 8, 4'	Ponkanetin	C. poonensis

Eine ganze Zahl der aufgezählten Inhaltsbestandteile von Agrumenfrüchten gewinnt man in technischem Maßstabe; Beispiele für derartige Nebenprodukte der Citrus-Kultur sind die Pektine aus dem Albedo, Citronensäure sowie Citrin (s. S. 173) aus dem Fruchtfleisch und natürlich die ätherischen Öle des Exokarps.

c) Die ätherischen Öle der Citrus-Arten

Verschiedenste Organe wie Blätter mit Zweigen, Blüten oder Fruchtschalen sind Ausgangsmaterialien zur Gewinnung von Agrumenölen. Während die Öle von Blüten und von Blättern in der gewöhnlichen Weise mittels Wasserdampf-destillation gewonnen werden, stellt man die Öle der Fruchtschalen durch Aus-pressen her. Wegen der besonderen Lokalisationsverhältnisse des Öles in Be-hältern dicht unter der Oberfläche, ferner dank der hohen Konzentration, in der das Öl im Perikarp enthalten ist, ist die Gewinnung auf mechanischem Wege technisch durchführbar; sie liefert zudem qualitativ bedeutend bessere Produkte als die übliche Destillationsmethode. Die Exkretbehälter geben das Öl nach außen hin ab, sobald sie mechanisch aufgerissen werden, und darauf basieren mehrere Verfahren, von denen heute hauptsächlich die folgenden zwei geübt werden: der Spugna-Prozeß, d. i. ein Auspressen mit der Hand, wobei das Öl von einem Schwamm aufgenommen wird; dann ein maschinelles Verfahren, bei dem die Öl-behälter mit mechanisch bewegten Nadeln zerrissen werden.

Wie eine Reihe anderer ätherischer Öle auch, so stellen die Citrus-Öle ein komplexes Gemenge dar aus aliphatischen oder zyklischen Terpenen der ver-schiedensten Oxydationsstufen (Kohlenwasserstoffe, Alkohole, Ketone, Alde-hyde, Säuren, Ester). Die Terpenbestandteile mit Sauerstofffunktionen im Mole-kül sind die geruchlich wertvollen Bestandteile. Gerade aber in einigen Frucht-schalen-Ölen treten mengenmäßig die sauerstofffreien Terpenkohlenwasserstoffe, besonders das Limonen, hervor. Oleum Citri und Oleum Aurantii enthalten diesen monozyklischen Monoterpen-Kohlenwasserstoff in Mengen von etwa 90%. Es ist üblich geworden, diese Agrumenöle von den geruchlich wenig wertvollen Limo-nenen zu befreien und sie dann geruchlich verbessert als sog. „terpenfreie Öle" in den Handel zu bringen.

(+)-Limonen   Linalool   Geraniol (trans)   Nerol (cis)

Einige als Bestandteile von Citrus-Ölen häufig anzutreffende Terpene

Sehr charakteristisch für Citrus-Öle sind bestimmte Begleitstoffe. Von den Methoxy-flavonoiden war schon die Rede. Destillationsöle der Blätter und Blüten von Orangen, Mandarinen, Bergamotten u. a. enthalten eine stickstoff-haltige, auffallend blau fluoreszierende Verbindung: den Anthranilsäuremethyl-ester, der in manchen Ölen vom N-Methyl-Anthranilsäuremethylester be-gleitet ist. Beiden Estern ist noch in starker Verdünnung ein Blütenduft, der an Orangenblüten, Jasmin oder Gardenia erinnert, eigen. Die charakteristische

Anthranilsäure-   N-Methyl-anthranil-
methylester   säuremethylester

Atomanordnung der Anthranilsäure kehrt in einer anderen Gruppe von Pflanzen-stoffen wieder: bei den Chinolinalkaloiden (s. S. 359). Es fällt auf, daß gerade dieser mit der Anthranilsäure biogenetisch verwandte Alkaloidtypus in der Familie der *Rutaceae* weit verbreitet ist.

Weitere charakteristische Begleitstoffe in Agrumenölen sind verschiedene Cumarine (s. S. 156). Gekennzeichnet sind sie folgendermaßen: Es handelt sich um Cumarine mit meta-ständiger Anordnung der Sauerstofffunktionen, wie sie etwa im Phloroglucin oder im Resorcin vorkommt, und mit Hemi- oder Mono-terpenresten als Substituenten; der Terpenrest kann alkyl- oder ätherartig mit dem Cumarinkern verbunden sein. Daneben wurden auch Furanocumarine als Begleitstoffe von Agrumenölen gefunden.

7-Methoxy-5-geranoxy-cumarin
(Öl von Citrus aurantifolia)

O-Geranylrest

H₃CO—

Meranzin
(ein Herniarin mit einem hemiterpenartigen Alkylsubstituenten am C-8; Begleitstoff im Orangen- und Zitronenschalenöl)

d) Besprechung einiger Drogen und Öle

Fructus Aurantii immaturi. Die Droge besteht aus den getrockneten, unreifen Früchten der Pomeranze (C. aurantium subspecies amara). Sie gehört ihrem therapeutischen Anwendungsgebiet nach zu den Amara-Aromatika. Die Bitterstoffe sind ungenügend erforscht. Das in Konzentrationen von etwa 0,7% enthaltene ätherische Öl entspricht in seiner Zusammensetzung dem Oleum Aurantii amari.

Pericarpium Aurantii (Flavedo Aurantii amari). Die Droge besteht aus der getrockneten Fruchtwand, und zwar der reifen Früchte von C. auran-tium subspec. amara, die in Längsvierteln abgezogen (DAB 6) oder die spiralig in Bandform abgeschält wird. Das weiße Endokarp, die sog. Albedoschicht, muß sorgfältig entfernt werden. Die Droge ist ein viel verwendetes Amarum-Aroma-tikum. Dadurch, daß das bitterstoffreiche Albedo verworfen wird, ist in der Dro-ge — verglichen mit dem Gesamtperikarp — das Verhältnis von ätherischem Öl zu Bitterstoff zugunsten des Öles verschoben. Weitere Inhaltsbestand-teile sind Flavanonglykoside (etwa 10%) mit dem mengenmäßig vorherrschenden Hesperidin. Im Gegensatz zum Fruchtfleisch enthält das Perikarp praktisch keine Ascorbinsäure. Das ätherische Öl der Droge (etwa 1%) besteht haupt-sächlich aus Limonen. Beim Trocknen und Lagern der Droge verharzt das Öl, wodurch die Droge an Aroma verliert. Die Ph. Helv. kennt daher eine Oran-gentinktur, die aus frischen Orangenschalen hergestellt wird, allerdings aus denen der süßen Apfelsine, da diese Sorte so ziemlich das Jahr über frisch greifbar ist (Flavedo Aurantii dulcis recens).

Pericarpium Citri. Die Droge besteht aus der in Spiralbändern abge-schälten Flavedoschicht der gewöhnlichen Zitrone, C. medica. Von bestimmten Bestandteilen des ätherischen Öles abgesehen, ähneln sich Orangen- und Zitronen-schalen in der Zusammensetzung. Auch Pericarpium Citri ist ein Amarum-Aro-matikum. Aus den gleichen (schon bei Pericarpium Aurantii erwähnten) Gründen schreibt die Ph. Helv. V vor, die frisch geschälte Zitronenschale (Flavedo Citri recens) zu verwenden.

Oleum Citri. Frisches Zitronenöl ist eine hellgelbe bis grünliche, leicht be-wegliche Flüssigkeit mit dem charakteristischen Aroma frischer Zitronenschalen.

Beim Stehenlassen, rasch unter der Einwirkung von Licht und von Luftsauerstoff, verändert es Farbe und Konsistenz, und damit parallel seine Geruchsqualität. Hauptbestandteil von Oleum Citri ist rechtsdrehendes (+)-Limonen, das etwa 90% des Gesamtöles ausmacht. Für den angenehmen, erfrischenden Geruch nach Zitrone ist der Gehalt an Citral (3—8%) entscheidend. In geringen Mengen kommen vor: zahlreiche weitere Terpene, Anthranilsäuremethylester und ein Cumarinderivat Citropten (= 5, 7-Dimethoxy-cumarin).

Oleum Bergamottae. Die Bergamotte (C. aurantium subspec. bergamia) wird nur in Kalabrien in größeren Kulturen gezogen, und zwar ausschließlich zur Ölgewinnung. Mit einigen anderen Citrusölen teilt das Bergamotteöl die Eigenschaft, daß es zu einem beachtlichen Prozentsatz (etwa 50%) aus (+)-Limonen besteht; charakteristischer Geruchsträger ist das (—)-Linalylacetat (45%). Der Gehalt des Öles an Cumarinen — es enthält etwa 5% Bergapten (= 5-Methoxyfurocumarin) — ist relativ hoch, womit wohl das gelegentliche Auftreten von Dermatitis zusammenhängt, wenn Bergamotteöl enthaltende Gesichtswässer allzu ausgiebig verwendet werden (vgl. S. 164).

Oleum Aurantii florum. Orangenblütenöl, auch Neroli-Öl genannt, wird durch Wasserdampfdestillation gewonnen. Die Blütenernte ist mühsam, da jede Einzelblüte mit den Fingernägeln abgeknipst wird, um hochwertige Öle zu erhalten. 1 kg Orangenblüten liefern etwa 1 g ätherisches Öl nebst 1 kg Orangenblütenwasser, das als Nebenprodukt anfällt. Neroli-Öl ist die klassische Grundkomponente aller Kompositionen der Geruchsrichtung „Kölnisch Wasser". Sein Duft ist herb und erfrischend blumig. Der Zusammensetzung nach entfällt etwa ein Drittel des Öles auf Kohlenwasserstoffe, 45% auf Terpenalkohole und etwa 1% auf Anthranilsäuremethylester. Eine sorgfältige Einzelanalyse von HESSE und ZEITSCHEL (1901 und 1902) führte zum Nachweis der folgenden im NeroliÖl („Bigarade" von C. aurantium subspec. amara) vorkommenden Komponenten:

Komponenten des Neroli-Öles nach HESSE *und* ZEITSCHEL
(zusammengestellt nach Angaben bei GUENTHER, 1952)

A. Kohlenwasserstoffe 35%
   1. (—)-α-Pinen
   2. (—)-Camphen
   3. Dipenten (etwa 35%)
   4. Paraffine (Stearoptene)

B. Terpenalkohole und deren Acetate 47%
   5. (—)-Linalool 30%
   6. (—)-Linalylacetat 7%
   7. u. 8. Geraniol + Nerol 4%
   9. u. 10. Geranylacetat + Nerylacetat 4%
  11. (+)-Terpineol 2%

C. Sesquiterpene 6%
  12. (+)-Nerolidol, $C_{15}H_{26}O$ 6%

D. Stickstoffkörper 0,6%
  13. Anthranilsäuremethylester 0,6%
  14. Indol unter 0,1%

E. Säuren und Phenole 0,1%
  15. Essigsäure
  16. Palmitinsäure

F. Sonstige Bestandteile
   Farnesol + Jasmon 11%
   ferner Decylaldehyd und Ester der
   Phenylessigsäure und Benzoesäure.

Oleum Petitgrain. Auch das Petitgrainöl gehört zu den Citrus-Ölen, die durch Wasserdampfdestillation gewonnen werden, und zwar aus Blättern und kleinen Zweigen der Pomeranze (C. aurantium subspec. amara). Im großen und ganzen ähnelt das Petitgrainöl dem Neroli-Öl, ohne aber dessen Geruchsqualitäten zu erreichen. Die geruchlichen Eigenschaften beruhen auf dem Vorkommen von (—)-Linalool, Nerol und Geraniol, die frei und esterartig gebunden vorliegen.

Oleum Rosae

Rosenöl stammt von bestimmten kultivierten Rosenformen, die sich in qualitativer und quantitativer Hinsicht durch ihren Gehalt an Duftstoffen auszeichnen. Insgesamt sind z. Z. etwa 7000 verschiedene Rosenformen beschrieben — eine Zahl, die sich durch ständige Neuzüchtung laufend ändert. Hauptsächlich Sorten des Formenkreises um *Rosa centifolia* L., *R. gallica* L., und *R. damascena* Mill. werden des Öles wegen angebaut.

Die Artumgrenzung innerhalb der Gattung *Rosa* (Familie: *Rosaceae*) ist schwierig. Es zeichnen sich die Rosenarten dadurch aus, daß selbst Arten unterschiedlichster geographischer Herkunft leicht miteinander kreuzbar sind, woraus sich dann Formen bilden können, welche die elterlichen Merkmale überdecken: die ursprünglichen Artcharaktere werden so verwischt und die Bestimmung der Grundform erschwert. Man nimmt im allgemeinen an, daß die Gattung Rosa sich aus etwa 100 bis 200 („guten") Arten zusammensetzt, aus denen dann die Tausende von Kulturformen hervorgegangen sind.

Rosa gallica L., die vertraute Gartenrose, die man in Frankreich zur Ölgewinnung zieht, stellt einen etwa 1 m hohen Strauch dar; man zieht sie meist in dunkelrotblühenden Formen, die sich durch ihre fast geometrische Regelmäßigkeit in der Anordnung der Blütenblätter auszeichnen. Die Varietäten von *Rosa damascena*, von der man meist rosablühende Formen kultiviert, ähneln im allgemeinen denen der *R. gallica*, sie sind jedoch größer und fallen oft durch hübsche Laubfärbung auf. *R. damascena* var. *trigintipetala* liefert das bulgarische Rosenöl. *Rosa centifolia*, die ihres Duftes wegen seit altersher geschätzt wird, hält man für eine Kulturform, die sich aus *R. gallica* entwickelt hat.

Der Gehalt der Blütenblätter an ätherischem Öl ist gering (0,01—0,04% bezogen auf die getrockneten Petalen). Um 1 kg Rosenöl zu destillieren, müssen 4000—5000 kg Rosenblüten verarbeitet werden. Rosenöl ist stearoptenhaltig, d. h. beginnend bei normaler Zimmertemperatur, stärker werdend in der Kälte, scheidet sich eine feste Fraktion aus, die aus Kohlenwasserstoffen besteht. Die überstehende Flüssigkeit setzt sich zur Hauptsache aus vier Alkoholen zusammen, an die der Rosenduft geknüpft ist: Geraniol, Citronellol, Nerol und Phenyläthylalkohol. Es wurde aber noch eine ganze Reihe weiterer Bestandteile nachgewiesen, die teilweise in nur kleinsten Mengen vorkommen. Gerade aber diese Mannigfaltigkeit an Stoffen, diese Komplexität von Haupt-, Begleit- und Spurenstoffen trägt dazu bei, daß das Naturprodukt in seinen geruchlichen Eigenschaften den künstlichen Mischungen bekannter Einzelbestandteile überlegen ist.

$CH_2 \cdot CH_2 \cdot OH$

Phenyläthylalkohol

CH_2OH

Citronellol

Die technische Gewinnung des ätherischen Rosenöles erfolgt nach zwei verschiedenen Methoden: einmal in althergebrachter Weise durch Wasserdampfdestillation aus Kupferblasen, in den modernen Betrieben Frankreichs aber durch Extraktion mit leicht flüchtigen Lösungsmitteln. Je nach Gewinnungsverfahren, abhängig natürlich auch von der verarbeiteten Rosensorte, wechselt die Zusammensetzung des Produktes. Extraktionsöle zeichnen sich durch einen höheren Gehalt an Phenyläthylalkohol aus verglichen mit den Destillationsölen, deren Gehalt an Geraniol, Nerol und Citronellol höher ist. Es hängt das mit der besseren Löslichkeit des Phenyläthylalkohols in Wasser zusammen, weshalb er sich im Rosenwasser — dem wässerigen Anteil des Kondensates — anreichert unter entsprechender Verarmung der Ölphase.

Rosenöl ist eines der kostbarsten Öle, weshalb es gerne verfälscht wird. Ein häufiges Verfälschungsmittel ist Palmarosa-Öl von *Andropogon martini* Rorburgh, einer Grasart Indiens.

Rhizoma Iridis; Veilchenduftstoffe

Die Arten der Gattung *Iris* (Familie: *Iridaceae*) sind perennierende Kräuter mit schwertförmigen Blättern und meist prächtig gefärbten Blüten, weshalb man viele Vertreter als Zierpflanzen zieht. Charakteristisch ist ferner der unterständige Fruchtknoten mit drei (blattartig ausgebreiteten) Stamina. Nur drei von den insgesamt 150 Iris-Arten sind als Stammpflanzen der offizinellen Droge, der Rhizoma Iridis zugelassen: *Iris florentina* L., *Iris pallida* Lam. und *Iris germanica* L. Sie zeichnen sich dadurch aus, daß sie abweichend von vielen anderen Iris-Arten keine Zwiebeln als Speicherorgane, sondern im Boden kriechende Wurzelstöcke besitzen.

Die Rhizome werden im Herbst gegraben; sie kommen geschält in den Handel. Im frischen Zustande ist der Wurzelstock geruchlos; erst beim Trocknen entwickelt sich aus noch unbekannten Vorstufen der veilchenartige Duft, der auf dem Freiwerden der Irone (von α-, β- und γ-Iron) beruht. Der mit Wasserdampf flüchtige Anteil der Droge beträgt durchschnittlich 0,1—0,2%, wobei etwa ein Zehntel auf die Irone, acht Zehntel etwa auf die praktisch geruchlose Myristicinsäure $CH_3 \cdot (CH_2)_{12} \cdot COOH$ entfällt. Außerdem enthält das Rhizom viel Stärke (über 50%), phenolische Körper und etwas Schleim. Wir haben demnach ein Mucilaginosum-Aromatikum vor uns, das allerdings heute nur noch selten (z. B. als Bestandteil der Species pectorales oder der Species aromaticae) bei Katarrhen der oberen Luftwege verwendet wird. Die Ganzdroge gibt man zahnenden Kindern als Kaumittel. Die eigentliche (wirtschaftliche) Bedeutung der Droge beruht auf ihrer Verwendung in der Parfümindustrie.

β-Iron
Ein Veilchenduftstoff der Gattung Iris

$CH_3—CH_2—CH=CH—CH_2—CH_2—CH=CH—R$
R = CHO;   Nonadienal
R = CH₂OH;   Nonadienol
Veilchenduftstoffe von Violaarten

β-Jonon
Beispiel für synthetische Veilchenduftstoffe.
(In geringer Menge kommen Jonone auch als Bestandteile natürlicher Öle vor)

Es gibt drei Gruppen von Duftstoffen mit Veilchengeruch: Destillate aus Irisrhizomen, Blätteröle von Viola-Arten und synthetische Veilchenriechstoffe vom Typus der Jonone.

9. Ätherische Öle, die als Nervina angewandt werden

Von ätherischen Ölen ist bekannt, daß sie die sensiblen Nervenendigungen der Nasenschleimhaut erregen und auf reflektorischem Wege zahlreiche Wirkungen entfalten können; so werden durch Riechsalze, durch Lavendelspiritus oder Kölnischwasser Atmung und Kreislauf angeregt. Je nach Reaktionslage des

Organismus scheinen riechende Substanzen nicht bloß anregend, sondern auch dämpfend wirken zu können: so gelten Campher, Rosmarin, Melisse und Lavendel auch als Beruhigungsmittel. Vor allem aber schlecht riechende, stinkende Substanzen und Drogen stehen seit altersher in dem Rufe, bei nervösen Erregungszuständen beruhigend zu wirken, so der Stinkasant, ferner Moschus und Baldrian. Über den Wert dieser sog. „Antihysterika" herrscht keine Einigkeit: bald sieht man die Wirkung für resorptiv bedingt an, bald hält man sie für eine Folge des ungewöhnlichen und unangenehmen Geruches auf das Nervensystem.

Valeriana

Baldrian gilt heute als ein mildes, aber wirksames Sedativum, während man ihn früher einmal eher als ein Toniko-Exzitans (bei Ermüdung) und als Antispasmodikum schätzte. Intensive Forschungsarbeit (F. HAUSCHILD u. Mitarb.; A. STOLL und E. SEEBECK) wurde der Frage nach den sedativ wirksamen Prinzipien der Droge gewidmet. Eine große Zahl verschiedenster Verbindungen wurde isoliert; dennoch können alle bisher bekannten Inhaltsstoffe die Wirkung nicht erklären. STOLL und SEEBECK sind der Ansicht, daß die beruhigende Wirkung des Baldrians beim Menschen nicht einer einzelnen Substanz zukommt, sondern auf dem Zusammenwirken mehrerer an und für sich wenig wirksamer Inhaltsstoffe beruht. Die Frage, ob im Baldrian überhaupt spezifisch wirksame, zentral-sedative Prinzipien vorkommen, scheint augenblicklich fast an ihren Ausgangspunkt zurückgekehrt: SCHMIEDEBERG (1913) bringt die Wirkung der Droge mit ihrem unangenehmen Geruch in Verbindung und nimmt eine reflektorische Wirkung an; noch früher zählte sie OSIANDER (1836) zu den als Antihysterika benutzten Stinkmitteln und stellt sie neben Asa foetida. Tierexperimentelle Untersuchungen, die als beweisend für die sedative Wirkung des Baldrians gedeutet wurden, sind nach R. KIESEWETTER und M. MÜLLER (1958) nicht spezifisch, da ähnliche Effekte auch von anderen Drogen hervorgerufen werden, von denen eine sedative Wirkung bisher unbekannt war. Zuletzt berichteten O. E. SCHULTZ u. Mitarb. (1961) wiederum über die Isolierung eines spezifisch wirksamen Inhaltsstoffes, allerdings nicht aus dem europäischen, sondern aus dem indischen Baldrian (*Valeriana wallichii* DC.). Moderne pharmakognostische Untersuchungen der Droge konzentrieren sich auf die nähere morphologische und phytochemische Charakteristik der zahlreichen in der Sammelart *Valeriana officinalis* zusammengefaßten Sippen; letztes Ziel dieser Untersuchungen ist es, den therapeutisch wertvollsten Typ (Form) zu finden. Beim gegenwärtigen Stand der „Wirkstoff-Frage" fehlt das Auslesemerkmal.

Die als Radix oder Rhizoma Valerianae bezeichnete Droge besteht aus den getrockneten Rhizomen samt Wurzeln von *Valeriana officinalis* L. Die Stammpflanze, ein ausdauerndes, sehr robustes Kraut, kommt in ganz Europa wild vor. Die Droge wird so gut wie nicht von Wildpflanzen gewonnen, sondern von kultivierten Pflanzen.

Die Gattung *Valeriana* ist mit ihren 170 Arten die artenreichste Gattung der *Valerianaceae*, einer Familie, in der 8 Gattungen mit etwa 290 Arten zusammengefaßt werden. Valeriana officinalis ist keine einheitliche Art, was bei dem weiten Verbreitungsareal auch nicht zu erwarten ist. Es handelt sich um eine Sammelart, die in zahlreiche Sippen zerfällt. Die Mannigfaltigkeit an Formen, Varietäten und Unterarten wird sich — so darf man erwarten — auch in der chemischen Zusammensetzung der Droge widerspiegeln, besonders auch hinsichtlich Menge und näherer Zusammensetzung des gebildeten Öles. Da aber kein spezifischer Wirkstoff der Droge bekannt ist — auch die Menge des gebildeten Öles ist kaum ein geeigneter Maßstab für die zu erwartenden therapeutischen Effekte — so wird vorerst keine bestimmte Baldriansorte bevorzugt. Der Handel schätzt die Droge nach ihrer Geruchsintensität ein.

Frisch gegrabener Baldrian riecht wenig oder nicht. Der charakteristische Geruch der Droge entwickelt sich erst beim Trocknen der Wurzel. Man nimmt

an, daß der Geruchsträger — hauptsächlich wohl (—)-Bornyl-isovaleriansäure-
ester — sich beim Trocknen sekundär aus geruchlosen Vorstufen der lebenden
Pflanze bildet. Die dieser Geruchsbildung zugrunde liegenden chemischen Reaktionen sind nicht näher bekannt: Glykosidasen, auch oxydierende Fermente
wurden dafür verantwortlich gemacht, doch gelang es bisher nicht, eine geruchlose Vorstufe zu isolieren und damit den Vorgang lückenlos im Modell zu
studieren. Beim Lagern der Wurzel treten weitere Veränderungen hinzu: Die
Bornylester, speziell der erwähnte (—)-Bornyl-isovaleriansäureester, hydro-

$$\text{Geruchlose Vorstufe} \xrightarrow{\text{Trocknen}} \text{Bornylester} \xrightarrow{\text{Lagern}} \text{Freie Isovalerian-}$$
$$\cdot \text{(lebende Pflanze)} \hspace{6cm} \text{und andere Fettsäuren}$$

lysieren unter Bildung freier Isovaleriansäure und anderer Fettsäuren, die der
überalterten Droge einen unangenehmen Geruch verleihen. Präparate, die aus
frischem Baldrian gewonnen werden, riechen daher angenehmer als Galenika aus
alter Droge.

Radix (Rhizoma) Valerianae enthält neben ubiquitären Inhaltsstoffen wie
Stärke, Gerbstoffe und Zucker je nach Provenienz wechselnde Mengen ätherischen Öls. Lokalisiert ist das Öl in einem einschichtigen Hypoderm, das aus
dünnwandigen, aber verkorkten Zellen aufgebaut
ist. An Bestandteilen des Öles wurden nachgewiesen: Pinen, (—)-Camphen und — charakteristisch für das Öl — (—)-Borneol, das mit
Ameisensäure, Essigsäure, Buttersäure und Isovaleriansäure verestert vorliegt. Isovaleriansäure
selbst gehört zu den Pflanzenstoffen, die in der Natur ziemlich verbreitet sind.
Im Baldrian liegt sie, wie erwähnt, an Borneol gebunden vor; aber auch als
azyklische Estersäure, die beim Verseifen in Isovaleriansäure und in α-Hydroxy-
isovaleriansäure zerfällt, wurde sie isoliert.

(—)-Bornyl-isovaleriansäureester

$C_{10}H_{18}O_4$ Isovaleriansäure α-Hydroxyisovaleriansäure

In der frischen Wurzel sollen ferner Alkaloide, die beim Trocknen zerstört
werden, vorkommen; der chemischen Natur nach ist von basischen Anteilen der
Droge bisher nur das Pyrryl-α-methylketon sicher bekannt.

Pyrryl-α-methylketon

Verwendet wird Baldrian als Nervinum und Antispasmodikum, und zwar als Kaltwassermacerat, als Tinctura
Valerianae, als Extrakt und in Form zahlreicher Industriepräparate.

Verwandte Drogen

1. **Japanischer Baldrian** liefert die Kessowurzel. Als Stammpflanze
werden *Valeriana officinalis* var. *angustifolia* genannt, neuerdings *V. officinalis*
var. *latifolia*. Kessowurzel liefert einen wesentlich höheren Prozentsatz (4,5%) an
ätherischem Öl (= Oleum Valerianae) als die europäische Wurzel. In der che-

mischen Zusammensetzung ähnelt das japanische Kessowurzelöl dem europäischen Öl mit der Ausnahme, daß es Kessylalkohol und Kessylacetat enthält;
der Geruch ist daher mehr campherartig. Kessyl-
alkohol gehört in die Gruppe der bizyklischen Sesquiterpene mit dem Kohlenstoffgerüst der Azulene;
es ist ein gesättigter sekundärer Alkohol mit einem
Brückensauerstoff im Molekül.

2. Valeriana celtica L., der Gelbe oder Rote
Speik, dient zu Parfümeriezwecken (Speikseifen).
Die Pflanze ist in den gesamten Alpen verbreitet;
verwendet wird ebenfalls die Wurzel bzw. das
Wurzelöl. In seinen geruchlichen Qualitäten ähnelt der Speik der Echten Narde
(*Nardostachys jatamansi* DC.), die im Himalaya beheimatet ist.

Kessylalkohol
(charakteristischer Bestandteil
des japanischen Baldrians)

Asa foetida

Als Asa foetida bezeichnet man das aus Rhizomen und Wurzeln verschiedener
Ferula-Arten nach Verletzung austretende Gummiharz. Die Stammpflanzen,
Ferula assa-foetida L., *F. foetida* Regel, *F. rubricaulis* Boiss. u. a. F.-Arten, sind
kräftige, bis 3 m hoch werdende Umbelliferen. Ihre Heimat sind die Steppen-
gebiete des westlichen Afghanistan und des östlichen Irans. Um Asant zu gewinnen, wird der Sproß abgeschnitten, man legt Rhizom und Wurzel bloß und
verletzt sie, indem man in Abständen von Tagen dünne Scheiben des Rhizoms
abschneidet; der aus Sekretgängen nach außen fließende, milchige Balsam erstarrt allmählich und wird abgeschabt. Die Droge besteht aus braungelben
Klumpen oder aus mehr oder weniger verklebten Körnern, die stark knoblauch-
artig riechen. Für den Geruch und für den therapeutischen Wert der Droge ist
das ätherische Öl verantwortlich, das etwa 4—9% der Droge ausmacht neben
etwa 65% Harz, 20% Gummi und 10% Asche (Mineralstoffe). Der Hauptanteil
des Öles wiederum setzt sich aus schwefelhaltigen, organischen Verbindungen
zusammen, die im einzelnen noch nicht näher bekannt sind, wenn man von dem
Isobutylpropenyl-disulfid $C_7H_{14}S_2$ absieht.

Asa foetida wird medizinisch so gut wie nicht mehr verwendet. Die frühere
Verwendung als Antihysterikum stand vermutlich mit den psychischen Wirkungen der Droge, seinem widerlichen Geruch und Geschmack (s. oben) in
Zusammenhang. In manchen orientalischen Ländern ist Asa foetida ein Karminativum und ein Gewürz, das genauso wie Knoblauch benutzt wird.

Melissa

Melissa officinalis L. kommt im Mittelmeergebiet wild vor, nördlich der
Alpen kultiviert oder verwildernd. Die Handelsware stammt aus Kulturen.

Die zur Familie der Labiaten gehörende Gattung *Melissa*, die eng mit der
Gattung *Satureja* verwandt ist, umfaßt lediglich drei Arten; es sind 30—60 cm
hohe Kräuter mit weißen oder gelblichen Blüten, die in Scheinwirteln stehen.

Melissa officinalis variiert ziemlich stark in Wuchs, Größe und Behaarung;
auch durch den Geruch des ätherischen Öles unterscheiden sich die einzelnen
Formen. Die Blätter duften beim Zerreiben angenehm zitronenähnlich; beim
Lagern der Blattdroge schwindet der Geruch jedoch sehr bald, denn der Gehalt

an ätherischem Öl ist mit ungefähr 0,01% sehr gering. Wegen ihres geringen Öl-gehaltes lohnt es sich nicht, ein Oleum Melissae zu destillieren, zumal es eine Reihe gleichwertiger Öle gibt. Die unter der Bezeichnung Oleum Melissae in den Handel kommenden Öle sind daher sehr selten rein, meist handelt es sich um Gemische verschiedener Grasöle (Citronell- und Lemongrasöl von *Cymbopogon*-Arten); auch Oleum Citri hat ähnliche geruchliche Eigenschaften und man destil-liert gelegentlich Oleum Citri über Melissenkraut (Oleum Melissae citratum). Die Arzneibücher tragen diesen Gepflogenheiten Rechnung, indem beispielsweise das DAB 6 und die Ph. Helv. V zur Herstellung des Spir. Melissae comp. das Oleum Citronellae verwenden lassen. Als charakteristische Bestandteile des Melissen-öles wird meist Citral und Citronellal angegeben; ein mit Sicherheit echtes Melissenöl französischer Provenienz enthielt die genannten Aldehyde aber nur in untergeordneten Mengen, vielmehr überwogen alkoholische Bestandteile wie Geraniol, Linalool und Citronellol (nach SALGUES, zit. bei GUENTHER).

Melisse, besonders in Form von Melissenpräparaten der Industrie und des Spiritus Melissae comp., ist ein sehr viel verwendetes Hausmittel. PLINIUS (1. Jahrh. n. Chr.) erwähnt Melisse als brauchbar bei hypochondrischen und hysterischen Erscheinungen. Nach H. BRAUN (1942) soll Melissenöl ähnlich wie Kamillen- und Pfefferminzöl leicht sedativ und spasmolytisch wirken.

Lavandula

Der Lavendel, *Lavandula officinalis* Chaix ist ein zur Familie der Labiaten gehörender immergrüner Halbstrauch der westlichen Mittelmeerländer. Ver-wendet werden die getrockneten Blüten (= Fl. Lavandulae) und das aus frischen Blütenständen destillierte ätherische Öl (= Oleum Lavandulae). Da größere Wildbestände der Pflanze nicht allzu häufig sind, kultiviert man Lavendel, so in Südfrankreich, Italien, Spanien und England. Lavendel existiert in zahlreichen Formen, die sich morphologisch und der Zusammensetzung des Öles nach unter-scheiden. Charakteristisch für echtes Lavendelöl ist ein hoher Gehalt an esterer-artig gebundenem Linalool. Die Konzentration an Ester-Linalool schwankt von Sorte zu Sorte stark; da sie das Gütemerkmal darstellt, teilt der Handel die Lavendelöle ihrem Estergehalt nach in verschiedene Güteklassen ein.

Lavendelblüten setzten die Römer wohlriechenden Bädern zu; von daher erhielt die Pflanze ihren Namen (lat. lavare). Noch heute spielt der Lavendel (als Oleum Lavandulae) eine wichtige Rolle in der Kosmetik. Medizinisch verwendet man das Oleum Lavandulae als Hautreizmittel und die Droge als Zusatz zu aromatischen Badekräutermischungen. Gleich der Melisse schreibt man dem Lavendel in der Volksmedizin auch sedative Eigenschaften zu.

Dem Lavendelöl nahestehende Produkte sind das Spiköl und das Lavandinöl. Spik-lavendel ist eine mehr breitblätterige Varietät des echten Lavendels, die unter dem Namen *Lavandula latifolia* Vill. beschrieben wurde; die Pflanze wird höher als L. officinalis, die Blütenfarbe geht mehr ins Graue. Im Geruch erinnert Spiköl sehr an das Oleum Lavandulae, doch ist es herber und mehr kampferähnlich; es enthält etwa 30% Cineol, die auf Kosten des Esters Linalool gehen.

Lavandinöl destilliert man aus einer Lavendelsorte, die als Hybride zwischen dem ech-ten Lavendel und dem Spiklavendel aufzufassen ist. Entsprechend liegen die Geruchsquali-täten des Öles zwischen denen der beiden Eltern.

Rosmarinus

Fol. Rosmarini und Oleum Rosmarini stammen von der Labiate *Rosmarinus officinalis* L., einem immergrünen Halbstrauch von 1—2 m Höhe, der in den Mittelmeerländern beheimatet ist. Eine ganze Reihe von Unterarten, Varietäten und Formen wurden beschrieben, die sich u. a. in der Zusammensetzung des ätherischen Öles unterscheiden. Am meisten geschätzt ist dalmatinisches Rosmarinöl. Hauptbestandteile des Öles sind Cineol, Borneol und Borneolester. Die Droge oder die frischen Blätter werden in den Mittelmeerländern viel als Gewürz verwendet. Das Oleum Rosmarini ist Bestandteil einiger schmerzstillender Einreibungen gegen Muskel- und Gelenkrheumatismus.

10. Ätherische Öle, die hauptsächlich als Desinfizientia verwendet werden

Auf keinem Gebiete der Therapie zeigt sich der Fortschritt der naturwissenschaftlichen Medizin deutlicher als auf dem der Bekämpfung mikrobieller Krankheitserreger: In der Entwicklung der Antiseptika und Desinfizientia, der Chemotherapeutika und Antibiotika, der Vaccine, Sera und Impfstoffe. Die Menschen waren in der vorwissenschaftlichen Ära — der Zeit vor den großen Entdeckungen vor PASTEUR, R. KOCH und SEMMELWEISS, vor P. EHRLICH und LISTER — Infektionen und Seuchen hilflos ausgesetzt. Zwar kannten sie damals eine Fülle von gerbenden, adstringierenden, desodorierenden Pflanzen und Stoffen, die sie als Desinfektionsmittel des Mundes, des Darmes, der Atemwege, der Urogenitalorgane, auch als Wundmittel, verwendeten; im Vergleich mit den modernen Chemo- und Immunotherapeutika sind diese Drogen wenig wirksam. Erwartungsgemäß verloren sie ihre Bedeutung. Ein paar aber erhielten sich ein beschränktes Anwendungsgebiet bis heute: Myrrhe, Salbei-, Nelken- und Eukalyptusöle zur Desinfektion der Mund- und Rachenhöhle und von Zahnkavitäten, ferner zur Zahnpflege; Perubalsam in der Wundbehandlung. Eine kleine und gebräuchliche Gruppe bilden dann die Öle und die Drogen, die als Desinfektionsmittel für die Urogenitalorgane verwendet werden: Sandelöl und Copaivabalsam, Kubeben und Buccoblätter.

Nach Untersuchungen von A. G. WINTER (1958) sind ätherische Öle wie namentlich Oleum Santali, Oleum Juniperi, Oleum Petroselini, Oleum Salviae, Oleum Terebinthinae, Oleum Thymi und Balsamum Copaivae für die Behandlung von Harnweginfektionen praktisch wirkungslos; zumindest sofern man sich von der Applikation derartiger Drogen und Öle eine desinfizierende Wirkung erwartet. Selbst bei Applikation höchstmöglicher Dosen läßt sich im Harn kein Wirkstoffspiegel erreichen, der zur völligen Bakteriostase von Testobjekten (Staphylococcus aureus SG 511) ausreichen würde.

Auch vom modernen Blickpunkt aus wertvolle Desinfizientia sind einige S-haltige ätherische Öle aus der Familie der *Cruciferae* (Meerrettich, *Nasturtium*) und der *Tropaeolaceae* (Kapuzinerkresse).

Tropaeolum majus L. (Kapuzinerkresse)

Tropaeolum ist eine typische Gattung aus der Familie der *Tropaeolaceae*. Die Gattung setzt sich aus etwa 20 Arten zusammen, die ursprünglich aus Südamerika stammen, heute aber überall viel in Gärten als Zierpflanzen gezogen werden. Es handelt sich um Kräuter, charakterisiert durch saftige, kressenartig scharf schmeckende Blätter und kletternde Stengel, durch gespornte, lebhaft (blau, gelb, rot) gefärbte Blüten und dreiteilige Spaltfrüchte. Wegen des kressenartigen Geschmackes aller Pflanzenteile nennt man sie Kapuziner- oder Blumenkressen. Die bei uns häufigste Art ist *Tropaeolum majus* L. mit großen orangegelben, feuerrot gestriemten Blüten, von der zahlreiche andere Farbvarietäten existieren.

Zerkleinert man Kapuzinerkresse und maischt sie mit Wasser an, so läßt sich in einer Ausbeute von etwa 0,03% ein ätherisches Öl abdestillieren, das fast ganz aus Benzylsenföl besteht. Unterwirft man unzerkleinertes Pflanzenmaterial der Wasserdampfdestillation, dann besteht das flüchtige Öl hingegen zur Hauptsache aus dem Nitril der Phenylessigsäure. Offensichtlich liegen bei der Kapuzinerkresse die Verhältnisse ganz analog wie bei den Senfölen der Cruciferae (s. S. 417): die flüchtigen Stoffe (ätherisches Öl) liegen in einer glykosidischen Vorstufe vor. Da Vorstufe und Ferment in getrennten Zellen der Pflanze enthalten sind, findet die Bildung des Benzylsenföles nur dann statt, wenn das Zellgewebe zerrissen wird und beide Inhaltsbestandteile miteinander in Berührung kommen. Werden aber die Zellmembranen vor der Destillation nicht zerstört, so wird das Ferment durch die Wärme bereits inaktiviert, noch ehe es das Glykosid spalten kann, das nunmehr unter den Bedingungen der Wasserdampfdestillation in Phenylessigsäurenitril (Benzylcyanid) zerlegt wird.

Das entspricht ganz den Beobachtungen von J. GADAMER (1899) beim schwarzen Senf, wenn er bei der Wasserdampfdestillation von gut zerkleinerten Senfsamen praktisch reines Senföl (Allyl-isothiocyanat), bei der analogen Behandlung von wenig oder nicht zerkleinerten Pflanzenteilen dagegen hauptsächlich das entsprechende Nitril erhielt.

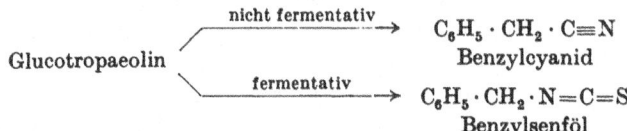

$$\text{Glucotropaeolin} \overset{\text{nicht fermentativ}}{\underset{\text{fermentativ}}{\Bigg\langle}}$$

$$C_6H_5 \cdot CH_2 \cdot C \equiv N$$
Benzylcyanid

$$C_6H_5 \cdot CH_2 \cdot N = C = S$$
Benzylsenföl

Die Spaltung der Senfölbildner in wasserdampfflüchtiges Benzylsenföl und in eine Zuckerkomponente dürfte in Wirklichkeit komplizierter als beschrieben verlaufen, was sich daraus ergibt, daß synthetisches Benzylsenföl und fermentativ erhaltenes Kapuzinerkressenöl der „antibiotischen" Wirksamkeit nach stark voneinander abweichen. Aber nur für frisches, aus zerkleinerten Blättern gewonnenes Öl trifft es zu, daß dessen Aktivität wesentlich höher ist als seinem Gehalt an Benzylsenföl entspricht; nach A. G. WINTER enthält es einen chemisch labilen, nicht näher erforschten Körper, dessen antibiotische Aktivität 20- bis 40fach stärker ist als diejenige des Benzylsenföles. Will man daher die volle desinfizierende Wirkung der Kapuzinerkresse ausnutzen, so verwendet man nicht das Kapuzinerkressenöl oder synthetisches Benzylsenföl unmittelbar, vielmehr die genuinen Tropaeolumglykoside zusammen mit Myrosinase (wie z.B. im Tromalyt).

Das Wirkungsspektrum von Kapuzinerkressenöl und von Benzylsenföl ist breit und umfaßt grampositive und gramnegative Bakterien einschl. Escherichia coli, Proteus vulgaris, usw., Sproßpilze der Soorgruppe und zahlreiche Hautpilze. Kapuzinerkresse, bzw. daraus hergestellte Industriepräparate, verwendet man bei Bronchitiden, grippalen Infekten und Harnweginfektionen.

Armoracia (Meerrettich)

Meerrettich oder Kren ist ein bekanntes Gewürz. Arzneilich verwendete man die Wurzel früher bei schlecht heilenden Wunden und bei Blasen- und Nierenentzündungen. Auch im Falle des Meerrettichs fanden WINTER u. Mitarb., daß beim Zerreiben des lebenden Gewebes der Wurzel leicht flüchtige Bakterienhemmstoffe entstehen.

Wie die zahlreichen Synonyma anzeigen, hat man den Meerrettich, *Armoracia rusticana* Gaertn., taxonomisch zu verschiedenen Cruciferen-Gattungen gestellt: zu *Cochlearia*, zu *Raphanus*, zu *Nasturtium*, zu *Roripa* und zu *Cardamine*. Die engste Verwandtschaft weist der Kren wohl zu den Kressen (Arten der Gattung *Roripa = Nasturtium*) auf.

Das durch Wasserdampfdestillation aus Meerrettich erhältliche Öl besteht zur Hauptsache aus Allylsenföl neben etwa 15% Phenyläthylsenföl. Wie beim schwarzen Senf (s. S. 417) ist die Muttersubstanz des Allylsenföls das Sinigrin. Phenyläthylsenföl kommt in der Droge in Form des Gluconasturtiins als Vorstufe vor. Die starke antibakterielle Wirkung von frischem Meerrettich erklärt sich nicht aus dem Vorkommen an Allylsenföl, obwohl allen Senfölen beträchtliche antibakterielle Wirksamkeit zukommt. Ähnlich wie bei der Kapuzinerkresse ist das eigentliche wirksame Agens eine chemisch unbekannte Substanz — möglicherweise ein Zwischenprodukt der fermentativen Sinigrinspaltung —, das nur kurzfristig haltbar ist. Die aus Meerrettich hergestellten und zur therapeutischen Verwendung bestimmten Industriepräparate enthalten daher die noch glykosidisch gebundenen Senföle, aus der die freien Öle fermentativ erst nach Applikation des Mittels in Freiheit gesetzt werden. Verwendet werden Meerrettich und daraus hergestellte Industriepräparate (z. B. Rasapen) bei unspezifischen Infektionen sowie Reizzuständen der ableitenden Harnwege.

Bucco

Die Folia Bucco können von mehreren *Barosma*-Arten abstammen. Die Gattung *Barosma* gehört in die Familie der *Rutaceae* und umfaßt etwa 12 Arten von niedrigen Sträuchern, deren Heimat Südafrika (Kapland) ist. Die Blätter dieser Pflanzen sind am Rande fein gesägt, die Blattoberfläche erscheint wegen des Vorkommens großer schizolysigener Ölräume im Mesophyll drüsig punktiert. Bei den einzelnen Arten unterschiedlich ausgebildet ist die Form der Blätter, auf die sich eine Einteilung der Drogen in Folia Bucco rotunda (breite Buccoblätter) und in Folia Bucco longa (schmale Buccoblätter) gründet. Wertvoller ist die Rotunda-Ware, die gegenwärtig fast ausschließlich gehandelt wird; sie stammt vom *Barosma crenulatum* Hooker, *B. crenatum* Kunze und *B. betulinum* Bartling ab. Die Droge riecht pfefferminzartig und schmeckt aromatisch und bitter. Sie enthält ätherisches Öl neben anderen, für die Wirkung weniger wichtigen Bestandteilen wie Harzen, Schleimen und Bitterstoffen. Hauptbestandteil des Öles ist Diosphenol, das beim Stehenlassen des ätherischen Bucco-Öles auskristallisiert (= Buccocampher). Der Diosphenolgehalt ist recht unterschiedlich, und zwar ist er am höchsten im Öl von *B. betulina*; da die Wirkung der Droge wesentlich dem Diosphenol zugeschrieben wird, muß die von *B. betulina* stammende Drogensorte als die therapeutisch wertvollste angesehen werden. Weitere Ölbestandteile sind (—)-Menthon, (+)-Limonen und Dipenten.

Diosphenol   Menthon

30*

Die Folia Bucco wurden ursprünglich von den Hottentotten als Arzneimittel verwendet; im Jahre 1821 erscheinen sie erstmals auf dem europäischen Markt. Sie werden gegenwärtig als Hauptbestandteil industriell hergestellter „Nieren- und Blasentees" viel verwendet. Die Anwendung der Droge gründet sich auf die antiseptische Wirkung des ätherischen Öles, besonders die des Diosphenols; das Öl wird durch die Nieren ausgeschieden und macht dabei die Harnwege leicht antiseptisch.

Balsamum Copaivae

Copaivabalsam gewinnt man durch Anzapfen der Stämme südamerikanischer *Copaifera*-Arten (Fam.: *Leguminosae-Caesalpinioideae*). Holz und Mark der Bäume sind von einem Netz mächtiger schizo-lysigener Exkretgänge durchzogen, in denen sich der Balsam — oft in Mengen bis zu 50 Litern — ansammelt. Sind die Exkretkanäle übervoll, so kann der Balsam freiwillig austreten; die technische Gewinnung besteht jedoch darin, den Baum in geeigneter Weise zu verletzen, und zwar haut man in den Stamm bis ins Kernholz ein Loch, in das man eine Rinne steckt, und fängt den austretenden Balsam in Gefäßen auf. Die Handelsware kommt gegenwärtig hauptsächlich aus Brasilien. Je nach Handelssorte wechselt das MengenverhältnisÄtherisches Öl zu Harz im Copaivabalsam innerhalb weiter Grenzen. Die wirksamen Bestandteile befinden sich vermutlich im Öl, das im wesentlichen aus α-Caryophyllen und Cadinol besteht; aus einigen Herkünften wurde Copaen isoliert.

Copaivabalsam ist Bestandteil einiger Rezeptvorschriften und Industriepräparate, die bei Urethritis und Zystitis gegeben werden.

Myrrha

Myrrhe ist ein Gummiharz, das von mehreren *Commiphora*-Arten (Familie: *Burseraceae*) gewonnen wird. Die Stammpflanzen, die zur Drogengewinnung herangezogen werden, stehen bis heute noch nicht mit Sicherheit fest; die Gattung umfaßt etwa 60 Arten, von denen vor allem *C. abyssinica* (Berg) Engler, *C. schimperi* (Berg) Engler und *C. molmol* Engler das Handelsprodukt liefern dürften. Die genannten Stammpflanzen sind kleine Bäume mit schizogenen Exkretgängen in der Rinde. Zur Drogengewinnung wird die Rinde verletzt; der ausfließende gelbliche Balsam erstarrt an der Luft zu gelblich oder rötlichbraunen Körnern, die gesammelt werden. Der Hauptteil der Handelsware stammt aus Somaliland. Über die chemische Zusammensetzung der Myrrhe ist wenig Sicheres bekannt; angegeben wird 2—10% ätherisches Öl, 25—45% Harz und 30—40% Gummi. Myrrhe verwendet man als Tinktur gegen entzündliche Erkrankungen im Bereiche der Mundhöhle.

Caryophyllum

Gewürznelken gab es ursprünglich bloß in einem geographisch eng begrenzten Gebiet: auf den Molukken, einer Inselgruppe östlich von Celebes. Aber schon seit den ältesten Zeiten gelangte das wertvolle Gewürz auch in andere Teile der Erde: nach China mindestens vor 266 v. Chr., nach Ägypten, wie Mumienfunde zeigen, zur Zeit der Pharaonen. Das ganze Altertum und Mittelalter hindurch brachte man das damals sehr wertvolle Luxusgewürz, für das man hohe Preise zahlte, auf nicht näher bekannten Handelswegen auch nach Europa. Erst als die Portugiesen zu Beginn des 16. Jahrhunderts die Gewürzinseln entdeckten und in Besitz nahmen, sahen Europäer zum ersten Male die Stammpflanze selbst: kleine immergrüne Bäume aus der Familie der *Myrtaceae*. Im Jahre 1605 vertrieben die Holländer die Portugiesen; sie zerstörten auf zahlreichen Inseln die Gewürznelkenbäume und beschränkten den Anbau auf Amboina. Damit hatten die Holländer ein Monopol für den Gewürznelken-Handel. Erst um 1770 herum gelang es den Franzosen, den Gewürzanbau auch in Afrika (zuerst auf Mauritius) einzuführen. Von dort aus verbreitete sich die Kultur in weitere Länder mit tropischem Klima.

Neben der Droge, den Flores Caryophylli, sind offizinell das aus der Droge destillierte ätherische Öl, das Oleum Caryophylli, und der isolierte Hauptbestandteil des Öles, das Eugenolum.

Flores Caryophylli sind die vollständig entwickelten, aber noch nicht aufgeblühten, getrockneten Blütenknospen von *Jambosa caryophyllus* (Sprengel) Niedenzu.

In der Gattung *Jambosa* sind ausschließlich in den Tropen vorkommende Bäume aus der Familie der *Myrtaceae* zusammengefaßt. Es sind Bäume mit einfachen lederartigen Blättern und ziemlich großen Blüten, die sich zu apfelähnlichen Früchten entwickeln. Das Holz von Jambosa-Arten ist ein seiner Härte wegen begehrtes Nutzholz. Der Gewürznelkenbaum trägt auf einem relativ kurzen Stamm (1—1,5 m) eine schöne pyramidenförmige Krone von 5—7 m. Die immergrünen, punktierten, länglichen Blätter, ebenso die Blüten und die Rinde führen ätherisches Öl. Auch die Frucht, welche in Größe und Gestalt einer Olive ähnelt, enthält Exkreträume mit ätherischem Öl.

Gute Qualitäten von Gewürznelken erhält man nur dann, wenn jede einzelne Blüte sorgfältig mit der Hand gepflückt und die Knospe von den Nelkenstielen gelöst wird. Man trocknet auf Matten im Freien oder in eigenen Trockenhallen. Die feinsten Nelkensorten kommen aus dem tropischen Asien (Molukkennelken, Amboinanelken); zwei Drittel etwa der Welternte stammen aus Sansibar und Pemba (afrikanische oder Sansibar-Nelken). Gewürznelken riechen stark aromatisch und schmecken gewürzhaft brennend. Sie enthalten 14—21% ätherisches Öl mit einem spezifischen Gewicht schwerer als Wasser, dann Gerbstoff und andere ubiquitäre Substanzen.

Oleum Caryophylli

Das durch Wasserdampfdestillation aus ganzen oder aus zerkleinerten Nelken gewonnene Öl enthält als Hauptbestandteil Eugenol (70—90%), Eugenolacetat und Caryophyllen.

Eugenol   α-Caryophyllen   β-Caryophyllen

Eugenol gehört zu den Phenylpropankörpern; die Anordnung seiner Substituenten am Benzolring gleicht derjenigen des Vanillins. Durch Oxydation läßt sich daher Eugenol leicht in Vanillin überführen, wovon im technischen Maßstabe Gebrauch gemacht wird. Caryophyllen, das in der Droge in zwei isomeren Formen, als x- und als β-Caryophyllen, enthalten ist, gehört in die Reihe der Sesquiterpen-Kohlenwasserstoffe. Das Kohlenstoffgerüst des α-Caryophyllens ist monozyklisch, das des β-Caryphyllens bizyklisch, und zwar so, daß ein neungliedriger mit einem viergliedrigen Ring ortho-kondensiert ist.

Die drei genannten Hauptbestandteile des Nelkenöles machen zusammen etwa 99% des Öles aus. Mischt man aber die drei Reinsubstanzen in dem gleichen Mengenverhältnis miteinander, in dem sie im Nelkenöl vorliegen, so erhält man ein Kunstprodukt, dem der erfrischende, typische Geruch des echten Nelkenöles abgeht. Für die Geruchs- und Geschmackseigentümlichkeiten des echten Nelkenöles sind offensichtlich Inhaltsbestandteile mit entscheidend, die nur in Spuren darin vorkommen. Bisher hat man mehr als 15 derartiger Begleitstoffe nachgewiesen: u. a. Methylsalicylat, Methylbenzoat, Furfurol, Vanillin und Methyl-n-heptylketon; der für das Nelkenaroma entscheidende Begleitstoff aber ist das Methyl-amylketon $CH_3 \cdot CO \cdot C_5H_{11}$.

Eugenol. Da es sich beim Eugenol um einen phenolischen Körper handelt, so kann man es von den nichtphenolischen Begleitstoffen des Öles leicht durch Alkalisieren abtrennen: man schüttelt Nelkenöl mit verdünnter wässeriger Natronlauge aus, zerlegt das wasserlösliche Na-Eugenolat mittels Schwefelsäure und reinigt weiter durch Wasserdampfdestillation.

Verwendung. Die Ganzdroge ist ein sehr viel gebrauchtes Gewürz; ihre arzneiliche Bedeutung — als Stomachikum und als Aromatikum — ist nicht sehr groß. Das Nelkenöl verwendet man in der Zahnheilkunde zum Abtöten des Zahnnerves und zur Desinfektion der Kavitäten. Es wirkt lokalanästhetisch, zugleich auch desinfizierend und ätzend. Es ist Hauptbestandteil der meisten „Zahntropfen". In der Kosmetik wird Nelkenöl vielen Mundwässern, Zahnpasten und Seifen zugesetzt. Die Eigenschaften und die Anwendungsgebiete des reinen Eugenols gleichen weitgehend denen des Oleum Caryophylli; es scheint etwas weniger stark antiseptisch zu wirken als das Öl, wird aber in der Zahnmedizin dem Öl im allgemeinen vorgezogen. Der Zahnarzt verwendet Eugenol, um Wurzelkanäle zu desinfizieren, und als lokal schmerzstillendes Mittel bei entzündeter, überempfindlicher Pulpa; fast regelmäßig ist Eugenol Bestandteil der provisorischen Zahnfüllmassen.

Salvia

Die Droge Folia Salviae besteht aus den getrockneten Laubblättern von wildwachsenden oder kultivierten Formen von *Salvia officinalis* L. (Familie: *Labiatae*). Die Stammpflanze ist ein graubehaarter Halbstrauch der Mittelmeerländer. Man unterscheidet eine ganze Anzahl von Subspezies und Formen, die sich in der Größe und Form der Blätter, in der Blütenfarbe und im Aroma unterscheiden. Die in Dalmatien wildwachsende Varietät liefert eine Droge mit hervorragendem Aroma. Handelsware stammt außer aus Dalmatien von Wildpflanzen Jugoslawiens und Griechenlands, ein Teil aus Kulturen, die in Deutschland, Frankreich und Ungarn angelegt wurden.

Thujon

Die Folia Salviae enthalten 1,3—2,6% ätherisches Öl, dessen Zusammensetzung je nach Herkunft der Droge schwankt: typische Bestandteile sind Cineol, Thujon und Campher. Weitere Inhaltsstoffe der Droge sind Gerbstoffe und Bitterstoffe nicht näher bekannter Konstitution.

Die Anwendung des Salbeis beruht einmal auf seinem Gehalt an ätherischem Öl, das antiseptisch und fungizid wirkt, und gleichzeitig aus einem Gehalt an adstringierenden Gerbstoffen. In Form von Infusen, Fluidextrakten und Tinkturen dient er zu Mundspülungen oder als Gurgelmittel bei entzündlichen Erkrankungen der Mundhöhle oder des Rachens.

Innerlich genommen führt Salbei zur Einschränkung der Milchsekretion, eine Wirkung, die in der Volksmedizin zur Erleichterung des Abstillens benutzt wurde. Es ist bisher nicht bekannt, ob diese Wirkung mit dem Vorkommen von chemisch nicht näher erforschten östrogenen Prinzipien in der Droge im Zusammenhang steht. Auch die Speichel- und die Schweißsekretion wird durch innerliche Verabreichung von Salbei gehemmt; die Droge gilt als wirksames Antihydrotikum, das selbst die profuse Schweißsekretion nach Pilocarpingaben zu unterdrücken vermag. Salbeipräparate dienen daher zur symptomatischen Bekämpfung von Nachtschweißen, lästigen Begleiterscheinungen einiger Krankheiten.

Die Schweißsekretion dient physiologischerweise zur Wärmeregulation, wenn bei hohen Außentemperaturen die Wärmeabgabe des Körpers durch Leitung und Strahlung unzulänglich ist. Sie kann aber auch lästiges Begleit- oder Folgesymptom verschiedener Erkrankungen sein: von Tuberkulose, von Vagotonie, Thyreotoxikosen, in der Rekonvaleszenz. Außer den hier besprochenen Folia Salviae gehören in diese Gruppe von Arzneimitteln noch das Atropin und die Agaricinsäure.

Wegen des Gehaltes an giftigem Thujon können die Folia Salviae nicht in beliebig hohen Dosen über beliebig lange Zeit genommen werden.

11. Drogen mit ätherischen Ölen als Anthelmintika

Allgemeine Vorbemerkungen

Als Anthelmintika bezeichnet man Arzneimittel, die in der Absicht appliziert werden, parasitische Eingeweidewürmer zu töten oder so zu schwächen, daß sie bei starken Darmbewegungen widerstandslos mit weggeschafft werden. Es handelt sich um eine sehr wichtige Gruppe von Arzneimitteln, denn man schätzt die Zahl der wurmverseuchten Menschen auf etwa 800 Millionen.

Die parasitischen Würmer des Menschen werden in zwei Hauptgruppen eingeteilt: in die der Plathelminthen (Plattwürmer) und in die der Nemathelminthen (Rundwürmer). Die Plathelminthen sind dorsiventral abgeplattete Würmer ohne Leibeshöhle. Bekannte Vertreter sind die *Cestoda* oder Bandwürmer (Schweinebandwurm, Rinderbandwurm, Fischbandwurm) mit einem bandartigen, segmentierten Körper ohne Mundöffnung und Darm: die Ernährung erfolgt auf endosmotischem Wege durch die Körperoberfläche hindurch. Der Kopfteil der Bandwürmer ist mit einem Haftapparat (Saugnäpfchen, Hakenkränzen) versehen. Zur Klasse der Nemathelminthen, den Rundwürmern, gehören die Nematoden, d. s. langgestreckte, zylindrische, nicht segmentierte Würmer von sehr verschiedener Größe, die mit einem durchgehenden Darmkanal versehen sind. Zu den Nematoden gehören: der Spulwurm (*Ascaris lumbricoides*), der Madenwurm (*Enterobius vermicularis*), der Peitschenwurm (*Trichuris trichiura*) und die Erreger der Hakenwurmkrankheiten (*Ancylostoma duodenale* und *Necator americanus*).

Der Wurmbefall des Menschen erfolgt entweder passiv mit roh genossener oder verunreinigter Nahrung über die Mundöffnung oder aktiv durch die Haut hindurch.

In Europa sind Wurmkrankheiten relativ selten; 90% aller Wurminfektionen entfallen dabei auf die relativ harmlosen Ascariden und Oxyuren. Am schwersten betroffen sind die Tropen und Subtropen, wo Wurm-Mehrfachinfektionen nicht selten sind. Die, auf die ganze Menschheit bezogen, häufigste und gefährlichste Wurminfektion ist die durch den Hakenwurm (Ancylostomiasis): Die von der Haut eindringenden Larven durchbohren die Cutis, wandern von dort in die Lymphgefäße und die kleinen Venen und werden mit dem Blutstrom in die Lungen transportiert. Hier verlassen sie die Kapillaren und durchbohren die Alveolarwand; ihr Weg geht von hier die Luftwege nach oben bis zum Rachen, von wo sie nach abwärts in den Magen und den Darm gelangen. Im Darm siedeln sie sich an und wachsen innerhalb von vier Wochen zur Geschlechtsreife heran; bald erscheinen die ersten Eier im Stuhl. Die mit den Faeces entleerten Eier entwickeln sich bei günstigen Außentemperaturen zu Larven, welche die Fähigkeit haben, in die intakte Haut des Menschen einzudringen. Die Zahl der Hakenwurmträger wird auf 500—600 Millionen geschätzt; nach vorsichtigen Schätzungen sollen an den Folgen von Ancylostomiasis jährlich etwa 1 Million Menschen sterben (Anämie, Ikterus, Herzstörungen).

Ihrer Herkunft nach lassen sich die Anthelmintika in zwei Hauptgruppen einteilen: in die natürlich vorkommenden Anthelmintika und in die Anthelmintika, die sich nicht von Naturstoffen ableiten lassen. Die anthelmintisch wirksamen Naturstoffe wiederum können den unterschiedlichsten Stoffklassen angehören: den Lactonen, den Ätherperoxyden, den Phenolen, den Phthaliden, den Phloroglucinderivaten und den Alkaloiden. Auch Antibiotika (Terramycin, Puromycin, Bacitracin) und Fermentpräparate (Ficin, Papain; S. 271) werden zur Behandlung bestimmter Wurminfektionen herangezogen. Wurmwirksame Naturstoffe, die als Bestandteile ätherischer Öle auftreten, stellen demnach nur einen Bruchteil der natürlichen Anthelmintika dar.

Oleum Chenopodii und Ascaridol

Oleum Chenopodii ist das durch Wasserdampfdestillation aus verblühten und fruchttragenden Zweigen von *Chenopodium ambrosioides* L. var. *anthelminticum* A. Gray (Familie: *Chenopodiaceae*) gewonnene ätherische Öl.

Die Chenopodiazeen sind ein- oder mehrjährige Kräuter, von denen die meisten (der etwa 600 Arten) Steppen- und Wüstengebiete bewohnen; einige sind Halophyten. Chenopodium wurde eine Gattung der Familie nach der (gänsefußartigen) Form ihrer Blätter benannt (πούς gr. Fuß, χήν gr. Gans). *Chenopodium ambrosioides* var. *anthelminticum* ist eine 30—60 cm hoch werdende, einjährige Pflanze, die in den südlichen und östlichen Teilen der USA beheimatet ist; kultiviert wird sie in Maryland, das auch Haupterzeuger des Oleum Chenopodii ist.

Blätter und Samen der Pflanze verwendeten bereits die Indianer als Wurmmittel. Weder die Droge noch das Öl vermochten sich aber in der europäischen Medizin zunächst durchzusetzen; man fürchtete die toxischen Nebenwirkungen, die bei relativ geringer Überdosierung auftreten können. Erst als während des ersten Weltkrieges andere Mittel gegen Ancylostoma und Ascaris schwer zu beschaffen waren, sammelte man im Umgang und in der Dosierung des Oleum Chenopodii genügend Erfahrung (vor allem in Brasilien in den Jahren 1916 bis 1920).

Der Ascaridolgehalt des Wurmsamenöles hängt von den verschiedenartigsten Faktoren ab. Maßgeblich ist zunächst einmal die genetische Konstitution der Stammpflanzen: Zwei Haupttypen wurden beschrieben (Typus A und B); Typus B ist im Habitus kleinwüchsiger, liefert jedoch ein Öl, das reicher an Ascaridol ist. Sehr wesentlich ist der Zeitpunkt der Ernte: Zur Blütezeit geerntete Droge enthält Öl mit 6—10% Ascaridol; erst im Stadium des Verblühens steigt der Gehalt an Ascaridol stark an. Schließlich tragen auch klimatische Faktoren und die Art der technologischen Aufbereitung zu Schwankungen im Wirkstoffgehalt bei.

Ascaridol. Therapeutisch verwendetes Oleum Chenopodii soll 62—65% Ascaridol enthalten; Begleitstoffe sind p-Cymol und andere Terpene. Ascaridol gehört in die Gruppe der Monoterpene; wichtigstes Charakteristikum der Substanz ist der peroxydartig gebundene Sauerstoff. Ascaridol ist das einzige natürlich vorkommende stabile Peroxyd. Unter Nachbildung der natürlichen Verhältnisse in der Pflanze gelingt es, Ascaridol aus α-Terpinen und Sauerstoff in

Gegenwart von Chlorophyll und Licht zu synthetisieren. Präparate mit synthetischem Ascaridol befinden sich im Handel.

$$\alpha\text{-Pinen} \longrightarrow \qquad \xrightarrow[\text{Chlorophyll}]{h\cdot\nu}$$

α-Terpinen   Ascaridol

Das Chenopodiumöl oder Oleum Chenopodii, dessen wirksamer Bestandteil das Ascaridol ist, gehörte bis vor kurzem zu den wertvollsten Anthelmintika. Wirksam ist es gegen mehrere Typen von parasitischen Eingeweidewürmern des Menschen, besonders gegen Spulwürmer und Hakenwürmer. Von Nachteil ist die geringe therapeutische Breite des Öles, besonders in der Kinderpraxis; Überschreitung der Dosis führt zu ernsten, nicht selten tödlich verlaufenden Vergiftungen, weshalb nur Öle verwendet werden sollen, die auf einen genauen Ascaridolgehalt eingestellt sind. Der Ascaridolgehalt der Chenopodiumöle schwankt im allgemeinen zwischen 45% und 70%, und zwar in Abhängigkeit von genetischen Faktoren (Rasse, Sorte) und äußeren Faktoren wie Erntezeit und Vegetationszustand der Stammpflanze. Gegenüber dem Oleum Chenopodii hat der Reinstoff Ascardiol, der nunmehr auch partialsynthetisch zugänglich ist (G. O. SCHENCK, 1948), den Vorzug, daß er sich leicht gravimetrisch einstellen und damit genauer dosieren läßt. Durch die Entdeckung synthetischer Anthelmintika, besonders derjenigen vom Piperazintypus mit größerer therapeutischer Breite als sie dem Oleum Chenopodii und dem Ascaridol zukommt, verwendet man beide Arzneimittel in der Humanmedizin nur noch selten, häufiger braucht man sie in der Veterinärmedizin gegen bestimmte Lungenegel, und zwar dann in Form aerosolartiger Sprays.

Flores Cinae und Santonin

Sowohl die Ganzdroge Flores Cinae als auch der reine Wirkstoff Santonin werden als Wurmmittel verwendet. Im allgemeinen gibt man aber dem Santonin den Vorzug, da es exakt dosierbar und außerdem wegen seiner Geschmacklosigkeit gut zu nehmen ist. Bei Verwendung der Ganzdroge kommen neben dem Hauptwirkstoff Santonin chemisch ähnlich gebaute Stoffe wie α-Hydroxy-santonin (Artemisin) sowie das cineolhaltige ätherische Öl zur Geltung. Zur Drogengewinnung und zur Santonindarstellung sind mehrere Artemisia-Arten geeignet. Für eine pharmazeutische Beurteilung der Droge ist eine Santonin-Gehaltsbestimmung unerläßlich; die morphologisch-anatomische Methode allein ist nicht ausreichend, da morphologische Unterschiede zwischen santoninfreien- und santoninhaltigen Artemisia-Arten und A.-Rassen nicht sehr ausgeprägt sind.

Als Flores Cinae (Wurm- oder Zitwersamen) bezeichnet man eine Droge, die aus den getrockneten, nicht völlig entfalteten Blütenköpfchen von *Artemisia cina* Berg und anderen, santoninhaltigen Artemisia-Arten besteht. Artemisia cina ist ein Halbstrauch, der in den Steppengebieten östlich des Kaspischen Meeres, in Persien und Turkestan beheimatet ist. Durch Raubbau, durch Steppenbrände und durch Aufbau der Viehwirtschaft nehmen die Bestände an A. cinae laufend ab. Nach dem ersten Weltkrieg, als Mitteleuropa abgeschnitten war, ging man daran, auch andere A.-Arten auf das Vorkommen von Santonin

zu prüfen; als geeigneter Ersatz für die bis dahin allein verwendete A. cina erwies sich vor allem A. *maritima* L. Man kennt heute noch zahlreiche andere
A.-Arten mit teilweise sehr hohem Santoningehalt.

Die Flores Cinae gewinnt man, indem die Blütenköpfchen der Pflanze kurz
vor der vollen Entfaltung gepflückt und hierauf sorgfältig getrocknet werden.
Die richtige Wahl des Zeitpunktes der Ernte ist für Blütendrogen von ganz
besonderer Bedeutung; hier bei Flores Cinae zeigen Analysen, daß mit dem
vollen Aufblühen der Gehalt an Santonin außerordentlich stark zurückgeht. Vor
der vollen Entfaltung enthalten sie 2—3,5% Santonin.

Santonin   Artemisin

Hauptwirkstoff der Droge ist das
Santonin, das von dem entsprechenden
Hydroxyderivat, dem Artemisin (=α-
Hydroxy-santonin) begleitet ist. Neben
pharmakologisch indifferenten Stoffen
enthält die Droge weiterhin ätherisches
Öl (2—3%), das hauptsächlich aus Cineol
besteht. Bei Wurmkuren mit der Ganzdroge unterstützt das Öl die Wirkung
des Santonins wesentlich.

Santonin ist ein bizyklisches Sesquiterpenderivat mit dem gleichen Kohlenstoff-Grundgerüst wie das Eudesmol (s. S. 400). Als funktionelle Gruppen enthält Santonin neben einer Ketogruppe einen Lactonring.

Als Lacton löst sich Santonin leicht in Alkalien zu Salzen der Santoninsäure; nach Zusatz von Mineralsäuren fällt es wieder aus. Auf dieser Eigenschaft beruht ein Verfahren zur
industriellen Santoningewinnung: man extrahiert das Pflanzenmaterial mit Calciumhydroxid und sammelt und reinigt den nach Salzsäurezusatz gefällten Niederschlag. Heute
zieht man zur industriellen Santoningewinnung nur zum geringen Teil Blüten von Artemisia
cina heran; man verarbeitet vielmehr das ganze Kraut einer ganzen Reihe verschiedener
santoninhaltiger Artemisia-Arten. Santonin führen z. B. *Artemisia maritima* L., *A. brevi-
folia* Wall., *A. gallica* Willd., *A. mexicana* Willd. ex Spreng., *A. neo-mexicana* Greene ex
Rydb. und *A. camphorata* Vill.

Für die anthelmintische Wirkung des Santonins wird einmal die Lactongruppe, ferner
der Oxynaphthalinring mit der angulären Methylgruppe verantwortlich gemacht. Für den

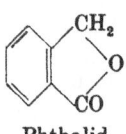
Phthalid

Lactonring als Träger der Wirkung sprechen zahlreiche synthetische Abwandlungen des Moleküls, insbesondere die anthelmintische Wirkung des
Phthalids und einiger seiner Derivate (L. LAUTENSCHLÄGER, 1921). Das ist
insofern von Interesse, als Phthalide auch als Inhaltsstoffe von Drogen
nachgewiesen wurden (Flores Stoechados, Radix Levistici), die z. T. in der
Volksmedizin als Wurmmittel verwendet werden: so die erwähnten Flores
Stoechados von *Helichrysum arenarium* (s. S. 537).

Santonin wird gegen Ascaridenbefall (Spulwürmer) verwendet; gegenüber
anderen Würmern (Oxyuren, Bandwürmern usw.) ist es unwirksam. Der Reinstoff ist praktisch geschmacklos, weshalb Santonin gerne in der Kinderpraxis
verwendet wird.

12. Anhang: Die Wurmmittel vom Phloroglucintyp

Dryopteris filix-mas

Der Wurmfarn, das Rhizom von *Dryopteris filix-mas* Schott, ist eines der
ältesten Mittel gegen Bandwurmbefall. Lange Zeit galt er auch als eines der
wichtigsten und wirksamsten Mittel. Heute werden Filixpräparate kaum noch

verwendet, da sie bei unzuverlässigen vermifugen Wirkungen aus ungeklärten
Gründen gelegentlich schwere Vergiftungen hervorrufen können. Für die
chemische Anthelmintikaforschung sind die Filixwirkstoffe als Modellsubstanzen von Interesse.

Der Gebrauch des Farnrhizoms als Wurmmittel war schon im Altertum bekannt: bereits
bei THEOPHRAST, bei DIOSKURIDES und bei PLINIUS finden sich sorgfältige Beschreibungen
der Pflanze und Angaben über ihre Verwendung. Auch im Mittelalter scheint man das
Mittel viel gebraucht zu haben; es geriet dann wohl in Vergessenheit und wurde erst im
18. Jahrhundert als Bestandteil von Geheimmitteln gegen Taenien wieder bekannt. Ein derartiges Mittel, das aus gepulvertem Farnkraut und aus kräftigen Abführmitteln bestand,
kaufte Friedrich der Große dem Apotheker MATTHIEU für eine Jahresrente von 200 Talern
ab — Electuarium vermifugum MATTHIEU enthielt neben Rhizoma Filicis noch Cortex
radicis Granati zusammen mit Zinnpulver.

Dryopteris filix-mas Schott (Synonyme: *Aspidium filix mas*, *Polypodium
filix mas*) ist ein Farn aus der Familie der *Polypodiaceae*.

Die Polypodiazeen sind neben den Osmundazeen die bei uns am häufigsten anzutreffenden Farne. Insgesamt sind etwa 7000 Arten von Polypodiazeen bekannt. Phytochemisch
sind die Farne so gut wie nicht untersucht; eine Ausnahme macht der medizinisch verwendet
Wurmfarn und dessen Verwandtschaftskreis.

Dryopteris filix-mas ist eine Waldpflanze mit kosmopolitischer Verbreitung:
In Europa ist sie ebenso gut zu finden wie in Asien, in Nord- und in Südamerika.
Die Droge für den europäischen Bedarf stammt aus Sammelgebieten im Harz
und im Thüringer Wald sowie aus Indien. Die Pflanze besitzt einen Wurzelstock, der über seinen ganzen Umfang hin von Blättern bedeckt ist. Wie bei
allen Farnen vertrocknen die Blätter bis auf die Blattbasen, die auf einer Länge
von 2—3 cm erhalten bleiben. Die Droge der Arzneibücher besteht aus dem
Rhizom und aus den erwähnten Wedelbasen (Blattbasen).

Ein mikroskopischer Längsschnitt durch das schwammige Grundgewebe
läßt ein Parenchym erkennen, das zahlreiche Interzellularräume aufweist. In die
Interzellularen ragen charakteristische Drüsenhaare hinein: Diese Drüsen sind es,
welche die Hauptwirkstoffe des Wurmfarns sezernieren. Ihrem chemischen Aufbau nach sind die spezifischen Wirkstoffe des Wurmfarns kompliziert gebaute

Aspidinol
(1 Phloroglucinring
im Molekül)

Baustein des Albaspidins
und der Filixsäure

R—CH₂—R
Albaspidin
(2 Phloroglucinringe)

Filixsäure
(3 Phloroglucinringe)

Abkömmlinge des Phloroglucins: sie lassen sich formal auffassen als Kondensationsprodukte der Buttersäure mit Phloroglucinhomologen. Der Wirkstoff mit dem niedersten Molekulargewicht ist das Aspidinol, das nur einen einzigen Phloroglucinkern im Molekül enthält. Durch Kondensation von zwei oder drei Phloroglucinderivaten leiten sich Phloroglucide mit höherem Molekulargewicht ab, so das Albaspidin und die Filixsäure. Mit wachsendem Molekulargewicht steigt die Wirksamkeit der Filixstoffe gegenüber den Parasiten.

Neben den angeführten spezifischen Wirkstoffen enthält die Droge Gerbstoffe, Bitterstoffe, Fette, Zucker, grüne Farbstoffe und ätherisches Öl.

Die eben erwähnten grünen Farbstoffe der Droge zersetzen sich bei deren Aufbewahrung und Lagerung: Die Bruchfläche eines kurz gelagerten Farnrhizoms ist grün, die eines alten oder unsachgemäß gelagerten ist braun. Vorhandensein einer grünen Pigmentierung bietet daher eine gewisse Gewähr dafür, daß die Droge vorschriftsmäßig geerntet, getrocknet und aufbewahrt wurde, und damit indirekt auch für eine größere Wahrscheinlichkeit, daß noch unzersetzte Wirkstoffe enthalten sind. Diese Vorschrift des DAB 6., daß die Droge einen grünen Bruch aufweisen muß, ist jedoch nur ein sehr unvollkommener Ersatz für eine chemische oder biologische Wertbestimmung der Droge.

Die Wirkstoffe des Farnrhizoms sind als Phloroglucinderivate empfindlich gegenüber zahlreichen Agenzien und zersetzen sich beim Lagern der Droge. Die Zersetzungsgeschwindigkeit geht dabei annähernd parallel mit dem Feuchtigkeitsgehalt der Umgebung, weshalb Aufbewahrung über Kalk in gut verschlossenen Gefäßen vorgeschrieben ist; auch darf die Droge in Apotheken nicht länger als ein Jahr gelagert werden. Es erscheint naheliegend, die Lagerung der Droge überhaupt zu vermeiden und die frisch geerntete Droge unmittelbar zu Filixextrakten zu verarbeiten. Nach H. v. Czetsch-Lindenwald (1945) läßt sich aus frischer Droge kein wirksamer Ätherextrakt herstellen, da das Wasser dem Lipoidlösungsmittel den Zutritt ins Innere des Gewebes verschließt.

Zur Durchführung von Bandwurmkuren wird die Droge selbst nicht unmittelbar verwendet. Auch die reinen Wirkstoffe der Droge wurden bisher nicht in die Therapie eingeführt. Als Therapeutika stehen hauptsächlich zur Verfügung das *Extractum Filicis*, d. i. der Ätherextrakt der Droge, eine dickflüssige, grüne Masse, die aus den Wurzelölen besteht, die ihrerseits die Wirkstoffe gelöst enthalten. Das Extractum Filicis ist in seiner Zusammensetzung inkonstant, außerdem leicht zersetzlich. Eine biologische Standardisierung wäre unbedingt zu fordern. Bei längerem Stehen setzen sich im Extrakt Kristalle der Filixsäure ab; wird vor Abgabe der Extrakt nicht umgerührt, so reichert sich der Wirkstoff als Bodensatz an; Medizinalvergiftungen sind dann nicht ausgeschlossen. Haltbar sind Filixextrakte, die in neutralen pflanzlichen Ölen gelöst sind: Das *Filmaron* (E. W.) stellt eine weitgehend gereinigte und angereicherte WirkstoffFraktion in öliger Lösung dar.

Anwendung. Die durch die Filixstoffe gelähmten Bandwürmer verlieren ihre Beweglichkeit und damit ihren Halt im Darm und können durch ein nachfolgendes kräftiges Abführmittel aus dem Darm entfernt werden. Ein wirksames Abführmittel muß der Filixmedikation unbedingt, und zwar rechtzeitig, folgen, weil das Anthelmintikum möglichst bald — ehe es zu resorptiven Vergiftungserscheinungen des Wirtes kommen kann — wieder aus dem Darmkanal entleert werden muß. Entgegen früherer Angaben ist hierzu das früher gemiedene Oleum Ricini besonders geeignet. Durch die Lösung in Öl steigt die Wirksamkeit gegenüber dem Parasiten, die Toxizität gegenüber dem Wirt ist vermindert; in wässeriger Suspension werden die Filixstoffe viel besser resorbiert als in öliger Lösung. Alkohol fördert die Resoption, so daß die gleichzeitige Anwendung von Alkohol streng kontraindiziert ist.

Kamala

Die Stammpflanze der Droge Kamala oder Glandulae Rottlerae ist *Mallotus philippinensis* Müller Argoviensis (=*Rottlera tinctoria* Roxb.), ein kleiner Baum aus der Familie der Euphorbiaceae. Sein Verbreitungsgebiet erstreckt sich über ganz Indien, Ceylon, den ostindischen Archipel bis nach Australien. Die Droge wird in kleinen Mengen in den meisten Bezirken Ostindiens gewonnen, indem man die getrockneten Kapselfrüchte in Körben oder Sieben schüttelt. Der die Früchte bedeckende Haarüberzug fällt dabei auf ein unterbreitetes Tuch und wird gesammelt.

Kamala bildet ein braunrotes, leichtes, nicht klebriges, geschmackloses Pulver, das erst beim Erwärmen ein schwaches Aroma entwickelt. Unter dem Mikroskop erweist es sich aus zweierlei Elementen zusammengesetzt: aus mit braunem Harz erfüllten, bis 100 μ großen Drüsen und Büschelhaaren. Die ersteren schließen in einer blasenförmigen Kutikula keulenförmige, zu einer Rosette vereinigte Drüsenzellen ein. Die Büschelhaare sind dickwandig, gekrümmt und mit rostbraunen Harzmassen als Inhalt versehen.

Rottlerin

$R_1 = 2,4,6$-trihydroxy-3-methyl-5-acetyl-benzyl

$R_2 = $ Cinnamoyl

Kamala besteht zu über 80% seines Gewichtes aus einem rotbraunen Harz, das durch Extraktion der Droge mit Lipoidlösungsmitteln, beispielsweise mittels Äther, gewonnen werden kann. Aus dem Harz wurden Rottlerin und Isorottlerin, zwei nahe verwandte Phloroglucinabkömmlinge, isoliert. Nachgewiesen wurden Farbstoffe, Wachse und wenig definierte Harzkörper.

Rottlerin ist chemisch ein Dimethylpyranabkömmling, und zwar läßt es sich formal als ein substituiertes Phloroglucin auffassen mit einer Hydroxy-isoprenseitenkette, die sich unter Wasseraustritt zyclisierte.

Kamala wirkt etwas milder als Dryopteris filix-mas. Das Rottlerin hat sich im Tierversuch qualitativ als den wirksamen Filixsubstanzen vollständig gleichwertig, wenn auch von geringerer Wirkungsstärke erwiesen. Im wesentlichen dürfte die anthelminthische Wirkung der Droge durch Rottlerin bedingt sein, so daß anderen allenfalls noch vorhandenen wurmwidrigen Substanzen für den therapeutischen Effekt nur eine nebensächliche Rolle zukommt. Dagegen wird als Vorteil gegen Filix hervorgehoben, daß den Kamalaharzen eine starke Abführwirkung eigen ist. Kamala erteilt der Seide eine feurig-orange Färbung und dient auch als Seidenfarbstoff, besonders in Indien, wo Kamala seit Jahrhunderten als gute Textilfarbe in Verwendung steht. Als Heilmittel wurde die Droge in Europa erst Mitte des 19. Jahrhunderts bekannt.

Koso

Außer dem europäischen Wurmfarn und der aus Asien stammenden Kamala-Droge gibt es ein drittes Bandwurmmittel, dessen Wirkung in Abessinien entdeckt wurde: die Blüten von *Hagenia abyssinica* Gmelin (=Flores Koso). Die drei Bandwurmdrogen entstammen den verschiedensten Kulturkreisen, sie gehören morphologisch zu verschiedenen Organen, und die Stammpflanzen sind botanisch-taxonomisch nicht miteinander verwandt: Um so mehr überrascht es, wenn die Wirkstoffe der drei Drogen einen überraschend ähnlichen chemischen Aufbau aufweisen. Auch die bandwurmwirksamen Inhaltsbestandteile der Flores Koso gehören zu den Phloroglucinderivaten.

Man versteht unter Flores Koso die getrockneten weiblichen Blüten von *Hagenia abyssinica*, eines in Abessinien einheimischen und dort „Kusso" genannten Baumes aus der Familie der *Rosaceae*. Der Baum wird etwa 20 m hoch, er trägt unpaarig-gefiederte Blätter und große, behaarte, grünliche Blütenrispen. Die Blüten haben einen eigentümlichen, an Flieder erinnernden Geruch, einen erst unmerklichen (schleimigen), dann etwas scharfen und widerlichen Geschmack.

An definierten Inhaltsstoffen wurden aus der Droge α-Kosin, β-Kosin und Proto-Kosin isoliert. Gefunden wurden außerdem Gerbstoffe, niedere Fettsäuren, Wachse, Harze und Gummisubstanzen.

α-Kosin; $R_1 = CH_3$, $R_2 = H$
β-Kosin; $R_1 = H$, $R_2 = CH_3$

(Formelvorschläge nach BIRCH und TODD, 1952).

Frische Kosoblüten sind ein sehr brauchbares Bandwurmmittel. Nach Europa gelangt jedoch nur getrocknete und gelagerte Ware, deren Wirkung sehr wechselnd ist; die Droge wird daher hier so gut wie nicht mehr verwendet.

Literatur

BALLY, J.: Neuere Aspekte der chemischen Anthelmintikaforschung in Fortschritte der Arzneimittelforschung, Bd. 1 S. 243—278, Basel und Stuttgart 1959. — GILDEMEISTER, E., u. F. HOFFMANN: Die Ätherischen Öle, Bd. 1—5; Berlin 1956. — GORDONOFF, T.: Über die Pharmakologie der Karminativa, Hippokrates 31, 1—4 (1960). — GUENTHER, E.: The Essential Oils, Vol. 1—6, Toronto-New York-London 1952. — KIESEWETTER, R. u. M.

MÜLLER: Zur Frage der „sedativen Wirkung" — von Radix Valerianae, Die Pharmazie **13**, 777—781 (1958). — MÜLLER, A.: Die physiologischen und pharmakologischen Wirkungen der ätherischen Öle, Riechstoffe und verwandten Produkte. Heidelberg 1950. — OELKERS, H. A.: Die Chemotherapie der Wurmkrankheiten in Fortschritte der Arzneimittelforschung, Bd. 1 S. 159—242, Basel und Stuttgart 1959. — SIMONSEN, J., u. W. C. J. ROSS: The Terpenes, Vol. 1—5, Cambridge, University Press 1930.

XI. Arzneimittel aus Mikroorganismen

1. Antibiotika

Vorbereitende Einführung zum Begriff der Antibiose

Kein Lebewesen existiert für sich allein; es ist stets ein Glied eines größeren Lebensraumes und von den benachbarten Lebewesen entweder in seiner Existenz bedroht oder auf sie in seiner Existenz angewiesen. Die Biologie liefert für die gegenseitige Beeinflussung von Lebewesen hinreichend viele Beispiele. Die alten Autoren prägten für diese Phänomene der wechselseitigen Hemmung oder Förderung die Begriffe „Sympathie und Antipathie in der Natur". PLINIUS, der beim Ausbruch des Vesuvs im Jahre 79 n. Chr. als Kommandeur der dort stationierten Flotte umkam, beschreibt in seiner berühmten Naturgeschichte einige Beispiele (24, 1):

„Die Eiche und die Olive sind durch eine ausgeprägte Feindschaft voneinander geschieden; versucht man die eine in ein Loch zu pflanzen, aus dem die andere ausgegraben wurde, so geht sie ein. Die Eiche stirbt außerdem ab, wenn man sie in der Nähe eines Walnußbaumes pflanzt. Ebenso tödlich ist der Kampf zwischen dem Kohl und dem Weinstock; der Gemüsekohl seinerseits, der doch den Weinstock in seiner Nähe nicht aufkommen läßt, welkt dahin, pflanzt man ihn nahe bei Zyklamen oder wildem Majoran". Später beschrieb man ähnliche Phänomene unter dem Namen Antagonismus. *Encelia*-Arten (*Compositae*), die in den Wüstenregionen vorkommen, lassen innerhalb eines bestimmten Radius keine andere Pflanze aufkommen: Jede *Encelia*-Pflanze ist das Zentrum eines „Bannkreises". Derartige Phänomene erklären sich am leichtesten damit, daß der eine Organismus Stoffe produziert und an seine Umgebung abgibt, unter deren Einwirkung eine Schädigung des anderen Organismus eintritt. Bei Encelia ist die stoffliche Ursache bekannt, seit gezeigt wurde, daß diese Art 3-Acetyl-6-methoxybenzaldehyd bildet, einen Stoff, der deutlich auf andere Pflanzen wachstumshemmend wirkt.

Derartige Beispiele ließen sich noch vermehren. Erwähnenswert ist vielleicht noch der Fall von *Artemisia absinthium* L. Diese Pflanze enthält ebenfalls Stoffe, die aus den Blättern durch den Regen ausgewaschen werden und auf andere Pflanzen — beispielsweise auf Atropa belladonna L. — hemmend wirken können. FR. BOAS hat solche gegenseitigen Beeinflussungen von Pflanzen im gegenseitigen Zusammenleben geradezu zur Grundlage seiner sog. „dynamischen Botanik" gemacht.

Was hier von den höheren Pflanzen an einigen Beispielen gezeigt wurde, gilt in gleicher Weise auch für die Mikroorganismen. Die Beobachtung derartiger Phänomene bei Bakterien, Pilzen und Flechten führten schließlich zu dem Gedanken, die chemischen Waffen von Mikroorganismen zu benutzen, um mit ihrer Hilfe Mikroorganismen, die für den Menschen pathogen sind, zu bekämpfen.

Geschichtliche und problemgeschichtliche Einleitung

Die Geschichte der Antibiotikaforschung scheint mit dem denkwürdigen Jahr 1929 zu beginnen. In diesem Jahr teilte der englische Bakteriologe ALEXANDER FLEMING mit, daß Kulturen von *Staphylococcus pyogenes* auf Agarplatten immer dann gehemmt und unterdrückt werden, sobald sich Schimmelpilze darauf ansiedeln; diesen Effekt führte FLEMING darauf zurück, daß der Pilz ein antibakterielles Prinzip ausscheidet. Man spricht in diesem Zusammenhange von einer umwälzenden Zufallsentdeckung; das ist richtig, doch keineswegs so zu verstehen, als wäre ohne FLEMINGS Beobachtung die Entdeckung der Antibiotika niemals gelungen. Der Gedanke, diesem Phänomen auf der Agarplatte näher nachzugehen, der Gedanke, dieser Beobachtung einen Wert beizumessen, an eine medizinisch-therapeutische Anwendungsmöglichkeit zu denken — diese Idee tauchte nicht völlig voraussetzungslos auf. Wie hinter allen Pioniererfindungen und hinter allen grundlegenden Entdeckungen, so steckt auch hinter der Entdeckung der Antibiotika eine Idee, die sich sehr weit zurückverfolgen läßt.

Die Jahrtausende hindurch stand der Mensch Seuchen und anderen Infektionskrankheiten hilflos gegenüber. Wie man sich in früheren Jahrhunderten, in denen allein Pest-, Cholera-, Typhus- und Pocken-Epidemien Millionen von Menschen dahinrafften, den Gefahren gegenüber einstellte, das zeigt das Verhalten der Athener bei Ausbruch der Pest im Gefolge des zweiten peloponnesischen Krieges (im Jahre 430 v. Chr.). THUKYDIDES schreibt:

„Nur einige Tage waren vergangen, seit die Feinde in Attika eingefallen waren, da brach in Athen die Pest aus. Zwar soll sich zuvor die Seuche schon auf Lemnos und an einigen anderen Orten gezeigt haben, doch hatte sich eine Epidemie von derartigem Ausmaße und eine Seuche, die so ungezählte Todesopfer forderte, noch niemals früher und nirgendwo anders gezeigt, wie in dem von Flüchtlingen überfüllten Athen. Die Ärzte waren außerstande, mit der Plage fertig zu werden, da sie ihr Wesen — ihre Natur — nicht erkannten; und die Sterblichkeit war gerade unter ihnen am größten, weil sie naturgemäß einer Ansteckung am stärksten ausgesetzt waren. Nicht die Arzneikunst, auch keine andere weltliche Wissenschaft vermochte den Leidenden irgendwie zu helfen. Gebet ohne Unterlaß, das Befragen von Orakeln oder andere Zufluchtsmittel der Religion erwiesen sich gleichermaßen als unwirksam. Zuletzt wurden die Kranken von ihren Leiden so überwältigt, daß sie in vollkommene Apathie — in ihr Schicksal sich ergebend — versanken". Wir sehen: Der Mensch war völlig hilflos. Und seine völlige Hilflosigkeit gegen die plötzlich auftretenden Seuchen ließen sie als etwas Übernatürliches, wie von der Vorsehung Geschicktes erscheinen: Die Krankheit wurde zum richtenden Arm, zur Strafe für Sünden und für Laster. Weniger religiöse Völker dachten an kosmische und tellurische Einflüsse. Die Haltung gegenüber den Seuchen war somit weithin fatalistisch. Aber auch sehr zweckmäßige Reaktionen sind zu verzeichnen:

So wurden beispielsweise die Leprakranken aus der Gesellschaft ausgesondert; wenn Seuchen auftraten, versuchte man, ihnen durch die Flucht zu entrinnen, oder man band sich Tücher vor den Mund und brannte aromatisches Kräuterwerk ab. Schon recht früh dachte man auch an etwas anderes: an kleine Lebewesen, die man mit dem Auge nicht wahrnehmen kann — und sowohl Römer als auch Griechen kannten den Begriff des Kontagiums. Der erste, der sich hierzu eindeutig äußert, ist der Römer VARRO (116—27 v. Chr.). „So muß man sich auch vor morastigen Orten hüten, weil dort kleine, den Augen unsichtbare Insekten wachsen, die mit der Luft durch Mund und Nase in den menschlichen Körper kommen und schwere Krankheiten erregen". Der gleichen Ansicht ist COLUMELLA (17 n. Chr.); in seiner Schrift „De re rustica" heißt es: „Gebäude soll man nicht in der Nähe eines Sumpfes anlegen, weil er ein schädliches Gift auswirft und Tiere erzeugt, die mit bedrohlichen Stacheln bewaffnet sind und in dichten Schwärmen gegen uns fliegen; daraus zieht man sich oft versteckte Krankheiten zu, deren Gründe nicht einmal die Ärzte vollkommen erkennen können." Diese Vorstellungen wurden von der arabischen und von der mittelalterlich-europäischen

Medizin übernommen und bewahrt. Aber erst mit der Erfindung des Mikroskops war die technische Voraussetzung gegeben für den Nachweis, daß tatsächlich viele kleine Lebewesen existieren, die als Schmarotzer im Körper des Menschen und der Tiere leben und damit Krankheiten verursachen können. Die Namen vieler Ärzte und Biologen wären zu nennen: Die entscheidenden Entdeckungen sind aber mit den Namen ROBERT KOCH und LOUIS PASTEUR verknüpft. ROBERT KOCH gelang es im Jahre 1876, Reinkulturen von Mikroorganismen zu züchten, mit diesen Organismen gesunde Tiere zu infizieren und — letztes Glied der Beweiskette — aus dem Blut der infizierten Tiere die Erreger erneut zu isolieren. Damit war mit einem Male jeder nur denkbare Einwand gegen die mikrobielle Entstehung von Infektionskrankheiten ausgeschaltet: Es war eindeutig bewiesen: Winzige Lebewesen können weitaus größeren und höher organisierten Lebewesen lebensgefährlich werden. Dieselben Resultate erzielte fast gleichzeitig PASTEUR.

Mit PASTEUR und KOCH hatte die Bakteriologie einen hohen Stand erreicht: Das Verfahren, Bakterien zu isolieren, sie zu klassifizieren, Nährböden zu bereiten usw. war fester Besitz der Wissenschaft. Nunmehr konnte man sich den grundlegenden Fragen der Bekämpfung von Infektionskrankheiten widmen. Wir klammern nunmehr die Ergebnisse aus, die sich unter den Stichworten „Chemotherapie und Immunitätslehre" zusammenfassen lassen, und greifen das eigentliche Thema, die geschichtliche Entwicklung des Begriffes „Antibiose", wieder auf.

Der Name Antibiose und Antibiotika leitet sich von den beiden griechischen Wörtern ἀντι = gegen und βίος = Leben ab, bedeutet also soviel wie „gegen das Leben gerichtet". Der Name sagt zunächst wohl nicht sehr viel aus, denn sind nicht alle toxischen Substanzen „gegen das Leben gerichtet?" Der Name wurde geprägt in Anlehnung an die Bezeichnung „Symbiose". Während nun aber Symbionten einen gemeinsamen Lebensraum zu gemeinsamem Vorteil ausnutzen, kämpfen Antibionten gegeneinander um einen gemeinsamen Lebensraum — und zwar sind ihre Waffen chemischer Art, eben die Antibiotika. Schon im Zeitalter PASTEURS stieß man auf erste Erscheinungen von Antibiose; denn sobald man Näheres über die Lebensgewohnheiten der Mikroorganismen kennenlernte, sobald man insbesondere ihre unvorstellbare Vermehrungsfähigkeit erkannte, mußte sich die Frage aufdrängen: Wodurch ist einer unbeschränkten Vermehrungsfähigkeit der Bakterien ihre Grenze gesetzt, wie kommt es, daß das biologische Gleichgewicht in der Natur nicht gestört wird? Cholerakeime würden sich — bei entsprechender Ernährung und sofern ihnen kein Hindernis entgegentritt — innerhalb zweier Wochen so vermehren, daß sie die gesamte Erdoberfläche vollkommen bedecken würden; die Zahl der Nachkommen, die ein einzelner Cholerakeim in einem einzigen Tage hervorbringen kann, ist so groß, daß ihr Gewicht am Ende des ersten Tages tausend Tonnen betragen würde. Daß diese phantastische Kraft der Fortpflanzung nicht innerhalb kurzer Zeit die gesamte Menschheit vernichtete, läßt sich offensichtlich nur so deuten, daß die Mikroorganismen auf Schritt und Tritt auf Feinde stoßen, die sie hemmen und bremsen oder vernichten. Oder: Man kannte das Phänomen der Selbstreinigung des Bodens. Menschen, welche Infektionskrankheiten erliegen, müssen begraben werden, und es gelangen dadurch ungezählte Millionen von gefährlichen Erregern in den Erdboden; auch mit anderen menschlichen oder tierischen Abfallprodukten kommen dauernd große Mengen von pathogenen Erregern in die Erde: Muß schließlich der Boden nicht mit Krankheitserregern aller Art durchsetzt sein? Schon PASTEUR widmete sich dieser Frage; und er sah, daß die meisten pathogenen Keime innerhalb weniger Stunden absterben, sobald sie in den Boden gelangen. Kommt die hemmende und abtötende Wirkung durch die ungünstigen, anderen Lebensbedingungen des Bodens zustande oder durch die antagonistische Beeinflussung von Seiten anderer, natürlicherweise im Boden lebender Mikroorganismen? Es kommt in einigen Fällen vor, daß nur die andersartige Umwelt — Sauerstoffspannung, Säuregrad usw. — zur Hemmung führt. Bald lagen aber genügend Beweise vor, daß die Mikroorganismen miteinander in einem ständigen Kampf ums Dasein liegen, sich gegenseitig „auffressen" (Bakteriophagen) und töten können. So stellten 1887 PASTEUR und JOUBERT fest, daß *Bacillus anthracis*, der Erreger des Milzbrandes, gut auf sterilisiertem Urin gedeiht; sobald aber der Urin gleichzeitig mit Staphylokokken beimpft wurde, zeigte sich, daß das Wachstum des Bacillus anthracis wesentlich unterdrückt, später sogar völlig gehemmt wurde. Auch in vivo zeigten sich die beiden Mikroorganismen antagonistisch: wurde nämlich die Mischung Versuchstieren eingeimpft, so gingen die Tiere nicht an Milzbrand zugrunde. 1885 unternahm es CANTANI, einem an Tuberkulose erkrankten Patienten

Bacterium thermo in die Lunge einzublasen; im Sputum traten daraufhin große Mengen von *Bacterium thermo*, aber keine Tuberkelbazillen auf. Schon zuvor hatten MANASSEJIN und POLITEBNOW (1872) mitgeteilt, daß Schimmelpilze für die Behandlung eitriger Wunden äußerst geeignet sind und schnelle Wundheilung bewirken; allerdings findet sich der Ratschlag, Pilze auf verschmutzte Wunden aufzulegen, schon in einem im Jahre 1640 erschienenen Arzneibuch von PARKINGTON. Mikroben wurden also durch Mikroben bekämpft, deren natürlichen Antagonismus man dabei ausnutzte; man kann aber auch sagen: eine (gefährliche) Krankheit wurde bekämpft durch eine andere, wenn auch weniger gefährliche Krankheit. In der Praxis war freilich dieser Weg nicht gangbar: teilweise war er voller Risiko, da man nicht exakt zu dosieren verstand. Es bedeutete folglich einen großen Fortschritt, als im Jahre 1901 RUDOLF EMMERICH und OSKAR LÖW von der Universität München erstmalig zeigten, daß die antagonistisch wirksamen, antibakteriellen Eigenschaften nicht an die lebenden Mikroorganismen geknüpft sind und daß es gelingt, wirksame Extrakte, Konzentrate der aktiven Substanzen herzustellen. Ausgangsmaterial waren Kulturen von *Pseudomonas aeruginosa*, von denen man damals bereits wußte (E. FREUDENREICH 1889, C. BOUCHARD 1889), daß sie das Wachstum von Cholera- und Typhusbazillen hemmen. EMMERICH und LÖW vermuteten, daß deren wirksame Substanz ein bakteriolytisches Enzym darstellt und nannten sie daher Pyocyanase. Mehrere hundert Patienten wurden damals erfolgreich mit dem Präparat behandelt. Pyocyanase ist das erste echte Antibiotikum, die erste therapeutisch angewandte antibakteriell wirksame Substanz mikrobiologischen Ursprungs. — Pyocyanase wurde von den Sächsischen Serumwerken industriell hergestellt. Die Zeit war aber noch nicht reif: Es war unmöglich, das Präparat exakt zu dosieren, da biologische Standardisierungs-Methoden fehlten, und es waren demnach bei der Verwendung auch dieser Substanz Risiken vorhanden; die Mehrzahl der Ärzte nahm aber überhaupt keine Notiz von dieser Entdeckung. Die Entdeckung der Pyocyanase — aber auch die zahlreicher anderer antibakteriell wirksamer Stoffe aus Mikroorganismen — erreichte nie die breite Öffentlichkeit, die damals den Siegeslauf der Sulfonamide verfolgte. Der Entdeckung des Penicillins durch FLEMING 1929 schien es zunächst nicht anders zu gehen: Erst der zweite Weltkrieg mit seinem großen Bedarf an Arzneimitteln besonders zur Wundbehandlung und gegen Infektionskrankheiten erwies sich als Antrieb dafür, daß die FLEMINGsche Arbeit im größeren Maßstab aufgenommen wurde. Mit der Anerkennung der praktischen Möglichkeiten des Penicillins als Heilmittel (1940) begann die moderne Ära der Antibiotika.

Begriffsbestimmung

Der Begriff Antibiosis, von dem sich die Wortbildung Antibiotikum ableitet, wurde im Jahre 1889 von VUILLEMIN geprägt, um Vorgänge zu kennzeichnen, bei denen ein Lebewesen das Leben eines anderen zerstört. Heute gebraucht man aber die beiden Begriffe, Antibiose und Antibiotika, in einem engen, sehr eingeschränkten Sinne: Antibiose als Wachstumshemmung und Vernichtung von Bakterien und anderen Mikroorganismen, Antibiotikum im Sinne einer chemischen Substanz mikrobiologischer Herkunft, die Bakterien und andere Mikroorganismen zu hemmen oder abzutöten vermag. Im medizinischpharmazeutischen Sprachgebrauch wird der Begriff Antibiotikum noch dadurch weiter eingeengt, daß man darunter Stoffwechselprodukte von Mikroorganismen versteht, die zugleich therapeutische Eigenschaften im Sinne der Chemotherapie aufweisen. Die Wirksamkeit der Antibiotika ist — anders als beispielsweise die der allgemeinen Zellgifte — selektiv: einige Organismen werden mehr, andere weniger oder nicht beeinflußt.

Verbreitung

Die ersten Antibiotika verdanken ihre Entdeckung mehr oder weniger dem Zufall; heute besitzen wir, gestützt auf systematische Reihenuntersuchungen Tausender von Mikroorganismen, eine nahezu lückenlose Kenntnis über ihre

Verbreitung im Pflanzenreich. Die Wahrscheinlichkeit, neue Antibiotika mit neuartiger Konstitution und Wirkung zu entdecken, wird laufend kleiner und damit die Bekämpfung resistenter Keime, die sich den alten Antibiotika angepaßt haben, schwieriger. Dafür ein Zahlenbeispiel (nach WOODRUFF and DANIEL, 1958): In einer einzigen Reihenuntersuchung von 10000 Bodenaktinomyzeten stieß man auf 2500 (d. s. 25%) antibiotisch aktive Stämme, aber nur 10 von ihnen (d. s. 0 1%) lieferten eine neuartige Substanz, und nur eine einzige war für den Kliniker brauchbar. Insgesamt sind heute etwa 500 verschiedene Antibiotika bekannt, doch nur an die 20 von ihnen werden klinisch verwendet.

Zwischen der botanisch systematischen Stellung eines Mikroorganismus und seiner Fähigkeit, Antibiotika zu bilden, besteht kein erkennbarer Zusammenhang; es sind morphologisch sehr heterogene Taxa, die sich durch die Antibiotikaführung auszeichnen. Was besonders auffällt, ist die hohe Taxonspezifität der Verbreitung: Ein bestimmter Strukturtypus eines Antibiotikums ist nicht für alle Arten einer Gattung, häufig nicht einmal für alle Individuen derselben Art charakteristisch, oft beschränkt sich sein Vorkommen auf einige wenige Stämme.

Die therapeutisch wichtigen Antibiotika entstammen den folgenden Gruppen von Mikroorganismen: den Bakterien und den Schimmelpilzen. Unter den eigentlichen Bakterien (*Eubacteriales*) sind es Arten der Gattung *Bacillus*, die hervortreten: Bacitracin, Gramicidin, Polymyxin und Tyrothricin sind als Antibiotika zu nennen. Charakteristisch für bestimmte Stämme von *Streptomyces*- und *Actinomyces*-Arten ist die Bildung von Streptomycin, Tetrazyklin (Achromycin), Oxytetrazyklin (Terramycin), Chlortetrazyklin (Aureomycin), Actinomycin, Chloramphenicol, Erythromycin, Magnamycin, Neomycin u. a. Unter den Schimmelpilzen sind die beiden verwandten Gattungen *Penicillium* und *Aspergillus* wichtig, aus denen seinerzeit das erste therapeutisch brauchbare Antibiotikum, das Penicillin, gewonnen worden war.

Zahlreiche weitere Taxa sind auf einen Antibiotikum-Gehalt hin geprüft worden. Neben den schon erwähnten Penicillium-Arten hat man Hunderte weiterer Pilzarten entdeckt, die antibiotische Stoffe zu bilden vermögen, darunter nicht nur mikroskopisch kleine Arten, sondern auch große Ständerpilze wie beispielsweise die *Clitocybe*-Arten. Bei den Algen wurden antibiotische Inhaltsstoffe zwar ebenfalls nachgewiesen, doch erlangten Algen-Antibiotika keine klinische Bedeutung. Ergiebige Antibiotikum-Produzenten sind schließlich noch die Flechten; da aber Flechten — zumindest in großem Maßstabe — schwer kultivierbar sind, besteht wenig Aussicht auf praktische Verwertung.

Zur Chemie

Die Antibiotika bilden vom chemischen Standpunkt aus eine sehr heterogene Gruppe von Pflanzeninhaltsstoffen. Trotz dieser ihrer Vielgestaltigkeit schälen sich aber bei näherem Zusehen bestimmte, immer wiederkehrende Bauelemente und Bauprinzipien heraus. Die drei wichtigsten Bauelemente der Antibiotika sind: 1. Aminosäuren (oft mit der „unnatürlichen" Konfiguration der D-Reihe), 2. Acetateinheiten (C_2-Einheiten) und 3. Zucker bzw. Zuckerderivate. Damit ergeben sich drei Gruppen von Antibiotika mit biogenetischer Beziehung zu den Eiweißen, den Fetten und den Kohlenhydraten.

Die wichtigen Antibiotika der Gattung Bacillus gehören so ziemlich geschlossen zu den Polypeptiden, die der Schimmelpilze bilden eine weniger einheitliche Gruppe, doch bauen sich die therapeutisch wichtigen Penicilline ebenfalls aus Aminosäuren auf. Die Antibiotika der Strepto- und Aktinomyzeten
schließlich sind ihrer Zusammensetzung nach außerordentlich heterogen, wobei
für sie am ehesten ein „gemischter Aufbau" (Acetat + Aminosäuren, Acetat
+ Zucker) als typisch anzusehen ist.

a) *Aminosäuren als Bausteine von Antibiotika*

Bei dem sehr einfach gebauten D-Cycloserin (= Oxamycin) ist die nahe
biogenetische Beziehung zu der Aminosäure D-Serin offensichtlich. Cycloserin
wurde aus einigen Streptomyces-Arten, zuerst aus Str. lavendulae, isoliert; die
Substanz ist tuberkulostatisch wirksam.

$$
\begin{array}{cc}
CH_2{-}CH{-}NH_2 & CH_2{-}CH{-}NH_2 \\
\mid\quad\ \mid & \mid\qquad\ \ \mid \\
OH\quad CO & O\qquad\ CO \\
\mid & \searrow N \nearrow \\
OH & \ \ H
\end{array}
$$

D-Serin   D-Cycloserin (Oxamycin)

Die bekanntesten Antibiotika mit einer kleinen Zahl von Aminosäuren im
Molekül sind die Penicilline. Das für diese Gruppe von Antibiotika charakteristische Molekülskelet eines kondensierten Thiazolidinrings und eines Lactam-
rings ergibt sich formal durch Verknüpfung zweier Aminosäuren, des Cysteins
und des Valins, unter Austritt von einem Molekül Wasser und 2 H-Atomen
(oxydative Kondensierung). Eingehende Untersuchungen mit radioaktiv markierten Substanzen bewiesen, daß die Biosynthese tatsächlich über eine oxydative Kondensation des L-Cysteinyl-L-valins verläuft.

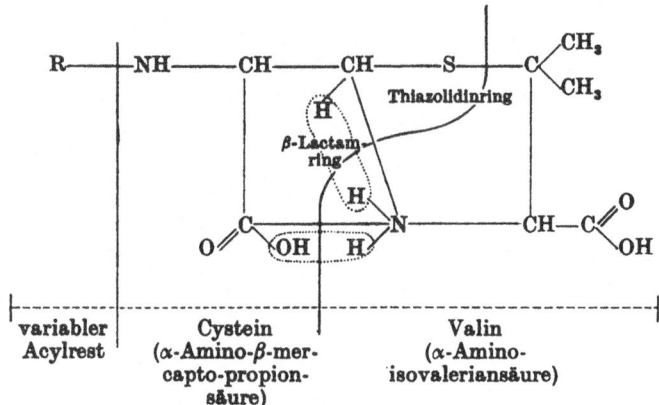

Die Penicilline: Formale Verknüpfung der beiden Aminosäuren
Cystein und Valin zum β-Lactam-Thiazolidin-Ringsystem

Der größere Teil der hierher gehörenden Antibiotika zeichnet sich durch ein
höheres Molekulargewicht aus, da sie aus mehreren, durchschnittlich etwa aus
zehn verschiedenen Aminosäuren aufgebaut sind. Dabei können sie auch esterartig (—CO—O— ...) verknüpft sein. Ein Beispiel für ein derartiges Antibiotikum der Peptidreihe ist das Tyrocidin. Beim Tyrocidin B handelt es sich

um ein zyklisches Dekapeptid, an dessen Aufbau die folgenden Aminosäuren beteiligt sind: L-Ornithin, L-Leucin, D-Phenylalanin, L-Prolin, L-Tryptamin, L-Asparaginsäure, L-Glutaminsäure, L-Tyramin und L-Valin.

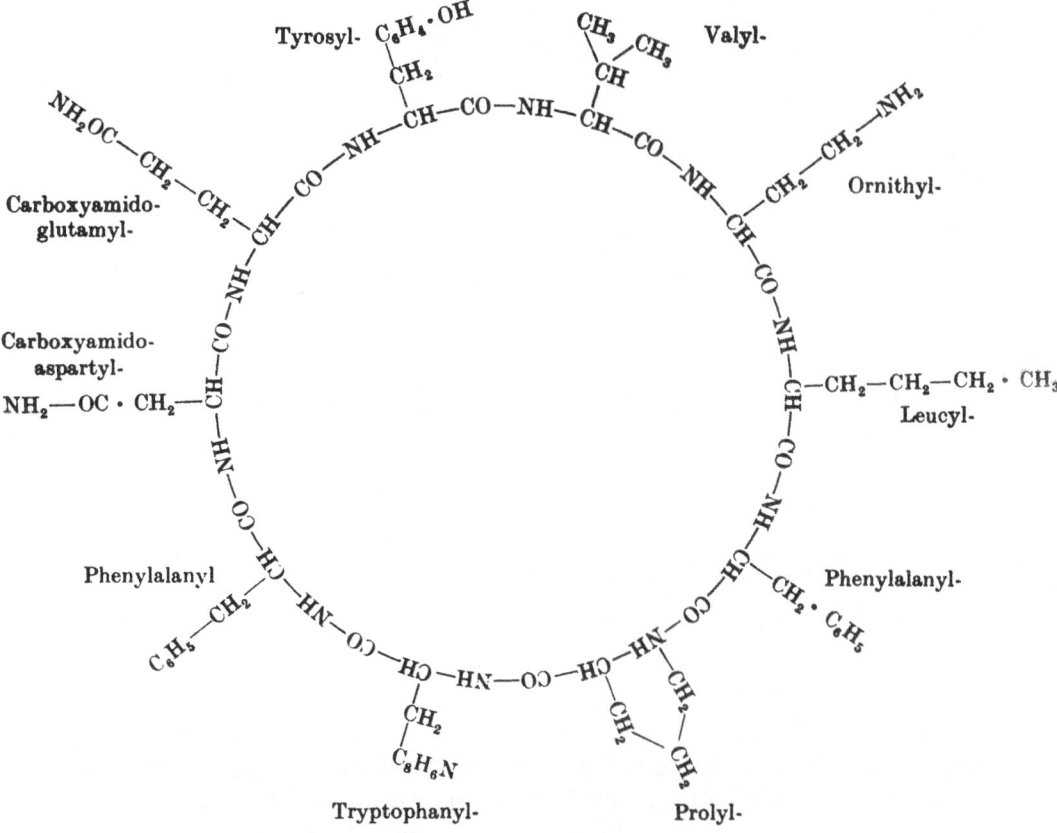

Tyrocidin B (nach einer Formel bei E. B. CHAIN, 1959)

b) *Acetat als Baustein von Antibiotika*

Acetat in biologisch reaktionsfähiger Form ist nach den Ergebnissen der Biochemie eines der wichtigsten Zwischenglieder im Stoffwechsel von Pflanze und von Tier. Bekannt ist seine große Bedeutung für die Synthese von Fettsäuren, von Steroiden, Terpenen und bestimmten Phenolen (s. S. 61 ff.). Als Baustein von Antibiotika finden wir Acetat in mehreren Varianten: als **abgewandelte Fettsäure**, als **Phenol** oder als **Makrolid**.

Die antibiotisch wirksamen Fettsäuren gehören der stark ungesättigten Reihe an, die durch mehrere Doppelbindungen (Tetraene, Pentaene, Hexaene), manchmal durch zusätzliche Dreifachbindungen gekennzeichnet sind. Anti-

$$7 \times CH_3\!-\!CO[CoA] \rightarrow CH_3\!-\!CO(CH_2)_5CH_2\!-\!COOH$$

$\swarrow$ Dehydrierung, $-CO_2$

$$HC\!\equiv\!C \cdot C\!\equiv\!C \cdot CH\!=\!C\!=\!CH \cdot CH\!=\!CH \cdot CH\!=\!CH \cdot CH_2 \cdot COOH$$
Mycomycin

biotika der Acetylenreihe wurden in mehreren Arten der Basidiomyzeten und der Aktinomyzeten aufgefunden. Praktische Bedeutung haben sie nicht erlangt; als einziger Vertreter der Reihe wird daher nur das Mycomycin angeführt, das aus *Nocardia acidophylla* und einigen anderen Aktinomyzeten isoliert worden ist.

$7 \times CH_3 \cdot CO[CoA] \longrightarrow$

Polyessigsäurekette als hypothetische Zwischenstufe

Aromatisierung

Griseofulvin

Die Antibiotika vom Typus der Phenole bringt man in biogenetischen Zusammenhang mit dem Acetatstoffwechsel über Polyessigsäure-Abkömmlinge als hypothetische Zwischenstufen, eine Vorstellung, wie sie im Zusammenhang mit der Biosynthese anderer phenolischer Pflanzenstoffe entwickelt und zum Teil experimentell in Vitalsystemen wahrscheinlich gemacht werden konnte (s. S. 67). An Hand von zwei Beispielen, dem Griseofulvin und der Tetrazyklingruppe, soll der Zusammenhang Acetatstoffwechsel-Biosynthese in der Antibiotikareihe formelmäßig entwickelt werden (nach Arbeiten von WOODWARD, 1955; Angew. Chemie 68, 13—19).

$7 \times CH_3 \cdot CO[CoA]$

Glutamin

Kohlenstoffgerüst der Tetrazykline
(Konstitutionsformel der Tetrazykline s. S. 497)

Griseofulvin ist eines der von *Penicillium griseofulvum* gebildeten Antibiotika. Es wirkt ausgesprochen antimykotisch; seine perorale Applikation wird zur Behandlung pilzbedingter Hautkrankheiten des Menschen verwendet.

Auch die wichtige Antibiotikagruppe der sog. Tetrazykline (s. S. 497) enthält ein aus Acetatbausteinen aufgebautes Kohlenstoffgerüst, das aber ähnlich wie das des Griseofulvins sekundäre Veränderungen (Hydroxylierungen, Alkylierung usw.) erlitten hat. Nach neueren experimentellen Untersuchungen ist aber nicht das ganze Gerüst der Tetrazykline aus kleinen C_2-Bausteinen aufgebaut, es liegt vielmehr ein gemischter Bauplan Acetat-Aminosäure vor, wobei es sich bei der Aminosäure um Glutamin oder eine nahe verwandte Verbindung handelt (zit. bei R. W. RICKARDS, 1961).

Die Makrolide lassen nicht mehr so ohne weiteres ihre biogenetische Beziehung zum Acetatstoffwechsel erkennen. Die formalen Charakteristika der Makrolide sind:

1. Methylsubstitution der Acetatbausteine (es entstehen Propylelemente),

2. Ausbildung eines vielgliedrigen Lactonringes, bestehend aus 12—17 Kohlenstoffatomen,

3. glykosidische Verknüpfung bestimmter Hydroxylfunktionen mit neuartigen Zuckern.

$$7 \times CH_3 \cdot CO[CoA]$$

$$\downarrow$$

$$CH_3 \cdot CO \cdot CH_2 \cdot CO \cdot CH_2 \cdot CO \cdot CH_2 \cdot CO \cdot CH_2 \cdot CO \cdot CH_2 \cdot CO \cdot CH_2 \cdot COOH$$

$$\downarrow \text{Methylierung?}$$

$$\underset{CH_2 \cdot CO \cdot CH \cdot CO \cdot CH \cdot CO \cdot CH \cdot CO \cdot CH \cdot CO \cdot CH \cdot CO \cdot CH \cdot COOH}{\overset{CH_3 \quad CH_3 \quad CH_3 \quad CH_3 \quad CH_3 \quad CH_3 \quad CH_3}{|\quad\ |\quad\ |\quad\ |\quad\ |\quad\ |\quad\ |}}$$

$$\downarrow$$

Lactonring des Erythromycins

Die Ausbildung vielgliedriger Lactonringe ist nur unter der Voraussetzung verständlich, daß die methylsubstituierte Fettsäurekette räumlich als eine Spirale gefaltet ist. Zu den Makroliden zählen Antibiotika wie Erythromycin, Magnamycin, Oleandomycin und Spiramycin, Stoffwechselprodukte von Streptomyces-Arten.

c) *Zucker und Zuckerderivate als Bausteine von Antibiotika*

Bei den Makroliden wurde erwähnt, daß bestimmte Hydroxylgruppen glykosidisch an Zucker gebunden sind. Diese Verknüpfung mit eigentümlichen Zuckern ist für viele von Streptomyces-Arten gebildete Antibiotika charakteristisch, nicht nur für die Makrolide, u. a. auch für das Streptomycin. Die Eigentümlichkeiten des Aufbaues lassen sich wie folgt kennzeichnen: a) sie stellen vielfach Desoxyzucker dar, b) mindestens eine Hydroxylgruppe ist ersetzt durch eine Amino-, N-Methylamino- oder eine N-Dimethylamino-Gruppe und c) sie gehören oft einer „unnatürlichen" Konfigurationsreihe an, wie z. B. das

N-Methyl-L-glucosamin, eine Zuckerkomponente des Streptomycins (s. S. 496), die im Gegensatz zur ubiquitären D-Glucose der L-Reihe angehört. Als weitere Beispiele seien die beiden Zuckerkomponenten des Erythromycins erwähnt, das Desosamin und die Cladinose.

| Desosamin | Cladinose | N-Methyl-L-glucosamin |

Das antibiotische Wirkungsspektrum

Genauso unterschiedlich wie der chemische Aufbau der Antibiotika ist ihr Verhalten gegenüber lebenden Zellen. Grundsätzlich können Antibiotika wirksam sein gegenüber Viren, Rickettsien und gegenüber Infektionen, die durch Bakterien, Strahlenpilze und Pilze hervorgerufen werden. Welche pathogenen Organismen von einem bestimmten Antibiotikum beeinflußt werden, läßt sich von dessen chemischem Aufbau her nicht vorhersagen, es kann nur experimentell ermittelt werden. Das sog. „antibiotische Wirkungsspektrum" macht eine Aussage über die Art und die Anzahl der pathogenen Mikroorganismen, auf die sich die Wirkung des jeweiligen Antibiotikums erstreckt. Zu einer ersten Orientierung reicht es aber zu wissen, ob ein Antibiotikum ein sog. „Breitband-Antibiotikum" darstellt, oder ob es sich um ein Antibiotikum mit engerem Wirkungsumfang handelt. Ferner wird zu einer ersten Charakterisierung vielfach angegeben, ob sich die Wirkung auf grampositive oder auf gramnegative Organismen erstreckt.

Die Einteilung pathogener Bakterien in gramnegative und grampositive Organismen ist eine methodisch-praktische Einteilung. Es ist überhaupt kaum praktikabel, Bakterien nach morphologischen Gesichtspunkten allein zu klassifizieren, sie im mikroskopischen Bild nach ihrer bloßen Struktur zu identifizieren. Zu wichtigen Ordnungs- und Erkennungsmerkmalen gehören: das physiologische Verhalten gegenüber Nährlösungen bestimmter Zusammensetzung und dann das Verhalten gegenüber Farbstoffen verschiedener Konstitution (Anfärbemethoden). Eine dieser Färbemethoden ist die Gram-Färbung, so benannt nach dem dänischen Bakteriologen H. C. GRAM. Bei Anwendung der gleichen Anilinfarbstoffe und derselben Färbetechnik färbt sich die eine Gruppe von Bakterien dunkelblau (das ist die grampositive Gruppe), die andere rot (gramnegative Gruppe). Die meisten Infektionskrankheiten des Menschen werden durch pathogene Kokken verursacht, die zur Gruppe der grampositiven Organismen gehören.

Diese mehr oder weniger ausgeprägte Selektivität der Wirkung, welche den Antibiotika und anderen Chemotherapeutika eigentümlich ist, stellt den auffallendsten Unterschied dar gegenüber allgemeinen Zellgiften oder Desinfektionsmitteln wie Phenol, Arsen u. a. m. Für diese chemotherapeutische Selektivität der Antibiotika gibt es keine allgemeine Erklärungsmöglichkeit, da der Mechanismus der chemotherapeutischen Beeinflussung unterschiedlich ist. In der Regel handelt es sich um zelluläre Stoffwechselvorgänge, die gestört werden, beispielsweise um Hemmung einer lebenswichtigen Reaktionskette. Einen einfachen Fall einer selektiven Beeinflussung durch ein Antibiotikum können wir uns folgendermaßen konstruieren: Wir nehmen an, zwei Stämme von Mikroorgamismen unterscheiden sich dadurch, daß der erste (a) die Zwischenstufe AB eines essentiellen Körperbausteines sich aus den beiden Vorstufen A und B selbst aufbauen muß, daß hingegen der zweite Stamm (b) die Zwischenstufe AB unmittelbar dem Substrat entnimmt oder sie auf einem abweichenden Reaktionswege synthetisiert. Irgendeine chemische Substanz, die den Syntheseweg von A und B zu AB blockiert, wird demnach nur die Lebenserscheinungen von (a) zu hemmen imstande sein.

Ein Antibiotikum wird ein enges Wirkungsspektrum aufweisen, wenn es störend in einen Stoffwechselvorgang eingreift, der nur wenigen Bakterienstämmen gemeinsam ist. Es wird ihm aber ein breites Spektrum zukommen, wenn es Reaktionen stört, die einer großen Zahl von Mikroorganismen gemeinsam ist. Daher darf mit großer Wahrscheinlichkeit angenommen werden, daß sich ein Antibiotikum, das auf sämtliche pathogene Mikroorganismen (Viren, Rickettsien, Bakterien, Pilze) einwirkt, prinzipiell nicht finden läßt: es müßte sich um eine Substanz handeln, die eine sehr große Zahl von Stoffwechselreaktionen verschiedenster Art unterbindet, d. h. es läge dann ein allgemeines Zellgift vor.

Gewinnung von Antibiotika

Antibiotika sind Stoffwechselprodukte von Mikroorganismen, d. h. sie entstehen auf biologischem Wege im Verlaufe des Wachstums und der Entwicklung bestimmter Mikroorganismen auf bestimmten Nährmedien. Die technische Antibiotikumdarstellung muß naturgemäß auf maximal mögliche Ausbeuten zielen. Wie alle physiologischen Merkmale, so läßt sich auch das Merkmal „Antibiotikumbildung" durch zwei Gruppen von Faktoren innerhalb gewisser Grenzen steuern: durch innere, d. s. genetische Faktoren und durch äußere, wie Angebot an Nährstoffen, Temperatur, Sauerstoffspannung u. a. m.

Züchtung geeigneter Ausgangsstämme. Auf die Züchtung wertvoller Ausgangsstämme wird viel Mühe verwendet: nicht selten stellt das Ergebnis der Züchtung geradezu das wertvollste Fabrikationsgeheimnis der gesamten Antibiotikaproduktion dar. Innerhalb welcher Grenzen durch Mutation und Selektion die Antibiotikumbildung gesteigert werden kann, zeigt das Beispiel Penicillin. Der von FLEMING gefundene Schimmelpilz, ein Stamm von *Penicillium notatum*, lieferte pro ml Nährlösung 2—5 OE Penicillin (d. s. 1,2—3 μg), während die heutigen Stämme unter denselben äußeren Bedingungen die etwa 600fache Menge, etwa 3000 O.E., Penicillin zu bilden vermögen.

Um die Methoden, mit denen dieser Fortschritt erzielt wurde, zu verstehen, muß man das Phänomen der Mutation kennen. Man versteht unter einer Mutation die sprunghafte Änderung einzelner Erbanlagen; dabei kann die Änderung in den Erbanlagen sowohl morphologische, sie kann aber auch biochemische Eigenschaften betreffen. In unserem speziellen Falle interessieren Mutationen, die auf die Fähigkeit zur Penicillinbildung Einfluß nehmen. Dabei können derartige Mutationen in zwei Richtungen wirken:

a) die Fähigkeit zur Penicillinbildung kann sinken, oder

b) sie kann sich steigern.

Mutationen erfolgen entweder spontan, oder sie werden künstlich ausgelöst durch UV-Licht, durch chemische Agenzien, meist aber durch Röntgenstrahlen.

Biosynthese. Der Aufbau organischer Verbindungen aus weniger kompliziert gebauten Stoffen durch lebende Organismen wird als Biosynthese bezeichnet. Von den autotrophen Organismen, deren Kohlenstoffquelle anorganisches Kohlendioxid ist, unterscheiden sich die Antibiotika liefernden Mikroorganismen durch die Heterotrophie: Die Zwischenstufen für ihre Biosynthesen, ebenso auch die dazu erforderliche Energie, gewinnen sie durch Abbau anderer Kohlenstoffquellen, ihrer Substrate, die sehr verschiedenartig sind, verschiedenartig und mannigfaltig wie die gesamten Lebensgewohnheiten der Organismen. Sollen bestimmte Mikroorganismen fabrikmäßig in großem Maßstabe kultiviert werden, so müssen zunächst ihre Stoffwechseleigentümlichkeiten erforscht werden, um die näheren Kulturbedingungen danach ausrichten zu können. Das betrifft in erster Linie das Angebot an Substraten und an Sauerstoff.

Eine Reihe von Mikroorganismen braucht zur Entwicklung nur ein Angebot an organisch gebundenem Kohlenstoff in Form etwa von Zucker, Stärke oder Glycerin. Andere jedoch sind anspruchsvoller; sie bedürfen zusätzlich noch organisch gebundenen Stickstoffes, also mancher Proteine oder Aminosäuren. Gerade bezüglich des N-Bedarfs herrscht große Spezialisierung: Es gibt Organismen, die anorganischen Nitrat-, Nitrit- oder Ammoniumstickstoff verwerten, andere, die Proteine abbauen und andere, die nur Amino-Stickstoff aus Aminosäuren ganz bestimmter Konfiguration verwerten können. Unterschiedlich ist ferner der Bedarf an Mineralsalzen, an Spurenelementen wie Kupfer und Zink und an Vitaminen. Unterschiedlich ist ferner der Sauerstoffbedarf. Die Mikroorganismen sind entweder Anaerobier oder sie leben aerob. Alle derzeit zur Antibiotikaproduktion technisch verwendeten Organismen gehören in die Gruppe der aeroben Mikroorganismen, zur Aufrechterhaltung ihrer Stoffwechselfunktionen bedarf es des Zutritts von Luftsauerstoff. Zieht man sie im Submersverfahren, so muß laufend sterile Luft zugeführt werden.

Ursprünglich wurden die Mikroorganismen auch im technischen Maßstabe in sog. Oberflächenkulturen vermehrt, d. h. man ließ sie in Flaschen wachsen, die nur wenig Nährlösung enthielten. Heute hat diese Methode nur mehr historisches Interesse, seitdem die Submersverfahren entwickelt wurden. Bei diesem Verfahren kommt es zur Vermehrung der Mikroorganismen auch innerhalb der Nährlösungen, was man dadurch erreicht, daß die Lösungen mit Luftsauerstoff durchströmt werden. In der Technik arbeitet man in großen Gärtanks.

Das gebildete Antibiotikum muß nunmehr angereichert werden, was die erste Voraussetzung zu seiner Reindarstellung ist. Das Anreicherungsverfahren richtet sich in erster Linie danach, ob das Antibiotikum vom Mikroorganismus in die Nährlösung ausgeschieden wird oder ob die Hauptmenge erst nach Zerstörung der Zellstruktur frei wird, was für viele Streptomyces-Arten zutrifft. Im wesentlichen existieren drei Aufarbeitungsmöglichkeiten (nach F. LINDNER u. Mitarb., 1958):

1. Extraktion der Kulturlösung mit einem organischen Lösungsmittel,

2. Adsorption des Antibiotikums aus der Kulturlösung an Kohle oder an einen Austauscher,

3. Extraktion des Myzels bei antibiotischen Stoffen, die nicht in die Kulturlösung ausgeschieden werden.

Übersicht über Mikroorganismen

Abteilung mit Klassen oder Ordnungen, die therapeutisch wichtige Antibiotika liefern

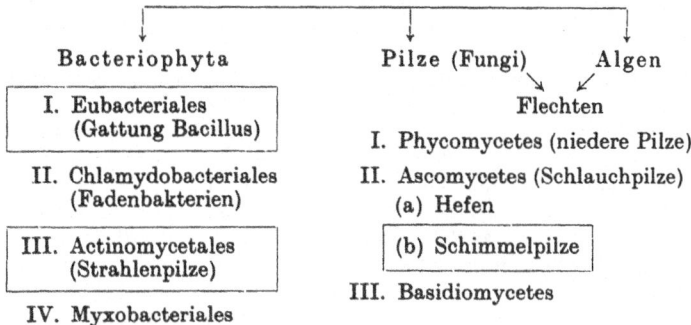

Bacteriophyta

I. Eubacteriales
(Gattung Bacillus)

II. Chlamydobacteriales
(Fadenbakterien)

III. Actinomycetales
(Strahlenpilze)

IV. Myxobacteriales
(Schleimbakterien)

Pilze (Fungi)   Algen

Flechten

I. Phycomycetes (niedere Pilze)

II. Ascomycetes (Schlauchpilze)
(a) Hefen

(b) Schimmelpilze

III. Basidiomycetes

Penicillin

Penicillin ist eine Sammelbezeichnung für eine Zahl chemisch eng verwandter Antibiotika, die von Aspergillus- und Penicillium-Arten gebildet werden. Man kann die verschiedenen natürlichen Penicilline in zwei Gruppen unterteilen: in die der genuinen Penicilline und in die der biosynthetischen Penicilline (im engeren Sinne). Die genuinen Penicilline werden auch ohne besonderes Zutun des Menschen von den Mikroorganismen gebildet und in die Umgebung ausgeschieden. Die folgende Tabelle zeigt die wichtigsten Vertreter der Reihe. Die Entwicklung der biosynthetischen Penicilline begann mit der Entdeckung, daß sich die Biosynthese von Penicillinen dadurch lenken läßt, daß man den Nährlösungen organische Carbonsäuren zusetzt; und daß diese Säuren in das Penicillingerüst durch Acetamidverknüpfung eingebaut werden. Man erhält auf diese Weise Penicilline mit variablen Resten R, Substanzen, wie sie in der Natur ursprünglich gar nicht anzutreffen sind, eben die biosynthetischen Penicilline. Man kennt heute insgesamt an die fünfzig Penicilline, die — es sei noch einmal betont — alle das nämliche Grundgerüst enthalten und sich nur durch die Art der Seitenkette unterscheiden.·

In der Medizin und in der Pharmazie versteht man unter Penicillin im engeren Sinne die Salze des Benzyl-penicillins, das sog. Penicillin G oder Penicillin II und unterscheidet es von den ebenfalls therapeutisch verwendeten biosynthetischen Penicillinen O und V (= Allylthiomethylpenicillin bzw. Phenoxymethylpenicillin).

$$NH-CH-CH-S-C\begin{smallmatrix}CH_3\\CH_3\end{smallmatrix}$$

$$R-\underset{\underset{O}{\|}}{C}\quad\underset{\underset{O}{\|}}{C}-N-----CH-COOH$$

R	Chemische Bezeichnung	Handelsbezeichnung
$CH_3 \cdot CH_2 \cdot CH=CH \cdot CH_2-$	2-Pentenyl-penicillin	Penicillin F
$CH_3(CH_2)_5 \cdot CH_2-$	n-Heptylpenicillin	Penicillin K
⬡—CH_2-	Benzylpenicillin	Penicillin G (= Penicillin II)
HO—⬡—CH_2-	p-Hydroxybenzylpenicillin	Penicillin X

Der Terminus biosynthetische Penicilline wird in der Literatur uneinheitlich gebraucht, was zu Mißverständnissen führt. Die im vorliegenden Lehrbuch zur näheren Kennzeichnung der verschiedenen Penicillingruppen gewählten Bezeichnungen seien hier zusammengestellt. Wir unterscheiden zunächst einmal A) natürliche Penicilline und B) synthetische Penicilline.

Ad A. Penicilline, wie sie von den entsprechenden Pilzstämmen in ihrer natürlichen Umwelt gebildet werden, werden meist als Penicilline schlechthin bezeichnet. Wo es zu einer Abgrenzung notwendig ist, kann notfalls von genuinen Penicillinen gesprochen werden. In der Kultur nun lenkt man die Penicillinbildung durch den Pilz in bestimmte Richtungen, man erhält gewissermaßen „gelenkt-biosynthetische Penicilline", die ihrer Konstitution nach (1) entweder mit den genuinen übereinstimmen können (wie z. B. das technisch dargestellte Penicillin G), oder die (2) Substituenten tragen, die natürlicherweise nicht vorkommen. Die unter (2) genannten Penicilline sind es, die vielfach in der Literatur einfachhin als biosynthetische Penicilline bezeichnet werden. Da aber alle natürlichen Penicilline ihre Entstehung biosynthetischen Prozessen verdanken, werden wir sie im folgenden durch einen Zusatz einengend kennzeichnen als „biosynthetische Penicilline (im engeren Sinne)".

Ad B. Die synthetischen Penicilline verdanken ihre Bildung entweder Totalsynthesen oder Partialsynthesen. Als technisch lohnend erwiesen sich bisher lediglich Partialsynthesen, die sich auf die rein chemische Acylierung der Aminogruppe im Penicillingrundgerüst beschränken (s. weiter unten).

Eingehende Untersuchungen wurden darüber angestellt, von welchen Faktoren der Einbau des Substituenten R in das Grundmolekül abhängt. Bietet man den Pilzstämmen eine Nahrung an, wie sie in etwa deren natürlichen Lebensbedingungen entspricht, also ohne Zusatz „unbiologischer" Säuren und Amine, so produzieren sie stets ein aus mehreren Penicillinen zusammengesetztes Gemisch, das aus den oben aufgezählten Penicillinen F, G, K und X besteht. Allerdings, welches Penicillin quantitativ im Gemisch vorherrscht, das scheint einzig und allein eine Rasseneigentümlichkeit des betreffenden Pilzstammes zu sein. Der historische P.-notatum-Stamm FLEMINGS z. B. synthetisierte bevorzugt Penicillin F, die heutigen Zuchtstämme neigen dazu, bevorzugt Penicillin K zu bilden. Wie erwähnt, läßt sich das Gleichgewicht der Penicillinmischung weitgehend durch äußere Faktoren verschieben, und zwar in erster Linie dadurch, daß den Nährlösungen ganz bestimmte Substanzen in relativ hohen Konzentrationen zugesetzt werden. Setzt man Phenylessigsäure zu, dann kommt es im wesentlichen nur zur Synthese von Penicillin G, eine Erkenntnis, die seinerzeit sehr wichtig war, da man das Penicillin G für das eigentlich therapeutisch wertvolle Penicillin ansah. Systematische Untersuchungen ließen bald erkennen, welche weiteren chemischen Stoffe als Vorstufen vom Pilz angenommen und in das Penicillinmolekül eingebaut werden. Eingebaut werden organische Säuren der allgemeinen Formel RCH_2COOH sowie deren Salze, Ester und Amide, und ferner Amine der allgemeinen Formel $RCH_2CH_2NH_2$. Allerdings ist das Vorliegen der angegebenen Konstitution wohl eine notwendige, aber keine hinreichende Bedingung für den biosynthetischen Einbau. Durch dieses Verfahren einer gesteuerten Biosynthese gelangt man zu Penicillinen, die in der Natur ursprünglich nicht auftreten: sie wurden oben als biosynthetische Penicilline (im engeren Sinne) bezeichnet. Die medizinisch-pharmazeutische Bedeutung dieser biosynthetischen Varianten beruht darauf, daß man Penicilline mit veränderten Resorptions- und Stabilitätseigenschaften in die Hand bekommt.

Phenoxymethylrest

Ein Vertreter aus der Reihe der biosynthetischen Penicilline (im engeren Sinne) ist das Phenoxymethyl-penicillin (= Penicillin V). Chemisch gekennzeichnet ist die Verbindung durch den Rest R = Phenoxymethyl. Erhalten wir dieses Penicillin durch Fermentation aus bestimmten Stämmen von *Penicillium chrysogenum* in einem Medium, dem Phenoxyessigsäure zugesetzt wird. Die Bedeutung dieses Penicillins beruht hauptsächlich darauf, daß es säurestabil ist, die Passage durch den Magen übersteht, und daß es so auch bei peroraler Anwendung resorbierbar ist.

Neben den biosynthetischen Penicillinen gibt es schließlich eine weitere Gruppe: die der halb- und totalsynthetischen Penicilline. Praktische Bedeutung haben bisher nur die partialsynthetischen Penicilline erlangt. Ein Beispiel dafür ist das Phenoxyäthyl-penicillin, das dem soeben erwähnten Phenoxymethyl-penicillin gleicht bis auf eine zusätzliche -CH₂-Gruppe. Auch dieses Penicillin ist säurestabil und wasserlöslich. Die N-Acylierung des

Grundgerüstes erfolgt hier aber auf rein chemischem Wege, wobei die synthetisch hergestellte α-Phenoxypropionsäure mit der fermentativ (biosynthetisch) gewonnenen 6-Aminopenicillansäure umgesetzt wird.

Verbreitung und Vorkommen. Seiner Verbreitung nach beschränkt sich das Penicillinvorkommen auf bestimmte Stämme aus den beiden Gattungen *Penicillium* und *Aspergillus* (Familie: *Aspergillaceae*). Die zwei genannten Gattungen sind eng miteinander verwandt, was sich u. a. auch in den Lebensgewohnheiten der hier zusammengefaßten Arten äußert; sie leben saprophytisch auf den verschiedensten vegetabilischen und animalischen Stoffen. Hierher gehören weit verbreitete Schimmelpilze wie der auf Brot, Früchten und Fleisch häufig anzutreffende *Aspergillus niger* oder *Penicillium glaucum*. Aspergillusund Penicillium-Arten bilden in der Regel ein stark verzweigtes Myzel; an der Spitze bestimmter Myzelfäden kommt es zur Ausdifferenzierung zahlreicher Konidien, die im vorliegenden Falle interessieren, da es die nähere Ausgestaltung der Konidienträger ist, die zur taxonomischen Abgrenzung der beiden Gattungen dient. Die *Aspergillus*-Arten lassen die perlschnurartig angeordneten Konidien radial nach allen Seiten ausstrahlen (daher der Name ,,Gießkannenschimmel"); die Sporen der *Penicillium*-Arten sind zwar ebenfalls perlschnurartig aufgereiht, doch sitzen die Konidien-Ketten auf verzweigten Trägern (besenartig, im mikroskopischen Bild auch an einen Pinsel erinnernd, daher der Name ,,Pinselschimmel"). Nicht zuletzt ist es aber das chemische Merkmal der Penicillinführung, durch das die beiden Gattungen als zusammengehörig sich darstellen. Es ist allerdings nicht so, daß Penicillin ein durchgängiges Merkmal für alle Arten der beiden Gattungen wäre, im Gegenteil: das auffallende an der Verteilung des Penicillins über die beiden Gattungen ist die Sprunghaftigkeit und die große Variabilität. Oftmals sind es nicht einmal sämtliche Stämme einer Art, die Penicillin bilden, d. h. es existieren offenbar bezüglich dieses Merkmals sog. Verlustmutanten. Innerhalb der Gattung *Aspergillus* sind insgesamt 7 Arten als penicillinführend bekannt; wie viele genau es von den etwa 100 Penicillium-Arten sind, ist nicht bekannt. Für die technische Gewinnung der Penicilline jedenfalls kommen nur ganz bestimmte Mutanten aus der Gruppe *Penicillium notatum* und *Penicillium chrysogenum* in Frage (s. S. 489).

Makroskopisch bilden die Hyphen von P. notatum zunächst einen feinen gazeähnlichen Flaum, der sich erstmals nach 24 Stunden zeigt, sobald Sporen in ein geeignetes Nährmedium implantiert wurden. Er vergrößert sich und bildet bald ein zusammenhängendes weißes Myzel, das sich nach einigen Tagen bläulich-grün verfärbt. Die Penicillinbildung setzt bald ein, und zwar werden kleine Mengen bereits von Keimschläuchen von nur 30 μ Länge abgeschieden; das Maximum der Bildung fällt in etwa mit dem Höhepunkt des Pilzwachstums zusammen, um während der Zeit der Sporenbildung stark abzusinken.

Anwendung. Was die Häufigkeit der Verwendung anbelangt, so steht Penicillin dank seiner großen therapeutischen Breite an der Spitze der Chemotherapeutika. Sein Wirkungsspektrum erstreckt sich auf fast alle Kokken, und zwar hauptsächlich auf grampositive Kokken wie *Streptococcus* und *Staphylococcus*, aber auch auf einige gramnegative wie *Meningococcus* und *Gonococcus*; beeinflußt werden ferner anaerobe Wundbakterien wie die Erreger von Tetanus (*Clostridium tetani*), Milzbrand (*Bacillus anthracis*), Gasbrand (*Clostridium*-Arten), Aktinomyceten und Diphtheriebazillen. Die Empfindlichkeit eines Erregers gegenüber Penicillin (oder einem anderen Antibiotikum) ist keine Konstante; denn es gibt das Problem der Resistenzvermehrung der Infektionserreger gegenüber einem Antibiotikum, einen sehr ernst zu nehmenden Faktor. Die Resistenzzunahme einzelner Bakterienstämme wird einmal gefördert durch Anwendung von Antibiotika, wo sie ärztlich entbehrlich wären, vor allem aber durch eine Anwendung in unterschwelligen Dosierungen (z. B. Penicillin in Halstabletten, Zahnpasten und Kaugummi). Die Herausbildung von Resistenz durch unterschwellige Gaben läßt sich in vitro leicht experimentell zeigen, indem man dem Kulturmedium — beginnend mit unterschwelligen Dosen — immer größere Mengen, kontinuierlich steigend, zusetzt. Die Kulturen gedeihen bald unter Penicillinkonzentrationen, die ursprünglich zu ihrer Vernichtung ausgereicht hätten. Den Empfindlichkeitsverlust führt man darauf zurück, daß sich von vornherein unter einer Vielzahl von Keimen stets ein paar resistente befinden; die resistenten Bakterien der Originalkultur überleben und man selektioniert nun gewissermaßen die resistenten Mutanten. Bei bestimmten Staphylokokkenstämmen ist es gelungen, das der Resistenzbildung zugrunde liegende biochemische Phänomen aufzuklären: in diesen Fällen beruht sie auf dem Erwerb der Eigenschaft, Penicillinase zu bilden, ein Ferment, das imstande ist, Penicillin in die chemotherapeutisch unwirksame Penicilloinsäure zu überführen.

Die Penicilline enthalten eine zweite, „potentielle" Carboxylgruppe, die als β-Lactam maskiert ist. Der β-Lactamring öffnet sehr leicht unter dem katalytischen Einfluß verschiedenster Agenzien (pH, Metallspuren usw.), vor allem auch unter dem Einfluß der erwähnten Penicillinase.

Antibiotika aus Streptomycetaceae

Streptomyzeten, Bodenbakterien, die sich aus Erdproben leicht isolieren lassen, sind eine Fundgrube für chemisch verschiedenartigste Antibiotika. Von den vielen Antibiotika dieser Organismen scheiden die meisten für eine klinische Prüfung oder gar therapeutische Verwendung von vornherein dadurch aus, daß sie zu toxisch sind, ihre therapeutische Breite also viel zu gering ist. Es gibt aber bemerkenswerte Ausnahmen: das Streptomycin, die Tetrazykline, das Chloramphenicol und das Erythromycin.

a) *Botanische Einordnung der Streptomyzeten*

Die Gattung *Streptomyces* gehört taxonomisch zu den *Actinomycetales*, einer Ordnung innerhalb der Klasse der *Bacteria*. Daß es sich bei den Actinomycetales um Bakterien handelt, bedarf vielleicht einer besonderen Betonung, da sie nach dem deutschen Sprachgebrauch als Strahlenpilze oder als Pilzbakterien bezeichnet werden. Von den anderen Ordnungen, etwa von den *Eubacteriales*, unterscheiden sich die Actinomycetales durch die unregelmäßige Form der Zellen, die vielfach verzweigt und fadenartig sind.

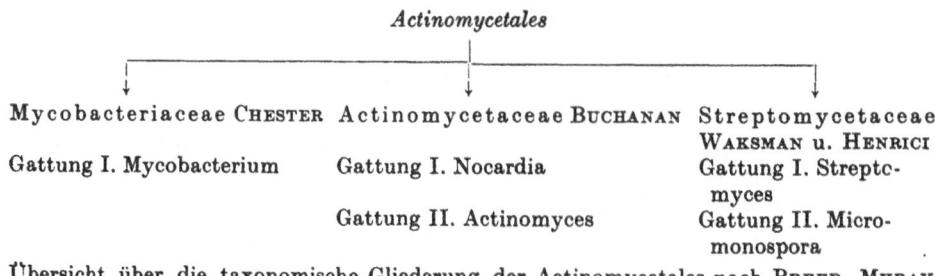

Übersicht über die taxonomische Gliederung der Actinomycetales nach BREED, MURAY u. HITCHENS (1948)

Zu den *Actimonycetales* gehört u. a. *Mycobacterium tuberculosis*, der Form nach eine Ausnahme, denn es liegen Stäbchen vor, die gekrümmt und von leicht welligem Umriß sind. Die verzweigte Zellstruktur ist demnach hier nicht so ausgeprägt, anders als bei den übrigen Actinomycetales, die unter geeigneten Kulturbedingungen echte Verzweigungen bilden. Gemeinsam ist den Aktinomyzeten ferner eine physiologische Eigenschaft, die der sog. „Säurefestigkeit". Die säurefesten Bakterien besitzen eine Zellstruktur, die basische Farbstoffe hartnäckig festhält, und zwar auch beim Auswaschen mit wässerig-äthanolischer Salzsäure.

Die an dieser Stelle interessierenden antibiotikabildenden *Actinomycetales* wurden früher so ziemlich alle zur Gattung *Actinomyces* gestellt. Es sind also historische Gründe, wenn Streptomyces-Antibiotika wie beispielsweise Actinomycin entsprechende Trivialnamen erhielten. Als wichtigstes Merkmal zur Umgrenzung der beiden Gattungen *Actinomyces* Harz und *Streptomyces* Waksman u. Henrici dient an und für sich die Form der Sporen, doch liefern uns für das Einordnen bereits die Lebensgewohnheiten der Pilze wichtige Anhaltspunkte: Die Arten aus der Gattung *Actinomyces* leben parasitisch und sie stellen zahlreiche pathogene Arten (die Erreger der zahlreichen Aktinomykosenformen des Menschen und der Haustiere); die *Streptomyces*-Arten hingegen sind in der Regel thermophile Bodenbakterien.

b) *Streptomycin*

Die biosynthetische Fähigkeit, das Streptomycinmolekül aufzubauen, ist eine hoch spezialisierte Fähigkeit, über die nur bestimmte Stämme aus der Art *Streptomyces griseus* verfügen. Streptomycinbildung ist sonach kein artspezifisches, noch viel weniger ein gattungsspezifisches Merkmal. Die technische Kultur der Pilze erfolgt wie bei der Penicillingewinnung nach dem Submersverfahren. Die Anreicherung erfolgt durch Adsorption des Antibiotikums an Kohle oder Austauschharze. Mit verdünnten wässerigen oder alkoholischen Mineralsäuren läßt es sich ablösen und durch Chromatographie oder andere Verfahren weiter reinigen. Eine der größten Schwierigkeiten bei der Streptomycinproduktion bietet die Notwendigkeit, sog. Bakteriophagen fernzuhalten, welche die ungestörte Vermehrung des Kulturstammes in den Fermentationstanks hemmen und stören. Die Phagen stellen ein Agens dar, dessen eigentliche Natur noch nicht erkannt ist; es scheint sich um virusähnliche belebte Organismen zu handeln, die jedenfalls die Fähigkeit haben, Bakterien aufzulösen und sich dabei selbst zu vermehren. (Man macht von dieser Eigenschaft bestimmter Phagen therapeutischen Gebrauch, da Phagen ähnlich wie Sera wirken, z. B. im Dysenterie-Polyfagin der Behring-Werke.)

Streptomycin gehört zu den Antibiotika mit biogenetischen Beziehungen zum Kohlenhydratstoffwechsel. Formal läßt sich der Naturstoff in drei Kohlenhydratbausteine zerlegen:

1. in eine Formyl-desoxypentose (Streptose)
2. in eine Aminopyranose (N-Methyl-L-glucosamin, s. S. 488) und
3. in einen Cyclit (Inosit, in dem zwei OH-Gruppen durch Guanidylreste substituiert sind).

Die unter (1) und (2) genannten Bausteine sind ätherartig miteinander verknüpft, es ist das derjenige Teil des Moleküls, der auch als Streptobiosamin bezeichnet wird. Molekülteil (1), die Streptose also, ist glykosidisch an den Teil (3) geheftet.

Streptomycin ist wirksam gegenüber gramnegativen pathogenen Mikroorganismen, die von Penicillin nicht beeinflußt werden, vor allem aber gegenüber bestimmten säurefesten Mycobacteria (*M. tuberculosis*, *M. leprae*). Strepto-

mycin enttäuschte aber sehr bald, da es zu denjenigen Antibiotika gehört, die am schnellsten (in vitro und in vivo) zur Resistenz der Erreger führen. So wurde bei chronischen Tuberkuloseformen eine beginnende Heilung stets von der Resistenzzunahme überholt. Die Situation änderte sich, als weitere Tuberkulostatika entdeckt wurden, wodurch Antibiotika-Kombinationen möglich wurden, eine Therapieform, durch die sich die Resistenzzunahme gegenüber den Einzelkomponenten wesentlich verzögern, die Toxizität darüber hinaus vermindern läßt.

Durch katalytische Reduktion der Formylgruppe des Streptomycins gelangt man zum partialsynthetischen Dihydro-streptomycin, einem Antibiotikum, das ähnlich wie Streptomycin verwendet wird. Dihydro-streptomycin kommt auch natürlicherweise vor, und zwar als Stoffwechselprodukt von *Streptomyces humidus*. Ursprünglich wurde das Dihydro-Derivat in die Therapie in der Erwartung eingeführt, es würde bei gleichbleibender Wirkung verminderte neurotoxische Nebenerscheinungen aufweisen, was sich nicht erfüllte. Heute verwendet man vielfach Kombinationspräparate beider Antibiotika, weil sich Streptomycin und Dihydrostreptomycin bezüglich der chemotherapeutischen Wirkung zwar additiv, hinsichtlich der Toxizität aber unteradditiv verhalten.

c) *Tetrazykline*

Die hier zusammengefaßten Antibiotika sind durch mehrere Eigenschaften als eine eng zusammengehörende Gruppe gekennzeichnet: durch ihre Herkunft aus *Streptomyces*-Arten, durch den chemischen Aufbau und durch ihr antibiotisches Wirkungsspektrum.

Tetrazyklin (Achromycin, Puromycin) ist das Stoffwechselprodukt einer Streptomyces-Art, die als *Str. albo-niger* beschrieben worden ist. Über die morphologischen und physiologischen Eigenschaften der tetrazyklinführenden Stämme ist wenig bekannt. Ansonsten ist Tetrazyklin auch leicht partialsynthetisch aus Aureomyzin zugänglich durch Eliminierung des Chlormoleküls mittels katalytischer Hydrierung (Palladium-Kohle als Katalysator). Oxytetrazyklin (Terramycin) wird gebildet von *Streptomyces aureofaciens*. Das Antibiotikum wurde entdeckt im Zuge eines großangelegten Forschungsprogramms, in dessen Verlauf Tausende von Arten systematisch ausgetestet wurden. Die damals unbekannte Streptomyces-Art nannte man *Str. rimosus*, vom lat. rimosus (= voll von Rissen), da die Kolonien auf Agarplatten durch ihr rissig-sprüngiges Aussehen auffallen. Das Chlortetrazyklin (Aureomycin) schließlich ist ein Antibiotikum, das aus Kulturen von *Streptomyces aureofaciens* gewonnen wird. Entdeckt wurde das Bakterium in einer Bodenprobe einer Wiese im Staate Missouri (USA). Mit der Artbezeichnung aureofaciens wurde es belegt, weil auf Agar gezogene Kulturen in einem bestimmten Wachstumsstadium sich durch eine goldgelbe Verfärbung des Myzels auszeichnen.

Alle drei erwähnten Antibiotika, das Tetrazyklin, das Oxytetrazyklin und das Chlortetrazyklin, zeichnen sich durch einen substituierten Naphthacenring aus; bis auf zwei variable Substituenten (s. die Übersicht) stimmen die drei Antibiotika ferner in den Substituenten überein, also in der Stellung weiterer Hydroxylgruppen, Carbonyl-, Amino- und Ketofunktionen.

	R_1	R_2
Tetrazyklin (Achromycin)	H	H
Oxytetrazyklin (Terramycin)	H	OH
Chlortetrazyklin (Aureomycin)	Cl	H

Die Tetrazykline sind typische Breitbandantibiotika, deren Wirkungsspektrum sich auf fast alle Gruppen von Mikroorganismen erstreckt mit Hefen und Pilzen als bemerkenswerten Ausnahmen. Von besonderer Bedeutung ist es, daß neben grampositiven und gramnegativen Krankheitserregern besonders auch die sporenbildenden Aerobier sowie größere Viren und Rickettsien angreifbar sind.

Rickettsia war zunächst die Bezeichnung für eine ansteckende Krankheit, eine Art Fleckfieber (Rocky-Mountain-Fieber), so benannt nach dem amerikanischen Wissenschaftler A. RICKETTS, welcher als erster den Erreger näher beschrieb. Übertragen wird Fleckfieber durch Läuse. RICKETTS starb später selbst an einer Fleckfiebererkrankung, ähnlich wie der berühmte deutsche Bakteriologe S. VON PROWAZEK. Beiden Forschern zu Ehren nannte man später den Erreger des europäischen, epidemisch auftretenden Flecktyphus *Rickettsia prowazeki*. Die Rickettsien sind keine Viren. Sie gehören noch zur Klasse der *Bacteriales*, auch wenn ihre Zuordnung und Einordnung (als eine Ordnung *Rickettsiales* z. B.) ungesichert ist. Bestimmte Eigenschaften teilen die Rickettsien aber immerhin mit den Viren, so die sehr enge Beziehung zu den Zellen und dem Zellstoffwechsel des Wirtsorganismus: Ebensowenig wie bei den Viren gelingt es bei den Rickettsien, sie ohne die Anwesenheit lebender Zellen zu züchten.

d) Chloramphenicol (Chloromycetin, Leukomycin, Paraxin)

Chloramphenicol ist ein in vieler Hinsicht bemerkenswertes Antibiotikum. Zunächst einmal ist es dasjenige Antibiotikum, dessen Totalsynthese erstmalig geglückt ist, dessen synthetische Gewinnung technisch lohnend ist und das daher als synthetisches Chemotherapeutikum, nicht als Naturprodukt auf dem Arzneimittelmarkt ist. Das Naturprodukt wurde entdeckt als Stoffwechselprodukt einer neuen *Streptomyces*-Art, die aus einer Erdprobe venezuelischen Ursprungs isoliert worden war. Dementsprechend belegte man die neue Art mit der Artbezeichnung *Streptomyces venezuelae*. Eigenartigerweise ist das Verbreitungsgebiet der chloromycetinbildenden Stämme relativ groß: u. a. entdeckte man entsprechende Stämme in Nordamerika (in einer Komposterde) und an mehreren Stellen in Japan.

Im chemischen Aufbau zeigt das Stoffwechselprodukt mehrere Eigentümlichkeiten, durch die es aus der Reihe der anderen Naturstoffe hervorgehoben ist: es enthält als Substituenten die Dichloressigsäure und die Nitrogruppe. Die Nitrogruppe z. B. wurde bei höheren Pflanzen nur bei der Aristolochia-Säure, einem Inhaltstoff von Aristolochia-Arten, gefunden, scheint aber ansonsten im Pflanzenreich ebenso selten zu sein wie der Einbau von Chlor in Naturstoffe. Im Grundaufbau ähnelt Chloramphenicol dem Ephedrin, in dem an Stelle der N-Methylgruppe ein N-Acylrest, an Stelle der endständigen Methylgruppe ein

Chloramphenicol   Ephedrin

Oxymethylrest steht, und in dem der Benzolring p-ständig mit einer Nitrogruppe substituiert ist. Biogenetisch läßt sich Chloramphenicol als ein stark modifiziertes Phenylalanin auffassen, wodurch eine Beziehung zum Aminosäure-Stoffwechsel hergestellt ist. Bemerkenswert ist ferner die enge Verknüpfung der antibiotischen Wirksamkeit der Verbindung mit ihrer Konfiguration. Das Chloramphenicol enthält zwei asymmetrische Kohlenstoffatome, woraus sich ergibt, daß außer dem natürlichen Derivat $\alpha_D = -25,5°$ noch drei weitere stereoisomere Formen existieren. Keinem der anderen Isomeren kommt eine nennenswerte Aktivität zu.

Chloramphenicol ist wirksam gegenüber Staphylokokkenstämmen, bei denen sich Resistenz gegenüber Penicillin, Streptomycin sowie gegenüber den Tetrazyklinen entwickelt hat. Hervorzuheben ist weiterhin die starke Aktivität gegenüber einigen Rickettsien und Virenerkrankungen.

e) Erythromycin

Erythromycin nannte man ein Antibiotikum, das aus Kulturen von Streptomyces erythreus isoliert worden war, einer Streptomyces-Art, die man danach benannte, daß die Kolonien in einem bestimmten Stadium ihres Wachstums sich rot verfärben (gr. ἐρυθρός = rot). Entdeckt wurde der das Erythromycin produzierende Stamm in einer Erdprobe der Insel Panay (Philippinen). Der chemischen Konstitution nach handelt es sich um ein 14gliedriges Polyenmakrolid, das mit zwei Zuckern (dem Desosamin und der Cladinose) verknüpft ist (s. S. 488). Das Wirkungspektrum des Antibiotikums erstreckt sich wie dasjenige des Penicillins bevorzugt auf grampositive, weniger auf gramnegative Bakterien, umfaßt darüber hinaus aber auch einige säurefeste Bakterien und Rickettsien. Verwendet wird Erythromycin gerne in Fällen von Penicillin-Resistenz.

Erythromycin ist nur ein Vertreter aus einer größeren Gruppe von chemisch verwandten Antibiotika, den Makroliden, zu denen Produkte wie Carbomycin, Oleandomycin und Spiramycin gehören.

Die antibiotischen Polypeptide der Gattung Bacillus

Einige Arten der Gattung *Bacillus* (Ordnung der *Eubacteriales*, Familie: *Bacillaceae*) vermögen — was schon lange bekannt war — das Wachstum zahlreicher anderer, und zwar pathogener und nicht pathogener Bakterien zu hemmen. Schon im Jahre 1939 war es gelungen, aus einem derartigen Bacillus, aus dem bodenbewohnenden *Bacillus brevis*, auch die aktiven Prinzipien zu isolieren: das Tyrothricin. Seitdem wurden zahlreiche weitere antibiotische Substanzen aus Bacillus-Arten isoliert, wie das Bacitracin (aus *B. subtilis*, strain *B. licheniformis*), das Circulin (aus *B. circulus*), die Polymyxine (aus *B. polymyxa*), das Subtilin (aus *B. subtilis*) und das schon erwähnte Tyrothricin. Klinisch verwendet werden Bacitracin, Polymyxin und Tyrothricin. Gemeinsam ist allen diesen aus Bacillus-Arten gewonnenen Antibiotika, daß sie chemisch zu den Polypeptiden gehören, wobei sie allerdings in ihrem näheren Aufbau von anderen Peptiden (z. B. den Nahrungs-Eiweißstoffen) bedeutend abweichen. Beispielsweise sind am Aufbau außer den in der Natur üblichen L-Aminosäuren auch die ungewöhnlichen D-Isomere beteiligt. Weiterhin fällt auf: sie enthalten keine oder eine kleine Zahl von freien Carboxyl- und α-Amino-Gruppen; die einzelnen Aminosäuren sind zu einem Polypeptidring zusammengeschlossen. Wie die Bausteine im einzelnen kombiniert sind, ist zur Zeit noch unbekannt. Mit diesem für Polypeptide ungewöhnlichen Aufbau hängt es offenbar zusammen, daß sie in die Blutbahn gebracht hämolytisch wirken oder andere toxische Wirkungen entfalten; daher sind sie für die Allgemeintherapie ungeeignet und man zieht sie hauptsächlich zur lokalen Behandlung (Abszesse, Karbunkel, Furunkel, Hautinfektionen, Mastitis) heran. Eine gewisse Sonderstellung nehmen in dieser Hinsicht jedoch die Polymyxine ein, die außer in Salben und Lösungen gegen oberflächliche Infektionen auch parenteral appliziert werden. Da es sich um Polypeptide handelt, erwartet man sich von den aus Bacillus-Arten gewonnenen Antibiotika, daß sie bei der Passage durch den Magen-Darm-Kanal durch die Peptidasen der Verdauungssäfte hydrolytisch gespalten werden: Bacitracin und Tyrothricin werden bei der oralen Verabreichung im Magen-Darm-Trakt wie erwartet abgebaut, so daß weder therapeutische noch toxische Effekte beobachtet werden; Polymyxin (Polymyxin-B-sulfat USP XV) widersteht weitgehend dem Angriff der Peptidasen und es ist in Tablettenform im Handel (zur lokalen Behandlung intestinaler Infektionen).

Tyrothricin

Tyrothricin ist als eine antibakterielle Substanz definiert, die durch das Wachstum von *Bacillus brevis* erzeugt wird. Dieser Bacillus stellt ein grampositives, bewegliches und sporenbildendes Stäbchen dar, das zu den verbreitetsten Bodenorganismen gehört und aus Materialien wie Staub, Erde, Milch oder Wasser isoliert werden kann.

Auf die antibakteriellen Fähigkeiten von B. brevis wurden DUBOS u. Mitarb. aufmerksam, als sie der Beobachtung näher nachgingen, daß Staphylokokken-Kulturen rasch aufgelöst werden, sobald man sie mit Erdproben zusammenbringt (i. J. 1939). Die wirksame Substanz erhielt später den Namen Tyrothricin, fand jedoch keinerlei therapeutisches Interesse, da sie sich — anders als das Penicillin — als hämolysierend erwies. Trotz seiner toxischen Allgemeinwirkungen wendet man heute Tyrothricin in großem Ausmaße an, allerdings nicht oral oder parenteral, sondern als sog. Lokalantibiotikum (s. weiter unten).

Die technische Gewinnung erfolgt aus Kulturen im aeroben Submersverfahren. Die Nährlösung enthält Zucker, verschiedene N-haltige Substanzen wie Pepton, Hefextrakt sowie Mineralsalze. Die eigentliche Isolierung des Antibiotikums kann in verschiedener Weise erfolgen. Beispielsweise wird (nach R. BRUNNER) die Bakterienmasse, die das Tyrothricin enthält, abgeschleudert; durch Behandeln mit Methylalkohol werden die Bakterien autolysiert und das Tyrothricin in Freiheit gesetzt; aus der alkoholischen Lösung läßt es sich mit einer NaCl-Lösung ausfällen, worauf es weiter gereinigt wird.

Tyrothricin stellt ein Gemisch dar aus etwa 20% Gramicidin und 80% Tyrocidin. Beide Stoffe, die sich trennen lassen und kristallin erhalten werden können, stellen komplexe Polypeptide dar, an deren Aufbau vor allem die Aminosäuren L-Tryptophan, D-Valin, D-Leucin, Phenylalanin, Prolin und Glutaminsäure beteiligt sind. Wie bereits erwähnt, liegen diese Aminosäuren teilweise als D-Aminosäuren vor, wogegen in den natürlichen Eiweißen nur die L-Aminosäuren vorkommen. Tyrothricin stellt ein graugelbes Pulver dar, das in Wasser und in den meisten Lösungsmitteln schwer bis unlöslich ist; das beste Lösungsmittel für Tyrothricin ist Alkohol. Tyrothricin kommt in allen Arzneiformen in den Handel, die sich für die lokale Anwendung eignen: isotonische wässerige Lösungen (mit Lösungsvermittler), Salben, Zäpfchen, Gele und Aerosole, Puder und Styli.

Tyrothricin und seine beiden Wirkstoffe Tyrocidin und Gramicidin wirken hauptsächlich gegen grampositive Mikroorganismen. Im Gegensatz zu den klassischen Antibiotika Penicillin und Streptomycin, deren gegen Bakterien gerichtete Wirkung biochemischer Art ist — sie greifen in das Stoffwechselgeschehen störend ein —, dürfte die Wirkung des Tyrothricins im wesentlichen durch seine Oberflächenaktivität bestimmt sein: Die Bakterienzelle wird also physikalisch geschädigt, erst sekundär, nach Schädigung der Zellstruktur, werden auch Enzymsysteme gestört. Weiterhin unterscheidet sich Tyrothricin typisch von fast allen anderen Antibiotika dadurch, daß es nicht bloß auf sich vermehrende, rasch sich teilende Erreger einwirkt, daß es vielmehr auch gegen ruhende Keime antibiotisch wirksam ist. Fast ähnelt es in dieser Hinsicht den unspezifischen Desinfektionsmitteln, doch ist es wesentlich selektiver, da es nur auf ganz bestimmte Mikroorganismen und Zellen einwirkt.

Tyrothricin ist ein charkteristisches Lokalantibiotikum. Man trifft heute eine Unterscheidung zwischen einem Allgemeinantibiotikum und einem Lokalantibiotikum. Als Allgemeinantibiotikum werden solche Antibiotika bezeichnet, bei denen der Wirkstoff parenteral oder oral verabreicht wird und nach Resorption auf dem Blutwege an einen Infektionsherd gelangt. Ein Lokalantibiotikum dagegen soll gerade nicht über den Blutkreislauf an den Herd herangetragen werden, da das Antibiotikum entweder Nebenerscheinungen hervorruft oder ein geeigneter Blutspiegelwert nicht erzielt werden kann. Lokalantibiotika sind indiziert bei Infektionen der Körperoberfläche und der Körperhohlräume, also der Haut, der Schleimhäute des Respirations- und Verdauungstraktes und der ableitenden Harnwege, des Thorax- und Bauchraumes, der Nasennebenhöhlen u. a.

Tyrothricin-haltige Arzneimittel dürfen nur auf ärztliche Anordnung hin abgegeben werden; der Apotheker muß eine unkontrollierte Anwendung verhindern, da selbst die lokale und äußerliche Anwendung in bestimmten Fällen (z. B. die unkontrollierte Anwendung bei Rhinitis) u. U. irreversible Schädigungen hervorrufen kann.

2. Flechten (Lichenes)

Allgemeines

Die Flechten oder Lichenes sind eine einzigartige Gruppe von Pflanzen, da sie Doppelorganismen aus Pilzen und Algen darstellen, die sich zu einer morphologischen und physiologischen Lebensgemeinschaft zusammengeschlossen haben. Das mikroskopische Querschnittsbild durch manche Flechten zeigt z. B. nach außen hin das feste Hyphengeflecht des Pilzes, dazwischen ein zentrales lockeres Geflecht, in dessen oberem Teil die Algen eingebettet sind. Flechten sind ubiquitär verbreitet, und zwar sind sie für ein Überleben unter extremen Bedingungen (Kälte, Dürre und felsiger Untergrund; Arktis, Hochgebirge und Wüsten) eingerichtet. Insgesamt kennt man etwa 18000 Arten, die in etwa 200 Gattungen gegliedert werden. Für die taxonomische Einteilung sind bisher eine Reihe von Systemen vorgeschlagen worden, von denen ein neueres (das von M.E.Hale, 1956) konsequent auf der Morphologie der Pilzkomponente aufbaut, während die Algen unberücksichtigt bleiben. Die als Flechten symbiontisch lebenden Pilze gehören in ihrer überwiegenden Mehrheit zu den vielgestaltigen Askomyzeten (*Ascolichenes*); *Basidiolichenes* sind selten. Nach der typischen Flechtengestalt, der Form des Thallus, unterscheidet man die **Krustenflechten**, die **Laubflechten** und die **Strauchflechten**. Bei den Laubflechten hebt sich der Thallus, der aus gewellten aufstrebenden Lappen besteht, bereits von der Unterlage stärker ab, während die Krustenflechten sich mit ihrer ganzen Unterseite fest dem Substrat (Erdboden, Felsen, Baumstämme) anfügen. Die Strauchflechten sind durch stark verzweigte Thalli gekennzeichnet, die nurmehr mit Haftscheiben mit der Unterlage in Berührung sind. Die pharmazeutisch interessierenden Flechten, *Lobaria*-, *Cetraria*-, *Roccella*- und *Usnea*-Arten, gehören alle zu den Strauchflechten.

Wie für das gestaltliche Erscheinungsbild der meisten Flechten die Pilzkomponente bestimmend ist, so ist sie es auch für die Ausstattung der Flechten mit sekundären Pflanzenstoffen. Das ergibt sich bereits einmal durch eine vergleichende Gegenüberstellung typischer Flechten- und Pilzstoffe, wofür die Penicillsäure und die Lichesterinsäure als Beispiel dienen kann, einem charakteristischen Stoffwechselprodukt von Penicillium-Arten einerseits und von vielen Flechten andrerseits.

Lichesterinsäure   Penicillsäure

Daß für die Synthese vieler charakteristischer Flechtenstoffe der Pilz maßgebend ist, ergibt sich ferner aus Versuchen, in denen es gelang, beide Partner der Flechte zu trennen und jeweils in Reinkultur zu ziehen. Sehr charakteristisch für Flechten sind die sog. „Flechtensäuren", eine Sammelbezeichnung für aromatische Säuren und Phenole unterschiedlichster Konstitution. Beispiele für Flechtensäuren und zugleich typische Inhaltsstoffe medizinisch verwendeter Flechten sind die Lecanorsäure (eine depsidische Flechtensäure), die Cetrar- und die Stictinsäure (zwei Depsidone) und die Usninsäure, ein phenolischer Körper sui generis.

Depside vom Typus der Lecanorsäure als Muttersubstanz des Lackmusfarbstoffes

In den Jahrhunderten vor der Entdeckung der synthetischen Textilfarbstoffe und Künstlerfarben wendete man größte Mühe daran, natürliche Farbstoffe zu entdecken und geeignete Verfahren für ihre Gewinnung auszuarbeiten. Die Herstellung von Lackmus (und die des eng verwandten Orceins) gehört vielleicht zu den eigenartigsten Verfahren, die empirisch gefunden wurden. Der Farbstoff kommt in den Flechten (*Roccella-*, *Lecanora-* und *Variolaria*-Arten) nicht fertig vorgebildet vor, ähnlich etwa wie Indigo, das sich durch einfache Fermentation freilegen läßt (s. S. 261); im Falle des Lackmus muß selbst das Chromogen zunächst durch Abbau aus anderen Flechtenstoffen gebildet werden. Zur Lackmusherstellung werden die zerkleinerten Flechten mit faulendem Harn, Kalk und Pottasche behandelt. Faulender Harn ist ein Ammoniakbildner, und auf den Ammoniak kommt es, wie wir seit Aufklärung des Bildungsmechanismus wissen, wesentlich an; zugleich ist die „Lackmusgärung" an die Gegenwart von Luftsauerstoff gebunden.

7-Hydroxy-4,5-dimethyl-
phenoxazon-(2)

Das Handelsprodukt ist chemisch uneinheitlich und besteht aus Substanzen unterschiedlichen Polymerisationsgrades, die als Grundbaustein und zugleich als Chromophor das 7-Hydroxy-4,5-dimethyl-phenoxazon-(2) enthalten.

Der bekannte Charakter von Lackmus als eines Säure-Basen-Indikators beruht darauf, daß das 7-Hydroxy-phenoxazon in stark saurer Lösung ein Proton zum roten Kation anlagert und oberhalb pH = 7 ins mesomere blauviolette Anion übergeht (H. MUSSO, 1960).

Der Phenoxazonbaustein ist in der lebenden Flechte nicht vorgebildet, er entsteht erst auf einem relativ komplizierten Wege aus Flechtensäuren vom Typus der Lecanorsäure. Die Lecanorsäure wird unter den Bedingungen der Lackmusherstellung zur Orsellinsäure verseift, die ihrerseits unter Decarboxylierung in das Orcin (3,5-Dihydroxytoluol) übergeht. Erst Orcin kondensiert sich oxydativ zu den Phenoxazonen des Lackmus.

Orsellinsäuredepside
z. B. Lecanorsäure

Orcin

Lackmus

NH$_3$, O$_2$, Ca(OH)$_2$,
K$_2$CO$_3$, CaSO$_4$

Medizinisch verwendete Flechten und Flechtensäuren

Ein bekanntes „Arzneimittel-Findungsprinzip" der vorwissenschaftlichen Ära ist die sog. Signatura plantarum, die aus gestaltlichen Ähnlichkeiten der Pflanzen mit menschlichen Organen Schlüsse zieht. Ihrer eigentümlichen Form haben es demnach Flechten wie Cetraria- oder Lobaria-Arten zu verdanken, wenn sie in die Volksmedizin zur Behandlung von Lungenerkrankungen Eingang gefunden haben. Daß sie sich bis heute aber — in manchen Ländern als Arzneibuchdrogen — im Arzneischatz gehalten haben, kann man wohl zum Teil der Tatsache zuschreiben, daß sie Stoffe mit antibakterieller Wirksamkeit enthalten, darunter einige mit recht breitem Wirkungsspektrum. Damit sind die Flechten natürlich noch lange nicht in den Rang rationeller Chemotherapeutika — etwa zur Behandlung der Lungentuberkulose — erhoben, aber immerhin wurde ernsthaft versucht, eine Flechtensäure, und zwar die Usninsäure, als Lokalantibiotikum anzuwenden. Hinderlich für eine breite therapeutische Verwendung von Flechtenstoffen ist neben der geringen therapeutischen Breite in erster Linie der Umstand, daß sie so gut wie nicht kultivierbar sind. Wildvorkommen auszubeuten würde bei großem Bedarf vermutlich zur Ausrottung führen, da Flechten zu denjenigen Pflanzen gehören, die außerordentlich langsam wachsen: Nach NIENBURG (1934) benötigen handtellergroße Flechtenthalli alter Bäume fünfzig bis sechzig Jahre.

Die Usninsäure ist unter den Flechten weit verbreitet und sie wurde u. a. in *Usnea-*, *Cetraria-*, *Cladonia-* und *Ramalina*-Arten entdeckt. Dem chemischen Aufbau nach weicht sie von den eigentlichen Flechtensäuren vom Depsid- und Depsidontyp ab: Das Grundgerüst ist ein trizyklisches Ringsystem aus zwei Benzolringen und einem Furanring. Formal kann man sich die Usninsäure aus zwei Molekülen Methylphloracetophenon durch Kondensation entstanden denken unter Abspaltung von einem Molekül Wasser und zwei Wasserstoffatomen. Das Wirkungsspektrum der Usninsäure ähnelt dem des Penicillins, allerdings mit der Einschränkung, daß die lokale Applikationsweise verglichen wird. Usninsäure wird zu Pulvern und Salben verarbeitet, die zur lokalen Behandlung von Furunkeln, Abszessen und infizierten Wunden aller Art empfohlen werden.

(Diketoform)

2 × 3-Methyl-phloracetophenon   Usninsäure

$$R_1 = CO \cdot CH_3$$
$$R_2 = CH_3$$

Lobaria pulmonaria, die Lungenflechte oder das Lungenmoos, aus der Familie der *Stictaceae* gehört zu den Strauchflechten, die überall verbreitet vorkommen, besonders im Gebirge an Buchen, Eichen und auf Felsen. Verwendet wird der getrocknete Thallus als Volksheilmittel bei Lungenleiden und Erkrankungen der Atemwege. Die mengenmäßig vorherrschende Flechtensäure ist die Stictinsäure, ein Depsidon, das im Aufbau viele Ähnlichkeiten mit der Cetrarsäure aufweist.

Cetraria islandica, das isländische Moos, ist eine etwa 15 cm lange Strauch-

Cetrarsäure

flechte, die massenweise in den arktischen Ländern sowie in Mittel- und Hoch-
gebirgen der gemäßigten Zonen vorkommt. Neben Usninsäure enthält sie als
charakteristischen Stoff die Cetrarsäure. Isolichenin und Lichenin (s. S. 119)
stellen die Hauptbestandteile des sog. Rohlichenins dar, das sich zu etwa 50%
aus der getrockneten Pflanze extrahieren läßt. Als Lichen islandicus (DAB, Ph.
Helv.) ist der getrocknete Thallus der Flechte offizinell.

3. Mikrobiologische Umwandlungen

Lebewesen sind entweder autotroph und dann zur Photosynthese oder zur
Chemosynthese fähig, oder sie sind heterotroph und dann auf die energiespei-
chernden Stoffe angewiesen, welche die autotrophen für sie synthetisiert haben.
Die Mehrzahl der Mikroorganismen, sieht man von den Algen ab, sind heterotroph: Es gibt kaum eine organische Verbindung, die nicht für irgendeinen Pilz
oder ein Bakterium angreifbar ist. Was dabei auffällt, ist die vielfältigste Spezialisierung. Die gewöhnliche Hefe beispielsweise greift nur Hexosen bestimmter
Konfiguration an, viele Schimmelpilze wiederum sind Kosmopoliten, die auf
einer Unzahl von Substraten gedeihen und sich den mannigfachsten Nährbe-
dingungen anpassen. Es ist klar: ein Organismus, der auf einem bestimmten
Substrat lebt, muß in der Lage sein, das Substrat enzymatisch abzubauen. Da es
chemisch unterschiedlichst gebaute Substrate gibt, so muß es im Bereich der
heterotrophen Mikroorganismen auch die unterschiedlichsten Fermentsysteme
geben. Es scheint sonach nur eine Sache systematischen Suchens, um ein Ferment
zu finden, das eine vorgegebene chemische Reaktion zu katalysieren vermag. Die
Enzyme übernehmen gewissermaßen die Rolle eines chemischen Reagenzes,
allerdings mit dem gerade erwünschten Unterschied, daß sie sich durch eine hohe
Selektivität und Stereospezifität auszeichnen. Reaktionen, die in geringen Ausbeuten über viele Zwischenstufen laufen, werden manchmal durch Mikroorganismen und deren Fermente in einem einzigen Schritt durchgeführt. Nur in
wenigen Fällen ist es bisher gelungen, das eine derartige Reaktion katalysierende
Ferment aus der lebenden Zelle zu isolieren und die spezifische Reaktion in vitro
ablaufen zu lassen; in den meisten Fällen ist man auf die Fermente lebender, sich
vermehrender Organismen angewiesen, indem man z. B. das Substrat einer Kulturlösung zugibt, in welcher der Organismus gezüchtet wird.

Bekannte Reaktionstypen dieser Art sind die alkoholische Gärung durch
Hefe oder die Oxydation von Aethanol zu Essigsäure mit *Acetobacter aceti*. Pharmazeutische Bedeutung haben folgende Prozesse:

1. die Sorbose-Gärung,
2. die mikrobiologische Gluconsäuredarstellung (s. S. 105),
3. die Schleimgärung (s. S. 116),
4. die Citronensäurebildung (s. S. 91),
5. die mikrobiellen Umwandlungen auf dem Steroidgebiet.

Die Sorbose-Gärung

Alkoholische Getränke wie Wein oder Bier nehmen bei längerem Aufbewahren an der Luft einen sauren Geschmack an, der auf der Umwandlung von
Alkohol in Essigsäure beruht. Es handelt sich um eine mikrobiologische Reak-

tion, die durch bestimmte Mikroorganismen aus der Gattung Acetobacter (Essigsäurebakterien) verursacht wird. Auch in der freien Natur treten die alkoholbildenden Hefen und die Essigbakterien gemeinsam auf: überall, wo zuckerhaltige Früchte in Gärung geraten, stößt man auf Acetobacter-Arten.

Zu weiteren Reaktionstypen, die durch bestimmte *Acetobacter*-Arten katalysiert werden, gehören auch die nach dem Schema verlaufenden Dehydrierungen von Zuckern, Zuckeralkoholen und Zuckersäuren (ketogene Gärung). Die älteste und zugleich wichtigste dieser Reaktionen ist die Oxydation von Sorbit zu Sorbose durch *Acetobacter xylinum, Ac. suboxydans* und eine Reihe weiterer Ac.-Arten. Die technische Bedeutung dieser mikrobiologischen Reaktion beruht darauf, daß Sorbose das geeignete Ausgangsmaterial zur technischen Ascorbinsäure-Synthese ist (über Ascorbinsäure s. S. 561).

$$\begin{array}{c} | \\ H-C-OH \\ | \end{array} \rightarrow \begin{array}{c} | \\ C=O \\ | \end{array}$$

$$\begin{array}{ccccc}
CHO & & CH_2OH & & CH_2\cdot OH \\
| & & | & & | \\
H-C-OH & & H-C-OH & & H-C-OH \\
| & & | & & | \\
HO-C-H & \xrightarrow{\text{Red.}} & HO-C-H & \xrightarrow[\text{suboxydans}]{\text{Acetobacter}} & HO-C-H \\
| & & | & & | \\
H-C-OH & & H-C-OH & & H-C-OH \\
| & & | & & | \\
H-C-OH & & H-C-OH & & C=O \\
| & & | & & | \\
CH_2OH & & CH_2OH & & CH_2OH \\
\text{D-Glucose} & & \text{Sorbit} & & \text{L-Sorbose} \\
\text{(Aldehydform)} & & & & \swarrow \\
& & & & \text{L-Ascorbinsäure}
\end{array}$$

Mikrobielle Umwandlungen auf dem Steroidgebiet

a) Fermentative Hydroxylierung zur Gewinnung von Nebennierenrindenhormon

Allgemeine Vorbemerkungen. Die Nebennieren (Glandulae suprarenales) liegen mit einer konkaven Grundfläche dem Pol einer jeden Niere an. Die linke Nebenniere ist mehr halbmondförmig, die rechte mehr dreieckig. Beim erwachsenen Menschen haben die beiden Organe ein Gesamtgewicht von etwa 10 g. Am anatomischen Feinbau ist auffallend die Gliederung in „Rinde" und in „Mark". Entwicklungsgeschichtlich ist interessant, daß die Rinde vom Mesoderm, das Mark jedoch vom Ektoderm herstammt. Mark und Rinde bilden daher auch erst bei den höheren Wirbeltieren eine Einheit, während z. B. Fische noch zwei völlig getrennte Organe haben. Die Entfernung beider Nebennieren ist für den Warmblüter ein unbedingt tödlicher Eingriff: Es genügt jedoch, $^1/_4$—$^1/_5$ des Nebennierenrindengewebes im Körper zu belassen, um ein Weiterleben zu sichern. Der zurückgelassene Anteil vergrößert sich dann sehr rasch und ersetzt so offenbar den entfernten. Lebenswichtig ist also nicht das adrenalinliefernde Mark, sondern die Rindensubstanz.

Folgen des Ausfalls der Nebennieren bei Mensch und Tier: Rapider Verfall der Muskelkraft mit sehr rascher Ermüdbarkeit (Adynamie), Abnahme aller geistigen Funktionen, Abnahme des Blutdrucks, Störung des Wasser- und Salzhaushaltes: Na- und Cl-Gehalt des Blutes fällt auf tiefere Werte, F-Gehalt steigt (Natriumchloridgabe mildert daher etwas die Symptome der ADDISONschen Krankheit). Die Nebennierenrinde enthält folglich Prinzipien, die für die Regulierung des Na—K-Gleichgewichtes verantwortlich sind. Sie enthält aber weiterhin auch Hormone, welche den gesamten Kohlenhydrat- und Eiweißstoffwechsel regulieren.

Vor einigen Jahren nun ist es gelungen, aus alkoholischen Extrakten des Nebennieren-Rindengewebes eine hochwirksame Fraktion zu gewinnen, durch deren Verabfolgung die schweren Erscheinungen der Totalentfernung der NNR behoben werden können. Diese Fraktion wurde — man hielt sie zunächst für einheitlich — mit dem Namen Cortin belegt.

Bald stellte sich aber heraus, daß es sich bei diesem Cortin um ein sehr komplexes Gemisch zahlreicher Substanzen handelt. Sehr mühsame Trennungen, die von KENDALL, REICH-STEIN, WINTERSTEINER und PFEIFFNER in Zusammenarbeit mit ihren Forschungsteams ausgeführt wurden, führten zur Isolierung von insgesamt 28 verschiedenen Substanzen von Steroidnatur.

Als Steroide enthalten sie demnach das gleiche Grundgerüst wie die Gallensäuren, die herzwirksamen Glykoside, die Zoo- und Phytosterine, die Sexualhormone, die Steroidsapogenine u. a.

Von den insgesamt 28 isolierten Substanzen zeigten aber lediglich s e c h s eine biologische Aktivität. Diese aktiven Substanzen, von denen das wichtigste das Cortison ist, zeigen folgende konstitutionelle Eigentümlichkeiten:

	R_{11}	R_{17}
Cortison	=O	—OH
Desoxy-Corticosteron	—H	—H

Alle aktiven Verbindungen besitzen 1. eine ungesättige Doppelbindung im Ring A, 2. eine Ketogruppe am C—3, 3. eine Ketoseitenkette am C-17 und eine variable Sauerstofffunktion am C-11. Bei den übrigen isolierten Hormonen aus der Nebennierenrinde, die keine Aktivität besitzen, handelt es sich offenbar um verschiedene Reduktionsprodukte der eigentlichen aktiven Hormone.

Es wurde weiter oben erwähnt, daß die NNR-Hormone zweierlei Funktionen zu erfüllen haben, Regulation des Kohlenhydratstoffwechsels und des Elektrolytgleichgewichtes. Desoxycorticosteron ist am aktivsten bei der Regulation des Mineralhaushaltes, Cortison am aktivsten im Kohlenhydratstoffwechsel.

Cortison ist heute ein sehr viel verwendetes Arzneimittel, das jedoch nicht ausschließlich kausal in der Substitutionstherapie verwendet wird, sondern daneben empirisch bei einer großen Anzahl verschiedenartigster Erkrankungen. Zu den unspezifischen Indikationen zählen u. a. rheumatische und arthritische Erkrankungen, entzündliche Prozesse und allergische Zustände, Hautkrankheiten und bestimmte Erkrankungen des Auges. Hormone aus natürlichem (tierischem) Material stehen in ausreichender Menge nicht zur Verfügung. Die breite therapeutische Verwendung des Cortisons wurde erst durch die Entwicklung partialsynthetischer Herstellungsverfahren möglich, bei denen selektive biologische Hydroxylierungen eine große Rolle spielen.

Schlüsselsubstanz für alle mikrobiologischen Partialsynthesen in der Hormonreihe ist das Progesteron; Progesteron ist heute aus einer ganzen Reihe von Naturstoffen wie dem Cholesterin, den Phytosterinen oder den Sapogeninen, leicht zugänglich.

Progesteron   Epihydrocortison   Cortison

Vergleichen wir nun den Aufbau des Progesteronmoleküls mit dem des Cortisons, dann sehen wir, daß das Cortison zusätzlich drei weitere Sauerstoff-Funktionen im Molekül enthält: Zwei alkoholische Gruppen an den beiden Kohlenstoffatomen C-17 und C-21, sowie eine Ketogruppe am Kohlenstoffatom C-11.

Da sich 11-Epihydrocortison leicht auf rein chemischem Wege (Oxydation mittels Cr_2O_3) in Cortison überführen läßt, ist das Problem der mikrobiologischen Umwandlung des Progesterons zurückgeführt auf die Hydroxylierung dieses Steroids in den Stellungen C-11, C-17 und C-21.

Das Erstaunliche ist, daß tatsächlich Mikroorganismen gefunden wurden, die — unter bestimmten Bedingungen gezogen und in wässerigem Medium, denn die Steroide sind wasserunlöslich und müssen suspendiert der Nährlösung zugesetzt werden — imstande sind, das Molekülgerüst gerade an den gewünschten Stellungen anzugreifen; gegensätzlich also zu chemischen Reaktionen, die weniger selektiv sind und für deren Angriff noch mehrere der C-Atome gleichwertig sind. Darüber hinaus gelingt es, auf mikrobiologischem Wege die Hydroxylgruppen auch in der geeigneten sterischen Anordnung einzuführen. Bei der fermentativen Hydroxylierung von Sterinen bilden sich somit wenig Nebenprodukte; das unveränderte Ausgangsprodukt läßt sich überdies für einen neuen Fermentationsansatz heranziehen, so daß die biologischen Oxydationen viel wirtschaftlicher als die rein chemischen Synthesen sind.

Hydroxylierungen in der so wichtigen Stellung C-11 lassen sich durchführen mit *Mucorales* und mit bestimmten *Streptomyces-* und *Curvularia*-Arten, industriell insbesondere mit *Cunninghamella Blakesleeana* und mit *Rhizopus nigricans*. Das Kohlenstoffatom C-17 wird hydroxyliert mittels *Trichothecium roseum* (*Pyrenomycetes: Hypocreales*), C-21 durch *Ophiobolus herpotrichus*; übersichtlich:

$$\text{C-11-H} \xrightarrow[\text{(Mucorales, Streptomyces-Arten)}]{\text{Cunninghamella, Rhizopus nigricans}} \text{C-11-OH}$$

$$\text{C-17-H} \xrightarrow{\text{Trichothecium roseum}} \text{C-17-OH}$$

$$\text{C-21-H} \xrightarrow{\text{Ophiobolus herpotrichus}} \text{C-21-OH}$$

Die biologischen Hydroxylierungen lassen sich in verschiedener Reihenfolge durchführen, so daß unterschiedliche Zwischenstufen durchlaufen werden können. Zwei Möglichkeiten von derartigen, auch industriell durchgeführten, biologischen Oxydationen, die zur Darstellung des Cortisons führen, zeigt schematisch die folgende Abbildung (sie entsprechen der Hydroxylierungs-Folge C-21 → C-17 → C-11 und C-17 → C-21 → C-11.

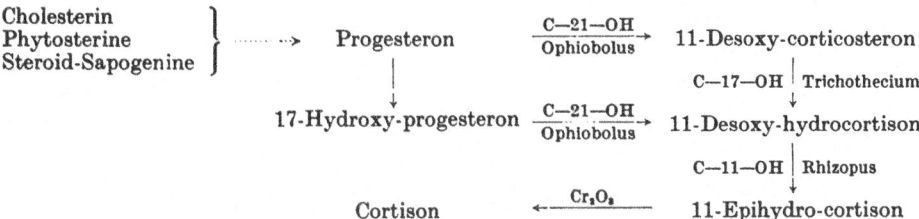

(Anm.: Andere Mikroorganismen hydroxylieren andere C-Atome: so sind Hydroxylierungen bekannt für die C-Atome 6, 7, 8, 14, 15, 16; da sie für biologische Synthesen in der Hormonreihe von untergeordneter Bedeutung sind, wird nicht näher darauf eingegangen.)

b) Männliche Sexualhormone

Die Androgene sind verantwortlich für die Ausbildung des Geschlechtsapparates und für die sekundären Geschlechtsmerkmale. Androgene sind nicht für jede Spezies spezifisch (artspezifisch): Stoffe mit androgener Wirkung für den Menschen führen auch bei Tieren zur Ausbildung der männlichen Geschlechtsmerkmale. Das ist bedeutsam, weil es dadurch mit Hilfe von relativ einfachen Tierversuchen möglich war (z. B. Hahnenkamm-Test), ihre Anreicherung zu verfolgen und sie schließlich aus verschiedenem Material zu isolieren. Erstmals gelang dies BUTENANDT im Jahre 1931, und zwar isolierte er aus 25 000 Litern Harn 15 mg Androgen.

Bisher sind drei Stoffe bekannt, denen androgene Wirkung zukommt: das Testosteron, das Androsteron und das Dehydroandrosteron. Das eigentliche männliche Sexualhormon ist das Testosteron. Nur dieses Hormon wird in den Testes (LEYDIGsche Zwischenzellen) gebildet; andere Körperzellen scheinen das Testosteron umzuwandeln u. a. zu Androsteron und Dehydroandrosteron, so daß diese beiden zuletzt genannten Verbindungen gewissermaßen sekundären Ursprungs wären. Therapeutische Verwendung findet lediglich das Testosteron, heute meist als Ester, da durch die Veresterung die androgene Aktivität steigt und überdies ein protrahierter Effekt erzielt wird. Testosteron kann aus Stierhoden gewonnen werden, allerdings nur in sehr geringen Mengen. Um 1 kg Testosteron zu liefern, sind 12 Millionen Stiere notwendig. Mehrere rein chemische Wege wurden ausgearbeitet, um von Naturstoffen mit dem Steroidgerüst, z. B. dem Cholesterin, zum Testosteron zu gelangen; mikrobiologische Umwandlungen haben auch hier große praktische Bedeutung erlangt.

Wie weiter oben schon dargelegt wurde, sind heute Steroide mit 21 Kohlenstoffatomen (Progesteron, z. B.) leicht zugänglich. Um von Verbindungen dieses C_{21}-Steroidtypus zum Testosteron zu gelangen, muß die Seitenkette am C-17 abgespalten werden: PETERSON u. Mitarb. zeigten erstmals im Jahre 1953, daß dies fermentativ mit Hilfe von bestimmten *Gliocladium, Penicillium*- und *Aspergillus*-Arten gelingt; fast gleichzeitig gelang dieser Seitenkettenabbau auch E. VISCHER u. Mitarb. mittels bestimmter *Fusarium*-Arten.

Mikrobiologische Umwandlungen in der Sexualhormonreihe

Androstendion kann biochemisch (durch Hefen) weiter in Testosteron umgewandelt werden.

c) Anhang: Weibliche Hormone

Zur technischen Darstellung von weiblichen Sexualhormonen spielen mikrobiologische Synthesen oder Reaktionen keine Rolle, weshalb an dieser Stelle nur anhangweise auf diese Gruppe von Hormonen hingewiesen sei.

Man unterscheidet zwei Gruppen von weiblichen Sexualhormonen: die Follikelhormone oder Östrogene und das Corpus-luteum-Hormon. Durch das harmonische Gegen- bzw. Zusammenspiel dieser zwei Hormongruppen, die ihrerseits in enger biologischer Koordination mit bestimmten Hypophysenhormonen und auch NNR-Hormonen stehen, lenken sie die Entwicklung der primären und sekundären Geschlechtsmerkmale des weiblichen Organismus, sowie bestimmte Vorgänge während der Gravidität.

Das Corpus-luteum-Hormon (Gelbkörperhormon) ist chemisch 4-Pregnen-3, 20-dion, also identisch mit dem Progesteron. Bildungsstätte sind die gelben Zellen der gelben Körper, die Placenta und in kleinerem Umfange auch die Nebennierenrinde. Die therapeutisch verwendeten Präparate mit Corpus-luteum-Wirkung sind entweder Extrakte aus tierischem Corpus-luteum, die auf einen definierten Progesterongehalt eingestellt sind; oder sie stellen partial synthetisch gewonnenes Progesteron dar, das — wie bereits erwähnt — aus tierischen oder pflanzlichen Steroiden als Ausgangsmaterial leicht zugänglich ist.

Die östrogenen Hormone werden in den Ovarien gebildet. Die Bildung an diesen Hormonen erfolgt laufend, doch wechselt die Menge, die sezerniert wird, rhythmisch in Übereinstimmung mit dem Zyklus der Frau. Man kennt bisher drei körpereigene Hormone mit östrogener Wirksamkeit: Östron, Östradiol und Östriol. Grundsätzlich kommt allen drei genannten Östrogenen dieselbe Wirksamkeit zu, doch ist die biologische Wirksamkeit — auf gleiche Gewichtseinheiten bezogen — unterschiedlich; dabei ist das Östradiol die wirksamste Verbindung.

Zur Gewinnung der natürlichen Östrogene stehen Ovarien von Haustieren nur in beschränktem Umfange zur Verfügung, um den für die Therapie erforderlichen hohen Bedarf befriedigen zu können. Geeignete Ausgangsquellen sind der Harn von schwangeren Stuten oder von Hengsten; dabei überrascht besonders, daß der Harn von Hengsten Östrogene in etwa doppelt so hoher Konzentration enthält wie der schwangerer Stuten (im Pferdehoden liegen übrigens Östrogene, hauptsächlich Östradiol, in so hohen Konzentrationen vor, daß sie die besten Östradiolquellen) darstellen; man erklärt sich die befremdliche Tatsache des Vorkommens bedeutender Mengen östrogener Hormone in männlichen Tieren damit, daß das Testosteron vor der Ausscheidung in Östrone umgewandelt wird. Es konnte auch experimentell gezeigt werden — durch RYAN 1958 —, daß Androstendion durch Placentamikrosomen zu Östron umgewandelt wird. Um östrogene Hormone industriell zu gewinnen, dürften in Zukunft — ähnlich wie bei anderen Hormonen — kombinierte mikrobiologische und rein chemische Verfahren Anwendung finden. Ein Beispiel dafür liefern die Untersuchungen von FRIED u. Mitarb. (1952) (s. J. Amer. Chem. Soc. 75, 5764, 1953). Durch Streptomyces lavandulae gelingt es, die Seitenkette von C_{21}-Steroiden (z. B. von Progesteron oder Desoxycorticosteron) abzubauen, wobei aber gleichzeitig der Ring A dehydriert wird. Man gelangt so auf biologischem Wege zum 1, 4-Androstadien-3, 17-dion, das sich auf chemischem Wege (Pyrolyse) leicht in Östron, einen Vertreter der östrogenen Hormone, überführen läßt (s. Formalschema S. 508). Ob mikrobiologische Methoden zur Gewinnung von Östrogenen größere technische Bedeutung erlangen werden, ist nicht sicher, zumal zahlreiche andere chemische Körper mit östrogener Wirksamkeit sehr leicht zugänglich sind.

4. Medizinische Hefe

Hefe ist ein uraltes Arzneimittel, das bereits Griechen und Römern gut bekannt war. Bis heute findet sie als empirisches Arzneimittel in der Volksmedizin vielfache Anwendung. Die moderne Bedeutung der Hefe in der Medizin liegt auf dem Gebiete der Vitamintherapie; in der Pharmazie — als Hilfsmittel der Rezeptur — tritt ihre Verwendung demgegenüber zurück.

Zur Biologie der Hefen

Hefen sind in der Natur weit verbreitet. Die Mehrzahl lebt saprophytisch auf Pflanzen, und zwar befallen sie gerne zuckerhaltige Früchte. Daneben gibt es aber auch parasitisch lebende Hefen, die schwere Erkrankungen bei Mensch und Tier hervorrufen können. Andere Hefen schließlich trifft man als Symbionten beispielsweise im Ernährungstrakt von Insekten oder höheren Tieren. Ob ein Mikroorganismus zu den Hefen zu zählen ist, dafür ist taxonomisch entscheidend ob er Asci und Ascosporen ausbildet. Allerdings bilden die Hefen noch keine eigenen Fruchtkörper aus wie die Euascomyceten, sondern die Asci sind hier frei, weshalb die Hefen innerhalb der Klasse der Ascomycetes (der Schlauchpilze) zur Unterklasse der Protascales (der Urschlauchpilze) zählen.

Wenn im vorliegenden Zusammenhange von Hefen die Rede ist, so ist aber in erster Linie an die Hefen im engeren Sinne gedacht, d. h. an die Arten der Gattung Saccharomyces. Physiologisch sind die hierher gehörenden Arten dadurch gekennzeichnet, daß sie aus bestimmten Hexosen, z. B. aus D-Glucose, Äthanol und Kohlendioxid bilden (d. h. sie sind „gärfähig"). Ein weiteres Merkmal ist der Vermehrungsmechanismus durch Sprossung, worunter man eine Form der vegetativen Vermehrung versteht, bei der sich junge Tochterzellen von Mutterzellen ablösen, ohne daß es zuvor zur Ausbildung einer trennenden Zellquerwand gekommen wäre. In den Kulturen bilden die Hefen im engeren Sinne runde, ovale oder mehr langgestreckte Einzelzellen, die sich nicht zu kompakten Gebilden wie andere Askomyzeten zusammenschließen. Zu dieser Gattung gehören die in der Gärungsindustrie verwendeten Hefen wie *Saccharomyces cerevisiae* (Backhefe, Brennereihefe, obergärige Bierhefe, medizinische Hefe), *Saccharomyces carlsbergensis* (untergärige Bierhefe) und *Saccharomyces cerevisiae* var. *ellipsoideus* (Weinhefen).

Die Bierhefen (Saccharomyces cerevisiae)

Hefen werden seit längerer Zeit als Treibmittel zur Bereitung von Brot und zur Erzeugung alkoholischer Getränke wie Bier und Wein verwendet. Die Arzneibücher schreiben für die medizinische Verwendung die Bierhefe, also Saccharomyces cerevisiae vor, eine Hefe, die nur in kultivierter Form bekannt ist und von der zahlreiche Stämme existieren, die jeweils unterschiedlich für die praktisch-technischen Zwecke des Menschen geeignet sind. Bierhefe fällt als Nebenprodukt in den Brauereien an. Man unterscheidet zwei Sorten von Bierhefen: die zur Herstellung von obergärigem und die zur Herstellung von untergärigem Bier. Bei den obergärigen Bieren (den Weißbieren) verläuft die Gärung rasch und stürmisch bei Temperaturen zwischen 12 und 25° unter Aufsteigen der Hefen an die Oberfläche der Gärbottiche. Untergärige Biere entstehen in langsamer Gärung bei Temperaturen zwischen 4 und 10° unter Abscheidung der Hefe als Bodensatz. Die Bäckerhefe ist ein bestimmter Stamm von S. cerevisiae, der als Nebenerzeugnis in den Brennereien anfällt; Bierhefe im engen Sinne, d. h. die aus der Bierbrauerei stammende Hefe, eignet sich nicht für Backzwecke. Heute erzeugt man in zunehmendem Maße Hefe auch industriell als Hauptprodukt, und zwar dann nach dem sog. „Luftverfahren". Vergärfähiges Material wie verzuckerte Getreide- oder Kartoffelmaische versetzt man mit Branntweinhefe und leitet dann einen kräftigen Luftstrom durch; durch den Luftsauerstoff wird die

Alkoholbildung gehemmt, das Wachstum und die Vermehrung der Hefe selbst aber stark begünstigt. Im geeigneten Zeitpunkt wird die Umsetzung unterbrochen und die leicht gelbliche, krümlige Hefemasse abzentrifugiert. Als Back-, Luft- oder Preßhefe wird sie in den Handel gebracht. Die Ph. Helv. enthält unter der Bezeichnung Faex eine Preßhefe (obergärige Branntweinhefe), die nach dem Luftverfahren (auf Melasse) hergestellt ist. Das DAB 6 hingegen fordert unter der Bezeichnung Faex medicinalis eine lebende untergärige Bierhefe.

Als Triebmittel oder für Gärungsprozesse muß die Hefe gärfähig sein, d. h. das Trocknen der Hefe muß vorsichtig bei mäßigen Temperaturen erfolgen, um die Ferment- und Lebenstätigkeit der Hefezellen nicht zu beeinträchtigen. Faex medicinalis DAB 6 und Faex compressa Ph. Helv. stellt lebende Hefe dar. Die in Form von Industriepräparaten zur Anwendung gelangenden Hefen sind dagegen Hefen, die bei höheren Temperaturen getrocknet wurden und nicht mehr gärfähig sind. Trockenhefen sollen besser verträglich sein und die Inhaltsbestandteile besser freigelegt werden können. Von lebender Hefe wird behauptet, daß die Fermente des menschlichen Darmes nicht in der Lage seien, die Zellwände anzugreifen und damit die therapeutisch wertvollen Zellinhaltsbestandteile (z. B. die Vitamine) resobierbar zu machen. Darüber hinaus soll lebende Hefe die Entwicklung der normalen Darmflora beeinträchtigen und zu Diarrhöen oder zu Obstipationen führen (zit. bei G. BRUNE, 1960). Einige Pharmakopöen schreiben für die therapeutische Verwendung ausschließlich Trockenhefen vor, die nicht mehr gärfähig sind (z. B. die USP).

Chemische Zusammensetzung der Hefe

Saccharomyces cerevisiae enthält je nach Sorte wechselnde Mengen (6—17%) Gesamtkohlenhydrate, die sich differenzieren lassen in Kohlenhydrate der Hefezellwand und des Zellinhalts. Die Zellwände bestehen aus dem sog. Hefeglucan, β-glykosidisch verknüpften D-Glucosemolekülen mit der im Pflanzenreich sonst ungewöhnlichen 1,3-Verknüpfung der Glucosebausteine, und zwar so, daß Pyranoseketten vom Molekulargewicht von etwa 6500 entstehen. Die sonst üblichen Strukturelemente pflanzlicher Zellwände wie Cellulose, Hemicellulose, Lignine, und Pektine fehlen der Hefe. Als Zellinhaltsstoff fehlt der Hefe ein weiteres ubiquitäres Kohlenhydrat, die Stärke, die hier durch das Hefeglykogen ersetzt ist, ein aus α-1,4-verknüpften D-Glucoseeinheiten aufgebautes Kohlenhydrat mit großer Ähnlichkeit mit dem tierischen Glykogen. Eine äußerliche Ähnlichkeit besteht schon darin, daß auch das Hefeglykogen mit Jod keine Violett-, sondern die für tierisches Glykogen charakteristische Rotbraunfärbung gibt.

Neben Kohlenhydraten enthält dann Hefe wie jede lebende Zelle als mengenmäßig vorherrschende Bestandteile noch Eiweiße und Fette. Bei der Bierhefe besteht mehr als 50% der Trockensubstanz allein aus Eiweiß, weshalb Hefe in Form von Trockenhefe, Hefeextrakt oder Hefeflocken als Nahrungsmittel (Fleischersatz) in Notzeiten viel verwendet wird. Nucleinsäuren, Fermente und Vitamine sind weitere Hefeinhaltsstoffe.

Hefe als Vitamin-Therapeutikum

B-Gruppe. Auf der Suche nach billigen Ausgangsprodukten für Vitamine der sog. B-Gruppe stieß man bald auf die leicht zugängliche Hefe. Besonders reich ist Hefe an den Vitaminen B_1, B_2, B_3 und B_6; aber auch andere wasserlös-liche Vitamine dieser Reihe sind in der Hefe enthalten — *nicht* hingegen aber das Vitamin C.

Die Vitamine, die wir in der B-Gruppe zusammenfassen, kommen in der Hefe — wie auch sonst in der Natur — vergesellschaftet vor. Das ist insofern ver-ständlich, als die Vitamin B-Gruppe eine biologische, eine funktionelle Ein-heit bildet. Zwar besitzt jedes Einzelvitamin seine besondere Wirkungsweise, sie müssen aber in ihrer Gesamtheit vorliegen — es darf keines fehlen — damit ein bestimmter physiologischer Prozeß ausgelöst wird. In der Hefe kommt dem B-Komplex die Funktion zu, eingebaut in Fermente, D-Glucose zu Äthanol und CO_2 zu oxydieren. Jedes Einzelvitamin ist also Glied einer Reaktionskette; fällt auch nur ein einziges Glied aus, so wird die gesamte Reaktionsfolge in Mitleiden-schaft gezogen.

In ähnlicher Weise wie im Stoffwechsel der Hefezelle stehen die Stoffe der B-Gruppe auch beim Menschen im Zusammenhang mit dem Kohlenhydratstoff-wechsel: in aktivierter Form (d. h. phosphoryliert) werden sie als prosthetische Gruppen in Fermente eingebaut, die für den Abbau und die Verwertung der Kohlenhydrate sorgen.

Man neigt heute dazu, bei Verdacht auf Vitamin B-Mangel therapeutisch kein Einzelvitamin zu verabreichen, sondern den ganzen Komplex zu verord-nen. In dieser Hinsicht ist nun medizinische Hefe oder aus ihr dargestellte Prä-parate ein ideales Vitamin-B-Therapeutikum: Denn man darf annehmen, daß die Einzelvitamine der Gruppe in einem derartig gegenseitigen Mengenverhält-nis vorliegen, wie es für ein reibungsloses Funktionieren der Kohlenhydrat-verbrennung optimal ist. Für die Bevorzugung des Gesamtkomplexes sprechen die folgenden Gründe:

1. Man vermeidet, daß ein bestimmtes Einzelvitamin in zu hoher Dosierung genommen wird; Überdosierung des einen vermag aber u. U. Mangelsymptome an einem anderen hervorzurufen (d. h. die Einzelvitamine der Gruppe scheinen in einem richtigen Mengenverhältnis vorliegen zu müssen).

2. Eine Art ,,Schrotflinten-Therapie'' scheint bei der Vitamin-B-Verwen-dung sinnvoll. Vermutet der Arzt einen B-Mangel, so läßt sich nicht ohne wei-teres, zumindest nicht in der ärztlichen Praxis, feststellen, welches definierte Vitamin der Gruppe eigentlich fehlt.

3. Man erspart sich die diffizile Isolierung von Einzelvitaminen, wodurch die Vitamintherapie wirtschaftlicher wird. Nur in bestimmten Fällen werden nach wie vor reine Einzelvitamine angewendet.

Schwere Mangelerscheinungen an Vitaminen der B-Gruppe, die also klinisch ein eindeutiges Bild geben (wie z. B. die Beri-Beri) sind heute selten. Mäßiger Mangel an Vitaminen der B-Gruppe soll sich in Appetitlosigkeit äußern. Aus diesem Grunde sind Vitamine und Hefeextrakte immer wiederkehrende Ingre-dienzien der zahlreichen Roborantia und Tonika.

Das einfachste ,,Vitamin B-Komplexpräparat'' ist die medizinische Hefe selbst. Die Industriepräparate stellen mehr oder weniger gereinigte Extrakte dar, die nach den verschiedensten, in der Patentliteratur niedergelegten Verfahren hergestellt werden.

Hefe und Vitamin D_2 (s. S. 395). Hefe enthält durchschnittlich 2,5% Ergo-sterin, doch läßt sich der Gehalt durch Wahl geeigneter Züchtungsbedingungen weiter steigern. Durch Bestrahlen mit ultraviolettem Licht unter kontrollierten Bedingungen geht Ergosterin teilweise in Vitamin D_2 über.

Isoliert man zunächst das Ergosterin aus der Hefe, so erhält man Reinvitaminpräparate von D_2. In der Regel wird aber Hefe unmittelbar bestrahlt; man erhält in diesem Falle sog. ,,bestrahlte Hefe", die auf einen definierten Vitamingehalt eingestellt wird. Das Vitamin der Hefe — also Vitamin D_2 — soll wesentlich haltbarer sein, als das in Fischleberölen vorkommende Vitamin D_3 (das eine Methylgruppe weniger im Molekül enthält). Fischleberöle werden leicht ranzig; durch die oxydativen Prozesse, die an der Luft beim Ranzigwerden vor sich gehen, wird auch das Vitamin D_3 allmählich zerstört.

Hefe in der Rezeptur

Nach dem DAB 6 darf zur Pillenherstellung nur medizinische Hefe verwendet werden, die zwei Stunden lang im Trockenschrank auf etwa 100° erhitzt worden ist. Die Hefe verliert durch diese Fermentinaktivierung ihre Gärfähigkeit. Die Inaktivierungsrate ist allerdings nicht allein eine Funktion der Temperatur und der Einwirkungsdauer, sie hängt vielmehr eigentümlicherweise sehr stark vom Wassergehalt der Hefe ab. Um sicher zu gehen, daß alle Fermente inaktiviert werden, soll Hefe vorher auf einen bestimmten Feuchtigkeitsgehalt gebracht werden. Die Faex siccata der Ph. Helv. stellt eine inaktivierte, nicht mehr gärfähige plasmolysierte Preßhefe dar.

Hefeextrakte können nach verschiedenen Verfahren hergestellt werden, beispielsweise durch Hydrolyse von Hefen in Autoklaven mittels Säuren oder unter Druck (s. S. 512). Dabei werden die Hefeeiweiße zu Aminosäuren abgebaut und der Extrakt erhält einen Geruch und einen Geschmack, der an Fleischextrakt erinnert. Hefeextrakte werden gelegentlich zur Pillenherstellung in der Rezeptur verwendet. Große Mengen verarbeitet die Lebensmittelindustrie als Würze für Suppen, Bouillons und andere Speisen. A. BEYTHIEN (1947) gibt für die Zusammensetzung von Hefeextrakten die folgenden Werte an: Wasser 24,9—30,8%, organische Stoffe 45,4—52,3%, Gesamtstickstoff 4,84—6,97% (davon in Form von Proteasen 0,5—1,4%, Pepton 0,3—2,8%, Basen 0,8—1,9%, Ammoniak 0,2—1,3%), Mineralstoffe 18,1—25,5% (davon NaCl 5,2—15,5%, P_2O_5 4,8—6,2%).

Literatur

ABRAHAM, E. P.: Die Antibiotika in der Mikrobiologie; Endeavour 18, 212—220 (1959). — Antibiotics in ,,Encyclopedia of Chemical Technology" Ne York, Bd. 2, S. 7—24. — BIRKINSHAW, J. H.: Biosyntheses in the fungal field, Planta medica 8, 355—366 (1960). — BREDD, MURRAY and HITCHENS in BERGEY's Manual of Determinative Bacteriology, 6. Aufl. Baltimore 1948. — BRUNE, G.: Die therapeutische Bedeutung der Hefen, in ,,Die Hefen" herausgegeben von J. REIFF, R. KAUTZMANN, H. LÜERS und M. LINDEMANN, Nürnberg 1960, S. 973—995. — FLAIG, W. u. K. HAIDER: Reaktionen mit oxydierenden Enzymen aus Mikroorganismen. Planta medica 9, 123—139 (1961). — GÄUMANN, E.: Die Pilze, Basel 1949. — GEIGY A. G., Wissenschaftliche Tabellen, Basel 1955ff. — GOLDBERG, H. S.: Antibiotics, Their Chemistry and Non-Medical Uses, Princeton 1959. — HAAS, H.: Spiegel der Arznei, Springer-Verlag 1956. — LINDNER, F. u. a.: Über Antibiotika aus Streptomyceten in ,,Medizin und Chemie" 6, 276—315, Frankfurt (M.), 1958. — LIST, P. H.: Chemie der höheren Pilze, Planta medica 8, 383—393 (1960). — MUSSO, H.: Orcein- und Lackmusfarbstoffe, Planta medica 8, 432—446 (1960) und Orcein und Lackmus, Angew. Chemie 73, 665—673 (1961). — PETERSON, D. H.: in ,,Perspectives and Horizons in Microbiology" ed.

S. A. WAKSMAN; Rutgers University Press 1955. — PRATT, R. und J. DUFRENOY: Antibiotics, Philadelphia-London-Montreal 1953. — RICKARDS, R. W.: The Biosynthesis of phenolic compounds from activated acetic acid units; in ,,W. D. OLLIS, Recent Developments in the Chemistry of natural phenolic compounds" Pergamon Press 1961, S. 1—19. — SMYTHE, C. V.: Microbiological Production of Enzymes and their industrial application; Econ. Botany 5, 126 (1951). — STOUDT, T. H.: The Microbiological Transformation of Steriods; in ,,Advances in Applied Microbiology" Bd. 2, S. 183, New York-London 1960. — TAMM, CH.: Mikrobiologische Umwandlungen von Steroiden und weiteren Naturstoffen. Planta medica 8, 331 (1960). — UNDERKOFLER, L. A. und R. J. HICKEY: Industrial Fermentations, 2. Bde., New York 1954. — WAKSMAN, S. A.: Antibiotics and their significance in the Physiology of Microorganisms, in ,,Proceedings of the 7th Intern. Botanical Congress, Stockholm 1950" The Chronica Botanica Co., Waltham, Mass. S. 440. — WOODRUFF, H. B. und L. E. MC DANIEL: The Strategy of Chemotherapy" London 1958. —

XII. Drogen, deren spezifische Wirkstoffe nicht oder nur ungenügend bekannt sind

Volksmedizinisch verwendete Drogen und Arzneipflanzen

In diesem Abschnitt werden Drogen und Arzneipflanzen zusammengefaßt, aus denen bisher keine spezifischen Wirkstoffe isoliert wurden, oder für die bisher keine tierexperimentellen Versuchsanordnungen angegeben wurden, welche eine Bestätigung für die ihnen nachgesagte Heilwirkung am Menschen darstellen können. Aufgenommen in diesen Abschnitt sind ferner einige, in den vorhergehenden Kapiteln nicht besprochene Drogen, deren Wirkstoffe zwar einigermaßen bekannt sind, deren Anwendung aber auf die Volksmedizin abgedrängt wurde. Die Zahl der hierher gehörenden Drogen ist groß; es kann sich im folgenden nur um eine Auswahl handeln.

1. Pflanzen, die möglicherweise im Sinne einer unspezifischen Reizkörpertherapie wirken

Echinacea

Echinacea ist eine Gattung aus der Familie der Kompositen und der Unterfamilie der *Tubuliflorae* (*Heliantheae*). Der Gattungsname leitet sich vom gr. ἔχινος = Igel her, da einige Arten durch die rauhen, mit borstenartigen Haaren versehenen Blätter und Stengel auffallen. Zwei Arten werden verwendet: die *Echinacea pallida* Nutt. und die *Echinacea angustifolia* D. C. Beide Arten stellen ausdauernde Kräuter dar, die in Nordamerika beheimatet sind. In der amerikanischen Volksmedizin verwendet man die getrockneten Rhizome und Wurzeln der Pflanzen; in Europa verarbeitet man hauptsächlich die frische, ganze, blühende Pflanze.

Die therapeutische Verwendung von Echinacea geht auf die Indianer Nordamerikas zurück, welche die Droge vor allem als Wundheilmittel verwendeten. Mit einer gewissen Berechtigung, wie es scheint: denn es gelang A. STOLL u. Mitarb. (1950) aus den Wurzeln von E. angustifolia ein gegenüber bestimmten Mikroorganismen bakteriostatisch wirksames Prinzip zu isolieren, das Echinacosid. Chemisch handelt es sich beim Echinacosid um einen Ester der Kaffeesäure mit einem Trisaccharid (bestehend aus 2 Mol Glucose und 1 Mol Rhamnose), das seinerseits glykosidisch mit Brenzcatechinäthanol verknüpft ist. Die bakteriostatische Wirkung des Inhaltsstoffes ist an den Kaffeesäureanteil des Moleküls geknüpft, an einen Pflanzenstoff, der frei und als Depsid in der Natur sehr weit verbreitet vorkommt.

$$\text{HO}\text{—}\underset{\text{HO}}{\diagup}\text{—CH}=\text{CH—C—O—Glucose—O—CH}_2\text{—CH}_2\text{—}\diagup\text{—OH}$$

$$\underset{\text{O}}{\overset{\text{Glucose}}{|}} \quad \underset{\text{Rhamnose}}{|}$$

Echinacosid

Die bakteriostatische, auf dem Gehalt an Echinacosid beruhende Wirkung von Echinacea-Auszügen ist aber nur akzessorischer Art; die Förderung der Wundheilung durch Echinacea wird heute mehr im Sinne einer unspezifischen Reizkörpertherapie und einer Hyaluronidase-Hemmwirkung gedeutet (E. KOCH und H. UEBEL, 1953; K. H. BÜSING, 1952).

Die unspezifische Reizkörpertherapie geht von der bekannten Tatsache aus, daß jede Infektionskrankheit ein Wechselspiel darstellt zwischen den bakteriellen Erregern einerseits und den Abwehrkräften des infizierten Wirtsorganismus andererseits. Während die Chemotherapie die Krankheitserreger spezifisch bekämpft, sollen die Mittel der unspezifischen Reizkörpertherapie die eigenen Abwehrkräfte des Organismus steigern; der Organismus soll befähigt werden, Infektionen aus eigener Kraft zu überwinden.

Das wirksame, die „Umstimmungsreaktion" des Organismus hervorrufende Prinzip der Echinacea ist seiner chemischen Natur nach bisher nicht bekannt. Möglicherweise handelt es sich um das gleiche Prinzip, das der Droge den brennenden, beißenden Geschmack verleiht; denn es liegen einige Anhaltspunkte dafür vor, daß beim unsachgemäßen Trocknen und Lagern mit dem charakteristischen Geruch und Geschmack der Droge zugleich auch die therapeutische Wirkung verloren geht.

Wie erwähnt, versuchen einige Untersucher, den Wirkungsmechanismus von Echinacea auf eine Antihyaluronidase-Wirkung zurückzuführen. Bekanntlich scheiden die Infektionserreger ein Ferment aus, das ihnen den Eintritt in die tieferen Gewebepartien freigeben soll. Dieses Ferment, die Hyaluronidase, wirkt in spezifischer Weise depolymerisierend auf die Hyaluronsäure, d. h. das Ferment löst den Zellkitt zwischen den Zellen eines Gewebeverbandes. Dieses Bakterienferment nun wird durch bestimmte in Echinacea vorkommende Substanzen gehemmt, wodurch zugleich ein Ausbreiten der Infektion verlangsamt wird.

Echinacea-Präparate werden innerlich und äußerlich angewendet. Man verwendet sie bei infektiösen und septischen Prozessen gemeinsam mit den Chemotherapeutika und ferner in der Rekonvaleszenz zur allgemeinen Resistenzsteigerung gegen Infektionskrankheiten.

Arnika

In Wirkung und Anwendung erinnert Arnika zum Teil an Echinacea. Auch Arnika gilt als allgemeines Stimulans und als „souveränes" Mittel zur Entzündungshemmung und Wundheilförderung; hinzu kommt die Verwendung als Kreislaufstimulans.

Arnica montana ist ein ausdauerndes Kraut, das auf Bergwiesen der nördlichen Hemisphäre, besonders Mitteleuropas, vorkommt. Offizinell sind die

33*

Flores Arnicae (sine calycibus), d. s. die getrockneten Blütenköpfchen der Pflanzen ohne Hüllkelch und Blütenboden. Aber auch das ganze Kraut (Herba Arnicae) und das Rhizom (Radix Arnicae) werden verwendet. Gesammelt wird Arnika besonders in Österreich und in Norditalien.

Die genannten Drogen sind örtlich wirkende Hautreizmittel. Innerlich müssen Arnika-Zubereitungen mit Sorgfalt angewendet werden: bei zu hoher Dosierung gesellen sich zu örtlichen Reizwirkungen im Magen-Darm-Kanal resorptive Vergiftungserscheinungen bis zu Atemstörungen und Kollaps.

Aus Arnika wurden zahlreiche Inhaltsstoffe isoliert, so Flavone, Bitterstoffe und ätherisches Öl. Es besteht aber noch keine Klarheit, welche Stoffe für die der Arnika nachgesagte Heilwirkung verantwortlich sind. Arnika ist ein viel verwendetes Hausmittel.

Rhus toxicodendron

Rhus toxicodendron L., der Giftsumach, ist ein etwa 1 m hoher Strauch aus der Familie der *Anacardiaceae*, der im nördlichen und mittleren Teile des nordamerikanischen Kontinents beheimatet ist. Beim Abpflücken von Blättern und Zweigen, u. U. bereits beim kräftigen Berühren, ruft er beim Menschen Rhus-Dermatitis, heftige Entzündungen der Haut hervor. Die Pflanze enthält in der Rinde von Wurzel, Stamm und Zweigen, ferner in der Nähe der Nerven (von Blättern, Blüten und Früchten) schizogene, von einer weißlichen Emulsion erfüllte Sekretgänge, die sich lysigen erweitern können. Da die Blätter zart und leicht verletzbar sind, tritt Harzemulsion bereits beim kräftigen Berühren aus. Dabei genügen wenige Mikrogramm (μg) des Inhaltes, um die Entzündungserscheinungen herbeizuführen. Gewöhnlich treten die ersten Symptome nach etwa 24 Stunden auf, manchesmal aber erst nach drei Tagen. Die Haut wird zunächst rot, die betroffenen Stellen schwellen an, werden ödematös und heiß. Hinzu tritt starkes Jucken und Brennen. Schließlich bilden sich viele kleine Bläschen, die einen serösen, eitrigen Inhalt entleeren, der als gelbliche Kruste die entzündete Fläche bedecken kann. Die Rhus-Dermatitis ist sehr hartnäckig, denn sie kann wochen-, selbst monatelang anhalten; zudem können die betroffenen Stellen dauernd durch ihren verminderten Pigmentgehalt sichtbar bleiben.

Das toxische Prinzip des Giftsumachs stellt ein Gemisch chemisch nahe verwandter Verbindungen dar, von denen bisher insgesamt vier in ihrer chemischen Konstitution aufgeklärt werden konnten. Die Verbindungen I und II sind neben ähnlich gebauten Stoffen auch im Urushiol, dem Gift von *Rhus verniciflua* Stokes enthalten.

	R
1	$-(CH_2)_{14} \cdot CH_3$
2	$-(CH_2)_7 \cdot CH=CH \cdot (CH_2)_5 \cdot CH_3$
3	$-(CH_2)_7 \cdot CH=CH \cdot CH_2 \cdot CH=CH(CH_2)_2 \cdot CH_3$
4	$-(CH_2)_7 \cdot CH=CH \cdot CH_2 \cdot CH=CH \cdot CH_2 \cdot CH=CH_2$

Vier Komponenten des Rhusgiftes

Rhus wird in der Schulmedizin therapeutisch nicht verwendet, er besitzt dort ausschließlich toxikologisches Interesse. Dagegen sind Tinkturen aus frischen Rhusblättern viel verwendete Mittel der homöopathischen Arzneimittellehre. U. a. ist Rhus ein „Hauptmittel" bei akutem Muskelrheumatismus, bei akutem und chronischem Gelenkrheumatismus, bei Ischias, bei Gesichtsneuralgien und vor allem aber bei zahlreichen Hautkrankheiten wie Ekzemen und Impetigo, die von Juckreiz begleitet sind.

Pulsatilla

In Europa heimisch sind zwei Pulsatilla-Arten: *Anemone pratensis* L. (Wiesen-Pulsatilla) und *Anemone pulsatilla* L. (Gemeine Pulsatilla). Von LINNÉ wurden die Pulsatillen in die artenreiche Gattung *Anemone (Ranunculaceae)* eingeordnet, von anderen Autoren werden sie zu einer eigenen Gattung *Pulsatilla* zusammengefaßt, deren Arten durch die mit einem Federschwanz versehenen Früchte gekennzeichnet sind. Die beiden erwähnten Arten wachsen auf sandigen und trockenen Stellen Mittel- und Südeuropas; sie blühen im Frühjahr.

Die frischen Pflanzen schmecken brennend scharf und riechen nach Zerreiben beißend. Der scharfschmeckende Inhaltsstoff, das Protoanemonin, ist identisch mit dem stark hautreizenden und dem toxischen Prinzip der Pflanzen.

Protoanemonin erzeugt auf der Haut Rötung, Schwellung, Blasenbildung, und bei längeren Einwirkungen — abhängig von der Konzentration — geschwürigen Zerfall ganzer Gewebepartien. Bei innerlicher Zufuhr von Protoanemonin, bzw. des Preßsaftes frischer Pflanzen, kommt es zu Stomatitis, kolikartigen Leibschmerzen, Gastroenteritis mit blutigen Diarrhöen. Nach letalen Dosen tritt der Tod durch Kreislauf- und Atemlähmung ein.

In seiner Verbreitung ist Protoanemonin nicht auf Anemone pulsatilla und A. pratensis beschränkt. Es findet sich auch in den übrigen Arten der Gattung Anemone und darüber hinaus — allerdings in stark wechselnden Konzentrationen — in zahlreichen Arten der zu den Ranunkulazeen zählenden Gattungen *Ranunculus, Clematis, Caltha, Trollius* und *Actaea*. Der chemischen Konstitution nach handelt es sich beim Protoanemonin um ein fünfgliedriges, ungesättigtes Lacton (ein Butenolid). Es scheint nicht genuin in der Pflanze vorzukommen, sich vielmehr erst sekundär (postmortal) auf enzymatischem Wege durch Glykosidspaltung zu bilden. Isoliert wurde eine genuine Vorstufe aus Ranunculus bulbosus in Form des Ranunculins. Protoanemonin ist wenig beständig; bereits beim Trocknen der frisch geernteten Pflanzen dimerisiert sich die Verbindung zu Anemonin, einer geruchlosen, weniger aktiven Verbindung. Auch Anemonin seinerseits ist nicht sehr beständig; bei der Lagerung von Drogen und Drogenauszügen geht es verhältnismäßig rasch in die (wahrscheinlich pharmakologisch indifferente) Anemoninsäure über.

$$O=\overset{\displaystyle \diagup\!\!\diagdown}{\underset{\displaystyle O}{\diagdown\!\!\diagup}}-CH_2-O-C_6H_{11}O_5 \;\rightarrow\; O=\overset{\displaystyle \diagup\!\!\diagdown}{\underset{\displaystyle O}{\diagdown\!\!\diagup}}=CH_2$$

Ranunculin   Protoanemonin

Anemoninsäure   Anemonin

In der homöopathischen Arzneimittellehre ist Pulsatilla ein viel verwendetes und sehr geschätztes Mittel. Von den Indikationen seien genannt Amenorrhöe und Dysmenorrhöe. Die Urtinktur wird aus den frischen blühenden Pflanzen von Anemone pratensis hergestellt. In nicht zu lange gelagerten Auszügen kann noch Anemonin nachgewiesen werden (H. SCHINDLER, 1955).

Literatur

Büsing, K. H.: Arzneimittelforschung **2**, 467 (1952). — Rost, E. u. E. Gilg: Ber. dtsch. pharmaz. Ges. **22**, 296 (1912). — Schindler, H.: Inhaltsstoffe und Prüfungsmethoden homöopathisch verwendeter Heilpflanzen, Aulendorf i. Württ. 1955. — Stoll, A., J. Renz u. A. Brack: Helv. chim Acta **33**, 1877—1893 (1960). —

2. Pflanzliche Sedativa

Humulus lupulus

Die reifen Fruchtstände der Hopfenpflanze, *Humulus lupulus* L., kurz Hopfen genannt, sind von volkswirtschaftlicher Bedeutung; neben Gerstenmalz ist der Hopfen das wichtigste Ingredienz bei der Bierbereitung. Hier dient es einmal als Würze zur Geschmacksverbesserung, als Bittermittel und zugleich auch als Konservierungsmittel. Die medizinische Verwendung ist demgegenüber von untergeordneter Bedeutung. Hopfen gilt in der Volksmedizin als ein Sedativum und als Antiaphrodisiakum. Allerdings sind diese ihm nachgerühmten Wirkungen umstritten. Hinzu kommt, daß die Bitterstoffe der Droge (in erster Linie die „Hopfenbittersäuren" Humulon und Lupulon), die als die sedativ wirksamen Inhaltsbestandteile gelten, wenig haltbar sind und sich durch Luft- und Lichteinwirkung rasch zersetzen.

Die Stammpflanze gehört zur Familie der *Moraceae*, und zwar zur Unterfamilie der *Cannabinoideae*, und ist demnach eng mit der Hanfpflanze verwandt. Es handelt sich um eine windende, zweihäusige Pflanze; als „Hopfen" in Kulturen gezogen wird nur die weibliche Pflanze. Ihre Fruchtstände bezeichnet man pharmazeutisch als Strobili Lupuli. Frucht- und Deckschuppen sind über und über mit Drüsen bedeckt, die sich durch Abklopfen und Sieben in Form eines gelblich-roten Pulvers sammeln lassen (= Hopfenmehl, Glandulae Lupuli, Lupulinum). Berühmte Hopfenanbaugebiete sind die Holledau in Oberbayern und die Saazer Gegend in Böhmen.

R = —OH   Humulon

R = —CH=CH—CH(CH₃)₂   Lupulon

Iso-Humulon

Myrcen

Die Bitter- und Aromastoffe des Hopfens sind in den erwähnten Drüsen lokalisiert, deren Inhalt sich in einen flüchtigen Anteil (= ätherisches Öl) und in eine Harzfraktion zerlegen läßt, die im wesentlichen ein Gemisch mehrerer Bitterstoffe darstellt. Von den kristallisierbaren Bitterstoffen herrschen mengenmäßig das Humulon und das Lupulon vor. Als Bestandteile des Öles wurden Myrcen, Ester des Myrcenols und Humulon nachgewiesen. Humulon und Lupulon sind chemisch wenig stabile Verbindungen, die sich beim Lagern der Droge und bei Extraktionsvorgängen in mannigfacher Weise verändern können. Von ihren chemischen Umwandlungen ist die Isomerisierung zu den

Iso-Verbindungen für den Brauvorgang wichtig, da es die Iso-Verbindungen
sind, die für den bitteren Geschmack und für die bakteriostatische Wirkung
hauptverantwortlich sind, die das Bier durch den Hopfenzusatz erhält. In nicht
näher bekannter Weise werden sie ferner oxydiert, polymerisiert und kondensiert
zu Derivaten, die nicht mehr bitter und aromatisch schmecken und nicht mehr
bakteriostatisch wirksam sind: Beim Lagern des Hopfens wurden innerhalb
von neun Monaten Wirkungsverluste bis zu 80% der Ausgangswerte festgestellt.
Auch der Gehalt an ätherischem Öl nimmt beim Lagern der Droge ab; einmal
durch Verdunsten, dann durch Polymerisierung des Myrcens. Strobuli Humuli
Lupuli und Glandulae Humuli Lupuli (Lupulinum) sollen daher zu Arzneipräparaten möglichst frisch verarbeitet werden.

Humulon und Lupulon sollen bei bestimmten (kranken) Menschen eine,
wenn auch schwache zentralsedative Wirkung ausüben (nach O. GESSNER). Sie
wirken ferner bakteriostatisch gegenüber einer Reihe grampositiver Bakterien.
Hopfen ist Bestandteil einiger Industriepräparate, die als Sedativa empfohlen
werden.

Kawa-Kawa

Kawa-Kawa wird heute kaum noch arzneilich verwendet. Aber aus mehreren
Gründen beansprucht die Droge auch heute noch ein gewisses Interesse. Auf
einigen Inseln des Pazifik bereitet man aus der Droge ein Getränk (Kaltwasser-
mazerat), das zu zeremoniell-kultischen Zwecken, aber auch als Arzneimittel
verwendet wird. In Europa interessierte man sich einige Zeit für die antibakteriellen Eigenschaften von Kawa-Auszügen; entsprechende Präparate gegen entzündliche Erkrankungen des Uro-Genitaltraktes wurden eine Zeitlang in beacht-
lichem Umfange hergestellt und auf den Markt gebracht, sehr rasch aber durch
die synthetischen Chemotherapeutika verdrängt. In der letzten Zeit schenkte
man den sedativ-hypnotisch wirksamen Inhaltsstoffen der Droge besondere Aufmerksamkeit.

Unter Kawa-Kawa versteht man die getrockneten Rhizome der in Polyne-
sien und auf Hawaii (nahe Puna auf Big Hawaii) kultivierten Varietäten von
Piper methysticum Forster. Die Stammpflanze ist ein strauchartiges, etwa 2 m
hoch werdendes Gewächs mit gestielten, breit-ovalen Blättern. Der Wurzelstock,
der frisch etwa 1—2 kg schwer ist, samt den stärkeren Wurzeln und den untersten Teilen des Stammes bilden die Droge: allerdings sollen in der Handelsware
(Rhizoma Kawa) Sproßteile fehlen.

Die Droge enthält reichliche Mengen an Stärke und neben anderen ubiquitären Pflanzenstoffen etwa 5—10% eines Harzes (Resina Kawa), das ein kompliziertes Gemenge zahlreicher lipoidlöslicher Stoffe darstellt, unter denen sich
die wirksamen Prinzipien befinden. In reiner Form isoliert wurden bisher sechs
N-freie, in Wasser unlösliche, aromatische Verbindungen: Yangonin, Desmethoxy-yangonin, Kawain, Dihydro-kawain, Methysticin und Dihydromethysticin.
Die genannten Kawa-Inhaltsstoffe sind chemisch eng miteinander verwandt,
und zwar besteht ihr gemeinsames Aufbauprinzip darin, daß ein sechsgliedriger
Lactonring (α-Pyronring) über eine C_2-Seitenkette mit einem Benzolring verknüpft ist. Unterschiede bestehen in der Zahl der Doppelbindungen (Desmethoxy-yangonin und Yangonin: drei, Kawain und Methysticin: zwei, Dihydro-
kawain und Dihydro-methysticin: eine Doppelbindung im Lactonring mit

Seitenkette); unterschiedlich sind ferner die Substituenten am Benzolring (Kawain, Dihydro-kawain und Desmethoxy-yangonin sind unsubstituiert, Methysticin und Dihydro-methysticin sind Dioxymethylenderivate, Yangonin trägt eine Methoxy-Gruppe).

$$\text{Bauprinzip der Kawalactone}$$

Bauprinzip der Kawalactone

$$C_6H_5 \cdot CH=CH\text{—}\overset{OCH_3}{\diagup}\overset{}{C}=O$$

Desmethoxy-yangonin

$$C_6H_5 \cdot CH=CH\text{—}\overset{OCH_3}{\diagup}\overset{}{C}=O$$

Kawain

$$C_6H_5 \cdot CH_2 \cdot CH_2\text{—}\overset{OCH_3}{\diagup}\overset{}{C}=O$$

Dihydro-kawain

Eine antibakterielle Wirkung wurde für Kawain nachgewiesen, wodurch die früher übliche Verwendung der Ganzdroge als Harndesinfiziens begründet erscheint. Die zentral-beruhigende und antikonvulsive Wirkung der Droge beruht hauptsächlich auf ihrem Gehalt an Dihydro-kawain und an dessen Dioxymethylen-Derivat (= Dihydro-Methysticin), wobei jedoch die übrigen Kawalactone synergistisch zu der typischen Gesamtdrogenwirkung beitragen (M. W. KLOHS u. Mitarb. 1959, VAN VEEN 1939, R. HÄNSEL u. a. 1958, H. J. MEYER u. a. 1960).

Zur Sitte des Kawatrinkens: Kapitän JAMES COOK (1728—1779), der Entdecker der Inselwelt des Pazifischen Ozeans, lernte als erster Europäer die merkwürdige Sitte des Kawatrinkens kennen. Die Wurzeln werden zuerst geschält, gereinigt und in mundgerechte Stücke geschnitten. Nunmehr werden die Wurzelstücke gekaut, bis sie zu einem feinen, fasrigen Detritus geworden sind: dabei darf nichts von dem im Munde sich ansammelnden Saft hinuntergeschluckt werden. Sobald das Kauen beendet ist, kommt der Bissen in eine Holzschüssel und wird mit kaltem Wasser übergossen. Man läßt einige Zeit extrahieren, seiht ab, und trinkt aus einer halben Kokosnußschale als Becher. Lange Zeit hielt man den Kawatrank für eine Art alkoholisches Getränk; S. PARKINSON schrieb (1771) in sein Tagebuch: „The expressed juice of this plant they drink to intoxicate themselves". Erst L. LEWIN wies (1886) nachdrücklich auf die ganz andersartige, eigentümlich beruhigende Wirkung des Kawatrankes hin.

Cannabis

Der Hanf, *Cannabis sativa* L., enthält Wirkstoffe mit auffallend psychotroper Wirkung, wodurch er Rohstoff für ein früher im Orient und in Lateinamerika verbreitetes Genußgift (Haschisch, Marihuana) geworden ist. In der Volksmedizin wurden Hanfauszüge ihrer sedativen und auch antibakteriellen (antibiotischen) Eigenschaften wegen sehr vielseitig angewandt. Nach neueren Untersuchungen sind die sedativen Wirkstoffe nicht identisch mit den rauscherzeugenden Prinzipien, anscheinend aber mit den antibakteriellen Inhaltsstoffen. Gesamtmenge und qualitative Zusammensetzung der Wirkstofffraktionen (Harz) wechseln von Droge zu Droge stark. Die Wirkstoffe selbst stellen labile Verbindungen dar, weshalb die Droge bei der Aufbewahrung innerhalb kurzer Zeit ihre Wirksamkeit verliert. Diese Unkontrollierbarkeit des therapeutischen Wertes der aus Cannabis hergestellten Arzneimittel führte dazu, daß der Hanf heute praktisch aus dem Arzneischatz verschwunden ist.

Der Hanf, ein einjähriges, diözisches Gewächs, gehört zu den ältesten Kulturpflanzen; auch heute noch wird er in zahlreichen Kulturformen in weiten Teilen der Erde zur Fasergewinnung angebaut. Die unter dem Speziesnamen *Cannabis sativa* L. zusammengefaßten Kulturformen gehören zur Familie der Moraceae, und zwar zur Unterfamilie der *Cannabinoideae*, die sich von den *Moroideae* durch das Fehlen von Milchröhren unterscheidet. Eng verwandt ist der Hanf mit einer anderen Kulturpflanze, dem Hopfen, der ebenso wie der Hanf aus besonderen Drüsenschuppen harzartige Exkretionsprodukte sezerniert. Beim Hanf sind diese Drüsenschuppen z. T. langgestielt, und zwar finden sie sich auf der Laubblattunterseite und auf den Deckschuppen der weiblichen Blüten, hier besonders zahlreich. Eine harzreiche Droge wird demnach aus den Stengelspitzen mit Blüten und Blättern der weiblichen Pflanzen zu bestehen haben.

　　Aus dem Harz des deutschen Faserhanfes isolierten zuerst O. E. SCHULTZ und G. HAFFNER (1958) die Cannabidiolsäure (I), eine Substanz mit zentralsedativer Wirkung und antibakteriellen Eigenschaften. Ihrer chemischen Konstitution nach stellt diese sedative Substanz eine β-Resorcylsäure dar mit einem n-Amylrest und einem monozyklischen Monoterpen als Substituenten. Cannabidiolsäure ist nicht identisch mit dem psychotrop wirksamen Inhaltsbestandteil des Hanfes. Für die dem eigentlichen Haschisch zukommenden psychotropen rauscherzeugenden Eigenschaften ist eine mit (I) eng verwandte Verbindung (III) verantwortlich, das Tetrahydrocannabinol, eine Substanz, von der mehrere stereoisomere Formen existieren (R. ADAMS 1940; S. LOEWE u. a. 1941).

Man versteht unter Haschisch (arabisch) oder Bhang (hindustanisch) die getrockneten, blühenden, von gröberen Blatt- und Stengelteilen befreiten Blütenstände und Deckblätter der in wärmeren Ländern kultivierten Pflanzen von *Cannabis sativa* L. var. *indica*, einer tropischen Kulturform des gewöhnlichen Hanfes. Als Haschisch im engeren und eigentlichen Sinne oder als Charas oder Churus bezeichnet man das nach verschiedenen Methoden angereicherte Harz der Pflanzen. Man schneidet beispielsweise die harzreichen Triebe der Pflanzen ab und reibt sie an Teppichstoffen energisch ab; die klebrige Masse bleibt am Stoff haften wird dann abgeschabt und zu Kügelchen oder Stäbchen geformt. Haschisch wird gekaut oder geraucht. Der Genuß führt zu einem begehrten Rauschzustand mit Euphorie.

　　Nach den heutigen Kenntnissen stehen das sedative Prinzip (I = Cannabidiolsäure) und das psychotrope in engem biogenetischem Zusammenhange. Von der Cannabidioläure (I) glaubt man, sie geht durch Decarboxylierung in Cannabidiol (II) über, das sich durch intramolekulare Kondensation in die psychotrop wirksamen Tetrahydrocannabinole (III) umwandelt. Aber auch die Tetrahydro-

(I) Cannabidiolsäure
(sedativ und bakteriostatisch
wirksam, nicht rauscherzeu-
gend; temperaturempfindlich)

(II) Cannabidiol

(IV) Cannabinol
(pharmakologisch unwirksam)

(III) Tetrahydrocannabinol
(psychotrop wirksam)

cannabinole sind nicht beständig und gehen (vielleicht unter dem Einfluß von Dehydrogenasen oder unter spontaner Dehydrierung) in das unwirksame Cannabinol (IV) über.

Demnach findet in der Hanfpflanze während deren Entwicklung eine mehrstufige Wirkstoffumwandlung statt, deren Ausgangspunkt — wie erwähnt — die Cannabidiolsäure (I) und deren Endprodukt das Cannabinol (IV) bildet; Cannabidiol (II) und Tetrahydrocannabinol (III) stellen Intermediärprodukte der Umwandlung dar. Nach den bisherigen Untersuchungen hängt die Schnelligkeit der Reaktionsfolge, ihr Fortschreiten von I über II und III nach IV, in erster Linie von geographischen und klimatischen Faktoren, speziell vom Temperaturfaktor ab. Die Reaktion schreitet auch nach der Ernte der Droge weiter fort, wobei dann die Aufbewahrungsverhältnisse eine Rolle spielen, ob die stabile Endstufe IV rasch oder langsam erreicht wird.

Die chemische Unbeständigkeit der pharmakologisch aktiven Tetrahydrocannabinole macht die schon längst bekannte Tatsache verständlich, daß nur frischer Hanf rauscherzeugende Haschischwirkung besitzt. Innerhalb eines Jahres nimmt der Wirkungswert um etwa 75% ab. Scharfes Trocknen der Droge und trockenes Aufbewahren in dicht geschlossenen Behältnissen soll stabilisierend wirken.

Der Naturstoff Tetrahydrocannabinol wurde als Modell gewählt, um zu synthetischen Arzneimitteln mit größerer therapeutischer Breite zu gelangen. Über hundert dem Tetrahydrocannabinol ähnliche Substanzen wurden von R. ADAMS synthetisiert, die teilweise den Naturstoff an Wirkungsstärke übertreffen. Einige (Synhexyl, Parahexyl) wurden gegen Depressionszustände klinisch erprobt und sollen von therapeutischem Wert sein.

Lactuca virosa

Die eine der beiden großen Untergruppen der *Compositae*, die Gruppe der *Liguliflorae*, zeichnet sich durch das Auftreten gegliederter Milchsaftröhren aus. Nach dem bekanntesten Vertreter, der Wegwarte (*Cichorium intybus*), wird diese Unterfamile der Kompositen im ENGLERschen Pflanzensystem neuerdings Cichorioideae genannt. Zu ihr gehört nur die Tribus Cichorieae. Im Milchsaft des Giftlattichs kommen die beiden Bitterstoffe Lactucin und Lactupikrin in höheren Konzentrationen vor und stellen das wirksame sedative Prinzip dieser Arzneipflanze dar. Die zentralsedative Wirkung des Lattichs war bereits in der Antike wohlbekannt. Die Droge kam in neuerer Zeit weniger wegen mangelnder Wirksamkeit außer Gebrauch; ihrer breiteren Verwendung stehen eher wirtschaftliche Momente entgegen, da sie — um ihre Wirksamkeit zu behalten — mit besonderer Sorgfalt aufbereitet werden muß, daher nur zu relativ hohen Preisen erhältlich ist.

Die Gattung *Lactuca* umfaßt etwa 70 Arten. *Lactuca virosa* L., eine etwa 1—2 m hoch werdende Pflanze mit buchtig gezähnten Blättern und gelben, in einer endständigen Rispe stehenden Blütenkörbchen, wächst wild in einigen Gegenden Mittel- und Südeuropas. Alle Organe der Pflanze führen einen weißen, an der Luft sich bräunenden Milchsaft. Zur Gewinnung der eigentlichen Droge, des eingedickten Milchsaftes der Pflanze (= Lactucarium), wird die blühende Pflanze unterhalb der Spitze gekappt und der hervorquellende Milchsaft in ein Sammelgefäß aufgenommen. Da die wirksamen Prinzipien des Milchsaftes oxydationsempfindlich sind, ist Luftsauerstoff möglichst auszuschließen (G. SCHENCK).

Die unsichere Wirkung des früheren Lactucariums erklärt sich aus den groben Darstellungsverfahren.

Beim einfachen Eintrocknen des Milchsaftes, das sich über Wochen hinzog, waren die Bitterstoffe nicht bloß dem Sauerstoff der Luft ausgesetzt, nicht selten wurden die Ansätze auch von Schimmelpilzen befallen. Nach den neuesten Verfahren läßt man den gesammelten Milchsaft nur kurze Zeit in verschlossenen Kannen unter Luftabschluß stehen, verwirft einen sich absetzenden käsigen Bodensatz, und versprüht im Trockenturm zu einem wasserfreien Pulver (G. Schenck u. Mitarb. 1937—1939).

Wie allgemein alle pflanzlichen Milchsäfte enthalten auch die Milchsäfte der *Cichorieae* neben Eiweiß, Kautschuk und Säuren vielfach andere Terpene; speziell in Lactuca virosa sind Triterpenalkohole (5-, β-Lactucerol) enthalten, die aber für die Wirkung der Droge unmaßgeblich sind. Als Wirkstoffe sind Lactucin und Lactupikrin anzusehen, zwei Substanzen, die einem besonderen Typus sesquiterpenischer Lactone angehören. Sie enthalten dasselbe Kohlenstoffgerüst wie die Azulene und die Azulenbildner. Lactucin konnte auch auf chemischem Wege in das Chamazulen, den bekannten Bestandteil des Blauöles der Kamille, überführt werden.

Lactucin

p-Hydroxyphenylessigsäure

Lactupikrin ist ein Derivat des Lactucins, und zwar der entsprechende p-Hydroxyphenylessigsäure-Ester.

Präparate oder Zubereitungen aus Lactuca virosa gelten als milde Sedativa. Besonders bemerkenswert ist jedoch die hustenstillende Eigenschaft von Lactuca.

Wie erwähnt sind Lactucin und Lactupikrin auch noch außerhalb der Gattung Lactuca in anderen Arten der Cichorieae verbreitet. Außer der beschriebenen Lactuca virosa wurden für arzneiliche Zwecke aber lediglich einige weitere Lactuca-Arten herangezogen: so *L. scariola* L. in Frankreich, *L. canadensis* und *L. elongata* in Nordamerika.

Piscidia-Rinde

Die Piscidia-Rinde stammt von *Piscidia erythrina*, einer Papilionazee, welche in Mexico, Florida und auf den westindischen Inseln vorkommt. Bei der Stammpflanze handelt es sich um einen großen tropischen Baum; die eigentliche Droge besteht aus der **Wurzelrinde** dieses Baumes.

Auf Jamaika wurden Extrakte aus der Rinde früher als Fischgifte zum Fischfang verwendet (s. Barbasco S. 49), medizinisch bei Zahnschmerzen, als Schlafmittel und zur Beruhigung Geisteskranker. In Europa trifft man die Cortex Piscidiae gelegentlich als Bestandteil von Teemischungen, die als „Beruhigungstees" empfohlen werden. Die Droge enthält u. a. Rotenon, Jamaicin (ein Isoflavon) und Piscidiasäure (= p-Hydroxybenzyl-weinsäure).

Passiflora

Die Passionsblumen sind kletternde Sträucher warmer Landstriche Amerikas. Die Gattung *Passiflora* gehört zur Familie der *Passifloraceae*, die den *Caricaceae* nahesteht. Der Name Passiflora stammt von dem Jesuiten Ferrari: der eigenartige Bau der Blüte ließ ihn in den drei Griffeln die Nägel des Kreuzes Christi sehen, in den 5 Staubgefäßen die Wundmale und die dem Fadenkreuz — strahlig angeordneten fadenförmigen Achsengebilden — die Dornenkrone. Die Früchte der *Passiflora*-Arten stellen mit saftigem Fruchtbrei erfüllte Beeren dar; einige, so die von *P. edulis*, werden wie Obst gegessen.

Passiflora incarnata L. wird als Sedativum verwendet, eine Verwendung, die der Volksmedizin entlehnt ist. In Amerika verwendete man die Blüten früher als ein Nervenberuhigungsmittel bei Unruhe,

3-Methylcarbolin
(Harman)

ferner gegen Schlaflosigkeit, gegen Spasmen und Krämpfe verschiedenster Art. Den spezifischen Wirkstoff zu isolieren ist bisher nicht gelungen. Es erscheint aber denkbar, daß das von R. Neu (1956) isolierte 3-Methyl-carbolin (= Harman) an der typischen Drogen-Gesamtwirkung beteiligt ist.

Literatur

Austert, F. u. J. Schäfer: Cannabis sativa S. 1—17 in „Arzneipflanzen", Leipzig 1955. — Grlic, L. u. A. Andrec: The Content of acid Fraction in Cannabis Resin of Various Age and Provenance. Experientia **17**, 325—326 (1961). — Neu, R.: Über die Inhaltsstoffe der Passiflora incarnata L. in „90 Jahre Dr. W. Schwabe", Karlsruhe, 1956. — Schultz, O. E. u. G. Haffner: Zur Kenntnis eines sedativen Wirkstoffes aus dem deutschen Faserhanf (Cannabis sativa), Arch. Pharmazie **291**, 391—403 (1958). — Schultz, O. E., u. G. Haffner: Zur Frage der Biosynthese der Cannabinole, Arch. Pharmazie **293**, 1—8 (1960). — Steinegger, E.: Drogen und synthetische Arzneistoffe mit psychotroper Wirkung, Schweizer Apotheker-Ztg. **97**, 751—763 (1959).

3. Pflanzen, die als Antihypertonika verwendet werden

Die Hochdruckkrankheit (die Hypertonie) gehört mit zu den häufigsten Krankheiten des über 40 Jahre alten Menschen. Ihr häufiges Auftreten scheint mit Zivilisationsschäden in Zusammenhang zu stehen. Gekennzeichnet ist die Hypertonie durch eine anhaltende Steigerung des arteriellen Blutdruckes. Eine gezielte Therapie ist in den meisten Fällen nicht möglich, da die Ursachen für das Auftreten der essentiellen Hypertonie bisher nicht geklärt werden konnten. Dem Arzt stehen zahlreiche Arzneimittel mit verschiedenartigen Angriffspunkten zur Verfügung. Von den Antihypertonika, die dem Pflanzenreich entstammen, sind zunächst die Rauwolfia-Alkaloide (wie das Reserpin, Rescinnamin, Raupin und Ajmalin) und die Veratrum-Alkaloide (besonders das Protoveratrin A und B) zu erwähnen. Ferner werden Sympathikolytika aus der Reihe der hydrierten Secale-Alkaloide verwendet.

In dem folgenden Abschnitt sind einige weitere Drogen behandelt, die ebenfalls als Antihypertonika empfohlen werden: so die Wirkstoffe bestimmter Ericazeen, das Andromedotoxin, die Mistel- und die Olivenblätter. Über den therapeutischen Wert der erwähnten Drogen besteht keine Einigkeit.

Andromedotoxin, ein hypotensives Prinzip aus Ericazeen

Zahlreiche Ericazeen, insbesondere Arten der Gattungen *Andromeda*, *Kalmia*, *Leucothöe* und *Rhododendron*, enthalten ein toxisches Prinzip, das im Tierversuch ein ähnliches Wirkungsbild wie das Veratrin zeigt. Nach seiner Erstauffindung in Blättern von *Andromeda japonica*, erhielt es den Namen Andromedotoxin.

Andromedotoxin ist das giftige Prinzip des in der Türkei als „del bali" bekannten Gifthonigs, eines Bienenhonigs, der aus Rhododendron-Arten stammt. Bereits Xenophon (430—355 v. Chr.) schildert gut die Vergiftungssymptome an griechischen Soldaten, die von dem Honig gegessen hatten: „Die wenig gegessen hatten, glichen stark Betrunkenen; die aber viel gegessen hatten, Rasenden, teils aber auch Sterbenden".

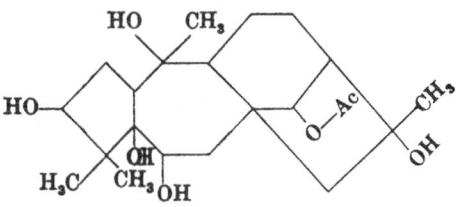

Andromedotoxin (Ac = —CO · CH₃)

Dem Andromedotoxin (= Grayanotoxin I aus *Leucothöe grayana*) wird die Konstitution eines kompliziert gebauten Diterpens zugeschrieben (J. IWASA, Z. KUMAZAWA und M. NAKAJIMA, 1961).

Andromedotoxin zeichnet sich durch eine blutdrucksenkende Wirkung aus, die besonders nach peroraler Applikation langanhaltend ist. Unter Beachtung der geeigneten Dosierung nutzt man diesen Effekt therapeutisch gegen Hochdruck aus.

Folia Oleae, Olivenblätter

Das Anpreisen der Olivenblätter als pflanzliches Antihypertonikum geht auf den Bericht des französischen Arztes MAZET (1938) zurück. Stammpflanzen der Droge sind die verschiedenen Kulturformen des Ölbaumes, *Olea europaea* L. subspec. *culta*. Die Blattdroge wurde in den letzten Jahren mehrfach chemisch und pharmakologisch geprüft. Der nach intravenöser Injektion wässeriger Auszüge im Tierversuch beobachtete Blutdruckabfall scheint auf dem Vorkommen von Cholin zu beruhen, eines ziemlich weit verbreiteten Pflanzenstoffes, der peroral angewendet jedoch unwirksam ist (G. SAMUELSSON, 1951). BALANSARD und DELPHAUT (1953) schreiben die blutdrucksenkende Wirkung der Droge einem von ihnen isolierten N-haltigen Pseudosaponin Oleosid zu, über dessen chemischen Aufbau Einzelheiten nicht vorliegen. Nach PANIZZI u. a. (1958) schließlich handelt es sich bei dem blutdrucksenkenden Prinzip der Droge um das Oleuropein.

$$\left[\begin{array}{c} H_3C \\ H_3C \end{array} \hspace{-0.3em} >N< \hspace{-0.3em} \begin{array}{c} CH_3 \\ CH_2-CH_2OH \end{array} \right]^{+} OH'$$

Cholin

$$HO \underset{}{\overset{OH}{\bigcirc}} -CH_2-CH_2-O\text{-Glucose}$$

Oleuropein

Viscum album

Die Mistel ist ein immergrüner Strauch aus der Familie der *Loranthaceae*. Wie die meisten Angehörigen dieser Familie ist sie ein Halbschmarotzer. Sie wächst auf Bäumen. Ihr zu Rinden-Saugsträngen mit Senkern umgewandeltes Wurzelsystem entzieht dem Wirt Wasser und Nährsalze. Auffallend ist ihr dichasiales Verzweigungssystem. Die Astrinde und vor allem die ledrigen Blätter führen Chlorophyll und sind so zur Assimilation befähigt. Die Mistel ist zweihäusig, ihre Blüten sind stark reduziert. Die weißen Beeren enthalten einen klebrigen Schleim.

Die Wirtspflanze kann von der Mistel nicht willkürlich gewählt werden, sondern es gibt verschiedene physiologische Rassen der Mistel, die jeweils auf bestimmte Wirte eingestellt sind; so befällt die

Laubholzmistel (Viscum album var. mali)

in erster Linie Apfelbäume, aber auch verschiedene andere Laubhölzer, selten Birnbäume und Eichen, nie Buchen und Ulmen. Die

Tannenmistel (Viscum album var. Abietis)

nur Tannen, die

Föhren- oder Kiefermistel (Viscum album var. Pini)

die Kiefer (*Pinus silvestris*), ausnahmsweise auch *Pinus montana* und selten *Picea excelsa*, die Fichte.

Als Droge finden in erster Linie die jungen Triebe der Laubholzmistel Verwendung.

Die Mistel ist eine alte Heil- und Zauberpflanze. Sie spielte eine Rolle im Natur- und Baumkultus der Alten, wurde von den alten Germanen und Kelten verehrt; solche Berichte gibt es vor allem von den Druiden der Gallier, den keltischen Priestern. Im Altertum und auch im Mittelalter galt die Mistel als eine Art Allheilmittel gegen die verschiedensten Krankheiten. Es erscheint wenig sinnvoll, all diese Indikationen aufzuführen, die ihre Ursache z. T. auch in abergläubischen Vorstellungen hatten. Die heutige Verwendung der Mistelpräparate knüpft nicht an die Erfahrungen der älteren Volksmedizin an, sondern beruht auf zwei Beobachtungen aus neuerer Zeit.

1. Französische Forscher, zuerst wohl R. Gautier (1907), hatten im Tierversuch eine blutdrucksenkende Wirkung von Mistelextrakten festgestellt. Seitdem genießt die Mistel einen Ruf als Antihypertonikum, obgleich mehrfach darauf hingewiesen wurde, daß sich die tierexperimentell nachzuweisende Blutdrucksenkung mit dem Gehalt der Droge an Cholin und Acetylcholin erklären läßt, die zwar parenteral, aber nicht per os wirksam sind. Die meisten Mistelpräparate stellen aber oral einzunehmende Medikamente dar.

2. Die Tatsache, daß die Mistel ein Halbparasit ist, führte zu Arbeiten über den Einfluß von Mistelextrakten auf das Tumorwachstum. Dabei ging man von folgender Überlegung aus: Die Mistel muß die Wunde der Wirtspflanze, in der sie sich angesiedelt hat, offen halten. Schon im Jahre 1901 begann man nach einem „Antiwundhormon" der Mistel zu suchen. Es ergab sich, daß die Mistel keinen Stoff enthält, der eine Wundheilung zu hemmen vermag, dagegen aber ein nekrotisch wirkendes Prinzip. Nachdem so die nekrotisierende Wirkung der Mistel auf pflanzliches Gewebe festgestellt worden war, prüfte man ihre Wirkung auf tierisches Gewebe, und zwar sowohl auf gesundes als auch auf Karzinomgewebe.

Der Hauptwirkstoff der Mistel, das Viscotoxin, gibt Eiweißreaktion; er wurde bisher nicht in einheitlich kristalliner Form gewonnen. Es handelt sich um einen peptidartigen Körper, als dessen Bausteine bis jetzt mindestens 16 Aminosäuren nachgewiesen wurden. Der Gehalt der Droge an Viscotoxin schwankt bei den einzelnen Mistelrassen recht erheblich, ist aber auch von der Erntezeit abhängig. Im übrigen nimmt der Wirkstoffgehalt der Droge beim Lagern rasch ab.

Viscotoxin wird vom Magen-Darm-Kanal aus nicht resorbiert oder jedenfalls nicht in nennenswerter Menge. Bei intravenöser Zufuhr wirkt Viscotoxin stark toxisch. Es ist ein ausgesprochenes Zellgift und hat eine örtlich reizende und nekrotisierende Wirkung. Auch auf Herz und Kreislauf wirkt es schädigend und einer beobachteten Blutdrucksenkung geht eine Herzschädigung voraus. Da Viscotoxin in ausreichender Dosis beim Versuchstier zu Herzstillstand in Systole führt, hielt man es eine Zeitlang für einen Wirkstoff mit Digitalischarakter; Viscotoxin besitzt jedoch keine Digitaliswirkung.

Die schon erwähnten Untersuchungen über die nekrotisierende Wirkung von Mistelextrakten erbrachten gewisse Anhaltspunkte dafür, daß sich Impftumoren bei Karzinom-Mäusen nach peri- und intratumoraler Einspritzung von Mistelextrakten günstig beeinflussen lassen. Beim Menschen dagegen war eine Beeinflussung von Tumoren nicht nachweisbar.

Mistelauszüge verwendet man per os in der (experimentell nicht belegten) Hoffnung auf blutdrucksenkende Wirkung. Eine parenterale Misteltherapie (Plenosol, E. W.) wird bei Arthrosen und Neuritiden empfohlen, bei inoperablem Karzinom wird zu einem Versuch geraten.

Literatur

IWASA, J. u. Z. KUMAZAWA u. M. NAKAJIMA: Über Grayanotoxin, Agr. Biol. Chem. **25**, 782—792 (1961). — SAMUELSSON, G.: Phytochemical and Pharmacological Studies on Viscum album L., Svens farmaceutisk tidskrift **63**, 415—425 (1959), **63**, 545—553 (1959), **65**, 209—222 (1961), **65**, 481—494 (1961), **66**, 201—211 (1962), **66**, 237—245 (1962). — WINTERFELD, K. u. B. HEUKEN: Zur Kenntnis des Viscotoxins, Arch. der Pharmazie **203**, 820—826 (1960).

4. Amara (Bittermittel)

Allgemeines

Es gibt Pflanzen, die einen ausgesprochen bitteren Geschmack besitzen. Gerade derartig bitterschmeckende Pflanzen galten bei allen Kulturvölkern als besonders heilkräftig. Heute wissen wir, daß tatsächlich einige sehr bittere Pflanzeninhaltsstoffe pharmakologisch hochwirksam sind, beispielsweise die herzwirksamen Glykoside, die Chinaalkaloide, Brucin und Strychnin, Pikrotoxin u. a. m. Wirksame Arznei und bitterer Geschmack wurden auf diese Weise zu eng zusammengehörigen Begriffen; im Volke hielt sich bis heute eine Vorliebe für bittere Medizinen.

Charakteristisch dafür ist ein Essay von E. PENZOLD (1949) über süße und bittere Arznei. „Ich bekomme Tabletten, niedliche, weiße, harmlose Plätzchen, an deren Heilkraft ich wohl oder übel glauben muß. Denn die Heilkraft ist unsichtbar... Die Gebrauchsanweisung hebt es als rühmenswerte Eigenschaft hervor, daß die Tabletten völlig geruchlos, geschmacklos und farblos seien. Sie schmecken wirklich nach nichts, höchstens nach Gips . . . Da lobe ich mir doch den herzhaften, Zutrauen erweckenden aufpulvernden bitteren Geschmack, etwa der Chinatinktur, selbst wenn sie noch so bitter ist. Ich will es dem Mittel anschmecken, ob es hilft...".

Wenn wir heute von Bitterstoffen sprechen, so meinen wir aber nicht diese bitterschmeckenden Arzneimittel und Giftsubstanzen mit auffallenden Wirkungen auf Mensch und Tier; denn der bittere Geschmack ist hier eine unwesentliche, bloß zufällige — wenn auch auffällige — Nebeneigenschaft. Unter den eigentlichen arzneilich gebräuchlichen Bittermitteln verstehen wir Stoffe, die ausschließlich ihres bitteren Geschmackes wegen genommen werden, pharmakologisch aber weitgehend indifferent sind. Im chemischen Sinne ist die Bezeichnung Bitterstoffe kein Klassifikationsbegriff, denn die hier zusammengefaßten Pflanzeninhaltsstoffe bilden keine einheitliche Gruppe von Verbindungen, sie gehören den unterschiedlichsten chemischen Reihen an. Im folgenden werden wir unter Bitterstoffen aus Pflanzen isolierte Substanzen verschiedenster chemischer Zusammensetzung verstehen, die als einzige gemeinsame Eigenschaft einen intensiv bitteren Geschmack haben, und zwar in Konzentrationen, die zu klein sind, um nach Resorption noch andere auffallende physiologisch-pharmakologische Wirkungen zu entfalten (nach F. KORTE).

a) Vorkommen

Bitterstoffe kommen überall im Pflanzenreich vor, besonders häufig bei den Gentianazeen, den Kompositen und Labiaten. Die Zahl der Bitterpflanzen ist dementsprechend groß, doch ist heute nurmehr eine relativ kleine Anzahl in der Therapie gebräuchlich. Die folgende Tabelle gibt eine Übersicht über die wichtigen Bitterstoffdrogen.

Übersicht über einige Bitterstoffdrogen

Droge	Stammpflanze	Bitterstoff
Radix Gentianae	Gentiana lutea (Gentianaceae)	Gentiopikrin, Amarogentin
Folia Trifolii fibrini; Folium Menyanthidis	Menyanthes trifoliata (Gentianaceae)	Meliatin (= Loganin) (aus dem Rhizom der Pflanze isoliert)
Herba Centaurii	Centaurium umbellatum (Gentianaceae)	Gentiopikrin, Erythrocentaurin (Lactone)
Herba Absinthii	Artemisia absinthium (Compositae)	Absinthin (ein Sesquiterpenlacton)
Herba Cardui benedicti	Cnicus benedictus (Compositae)	Cnicin (ein Sesquiterpenlacton)
Cortex Condurango	Marsdenia cundurango (Asclepiadaceae)	Condurangin (Zimtsäureester eines C-nor-D-homopregnans)
Radix Colombo; Radix Calumbae	Jatrorrhiza palmata (Menispermaceae)	Columbin (ein Dilacton mit einem Naphthalin als Grundgerüst), Chasmanthin, Palmarin
Lignum Quassiae	Quassia amara und Picrasma excelsa (Simarubaceae)	Neo-, Iso-Quassin, Picrasmin (vermutlich Diterpene)

b) Nachweis der Bitterstoffe und Bestimmung des Bitterwertes von Drogen

Da die Bitterstoffe in chemischer Hinsicht den verschiedensten Stoffgruppen angehören, da überdies nur ein kleiner Teil seinen chemischen und physikalischen Eigenschaften nach erforscht ist, so erfolgen qualitativer Nachweis und quantitative Bestimmung auf biologischem (physiologischem) Wege. Zur Wertbestimmung von Bitterstoffdrogen ermittelt man die Grenzkonzentration des gerade noch wahrnehmbaren bitteren Geschmacks von Drogenauszügen abgestufter Verdünnung. Individuelle Fehler versucht man dadurch auszuschalten, daß die zu untersuchende Probe mit einer Standard-Brucinlösung 1 : 4 800 000 (nach R. WASICKY) verglichen wird. Die Ph. Helv. legt die Bitterwirkung von Arzneistofflösungen und von Drogenauszügen durch Geschmacksvergleich mit Chininhydrochlorid-Lösungen fest. Bei diesen Geschmacksprüfungen sollen die Lösungen jeweils eine Minute lang im Munde bewegt werden, damit alle Teile des Mundes gleichmäßig mit der Flüssigkeit in Berührung kommen.

Das gleichmäßige Verteilen der Flüssigkeit ist aus dem folgenden Grunde wichtig: Die Geschmacks-Sinneszellen, die der Mensch besitzt, sind nicht gleichmäßig über die Zungenoberfläche verteilt, sondern in bestimmten Regionen dichter angeordnet; die vier Hauptgeschmackseindrücke, salzig, sauer, süß und bitter, werden an verschiedenen Stellen der Zunge unterschiedlich intensiv empfunden.

Die biologischen Methoden des Nachweises und der Bestimmung von Bitterstoffen in Drogen durch die Geschmacksprobe sind recht empfindlich, da der Mensch gerade den Geschmack bitterer Stoffe noch in sehr hohen Verdünnungen wahrzunehmen vermag. So schmeckt beispielsweise eine 0,0005-proz. Chininlösung noch deutlich bitter.

Es ist eigenartig, daß sich der so aufdrängende bittere Geschmack durch Beimischung anderer Drogen — bis zu einem gewissen Grade wenigstens — unterdrücken läßt. Als Drogen, die den bitteren Geschmack zu unterdrücken vermögen, gelten Herba Santa und Gymnema.

Herba Santa bestehen aus den oberirdischen Teilen verschiedener *Eriodictyon*-Arten, kleinen Sträuchern Amerikas aus der Familie der *Hydrophyllaceae*. Fluidextrakte und Tinkturen aus dieser Droge schalten, bei gleichzeitiger Applikation von bitteren Stoffen, die Geschmacksempfindung für bitter aus.

Die Folia Gymnemae stammen von *Gymnema silvestris*, einem von Westafrika bis Australien vorkommenden Schlingstrauch aus der Familie der Asclepiadaceae. Der Wirkstoff der Pflanze, der die Bitterempfindung aufhebt, wurde Gymnemasäure genannt, eine Säure noch unbekannter Konstitution. Gymnemasäure ist im Handel erhältlich und wird in einigen Laboratorien der Industrie als Geschmackskorrigens eingesetzt. Gymnemasäure hebt außerdem die Geschmacksempfindung für süß auf.

c) Therapeutische Verwendung der Bittermittel

Bitterstoffe kommen nicht als Reinsubstanzen zur Anwendung, man bevorzugt in der Regel alkoholische Drogenauszüge wie Tinkturen und Weine. Werden Bittermittel kurz (20—60 Minuten) vor dem Essen in mäßigen Dosen eingenommen, so vermögen sie fehlenden Appetit anzuregen; sie steigern die Magensaftsekretion und sie erhöhen die Acidität des Magensaftes. Außer zur Anregung des Appetits und zur Verbesserung der Verdauung bei Eßunlust verwendet man sie auch als allgemeines Tonikum bei verschiedenen Schwächezuständen, bei Anämien und in der Rekonvaleszenz. Ferner setzt man Arzneipräparaten Bittermittel zu, um deren Geschmack zu modifizieren. In großem Maße braucht man Bitterstoffe in der Lebensmittelindustrie zur Herstellung bitterer Getränke, wie „Bitters", Aperitifs u. a.

Bitterstoffe der Gentianaceae

Die Familie der *Gentianaceae* umfaßt 70 Gattungen mit etwa 800 Arten von Kräutern, seltener Halbsträuchern oder kleinen Bäumen. Gentianazeen sind über die ganze Erde verbreitet. Morphologisch und anatomisch stehen sie den Loganiazeen nahe; dabei scheint die Verwandtschaft auch in einem phytochemischen Merkmal, dem der Loganin-Führung, ihren Ausdruck zu finden: R. WASICKY (1932) hält den Bitterstoff Loganin für ein chemisches Bindeglied zwischen den beiden Familien. Gewöhnlich unterteilt man die Gentianazeen in zwei Unterfamilien, in die der Gentianoideae und in die der Menyanthoideae. Die Unterfamilie der Gentianoideae ist die weitaus artenreichere, die der Menyanthoideae besteht lediglich aus fünf Gattungen von Wasser- und Halbwasserpflanzen. Bitterschmeckende glykosidische Substanzen kommen in der ganzen Familie vor; sie bedingen die medizinische Verwendung zahlreicher Gentianazeen (*Gentiana-*, *Centaurium-*, *Swertia-* und *Menyanthes-*Arten).

Als Bitterstoffe der Gentianazeen werden in der Literatur zahlreiche Substanzen namentlich genannt: Gentiamarin, Gentiin, Erythramarin, Erytaurin, Erythrocentaurin, Gentiopikrin, Amarogentin, Chiratin, Swertiamarin. Einheitliche, wohldefinierte chemische Körper sind jedoch nur das Gentiopikrin, das Erythrocentaurin, das Amarogentin und das Loganin.

Das Gentiopikrin wurde bereits im Jahre 1862 erstmals aus der frischen Enzianwurzel (von *Gentiana lutea*) isoliert. Es handelt sich um ein lactonisches Glucosid der nebenstehenden Konstitution.

Dem Erythrocentaurin aus *Centaurium umbellatum* wird folgende Formel zugeschrieben:

R_1 oder $R_2 = -CHO$
R_2 oder $R_1 = H$

Gering sind unsere Kenntnisse über die Konstitution des Amarogentins. Ähnlich dem Gentiopikrin fehlen auch ihm aromatische Bauelemente, ebenso kommt ihm Glykosid- und Lacton-Charakter zu. Amarogentin ist diejenige Substanz, die von allen bisher bekannten Substanzen am intensivsten bitter schmeckt; noch in einer Verdünnung von 1 : 60 Millionen ist ihr bitterer Geschmack deutlich wahrnehmbar.

Der Bitterstoff Loganin wurde erstmalig 1884 aus dem Fruchtmus von *Strychnos nux vomica* (*Loganiaceae*) isoliert. Später erwies sich dieses aus einer Loganiazee isolierte Glykosid als identisch mit einem aus *Menyanthes trifoliata* isolierten und zunächst als Meliatin bezeichneten Bitterstoff. Nach MERZ u. Mitarb. (1957) handelt es sich beim Loganin ebenfalls um ein glykosidisches Lacton.

Soweit die bisher an Gentianazeen-Bitterstoffen durchgeführten Strukturarbeiten allgemeinere Schlüsse zulassen, gehören diese Stoffe anscheinend in die Reihe der Monoterpene, die nur in glykosidischer Bindung überhaupt beständig sind; sie bilden vermutlich mit dem Verbenalin, dem Aucubin, dem Agnusid (u. a.) eine natürliche Gruppe.

a) Gentiana

Radix Gentianae, die Enzianwurzel, stammt von *Gentiana lutea* L. Einige Arzneibücher lassen außerdem die unterirdischen Organe (Rhizome und Wurzeln) einiger anderer Gentiana-Arten zu, so die von *G. purpurea* L., *G. pannonica* Scopoli und *G. punctata* L. Diese zuletzt genannten Arten sind jedoch nur von lokaler Bedeutung. Gentiana lutea ist eine ausdauernde, kräftige, bis über 1 m hoch werdende Pflanze mit großen, goldgelben, in Trugdolden stehenden Blüten. Die mächtigen elliptischen Blätter mit unterseits stark vorspringenden Nerven sind kreuzgegenständig angeordnet. Die Wurzeln werden bis über 1 m lang. Der gelbe Enzian bevorzugt Kalkböden; er bewohnt die höheren Gebirge Süd- und Mitteleuropas und Kleinasiens. In weiten Gebieten der Alpen ist der gelbe Enzian infolge Raubbaues ausgerottet; denn die Droge ist nicht bloß für pharmazeutische Zwecke, sondern auch zur Bereitung des „Enzianschnapses" sehr begehrt. Die für pharmazeutische Zwecke verwendete Droge soll unfermentiert sein.

Unfermentierte Enziandroge ist außen gelbbraun und innen gelblich-weiß. Fermentierte Droge erkennt man an der rotbraunen Farbe. Für die Spirituosenzubereitung ist Fermentieren der Droge wegen der Bildung bestimmter Aromastoffe erwünscht. Infolge partieller Hydrolyse der Bitterstoff-Glykoside nimmt bei der Fermentation der Bitterwert der Droge ab, weshalb einige Pharmakopöen nur die unfermentierte Ware zulassen, die allerdings im Handel schwer zu haben ist. Auch bei der Ware, die nicht eigens einer Fermentation unterworfen wurde, gehen fermentative Prozesse verschiedener Art beim bloßen Trocknen und Lagern der Droge vor sich. Abweichend finden sich auch Angaben, nach denen die fermentierte Droge einen höheren Bitterwert aufweisen soll.

An Wirkstoffen enthält die Droge das definierte Gentiopikrin (in Konzentrationen von etwa 2%). Begleitstoffe wie Gerbstoffe, Schleime und Pektine sind vorhanden; auffallend ist das fast völlige Fehlen von Stärke in der Droge, an deren Stelle vergärfähige Zucker (das Trisaccharid Gentianose, ferner Gentio-biose und Saccharose) vorkommen. Das pharmakologisch ziemlich indifferente, nicht bitter schmeckende Alkaloid Gentianin trägt kaum etwas zur Drogen-Gesamtwirkung bei.

Gentianin   Gentisin

Durch Unachtsamkeit beim Sammeln ist *Gentiana* nicht selten mit *Rumex alpinus* verfälscht. Als gefährliche Beimengungen wurden auch giftige Rhizome von *Veratrum album* gefunden, einer Pflanze, welche die-selben Standorte wie Gentiana lutea liebt.

Zur Identitätsprüfung auf Radix Gentianae läßt sich neben der Sinnesprüfung und der mikroskopisch-anatomischen Untersuchung zusätzlich noch die Mikrosublimation einsetzen; das Sublimat des Drogenpulvers besteht aus stabförmigen, gelben Kristallen von Gentisin, die sich in Kalilauge mit goldgelber Farbe lösen. Gentisin ist der Monomethyläther eines Trihydroxy-xanthons. Substanzen mit dem Ringsystem des Xanthons kommen im Pflanzen-reich relativ selten vor; außer bei Gentianazeen wurden sie noch bei einigen *Guttiferae* (*Garcinia*- und *Platonia*-Arten) nachgewiesen. Etwas häufiger als bei höheren Pflanzen scheinen Xanthone in Mikroorganismen, besonders in Pilzen vorzukommen.

Radix Gentianae ist das am meisten benutzte Bittermittel aus der Gruppe der Amara pura, der reinen Bittermittel[1]). In der Veterinärmedizin ist Enzian-pulver häufiger Bestandteil der sog. Freßlustpulver.

b) Andere Bittermittel der Gentianaceae

Vom pharmakognostischen Standpunkte aus, und vermutlich auch vom phy-tochemischen aus, ist die Familie der Gentianaceae eine sehr einheitliche Fa-milie. Wie bereits GILG und SCHÜRHOFF (1926) hervorhoben, haben in allen Teilen der Welt Menschen selbständig und unabhängig voneinander die „magen-stärkende Wirkung" von Arten dieser Familie entdeckt; entsprechende An-gaben findet man in den Volksmedizinen aller Länder, ob nun die betreffenden Arten aus den Gebirgen und Ebenen Europas stammen oder aus Nord- und Süd-amerika, dem tropischen und südlichen Afrika, dem gemäßigten, subtropischen und tropischen Asien und Amerika. Die verwendeten Arten gehören den ver-schiedensten Gattungen der Familie an; sie sind morphologisch so verschieden voneinander, als es die Familienzugehörigkeit nur gestattet, und doch zeigen sie offenbar dieselben pharmakologischen Eigenschaften, beruhend auf dem Ge-halt an chemisch gleich oder ähnlich gebauten Inhaltsstoffen (Bitterstoffen). *Swertia chirayita* aus den nördlichen Gebirgen von Indien liefert Herba Chiratae, eine Droge mit gleichen Indikationen wie Radix Gentianae. Die sehr bittere *Swertia japonica* ist auch heute noch in Japan offizinell. Gleicherweise wird das in den Hochgebirgsgegenden von Chile bis Mexico beheimatete *Centaurium chilense* als Herba Canchalaguae verwendet. In Amerika gebraucht man an Stelle des europäischen Enzians die dort heimischen *Gentiana andrewsii*, *G. pu-berula* und *G. saponaria*. *Blackstonia perfoliata* ist in der Schweiz als Volksmittel bekannt. Schließlich müssen noch zwei in den Arzneibüchern mehrerer Länder

---

[1] Je nach den Drogen-Begleitstoffen unterscheidet man nach KRATZ (1903) außer den Amara pura (den rein bitteren Drogen) noch die schleimigbitteren, die aromatischbitteren, die salzigbitteren und die scharfbitteren.

aufgeführte Drogen erwähnt werden: die Herba Centaurii und die Folia Trifolii fibrini (= Fol. Menyanthidis).

Die Fol. Trifolii fibrini (DAB) oder Fol. Menyanthidis (Ph. Helv.) stammen von *Menyanthes trifoliata* L., einer Sumpf- und Wasserpflanze. Der Bitterklee ist eine ausdauernde Staude mit kriechendem Wurzelstock, aus dem die etwa 30 cm hohen Blütenstengel und die Blätter entspringen. Die langgestielten Blätter sind dreizählig und mit einem auffällig breiten Mittelnerv versehen. Verbreitet ist die Pflanze in ganz Europa, im gemäßigten Asien und in Nordamerika. In ihrem Bitterwert reichen Menyanthes-Auszüge nicht an den Enzian heran. Die Droge wird heute selten als Bestandteil von bitteren Teegemischen verwendet.

Herba Centaurii (DAB und Ph. Helv.) stammt von *Centaurium umbellatum* Gilib. (= *Erythraea centaurium* Pers.), dem Tausendgüldenkraut, einer ein- oder zweijährigen Pflanze mit fast ubiquitärer Verbreitung. Aus einer Blattrosette erhebt sich ein vierkantiger Stengel mit sitzenden Blättern und kleinen rosaroten Blüten in lockeren, gabelig verzweigten Blütenständen. Die Droge kommt vor allem aus Marokko und Algerien. Ihre Bedeutung als verdauungsförderndes Bittermittel (Bestandteil der Tinctura amara DAB) ist gering.

Bitterstoffe der Compositae

Die Kompositen sind die größte Familie der Phanerogamen, sie umfassen 980 Gattungen und etwa 20 000 Arten. Sie sind über die ganze Erde verbreitet — wenn auch der Schwerpunkt der Verbreitung in den gemäßigten Zonen liegt — und sie leben unter den verschiedensten klimatischen Bedingungen: in tropischen Wäldern, Steppen, Wüsten, auf hochgelegenen Bergwiesen, Tundren, Sümpfen, an Fluß- und Seeufern. Meist handelt es sich um Kräuter, nur etwa 2% sind baumartige Gewächse (besonders die tropischen Formen). Daß Pflanzen, die sich so verschiedenartigen äußeren Bedingungen angepaßt haben, auch größere Unterschiede in ihrem Stoffwechsel aufweisen, ist von vornherein wahrscheinlich; daher finden wir unter den Kompositen Drogen mit sehr unterschiedlichen Inhaltsstoffen. Ein Teil der hierher gehörenden Drogen zeichnet sich durch das Vorkommen von Terpenen aus: Von den einfachen (meist zyklischen) Terpenen, die als Bestandteile ätherischer Öle vorkommen, über die Sesquiterpene vom Typus des Santonins bis zu den Polyterpenen der auch technisch als Kautschuklieferanten verwerteten Arten, sind nahezu alle Gruppen von Terpenen vertreten; hinzu kommen zahlreiche Bitterstoffe, die — soweit wir es bisher wissen — ebenfalls Terpenderivate darstellen. Auffallend ist, daß Alkaloide in der Familie nicht sehr weit verbreitet vorkommen, nur die Gattung *Senecio* führt Pyrrolizidin-Alkaloide. An Farbstoffen sind alle Typen wie Carotinoide, Anthozyane und Flavone vertreten. Wenn wir ein gemeinsames biochemisches Merkmal herausheben können, so wohl nur, daß alle K. als Reservekohlenhydrate an Stelle von Stärke Inulin aufbauen. Inulin ist im Gegensatz zur Stärke im Zellsaft löslich; es findet sich in allen Parenchymzellen, vor allem der unterirdischen Organe.

Typische Bitterstoffdrogen liefern uns einige Arten aus den Gattungen *Artemisia*, *Cnicus* und *Achillea*. Ihrer chemischen Konstitution nach bekannt sind das aus *Artemisia*-Arten isolierte Absinthin und das aus *Cnicus benedictus* gewonnene Cnicin. Darüber hinaus sind jedoch gerade bei den Kompositen Inhaltsstoffe mit auffallend bitterem Geschmack sehr verbreitet; chemisch näher bekannt sind noch das Lactucin und das Lactupikrin aus *Lactuca*-Arten und anderen *Cichorieae*, weiterhin das Tenulin und das Helenalin aus *Helenium*-Arten. Die genannten typischen Kompositen-Bitterstoffe gehören ihrem chemischen Aufbau nach zu den Sesquiterpenlactonen, und zwar zu den Sesquiterpenen der Guajenreihe.

Bekanntlich lassen sich die Sesquiterpene auf Grund der Ergebnisse von Dehydrierungs-Reaktionen in vier Grundtypen einteilen: den Cadinen-Typ, den Eudesmol-Typ, den Vetiven-Typ und den Guajen-Typ*.

In der Familie der Kompositen sind außer den Bitterstoffen auch auffallend viele andere Inhaltsstoffe vertreten, die sich vom Guajen ableiten (Guajanolide).

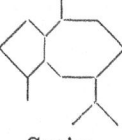

Guajen

Die Kompositen-Bitterstoffe sind eng verwandt mit den Azulenen, in die sich einige von ihnen in vitro sogar überführen lassen. So gibt z. B. das Absinthin die sog. „Chamazulen-Reaktion": Nach alkalischer Hydrolyse und anschließender Destillation aus saurem Milieu in Gegenwart von Luftsauerstoff wird Chamazulen, ein blau gefärbter Kohlenwasserstoff, gebildet.

a) Absinthium

Die Stammpflanze des Wermuts, der Herba Absinthii (DAB und Ph. Helv.), ist eine der über 200 bekannten Arten, die in der Gattung *Artemisia* zusammengefaßt werden, aromatischen Kräutern oder Halbsträuchern der nördlichen Hemisphäre. *Artemisia absinthium* L. kommt in mehreren Varietäten an Hecken, Wegrändern, Flußufern und auf steinigen Bergen von Nordafrika, durch ganz Europa und Nordasien verbreitet vor. Die ausdauernde Pflanze besitzt einen aufrechten, 60—120 cm hohen, graufilzig behaarten Stengel; die Blätter sind dreifach fiederteilig und ebenfalls dicht behaart; die Blüten sitzen in kugeligen, von graugrünen Hochblättern eingehüllten Köpfchen und sind winzig klein und gelb. Alle oberirdischen Teile der Pflanze riechen stark aromatisch und schmekken brennend-gewürzhaft und sehr stark bitter. Die Droge, Herba Absinthii, besteht aus den blühenden Zweigenden mit Blättern.

Das getrocknete Kraut enthält bis zu 0,5% ätherisches Öl von dunkelgrüner oder blauer Farbe (Chamazulen-haltig); der pharmakologisch wichtigste Bestandteil des Öles ist das (+)-Thujon, das neben Thujylalkohol, Phellandren, Cadinen enthalten ist. Therapeutisch am wertvollsten sind die Bitterstoffe. Am längsten bekannt sind das Absinthin und das Anabsinthin. Allerdings ist das Anabsinthin als Kunstprodukt aufzufassen; nach Šorm u. Mitarb. (1955) liegt es nicht als solches, d. h. genuin in der Pflanze vor, sondern es entsteht erst im Laufe der Aufarbeitung aus dem Absinthin. Beide Substanzen, das Absinthin und auch das Anabsinthin, schmecken noch in der Grenzkonzentration von 1 : 10 Millionen bitter. Der Gehalt der frischen Pflanze an Absinthin beträgt nach F. Korte: in den Blättern 0,3%, den Blüten 0,16% und den Stengeln 0,006%; die Wurzeln enthalten keinen Bitterstoff. Bei der Wasserdampfdestillation wird Absinthin (besonders leicht in Gegenwart von Alkali und Sauerstoff) in die Chamazulen-carbonsäure überführt, die ihrerseits wenig beständig unter Abspaltung von CO_2 in Chamazulen übergeht. Die Bitterstoffe der Herba Absinthii und ein Bestandteil des ätherischen Öles der Droge, eben das Chamazulen, stehen demnach in engen biogenetischen Beziehungen miteinander: das Absinthin ist ein natürliches Proazulen (s. die Tabelle S. 534).

Durch den Gehalt an ätherischem Öl und an Bitterstoffen ist Herba Absinthii kein reines Bittermittel, sondern ein Amarum-Aromatikum. Beide Wirkstoffkomponenten regen die Absonderung der Verdauungssäfte stark an, so daß Absinth ein geeignetes Digestivum darstellt. Das ätherische Öl ist — bedingt

---

*) Bekanntester Vertreter: Guajazulen.

durch seinen Thujongehalt — in größeren Dosen ein starkes Gift; es kommt zu Schwindel, Krämpfen, rauschartigen Delirien sowie zu übermäßiger Blutzufuhr (Hyperämie) der Beckenorgane und der Nieren. Oleum Absinthii wurde mißbräuchlich als Abortivum verwendet.

Absinthin $\xrightarrow[\text{Drogenaufbereitung}]{\text{Isomerisierung bei der}}$ Anabsinthin

OH⁻ | H₂O-Dampfdestillation Luft-O₂

Chamazulencarbonsäure $\xrightarrow[\text{H}^+]{-\text{CO}_2}$ Chamazulen
(Vorkommen: Im äther. Öl
des Absinths und einiger
anderer Compositen)

Mit Oleum Absinthii bereitet man die berühmten Absinthliköre, deren Herstellung in Deutschland und in der Schweiz allerdings verboten ist. Chronische Vergiftungen durch Absinthlikör haben nicht selten zusammen mit dem Alkohol zu bleibenden Degenerationserscheinungen am Zentralnervensystem (Geistesstörung und Verblödung) geführt.

b) Verwandte Artemisia-Arten

Die eben erwähnten Intoxikationen sind beim Genuß der Wermut-Weine nicht zu befürchten, die nicht mit dem Oleum Absinthii zubereitet werden, die vielmehr weinige Auszüge aus der Ganzdroge darstellen. Bei dieser Zubereitung kommen mehr die Bitterstoffe als das ätherische Öl der Droge zur Geltung. In den meisten Fällen zieht man zur Herstellung dieser Wermut-Weine nicht den offizinellen Wermut von Artemisia Absinthium L. heran, vielmehr den verwandten römischen Wermut von *Artemisia pontica* L. Artemisia pontica ist ein 30—45 cm hoher Halbstrauch, der in Südeuropa wild wächst; er ist in allen Teilen kleiner als A. absinthium.

Der bei uns weit verbreitete Beifuß, *Artemisia vulgaris* L., enthält ebenfalls ätherisches Öl und Bitterstoffe. Der Bitterwert des Beifußes ist kleiner als der des Wermuts. Im ätherischen Öl dieser Art ist Cineol der Hauptbestandteil, während Thujon nur in untergeordneten Konzentrationen vorkommt.

Artemisia dracunculus L., der Estragon, ist eine in Sibirien heimische Art mit holzigen, aufrechten Stengeln und unzerteilten, lineal-lanzettlichen, kahlen Blättern. Im Öl sind enthalten Methylchavicol, Phellandren und Ocimen. Estragon ist ein beliebtes Küchenkraut (für Kräuteressig, Salate, Senf, Saucen usw.).

c) Cnicus benedictus

Das Benediktenkraut, *Cnicus benedictus* L. (= *Centaurea benedictus* L.), ge,
hört taxonomisch zur Subtribus der *Centaureinae* innerhalb der *Cynareae*-
Pflanzen mit distelartigem Habitus. Die einjährige Pflanze fällt auf durch die
großen schrotsägezähnigen Blätter mit den dornig berandeten Zähnen, die zottig
behaart sind. Die gelben Blütenköpfe sitzen versteckt in einem Hüllkelch, dessen
oberste Hüllblättchen in einen knieförmig gebogenen Stachel auslaufen. Das
Benediktenkraut, dessen ursprüngliche Heimat das Mittelmeergebiet ist, wird
seit Jahrhunderten bei uns als Arzneipflanze angebaut. Therapeutisch, als
Amarum verwendet man Herba und Extractum Cardui benedicti selten, häufiger in der Lebensmittelindustrie als Komponente gewisser Kräuterliköre.

Das bittere Prinzip der Droge, das Cnicin,
in reiner Form darzustellen, gelang trotz zahlreicher früherer Versuche erst KORTE u. Mitarb. im Jahre 1958. Es handelt sich um ein
laktonisches Sesquiterpenderivat, dessen eines
Hydroxyl mit α,β-bis-Oxymethylacrylsäure
verestert ist.

Cnicin (ŠORM und Mitarb., 1960)

d) Millefolium

Achillea nannte LINNÉ eine etwa 100 Arten umfassende Gattung von Kompositen, da es
sich um eine Scharfgabe gehandelt haben soll, die der homerische Achilles als Wundheilmittel benutzt hat. Bis in die neuere Zeit hinein wurde die gemeine Schafgarbe, *Achillea
millefolium* L., volksmedizinisch bei eitrigen Wunden angewendet. Aber auch innerlich benutzte man sie viel, besonders als Antihämorrhagikum. Heute verwendet man die Schafgarbe — sie ist in der Ph. Helv. als Herba Millefolii offizinell — als Amarum mit akzessorisch
krampflösenden Eigenschaften. Zahlreiche Inhaltsstoffe wurden als Inhaltsbestandteile der
Droge nachgewiesen: u. a. das Chamazulen, ein Azulen, das auch in der mit der Gattung
Achillea botanisch sehr nahe verwandten Gattung Anthemis (z. B. *Anthemis nobilis* L.), dann
in der Gattung *Matricaria* angetroffen wird — ein gewisser Hinweis dafür, daß zwischen
Pflanzenverwandtschaft und Chemie der Inhaltsstoffe Beziehungen bestehen. Über den bei
der Verwendung der Droge als Amarum interessierenden Bitterstoff der Schafgarbe ist
nichts Näheres bekannt.

Colombo

Die Colombowurzel stammt von *Jatrorrhiza palmata* Miers.,
einer Schlingpflanze aus der Familie der *Menispermaceae*, die
in den tropischen Teilen Ostafrikas beheimatet ist. In Afrika
gilt Radix Colombo als Dysenterie-Mittel; bei uns wird die Droge
als Amarum-Mucilaginosum — allerdings höchst selten — verwendet. Als Wirkstoffe der Droge sind einerseits die Alkaloide
(s. S. 309), dann die Bitterstoffe und der Schleim anzusehen. An
Bitterstoffen wurden bisher das Columbin, das Chasmanthin
und das Palmarin isoliert. Die Konstitution des Columbins ist
bekannt: Die formale Betrachtung zeigt als Bestandteil des
Moleküls einen partiell hydrierten Naphthalinring, der mit zwei
sechsgliedrigen Lactonringen und einem Furanring verknüpft ist.

Columbin
(BARTON u. ELAD, 1956)

Condurango

Die Condurango-Rinde besteht aus der getrockneten Rinde der oberirdischen
Sprosse von *Marsdenia cundurango* Reichb., einer in den Anden von Peru, Ko-

lumbien und Ecuador einheimischen Liane aus der Familie der Asclepiadaceae. Ursprünglich gelangte die Droge als Mittel gegen Magenkrebs nach Europa; sie wurde dann später eine Zeitlang als Bittermittel — besonders in Form des Condurangoweines — verwendet.

Der Bitterstoff der Droge, das Condurangin, ist in mehrfacher Hinsicht ein eigenartiger Pflanzenstoff. So zeigt er abnorme Löslichkeit: Condurangin löst sich in kaltem Wasser klar, beim Erwärmen trübt sich die wässerige Lösung, um bei etwa 40° zu einer Gallerte zu erstarren; bei Abkühlung wird die Lösung wieder klar. Ferner ist das Condurangin eine sehr instabile Verbindung, was der Hauptgrund dafür ist, daß es bisher nicht gelungen ist, die Substanz völlig rein darzustellen. Die instabile Stelle im Molekül ist die Esterbindung; Condurangin ist ein Zimtsäureester.

Die Familie der Asclepiadaceae weist eine ganze Reihe von Gattungen auf, die durch den Gehalt an conduranginähnlichen Esterglykosiden gekennzeichnet sind und deren Aglykone jeweils chemisch ähnliche Eigenschaften aufweisen. Hierher gehören Inhaltsbestandteile der Gattungen *Asclepias, Cynanchum, Dregea, Pachycarpus, Sarcostemma* und *Marsdenia*. Die Aglykone lassen sich durch Selendehydrierung zum gleichen Kohlenwasserstoff abbauen, den JACOBS aus Veratramin und Jervin erhielt. Die Konstitution konnte durch Synthese als 7-Äthyl-8-methylbenzo-fluoren (I) sichergestellt und damit die Aglykone als Derivate eines C-Nor-D-homopregnans (II) wahrscheinlich gemacht werden.

(I)   (II)

Im Condurangin sind als Zuckerkomponenten D-Cymarose, D-Glucose und D-Thevetose nachgewiesen worden.

Literatur

GILG u. SCHÜRHOFF: Aus dem Reiche der Drogen, Dresden 1926. — KORTE, F., H. BARKEMEYER u. J. KORTE: Neuere Ergebnisse der Chemie pflanzlicher Bitterstoffe in L. Zechmeister, Fortschritte der Chemie organischer Naturstoffe, 17, 124—182 (1959). — MADAUS, G.: Lehrbuch der biologischen Heilmittel, Leipzig 1938, Bd. 1 S. 234—239. — STEINEGGER, E.: Verhand. Koninklijke Vlaamse Acad. voor Geneeskunde van Belgie 15, 400—411 (1953). — THIEME, F.: Die Azulenbildner der Kamille, der Schafgarbe und des Wermuts. Planta medica 6, 70 (1958).

5. Drogen gegen Krankheiten der Leber und der Gallenwege

Es gibt eine große Anzahl von Drogen, die wir als Bestandteile in den „Leberund Galle-Tees" und in den „phytotherapeutischen Leber- und Galle-Mitteln" antreffen. Ein Teil dieser Drogen fördert den Abfluß der gebildeten Galle, d. h. die Gallenentleerung — es handelt sich um Cholekinetika; ein anderer Teil fördert die Gallebildung durch die Leber (Choleretika); andere Bestandteile wirken spasmolytisch oder wegen ihres Gehaltes an Bitterstoffen allgemein tonisch auf die Verdauungswege. Von der Mehrzahl der hierher gehörenden Drogen ist jedoch überhaupt nichts Näheres bekannt. Es ist daher verständlich, wenn die in diesem Abschnitt zusammengefaßten Drogen nur in beschränktem Umfange bei

Erkrankungen der Leber und Gallenwege als Adjuvantien Verwendung finden. Mentha piperita, Curcuma, Chelidonium, Bucco und Podophyllum wurden bereits an anderer Stelle besprochen; es folgen hier: Cynara, Carduus marianus, Taraxacum, Helichrysum arenarium.

Cynara

Cynara ist eine Gattung aus der Familie der *Compositae*, und zwar gehört sie taxonomisch — zusammen mit *Arctium, Carduus, Silybum* u. a. — in die Subtribus der *Carduineae* (Tribus: *Cynareae*). *Cynara scolymus*, die Artischocke, ist eine Pflanze mit distelartigem Habitus, die in den Mittelmeerländern beheimatet ist und dort in zahlreichen Rassen kultiviert wird. In den romanischen Ländern ist die Artischocke ein beliebtes Gemüse; verwendet werden der Blütenboden zusammen mit den unteren, fleischigen Hüllblättern der kurz vor dem Aufblühen stehenden Blütenköpfe.

Etwa seit dem 16. Jahrhundert sagt man der Artischocke choleretische und diuretische Wirkungen nach. Das choleretische Prinzip der Droge, das Cynarin, konnte vor kurzem isoliert werden; es handelt sich um ein Derivat der Kaffee-

Cynarin

säure. 1 Mol Cynarin zerfällt bei Hydrolyse in 2 Mol Kaffeesäure und in 1 Mol Chinasäure. Während Cynarin demnach einen Di-kaffeesäureester darstellt, enthält die chemisch ähnlich gebaute, im Pflanzenreich ubiquitär vorkommende Chlorogensäure nur 1 Mol Kaffeesäure esterartig an die Chinasäure gebunden, und zwar über das Hydroxyl am Kohlenstoffatom C-5. Im Tierversuch wirken Cynarin, Chlorogensäure und Kaffeesäure grundsätzlich gleichartig; sie führen bei Ratten zur Vermehrung des Trockenrückstandes der Galle, während Gallenfarbstoffe, und Gallensalze wenig beeinflußt werden. Industriell hergestellte Artischockenpräparate werden bei Cholezystopathien empfohlen.

Taraxacum

Taraxacum ist eine Pflanzengattung der *Compositae* (*Cichorieae*); sie umfaßt nur sechs Arten, die aber sehr variabel sind. Die verbreitetste Art ist *Taraxacum officinale*, ein in den nördlich-gemäßigten Zonen häufiges Unkraut. Die Pflanze hat ein kurzes Rhizom und eine fleischige Pfahlwurzel, die zusammen mit dem Kraut als Radix Taraxaci cum herba in der Volksmedizin verwendet werden. Auszüge aus der Droge wirken im Tierexperiment cholagog und diuretisch. Die Wirkstoffe sind nicht näher bekannt.

Helichrysum arenarium

Helichrysum arenarium (Sandstrohblume) ist eine Composite aus der Tribus der *Inuleae* (*Tubuliflorae*). Die Gattung *Helichrysum* umfaßt etwa 300, meist in Südafrika vorkommende Arten; nur 18 Arten sind in Europa beheimatet, unter ihnen Helichrysum arenarium, 10—30 cm hohe Pflanzen mit aufrechtem Stengel und weißfilzig behaarten Blättern. Größere geschlossene Standorte der Art finden sich auf den kalkarmen Sandböden Polens und Mittelrußlands.

Ein wichtiges morphologisches Merkmal der Gattung Helichrysum besteht in den Hüllblättern, die wegen ihrer trockenhäutigen Beschaffenheit Form und Aussehen für längere Zeit unverändert bewahren (Strohblumen, Immortellen). Diese Hüllblätter umgeben die Blütenköpfchen in dachziegelartiger Anordnung; durch einen wachsartigen Überzug erscheinen sie glänzend, meist sind sie auffallend gefärbt.

Die Droge Flores Stoechados bzw. Flos Helichrysi Ph. Helv. besteht aus den vor dem Aufblühen gesammelten und anschließend getrockneten Trugdolden von *H. arenarium*. Die Hüllschuppen sind hier zitronengelb, während die zahlreichen, von Pappushaaren umgebenen Röhrenblüten orangegelb sind. Dieser Farbdifferenzierung entspricht eine unterschiedliche Lokalisation zweier verschiedener Blütenpigmente. Die bisher nicht eingehend untersuchten Farbstoffe der Röhrenblüten gehören in die Gruppe der Carotinoide, während die Farbstoffe der Hüllblätter in die Reihe der Flavonoide gehören. Das mengenmäßig vorherrschende Flavonoid ist ein Chalkon nebenstehender Konstitution.

Iso-Salipurposid

Als weitere Inhaltsbestandteile der Droge werden ubiquitäre Stoffe, wie Spuren eines ätherischen Öles, Cumarine, Harz, Phytosterin, Bitterstoff und (reichliche Mengen) Kohlenwasserstoffe angegeben. Untersuchungen der letzten Jahre ergaben, daß es sich bei der Droge um eine ausgesprochene Flavonoiddroge handelt: gefunden wurden Glykoside des Naringenins, des Kämpferols und des Apigenins.

Die Flores Stoechados sind als Bestandteile industriell hergestellter Teespezialitäten häufig anzutreffen; die schön gelbe, nicht unansehnlich werdende Färbung der Droge verleiht Drogenmischungen ein gefälligeres Aussehen. Spezifische Wirkungen erwartet man sich von der Droge als Bestandteil von ,,Leber- und Galle-Tees''. Wässerige Auszüge aus der Droge sollen die Cholerese steigern, auch bei Gallensteinen soll sie brauchbar sein. Es erscheint denkbar, daß dabei die spasmolytische Wirkung der flavonoiden Inhaltsstoffe zur Geltung kommt.

Allerdings ergaben Versuche mit den Reinstoffen Isosalipurposid und Naringeninglukosid, daß sie zwei bis drei Zehnerpotenzen höher dosiert werden müssen, um an isolierten glattmuskeligen Geweben (Uterus) dieselben Effekte wie Papaverin auszulösen.

Carduus marianus

Die Stammpflanze der Fructus Cardui Mariae nannte LINNÉ *Carduus marianus*. Später (HALLER, 1868) wurde die Pflanze von der Gattung *Carduus* abgetrennt und in eine neue Gattung *Silybum* eingeordnet, deren einzige bekannte Spezies sie darstellt. Historische Drogenbezeichnung und gültige Bezeichnung für die Stammpflanze, *Silybum marianum*, decken sich daher nicht. Die beiden Gattungen *Carduus* und *Silybum* sind eng miteinander verwandt; sie gehören zur Tribus der *Cynareae* innerhalb der großen Familie der Kompositen (Unterfamilie der *Tubuliflorae*). S. marianum (Mariendistel) ist eine der schönsten distelartigen Gewächse, mit ihren großen grün-weiß marmorierten Blättern und den purpurnen Röhrenblüten. Aus dem befruchteten Blütenstand entwickeln sich die Früchte: hartschalige Achänen mit einem seidigen, weißen Pappus, der aber — zum Unterschied von den sonst ähnlichen Früchten von Cnicus benedictus — leicht abgeworfen wird. Die Früchte haben eine glatte und glänzend schwarze Schale oder aber eine braune Schale, die dann matt ist. Verbreitet ist S. marianum hauptsächlich im Mittelmeergebiet.

Ob die Droge in der Antike als Leber- und Gallenmittel verwendet wurde, läßt sich bei der Vielzahl von distelartigen Gewächsen und bei der mangelhaften taxonomischen Beschreibung in den überlieferten Werken nicht mit Sicherheit belegen. Die heutige Verwendung der Droge in der Volksmedizin und in der homöopathischen Arzneimittellehre führt zurück auf die eigenartige medizinische Lehre des Arztes JOHANNES GOTTFRIED RADEMACHER (1772—1850).

RADEMACHER, ein Zeitgenosse von S. HAHNEMANN, kommt auf Grund von Studien des PARACELSUS zu einer „Erfahrungsheillehre", nach der sich viele Krankheiten durch ganz wenige Mittel heilen lassen, durch Kupfer, Eisen und Salpeter. Es gibt aber auch einige Spezifika, die er durch Probieren findet. Aus der Beziehung seiner Arzneimittel zu den erkrankten Organen leitet er die Krankheitsbezeichnung her; so gab es auch eine Frauen(Marien)distelkrankheit. Mariendistelauszüge fehlen bis heute kaum in einem der im Volke verwendeten Leber- und Gallenmittel. Nachgesagt wird der Droge u. a. eine Leberschutzwirkung. Zwei wesentliche Voraussetzungen für eine naturwissenschaftlich begründete Anwendung fehlen der Droge jedoch bis heute: eine tierexperimentelle Versuchsanordnung zum Nachweis reeller Wirkungen und die Isolierung ihrer spezifischen Wirkstoffe.

Isoliert wurden bisher anscheinend nur Ubiquitisten: ein fettes Öl mit hohen Anteilen an ungesättigten Fettsäuren, Aminosäuren mit überdurchschnittlich hohen Anteilen der schwefelhaltigen Vertreter, Kohlenhydrate, wie D-Glucose, Fructose und Pentosen; ferner Flavonoide nicht näher geklärter Struktur.

6. Pflanzen und Pflanzenstoffe mit hormonähnlicher Wirkung

Allgemeines

Unter Hormonen des tierischen Organismus versteht man körpereigene Stoffe, die in Drüsen gebildet werden und Fernwirkungen im Organismus hervorbringen. Die Fernwirkung kommt dadurch zustande, daß die von den Drüsen sezernierten Hormone in den Blutstrom gelangen, überall im Körper verbreitet werden und in bestimmten Organen ganz bestimmte Änderungen des Funktionszustandes hervorrufen. Bei mangelhafter Bildung von Hormonen treten krankhafte Erscheinungen auf, die durch Zufuhr des fehlenden Hormones zeitlich rückgängig gemacht werden können (Substitutionstherapie). Auch bei Überfunktion bestimmter Drüsen und damit bei Überproduktion der entsprechenden Hormone treten pathologische Zustände ein, die man durch Zufuhr antagonistisch wirkender Hormone oder durch Zufuhr von Arzneimitteln zu beherrschen versucht, welche die hormonal gesteuerten Stoffwechselreaktionen hemmen sollen (Antihormone, Hormonblocker). Für die künstliche Zufuhr von Hormonen kommen in erster Linie in Frage:

1. Hormone aus tierischen Drüsen (z. B. Insulin, adrenocorticotropes Hormon aus den entsprechenden Organen von Schlachttieren);

2. Partialsynthetisch gewonnene Hormone (z. B. die Nebennierenrinden-Hormone sowie die Östrogene und Androgene aus pflanzlichen Steroiden) und rein synthetisch dargestellte Hormone (z. B. Adrenalin);

3. Totalsynthetisch gewonnene Substanzen ,die in ihrem chemischen Aufbau von dem der körpereigenen Hormone abweichen, im menschlichen und tierischen Organismus jedoch Wirkungen entfalten, wie sie für bestimmte Hormone charakteristisch sind (z. B. Stilbenderivate an Stelle von Östrogenen).

In dem folgenden Abschnitte werden einige Pflanzen und Pflanzeninhaltsstoffe besprochen, von denen angegeben wird, daß sie — in geeigneter Zuberei-

tungsform und in geeigneter Konzentration in den tierischen Organismus gebracht — hormonartige oder antihormonartige Effekte hervorrufen. Die praktische Bedeutung dieser Drogen ist gering. Auch ihre wissenschaftliche Erforschung ist nicht sehr weit gediehen. So ist bei den antihormonartigen Pflanzenstoffen in vielen Fällen unklar, ob es sich um spezifische Hemmung einer einzigen hormonal gesteuerten Reaktion handelt, oder ob die beobachteten Effekte
nicht Ausdruck einer körperlichen Allgemeinschädigung sind. Bei den pflanzlichen Zoohormonen wiederum, d. h. den Stoffen, die aus Pflanzen gewonnen
werden und im tierischen Organismus hormonartige Wirkungen entfalten, ist
vielfach die Frage offen, ob es sich um Substanzen mit echter Hormonwirkung
handelt oder ob nicht ,,schlechte Nachahmer der körpereigenen Hormone vorliegen, die nur die eine oder andere Einzelgeste mehr oder weniger schlecht zu
kopieren vermögen'' (S. LOEWE, 1933). Wie dieses ,,Nachahmen'' zu verstehen
ist, kann das Beispiel Adrenalin-Ephedrin zeigen. Adrenalin ist das Hormon des
Nebennieren-Markes; es ist das erste in reiner Form dargestellte, und das erste
der Synthese zugänglich gewordene Hormon. Seine auffallendste Eigenschaft ist
die stimulierende Wirkung auf das sympathische Nervensystem. Suchen wir
nach adrenalinähnlichen Stoffen im Pflanzenreich, so stoßen wir auf das Ephedrin, auf das alkaloidartige Prinzip verschiedener *Ephedra*-Arten mit ebenfalls
stimulierender Wirkung auf das sympathische Nervensystem. Selbst im chemischen Aufbau bestehen Ähnlichkeiten zwischen den beiden Stoffen:

$$HO-\langle\;\rangle-CH-CH_2-NH \qquad \langle\;\rangle-CH-CH-NH$$
$$\qquad\qquad\quad | \qquad\qquad | \qquad\qquad\qquad | \quad\; | \quad\; |$$
$$\qquad\qquad\quad OH \qquad\quad CH_3 \qquad\qquad OH \;\; CH_3 \; CH_3$$

Adrenalin   Ephedrin

Scheinbar haben wir im Ephedrin ein pflanzliches Zoohormon vor uns. Bei eingehender Prüfung ergeben sich zwischen den beiden Stoffen aber so grundlegende
Unterschiede, daß es niemanden einfiele, Ephedrin zu den Hormonen zu rechnen.
Beispielsweise vermag es am *isolierten uud entnervten Organ* keine adrenalinähnlichen Effekte auszulösen; bei diesen Versuchsanordnungen erweist es sich
als ungeeignetes Substitutionsmittel für fehlendes Adrenalin. Allerdings löst
Ephedrin am *intakten Organismus* adrenalinartige Wirkungen aus, doch ist das
eine indirekte Wirkung des körpereigenen Adrenalins: die Ephedrinwirkung besteht darin, daß ein Enzym (die Aminooxydase) daran gehindert wird, das an
den adrenergischen Nervenendigungen freiwerdende Adrenalin zu spalten. Ob
echte Hormonwirkungen vorliegen, zeigen demnach erst eingehende Untersuchungen.

Die Pflanzenstoffe, welche imstande sind, hormonal gesteuerte Stoffwechselreaktionen zu beeinflussen, lassen sich in drei Gruppen einteilen.

Die erste Gruppe umfaßt soche Stoffe, die im Sinne der Substitutionstherapie Ausfallserscheinungen bei Hormonmangel völlig beseitigen können. Zunächst
einmal gehören hierher die Pflanzeninhaltsstoffe, die chemisch mit den entsprechenden Zoohormonen identisch sind, wie z. B. das Östron und das Östradiol. Einen mit dem Follikelhormon Östron identischen Pflanzenstoff konnten
A. BUTENANDT und H. JACOBI (1933) aus Palmkernen isolieren (aus *Elaeis
guineensis*, Jacq., *Palmaceae*); eine mit Östriol identische Substanz findet sich

im Weidenkätzchen (*Salix caprea* L., *Salicaceae*). Daneben gibt es Pflanzenstoffe, die im chemischen Aufbau mit den Hormonen nicht übereinstimmen, welche aber dennoch fähig sind, die biologischen Funktionen der Hormone zu übernehmen. Eigentlich überrascht es, daß ein Hormon, imstande komplizierte bio-

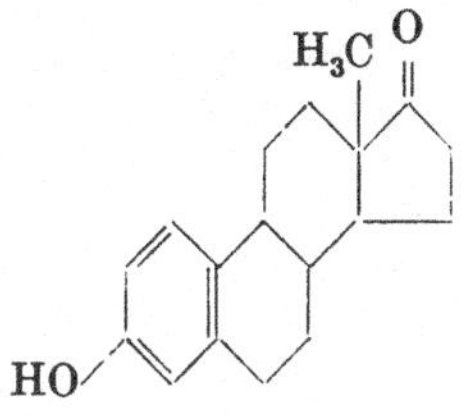

Östron
Vorkommen: Harn trächtiger Stuten, Hengstharn, Hoden des Hengstes, Nebenniere und Placenta des Menschen, Palmkernrückstände

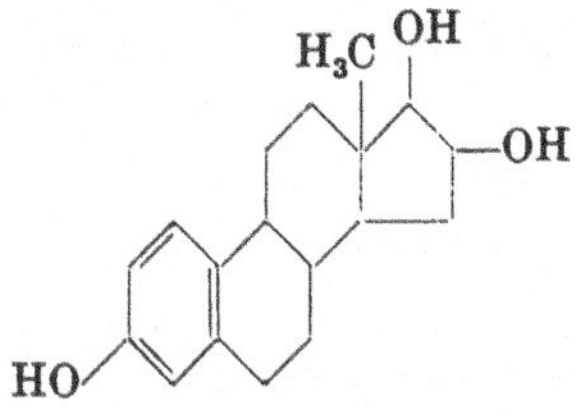

Östriol
Vorkommen: Schwangerenharn, Placenta des Menschen, Weidenkätzchen

logische Reaktionen auszulösen und zu steuern, in allen seinen Funktionen ersetzbar sein soll durch einen Stoff von chemisch sehr abweichender Bauweise. Heute sind mehrfache Beispiele dafür bekannt, daß Hormone nicht eng strukturspezifisch zu sein brauchen.

Daß bestimmte Hormone wenig strukturspezifisch sind, ist am besten für die Östrogene bekannt. Nach den klassischen Arbeiten von E. C. DODD u. Mitarb. ergibt sich zunächst, daß die östrogene Wirkung nicht an das Vierringsystem des Steroidgerüstes geknüpft ist; auch das 1-Keto-1.2.3.4-tetrahydro-phenanthren, das im Molekül einen Ring weniger enthält als die körpereigenen Hormone (Östriol, Östradiol, Östron) erweist sich als östrogen wirksam. Geht man von Verbindungen mit drei kondensierten Ringen zu Verbindungen mit zwei Ringen, zu Naphthalinabkömmlingen, über, so befinden sich auch in dieser Reihe einige aktive Verbindungen, z. B. das Diphenyl-α-naphthyl-carbinol. Schließlich sind noch wesentlich einfacher gebaute Stoffe, nämlich phenylsubstituierte Äthanderivate, nennenswert aktiv, darunter das in der heutigen Hormon-Substitutionstherapie viel verwendete Stilböstrol (Cyren, E. W.).

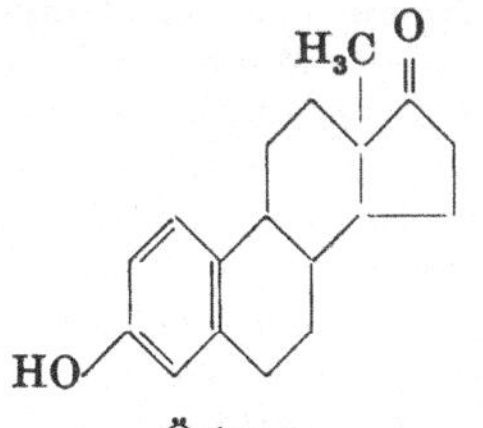

Östron

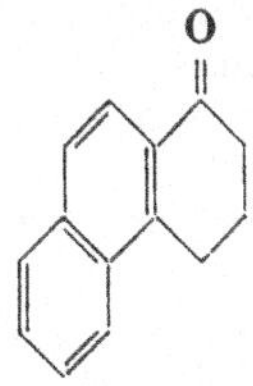

1-Keto-1.2.3.4-tetrahydro-phenanthren

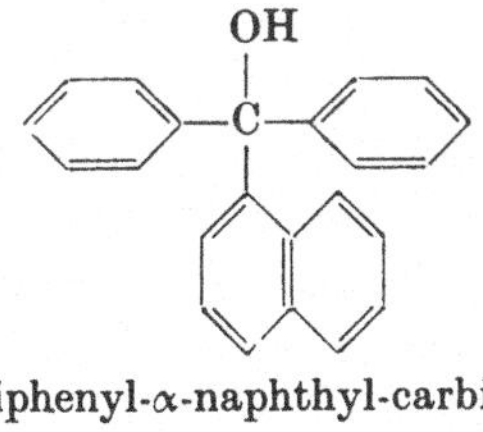

Diphenyl-α-naphthyl-carbinol

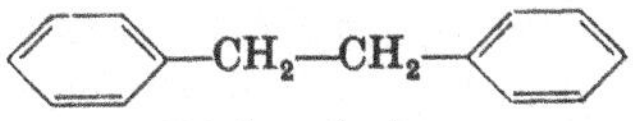

Diphenyläthan

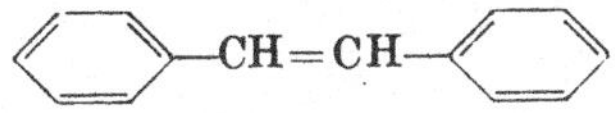

Stilben

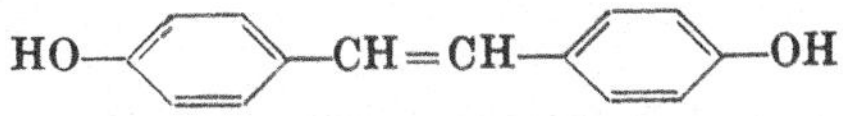

4.4′-Dihydroxystilben

Einige chemische Strukturtypen mit östrogener Wirksamkeit
[Nach E. C. DODDS, Vitamins and Hormones **3**, 229 (1948); verändert]

Stoffe ähnlichen Bauprinzps wie das Stilböstrol, die Stilbene also, kommen auch im Pflanzenreich vor. Ein bekannter Vertreter ist das Rhaponticin aus Rheum-Arten. Gehäuft finden sie sich im Kernholz von Koniferen. Es handelt sich um chemisch sehr stabile Ver-

bindungen, denn wir finden sie noch in Überresten jahrmillionenalter Pflanzen, wie im Torfmoor, im Teer und vor allem in bituminösem Gestein. Die follikelhormonartigen Substanzen im Bitumen des Dirschenitzschiefer werden als Ichth-Oestren (E. W.) zur lokalen Fluortherapie therapeutisch ausgenutzt. Die pflanzlichen Stilbene erreichen jedoch bei weitem nicht die Wirksamkeit der syn-

thetischen Stilbene vom Typus des Cyrens (E. W.): für hohe Aktivität ist das Vorliegen zweier phenolischer Hydroxyle in den Stellungen 4.4′ wesentlich, eine Bedingung, welche die natürlichen Stilbene nicht erfüllen.

Eine maskierte Stilbenkonstitution und damit beachtenswerte östrogene Wirksamkeit haben einige Isoflavone, besonders das Genistein. Genistein kommt u. a. in einigen Kleearten (*Trifolium subterraneum*) vor. Der Inhaltsstoff ist die Ursache für Fruchtbarkeitsstörungen bei Weidevieh, wenn längere Zeit ausschließlich Klee gefüttert wird.

Eine zweite Gruppe umfaßt solche Pflanzenstoffe, welche die hormonalen Drüsen im tierischen Organismus zu gesteigerter Funktion anregen. Dazu gehören beispielsweise eiweißartige Extraktivstoffe aus den Pollenkörnern der Dattelpalme mit gleicher Wirkung wie sie die Gonadotropine haben (EL-RIDI u. a., 1960). Ähnliche Wirkung kennt man seit längerem von den Porphyrinen und den Protoporphyrinen.

Protoporphyrin fördert die Ausschüttung gonadotroper Hormone durch die Hypophyse (K. HINSBERG, 1940). Hohe Dosen — im Stadium von akuten Porphyrinvergiftungen (Porphyrie) — führen zu funktionellen und morphologischen Veränderungen der Hypophyse. T. KOSAKI (1951) beobachtete, daß bei weiblichen Ratten nach täglicher Verabreichung von Protoporphyrin der Sexualzyklus erheblich gestört wird. Porphyrine und Protoprophyrine sind in erster Linie Bestandteile des tierischen Organismus; sie kommen aber auch im Pflanzenreich vor, besonders reichlich in den Blättern der Möhre (*Daucus carota* L.). Große Mengen eines Porphyrins entstehen beim Abbau des Chlorophylls im Wiederkäuerpansen. Daß relativ einfach gebaute Stoffe die Drüsen zur vermehrten Hormonproduktion anregen können, zeigt sich aus Arbeiten der arzneimittelsynthetischen Richtung. Beispielsweise regen Adrenochrom-monosemicarbazone die ACTH-Sekretion an, sie haben daher die gleiche Wirkung wie das adrenocorticotrope Hormon des Hypophysen-Vorderlappens (Presse méd., Paris, 61, 1953; zit. bei C. L. LAUTENSCHLÄGER). Aromatische Ketone wie das p-Hydroxy-propiophenon p-HO·C$_6$H$_4$·CO·C$_2$H$_5$ regen die Hypophyse zur Produktion an thyreotropen und gonadotropen Hormonen an; sie sind von geringer Toxicität und wurden gegen gewisse Formen von Basedow empfohlen (Presse médicale, Paris, 58, 1010, (1950); zit. bei A. BURGER).

Eine dritte Gruppe schließlich bilden die Substanzen, welche hormonal gesteuerte Reaktionen zu hemmen vermögen. Beispiele für Hemmwirkungen sind die Brassicafaktoren, ferner die antihormonal wirksamen Inhaltsstoffe aus *Lithospermum* und möglicherweise auch die Wirkstoffe von *Vitex agnus castus*.

Wässerige Auszüge aus *Lithospermum ruderale* (Fam. *Boraginaceae*), einem in Nordamerika weit verbreiteten Unkraut, haben die Fähigkeit, in vitro und in vivo die Wirkung gonadotroper Hormone sowie die von thyreotropem Hormon abzuschwächen oder völlig aufzuheben. Dieselbe Eigenschaft kommt auch dem europäischen *Lithospermum officinale* zu (F. KEMPER u. A. LOESER, 1957). Angeregt wurden die Untersuchungen durch eine Monographie von P. TRAIN u. Mitarb. 1941 „Über den Gebrauch von Heilpflanzen durch die

Indianer von Nevada", speziell durch die Angabe, daß bei den Indianern der Glaube verbreitet sei, mit einfachen wässerigen Auszügen aus Lithospermum die Fruchtbarkeit bei Frauen aufheben zu können.

Vitex agnus castus (Fam. *Verbenaceae*) soll luteinisierend wirken, und zwar soll die luteinisierende Wirkung die Folge einer Hemmung bestimmter gonadotroper Funktionen des Hypophysenvorderlappens sein (J. HALLER, 1959).

Pflanzen, denen sexualhormonartige Wirkungen nachgesagt werden

Die Volksmedizin aller Völker kennt zahlreiche Pflanzen, denen sie Wirkungen zuschreibt, wie sie unter bestimmten Bedingungen von Sexualhormonen bekannt sind: die einen sollen die Fruchtbarkeit fördern (z. B. die Pollenkörner der Dattelpalme bei den Beduinen), andere Pflanzen sie hemmen können (Lithospermum bei den Indianern Nevadas); sie sollen den weiblichen Sexualzyklus beeinflussen können; von anderen wiederum wird Laktationshemmung oder galaktagoge Wirkung behauptet usw. Nur ein kleiner Teil dieser Pflanzen und Drogen wurde bisher wissenschaftlich eingehender untersucht. In vielen Fällen entsprachen den Angaben der Volksmedizin keine mit den bisherigen bekannten Methoden nachweisbaren, somatisch-angreifenden Wirkungen. In anderen Fällen hingegen konnten die empirisch erworbenen Kenntnisse bestätigt werden. Von den zahlreichen hierher gehörenden Drogen werden nur noch wenige, und die in sehr bescheidenem Umfange, verwendet. Es handelt sich um Sabal und Agnus castus.

a) Sabal

Unter der Bezeichnung Sabal ist in der homöopathischen Arzneimittellehre eine aus den Früchten der amerikanischen Zwergpalme hergestellte Tinktur gebräuchlich. Die Stammpflanze *Sabal serrulatum* (Michx.) Benth. et Hook., eine niedrigstämmige, buschige Palme, ist in den küstennahen Südstaaten der USA beheimatet. Die Droge besteht aus den olivengroßen, purpurfarbenen, einsamigen Beerenfrüchten der Pflanze. An Bestandteilen konnten bisher nur ubiquitäre Stoffe: fettes Öl, Carotinoidfarbstoffe, Gerbstoffe und Zucker isoliert werden. Aus den Indikationsgebieten für Sabal (Prostatahypertrophie, Unterentwicklung der Brustdrüsen, als Aphrodisiakum) schließt H. SCHINDLER (1955) auf das Vorkommen hormonartiger Wirkstoffe.

Aus Pollen der bekannten Dattelpalme *Phoenix dactylifera* gelang es EL-RIDI u. Mitarb. (1960) mit den in der Eiweißchemie üblichen Methoden eine Fraktion darzustellen, die bei Wirkungen wie das Follikelreifungshormon (FSH) und das Luteinisierungshormon (LH) entfalteten.

b) Agnus castus

Der Keuschlammstrauch, *Vitex agnus castus* L., war in der Antike das Sinnbild der Keuschheit. Bis heute glaubt man daran, daß ihm antiaphrodisiakische Wirkung zukommt. Ursprünglich scheint er jedoch eher als fruchtbarkeitsbringend gegolten zu haben; denn bei den Riten der attischen Thesmophorien, Fruchtbarkeitsfesten, deren Ursprünge in prähistorische Zeit zurückreichen, spielte er eine wichtige Rolle. Die magischen Riten strebten Fruchtbarkeit des Landes an und Fruchtbarkeit der Frau. Es ist denkbar, daß die Verwendung von Vitex agnus castus als fruchtbarkeitsförderndes Zaubermittel ihren Ausgang von einigen Erfolgstatsachen genommen hat. Dafür könnten einige neuere experimentelle Untersuchungen sprechen, nach denen Vitex bestimmte Funktionen der Hypophyse beeinflussen soll, obzwar wir von einer begründeten Verwendung der Droge bei Menstruationsanomalien und als Galaktogogum vorerst noch nicht sprechen können.

Vitex agnus castus L. (Familie: *Verbenaceae*) ist ein 3—5 m hoher Strauch, der im Mittelmeergebiet, in Asien bis nach Nordwestindien verbreitet ist. Die Blätter sind gestielt und fünf- bis siebenzählig handförmig geteilt; sie verfärben sich postmortal auffallend schwarz. Die meist fliederfarbenen Blüten sind in einem dichten, endständigen Blütenstand zusammengefaßt. Arzneilich verwendet werden die Früchte: etwa 0,5 cm große, schwarze, kugelige Steinbeeren mit vier Samen. Das Exokarp ist mit kurzgestielten Drüsenhaaren besetzt, die unter dem Mikroskop an die Drüsenköpfchen der Labiaten erinnern. Die Agnus-castus-Früchte führen demnach ein ätherisches Öl ($\sim$ 0,4%), einige Rassen mit Cineol als Hauptbestandteil. Weiterhin wurde ein scharfschmeckendes Prinzip nachgewiesen, reichliche Mengen fettes Öl und Flavonoide unbekannter Konstitution. In geringer Konzentration sind ferner melaninbildende Glykoside: Agnusid und Aucubin enthalten, die auch in den Blättern, dort bedeutend reichlicher, vorkommen.

OH

RO · CH$_2$ O—C$_6$H$_{11}$O$_5$

Aucubin   R = H (H. Schmid u. a. 1960)
Agnusid   R = HO—⟨ ⟩—CO

Unter der Bezeichnung melaninbildende Glykoside oder Pseudoindikane faßt man vorläufig eine Gruppe von glykosidischen Pflanzeninhaltsstoffen zusammen, deren Aglykone unbeständig sind und sich an der Luft rasch zu braunschwarzen Pigmenten polymerisieren. Chemisch bilden sie keine einheitliche Stoffgruppe. Am besten untersucht und im Pflanzenreich am weitesten verbreitet ist das Aucubin. Agnusid ist ein Derivat des Aucubins, dessen p-Hydroxybenzoesäure-Ester. In seiner Verbreitung beschränkt sich Agnusid auf die Gattung *Vitex*.

Industriell hergestellte Auszüge aus den Früchten werden bei Menstruationsanomalien und als Galaktagogum verwendet. Eindeutige tierexperimentelle Methoden wurden bisher nicht ausgearbeitet, die als Leitfaden zur Auffindung des Drogenwirkstoffes dienen könnten.

c) *Verbena officinalis*

Von einer weiteren Droge aus der Familie der Verbenaceae wird angegeben, daß sie galaktagog wirksam ist: von *Verbena officinalis*.

Die Gattung *Verbena* ist in der europäischen Flora durch eine einzige Art, *V. officinalis*, vertreten. Die zahlreichen übrigen Arten der Gattung sind in Amerika beheimatet; einige davon werden als Zierpflanzen gezogen. Verbena officinalis treffen wir als Unkraut an Wegrändern und Dorfzäunen. Die Pflanze wird 30—60 cm hoch. Der Stengel ist vierkantig: die gegenständigen Blätter erinnern in der Form an die von *Lycopus* und *Leonurus*, wie überhaupt die beiden Familien der Verbenazeen und der Labiaten taxonomisch eng miteinander verwandt sind. Die rötlich-weißen Blüten stehen in endständigen Ähren.

Die galaktagoge Wirkung der Herba Verbenae beruht offenbar nicht auf dem Vorkommen eines „hormonartigen" Inhaltsstoffes, wie es von Vitex agnus castus behauptet wird. Das wirksame Prinzip der Herba Verbenae ist das Verbenalin, ein stickstofffreier glykosidischer Körper. Ein zweiter angeblicher Wirkstoff der Droge, das „Verbenin" (Kuwajima, 1940) erwies sich später als Verbenalin (Winde u. a., 1961). Hydrolytisch zerfällt Verbenalin in 1 Mol D-Glucose und 1 Mol Verbenalol. Das Verbenalol kann als ein lac-

O

OCH$_3$
CH$_3$—   CH$_2$·O·C$_6$H$_{11}$O$_5$
O =O

Verbenalin

Kohlenstoffgerüst des Verbenalols:
formale Bildung aus zwei Isoprenresten

tonisches Monoterpen aufgefaßt werden. Das Verbenalin ist eine Substanz mit schwach par-
asympathikomimetischen Eigenschaften. Im Tierversuch wirkt es kontrahierend auf die
glatte Muskulatur des Uterus. Eine praktisch-therapeutische Bedeutung erlangte weder der
Reinstoff noch die Droge.

Literatur

BIGGERS, J. D.: Plant Phenolics Possessing Oestrogenic Activity in „The Pharmacology
of Plant Phenolics", London New York 1959, S. 51. — BRADBURY, R. B., u. D. E. WHITE:
Estrogens and Related Substances in Plants Vitamins and Hormones 12, 207 (1954). —
BURGER, A.: Medicinal Chemistry, New York, London 1951, Bd. II, S. 579. — BUTENANDT,
A., u. H. JACOBI: Z. physiol. Chem. 218, 104 (1933) — EL-RIDI, M. S.: Gonadotropic Hormones in Pollen, Grains of the Date Palm. Z. Naturforsch. 15b, 45 (1960). — HALLER, J.:
Tierexperimentelle Untersuchungen am Liepschütz-Tier über die Einwirkung sog. Phyto-
hormone auf die gonadotrope Funktion des Hypophysen-Vorderlappens. Geburtshilfe und
Frauenheilkunde 11, 1347 (1958). — HINSBERG, K.: Deutsche med. Wschr. 66, 1074
(1940). — KEMPER, F., u. A. LOESER: Untersuchungen zur Gewinnung antihormonal wirk-
samer Inhaltsstoffe aus Lithospermum officinale. Arzneimittelforschg. 7, 81 (1957). —
KOSAKI, T.: Studies on Porphyrins and Metalporphyrins, Jour. Mie. Med. College (Tsu.
Japan) 1 (2), 85; 2 (2), 85. — LAUTENSCHLÄGER, C. L.: Biokatalysatoren in „50 Jahre Arz-
neimittelforschung" Stuttgart 1955 S. 197. — LOEWE, S.: Analyse der Pflanzenhormone in
„G. Klein, Handbuch der Pflanzenanalyse" Wien 1933 S. 1005. — TRAIN, P. u. Mitarb.:
Medicil Uses of Plants by Indian Tribus of Nevada, Bureau of Plant Industry Washington
1941.

Pflanzliche, die Schilddrüse beeinflussende Wirkstoffe

Die Schilddrüse ist ein lebenswichtiges Organ, das zu beiden Seiten der Luftröhre gelegen
ist und beim Menschen etwa 20 g wiegt. Von entscheidender Bedeutung ist die Schilddrüse
für die Regulation des Stoffwechsels und des Wachstums. Der normale Ablauf der verschiedenen Schilddrüsenfunktionen wird bedingt durch Bildung und Abgabe eines jodhaltigen Hormones (des Thyreoideahormones) in das Blut; die Abgabe des Hormones an das
Blut aus dem Depot der Schilddrüse wird von einem übergeordneten Zentrum durch das
thyreotrope Hormon des Hypophysenvorderlappens reguliert. Bei Über- oder bei Unterfunktion der Schilddrüse entstehen mehr oder weniger schwere Krankheiten, die sich durch Arzneimittel unterschiedlichster Herkunft (Organextrakte, Synthetika, pflanzliche Stoffe) beeinflussen lassen. Drogen, Drogenextrakte und pflanzliche Reinsubstanzen spielen in der
praktischen Therapie keine große Rolle; sie sind von untergeordneter Bedeutung, behaupten
aber in einigen Fällen ihren Platz in der Volksmedizin.

a) Allgemeines über Unterfunktion der Schilddrüse. Fucus

Unterfunktion der Schilddrüse führt zu einem Krankheitsbild, das als Myxödem bezeichnet wird, und das durch außerordentlich trägen Ablauf aller Funktionen geistiger und
körperlicher Art gekennzeichnet ist. Auch die Stoffwechselvorgänge verlaufen träge, der
Grundumsatz sinkt um 20—30%. (Angeborenes Fehlen der Schilddrüse führt zum Kretinis-
mus: allgemeiner körperlicher und geistiger Schwäche, wobei auch Wachstum und geschlechtliche Entwicklung auf kindlicher Stufe stehenbleiben). Zur Ausbildung des Myxödems
trägt in erster Linie Jodmangel bei, was die Schilddrüse mit einer Vergrößerung (kolloidaler
Kropf) beantwortet.

Zur Behandlung der durch Schilddrüsen-Unterfunktion bedingten Krankheitsbilder
stehen dem Arzt als Arzneimittel zur Verfügung: Thyreotropinhaltige Präparate, Schild-
drüsenpräparate, Thyroxin sowie jodhaltige Verbindungen.

Thyreotropinhaltige Fraktionen können aus Schafs- und Schweinehypophysen abgetrennt werden. In chemisch einheitlicher Form wurde das Hormon bisher nicht gewonnen;
seinem Aufbau nach handelt es sich offenbar um ein hochmolekulares Glucoproteid. Enterale
Applikation des Hormones hat dieselben Wirkungen wie nach Anwendung von Thyreoidea-
Hormon; doch ist ohne die Schilddrüse als Erfolgsorgan das Thyreotropin wirkungslos.

Die wichtigsten und heute in der Therapie am meisten verwendeten Schilddrüsenprä-
parate sind gereinigte Totalextrakte aus Schilddrüsen von Schlachttieren, hauptsächlich von

Schafen und Schweinen. Dabei zielen die Herstellungsverfahren darauf ab, das genuine Haupthormon der Schilddrüse, einen hochmolekularen, jodhaltigen Eiweißkörper, das sog. Jodthyreoglobulin, in möglichst nativer Form zu erhalten.

Thyroxin ist eine jodhaltige Aminosäure, die erstmals im Jahre 1908 aus Schilddrüseneiweiß dargestellt und in kristalliner Form gewonnen worden war. Man hielt das Thyroxin zunächst für das eigentliche Schilddrüsenhormon; doch kommt es anscheinend nicht in genuiner Form in der Drüse vor, vielmehr bildet es sich erst im Zuge der Aufarbeitung des Drüsenmaterials. Thyroxin wäre demnach als ein Spaltprodukt des natürlichen Hormons aufzufassen, das noch weitgehend dessen Wirksamkeit besitzt. Allerdings ist Thyroxin bei oraler Anwendung nur sehr wenig wirksam im Gegensatz zu den Drüsenpräparaten, die wiederum nicht enteral anwendbar sind.

Die charakteristischen, vom Thyroxin und den Schilddrüsenpräparaten her bekannten Hormonwirkungen lassen sich durch die Anwendung anderer organischer oder anorganischer Jodverbindungen nicht erzielen; zumindest nicht unmittelbar. Daß einfache Jodverbindungen dennoch hormonartige Wirkungen entfalten können, beruht darauf, daß sie resorbiert, in der Schilddrüse gespeichert und zum eigentlichen Hormon aufgebaut werden. Wenn demnach der auslösende Faktor einer Schilddrüsen-Unterfunktion Jodmangel ist, dann vermag auch die Zufuhr von einfachen Jodiden oder unspezifischen organischen Jodverbindungen die Mängel zu beheben: Zufuhr von Jod erhöht den Hormongehalt der jodarmen Schilddrüse und bessert damit das Krankheitsbild. Eigenartigerweise können organische und anorganische Jodverbindungen (z. B. bei Thyreotoxikosen) auch geradezu gegenteilig, also stoffwechselsenkend wirken. Das Phänomen beruht auf einer Hemmung des Hypophysenvorderlappens und auf einer dadurch bedingten verminderten Ausschüttung von thyreotropem Hormon. Dieser Effekt ist temporär und kehrt sich in dem Maße um, wie die applizierten Jodverbindungen in Thyroxin überführt werden.

Die Zufuhr von Jodpräparaten, ganz gleich in welcher Form, bedeutet nach dem vorstehend Skizzierten einen keineswegs harmlosen Eingriff in das hormonal gesteuerte Stoffwechselgeschehen mit seinen zahlreichen Reaktionen und Gegenregulationsmechanismen. Die therapeutische Verwendung dieser Arzneimittel ist daher ausschließlich dem Arzt vorbehalten, der auftretende Gefahren zu erkennen hat und ihnen begegnen muß. Auch die Abgabe jodhaltiger Drogen (Fucus) durch den Apotheker, für die eine Rezeptpflicht nicht besteht, darf nicht bedenkenlos erfolgen: derartige Drogen sind durchaus als Jodtherapeutika anzusehen, bei denen überdies keine Dosierbarkeit gewährleistet ist.

Fucus. *Fucus* (Blasentang, Seetang) ist eine Gattung aus der Klasse der Braunalgen. Es handelt sich um Meeralgen mit flachem, bandartigem, über 1 m langem Thallus, in den bei den meisten Arten zahlreiche große Luftblasen eingewachsen sind. Die bekannteste und an den europäischen Küsten häufigste Art ist der Gemeine Blasentang, *Fucus vesiculosus* L., von dem es mehrere Varietäten gibt. Ebenfalls häufig ist *Fucus serrulatus* L., der Sägetang. Beide Arten besitzen einen ledrigen, braunschwarz bis olivgrün gefärbten Thallus, der bei Fucus serrulatus gezähnt ist.

Die Algen des Meeres, aber auch Schwämme und Korallen, zeichnen sich dadurch aus, daß sie Jod in recht hohen Konzentrationen zu speichern vermögen; sie häufen es in Form von Jod-Eiweißverbindungen an. Da die Tange in sehr großen Mengen vom Meere ausgeworfen werden, sind sie eine geeignete Ausgangsquelle zur technischen Gewinnung von Jod. Es war die Asche von Seetangen, aus der das Element überhaupt erstmalig dargestellt worden war, und zwar im Jahre 1811 durch COURTOIS. Durch Anhäufung von Seetangen in den Ablagerungen früherer Erdperioden sind einige Schichten so reich an Jod, daß die daraus hervordringenden Quellen wegen ihres Jodgehaltes als Heilwässer genutzt werden [Tölz, Heilbrunn (Bayern), Montpellier u. a.].

Als Droge verwendet man die zerkleinerten Thallusteile von Fucus vesiculosus. In letzter Zeit häufen sich im Handel Verwechslungen oder Verfälschungen mit Fucus serrulatus. Als Wirkstoff der Droge ist das Jod anzusehen, das in sehr wechselnden Prozentgehalten (0,03—0,1%) enthalten ist, wohl vorwiegend in organischer Bindung. Im Volke wird der Blasentang gegen Fettleibigkeit verwendet und gegen Bluthochdruck.

Der Blasentang fehlt in kaum einem der sog. ,,Entfettungstees". Die verstärkte Jodzufuhr führt zu vermehrter Bildung von Schilddrüsenhormon, damit erhöht sich der Grundumsatz, was u. a. eine Gewichtsabnahme zur Folge hat. Man hat daher versucht, bei Fettsucht auf diesem Wege der Schilddrüsentherapie zu dem erwünschten Abbau des Fettansatzes zu gelangen. Dauererfolge lassen sich sehr selten erzielen wobei überdies gefährliche Nebenwirkungen in Kauf genommen werden.

Blasentang wird auch gegen Arteriosklerose genommen, was der Kaliumjodidapplikation in der früheren Schulmedizin entspricht. Die Jodtherapie der Arteriosklerose ist sehr umstritten; u. U. kann sich das Leiden verschlimmern, zumal besonders auf die Dosierung zu achten ist. Der Blasentang ist den exakt dosierbaren Jodpräparaten gegenüber im Nachteil; hinzu kommt sein ausnehmend schlechter Geschmack.

b) Allgemeines zur Überfunktion der Schilddrüse. Die Brassica-Faktoren. Lycopus. Weitere Pflanzenstoffe mit Einfluß auf die Schilddrüse

Überfunktion der Schilddrüse ist Ursache der sog. Basedowschen Krankheit. Die Erscheinungen des Hyperthyreoidismus äußern sich in einer Steigerung des Grundumsatzes, Erhöhung der Körpertemperatur, beschleunigter Herzaktion, Gewichtsabnahme, psychischer Erregung u. a. m. Bei schweren Formen zeigt die Schilddrüse eine echte Hypertrophie (toxisches Struma).

Es gibt eine ganze Anzahl chemisch verschiedenartiger Pflanzenstoffe, die imstande sind — in den tierischen Organismus gebracht — die Schilddrüsentätigkeit zu hemmen. In diese Gruppe der Thyreostatika pflanzlicher Herkunft gehören die sog. ,,Brassica-Faktoren", dann bestimmte Phenole und schließlich die Wirkstoffe von Lycopus- und Lithospermum-Arten. Der Mechanismus der Hemmwirkung kann sehr verschiedenartig sein: Es kann 1. die selektive Absorption der minimalen, im Blute kreisenden Jodidmengen durch die Schilddrüse und deren Anreicherung in der Schilddrüse gehemmt oder gestört sein; zu den Hemmstoffen dieses Wirkungsmechanismus gehören Rhodanide und Perchlorate, die wohl auf Grund ihres ähnlichen Ionenradius oder aus anderen unbekannten Gründen die Jodid-Ionen verdrängen. Rhodanide und Rhodanidbildner kommen in mehreren Pflanzen vor (s. auch unter ,,Brassica-Faktoren"). Es kann 2. die Oxydation des Jodids zum Jod gehemmt werden, die für den weiteren Aufbau des Schilddrüsenhormons grundlegende Reaktion. Eine Anzahl schwefelhaltiger Substanzen greifen an dieser Stelle hemmend ein, so u. a. die Thiooxazolidone, die im Pflanzenreich vorkommen können (s. auch unter ,,Brassica-Faktoren"). 3. Eine dritte Gruppe von Thyreostatika hemmt in unspezifischer Weise die Jodierung des Tyrosins der Schilddrüse, indem sie selbst jodiert werden und an die Stelle von Thyrosin treten: der Jodierungsprozeß wird gewissermaßen in falsche Bahnen gelenkt. Aromatische Verbindungen phenolischer Natur wie Phenol, Resorcin und Phloroglucin gehören in diese Reihe von Hemmstoffen. Da Phenole in Pflanzen weit verbreitet vorkommen, so dürften eine Reihe von Pflanzen, denen thyreostatische Effekte nachgesagt werden, ihre Wirkung phenolischen Inhaltsbestandteilen verdanken. Die letzte Gruppe 4. von Thyreostatika sind diejenigen Stoffe, die sich durch einen Antagonismus gegenüber dem thyreotropen Hormon auszeichnen.

Antithyreoidale und antithyreotrope Substanzen, seien sie natürlicher oder synthetischer Herkunft, sind für die Arzneimittelforschung von Interesse; denn sie sind potentielle Pharmaka zur günstigen Beeinflussung derjenigen Krankheitszustände, die wie Basedow und die basedowähnlichen Zustände auf einer Überproduktion von Schilddrüsenhormonen beruhen.

α) Die Brassica-Faktoren. Weißkohl und andere Brassica-Arten führen nach langdauernder Darreichung an Kaninchen zur Vergrößerung der Schilddrüse und zur Senkung der Grundumsatzes (CHESSY u. Mitarb., 1928). Die für das Phänomen verantwortlichen, chemisch zunächst unbekannten Inhaltsstoffe nannte man Brassica-Faktoren.

Die erwähnte Zufallsbeobachtung über die kropferzeugende Wirkung bestimmter Cruciferae ist von historischem Interesse, da sie — zusammen mit beobachteten Nebenwirkungen von Sulfonamiden — der Ausgangspunkt war für die Entwicklung der modernen synthetischen Antithyreoidea-Stoffe vom Typus des Thiouracils. In der Annahme, es handele sich bei den Brassica-Faktoren um schwefelhaltige Verbindungen, synthetisierten ASTWODD u. a. (1949) zahlreiche Abkömmlinge des Thioharnstoffs mit dem Ziel, möglichst untoxische Stoffe zu finden, welche die Schilddrüsentätigkeit zu hemmen vermögen. Die größte therapeutische Breite zeigten Thio- und Methylthio-urazile.

6-Methyl-2-thiourazil

Die Brassica-Faktoren gehören ihrem chemischen Aufbau und ihrem Wirkungsmechanismus nach zu zwei verschiedenen Gruppen: in die Thiooxazolidongruppe, in der die Stoffe zusammengefaßt sind, welche den sog. „Brassicasamen-Kropf" verursachen, der sich nicht mit Jodid, sondern nur mit Thyroxin bekämpfen läßt, und in die Gruppe der präformierten Rhodanidbildner, welche den „Kohl-Kropf" verursachen, der durch Jodzufuhr heilbar ist.

Aus dem Verwandtschaftskreis von *Brassica oleracea* L. und B. *napus* wurde das 5-Vinyl-2-thiooxazolidon isoliert, aus *Erysium orientale* Miller (= *Brassica orientalis*) L. das entsprechende 5-Dimethyl-homologe.

5-Vinyl-2-thiooxazolidon (Goitrin)
Vork.: Brassica oleracea, B. napus
(Kraut, Kohl, Raps, Kohlrabi u. a.)

5,5-Dimethyl-2-thiooxazolidon
Vork.: Erysium orientale Miller
(= Brassica orientalis L.)

Die antithyreatischen Thiooxazolidone liegen in den Brassica-Pflanzen allerdings genuin in einer anderen Form vor: als Senfölglykoside. Voraussetzung dafür, daß sich aus Senfölen Thiooxazolidone bilden, ist das Vorkommen einer Hydroxylgruppe am Kohlenstoffatom 2 der Senfölglykoside gem. dem folgenden Schema (s. auch S. 418).

Besonders reich an Senfölen, die in Thiooxazolidone überführbar sind, sind Brassica-Samen, weshalb der dadurch erzeugte Kropf als „Brassicasamen-Kropf" bezeichnet wird.

Die zweite Gruppe von Brassica-Faktoren sind jene Stoffe, die Rhodanid bilden (s. S. 418). Das aus Wirsingkohl und aus Kohlrabi isolierte Glucobrassicin z. B. spaltet nach VIRTANEN u. Mitarb. (1960) unter der Myrosinasewirkung bei pH = 7 quantitativ SCN ab:

Einige Spaltprodukte des Glucobrassicins

Über die in frischem Pflanzenmaterial vorhandenen Mengen an Rhodanid unterrichtet die folgende Tabelle.

Demnach enthält 1 kg frischer Wirsingkohl etwa 300 mg SCN^-. Diese Menge, täglich eingenommen, genügt für Kropfbildung beim Menschen, wenn die gleichzeitigen Jodgaben 100 μg täglich nicht übersteigen. Die strumigene Wirkung von Rhodanid wirkt sich erst bei niedrigem Jodgehalt der Nahrung aus und sie beruht, wie erwähnt, auf einer Hemmung der Jodanreicherung in der Schilddrüse.

Eine therapeutische Verwendung haben die Brassica-Substanzen nicht gefunden. Die neuerdings empfohlene Verwendung von Weißkohlsaft gegen Ulcus duodeni steht in keinem Zusammenhange mit dem Vorkommen von Antithyreoidea-Stoffen.

Bildung von SCN^- durch Myrosinase in Brassica-Arten

[R. GMELIN und A. I. VIRTANEN, Acta chem. scand. **14**, 507 (1960)]

Brassica-Spezies	SCN^- gebildet mg/100 g frische Pflanze
B. oleracea var. sabauda *	27—31
B. oleracea var. gemmifera *	10
B. oleracea var. capitata *	4
B. oleracea var. cretica *	4
B. napus var. rapifera **	8,8
B. napus (Sommerraps) *	2,5
B. napus (Winterrüben) *	1,7

* = Blätter;   ** = Wurzel

β) **Brassica.** Der Kohl als Arzneipflanze. *Brassica* nannte LINNÉ eine Pflanzengattung aus der Familie der *Cruciferae*, zu der er nicht allein die in zahlreichen Formen kultivierten Kohlarten (*Br. oleracea*) rechnete; in die er auch verschiedene Rüben, dann Öl- und Gewürzpflanzen einbezog, neben mehreren wildwachsenden Kräutern und Stauden. Am engsten ist die Gattung *Brassica* mit der Gattung *Sinapis* verwandt. An Nutzpflanzen gehören zur Gattung Brassica u. a. die Kohlrübe (*Br. napus* var. *napobrassica*), der Schwarze Senf (*Br. nigra*), der Raps (*Br. napus* var. *oleifera*) und der Rüpsen (*Br. campestris* var. *autumnalis*).

Über das Vorkommen der Thiooxazolidone und anderer S-haltiger Verbindungen liegen systematische, umfassende Untersuchungen nicht vor.

Brassica oleracea wurde bereits im Altertum in mehreren Spielarten gezogen. Die wichtigsten heutigen Formen sind der Weißkohl oder Kopfkohl (*Brassica oleracea* var. *capitata*), der Wirsingkohl (var. *sabauda*), der Rosenkohl (Var. *gemmifera*), der Blumenkohl oder Karfiol (Var. *botrytis*), der Kohlrabi (Var. *gongyloides*) und der Blattkohl (Var. *acephala*).

Weißkohl diente in der Antike nicht bloß als Nahrungsmittel, er war zeitweilig auch in hohem Ansehen als Arzneimittel. Für Cato d. Ä. (234—149) war der Kohl geradezu ein Allheilmittel, eine Panazee, mit dem sich nahezu alle Krankheiten heilen ließen. Neuerdings wird der frische, durch Auspressen hergestellte Kohlsaft wiederum als Arznei empfohlen: Nach einer zusammenfassenden Darstellung von R. F. WEISS (1960) liegen gesicherte, wissenschaftliche (klinische) Ergebnisse vor, nach denen der Weißkohl die Heilung des Magengeschwüres und des Zwölffingerdarmgeschwüres beträchtlich beschleunige. Das heilungsfördernde Prinzip — von CHENEY (1950) Anti-Ulcus-Faktor genannt — soll eine besondere Aminosäure darstellen: durch zwei labile Methylgruppen soll sie als Methyldonator fungieren und wirkungsvoll den Zellstoffwechsel beeinflussen. Der Wirkstoff ist hitzeempfindlich.

γ) Lycopus. Lycopus ist eine Pflanzengattung aus der Familie der Labiaten; sie umfaßt fünf Arten. Eng verwandt ist die Gattung ihren morphologischen Merkmalen nach mit der Gattung *Leonurus*, ihrer Lebensweise nach mit *Mentha* (zit. bei HEGI). Arzneilich verwendet werden *L. virginicus* Michx. und *L. europaeus* L. Beheimatet ist die zuerst genannte Pflanze in ganz Nordamerika von Canada bis nach Florida; die zweite Art kommt nicht bloß — wie der Name auszudrücken scheint — in Europa vor, auch in Nordafrika und in weiten Teilen Asiens (Sibirien, Vorderindien) ist sie gemein. *Lycopus* gilt als Spezifikum gegen leichtere Formen von Hyperthyreose, bei denen also noch keine deutliche Erhöhung des Grundumsatzes nachweisbar ist.

Der Wirksamkeit soll ein doppelter Wirkungsmechanismus zugrunde liegen: Einmal soll Lycopus den thyreotropen Einfluß der Hypophyse ausschalten (MADAUS, KOCH und ALBUS, 1941); darüber hinaus wurde ein direkter Antagonismus gegenüber dem Thyroxin nachgewiesen (HILLER und GIROD, 1954). Bisher ist es nicht gelungen, das wirksame Prinzip in reiner Form aus der Pflanze zu isolieren. Möglicherweise ist es unter den phenolischen Inhaltsstoffen der Droge zu suchen, da von mehreren Phenolen beachtliche thyreostatische Aktivitäten bekannt sind.

δ) Weitere Pflanzenstoffe mit Einfluß auf die Schilddrüse. Stark wirksam als Antithyreoideastoffe sind einige einfache Phenole wie das Hydrochinon, vor allem das Phloroglucin und das Resorcin. Sie sind ohne praktisch-therapeutische Bedeutung wegen ihrer Nebenwirkungen. Praktisch ungiftig, dafür aber auch weniger aktiv, sind einige andere Phenole vom Typus der Flavonoide; so das Quercitrin, das Rutin und das Catechin.

0,88 g Quercitrin verteilt in regelmäßigen Dosen von 22 mg täglich, führen nach 40 Tagen bei weißen Ratten zu einer Senkung des Grundumsatzes um 20%. Die Schilddrüse zeigt Veränderungen wie nach Applikation der Thioderivate.

Albino-Ratten, die 15 Tage lang 1 mg Catechin erhielten, zeigen Atrophie der Schilddrüse wie nach Applikation der bekannten synthetischen Antithyreoidea-Stoffe.

Literatur

ASTWOOD, E. B., J. SULLIVAN, A. BISSEL u. R. TYSLOWITZ: Endocrinology 82, 210 (1943); — ASTWOOD, E. B., M. A. GREER u. M. G. ETTLINGER: J. biol Chem. 181, 121 (1949). — BÖHM, K.: Die Flavonoide. Arzneimittelforschung 10, 190 (1960). — CHESNEY, A. M., u. T. A. CLAWSON u. B. WEBSTER: John Hopk. Hosp. Bull. 43, 261 (1928). — HILLER, E., u. E. GIROD: Arzneimittelforschg. 4, 380 (1954). — LAUTENSCHLÄGER, C.: 50 Jahre Arzneimittelforschung, Karlsruhe 1954 S. 235. — MADAUS, G., F. E. KOCH u. G. ALBUS: Ztschr. exp. Med. 109, 411 (1941). — PITT-RIVERS, R. and J. R. TATA: The Thyroid Hormones, Pergamon Press, London 1959. — VIRTANEN, A. I.: Über die Chemie der Brassica-Faktoren, ihre Wirkung auf die Funktion der Schilddrüse und ihr Übergehen in die Milch, Experientia 17, 241—251 (1961). — WEISS, R. F.: Lehrbuch der Phytotherapie, Stuttgart 1960, S. 76. — ZINNER, G.: Die Senföle und ihre Glykoside, Dtsch. Apoth.-Zeitg. **98**, 335 (1958).

Glucokinine; Drogen, die blutzuckersenkend wirken sollen

a) Allgemeines

Als Zuckerkrankheit wird eine Stoffwechselerkrankung bezeichnet, deren auffälligste Symptome Hyperglykämie und Glucosurie sind. Die Kette der abnormen Stoffwechselerscheinungen beginnt mit einem erhöhten Abbau des Glykogens in der Leber zu Glucose und verstärkter Zuckerausscheidung aus der Leber in das Blut und — sobald die Blutzuckerkonzentration einen bestimmten Wert erreicht hat — in den Harn. Weiterhin gestört sind auch der Fettabbau und der Eiweißumsatz. Wenn ein schwerer Diabetes nicht behandelt wird, kann der Tod innerhalb von drei Wochen eintreten. Ursache der Zuckerkrankheit ist die ungenügende Produktion des Hormones Insulin in der Pankreasdrüse. Künstliche Zufuhr von Insulin, das aus tierischen Pankreasdrüsen gewonnen wird, vermag die Krankheitssymptome zurückzudrängen, nicht aber die Krankheit zu heilen (Substitutionstherapie). Insulin kann nicht oral appliziert werden, da es sich um einen Eiweißkörper handelt, der durch Verdauungsfermente inaktiviert wird.

Die Insulinmedikation hat zwei Nachteile: sie ist in der Anwendungsweise auf den parenteralen Weg beschränkt, und sie ist eine bloß symptomatische. Trotz des großen Fortschrittes in den Bekämpfungsmöglichkeiten der Zuckerkrankheit durch Insulin sind daher die Bestrebungen nie ganz aufgegeben worden, andere blutzuckersenkende, insulinähnliche, aber oral anwendbare Substanzen aufzufinden. Dabei kreuzten sich in eigenartiger Weise zwei Arbeitsrichtungen, die von verschiedenen Voraussetzungen aus das Problem angingen.

Im Jahre 1918 hatte S. WATANABE beobachtet, daß das einfache Guanidin den Blutzucker beim Tier zu senken vermag. Da sich aber Guanidin als zu toxisch erwies, konnte es nicht therapeutisch beim Diabetes angewandt werden. Synthetische Abwandlung des Guanidinmoleküls mit dem Ziel, zu Substanzen mit größerer therapeutischer Breite zu gelangen, führten zum Dekamethylendiguanidin, das im Jahre 1926 unter dem Namen Synthalin in die Klinik eingeführt worden ist. Die Hoffnungen, die man anfangs auf diese und ähnliche Substanzen setzte, erfüllten sich nicht, da sich herausstellte, daß deren antidiabetische Wirksamkeit nur vorgetäuscht wird durch eine Schädigung der Leber: sie hemmen die Glykogen-Neubildung in der Leber, was sich sekundär in einer Hypoglykämie äußern muß. Die synthetische Arbeitsrichtung führte — wenn auch auf vielerlei Umwegen — später zu beachtlichen Erfolgen; fußend auf Beobachtungen von M. JANBON u. Mitarb. (1942) gelang es verschiedene, komplizierter gebaute Harnstoffderivate (Sulfonylharnstoffe) I zu synthetisieren, die sich auch klinisch als blutzuckersenkende Therapeutika brauchbar erwiesen.

$$R_1\text{---}SO_2\text{---}NH\text{---}CO\text{---}NH\text{---}R_2$$
$$I$$

Eine zweite, grundsätzlich andere Möglichkeit zu blutzuckersenkenden Arzneimitteln zu gelangen, schien das Suchen nach Vorbildern, nach Modellsubstanzen im Pflanzenreich. In erster Linie wurden dabei die seit altersher als Antidiabetika gebräuchlichen Volksmittel zu Untersuchungen herangezogen. Der erste Forscher, der feststellte, daß bestimmte Pflanzen oral wirksame Stoffe mit Insulineffekt enthalten, war J. B. COLLIP (1923). Der erste und bisher einzige Pflanzenstoff, der in reiner Form zugänglich wurde, war das Galegin der Herba Galegae, ein Harnstoff- bzw. Guanidinderivat also. Galegin ist seiner Konstitution nach ein Isoamylenguanidin.[1] Die phytochemische Arbeitsrichtung hat bisher zu keinem „oralen Insulinersatzmittel" geführt.

---

[1] Die neuerdings von K. VOIT und H. SECKFORT (1953) gefundene blutzuckersenkende Wirkung des **Inosits** kommt erst nach intravenöser Anwendung und in höherer Dosierung (2 g) zustande.

In der Pflanzenwelt vorkommende Stoffe mit einer tierexperimentell feststellbaren „insulinähnlichen" Wirkung auf den Blutzuckerspiegel bestimmter Versuchstiere (Kaninchen, Mäuse) bezeichnet man als Glucokinine. Die Bezeichnung leitet sich her von den beiden griechischen Wörtern $\gamma\lambda\upsilon\varkappa\acute{\upsilon}\varsigma$ = süß und $\varkappa\iota\nu\acute{\varepsilon}\omega$ = ich treibe fort. Einigen Glucokinindrogen sagt man nach, daß sie auch beim Menschen, und zwar in Fällen leichter und mittelschwerer Diabetes, blutzuckersenkend wirken. Sie sind daher Bestandteil von Teepräparaten, die in der Volksmedizin als orale Adjuvantia bei Diabetes empfohlen werden. Die Glucokinine kommen im Pflanzenreich reichlich vertreten vor; in weit über 100 Arten von höheren Pflanzen wurden sie nachgewiesen, daneben in Bakterien und Pilzen, so besonders in der Hefe, in Champignons und Aspergillus-Arten. In der Volksmedizin häufiger verwendet werden: *Galega officinalis, Vaccinium myrtillus, Phaseolus vulgaris, Polygonatum officinale* und *Syzygium jambolanum*. Therapeutischen Wert besitzen antidiabetische Tees nicht, und ärztlicherseits wird vor ihrer Anwendung gewarnt (R. F. WEISS, 1960).

b) Galega

Galega ist eine Pflanzengattung aus der Familie der Papilionaceae, welche aus perennierenden Kräutern mit unpaarig gefiederten Blättern und in Trauben gestellten Schmetterlingsblüten besteht. Die am weitesten verbreitete Art der Gattung ist die in Südeuropa und im westlichen Asien wild vorkommende *Galega officinalis* L. Der Geißklee wird etwa 1 m hoch; seine Blüten sind schön lilafarben oder weiß. Medizinisch verwendet wurde das getrocknete, blühende Kraut der genannten Art, seltener Semen Galegae. In allen Organen der Pflanze ist Galegin (Isoamylen-guanidin) enthalten, dessen blutzuckersenkende Wirkung viel studiert wurde, sich dabei aber in keiner Weise als insulinähnlich erwiesen hat.

c) Phaseolus vulgaris

Phaseolus vulgaris L., die Gartenbohne, ist ursprünglich in Peru heimisch, wird aber seit dem 16. Jahrhundert in Europa kultiviert. Wie von allen unseren Kulturpflanzen existieren zahlreiche Spielarten; bei der Bohne etwa 500, die durch Wuchs, Blütenfarbe, Größe, Färbung der Hülsen und Samen unterschieden sind. Zwei Hauptgruppen werden dabei unterschieden: die eine Gruppe besitzt schlingende, windende Stengel; die andere Gruppe hat nicht windende, niedrige, mehr buschartig verzweigte Stengel. Sowohl die unreifen Hülsen als auch die reifen Samen liefern Gemüse und Salate. Um genießbar zu sein, müssen Bohnen unbedingt gekocht werden; die Samen enthalten ein toxisches Eiweiß, ein Toxalbumin (Phasin), das beim bloßen Trocknen nicht zerstört wird, vielmehr erst nach genügend langer Hitzeeinwirkung seine Aktivität verliert. Roh verfütterte weiße Bohnen töten Mäuse innerhalb von drei Tagen. Vergiftungen durch Bohnen beim Menschen sind aber in der Regel Botulismus-Vergiftungen, also bakteriell verursacht, keine Phasinvergiftungen.

Für den Bohnenschalentee, die Fructus phaseoli sine semine, verwendet man die von den Samen befreiten Hülsen der Pflanze; man bevorzugt dabei Hülsen von gelblichweißer Farbe. Nach tierexperimentellen Untersuchungen enthält die Droge Prinzipien, welche Diuresesteigerung bewirken, dann Inhaltsstoffe mit blutzuckersenkenden Eigenschaften. Es ist bisher nicht gelungen, diese Wirkstoffe aus der Droge zu isolieren, noch weniger liegen Vermutungen über deren chemischen Aufbau vor. Die Droge ist Bestandteil von Präparaten und Teespezialitäten, die zur Diuresesteigerung oder als Adjuvans bei Diabetes genommen werden.

d) Polygonatum

Die zur Familie der Liliaceae gehörende Gattung *Polygonatum* ist eng mit der Gattung *Convallaria* verwandt. Einige Autoren faßten früher beide Gattungen zu einer einzigen zusammen, und so hieß z. B. das bekannte Maiglöckchen *Polygonatum majale* All. Die Rhizome verschiedener Polygonatum-Arten werden in der chinesischen Volksmedizin als

Antidiabetika gebraucht. Tierexperimentelle Untersuchungen mit Extrakten aus *Polygonatum officinale* All. und *Polygonatum multiflorum* (L.) All. ergaben, daß sie den Blutzucker bei alimentärer Hyperglykämie herabsetzen. Über das wirksame Prinzip ist nichts Näheres bekannt.

e) Jambul

Eugenia jambolana Lam. (= *Syzygium jambolanum* DC.) ist ein etwa 15 m hoch werdender Baum aus der Familie der Myrtaceae, der in den Ebenen des indischen Subkontinents, vom Fuße des Himalaya bis nach Südindien, verbreitet ist. Die Früchte sind olivengroße, dunkelrotbraune Beeren mit einem schwärzlichen, harten Samen. Auszüge aus den Samen und dem Preßsaft der Früchte (zusammen mit dem der Mangopflaume) verwendet man in Indien als Mittel, um den bei Diabetes auftretenden unstillbaren Durst zu mildern. Ob die Droge Wirkstoffe enthält, die den Blutzuckerspiegel oder die Glykogenspeicherung beeinflussen, ist bisher nicht mit Sicherheit erwiesen. Ebenso wenig liegen Angaben über einen möglichen Wirkstoff vor.

Literatur

ERSPAMER, V.: Droghe e principi ipoglicemizzanti di origine vegetale. In „Quaderni di Fitoterapia" Nr. 5; Milano. Inverni u. Della Beffa. — RUSCHIG, H., G. KORGER, W. AUMÜLLER, H. WAGNER u. R. WEYER: Über neue peroral wirksame blutzuckersenkende Substanzen. In „Medizin und Fortschritte" Bd. 6. Weinheim/ Bergstr. 1958. — WEISS, R. F.: Lehrbuch der Phytotherapie, Stuttgart 1960. S. 302.

7. Drogen, die gegen Frauenleiden empfohlen werden

Die Volksmedizin kennt viele Drogen, die bei den verschiedenen Frauenleiden angewendet werden. Im folgenden ist nur eine kleine Anzahl ausgewählt: einmal Drogen, denen man hämostyptische Wirkungen nachsagt (Capsella Bursa pastoris, Polygonum hydropiper, Potentilla anserina), dann Drogen, die einen Ruf als Antidysmenorrhoica haben (Viburnum, Potentilla anserina, Gossypium, Lamium).

Capsella bursa pastoris

Capsella ist eine Pflanzengattung aus der Familie der *Cruciferae*, die nur wenige Arten umfaßt. Die bekannteste Art der Gattung ist *Capsella bursa-pastoris*, eines der häufigsten Unkräuter, das auf der ganzen Erde — mit Ausnahme der Tropen — verbreitet ist. Die Pflanze ist einjährig und auffallend durch die kleinen weißen Blüten. die sich zu dreieckigen, herzförmigen Schötchen entwickeln. Die Droge besteht aus dem getrockneten, blühenden Kraut (Herb. Capsellae Bursa pastoris). In feuchten Sommern wird Capsella von einem Pilz (*Albugo candida*) befallen; man brachte früher diesen Pilzbefall in Zusammenhang mit der Wirkung der Droge und vertrat die Ansicht, daß der Schmarotzer die eigentlichen Wirkstoffe ausbildet. Im Jahre 1938 zeigte L'HARSTE in Tierversuchen, daß Extrakte aus pilzbefallenem Capsella nicht stärker wirksam sind als Extrakte aus pilzfreier Droge.

Hauptbestandteile der Droge sind b i o g e n e A m i n e , wie Cholin, Acetylcholin, Tyramin und Histamin.

Cholin   Tyramin   Histamin

Die genannten Verbindungen sind im gesamten Tier- und Pflanzenreich weit verbreitet. Speziell im tierischen Organismus haben Acetylcholin und Histamin wichtige physiologische Aufgaben zu erfüllen. Cholin selbst spielt eine wichtige Rolle als Methylgruppendonator; es ist ein essentieller Nahrungsstoff, der zum Vitamin B-Komplex gerechnet wird. Mit Fleisch- und Milchnahrung, aber auch mit Getreide und Hülsenfrüchten nimmt der Mensch täglich etwa 500—1000 mg Cholin auf.

Den biogenen Aminen begegnete man erstmals im Jahre 1910 bei phytochemischen Untersuchungen des Mutterkorns (BARGER und DALE). Cholin, Tyramin und Histamin erwiesen sich bei parenteraler Anwendung als uteruserregend; man hielt biogene Amine eine Zeitlang sogar für die eigentlichen Wirkstoffe des Mutterkorns. Sie werden aber im Magen-Darm-Kanal rasch zerstört, versagen demnach bei peroraler Anwendung.

Die den Herba Capsellae B. pastoris nachgesagte antihämorrhagische Wirkung beruht möglicherweise auf ihrem Gehalt an Diosmin, einem Glykosid der Flavonreihe. Von mehreren Flavonen ist bekannt, daß ihnen antihämorrhagische Eigenschaften zukommen (s. S. 173). Eingehender geprüft — in Form der Reinsubstanz — wurde Diosmin bisher nicht.

Diosmin

Polygonum hydropiper

Die Gattung *Polygonum* (Familie: *Polygonaceae*) ist mit ihren 150 meist krautigen Arten über die gemäßigten Zonen der ganzen Erde verbreitet. Bei Polygonum ist der Stengel an den Ansatzstellen knotig verdickt, daher der Name „Knöterich". *Polygonum hydropiper*, der Wasserpfeffer, ist bei uns heimisch und an feuchten Stellen häufiger zu finden. Von den anderen Polygonum-Arten unterscheidet er sich durch seinen brennend-scharfen pfefferartigen Geschmack. Auf dieser Eigenschaft beruhte seine gelegentliche Verwendung als Pfefferersatz. Das scharfschmeckende Prinzip ist in Drüsen lokalisiert, die sich auf Blättern, Stengeln und auf der Ochrea finden.

Verwendet wird die getrocknete Pflanze als Antihämorrhagikum (bei Menorrhagie und Hämorrhoidalblutungen). Auch hier wird die blutgerinnungsfördernde Wirkung mit dem Gehalt an Flavonoiden in Zusammenhang gebracht. Aus europäischen Formen der Art wurde als selten vorkommendes Flavonoid der Kaliumbisulfatester des Rhamnazins isoliert; der Reinstoff ist weder klinisch noch pharmakologisch geprüft.

Kaliumbisulfatester des Rhamnazins

Potentilla

Man kennt etwa 200 *Potentilla*-Arten (Familie: *Rosaceae*), Kräuter, Stauden, Halbsträucher, die über die ganze Erde verbreitet sind. *Potentilla anserina* gehört zu den perennierenden Arten. Die Blätter sind unpaarig gefiedert, oberseits wenig, unterseits dicht seidig behaart. Die Blüten sind lebhaft gelb gefärbt. Arzneilich benutzt wird das getrocknete blühende Kraut.

In der Volksmedizin gilt die Pflanze als Hämostyptikum und als gutes Spasmolytikum. Der Wirkstoff ist noch unerforscht. Es ist nicht ausgeschlossen, daß die antihämorrhagische oder auch die spasmolytische Wirkung der Pflanze mit deren Gehalt an Flavonen in Zusammenhang steht; möglicherweise kommt aber auch ein anderes Prinzip als Wirkstoff in

Frage. Jedenfalls wird gesagt, daß Anserina klinisch eine gute spasmolytische Wirkung gezeigt hat, und zwar besonders bei spastischen Formen der Dysmenorrhöe und anderen Spasmen (Koliken des Darmes, Meteorismus).

Lamium album

Die Gattung *Lamium* (Familie: *Labiatae*) ist bei uns heimisch. Sehr stark vertreten ist die Art *Lamium album* L., die Taubnessel, ein ausdauerndes Kraut, das in seinem ganzen Habitus die typischen Labiaten-Charakteristika aufweist. Als Droge finden die weißen Blumenkronen Verwendung.

In der Volksmedizin spielen die Blüten eine Rolle als Blutreinigungsmittel. Auch werden sie innerlich und äußerlich bei Fluor albus und Dysmenorrhöe angewendet. Die Tinktur der Pflanze soll bei Uterusblutungen nützlich sein. Schlaflosigkeit, psychische Depressionen, Menstruations-Störungen, Katarrhe der Blase und Nieren sind Indikationsgebiete der Taubnessel in der Homöopathie. Die Essenz wird aus frischen Blüten und Blättern bereitet.

Die chemische Untersuchung der Droge ergab, daß in den Blüten ein ganzer Wirkstoffkomplex vorliegt. Es wurden nachgewiesen: Cholin und die biogenen Amine Histamin, Tyramin und Methylamin, die Flavonglykoside Isoquercitrin und Kämpferol-3-glukosid, sowie Schleim, Catechingerbstoff und ätherisches Öl.

Antidysmenorrhoika

Die Ursachen der Dysmenorrhöe sind verschiedenartig; ebenso die Mittel, die empfohlen und angewendet werden. An erster Stelle zu nennen sind synthetische Analgetika und Spasmolytika. Auch unter den verwendeten Naturstoffen überwiegen Spasmolytika wie Papaverin, Extr. Belladonnae (Atropin) und Yohimbin. Spasmolytische Wirkung wird ferner angegeben für Uzara, Viburnum, Caulophyllum, Kamille und Schafgarbe. Bei bestimmten Formen von Dysmenorrhöe sind uteruserregende Drogen nützlich; besonders Petroselinum (Apiol), Radix Tang-Kui, Cortex Gossypii und Senecio. Schließlich gibt es eine umfangreiche Gruppe von Drogen, deren Wirkungsweise und deren Wirkstoffe nicht näher bekannt sind. Möglicherweise ist bei der erfolgreichen Verwendung dieser Drogen ein wichtiger psychogener Faktor mit im Spiele.

a) Viburnum

Verwendet werden die getrockneten Wurzel- und Stammrinden zweier *Viburnum*-Arten (*Viburnum prunifolium* und *Viburnum opulus*). Beide Drogen — die Cort. Viburni prunifolii und die Cortex Viburni opuli — verhalten sich in ihrer Zusammensetzung und ihrer Wirkungsweise nach ähnlich, so daß sie gemeinsam behandelt werden können.

Viburnum (Schneeball) ist eine Gattung aus der Familie der *Caprifoliaceae*. Die Caprifoliaceae sind mit den Valerianaceae eng verwandt, was u. a. auch in einem gehäuften Auftreten von Isovaleriansäure in den beiden Familien zum Ausdruck zu kommen scheint. Besonders die Wurzelrinden — die Stammrinden in geringeren Konzentrationen — enthalten nicht näher definierte Ester der Isovaleriansäure, die beim Trocknen der Droge partiell verseifen und ihr den baldrianartigen Geruch verleihen. R. WASICKY (Physiopharmakognosie Wien 1932, S. 740) vermutet daher, daß Viburnumrinde eine baldrianähnliche, beruhigende Wirkung entfaltet. W. EVANS u. Mitarb. (1947) hingegen isolierten aus der amerikanischen Droge (*V. prunifolium*) Saligenin (Salicylalkohol) und geben an, daß dieser Inhaltsstoff eine ausgeprägte utero-sedative

Wirkung besitzt. Ein nicht näher charakterisiertes, rotgefärbtes Polymerisationsprodukt des Saligenins soll noch stärker wirken als das monomere Saligenin. In Form von Extrakten ist Viburnumrinde Bestandteil einiger Spezialpräparate, die gegen Dysmenorrhöe und klimakterische Blutungen empfohlen werden. Ähnliche Indikationen finden sich auch in der homöopathischen Arzneimittellehre, welche Essenzen aus der frischen Rinde herstellen läßt.

Ob der Droge ein reeller therapeutischer Wert zukommt, ist fraglich. Denn es ist eigenartig, daß unter der Bezeichnung Cortex Viburni über viele Jahre Verwechslungen (mit *Acer spicatum* u. a.) im Handel waren, ohne daß bei der klinischen Verwendung die Substitution bemerkt worden wäre.

b) Caulophyllum

Caulophyllum besteht aus den getrockneten Rhizom- und Wurzelteilen von *Caulophyllum thalictroides* (L.) Michx., einer Berberidazee. Beheimatet ist die Pflanze in den Wäldern der östlichen USA und Kanadas. Die Indianer benutzten die Pflanze als wehentreibendes Mittel in der Geburtshilfe (Squaq-root). Caulophyllum soll emmenagog und diuretisch wirken. Nach FERGUSON und EDWARDS (1954) hängt die Wirkung möglicherweise mit dem Vorkommen eines hämolytisch wirkenden Saponins in der Droge zusammen. In der Homöopathie (hier wird die frische Droge verarbeitet) gilt Caulophyllum als Frauenmittel bei Uterusblutungen und zur Schmerzlinderung bei Dysmenorrhöe.

c) Cimicifuga

Ein anderes „Frauenmittel" ist Cimicifuga, Wurzelstock und Wurzeln von *Cimicifuga racemosa*, einer Ranunculazee. Die Droge gilt in der Homöopathie als ein wichtiges Stimulans bei Funktionsstörungen des weiblichen Geschlechts. Man sagt der Pflanze eine hormonartige, luteinisierende Wirkung nach, ohne daß das bisher experimentell belegt werden konnte. Nicht selten ist Cimicifuga Bestandteil von „Frauenmitteln", für die intensive Laienwerbung betrieben wird.

d) Tang-Kai

Seit Jahrhunderten verwenden die Chinesen gegen Frauenleiden eine Wurzeldroge, die „*Tang-Kai*" oder „*Man-Mu*" genannt wird. Unter der Handelsbezeichnung *Eumenol* finden sich Extrakte aus der Droge auch auf dem europäischen Markte. Als Stammpflanze wird *Angelica anomala* var. *chinensis* angegeben. Die Droge enthält bis zu 1% ätherisches Öl, das uteruskontrahierend wirkt, aber kein Apiol enthält wie einige andere ätherische Öle aus Umbelliferen. Eumenol wird gegen Amenorrhöe und nervöse Dysmenorrhöe verordnet (rezeptpflichtig).

e) Gossypii radicis cortex

Bei der schwarzen Bevölkerung Afrikas ebenso wie der der amerikanischen Südstaaten ist die Wurzelrinde der kultivierten Baumwollarten als Abortivum bekannt. Die Droge besteht aus den frisch gesammelten und lufttrockenen Wurzelrinden einer oder mehrerer der kultivierten Varietäten von *Gossypium hirsutum* L. und anderer *Gossypium*-Arten. Zubereitungen aus der Droge (z. B. Extractum Gossypii) erzeugen starke Uteruskontraktionen. Der Wirkstoff ist seiner chemischen Natur nach unbekannt.

Die Kultursorten der Baumwolle stammen von zahlreichen Arten der Gattung Gossypium ab. Gewöhnlich teilt man sie ein in die Baumwollarten der Alten Welt (*G. arboreum* und *G. herbaceum* L.) und in die Amerikanische Baumwolle (*G. hirsutum*, *G. peruvianum* und *G. barbadense* L.). Die taxonomische Einteilung der kultivierten Baumwollsorten wird nicht einheitlich gehandhabt. HUTCHINSON erkennt 20 Baumwollarten als „richtige" Arten an, doch wechseln die Angaben der Artenzahl und damit die Artumgrenzung je nach Einteilungsprinzip und Neigung des Taxonomen. Allgemein unterscheiden sich die kultivierten Arten von den wilden G.-Arten dadurch, daß sie verspinnbare Samenhaare besitzen. Über die Variabilität des uteruskontrahierenden Prinzips liegen keine näheren Untersuchungen vor.

8. Drogen, die als Sexualtonika empfohlen werden

Ginseng

Ginseng ist das berühmteste Arzneimittel der chinesischen Volksmedizin. Seine überragende Wertschätzung kommt in dem ostasiatischen Aberglauben zum Ausdruck, die Ginsengwurzel verleihe langes Leben, Kraft und Glück. Die medizinischen Indikationen, bei denen Ginseng verwendet wird, sind recht unscharf; wohl besonders geschätzt ist die Droge als Tonikum und als Aphrodisiakum für ältere Personen. Intensive, z. T. marktschreierische Werbung für industriell hergestellte Ginseng-Präparate führten zu einer zunehmenden Verwendung der Droge auch in Europa.

Als Stammpflanze für die echte Ginsengwurzel wird *Panax ginseng* C. A. MEYER angegeben, ein ausdauerndes Gewächs aus der Familie der Araliaceae.

Die *Araliaceae*, eine Familie, welche den Umbelliferen nahesteht, umfaßt 65 Gattungen mit etwa 800 Arten. Die meisten Araliazeen sind Bewohner tropischer Waldgebiete des indo-malayischen Raumes und Amerikas. In Europa ist die Familie durch *Hedera helix* L. vertreten. Die Gattung *Panax* (vom gr. πᾶν = alles und ἀκέομαι = heilen, Allheilkraut) umfaßt 6 Arten, von denen außer der erwähnten ostasiatischen *P. ginseng* noch die nordamerikanische Art *P. quinquefolius* L. interessiert. Beide Arten stehen einander außerordentlich nahe, so daß einige Forscher die Ansicht vertreten, daß es sich beim ostasiatischen Ginseng nur um eine Varietät der amerikanischen Ginsengpflanze handelt: z. B. zieht der Index Kewensis beide Arten zusammen und bezeichnet sie als *Aralia quinquefolia* Decne et Pl.

Panax Ginseng hat ihre Urheimat in Korea. Die Pflanze stellt eine unscheinbare Staude dar, die aus einer Wurzel einen 30—60 cm langen Stengel treibt, an dem ahornähnliche, lang gestielte, handförmig geteilte Blätter sitzen. Die unscheinbaren Blüten stehen ähnlich wie bei unserem Efeu in einfachen Dolden. Die Wurzel ausgewachsener Exemplare von P. Ginseng ist 8—20 cm lang und ungefähr 2 cm dick, möhrenartig, mit mehr oder weniger ästigen Verzweigungen. Die eigentliche Droge besteht aus den Wurzeln, die man gräbt, wenn die Pflanzen 6—8 Jahre alt sind. Das Sammeln der echten (wilden) Ginsengwurzel in den Urwäldern Nordkoreas, der Mandschurei und der pazifischen Küstengebiete der Sowjetunion vermag den Bedarf an Ginsengdroge nicht zu befriedigen. Um den riesigen Bedarf an Ginsengwurzeln zu decken, war man gezwungen, die Pflanzen in Kultur zu nehmen, was schwierig ist und großen Aufwand an Pflege und Zeit erfordert. Neben dem kultivierten Ginseng kommt heute sehr viel amerikanischer Ginseng nach Europa; er ist in den Wäldern der östlichen Landesteile der USA und Canadas beheimatet. Über die Wirkungsunterschiede der verschiedenen Ginseng-Herkünfte ist kaum Sicheres bekannt. Ebensowenig ist es bisher gelungen, analytische Methoden zu finden, welche die jeweilige Provenienz nachzuweisen erlauben.

Pharmakologische und phytochemische Untersuchungen der Ginsengwurzel erbrachten bisher keine Anhaltspunkte für auffallende toxische Wirkungen oder für das Vorkommen besonderer Inhaltsstoffe. Im Vordergrund der Ginsengwirkung scheint eine Stoffwechselwirkung in der Art einer Reizkörpertherapie zu stehen: die Droge erhöht die Abwehrkräfte des menschlichen Organismus gegenüber Krankheitserregern, Genesungsvorgänge werden beschleunigt. Eine Beeinflussung des Stoffwechsels zeigt sich weiterhin in bestimmten „hormonartigen Effekten": Der Blutzuckerspiegel bei Versuchstieren kann durch Ginseng gesenkt werden; der Sexualzyklus wird im Sinne einer gonadotropen Wirkung beeinflußt. Wie viele andere Araliazeen auch, enthalten die Panaxarten mehrere Triterpensaponine; es ist allerdings bisher nicht bekannt, ob diese Inhaltsstoffe

an einer der nachgewiesenen Ginseng-Wirkungen beteiligt sind. Einem glykosidischen Körper bisher nicht näher bekannter chemischer Konstitution, dem
Ginsenin, soll eine sympathikotrope Wirkung zukommen, wodurch die Verwendung der Ginsengwurzel als eines milden Stimulans begründet würde. Nach
PETKOV (1961) beruhen die Effekte des Ginseng nur zum Teil auf seiner unmittelbar stimulierenden Wirkung, vielmehr lassen sie sich auffassen als Folge
einer Beeinflussung der Bereitschaft des Nervensystems (und vielleicht auch
anderer physiologischer Systeme) auf gewisse Reize zu reagieren; Ginseng soll
nach PETKOV ferner die Reaktivität der Hirn- und Muskelzellen fördern.

Literatur

ESDORN, I.: Die Pharmazie 13, 556 (1958) und 15, 75 (1960). — HOFMANN, H.: For-
schungen und Fortschritte 26, 128 (1950). — PETKOV, W.: Über den Wirkungsmechanismus des Panax Ginseng C. A. Mey, Arzneimittelforschg. 11, 288—295, 418—422 (1961). —
SCHULZ, B.: Deutsche Apotheker-Ztg. 98, 1276 (1958) und 99, 303 (1959).

Damiana

Die Droge besteht aus den getrockneten Blättern des zur Familie der *Turne-
raceae* gehörenden strauchartigen Gewächses *Turnera diffusa* Willd. var. *aphro-
disiaca* Urb. Die aus Bolivien, Mexiko und Texas ausgeführte Droge schmeckt
bitter-aromatisch. Sie gilt als Aphrodisiakum und Tonikum. Wissenschaftliche
Untersuchungen über Wirkstoffe der Droge liegen bisher nicht vor.

Muira puama

Unter dieser Bezeichnung werden verschieden geformte Stückchen des
Stamm- und Wurzelholzes eines im Amazonasgebiet Brasiliens heimischen Holz-
gewächses gehandelt. Als Stammpflanze wird *Ptychopetalum olacoides* Benth. aus
der Familie der *Olacaceae* genannt. Die Droge gilt in Brasilien als wirksames
Aphrodisiakum. Weder über Inhaltsstoffe noch über Wirkungen liegen bisher
sichere Angaben vor.

9. Chlorophyllpräparate

Die Bezeichnung Chlorophyll ist nicht eindeutig. Der Botaniker versteht
darunter den grünen Farbstoff der Pflanze, der sich unter dem Einfluß des
Sonnenlichtes in den Chloroplasten der Pflanzenzelle bildet und für die Photosynthese wichtig ist. Für den Chemiker ist Chlorophyll eine Sammelbezeichnung
für mehrere, eng verwandte Verbindungen. So unterscheidet er Chlorophyll a,
Chlorophyll b und Chlorophyll c. Die beiden zuerst genannten Chlorophylle erhält man aus höheren Pflanzen, das Chlorophyll c ist charakteristisch für Meeresalgen. Die Handelsbezeichnung Chlorophyll wiederum deckt sich keineswegs mit
der chemischen. Im Handel versteht man unter Chlorophyll den grünen, durch
Extraktion und andere Verfahren angereicherten Farbstoff höherer Pflanzen;
gewöhnlich handelt es sich um Mischungen mehrerer Pigmente, meistens um
Artefakte (Derivate oder Abbauprodukte) der eigentlichen Chlorophylle ver-
mischt mit anderen gefärbten und ungefärbten pflanzlichen Extraktivstoffen.
Die medizinisch und pharmazeutisch verwendeten Chlorophyllpräparate enthalten Handelschlorophyll. Wegen der undefinierten Zusammensetzung wird

die Chlorophyllmedikation von vielen Ärzten abgelehnt. Therapeutische Effekte sind möglicherweise nicht Wirkungen des eigentlichen Chlorophylls, sondern Wirkungen zufälliger Begleitstoffe.

Die chemische Erforschung des grünen Farbstoffs der Pflanzen und des roten Blutfarbstoffs durch R. WILLSTÄTTER und andere Forscher hatten schon sehr früh zu dem Ergebnis geführt, daß Blattfarbstoff und Blutfarbstoff chemisch nahe miteinander verwandt sind. E. BÜRGI (1916) war der erste, der auf den Gedanken kam, zu prüfen, ob nicht etwa orale Gaben von Chlorophyll die Hämoglobinbildung fördern. Offenbar bestand die Arbeitshypothese darin, der Körper sei bei bestimmten Erkrankungen nicht in der Lage, das zum Blutaufbau nötige Porphyringerüst selbst zu bilden; durch Zufuhr der notwendigen, aus dem Chlorophyll stammenden Pyrrole, lasse sich das möglicherweise ausgleichen. Scheinbar war die Hypothese richtig; nach den BÜRGIschen Untersuchungen soll Chlorophyll zu starker Neubildung von Hämoglobin und Erythrozyten anregen. Darüber hinaus soll es tonisierend wirken; Herz, Kreislauf, Darm, Uterus, Muskeln und Nerven sollen angeregt werden. Heute steht jedoch fest, daß der Pyrrolring des Chlorophylls vom menschlichen Organismus n i c h t zum Aufbau des Hämoglobins verwendet werden kann. Die den Chlorophyllpräparaten nachgesagte blutbildende Wirkung schreibt man daher heute ihrem Gehalt an Eisen, Kupfer und Kobalt zu, wobei durch Komplexbindung der genannten Elemente an das Chlorophyllmolekül ihre Resoption in ganz spezifischer Weise gebessert sein soll.

E. BÜRGI entdeckte noch eine weitere Wirkung des Chlorophylls; es beschleunigt — in äußerlicher Form z. B. als Salbe appliziert — die Wundheilung. Seit den ersten von BÜRGI unternommenen Untersuchungen sind zahlreiche weitere Untersuchungen dem Chlorophyll gewidmet worden; als weitere Indikationsgebiete für die Chlorophyllmedikation wurden Arteriosklerose und Hypertension entdeckt. In Mißkredit kam die Chlorophyllmedikation seit etwa 1950. Nach Selbstversuchen von WESTCOTT (1950) wirkt Chlorophyll angeblich desodorierend; es soll der nach dem Genuß von Zwiebeln, Knoblauch oder Spargel charakteristisch riechenden Atmungsluft den sonst üblichen Geruch nehmen. Chlorophyll wurde damit für Jahre zu einer ausgesprochenen Modearznei; es gab fast kein Gebiet der Medizin, wo es nicht — angeblich erfolgreich — einzusetzen war. Gesteigert wurde die Chlorophyllanwendung, als sich neben der pharmazeutischen Industrie auch die kosmetische Industrie dieses Produktes bemächtigte.

Chlorophyll: Allgemeines aus der Botanik und Chemie

Chlorophyll, der grüne Blattfarbstoff, findet sich in allen grünen Pflanzen, angefangen von den Algen und Flechten bis zu den Blütenpflanzen. Es ist der verbreitetste Naturstoff überhaupt, was sich aus seiner biologischen Funktion in der Pflanzenwelt ohne weiteres ergibt. In den grünen Blättern und Pflanzenteilen kommt das Chlorophyll nicht in freier Form vor, sondern an Eiweiß gebunden und mit gelben Pigmenten (Carotinoiden und Xanthophyllen) vergesellschaftet.

Betrachtet man eine Zelle unter dem Mikroskop, so erkennt man als Bestandteile des Protoplasmas die Chromatophoren. Man unterscheidet drei verschiedene Gruppen: Leukoplasten, Chloroplasten (Chlorophyllkörner) und Chromoplasten. Die Chloroplasten stellen sich als ovale Scheibchen dar, die das grüne Pigment in Form kleiner Kügelchen (Grana) enthalten. Die Granae sind die Träger der Kohlensäureassimilation.

Der genuine Chlorophyll-Eiweiß-Xanthophyll-Komplex läßt sich durch Extraktion von grünen Pflanzenteilen mit Wasser gewinnen. Geeignete Ausgangsmaterialien sind besonders Spinat und einige Kleearten. Dieses komplex gebundene, genuine Chlorophyll bezeichnet man auch als natives Chlorophyll oder als Chloroplastin. Chloroplastin wird zerstört, wenn man die wässerige Lösung einengt.

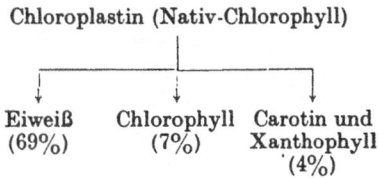

Das Formelbild zeigt Chlorophyll a. Vier Pyrrolringe sind über Methinbrücken miteinander verknüpft. Diesem Porphyrinring angebaut ist ein isozyklischer Ring (V). Demnach liegt dem Chlorophyll ein ähnliches Ringsystem zugrunde wie dem Hämin, dem roten Blutfarbstoff, der allerdings abweichend Eisen als Zentralatom enthält. Das Molekül des Chlorophylls zeigt noch weitere Eigentümlichkeiten; unter den Seitenketten fallen vor allem die beiden Säuregruppen in den beiden Ringen IV und V auf, die beide verestert sind. Während das Carboxyl des Ringes V mit Methanol verestert ist, ist der Propionsäurerest des Ringes V verestert mit einem Diterpenalkohol, dem Phytol. Durch diese esterartige Verknüpfung mit dem höheren Alkohol Phytol kommt dem Chlorophyll der Charakter eines Wachses zu.

Chlorophyll ist chemisch eine außerordentlich reaktionsfähige und empfindliche Substanz. Chlorophyll ist empfindlich gegenüber Säuren, Alkalien, reduzierenden und oxydierenden Agenzien, seien sie mild oder stärker. Aus diesem Grunde ist Chlorophyll sehr schwer in reiner Form darstellbar.

Behandelt man Chlorophyll mit schwachen Säuren, so wird das Magnesium aus dem Molekül entfernt und durch zwei Wasserstoffatome ersetzt. Aus dem Chlorophyll entsteht das korrespondierende Phäophytin. Phäophytin ist selbst

$$\text{Chlorophyll} \xrightarrow{\text{H}^+} \text{Phäophytin}$$

wenig beständig (z. B. gegenüber Licht), es bildet aber leicht Komplexsalze großer Stabilität mit anderen Metallionen, insbesondere mit Kupferionen.

Behandelt man Chlorophyll mit Alkalien, so führt das zur Verseifung, d. h. zur Abspaltung des Ester-Phytols und Ester-Methanols, wobei das Magnesium noch im Molekül enthalten bleibt: es bilden sich aus den Chlorophyllen (a, b, c. . .) die korrespondierenden Chlorophylline

$$\text{Chlorophyll} \xrightarrow{\text{OH}^-} \text{Chlorophylline}$$

Stärkere Alkalien (drastischere Bedingungen) führen zur Aufsprengung des karbozyklischen Fünfringes (V) unter Bildung der Phytochlorine und Phytorhodine.

Handelschlorophylle

Nur einige wenige Handelsprodukte bestehen aus unverändertem Chlorophyll. Die Reindarstellung von Chlorophyll ist sehr schwierig und umständlich und wegen der entsprechenden Kosten nur für Forschungszwecke lohnend. Die Rein-Chlorophylle des Handels sind keine reinen Produkte im Sinne der Chemie; ihr tatsächlicher Gehalt an Chlorophyll schwankt zwischen 10 und 95%. Die Mehrzahl aller Handelspräparate sind in Wahrheit Chlorophylline, wobei die

entsprechenden Alkalisalze der Säuren vorliegen. Die Alkalisalze der Chlorophylline sind im Gegensatz zum Nativchlorophyll in Wasser löslich. Neben den
Chlorophyllinen enthalten die sog. wasserlöslichen Chlorophylle des Handels
weitere Verseifungsprodukte der alkalischen Hydrolyse. Die Zusammensetzung
schwankt von einer Herstellerfirma zur anderen und von einer Charge zur anderen. In der Regel sind die wasserlöslichen Chlorophylle zusätzlich gekupfert,
um sie farbkräftiger und beständiger zu machen. Chlorophyllderivate, die im
Molekül noch den Phytolrest enthalten, sind fettlöslich. Fettlösliches Chlorophyll enthält in der Regel Phäophytin, meistens Kupferphäophytin; das ge-
kupferte Produkt ist auch hier wiederum farbkräftiger und weniger empfindlich.
Neben dem Kupfer-Phäophytin enthalten die öllöslichen Handelschlorophylle
wechselnde Mengen Phosphatide und Fettester.

Ausgangsmaterial zur Herstellung dieser technischen Chlorophyllprodukte
sind in jedem Falle rasch wachsende Pflanzen mit hinreichend hohem Chloro-
phyllgehalt; Brennesseln (*Urtica urens*), Spinat (*Spinacea oleracea*) und Luzerne
(*Medicago sativa*) kommen in erster Linie in Frage neben Gras oder Kartoffel-
kraut. Die Extraktrückstände aus den genannten Pflanzen enthalten neben dem
Chlorophyll und dessen Kunstprodukten eine ganze Reihe weiterer Extraktivstoffe, die in der Regel nicht eigens abgetrennt werden, so daß viele Handelsprodukte von vornherein sehr unrein sind. Die eigentlichen Methoden der industriellen Chlorophyllgewinnung werden von den Herstellerfirmen geheim gehalten.

Anwendung: Chlorophyll ist in erster Linie ein unschädlicher, Haut und
Schleimhäute nicht reizender Farbstoff. In der Parfümerie und Kosmetik (Färben von Mund- und Zahnwässern) und in der Lebensmittelindustrie (Kaugummi,
Konfekt) wird Chlorophyll ausgiebig verwendet. Die medizinische Verwendung
von Chlorophyll als Wundmittel, Antiarteriosklerotikum, Antiodorans, Tonikum
und Nervinum ist nicht allgemein anerkannt.

Literatur

Vogel, H.: Das Chlorophyll in Medizin und Kosmetik, Nürnberg 1953. — Kirk-Othmer:
Chlorophyll in Encyclopedia of Chemical Technology Vol. 3, S. 871 New York 1954.

10. Depurativa. Frühjahrskräuterkuren. Vitamin C enthaltende Drogen

Allgemeines

Depurativa (= Depurantia) sind Drogenmischungen, die zur „Blutreinigung" verwendet werden. Die Lehre von der Blutreinigung stammt aus einer
Zeit, in der man die meisten Krankheiten aus einer Verunreinigung des Blutes
und der anderen Körpersäfte mit schädlichen Stoffen erklären wollte. Diese medizinische Theorie, die in der Volksmedizin bis heute lebendig ist, führt zurück
bis auf die Säftelehre des Hippokrates und Galenus. Es war im Zeitalter der
Humoralpathologie das Bestreben, den jeweils die Krankheit bedingenden
Körpersaft aus dem Körper zu entleeren. Damit ist ohne weiteres klar, daß die
Purgantien unter den Arzneimitteln eine große Bedeutung haben mußten. Unter
Purgantien sind dabei aber nicht bloß unsere Laxantien im modernen Sinne zu
verstehen, sondern auch andere „entleerende" Pharmaka wie Diuretika, Eme-
tika und Diaphoretika. Die Zusammensetzungen der heute noch als Depuran-

tia verwendeten Teemischungen lehnt sich an ältere Vorschriften an; sie enthalten laxierend, diuretisch und diaphoretisch wirksame Drogen. Häufige Bestandteile sind Cortex Frangulae, Rhizoma Rhei, Fol. Sennae, Fol. Betulae, Herb. Violae tricoloris, Fruct. Juniperi, Flos Sambuci, Fol. Juglandis und vor allem Herb. Fumariae.

Blutreinigungskuren läßt die Naturheilkunde auch als diätetische Maßnahme, aus prophylaktischen Gründen, durchführen. Am bekanntesten sind die sog. Frühjahrskräuterkuren. Die heutige Naturheilkunde gibt für die Frühjahrskuren die folgende Begründung: Im Winter würden sich die Stoffwechselschlakken vermehrt im Körper anhäufen, weshalb es zweckmäßig wäre, im Frühjahr — auch ohne besondere Indikation — stoffwechselumstimmende Maßnahmen durchzuführen. Die Frühjahrskräuterkur besteht in einer Einschränkung der Nahrungszufuhr unter gleichzeitiger Überschwemmung des Körpers mit Vitaminen aus der Pflanzenwelt, etwa in Form einer Saft-, Obst- oder Rohkostkur. Ferner wird durch Zufuhr diuretisch, laxierend und diaphoretisch wirkender Drogen für vermehrte Ausscheidung gesorgt. Als Salate sollen die folgenden vitaminreichen Pflanzen genossen werden: *Lactuca sativa, Cichorium sativum, Nasturtium officinale, Taraxacum officinale, Rumex acetosa, Cochlearia officinalis, Apium graveolens, Fumaria officinalis, Allium cepa* und *Allium sativum.*

Die Frühjahrskräuterkuren sind demnach zum wesentlichen Teil Vitaminkuren, insbesondere mit Vitamin C. Berechtigterweise werden sie mit frischen Kräutern durchgeführt, da das Vitamin C beim Trocknen von Pflanzen oder bei anderer Aufbereitung weitgehend zerstört wird.

Vitamin C (Ascorbinsäure)

Vitamin C kommt in der Natur in einer reduzierten und in einer oxydierten Form vor, die beide biologisch wirksam sind. Beide Formen sind instabil gegenüber Oxydation, Licht, Alkalien und bestimmten Metallionen (Fe- und Cu-Ionen). Empfindlich ist Vitamin C ferner gegenüber bestimmten pflanzlichen oxydierenden Fermenten (Ascorbinsäure-Oxydasen), so daß bereits bei der bloßen Bereitung von Speisen — selbst bei der schonenden Bereitung von Rohkost — ein erheblicher Anteil des Vitamins fermentativ zerstört werden kann.

$$\underset{\text{L-Ascorbinsäure}}{CH_2\text{—}\underset{|}{\overset{|}{C}H}\text{—}\underset{|}{\overset{|}{C}H}\text{—}\underset{\begin{subarray}{c}|\\ \text{—O—}\end{subarray}}{\overset{\overset{OH}{|}}{C}}\text{=}\overset{\overset{OH}{|}}{C}\text{—}C\text{=}O}$$

Der Gehalt an Oxydasen wechselt von Pflanze zu Pflanze. Der fermentarme Orangensaft behält seinen Vitamingehalt lange Zeit, während der enzymreiche Apfelsaft unter den gleichen Bedingungen seinen Vitamin C-Gehalt rasch einbüßt (nach NEUWEILER, 1936 zit. bei MADAUS, 1938).

$$\underset{\text{Dehydro-Ascorbinsäure}}{CH_2\text{—}\underset{|}{\overset{|}{C}H}\text{—}\underset{|}{\overset{|}{C}H}\text{—}\underset{\begin{subarray}{c}|\\ \text{—O—}\end{subarray}}{\overset{}{C}}\text{—}\overset{}{C}\text{—}C\text{=}O}$$

Der Tagesbedarf des Menschen an Vitamin C wird unter normalen Verhältnissen auf 50 mg geschätzt, vergrößert sich aber beispielsweise bei Infektionskrankheiten. Vom menschlichen Organismus kann Vitamin C nicht synthetisiert werden, während die meisten tierischen Organismen dazu imstande sind. Auch von allen höheren Pflanzen wird das Vitamin gebildet. Allerdings sind die Konzentrationen, in denen es gespeichert wird, sehr schwankend. Einen besonders hohen Vitamin C-Spiegel haben zahlreiche Arten aus den Familien der

Rosaceae, der *Cruciferae* und der *Liliaceae*. Die für die menschliche Ernährung wichtigste Vitamin C-Quelle ist in Mitteleuropa die Kartoffel; zwar ist ihr absoluter Gehalt von etwa 20 mg% nicht sehr hoch, was aber durch die großen Mengen an Kartoffeln, die mit der Nahrung zugeführt werden, ausgeglichen wird. Von Obst- und Gemüsesorten zeichnen sich vor allem die Citrusfrüchte neben Tomaten und Paprika durch hohe Gehalte aus. Über die vorkommenden Konzentrationen können die folgenden Zahlen (Zahlen = mg Ascorbinsäure/ 100 g Frischgewicht; entnommen den „Wissenschaftlichen Tabellen Geigy", 1955) einen Eindruck vermitteln: Petersilie 154—209, Löwenzahnblätter 100, Paprika 125—180, Rosenkohl 87—150, Johannisbeeren 140, Kohlrabi 60—117, Zitronensaft 30—78, Orangensaft 22—89, Grapefruitsaft 24—45.

Reich an Ascorbinsäure sind ferner die Früchte folgender Pflanzen, die als Vitamin C-Drogen eine gewisse therapeutische Bedeutung haben: *Rosa canina*, *Sorbus aucuparia* und *Hippophaë rhamnoides*. Für die therapeutische Verwendung von Vitamin C steht ansonsten die auf synthetischem Wege leicht darstellbare Reinsubstanz zur Verfügung. Die Reinsubstanz ist haltbar und erlaubt eine gute Dosierung, während die mit Pflanzenpräparaten zugeführte Dosis an Ascorbinsäure unbekannt ist. Ein Vorteil der natürlichen Vitaminquellen besteht demgegenüber darin, daß in Pflanzen synergistisch wirkende Begleitstoffe enthalten sind; am bekanntesten sind die sog. Vitamin P-Faktoren (= Bioflavonoide). Die Bioflavonoide erhöhen die antiskorbutische und die Kapillar-Resistenz steigernde Wirkung der Ascorbinsäure. Auch unabhängig vom Vitamin C scheinen die Bioflavonoide zur Erhaltung einer normalen Kapillarresistenz notwendig zu sein. Eine ganze Reihe von Pflanzenstoffen ist bekannt, die Vitamin P-Aktivität zeigen; in erster Linie Phenylchromanderivate mit zwei ortho-ständigen Hydroxylgruppen im Phenylrest wie Eriodictyol, Rutin und Catechin.

Reine Formen der Vitamin C-Avitaminose (Skorbut) kommen heute nurmehr selten vor. Als Indikationsgebiete werden Vorstadien dieser Erkrankung genannt, die besonders nach vitaminarmer Ernährung auftreten, wie Frühjahrsmüdigkeit, Anfälligkeit gegenüber Infektionen und Chlorose. Für die verbreitete Annahme, daß Ascorbinsäure eine Schutzwirkung gegen bakterielle Infektionen ausübt, liegen nach v. EULER und B. EISTERT (1957) allerdings keine ausreichenden Beweise vor. Große Versuchsserien, die mit dem Ziel unternommen wurden, die antiinfektiöse Wirkung von Vitamin C-Gaben beim Menschen nachzuweisen, verliefen — im Gegensatz zu vielen positiven, mit Fruchtsäften angestellten Einzelbeobachtungen — durchwegs negativ (loc. zit. S. 316).

Fructus Cynosbati; Pseudofructus Rosae (Ph. Helv.)

Die Hagebutten stammen von *Rosa canina* und verwandten, bei uns heimischen Wildrosen (Familie: *Rosaceae*). Die Stammpflanzen sind dornige Büsche mit unpaarig gefiederten Blättern. Die rosa und weiß gefärbten Blüten zeigen den für die Rosazeen typischen Aufbau. Die bei den Rosengewächsen sehr mannigfaltig gebauten Früchte stellen bei *Rosa canina* Sammelfrüchte dar. Die erwähnten roten Sammelfrüchte (Hagebutten) werden pharmazeutisch als Fructus Cynosbati oder Pseudofructus Rosae bezeichnet; die eigentlichen Früchte — im botanischen Sinne — sind jedoch die in den Scheinfrüchten enthaltenen steinharten Schließfrüchte, die wiederum fälschlicherweise im Handel als Semen Cynosbati bezeichnet werden. In den Handel gelangen einmal die ganzen, getrockneten Scheinfrüchte (Fructus Cynosbati), ferner die Fructus Cynosbati sine semine und die Semen Cynosbati. Die Fructus Cynosbati enthalten im frischen Zustande ansehnliche Konzentrationen an Vitamin C, die besten Sorten bis zu 12% der Trockensubstanz, durchschnittlich 0,5—1,7%. Die Semen Cynosbati hingegen sind praktisch vitaminfrei. Begleitet wird das Vitamin C in der Droge von flavonoiden Substanzen (Vitamin P, Bioflavonoiden).

Sorbus aucuparia

Die Früchte einer weiteren Rosazee, die von *Sorbus aucuparia* (der Eberesche) wurden früher in der Volksmedizin gegen Skorbut verwendet. Vitamin C ist in Mengen bis zu 0,1% enthalten, und zwar wird es hier begleitet von einer chemisch ähnlich gebauten Säure, der Parasorbinsäure. Parasorbinsäure wirkt schwach laxierend, in höheren Dosen lokal reizend auf den Magen-Darm-Kanal. Nachgewiesen wurden ferner Carotinoide, Pektine und D-Sorbit.

$$
\begin{array}{ccccc}
OH & OH & & OH & OH \\
| & | & & | & | \\
CH_2 & -CH-CH & -C & =C-C=O
\end{array}
$$
$$
|\underline{\qquad O \qquad}|
$$

Ascorbinsäure

$$
CH_3-CH-CH_2-CH=CH-C=O
$$
$$
|\underline{\qquad O \qquad}|
$$

Parasorbinsäure

Hippophaë rhamnoides

Hippophaë rhamnoides, der gemeine Sanddorn (Familie: *Elaeagnaceae*), wächst in ganz Europa. Es handelt sich um ein zweihäusiges Holzgewächs. Auffallend sind im Herbst die weiblichen Pflanzen, die dann Massen orangeroter, erbsengroßer Früchte tragen. Die erwähnten orangefarbenen Scheinbeeren führen neben Ascorbinsäure (0,2—0,9%) ebenfalls Bioflavonoide. Als Vitamin-Therapeutikum wird der Preßsaft der Früchte verwendet.

Literatur

EULER, H. v. u., B. EISTERT: Chemie und Biochemie der Reduktone und Reduktonate; Stuttgart 1957. — GEIGY: Wissenschaftliche Tabellen, Basel 1955 ff. — MADAUS, G.: Kräuterheilverfahren in „Lehrbuch der Biologischen Heilmittel" Bd. 1, S. 48, Leipzig 1938. — WEISS, R. F.: Blutreinigende Mittel in „Lehrbuch der Phytotherapie", Stuttgart 1960 S. 299. — MEYER, E.: Taschenbuch der pflanzlichen Therapie, Saulgau (Württ.) 1952. — SEYBOLD, A. u. H. MEHNER: Über den Gehalt an Vitamin C in Pflanzen; Sitzungsber. Heidelberg Akademie der Wissenschaften 1948, 10. Abhdlg., Heidelberg 1948.

Sachverzeichnis

Zahlen in *kursiver* Schrift bezeichnen die Stelle, an der das betreffende Stichwort ausführlicher behandelt wird

Abies
— balsamea 413
Abietin 149
— -säure 415
Abrus precatorius 385
Absinthin 528, 532, 533, 534
Absinthium 533
Abteilung 9
Acachmena 204
Acacia 273
— arabica 126
— catechu 255
— senegal 126
— seyal 126
— suma 255
Acanthopeltis 122
Acer saccharinum 102
Acerola-Kirsche 92
Acetalbindung 138
Acetaldehyd 416, 443
Acetat als Baustein von Antibiotika 485
— -einheiten 483
— -stoffwechsel 486
Acetessigsäure 64
Acetobacter 505
— aceti 504
— suboxydans 505
— xylinum 505
Acetylcholin 351, 526
Acetyl-coenzym A 76
Acetyl-diginatin 214
Acetyl-digitoxin 213
Acetyl-digoxin 214
Acetylenderivate 402
Acetyl-gitaloxin 213
Acetyl-glucogitorosid 213
3-Acetyl-6-Methoxy-benzaldehyd 479
Achäne 17, 383
Achillea 532, 535
— millefolium 164, 535
achlamydeische Blüten 15
Achromycin 483, 496, 497
Acidum tannicum 249
Acokanthera 204

Acokanthera ouabaio 220
Aconin 306
Aconitin 58, 307
Aconitum 16
— -Alkaloide 305
— ferox 307
— fisheri 307
— lycoctonum 307
— napellus 305
Acorus calamus 27, 37, 433
Acria-Aromatika 406, 432, 437
Actaea 517
Actidion 46
Actinia equina 349
Actinomyces 483, 494
Actinomycetaceae 494
Actinomycetales 491, 494
Actinomycin 483, 495
Adenin 274, 368, 372
Adenium 204
Adeps lanae 388
Adonis aestivalis 221
— annuus 221
— vernalis 45, 170, 177, 221
Adonitoxin 221
Adonivernith 170
Adrenalin 323, 328, 540
Adynerigenin 226
Aegle 328
Aesculus 103, 161, 228
— hippocastanum 174, 239, 276
Aethusa cynapium 333, 334
Aethusanol 334
Aethusin 334
Agar 122
Agarobiose 123
Agaropektin 123
Agarose 123
Agave americana 230
— sisalana 230
Aglykon 138
Agnusid 530, 544
Agrimonia eupatoria 255
Agrobacterium 46

Agroclavin 293
Agropyren 119
Agropyron repens 45, 118, 149
Agrostemma githago 228
Agrumen-früchte 453, 454
— -Öle 405, 455
Ajmalicin 79, 354, 357
Ajmalin 81, 354, 524
Ajowanfrüchte 424
Aktinomykose 495
Aktinomyzeten 484, 486, 495
Alanin 256, 294
Alaninol 292
Alant-campher 425
— -wurzel 425
Alantholacton 401, 425
Albaspidin 475
Albedoschicht 454, 455
Albsaponin 235
Aldelyde 60
— in Eucalyptusöl 427
Aldosen 96
Aleuronkörner 383
Aleuronschicht 383
Alginate 124
Alginsäure 124
Alhagi maurorum 107
Alizarin 68, 188
Alkaloiddrogen 31, 38, 54
Alkaloid(e) 7, 57, 58, 76, 87, 88, 278, 472
— Aconit- 64
— Amaryllidazeen- 304
— Aporphin 310
— Areca- 286
— Benzylisochinolin- 78, 285, 311, 314, 349
— Berberin- 318
— Berberis- 286, 309
— Bildungsort und Verteilung 282
— Biogenese 76   [283
— Biologische Bedeutung
— chemische Bauprinzipien 282

721/10/63

The manufacturer's authorised representative in the EU is Springer
Nature Customer Service Centre GmbH, Europaplatz 3, 69115 Heidelberg,
Germany. If you have any concerns regarding our products, please
contact ProductSafety@springernature.com

Printed and bound by CPI Group (UK) Ltd, Croydon, CR0 4YY
28/04/2026
02098512-0006